磁共振成像临床应用入门

Approach to Clinical Application of Magnetic Resonance Imaging

第2版

U0294746

学术顾问	李铁一　马大庆
名誉主编	王振常　孙　波　徐建民
主　编	靳二虎　蒋　涛　张　辉
副主编	范占明　刘佩芳　程晓光

编　委（以姓氏笔画为序）

马　强	首都医科大学附属北京友谊医院	张　艺	首都医科大学附属北京友谊医院
马晓海	首都医科大学附属北京安贞医院	张　洁	首都医科大学附属北京友谊医院
王效春	山西医科大学第一医院	张　辉	山西医科大学第一医院
牛明哲	首都医科大学附属北京友谊医院	范占明	首都医科大学附属北京安贞医院
刘　霞	北京大学人民医院	徐建民	中国康复研究中心北京博爱医院
刘佩芳	天津医科大学附属肿瘤医院	彭　朋	首都医科大学附属北京朝阳医院
孙　波	首都医科大学附属北京天坛医院	蒋　涛	首都医科大学附属北京朝阳医院
孙　楠	通用电气医疗集团磁共振产品部	程晓光	北京积水潭医院
苏天昊	首都医科大学附属北京友谊医院	靳二虎	首都医科大学附属北京友谊医院
李新彤	北京积水潭医院	谭　艳	山西医科大学第一医院
杨开颜	首都医科大学附属北京朝阳医院		

人民卫生出版社

图书在版编目（CIP）数据

磁共振成像临床应用入门/靳二虎,蒋涛,张辉主编.
—2 版.—北京:人民卫生出版社,2014
ISBN 978-7-117-20202-2

Ⅰ.①磁…　Ⅱ.①靳…②蒋…③张…　Ⅲ.①核磁共
振成象　Ⅳ.①R445.2

中国版本图书馆 CIP 数据核字（2015）第 008143 号

人卫社官网	www.pmph.com	出版物查询,在线购书
人卫医学网	www.ipmph.com	医学考试辅导,医学数据库服务,医学教育资源,大众健康资讯

磁共振成像临床应用入门
第 2 版

主　　编:靳二虎　蒋涛　张辉
出版发行:人民卫生出版社（中继线 010-59780011）
地　　址:北京市朝阳区潘家园南里 19 号
邮　　编:100021
E - mail: pmph @ pmph.com
购书热线:010-59787592　010-59787584　010-65264830
印　　刷:三河市宏达印刷有限公司
经　　销:新华书店
开　　本:787×1092　1/16　　印张:37
字　　数:1172 千字
版　　次:2009 年 10 月第 1 版　　2015 年 2 月第 2 版
　　　　　2025 年 3 月第 2 版第 8 次印刷（总第 14 次印刷）
标准书号:ISBN 978-7-117-20202-2/R · 20203
定　　价:99.00 元

打击盗版举报电话:010-59787491　E -mail:WQ @ pmph.com
（凡属印装质量问题请与本社市场营销中心联系退换）

第2版前言

《磁共振成像临床应用入门》自2009年出版以来，深受读者欢迎，虽多次印刷仍供不应求，不断有读者来电、来信询问购书事宜。这本书受到如此厚爱，一方面使编者稍感宽慰，因为事实说明读者在书中能看到自己想知道的；另一方面也使我们感到肩上的责任，因为在这五年期间，MRI检查技术有了新的发展，人们对MRI临床应用有了新的认识。在此背景下，启动了《磁共振成像临床应用入门》第2版的编写工作。

本书第2版沿袭了第1版的整体布局和写作风格，总共十五章，书中删减了一些陈旧或不常用的表述，使内容更加精练，更新的图片更具代表性。其中，第一章新增了不同部位CE-MRA检查时计算扫描延迟时间和注射钆对比剂的细节；第三章详细介绍了肝细胞特异性对比剂的应用价值；第四章新增了脑小血管病MRI表现；第五章对主动脉疾病相关内容加以丰富，新增了特殊类型主动脉夹层、主动脉壁间血肿、穿透性动脉粥样硬化性溃疡、马方综合征和肺栓塞MRI表现；第七章新增了肝脓肿、肝棘球蚴病MRI表现；第八章新增了自身免疫性胰腺炎MRI表现；第九章新增了肾细胞癌及肾血管平滑肌脂肪瘤各亚型MRI表现；第十一章新增了剖宫产瘢痕妊娠MRI表现；第十三章新增了脊髓空洞与脊髓中央管扩张积水症MRI表现；书末的三个附录也有更新和充实。

对于初学者来说，第一章磁共振成像原理可能是最不容易理解的部分。实际上，即使对于那些已经从事MRI检查和诊断多年的医技人员，完全洞悉这部分内容也不是驾轻就熟。这从一个侧面说明磁共振成像是一种跨学科的复杂技术。因此，我们建议读者在学习时，如遇有个别难以理解的段落或公式，可以留下标记后跳过去，继续阅读或寻找你感兴趣的内容。经过持之以恒的点滴积累和临床实践，有些问题将会如冰消雪融、雨过天晴一般，迎刃而解不在话下。

本书主要供放射科住院医师、进修医师、研究生、医学影像专业大学生和磁共振室技术员使用，对涉足MRI应用或培训的临床医师、大专院校讲师和其他人员也很有参考价值。

在编写过程中，各位编者体现出不辞劳苦和无私奉献的高尚情操，令我们感动。这也是第2版书稿能够如期完成的重要保证。笔者谨在此对参与编写和出版该书第2版的各界人士一并表示诚挚的感谢！

由于我们水平有限，书中难免存在不少不足之处，恳请读者和学界同道批评、指正。

靳二虎　蒋涛　张辉

2015年1月

第1版前言

《磁共振成像临床应用入门》总共十五章，介绍了磁共振成像的原理和相关概念、MRI 检查技术、各种加权图像的特征、MRI 在疾病诊断中的应用、MRI 伪影以及安全性问题。书中精美插图与文字内容相辅相成，可谓图文并茂。该书宗旨是为初学者提供一条了解 MRI 系统及其成像原理的便捷通道，以使他们能够在较短的时间内获得 MRI 诊断疾病的基础知识、要点和注意事项。本书主要供放射科进修医师、住院医师、研究生、医学影像专业大学生和磁共振室技术员使用，对涉足 MRI 应用或培训的医院各科室临床医师、大专院校讲师和其他专业人员也会有所裨益。

MRI 的成像原理与 CT 不同，它涉及更多的物理、化学及数学知识。本书第一章和第二章介绍了这部分知识。这也是多数医师在应用 MRI 时最难理解而又不便询问的内容，但对正确解释 MRI 上人体组织信号强度的高低变化至关重要。编者采用大众化语言，力求使叙述通俗易懂，希望读者从中受益。

MRI 是一种功能强大的医学影像技术，具有良好的软组织对比度和较高的空间分辨力，几乎可用于检查身体的任何部位。MRI 的优点之一是成像手段多，即对每一个解剖部位或病变，有十余个扫描序列可供选择，并且可以对扫描序列中的多个参数进行修改，形成各种对比度的图像。MRI 的这一优点从另一个方面反映出该技术的复杂性。为此，本书在疾病诊断的各章节，通过典型临床病例对扫描序列及其图像特征进行了展示和描述，这将使读者有机会了解在不同扫描序列的 MRI 中，正常与病变组织呈现各种信号强度的相关知识。在专家指点部分，作者对 MRI 的诊断价值进行小结，起到了画龙点睛的作用，尤其值得一读。

目前，MR 成像技术发展迅速，基于经典扫描序列的改进版本不断面世。各 MRI 系统制造厂家及时采用不同来源的新技术，使得同一扫描技术形成了与扫描机品牌关联的诸多专有名词。这种现象实际上增加了初学者了解 MRI 的难度。附录三对这些繁杂的命名进行了归纳，供读者在阅读本书和相关医学文献时参考。

应该指出，本书的完成归功于全体执笔人员的团结协作和无私奉献。在编著过程中，我国老一辈放射学家李铁一教授和马大庆教授给予热情鼓励，放射科其他工作人员提供了大力帮助。附录由靳二虎、苏天昊、孙楠和牛明哲共同整理。笔者谨在此对编写和出版该书做出贡献的各界人士表示诚挚的感谢。

由于我们水平有限，经验不足，书中肯定会有不少缺点，请读者和学界同道批评、指正。

靳二虎

2009 年 2 月

目 录

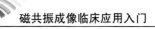

第一章 磁共振成像原理

磁共振成像(magnetic resonance imaging, MRI)的物理学基础是核磁共振(nuclear magnetic resonance, NMR)现象。为避免"核"字引起人们恐惧并消除 NMR 检查有核辐射之虞,目前学术界已将核磁共振改称磁共振(MR)。MR 现象于 1946 年由美国斯坦福大学的 Bloch 和哈佛大学的 Purcell 分别发现,两人因此荣获 1952 年诺贝尔物理奖。1967 年 Jasper Jackson 首先在动物身上获得活体组织的 MR 信号。1971 年美国纽约州立大学的 Damadian 提出有可能利用磁共振现象诊断癌症。1973 年 Lauterbur 利用梯度磁场解决了 MR 信号的空间定位问题,并首次获得水模的二维 MR 影像,奠定了 MRI 在医学领域的应用基础。1978 年第一幅人体的磁共振影像诞生。1980 年用于诊断疾病的 MRI 扫描机研制成功,临床应用由此开始。1982 年国际磁共振学会正式成立,加快了这种新技术在医学诊断和科研单位的应用步伐。2003 年,Lauterbur 和 Mansfield 共同荣获诺贝尔生理学或医学奖,以表彰他们在磁共振成像研究方面的重大发现。

随着科技的进步,MRI 技术不断更新。这使得初学者认为 MRI 是一门非常复杂而深奥的科学。一方面要学习 MRI 诊断的基本知识,同时又要不断接受日新月异的新技术,一些人因此望而生畏。实际上万变不离其宗,只要掌握最基本的 MR 成像原理,其他难题便可迎刃而解。在这里我们将层层分解 MR 的物理知识,并逐一讲述 MR 成像的基础、原理、图像对比度、各种加权像、常用扫描序列、特殊采集技术等内容。

第一节 磁共振成像基本原理

MR 成像的过程颇为复杂,这里仅介绍最基本的物理原理。为此,我们需要了解一些物理名词的基本含义,这对理解 MR 成像的基本原理非常有益。

一、原子核

学习目的

✲ 了解 MR 成像为什么要利用氢原子。

✲ 了解如何计算磁场强度总和。

名词解释

✲ MR 活性元素。

✲ 磁矩,磁矢量。

(一) 原子的构成

自然界中所有的物质均由原子构成,包括人体结构。原子非常微小,500 000 个原子合起来还不及一根头发丝粗。同种或不同种的原子组合后形成分子。人体内含量最高的原子是氢,它与氧结合后形成水分子,与碳原子结合后形成脂肪及其他化合物。

虽然原子微小,但却由三种亚原子结构组成(图 1-1-1-1)。居中的原子核由带正电荷的质子和不带电荷的中子构成;外围的电子带负电荷,形成电子云壳。质子的数量决定原子的化学性质。通常质子和中子的数量相同,因此,原子核内微粒子的数量多为偶数。但在有些原子核内部,中子的数量会稍多或少于质子,由这种原子核构成的原子,称为该元素的同位素,这些物质在 MR 成像中具有重要作用。

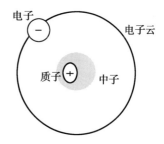

图 1-1-1-1 氢原子核结构示意图

氢原子核由居中的质子和中子以及周边飞速运转的电子构成。质子带正电荷,电子带负电荷

1

电子是围绕原子核不间断地无规则运动的微粒子。它飞速地绕着原子核运动,形成一个包绕原子核的云雾状结构。这就是通常所说的电子云。电子云最外缘就是原子的边界。电子的数量通常与原子核中质子的数量一致。

对一个原子来说,带正电荷的质子和带负电荷的电子的数量相等,总电量是零。当某种外源性能量打破质子和电子的这种平衡时,就会导致原子所带的电量不平衡,进而引起能量发射,在医学物理学上就称这种原子具有某种活性,此时我们将这种原子称为离子。

（二）MR 活性元素

在 X 线成像中,我们重点关注的是这些亚原子中电子的数量,带电量的多少,以及当 X 线光子撞击电子云壳中电子时发生的变化。MR 成像与 X 线不同,它关注的重点是亚原子中原子核内的质子。

MR 成像的物质基础是带正电荷的质子的自旋。原子核内质子和中子均有自旋运动,但因大小相同、方向相反,且两者数量相等,故原子核总的自旋是零。但是,当中子与质子的数量不一致时,就会存在剩余的自旋。由于质子带正电荷,而运动的电荷会形成电流,根据电磁物理学的右手定律,这个绕轴旋转的质子将产生一个小磁场(图 1-1-1-2)。剩余的自旋意味着剩余的磁场,因此,每个质子都有自己的磁场。人体内质子群可被看作无数自旋着的一个个小磁棒,而且具有南极和北极。这个自旋且带有小磁场的质子在物理学上称为磁矩。自然状态下,生物体内由氢质子形成的小磁矩的方向任意排列(图 1-1-1-3)。但是,当存在外磁场(如 B_0)时,这些磁矩的磁场方向就会与外磁场的方向一致(图 1-1-1-4)。具有剩余自旋的质子受外磁场作用而发生反应并改变磁矩的排列方向,这样的元素被称为具有 MR 活性的元素。

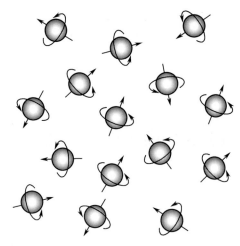

图 1-1-1-3　氢质子在自然状态下排列方式
生物组织的氢质子任意排列,方向杂乱

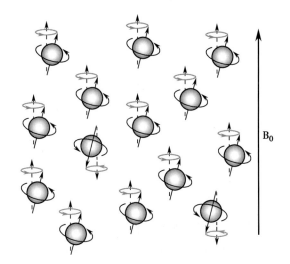

图 1-1-1-4　氢质子在外磁场内排列方式
在外磁场作用下,氢质子的小磁矩沿外磁场的方向排列,但与外磁场的方向相同(多数)或相反(少数)

人体内有很多 MR 活性元素(表 1-1-1-1)。人们可利用每一种 MR 活性元素进行 MR 成像。实际上在活体组织中,氢质子(H)含量最丰富,约占体内所有元素的 1/4;在物理特性方面,氢的磁矩最大。综合这两个原因,常规 MR 成像均以氢元素作为能量来源。下面我们以氢质子为代表,讨论 MR 的成像原理。

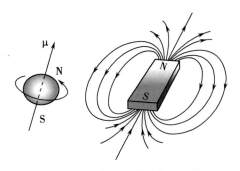

图 1-1-1-2　氢质子的自旋示意图
带正电荷的氢质子在自旋的同时形成电流。根据物理学中右手定量,电流会产生一个小磁场,后者具有南极和北极。氢质子可被看作是一个小磁极或小磁棒

表 1-1-1-1　活体组织内常见 MR 活性元素

原子	标识	序数	原子	标识	序数
氢	H	1	氟	F	19
碳	C	13	钠	S	23
氮	N	15	磷	P	31
氧	O	17			

（三）磁化矢量

每个氢质子形成的磁矩都具有一定的大小和方向。在物理学及数学上,将同时具有方向和大小的量称为矢量或向量。大小可以求和,方向可以合并或分解(图 1-1-1-5)。

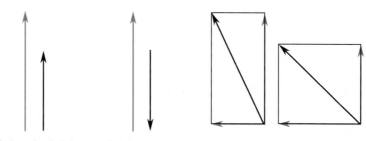

方向一致,总磁化　　方向相反,总磁化　　磁化矢量的合并和分解
矢量是二者数字的和　矢量是二者数字的差

图 1-1-1-5　矢量的计算和分解示意图

二、排列与进动

学习目的
* �֍ 了解磁场对人体的影响。
* ✤ 了解不同磁场强度对质子的影响。
* ✤ 了解不同磁场强度的扫描参数为何不同。

专业术语
* ✤ B_0,静磁场,主磁场,外磁场。在 MRI 系统,B_0 通常指磁体的场强,单位是 Tesla 或 Gauss,简称为 T 或 G,$1T = 10\,000G$。
* ✤ M_0,初始(最大、总的)纵向磁化矢量。
* ✤ Hz,赫兹,频率的度量单位。表示每秒运动的周期数。

（一）氢质子的排列

自然状态下,人体内氢质子的磁矩排列方向是任意的,总的磁化矢量为零。在静磁场(B_0)环境下,具有 MR 活性的氢质子磁矩的排列方向与 B_0 平行。而且,大多数磁矩的方向与 B_0 一致,少数与 B_0 相反。B_0 环境下磁矩的方向只有一致或相反两种状态,不存在第三种状态。

根据量子理论,在静磁场(外磁场)中氢质子有两种能级状态,即低能级和高能级。低能级状态氢质子磁矩的方向与静磁场方向一致,高能级状态氢质子磁矩的方向与静磁场方向相反。这可以借用在河流中游泳的例子,通过形象的描述理解上述能级状态。

一个人在河水中游泳,如果该泳者力量大,他就有能力逆流而上;如果力量小,不能抵抗水流力量的阻击,他只能选择顺流而下。逆流而上者需要付出较大能量,我们说他处于高能级状态;顺流而下者仅需付出较少能量或无须付出能量,我们说他处于低能级状态。

现实生活中,多数人能力有限。因此,顺流而下的人往往多于逆流而上的人。如果水流缓慢,能够逆流而上的人也会较多(图 1-1-2-1)。但当水流湍急时,逆流而上的人数就会明显减少,顺流而下的人数相应增多(图 1-1-2-2)。

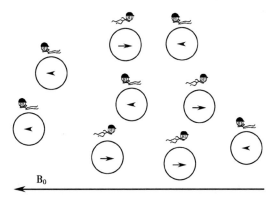

图 1-1-2-1　水流速度对游泳者的影响

河流中有 9 人在游泳。水流缓慢时,5 人顺流而下,4 人逆流而上。相互抵消的结果,1 人游向下游

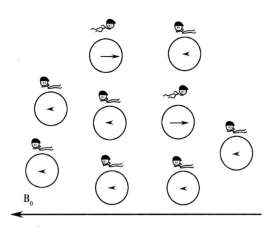

图 1-1-2-2　水流速度对泳者的影响

河流中有 9 人在游泳。水流湍急时,7 人顺流而下,2 人逆流而上。相互抵消的结果,5 人游向下游

假设河水的流速是 B_0(静磁场强度),泳者代表氢质子,所有泳者各种状态的总和代表总的磁化矢量(M_0)。那么,在静磁场强度较低时,处于高能级状态氢质子的数量稍微少于处于低能级状态的氢质子。两者相互抵消后,总的磁化矢量较小。换言之,可用于 MR 成像的氢质子的绝对数量较少,最后产生的 MR 信号较小。

当静磁场强度较高时,处于高能级状态的氢质子数量明显少于处于低能级状态的氢质子。两者相互抵消后,总的磁化矢量较大。因此,可用于产生 MR 信号的氢质子数量较多,最后的 MR 信号较大。这解释磁场强度增加时,MR 信号强度增大的原因(图 1-1-2-3)。

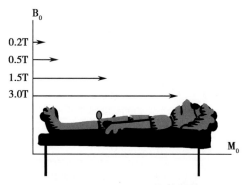

图 1-1-2-3　磁场强度对磁化矢量的影响

人体处于静磁场中,体内会产生一个与 B_0 方向一致的初始纵向磁化矢量(M_0)。随着磁场强度增加,产生的 M_0 增大,最后的 MR 信号也增大

(二) 质子的进动

名词解释

✳　进动,Larmor 频率,旋磁比

自然状态下,人体组织的氢质子不间断沿自身轴旋转(核自旋)。静磁场环境下,这些氢质子还产生另一种运动,即以静磁场的方向为中轴旋转,作快速的锥形旋转运动(图 1-1-2-4)。氢质子的这种旋转类似地球围绕太阳运动,即一方面围绕自身轴旋转,另一方面又以静磁场为中轴旋转。这种运动模式称为进动。

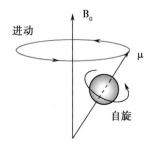

图 1-1-2-4　静磁场中氢质子进动示意图

在静磁场中,各种物质的氢质子按照特定的频率保持进动。这个频率称为 Larmor 频率,计算公式如下:

$$W_0 = B_0 \times \lambda \qquad (式 1\text{-}1\text{-}2\text{-}1)$$

W_0:进动频率,表示质子每秒进动多少次,单位为 Hz 或 MHz。

λ:旋磁比,是一个常数,表示在 1.0T 磁场强度下,MR 活性元素的进动频率,单位为 MHz/T。各种

物质均有自己的 λ 值,氢质子的 λ 为 42.6 MHz/T。

B₀:静磁场强度。

公式 1-1-2-1 说明两个问题:第一,在相同的静磁场强度下,不同元素仍然保持不同的进动频率,这是我们在 MR 成像时能够特异性选择¹H,而不受其他 MR 活性元素干扰的原因,详情后述。第二,同一种质子的进动频率与静磁场强度成正比,例如,质子在 3.0T MRI 系统的进动频率是 1.5T MRI 系统进动频率的 2 倍。常见 MR 活性元素的旋磁比见表 1-1-2-1。

表 1-1-2-1 不同元素的旋磁比

元素名称	λ
¹H	42.6
¹³C	10.71
¹⁹F	40.04
²³Na	11.3
³¹P	17.24

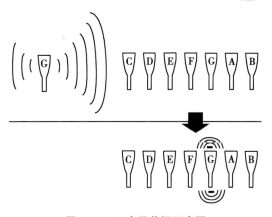

图 1-1-3-1 音叉共振示意图
具有相同振动频率的音叉,在一个音叉振动时将发生能量交换,产生共振

三、共振

学习目的

* 了解射频脉冲对氢质子和净磁化矢量的影响。
* 了解射频脉冲翻转角对横向磁化矢量的影响。
* 了解大、小翻转角与 MR 信号强度的关系。

名词解释

* 共振,射频脉冲,激发(激励)。
* Z 轴,XY 平面,翻转角(FA)。

将一种物质置于某种固定的振动频率下,当周围的振动频率和该物质本身固有的振动频率完全一致时,两者发生共振。共振能够发生,实际上是该物质从外界的振动中获取能量,从而引发物质自身振动。当外界的振动停止后,该物质振动的能量来源随即消失,物质自身的振动将逐渐减弱,直至停止。

了解共振原理最常用的试验是声波。如图 1-1-3-1 所示,每一个音叉都有自身的振动频率。这些音叉中,有两个音叉的振动频率完全一致。如果我们敲打这两个音叉中的一个,另一个音叉将会发生共振。其他的音叉也会发生共振吗?答案是不会有任何反应,因为它们的频率与被敲打音叉的频率不一致,即无共振频率,因而不能发生共振。

总之,共振是这样一种现象:当一种信号传播一

定的距离后,如果另一物质的固有频率与该信号的频率相符合,另一物质就会吸收该信号的能量并发生振动。简单说,共振是能量的释放与吸收。要点是,只有当两种物质的固有频率吻合时才会发生共振。频率的一致性越高,能量的交换越有效。

在 MR 成像过程中,MRI 系统会发射具有特定频率的电磁波,即射频脉冲,简写为 RF 脉冲。RF 脉冲是 MR 成像时能量的来源。欲使体内氢质子和 RF 脉冲发生共振,RF 脉冲的频率应与氢质子的进动频率一致。体内其他的 MR 活性元素因与氢质子的进动频率不同,故不能与这个 RF 脉冲发生共振,也不产生 MR 信号。以特定频率发射 RF 脉冲,并引起氢质子共振的现象,称为激发。

静磁场中氢质子受 RF 脉冲激发作用后,将吸收 RF 脉冲的能量。一些低能级状态的氢质子吸收能量后可跃迁到高能级状态。

这些低能级氢质子跃迁将对初始纵向磁化矢量(M₀)产生影响,导致 M₀ 的方向逐渐偏离 B₀ 的方向。当达到新的能量平衡时,M₀ 和 B₀ 之间会形成一定的角度,这个角度称为 RF 脉冲的翻转角(图 1-1-3-2)。翻转角的大小取决于 RF 脉冲的能量,即 RF 脉冲的振幅和持续时间。

具有一定能量的 RF 脉冲可以通过共振使氢质子的 M₀ 翻转到适当的角度。例如,90° 激发脉冲能使 M₀ 偏离静磁场方向 90°,即完全翻转到与 B₀ 垂直的平面。通常规定 B₀ 的方向为 Z 轴,而与 B₀ 垂直的平面为 XY 平面。小于 90° 的激发脉冲只能使部分的 M₀ 翻转到 XY 平面。如果 RF 脉冲的能量足够大,甚至可能使 M₀ 翻转到与 B₀ 完全相反的方向,即形成 180° 翻转,我们称这个 RF 脉冲为 180° 激发脉冲。注意,另有一种 180° RF 脉冲,其作用目标是

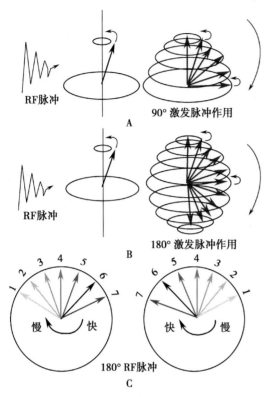

图 1-1-3-2　不同射频脉冲对 M_0 和相位的影响
A. 90°激发脉冲能够使 M_0 从 Z 轴翻转到 XY 平面；B. 180°激发脉冲能够使 M_0 从 Z 轴翻转到-Z 轴方向；C. 180°复相脉冲可以使 XY 平面的氢质子相位逆转 180°

XY 平面的氢质子磁矩，可以使 XY 平面的氢质子相位发生 180°逆转，我们称这个 RF 脉冲为 180°相位回聚脉冲或复相脉冲（图 1-1-3-2）。

处于静磁场环境的每个氢质子磁矩都有自己的进动轨迹。在平衡状态下，即使它们的磁矩方向一致，即沿着主磁场（B_0）方向排列，且频率相同，并假设它们都是单纯的氢质子，未受任何外来因素影响，它们在进动轨迹上的位置也各不相同，而是随机分布在各点且保持进动（有方向性）。一个氢质子某一时刻在自己进动轨迹上所处的方位，称为该质子的相位。相位含有方向和位置的双重信息，还与特定的时间有关，所以它是一个氢质子磁矩信息在时间、方向和位置三方面的集中体现。RF 激发脉冲作用后产生两个结果：其一，纵向磁化矢量因吸收能量翻转到 XY 平面；其二，原本随机分布的氢质子相位变得一致，也就是说每个氢质子磁矩在一个时间点都位于其进动轨迹上同一方位，所有氢质子的磁矩在同一时间指到同一方向（图 1-1-3-3）。

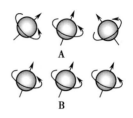

图 1-1-3-3　相位一致与相位失散
A. RF 脉冲作用前，每个氢质子位于其进动轨迹上的不同位置点；B. RF 脉冲作用后瞬间，一些氢质子在翻转到 XY 平面的同时，它们在进动轨迹上的相位也达到一致

四、弛豫

学习目的

❋　了解 MR 成像的一些基本概念。

名词解释

❋　弛豫。
❋　T_1 弛豫时间，T_1 时间，T_1。
❋　T_2 弛豫时间，T_2 时间，T_2。

射频脉冲以 Larmor 频率发射时，一些氢质子吸收 RF 脉冲的能量，发生能级跃迁。RF 脉冲中止后，氢质子磁矩受到静磁场影响，逐渐释出吸收的能量并恢复到原来静止时的低能级平衡状态，这一过程称为弛豫（relaxation）。弛豫过程中，同时而又独立地发生两方面的磁矢量变化：一是 Z 轴方向的纵向磁化矢量由小到大恢复；二是 XY 平面的横向磁化矢量由大到小衰减，同时，瞬间相位一致的氢质子磁矩发生方向离散，进而导致失相位。

在纵向弛豫过程中，氢质子释出其所吸收的能量，将其转移到周围的组织或晶格中。这种现象会导致翻转到 XY 平面的磁化矢量逐渐恢复到纵向。纵向磁化矢量的恢复是一个指数化过程，往往采用一个常数，即纵向弛豫时间（T_1 弛豫时间、T_1 时间、T_1）描述。T_1 时间指纵向磁化矢量恢复到其初始值 63% 所需的时间。由于 T_1 时间与氢质子将能量与周围组织（晶格）交换有关，所以又称自旋-晶格弛豫时间（图 1-1-4-1）。

翻转到 XY 平面的氢质子小磁矩最初相位一致，并形成横向磁化矢量。随后发生相位失散，横向磁化矢量也相应变小。导致横向磁化矢量衰减和消失的原因是，相邻原子核在无规则的运动过程中发生能量交换，这种现象称为自旋-自旋弛豫。横向磁化矢量的衰减也是一个指数化过程，往往采用一个

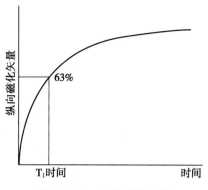

图 1-1-4-1　T₁ 弛豫模式图

原因包括质子之间的相互作用、外部磁场不均匀及组织内部局部磁场本身的不均匀。人体组织在 1.5T MRI 的 T_1 及 T_2 时间见表 1-1-4-1。

常数,即横向弛豫时间(T_2 弛豫时间、T_2 时间、T_2)描述。T_2 时间指横向磁化矢量由最大值减少到其 37% 所需要的时间(图 1-1-4-2)。

表 1-1-4-1　人体组织在 1.5T MRI 的弛豫时间

组织类型	T_1 时间(ms)	T_2 时间(ms)
脂肪组织	240 ~ 250	60 ~ 80
血液	1350	200
脑脊液	2200 ~ 2400	500 ~ 1400
脑灰质	920	100
脑白质	780	90
肝脏	490	40
肾脏	650	60 ~ 75
肌肉	860 ~ 900	50

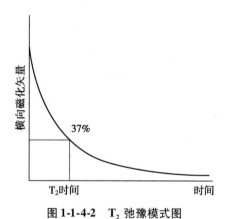

图 1-1-4-2　T₂ 弛豫模式图

一般认为,T_1 弛豫与热能交换有关,一个氢质子从高能状态返回到低能状态的过程中,需要释放能量至周围组织(晶格),故 T_1 时间长短依赖组织成分、结构、环境及静磁场强度;T_2 弛豫则与热能交换无关,而由质子失相位引起,质子失去相位一致性的

五、扫描参数简介

名词解释

❋ TR:重复时间。表示相邻两个 RF 激发脉冲的发射间隔或时间。单位:毫秒(ms)。TR 决定激发脉冲作用后纵向磁化矢量恢复的量。

❋ TE:回波时间。表示从开始发射 RF 脉冲到生成 MR 信号且达到峰值时刻的间隔或时间。单位:毫秒(ms)。TE 决定横向磁化矢量衰减的量。

在 MR 成像过程中,最基本的一套扫描步骤包括:发射一系列功能各异的 RF 脉冲,多次产生并多次采集 MR 信号,为下一次 RF 激发脉冲储备较大的纵向磁化矢量或使已变小的纵向磁化矢量快速恢复。这三个步骤周而复始,直至完成图像重建,形成符合诊断要求的 MR 影像。每一个脉冲序列都包含

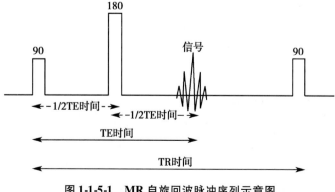

图 1-1-5-1　MR 自旋回波脉冲序列示意图

许多扫描参数,其中,TR 和 TE 时间长短不仅完全由人工设置,而且影响图像对比度最直接、最明显。图 1-1-5-1 展示一个自旋回波脉冲序列基本的组成以及 TR 和 TE 时间范围。

六、MR 信号产生

学习目的

✳ 了解一次 RF 脉冲激发后 MR 信号的产生与变化过程。

名词解释

✳ 相位:指质子小磁矩在某一时刻所处其进动轨迹上的具体方位(方向与位置)。

✳ 同相位:指所有氢质子的磁矩相位一致,均位于其进动周期的同一个方位,且保持同步、同速、同向运动。同相位产生较大的横向磁化矢量及 MR 信号强度。

✳ 失相位:指质子小磁矩相位逐步失散、失去一致性的现象。失相位使横向磁化矢量减小、MR 信号强度减弱。

相位是描述静磁场中任意时刻氢质子磁矩方向与位置的物理量。静磁场中氢质子的小磁矩不间断围绕 Z 轴(B_0)方向进动,并形成自己的进动轨迹。当 MRI 系统发射 RF 激发脉冲后,发生共振的氢质子磁矩都移动到其进动轨迹上的同一个位置点,并

且保持相同的方向,出现同相位,并且以 Larmor 频率进动。由这些同相位的磁矩合成的总横向磁化矢量(也具有自身的磁场及进动频率)会在 XY 平面内绕着 Z 轴进动或旋转(图 1-1-6-1A),并一次次经过(切割)环状的接收线圈(图 1-1-6-1B)。根据法拉第定律,磁力线切割环状的导线时会诱发电流。因此,远近不断变化的横向磁化矢量会在接收线圈内感应电流,这就是 MR 信号(图 1-1-6-1C)。氢质子磁矩具有相位属性,说明其方向和位置可随时间变化,故由这些磁矩合成的横向磁化矢量也将随时间变化(衰减),即在一次 RF 脉冲激发作用后,氢质子磁矩的相位起初一致而后失散,随着失相位逐渐加剧,横向磁化矢量也将逐渐变小,接收线圈感应的电流信号也逐渐变小。

一般来说,氢质子磁矩的同相位并非恒定不变,它仅保持片刻。RF 脉冲中止后,相位失散随即开始,直至完全丧失一致性,至此横向磁化矢量也完全消失,感应电流信号随之消亡。为了再一次形成同相位,可以再一次发射 RF 脉冲,周而复始。可见,同相位与失相位始终在动态变化,有时会交替出现。同相位形成之初便是失相位开始之时。氢质子磁矩的相位决定横向磁化矢量大小,后者决定感应电流信号大小。所以,MR 信号实际上是一个正弦波或余弦波的电信号,具有自身特有的振动频率、振幅及相位信息(图 1-1-6-2)。

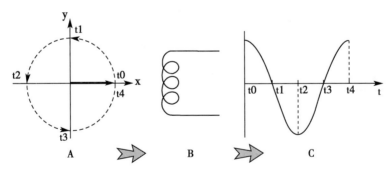

图 1-1-6-1 MR 信号产生过程示意图

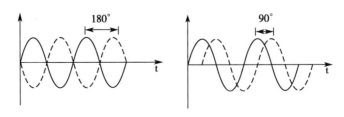

图 1-1-6-2 氢质子的进动频率与相位转换示意图

第二节 图像对比度和权重

学习目的

✱ 了解影响图像对比度的因素。

✱ 了解权重的含义。

✱ 了解三种基本的图像对比度。

名词解释

✱ 对比度。

✱ T_1加权图像（T_1WI）。

✱ T_2加权图像（T_2WI）。

✱ 质子密度加权图像（PDWI）。

人体内各解剖部位的组织结构不同，正常组织和病理组织的结构也不相同。MRI对氢质子及其周围组织构成的变化非常敏感，因此，它能有效区分不同成分的组织。不同组织在MRI表现为不同的亮度，称为对比度。影响MR图像对比度的因素分为外源性和内源性两类。其中内源性因素客观存在、无法改变，是人体组织固有的特性，如不同组织具有的T_1恢复时间、T_2衰减时间、质子含量、水分子自由弥散能力等；外源性因素与人体组织的结构无关，可以人工设置、任意改变，如TR、TE、TI、翻转角、b值等。

如果一种组织在MR图像上显示很亮、很白，我们称这种组织表现为高信号；如果一种组织在MR图像上显示很暗、很黑，我们称这种组织表现为低信号。在两者中间还有各种不同灰阶的信号，统称为中等信号。脂肪、水和肌肉通常代表人体内这三种组织的信号强度。

回想上一节内容，我们知道MR信号的产生是由于XY平面的横向磁化矢量在围绕Z轴旋转运动时切割了接收线圈，并诱导电流产生。横向磁化矢量越大，MR信号越强，相应组织表现为高信号。反之亦然。

为了更好地理解图像对比度，我们以上面提到的水和脂肪为例，进一步解析内源性和外源性因素如何影响图像对比度。

脂肪分子是由碳、氧与氢质子结合而成。分子量较大、分子间结构紧密、分子的振动频率较低是其特点。这种分子与周围组织的能量交换效率很高，因此脂肪组织本身的T_1恢复时间非常短（图1-2-0-1）；由于这种分子之间的有效碰撞或相互作用明显，故在XY平面的横向磁化矢量衰减很快，T_2衰减时间很短（图1-2-0-2）。

水分子是由氢质子与氧结合而成。其特点是分

子量较小、分子间结构疏松、分子的振动频率较高，在氧和氢之间存在较强的化学键。这些因素综合作用，使水分子的能量内聚性很强，能量不容易传递给周围组织；水分子的自由弥散能力很强，振动频率较高，这使水分子之间的有效碰撞较少，不容易发生交换能量，因此纵向弛豫恢复较慢，即T_1恢复时间较长（图1-2-0-1）。水分子间有效碰撞几率较少还导致XY平面的横向磁化矢量衰减较慢，故水的T_2衰减时间较长（图1-2-0-2）。

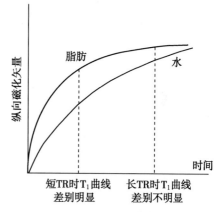

图1-2-0-1 水和脂肪的T_1恢复曲线
由于脂肪的T_1弛豫时间较短，它的
纵向磁化矢量恢复比水快

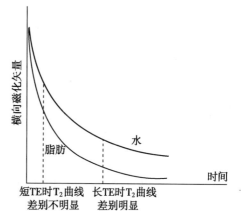

图1-2-0-2 水和脂肪的T_2衰减曲线
由于脂肪的T_2弛豫时间较短，它的
横向磁化矢量衰减速度比水快

采用短TR进行MR成像时，在第一次RF激发脉冲作用后，脂肪组织由于T_1时间较短，单位时间内其纵向磁化矢量的恢复比水多（图1-2-0-3A），两者差别明显。如果随之进行第二次RF脉冲激发，

即将两者恢复到 Z 轴的纵向磁化矢量第二次倾斜到 XY 平面,此时两者的横向磁化矢量会出现明显差别,水的磁化矢量明显小于脂肪(图 1-2-0-3B),这种差别在 MRI 表现为水的信号强度明显低于脂肪的信号强度。由于 TR 时间较短,MR 图像中组织的对比度主要由不同组织的 T_1 时间差异所致,这种短 TR 图像称为 T_1 权重图像(T_1WI)。

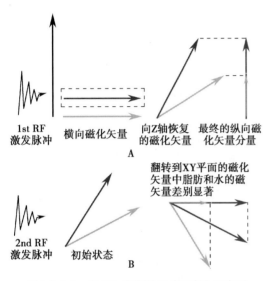

图 1-2-0-3　短 TR 成像时 T_1WI 产生示意图

深灰色箭为脂肪的磁化矢量,灰色箭为水的磁化矢量,黑色箭是总的磁化矢量。脂肪的 T_1 恢复明显比水快。A. 第一次 RF 脉冲激发后,恢复的纵向磁化矢量中脂肪矢量明显高于水矢量;B. 第二次 RF 脉冲激发后,形成的横向磁化矢量出现差别,短 T_1 脂肪组织的磁化矢量大于长 T_1 水的磁化矢量。结果是,脂肪的 MR 信号较强,水的信号较弱

可以借助脑部 MRI 表现说明不同弛豫时间的组织如何形成信号强度差别。在横轴面 T_1WI,脂肪因 T_1 时间最短,故 MR 信号最高;脑白质的 T_1 时间比脑灰质的 T_1 时间稍短,所以白质的 MR 信号较灰质稍高;脑脊液的 T_1 时间最长,故其 MR 信号最低(图 1-2-0-4)。

如果 MR 成像时 TR 时间足够长,各种 T_1 时间物质的纵向磁化矢量都有机会完全恢复。随之进行的第二次 RF 脉冲激发时,不同组织的纵向磁化矢量被翻转到 XY 平面时差别不显著,此时 T_1 弛豫时间对图像对比度的影响不大。脂肪的 T_2 弛豫时间短于水,在 TE 时间足够长后采集 MR 信号时,在 XY 平面上残留的水的横向磁化矢量比脂肪大很多,因

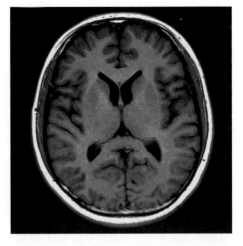

图 1-2-0-4　脑部 T_1WI 各种组织信号对比

此水的信号强度较高。换言之,回波时间 TE 足够长时,可显示不同 T_2 衰减特性组织的 MR 信号强度差别(图 1-2-0-5)。由于 TE 时间较长,MR 图像中组织的对比度主要由组织间不同的 T_2 时间决定,这种 MR 图像称为 T_2 权重图像(T_2WI)。

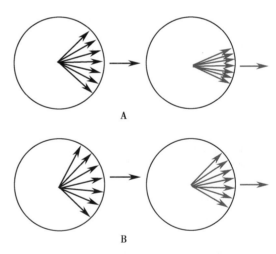

图 1-2-0-5　不同 TE 时间下脂肪和水的横向磁化矢量衰减示意图

黑色箭代表脂肪,灰色箭代表水。A. 短 TE 时,T_2 衰减刚刚开始,脂肪和水的磁化矢量差别不明显;B. 长 TE 时,T_2 衰减效应显现,脂肪和水的磁化矢量差别明显

以脑部横轴面 T_2WI 表现为例,脂肪因 T_2 时间较短,其横向磁化矢量可在很短 TE 时间内衰减,故 MR 信号较低、较暗;与脑灰质 T_2 时间比较,脑白质的 T_2 时间稍短,所以白质的 MR 信号强度低于灰

质;脑脊液的 T_2 时间最长,当采用较长的 TE 时间成像时,尽管其他组织的横向磁化矢量明显衰减,而水的横向磁化矢量仍然大量保存,故脑脊液的 MR 信号强度最高(图 1-2-0-6)。

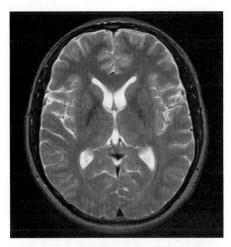

图 1-2-0-6 脑部 T_2WI 各种组织信号对比

MR 成像时,如果采用足够长的 TR 时间,消除 T_1 弛豫时间对图像对比度的影响;同时,采用足够短的 TE 时间,消除 T_2 弛豫时间的影响,那么 MR 图像的对比度将主要取决于单位组织的氢质子数量,即质子含量高的组织 MR 信号较高,质子含量低的组织信号较低(图 1-2-0-7)。这种主要由组织的氢质子含量决定对比度的 MR 图像,称为质子密度权重图像(PDWI)。

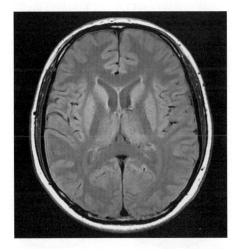

图 1-2-0-7 脑部 PDWI 各种组织信号对比

实际上,静磁场具有不均匀性。有些区域的磁场强度稍高,有些区域则稍低。这造成静磁场中氢

质子的进动频率各不相同。当 RF 脉冲激发停止后,受到磁场不均匀性的影响,被激发到 XY 平面的横向磁化矢量很快地发生失相位,这种失相位被称为 T_2^* 衰减(T_2^* decay)。在各种 MR 扫描序列中,T_2^* 衰减在自旋回波的图像上表现不明显。为观察 T_2^* 衰减的对比,应使用梯度回波脉冲序列。为了尽可能消除 T_1 弛豫时间的影响,可用小角度的 RF 激发脉冲,同时使用较长的 TR 时间,这样可使各种组织的纵向磁化矢量充分恢复,不同 T_1 弛豫时间引起的信号差异不再明显;同时采用足够长的 TE 时间,使各种组织的横向磁化矢量有时间衰减,直至形成可视的 MR 信号差异,就可展示它们的不同。

本节讨论 MR 图像时强调的是某某权重的 MR 图像。再回顾一下决定 MR 图像对比度的因素。内因包含 T_1 弛豫时间(决定纵向磁化矢量恢复的快慢)、T_2 弛豫时间(决定横向磁化矢量衰减的快慢)、质子密度含量等,这提示每个 MR 图像上都有这些因素。但是,通过调节影响对比度的外因,即 TR、TE、翻转角等,可以相对地突出某一内因对图像对比度的影响,同时减弱其他因素的影响,从而形成主要反映某种内因权重对比度的图像,如 T_1 加权图像、T_2 加权图像和质子密度加权图像。

第三节 图 像 编 码

为了得到 MR 信号,必须进行 RF 脉冲激发。随后接收线圈受到 XY 平面的横向磁化矢量的切割并感应电流,形成电信号(MR 信号)。仅有 RF 脉冲和接收线圈的作用,虽然能够产生电信号,但这个电信号不含空间定位信息,故不能重建断层图像。MRI 系统施加的梯度场可以解决空间定位问题,即将每个体素的 MR 信号与图像的每个位置点关联(对应)。MR 信号的空间信息包括层面信息以及这个层面内两个轴向的具体位置信息。扫描层面内两个轴向分别为相位轴和频率轴。梯度系统能对这三个空间信息进行编码,从而实现空间定位。

一、什么是梯度

学习目的

❈ 了解梯度磁场的概念及产生。

名词解释

❈ 梯度磁场,简称梯度场、梯度。

❈ 梯度线圈,产生梯度磁场的线圈。

MRI 系统的磁场强度(简称场强)主要取决于设备。场强 1.0T 是指在 MRI 系统的中心区域,即磁体洞(又称扫描孔)内,磁场强度为 1.0T。在磁体洞的两端,各有一对和主磁场(B_0)方向垂直的线圈,如果给这两对线圈通上大小相同、方向相反的电流,根据右手定律,它们就会形成方向相反的两对小磁场,其中一端与主磁场方向一致,而另一端与主磁场方向相反。远离这两对线圈越向磁体洞中心移动,它们产生的磁力越小,在磁体洞正中心区,两者的磁力相互抵消,磁场强度仍保持 1.0T。实际扫描时,在这两对通电线圈的影响下,磁体洞内的场强不是均匀的 1.0T。孔洞一端的场强会稍高,另一端则会稍低,但沿磁体洞方向(即主磁场方向,B_0 方向)增减的幅度一致(图 1-3-1-1)。

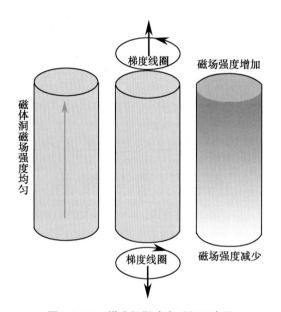

图 1-3-1-1 梯度场影响主磁场示意图

在这两对通电线圈的作用下,从磁体洞的一端至另一端,场强逐渐变化。可见通电线圈可导致主磁场呈现斜坡或阶梯状变化。这对线圈通电后产生的局部小磁场,称为梯度磁场;这对线圈,称为梯度线圈。在梯度磁场作用下,磁体洞内的场强呈斜坡式改变。氢质子的进动频率和磁场强度成正比(Larmor 频率),因此沿梯度场方向分布的质子的进动频率存在差异(图 1-3-1-2)。

在 MRI 系统的磁体中,通常内设三套这种类型的梯度线圈,可以产生三个方向的梯度场。其中,Z 轴梯度场的方向与主磁场方向一致,Y 轴梯度场的方向垂直于主磁场轴,X 轴梯度场的方向平行于左右水平方向。以上三个方向的梯度场互相

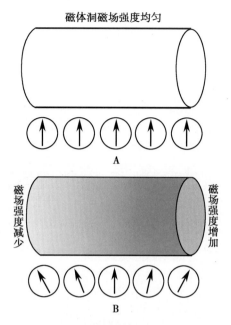

图 1-3-1-2 梯度场影响氢质子进动频率示意图

A. 未打开梯度场时,静磁场均匀,磁体洞内氢质子进动频率一致;B. 打开梯度场后,静磁场呈斜坡式增减,磁体洞内氢质子进动频率呈阶梯状变化

垂直。

MR 成像中梯度场的作用如下。第一,定位扫描层面,即层面选择梯度场(图 1-3-1-3);第二,定位已选定层面内一个轴向的信息,如相位编码梯度场;第三,定位已选定层面内另一个轴向的信息,如频率编码梯度场。

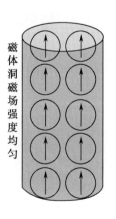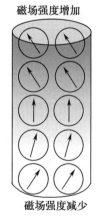

图 1-3-1-3 在梯度场作用下磁体洞内不同层面氢质子磁矩相位的阶梯状变化

二、层面选择梯度场

梯度线圈通电使梯度场开启后，沿梯度轴方向排列的氢质子的进动频率将呈斜坡式改变，每一层面（横排）都形成自己独有的进动频率（见图 1-3-1-3）。以某一频率的 RF 脉冲进行激发时，不可能激发磁体洞内全部的氢质子，而仅能激发与这个 RF 脉冲振动频率一致的某个层面（横排）的氢质子（图 1-3-2-1）。以如此方式，一个扫描层面的信息被获取。具有这种功能的梯度被称为层面选择梯度。在 X、Y、Z 轴都可形成层面选择梯度，分别作为矢状面、冠状面、轴面的层面选择。形成倾斜的层面选择梯度需要两个不同方向的梯度磁场共同作用。

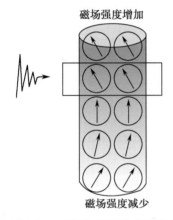

图 1-3-2-1　层面选择梯度作用模式

三、相位编码梯度场

通过层面选择梯度和某个 RF 脉冲激发的作用，选定一个特定层面后，只完成了空间上的一维定位。在该层面内每一个位置点，氢质子的进动频率一致（图 1-3-3-1）。为得到一个断层解剖图像，还需要对这个层面进行空间定位，使层面内每个位置点的氢质子进动频率不同。具体做法是，应用另外两个方向互为垂直的梯度磁场。

首先打开不同于层面编码方向的一个梯度场。在这个梯度场的作用下，相应方向的磁场强度呈斜坡状改变，这导致沿这个梯度场方向排列的氢质子的进动频率出现阶梯状差异（图 1-3-3-2）。在层面编码梯度后应用的第二个方向的梯度场，被称为相位编码梯度场。经过相位编码梯度的作用，就可以分辨该层面内一个方向的信息。

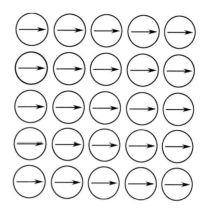

图 1-3-3-1　在一个选定的层面内，各个氢质子的进动频率或相位暂时保持一致

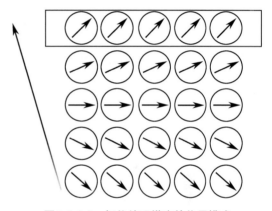

图 1-3-3-2　相位编码梯度的作用模式

四、频率编码梯度场

在完成上述两个轴向的梯度信息编码后，开启第三个（也是最后）一个方向的梯度场，使沿这个方向排列的氢质子的进动频率（相位）出现阶梯状差异（图 1-3-4-1）。最后应用的这个梯度场，称为频率

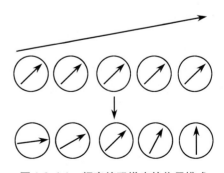

图 1-3-4-1　频率编码梯度的作用模式

13

编码梯度场。现在,经过三个方向梯度场的作用后,一个层面内任意两个位置点的氢质子的进动频率(相位)已是各不相同,即一幅断层图像的空间信息定位完成了。至此,通过 MRI 检查获得人体各部位的断层解剖影像已不再神秘。

接下来以 MR 成像最经典的自旋回波(SE)序列为例,介绍上文提到的 RF 脉冲激发与三个方向的梯度场编码在 MR 成像时信息空间定位方面的应用过程。

SE 序列是 MRI 检查最基本的扫描序列,它由一个 90°激发 RF 脉冲和一个 180°相位回聚 RF 脉冲组成。这两个 RF 脉冲需要与梯度场组合应用(图 1-3-4-2),才可对扫描区域的氢质子磁矩进行空间编码、定位,才能形成多个层面的 MR 图像。下面讨论发射 90°RF 脉冲、180°RF 脉冲与开启三个梯度场的协同步骤。

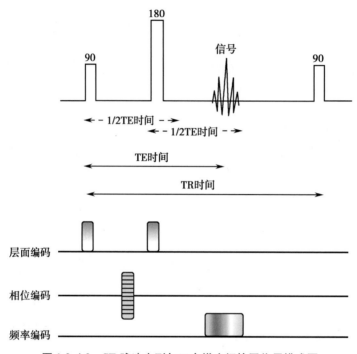

图 1-3-4-2　SE 脉冲序列与三个梯度场协同作用模式图

假设一次轴面 MRI 扫描。在扫描过程中,首先打开层面选择梯度场,使沿着身体长轴方向各位置的氢质子的进动频率不同。接着发射具有特定频率范围的 90° RF 脉冲,只有与该 RF 脉冲频率一致的氢质子被激发,如此选定一个层面。

这些被激发的氢质子一方面因吸收 RF 脉冲的能量而使其磁化矢量翻转 90°,到达 XY 平面,另一方面氢质子的磁矩发生相位一致,形成横向磁化矢量(图 1-3-4-3A)。随着激发 RF 脉冲和层面选择梯度场中止作用,横向磁化矢量在静磁场 B_0 影响下开始纵向恢复(T_1 弛豫),同时在 XY 平面的横向磁化矢量的相位一致性逐渐消失。有些质子进动频率较快,有些较慢,离散的速度不同,磁矩的方向各异(图 1-3-4-3B),使总的横向磁化矢量逐渐变小(T_2 弛豫)。一段时间后,MRI 系统启动相位编码梯度场(相位编码梯度斜率的大小取决于设定的扫描参数,

设定的相位值越大,最大斜率越大),使这个层面相位轴向的氢质子的进动频率各不相同(具体为哪个轴向由设定的扫描参数决定)。再次打开层面选择梯度场,而后立即在垂直于 XY 平面的方向发射第二个 RF 脉冲(如果不打开层面选择梯度场,这个 RF 脉冲就没有特定的目标,无法作用于这个层面的氢质子),即 180°相位回聚 RF 脉冲(1/2 TE 时间),其作用是使在 XY 平面已经失相位的氢质子磁矩做相反方向的移动,即 180°反方向运动,结果是:原来进动最快的氢质子此时成为最后,而原来进动最慢的氢质子排列在最前(图 1-3-4-3C)。相位回聚 RF 脉冲后再经历另外的 TE/2 时间,这些氢质子磁矩将在 XY 平面发生相位一致,再次形成一个较大的横向磁化矢量(图 1-3-4-3D)。

此时打开一个位于 XY 平面的接收线圈,这个较大且运动着的横向磁化矢量将切割线圈,诱发电

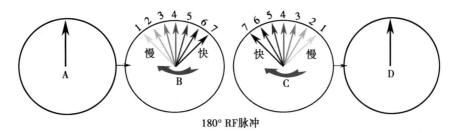

180° RF脉冲

图 1-3-4-3　SE 扫描序列中横向磁化矢量改变过程示意图

流,此电信号即 MR 信号。这个电信号含有该层面内某个氢质子相位的全部信息,也具有一定的频率。MRI 系统打开频率编码梯度场,读取这个电信号,并将这个电信号数字化,用于重建图像。因此,频率编码梯度也称读出梯度。在被频率编码梯度场读取前,该层面的 MR 信号并不具备完整的空间信息,而只有层面信息和相位信息。频率编码梯度场在读取 MR 信号的同时,才赋予它第三个空间信息。这时,该层面的电信号会被划分为不同的很多频率点,这个被数字化的电信号具备了必要的空间信息。

打开这个读出梯度,并采集该层面内电信号的时间称为采样时间。在现有的 MR 技术下,每个层面每个相位的电信号最多可以被采集 1024 个频率点。具体的采集点数,由扫描参数中设定的频率矩阵大小决定。

经过上述一个周期,MRI 系统只采集到一个层面的一个相位的信息。如果要采集第二个相位的信息,重复一次上述过程,不同的是,相位编码梯度场的斜率需要改变。在扫描参数中设定多少个相位(如128,256),就要重复多少次数,才能完成采集一个层面的全部信息。换言之,在一个 90°RF 脉冲激发作用下,一个 TR 时间内,只能采集一个层面内一个相位的信息,这个信息含有不同的很多频率点。

总之,获得一个 MR 信号(电信号)需要经过一系列 RF 脉冲、梯度场和接收线圈的协同作用。这个 MR 信号可被 MRI 系统采集和后处理加工,重建出一幅 MR 图像。

第四节　数据采集与 K 空间

学习目的

❋　了解 K 空间内 MR 信号的分布及特点。

❋　了解 K 空间不同区域信号对分辨力的影响。

K 空间是一个复杂的数学概念。我们并不想在这里讨论其繁冗的计算公式,而是尽可能用通俗易懂的语言介绍与 MR 成像相关的 K 空间应用。

上文提到,MR 信号是一种感应电流信号。接收线圈采集的每一个 MR 信号都包含这个信号(在 XY 平面横向磁化矢量绕 Z 轴 B_0 方向进动路径上)的方位信息(相位),以及进动频率信息(频率)。这些信号被 MRI 系统采集后,传送到计算机,转化为数字信号,储存在 K 空间中。在二维采集的脉冲序列中,一个 K 空间的数字信号只能重建一层图像。下面我们以二维采集的 K 空间为例,了解 K 空间在 MR 成像中的作用。

可以将 K 空间理解为一个矩形或正方形平面图,其两侧各有一垂直边。我们定义其左右为频率轴(水平),上下为相位轴(垂直)。K 空间的正中心恰位于由这两个轴组成的频率相位坐标的中心点。

MR 信号的时间信息(频率)和方位信息(相位)被存储在 K 空间内(图 1-4-0-1)。以 SE 的脉冲序列为例,发射一次 RF 激发脉冲后产生的 MR 信号分布在相位轴向的某一行,第二次 RF 激发脉冲产生的信号依序排列在另一行,直到填满 K 空间为止。在频率轴向的信号也如此填充。在相位轴方向填充多少行,以及在频率轴方向采集多少点,由人工设定的参数——扫描矩阵决定。假设扫描矩阵是 256(频率)×256(相位),那么要填满一个完整的 K 空

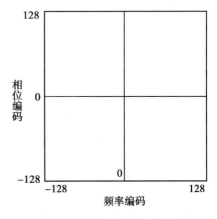

图 1-4-0-1　K 空间组成示意图

间,总共需要重复 256 次(相位)RF 脉冲激发。相邻 RF 激发脉冲之间的间隔就是 TR 时间。所以,完成一个扫描层面内 MR 信号采集的时间是:TR×相位矩阵数。

K 空间的中心点位于中心区。假设一个脉冲序列的相位矩阵是 256,那么要开启 256 个(次)不同斜率的相位编码梯度场。每一行 MR 信号的相位值都不一样。它们依据高低自上而下排列,最上端的值最大,是+128;最下端的值最小,是−128。如果频率矩阵是 256,这意味着打开频率编码梯度场并开始采样后,每一列电信号的频率信息将被数字化,形成 256 个数据点,自左向右依序填充在 K 空间内某一行的相位信息中。每一列 MR 信号的频率值都不一样。结果是,K 空间内每一行相位信号的频率值都不一样,每一列频率信号的相位值都不一样。

MRI 系统每次采集信号时,氢质子都经历不同振幅梯度场的影响(图 1-4-0-2)。无论在相位还是在频率编码方向上,K 空间中心区域 MR 信号所受梯度场切换变化的影响最小。这意味着来源于中心区域 MR 信号的磁化矢量的相位偏差最小,总的磁化矢量最大,故 MR 信号较强,更能突出图像对比度。所以,K 空间中心区域 MR 信号决定图像对比度和信号强度。在 K 空间边缘区域采集信号时,因受较大梯度场切换变化的作用,这些 MR 信号的磁化矢量的相位偏差较大,总的磁化矢量衰减较快,故 MR 信号较弱。然而,正是由于经受较大梯度场的作用,使相邻氢质子磁矩的相位差别较大,区分彼此也相对容易。所以,K 空间边缘区域 MR 信号对图像对比度和信号强度贡献很小,但对图像分辨力贡献很大。

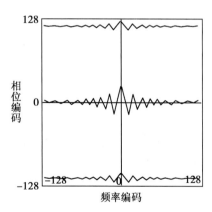

图 1-4-0-2　K 空间分区示意图

K 空间的原始信息都是复数,包括实部和虚部。两个实部相等,虚部为相反数的复数,互为共轭复

数。当虚部不等于 0 时,称为共轭虚数。由于 K 空间的斜对角象限共轭对称(图 1-4-0-3),理论上计算,只要采集 K 空间的一半信息,就可重建另一半信息。注意,勿将 K 空间左上角的数据信息对应 MR 图像左上角的信号表现。K 空间左上角是相位编码最高、频率编码最大负值的数据点,它实际包含重建一幅 MR 图像所需的全部信息。当 K 空间的全部信息被填充后,需要复杂的数学运算,即傅立叶转换,将这些信息转化为可视的 MR 图像。

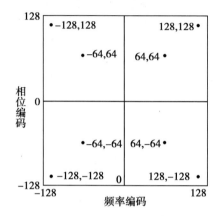

图 1-4-0-3　K 空间的共轭对称性

K 空间数据量的多少决定一个脉冲序列的扫描速度。很多科学家在 K 空间数据的采集数量和采集方式上大做文章,研发各种 CNR、SNR、分辨力以及扫描速度的 MR 脉冲序列。

第五节　扫描参数的质量控制

一般说起图像质量,多数人就会想到 MR 信号强度。实际上,MR 信号强度仅是图像质量的一个方面。图像质量受多个因素影响,主要包含以下几个内容:

◆ 图像信噪比(SNR);
◆ 图像对比度(CNR);
◆ 图像分辨力(resolution);
◆ 扫描时间(time);
◆ 伪影(artifact)。

这几个部分相互制约。增加图像的 SNR,必然增加扫描时间或降低分辨力。改变图像的 CNR,必然影响 SNR 或扫描时间。增加分辨力会使扫描时间延长,SNR 下降。因此,图像质量很难做到尽善尽美,一般是找一个平衡点,兼顾各方面因素的影响。将有专门的章节介绍伪影。本节重点介绍前四个因素对图像质量的影响。

一、扫描时间

有人可能认为扫描时间并不属于图像质量的一部分。实际工作中,如果不考虑扫描时间,我们可以得到一个很高 SNR、CNR、分辨力的图像,但扫描时间惊人。例如,采用扫描矩阵 1024×1024,RF 脉冲激发 4 次,扫描层数 7,需要的时间大约是 8 分钟。这个脉冲序列的检查时间太长,故不可能在实际临床上应用。所以,设计扫描参数时需要在考虑扫描时间的前提下,综合调整 SNR、CNR、分辨力,以保证最后的图像质量。

(一)二维成像的扫描时间

以 SE 序列为例,一次 RF 脉冲激发,只能采集一个相位的 MR 信号,而后将其填充到 K 空间中。紧接着进行下一次 RF 脉冲激发。所以,采集一个相位信号的时间是 TR。

K 空间内相位轴方向的相位数由扫描矩阵的相位矩阵决定。如果填满整个 K 空间,相位矩阵数有多少,就要重复多少次 RF 脉冲激发。完成一个 K 空间填充所需要的时间是 TR×相位矩阵。

重复填充一个 K 空间的次数称为激发次数或平均次数(NEX)。经多次采样、填充后,K 空间每一个相位行的信息量就会增加,信号强度也会增加。但是,扫描时间也相应地增加。此时,扫描时间是 TR×相位矩阵×NEX。

如果进行多层扫描,对数据如何采样?MRI 系统首先发射一个 RF 激发脉冲,采集第一层面第一个相位的信号,随后等待片刻,以便使 XY 平面的磁化矢量部分地恢复到 Z 轴,为下一次 RF 脉冲激发储备纵向磁化矢量。在等待期间,MRI 系统进行着其他工作,如发射 RF 激发脉冲、采集第二层面第一个相位的信号,依此类推,逐个完成每个层面第一个相位信号的采集。而后,MRI 系统开始采集第一层面第二个相位的信号,直至完成各个层面的信号采集。这个过程要求 TR 时间必须足够长,否则不能完成多个层面的采样。这种采样方式称为交叉采样(图 1-5-1-1)。绝大多数的二维扫描序列采用交叉采样方式,进行数据采集。

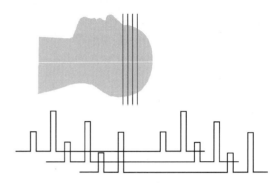

图 1-5-1-1　MRI 原始数据交叉采样模式

对于 SE 和 FSE 序列的 T_1WI,TR 时间有严格的上限,即不能大于 600ms,否则就不是 T_1 对比度图像。如果要设计很多层面采集,一般需要分两次完成,即第一次采集第 1、3、5 等奇数层面的信号,第二次采集 2、4、6 等偶数层面的信号,经这两次采集完成一次完整的 T_1WI 扫描。如果扫描层数更多,可分别进行三次采集。此时,总的扫描时间是 TR×相位矩阵×NX×采集次数。

对于 GRE 和 SPGR 序列,还有另外一种采样方式,如图 1-5-1-2 所示。MRI 系统首先连续采样,完成第一层面全部的 K 空间填充。然后进行第二层面的采样、填充,之后是第三层面,直至完成所有层面的扫描。此时,总的扫描时间是 TR×相位矩阵×NEX×扫描层数。

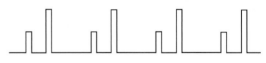

图 1-5-1-2　MRI 原始数据顺序式采样示意图

(二)三维成像的扫描时间

三维成像又名容积成像。这种成像方式的扫描范围是一个厚块,其中的扫描层厚比二维成像更薄,而且没有层间隔。扫描层厚很薄时,可对容积成像的数据进行任意方向的重组。目前,容积成像已在临床上广泛应用。

三维容积成像的 RF 脉冲并非单独作用于一个层面,而是作用于整个扫描厚块。同时,有两个相位编码,第一个相位编码是层面编码;选择层面后,再应用第二个相位编码。直至整个厚块采样结束。此时,总的扫描时间是 TR×相位矩阵×层数×NEX。

增加 TR、相位矩阵、NEX 都将增加扫描时间。而且,增加 TR 可能改变图像的对比度,同时也增加图像的信噪比;增加相位矩阵将降低图像的信噪比,但增加图像的分辨力;增加 NEX 将增加图像的信噪比。记住,扫描时间过长有可能使患者不能耐受而出现运动,导致运动伪影。表 1-5-1-1 列出常用扫描参数对扫描时间的影响。

表 1-5-1-1　影响扫描时间的因素

扫描参数	扫描时间增加	扫描时间降低
TR 时间	增加	减少
相位矩阵	增加	减少
NEX	增加	减少
扫描层数	增加	减少

二、图像信噪比

学习目的

✳ 了解影响信噪比的因素。

名词解释

✳ 像素,体素,接收带宽。

顾名思义,信噪比(SNR)是接收的信号强度和接收的噪声强度的比值。因此影响 SNR 的因素实际上包括影响信号和噪声的因素。又分为内因和外因两方面。

就内因而言,MRI 系统接收的信号均来源于成像区域的氢质子,氢质子数量决定 MR 信号高低,这是无法改变的。外因是可以改变的。影响 SNR 的外在因素主要有以下几个:

影响信号强度的因素:

◆ 磁场强度;

◆ 扫描参数,包括 TR、TE、翻转角、扫描视野、扫描矩阵、层厚。

影响噪声的因素:

◆ 接收带宽;

◆ 线圈。

对图像信号和噪声均有影响的因素:

◆ 激发次数。

(一)影响信号强度的因素

MR 信号强度取决于局部的氢质子数量。氢质子的小磁矩受 RF 激发脉冲作用后产生一个净磁化矢量,感应电流和 MR 信号由此形成。凡影响净磁化矢量大小的因素,都可以影响信号强度。

1. 磁场强度　在第一节曾讨论,当磁场强度增加时,处于低能级状态的小磁矩的数量会明显增多,而且增多的倍数与磁场强度成正比,总的磁化矢量也成倍增加。磁化矢量是 MR 信号最终的源泉。所以,磁场强度增加时,信号强度也增加。

2. 扫描参数　TR、TE、翻转角是影响图像对比度的主要参数。实际上它们也影响图像 SNR。

(1) TR 时间:TR 时间是两次激发脉冲之间的时间间隔。TR 应足够长,以保证 MRI 系统有时间完成信号采集,同时还有时间使 XY 平面的横向磁化矢量大部分恢复到 Z 轴,为下一次激发脉冲作用储备足够的纵向磁化矢量。如果 TR 时间很短,恢复到纵向的磁化矢量很少,下一次 RF 激发脉冲作用时就没有足够的磁化矢量可以响应(图 1-5-2-1),产生的横向磁化矢量很小,MR 信号强度就会变弱,SNR 下降。反之,如果 TR 长,就会有充足的磁化矢

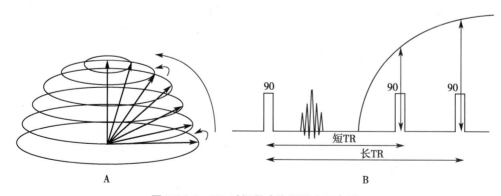

图 1-5-2-1　TR 时间影响信号强度示意图

A. MRI 系统完成一次信号采集后,横向磁化矢量开始向纵向恢复;B. TR 时间决定纵向磁化矢量恢复的量,进而影响下次 RF 脉冲激发时信号强度大小。TR 长,纵向磁化矢量恢复多,最终的 MR 信号强

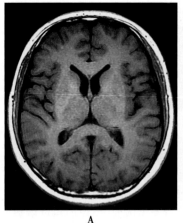
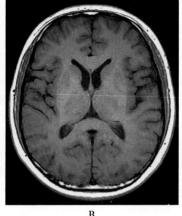
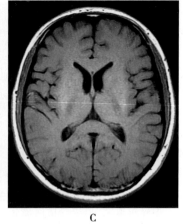

A　　　　　　　　　　　B　　　　　　　　　　　C

图1-5-2-2　TR时间影响信号强度图像展示

SE扫描序列,A. TR＝300ms;B. TR＝600ms;C. TR＝1000ms;从图中可见,随着TR时间增加,图像SNR增加,但CNR下降

量恢复,RF激发脉冲作用后可产生较大的横向磁化矢量和较强的信号,SNR增加(图1-5-2-2)。

(2)TE时间:TE时间是指从RF激发脉冲开始作用到接收信号的时间间隔。TE时间越长,在XY平面横向磁化矢量衰减越多(图1-5-2-3),感应的电信号越小,最终的MR信号越弱,SNR越小。反之,TE时间短,MR信号强,SNR大(图1-5-2-4)。

(3)翻转角:在SE和FSE扫描序列中,RF脉冲均是以90°激发氢质子,即将氢质子磁矩倾斜90°,使其由Z轴翻转到XY平面,故不存在翻转角的大小变化。但在GRE扫描序列中,采用小角度激发RF脉冲是常态。翻转角的大小直接决定横向磁化矢量分量的大小,这不仅影响图像的信号强度,还影响图像对比度。RF激发脉冲的翻转角大,形成的

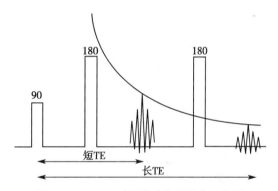

图1-5-2-3　TE时间影响信号强度示意图

在横向磁化矢量衰减的过程中,等待时间越长,剩余的横向磁化矢量越少,即TE时间越长,剩余的横向磁化矢量越小,MR信号越弱;反之,MR信号变强

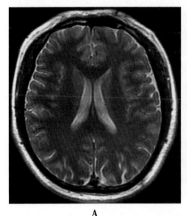
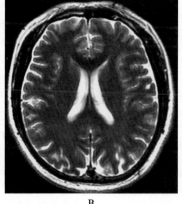
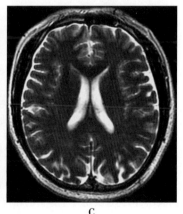

A　　　　　　　　　　　B　　　　　　　　　　　C

图1-5-2-4　TE时间影响信号强度图像展示

FSE扫描序列,A. TE＝42ms;B. TE＝102ms;C. TE＝144ms;从图中可见,随着TE时间增加,图像CNR增加,但SNR下降

横向磁化矢量分量也较大(图1-5-2-5),产生的MR信号也较强。

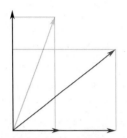

图1-5-2-5 翻转角与信号强度关系示意图
翻转角越大,形成的横向磁化矢量分量越大,MR信号越强;反之,翻转角越小,MR信号越弱

(4)扫描视野和扫描矩阵:MR图像与我们平时所见数码相机的照片一样,都是数字图像。数字图像涉及图像分辨力大小的问题。数字图像的分辨力以像素表示,像素越小,图像分辨力越高。

与每个像素对应的人体组织单元称为体素。MR成像的扫描视野、扫描矩阵和层厚共同决定体素的大小。换言之,体素的大小取决于相位分辨力、频率分辨力和层面分辨力。体素越大,其中包含的氢质子数量越多,产生的MR信号越强,图像的信号就很亮(图1-5-2-6)。

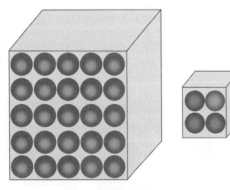

图1-5-2-6 体素与信号强度关系示意图
单一体素越大,其中包含的氢质子越多,总的磁化矢量越大,MR信号越强(左图);反之,单一体素越小,MR信号强度越小(右图)

总之,扫描视野、扫描矩阵和层厚共同决定体素的大小,因而也决定一个体素的相位分辨力、频率分辨力和层面分辨力。

相位分辨力=扫描视野大小/相位矩阵数
频率分辨力=扫描视野大小/频率矩阵数

层面分辨力=层厚大小

增大扫描视野、减小扫描矩阵、增大扫描层厚均可使体素增大,结果使MR信号强度增高;缩小扫描视野、增大扫描矩阵、减小扫描层厚均可使体素减小,使MR信号强度减低。

(二)影响噪声的因素

1. 接收带宽 接收带宽是指读取MR信号的频率编码梯度的频率范围。一般来说,存在噪声是随机、任意的。对于同一个大小的信号,当采样的接收带宽较小时,采集的噪声有限;当接收带宽增大时,由于信号大小不变,实际上采集的噪声增加(图1-5-2-7)。因此,接收带宽增大时,图像的噪声增加,SNR降低。

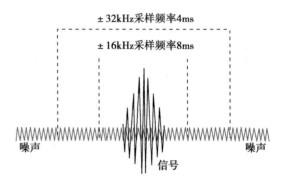

$\pm 32\text{kHz}$采样频率4ms
$\pm 16\text{kHz}$采样频率8ms
噪声 噪声
信号

图1-5-2-7 接收带宽对噪声的影响
对于同一个信号的采集,接收带宽较小时,MRI系统接收的噪声也少,图像信噪比较高;接收带宽增大时,接收的噪声增加,而MR信号强度不变,故信噪比降低

2. 线圈 有关线圈设计和种类的描述,请看MRI设备的章节内容。线圈的大小对图像质量确有影响。小线圈受外源性因素(如线圈通电后产生的电噪声)的影响较小,出现伪影的几率较少,所以噪声较小。小视野MR成像时,应尽可能采用小线圈扫描。对于同一个大小的MR信号,线圈越小,接收的噪声越少,图像的SNR越高。

(三)对图像信号和噪声均有影响的因素

激发次数又名平均次数,是指完成K空间填充的次数。填充的次数越多,得到同一信号的次数越多,MR图像中总的信号强度越高。但是,激发次数增多不仅得到更多信号,还有更多噪声。因此,激发次数对信号和噪声均有影响。另一方面,图像SNR也不会随着激发次数增多而成倍增加。SNR与激发次数(NEX)的关系如下:

$$SNR_N = NEX^{-2} \times SNR_1$$

我们已经知道,增加 NEX 将使扫描时间成倍增加。我们现在看到,N 个 NEX 产生的信噪比增加与扫描时间增加不成比例。尤其当 NEX 大于 4 时,增加 NEX 对图像信噪比的影响有限。在超高场强的 MRI 系统扫描时,扫描参数的 NEX 一般不大于 4。

图 1-5-2-8 展示 NEX 为 1、2、4 时,头部 T_2WI 不同组织的信号强度变化。

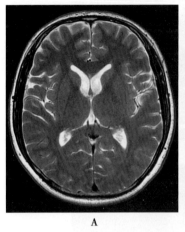
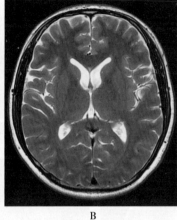
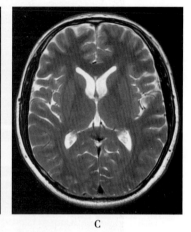

A   B   C

图 1-5-2-8 不同平均次数影响头部轴面 T_2WI 信噪比展示
A. 1NEX;B. 2NEX;C. 4NEX;从图可见,NEX 越大,SNR 越高

在实际扫描过程中,一些扫描参数能从多个方面影响图像质量。例如,TR 时间对 SNR、CNR、扫描时间均有影响;扫描矩阵对 SNR、分辨力、扫描时间均有影响。因此,当调整某个脉冲序列的扫描参数时,不可以单纯调整 1 个参数,而至少要相应地改变 2 至 3 个参数,才能保证 MR 图像的总体质量不出现大的波动。

常见扫描因素对图像 SNR 的影响见表 1-5-2-1。

表 1-5-2-1 扫描因素与图像信噪比的关系

扫描因素	SNR 增加	SNR 降低	扫描因素	SNR 增加	SNR 降低
磁场强度	增大	减小	翻转角	增加	减小
线圈	小	大	扫描视野	增加	减小
NEX	增加	减少	扫描矩阵	减小	增加
TR 时间	增加	减少	层厚	增加	减小
TE 时间	减少	增加	接收带宽	减小	增大

三、图像对比度

图像对比度相关的内容在本章第二节已有描述,这里不再重复。就 MR 成像而言,不同的图像对比度往往对应不同的扫描序列及其扫描参数。日常工作中仅允许在一定的范围内对这些扫描参数进行修改或调整,以保持临床常用的一些图像对比度特征,如 T_1WI、T_2WI、PDWI 和 $T_2{}^*WI$。这些图像对比度的名称约定俗成,每一名称对应一种特定的影像表现或组织信号对比,这已经为大家所熟悉,例如,在头颅 T_1WI 上脂肪呈高信号,脑脊液呈低信号,脑白质的信号强度高于灰质(图 1-5-3-1)。更多内容将在下一节脉冲序列中介绍。

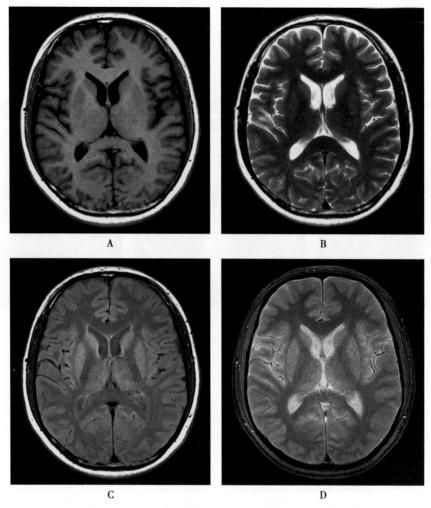

图 1-5-3-1 不同脉冲序列及不同对比度的头颅 MRI 表现
A. 轴面 T_1WI；B. 轴面 T_2WI；C. 轴面 PDWI；D. 轴面 $T_2{}^*WI$

四、图像分辨力

MR 图像的分辨力高低与扫描视野、扫描矩阵和扫描层厚有关。部分内容已在前文的扫描参数一节描述。表 1-5-4-1 列出了常用扫描参数与 MRI 分辨力的关系。

表 1-5-4-1 扫描参数与图像分辨力的关系

扫描参数	分辨力提高	分辨力降低
扫描视野	减小	增大
扫描矩阵	增大	减小
扫描层厚	减小	增大

在实际应用中，另有一种提高分辨力的方式，它与上述三因素无关。这是一种零填充内插式 K 空

图 1-5-4-1 K 空间数据零填充方式

间重建技术（图1-5-4-1），其提高分辨力的机制如下：在MR扫描时采用较低的分辨力，如256×192矩阵，而在采集这些数据并填充K空间的过程中，以零数据填充K空间的周边部分，结果使K空间变成512×512矩阵。这种MR图像的分辨力会明显提高，类似512×512矩阵的效果，但是，其扫描时间仍然较短。这里引入两个概念，扫描矩阵，即我们在设定扫描参数时设置的真实矩阵；重建矩阵，即经过MRI系统重建后显示在图像的实际分辨力。

利用零填充内插式技术提高重建矩阵的优势是，在不增加扫描时间的情况下提高分辨力。但这个基于重建矩阵的高分辨力图像与真正的512×512扫描矩阵图像比较，分辨力存在明显的差距（图1-5-4-2）。还有其他缺点，即零内插技术的图像有时出现伪影。尽管如此，零内插重建技术已广泛应用。在显示MR图像的参数时，有些厂家显示扫描矩阵，有些厂家显示重建矩阵。

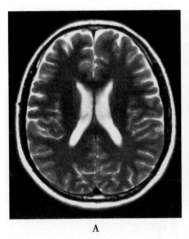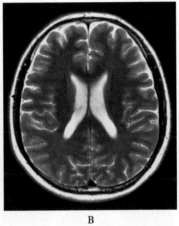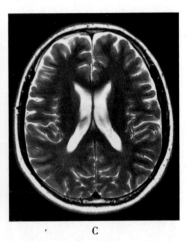

图1-5-4-2　不同矩阵的头部轴面 T₂WI
A. 256；B. 256，零内插512；C. 512；对比观察可见，真正512矩阵的图像质量最好

第六节　脉冲序列

一个乐队能演奏出什么调子的乐曲，不同的乐器如何协调、配合，都由乐队的指挥决定。MRI的扫描操作者就像交响乐团的指挥，MR脉冲序列就是操作者对MRI系统发出的一系列指令，将前文所述90°激发脉冲、180°相位回聚脉冲、180°激发脉冲以及三个方向的梯度场全面组合，使其协同工作。最后形成什么样的图像对比度、扫描时间长短、具体图像质量如何等事项完全由选择的脉冲序列及扫描参数决定。

MR脉冲序列可分为两大类，其一是前文所述自旋回波序列，其二是梯度回波序列。这两大类又可进一步细分为：

自旋回波序列
- 传统自旋回波；
- 快速自旋回波；
- 反转恢复序列。

梯度回波序列
- 梯度回波序列；
- 毁损梯度回波序列；
- 稳态自由进动；
- 快速梯度回波/快速毁损梯度回波。

一、传统自旋回波序列

学习目的
- 掌握SE序列中不同权重图像的参数组合。
- 掌握SE序列的临床应用。

对SE序列中各个RF脉冲和梯度场的作用，前文已有介绍。关于图像对比度，如果要强化T₁权重对比，应尽可能减小TR、TE值；如果要强化T₂权重对比，应增大TR、TE值，而且TE值越大，T₂WI对比越明显；如果要观察质子密度对比，应把T₁、T₂的对比减至最小，即通过增大TR消除T₁对比的影响，缩短TE消除T₂对比的影响。SE序列的图像对比度与扫描参数组合见表1-6-1-1。

表 1-6-1-1　SE 图像对比度与参数组合

脉冲序列	TR(ms)	TE(ms)
T_1 加权	<600	<20
T_2 加权	>2000	>80
质子密度加权	>2000	≈20

自旋回波序列的各种图像对比度是标准的 MR 图像对比度。在早期的 MR 成像技术中，即 20 世纪 80 年代末期，SE 序列是主要的 MR 成像技术。

以脑组织 MR 图像为例，在 SE 序列的 T_1WI，头皮脂肪是高信号，脑脊液是低信号，白质呈中等信号，灰质表现为中等偏低信号(图 1-6-1-1A)。在 FSE 序列的 T_2WI，头皮脂肪表现为中等偏低信号，脑脊液是高信号，白质是中等偏低信号，灰质是稍高信号(图 1-6-1-1B)。在 PDWI，头皮脂肪呈高信号，脑灰质信号稍高于白质，脑脊液呈中等信号(图 1-6-1-1C)。

但是在快节奏的 21 世纪，SE 序列的扫描时间长成为致命的缺陷。根据扫描时间计算公式 TR×Phase×NEX，当 T_1WI 成像时，假设 TR 时间是 400ms，256 相位矩阵，2 次激发，实际扫描时间是 400×256×2/60 000＝3：41 分钟。如果进行 T_2 权重的成像，假设 TR 时间 3000ms，其他参数同上，实际扫描时间是 3000×256×2/60 000＝25：6 分钟。这个扫描速度在临床很难应用。因此，SE 序列目前仅适合 T_1WI，应用范围也有限，如显示头部和关节的 T_1 对比(图 1-6-1-2)，而在其他部位很少应用。

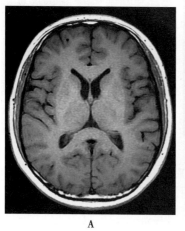
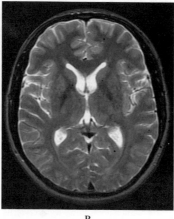
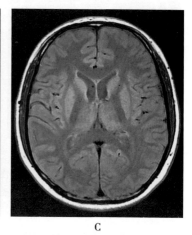

图 1-6-1-1　脑部 SE 序列 MRI 表现
A. SE T_1WI；B. FSE T_2WI；C. FSE PDWI

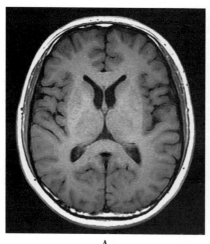
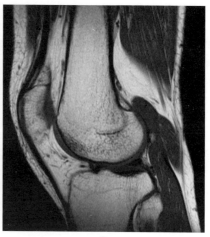

图 1-6-1-2　SE 序列头部和膝关节 T_1WI 表现
A. 头部轴面 SE T_1WI；B. 膝关节矢状面 SE T_1WI

二、快速自旋回波序列

快速自旋回波简称 FSE。

学习目的

❋ 了解 FSE 序列的采集方式。

❋ 了解 FSE 序列图像特点和参数设定原则。

❋ 了解 FSE 序列的临床应用。

名词解释

❋ 回波链(ETL)。

❋ 回波间隔(ESP)。

顾名思义,快速自旋回波序列的特点就是扫描速度快。回顾 SE 序列的成像原理,每个 TR 时间只能采集一个 K 空间的信号,256 个相位需要重复 256 次 RF 脉冲激发。鉴于 SE 序列 T$_2$ 权重成像的扫描

时间很长,下面就以 T$_2$ 成像为例,讨论 FSE 的组合特点。FSE 的脉冲序列组成如图 1-6-2-1 所示。

FSE 序列中,经过第一个 180° 相位回聚脉冲作用后,等待一段时间,所有的横向磁化矢量相位回聚,产生信号,随后这个相位一致的横向磁化矢量又发生失相位。这时可对这些失相位的横向磁化矢量开启另一个不同斜率的相位梯度场,而后再次经过另一个 180° 相位回聚脉冲的作用,使这些失相位的横向磁化矢量再次相位回聚,再产生一个信号。依此类推,这样在一个 TR 时间内,可采集多个不同相位的信号,依序填充在 K 空间。结果是,扫描时间大大缩短,有多少个 180° 相位回聚脉冲,扫描时间相应缩短多少倍。将这些 180° 相位回聚脉冲依序排列,形成的脉冲序列图就像是火车的车厢,因此得一形象英文名 echo train,中文译为回波链。相邻两个回波之间的时间差与相邻两个 180° 相位回聚脉冲的时间差一致,这个时间差称为回波间隔(echo space)。

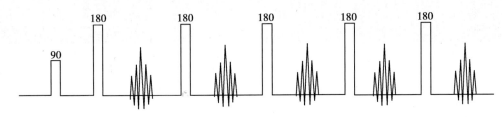

图 1-6-2-1 FSE 脉冲序列模式图

在 FSE 序列,二维 MR 图像扫描时间的计算公式为 TR×Phase×NEX/ETL。假设 TR 时间 3000ms,相位 256,2 次激发,回波链 16,扫描时间应为 3000×256×2/16＝1∶6 分钟。由此可见,FSE 的扫描时间比 SE 序列加快数倍,倍数由 ETL 决定。

在 FSE 序列,每个信号的采集都是在不同的 TE 时间完成。TE 时间决定 T$_2$ 权重的对比。结果是,每个信号都具有不同程度的 T$_2$ 权重对比。但一幅图像只能有一个对比度。如何解决这个问题?这里涉及一个有效 TE 时间的概念。如图 1-6-2-1 所示,采集每个信号的 TE 时间不同,而且每个信号的相位信息也不同。将这些不同时间采集的信号根据其相位和频率值填充在 K 空间不同的区域时,假设扫描参数中设定的 TE 时间是 90ms,这正是采集第三个信号的时间点,这个信号对形成最终的图像对比至关重要,将被填充在 K 空间的中心区域(图 1-6-2-2)。上述采集第三个信号的时间点就是有效 TE 时间。具体的做法是,调节相位编码梯度场的斜率,将斜率降至最小,那么这个信号在 K 空间只能位于中心区域。自然地,凡是 TE 时间接近 90ms 采

集的信号,都可通过调节梯度场,被填充在 K 空间中心区域,而那些远离 TE 时间 90ms 采集的信号,将被填充在 K 空间边缘区域。

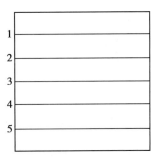

图 1-6-2-2 K 空间不同 ETL 的填充位置

FSE 和 SE 序列最主要的不同是回波链。FSE 和 SE 序列图像质量的差别也主要由回波链造成。由于 K 空间内信号的采集时间 TE 不同,较长 TE 时间采集的信号位于 K 空间边缘,这个信号由于采集时间较晚,所以衰减较明显,信号强度较弱,对分辨

力贡献较小，因此使图像模糊。可见 ETL 并非越大越好。ETL 越大，较长 TE 时间采集的信号越弱，填充到一个 K 空间边缘区后，重建的图像会更加模糊。如果相邻信号之间的时间间隔，即 ESP 越大，说明相邻信号的 TE 时间差别越大，图像的模糊程度越重。临床应用时，为保证 FSE 的图像质量，第一，ETL 不宜过大；第二，ESP 越小越好。

FSE 无论 ETL 如何小，其图像的 K 空间都有不同 TE 时间采集的信号。因此，相对于 SE 序列图像，FSE 图像总会或多或少存在模糊感，使其整体对比度不及 SE 图像，主要表现为图像偏灰（图 1-6-2-3）。头部轴面 FSE T_1WI 的对比度与 SE T_1WI 的对比度类似。但是在 FSE T_2WI，头皮脂肪呈高信号，脑实质基底神经核的对比度较 SE T_2WI 偏灰。

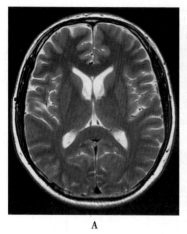
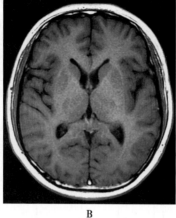
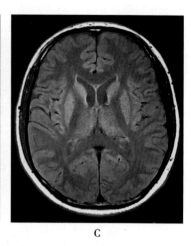

图 1-6-2-3　不同对比度的头颅轴面 FSE 图像
A. FSE T_2WI；B. FSE T_1WI；C. FSE PDWI

目前 FSE 在全身各个部位的应用基本取代 SE 序列，成为最广泛应用的序列。常见 FSE 的图像对比度与扫描参数组合见表 1-6-2-1。

表 1-6-2-1　FSE 图像对比度与参数组合

脉冲序列	TR(ms)	TE(ms)	ETL
T_1WI	<600	<20	2~4
T_2WI	>3000	>80	>16
PDWI	>2000	≈20	6~8

三、快速恢复快速自旋回波序列

快速恢复快速自旋回波简称 FRFSE。

学习目的

✽　了解 FRFSE 序列的成像原理。
✽　了解 FRFSE 序列的图像特点和技术优势。
✽　了解 FRFSE 序列参数特点及注意事项。
✽　掌握 FRFSE 与 FSE 序列的区别与应用原则。

FRFSE 序列实际上是 FSE 序列的一个变种，其脉冲序列组成见图 1-6-3-1。

在 FSE 序列的一个 TR 时间内，即自应用最后一个 ETL 结束，到下一个 RF 激发脉冲发射之间，MRI 系统有一段等待时间，这一方面可使 XY 平面的横向磁化矢量向 Z 轴恢复，另一方面可利用这段时间采集另一个层面的信息。一些长 T_2 衰减的物质（如水），其横向磁化矢量不可能完全恢复到 Z 轴。如果等其完全恢复，TR 时间至少达 6000ms 以上。所以，FSE 序列中长 T_2 物质的信号仅是有所衰减。

FRFSE 序列中，在最后一个 ETL 采集信号后，MRI 系统再次施加一个 180° 相位回聚脉冲，使 XY 平面的磁化矢量相位重聚。在相位完全重聚时，立即发射一个 -90° RF 脉冲，使 XY 平面的这个磁化矢量反向旋转，直至完全恢复到 Z 轴。FRFSE 序列通过最后施加的 180° 和 -90° 这两个 RF 脉冲，促使 XY 平面的磁化矢量快速恢复到 Z 轴，故称 FRFSE 序列。

FRFSE 的扫描时间计算公式同 FSE 序列，但其图像对比度与 FSE 有所不同。由于最后施加的 180° 和 -90° RF 脉冲作用，所有长 T_2 物质的磁化矢量得到完全恢复（图 1-6-3-2），故长 T_2 物质的信号

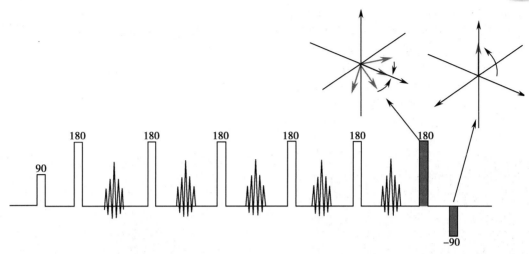

图 1-6-3-1　FRFSE 脉冲序列模式图

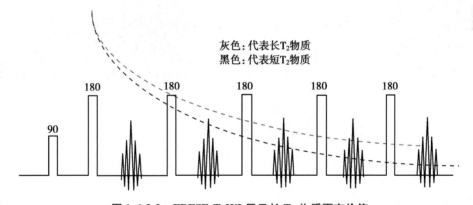

灰色：代表长T_2物质
黑色：代表短T_2物质

图 1-6-3-2　FRFSE T_2WI 显示长 T_2 物质更有价值

在 FRFSE T_2WI，长 T_2 物质的横向磁化矢量可充分恢复，液体信号更高

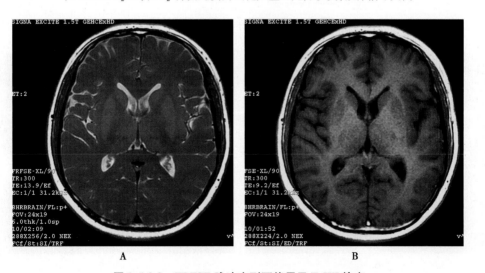

图 1-6-3-3　FRFSE 脉冲序列不能用于 T_1WI 检查

T_1 加权扫描参数下 FRFSE 图像表现为 PD 对比度。A. FRFSE 序列按照通常 T_1 对比度设定扫描参数效果图；B. FSE 序列按照通常 T_1 对比度设定扫描参数效果图

在 FRFSE T_2WI 更亮一些,信号强度也稍有增高。当 TR 时间较短(2300ms)时,也可得到高对比的 T_2WI。这在 FSE 序列无法实现。如果用 FRFSE 序列进行 T_1 权重成像,由于 180° 和 –90° RF 脉冲的连续作用,各种物质的磁化矢量均完全恢复,将导致 T_1 弛豫差别不能显示。所以,FRFSE 序列不能用于 T_1 权重成像。如果按照 T_1WI 参数组合的要求设定扫描参数,扫描结果所得仍然是 PD 对比度图像(图 1-6-3-3)。

因为 FRFSE 序列的 T_2WI 对比度较好,故主要用于 T_2WI 检查。扫描参数组合见表 1-6-3-1。

表 1-6-3-1　FRFSE 图像对比度与参数组合

脉冲序列	TR(ms)	TE(ms)	ETL
T_2WI	>2300	>80	>16
PDWI	>2000	≈20	6～8

四、单次激发快速自旋回波序列

单次激发快速自旋回波简称 SSFSE。

学习目的

❋　了解 SSFSE 序列的成像原理。

❋　了解 SSFSE 序列的图像特点及参数组合。

❋　掌握 SSFSE 序列的临床应用。

SSFSE 序列也是 FSE 序列的一个变种,其脉冲序列组成见图 1-6-4-1。顾名思义,单次激发只发射一个 RF 激发脉冲。SSFSE 序列的特点是在仅有的一次 RF 脉冲激发后,应用很多个回波链,完成一个层面全部信号的采集。同时,为进一步加快扫描速度,在 K 空间数据填充方面,SSFSE 序列在相位轴方向仅填充 70% 的信息。

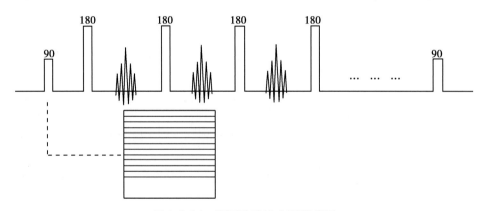

图 1-6-4-1　SSFSE 脉冲序列模式图

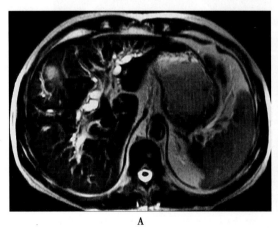

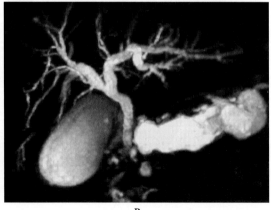

　　　　A　　　　　　　　　　　　　　　　　B

图 1-6-4-2　SSFSE 序列的腹部 T_2WI 和超重 T_2WI

A. 利用 SSFSE 获得腹部屏气 T_2WI;B. 利用 SSFSE 获得胰胆管水成像

由于将在一个 TR 时间内采集一个扫描层面的全部信号,故采集每个相位信号的 TE 时间都不同。SSFSE 的 TE 时间不同比 FSE 的 TE 时间不同更严重,图像的模糊程度也更严重。SSFSE 序列中相位编码矩阵的数值也是实际的 ETL 数量,故 SSFSE 序列的参数选项没有 ETL。

SSFSE 序列在一个 TR 时间内完成一个扫描层面所有信号的采集,故其 TR 时间也是该序列的扫描时间。临床主要应用于一些快速 MR 成像检查,例如,腹部屏气 T_2WI、躁动患者的 T_2WI(图 1-6-4-2A)。也可应用该序列进行 MR 水成像(图 1-6-4-2B),

表 1-6-4-1　SSFSE 图像对比度与参数组合

脉冲序列	TR(ms)	TE(ms)
T_2WI	>1000	≈80
水成像	>6000	>500

即采用 500ms 以上 TE 时间形成超重 T_2WI,用于胰胆管水成像(MRCP)、尿路水成像(MRU)、椎管水成像(MRM)等检查。SSFSE 序列的图像对比度与扫描参数组合见表 1-6-4-1。

五、反转恢复序列

反转恢复简称 IR。

学习目的

✳　了解 IR 序列的成像原理。

✳　了解 IR 序列的临床应用。

名词解释

✳　反转时间(TI)。

反转恢复(IR)序列实际上是 SE 序列理论的延伸应用。IR 序列的主要临床意义是能够专一地抑制某种组织的信号,增加图像对比度。IR 脉冲序列的组成见图 1-6-5-1。

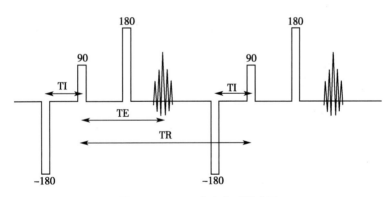

图 1-6-5-1　IR 脉冲序列模式图

从图 1-6-5-1 可见,IR 序列除了前面多一个 180°激发脉冲外,后面应用的 RF 脉冲与前文所述 SE 序列一致。IR 序列成像原理如下。MRI 系统首先发射一个 180°激发脉冲,将与静磁场方向一致的纵向磁化矢量全部反转到−Z 轴方向(图 1-6-5-2A),随后关闭 RF 脉冲。在静磁场环境下,反转到−Z 轴方向的磁化矢量开始 T_1 弛豫,实际使−Z 轴方向的纵向磁化矢量逐渐减少,然后恢复到零点,之后 Z 轴方向的纵向磁化矢量逐渐增大。因不同物质的 T_1 时间 T_1 不同,故 T_1 恢复速度不同。经过一段时间后,它们之间的差别显示(图 1-6-5-2B)。在不同组织纵向磁化矢量恢复的过程中,MRI 系统施加一个 90°激发脉冲,在 Z 轴或−Z 轴方向的部分磁化矢量

吸收能量后翻转到 XY 平面,形成新的横向磁化矢量,随后的失相位及聚相位过程与 SE 序列一致,并产生 MR 信号。IR 序列中零点组织(如脂肪)因无纵向磁化矢量而不能成像,实际上只有部分组织的磁化矢量参与 MR 成像,如图 1-6-5-2B 所示,故图像 SNR 较差。

IR 序列第一个 180° RF 激发脉冲与 90° RF 激发脉冲之间的时间间隔,称为 TI。

因为 IR 序列较其他的 SE 序列多一个 TI 时间,故 IR 序列的扫描时间较长或过长,临床应用不多。但 IR 序列的变种,即 IR 与 FSE 结合的快速反转恢复序列,仍被广泛使用。

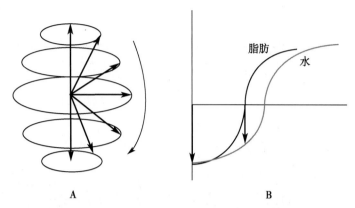

图 1-6-5-2　IR 脉冲序列成像原理示意图

A. 在 180° RF 脉冲作用下,纵向磁化矢量发生逆转;B. 不同组织的纵向磁化矢量在恢复过程中出现差异,脂肪的恢复比水快。B 图中长箭代表净磁化矢量大小,短箭则代表实际可用于 MR 成像的磁化矢量

六、快速反转恢复序列

快速反转恢复简称 FSE-IR。

学习目的

✱　了解 FSE-IR 序列的成像原理。

✱　了解 FSE-IR 序列的临床应用。

FSE-IR 序列的组成与 IR 序列相似。它首先发射一个 180° RF 激发脉冲,但其后面不是 SE 序列,而是 FSE 序列,故扫描时间明显缩短。目前临床常用的 STIR、FLAIR、T_1 FLAIR 都属于 FSE-IR 序列。

从图 1-6-5-2B 可见,当 180° 激发脉冲停止后,所有 −Z 轴方向的磁化矢量开始向 Z 轴方向 T_1 恢复。因不同物质的 T_1 弛豫时间不同,故其恢复的快慢不一。T_1 弛豫时间短的脂肪恢复较快,T_1 弛豫时间长的水恢复较慢。当脂肪恢复到 Z 轴方向零点时,水仅部分恢复,在 −Z 轴方向仍有少部分磁化矢量,如果此时发射一个 90° 激发脉冲,所有在 Z/−Z 轴方向的磁化矢量就被激发到 XY 平面,形成新的横向磁化矢量并产生 MR 信号。但此时脂肪在 Z/−Z 轴方向的磁化矢量分量为 0,故它在 XY 平面不形成横向磁化矢量,不能产生 MR 信号。

因各种物质的 T_1 弛豫时间不同,故其从 −Z 轴方向恢复到 Z 轴零点的时间各异。但有规律可循,零点时间 = 0.69 × T_1 时间。

如果用 FSE-IR 序列进行脂肪抑制成像,可在脂肪 T_1 恢复到零点时发射 90° 激发脉冲。在 1.5T 静磁场,脂肪恢复至零点的时间是 150ms 左右,即 TI

时间是 150ms。应用这个 TI 时间的 FSE-IR 脉冲序列被称为短 TI 时间的反转恢复序列(STIR),可进行 T_2 权重的脂肪抑制成像。在高场强 MRI 系统,抑制脂肪有多种方法,其中以 STIR 的脂肪抑制效果最好,甚至在有些部位只能通过 STIR 抑制脂肪并获得满意的图像,例如,颈部、髋部及肩关节的冠状面 T_2 权重脂肪抑制成像(图 1-6-6-1)。

STIR 序列很少用于 T_1WI 检查。因为脂肪的 TI 较短,T_1WI 上一些短 T_1 物质的 MR 信号可能与脂肪信号同时被抑制。

STIR 序列的图像对比度与扫描参数组合见表 1-6-6-1。

FSE-IR 序列也可用于水抑制成像。在 1.5T 静磁场,水 T_1 恢复至零点的时间为 2200ms 左右,即 TI 时间是 2200ms。应用这个 TI 时间的 FSE-IR 脉冲序列称为水抑制翻转恢复(FLAIR)脉冲序列。这个水是指自由水,FLAIR 序列可用于 T_2 权重的水抑制成像,多用于神经系统 MRI 检查,如脑和脊髓 MRI(图 1-6-6-2)。由于 T_2WI 显示病理组织的信号较敏感,如果能抑制自由水的高信号,将使 FLAIR 序列显示病变组织信号更容易。因此,FLAIR 序列在脑组织常规 MRI 检查中必不可少,扫描参数组合见表 1-6-6-2。

设置 FLAIR 序列的扫描参数时应注意两个事项:

1. TR 时间应至少大于 TI 时间的 4 倍,否则,自由水的 MR 信号不能被抑制。

2. 扫描过程中必须进行两次采集,否则,自由水的 MR 信号不能被完全抑制。

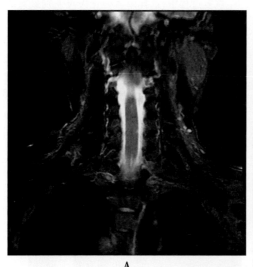

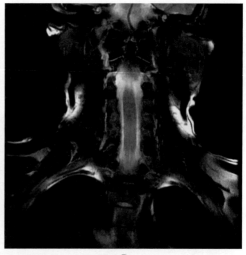

A   B

图 1-6-6-1　颈部 STIR 与化学饱和的抑脂效果比较

A. 颈部冠状面 STIR 序列抑脂图像;B. 相同部位化学饱和法抑脂图像,STIR 序列因受外界
因素干扰小,脂肪抑制更均匀

表 1-6-6-1　STIR 图像对比度与参数组合

脉冲序列	TR(ms)	TE(ms)	TI(ms)	ETL
脂肪抑制 T_2WI	>3000	>40	140～160	8～16

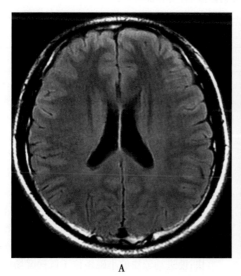

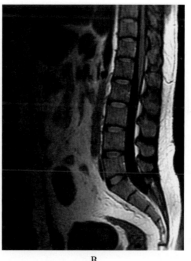

A   B

图 1-6-6-2　FLAIR 序列产生的水抑制 T_2WI 表现

A. 头部轴面 FLAIR 图像;B. 腰椎矢状面 FLAIR 图像

表 1-6-6-2 FLAIR 序列扫描参数组合

脉冲序列	TR(ms)	TE(ms)	TI(ms)
FLAIR	>8000	>120	2000~2200

在高场强 MRI 系统成像时,组织的 T_1 对比度有所下降,尤其在脑组织 T_1WI。为了强化脑组织的 T_1 对比度,可利用 FSE-IR 序列,即在脑白质和灰质的 T_1 恢复过程中,选择两者磁化矢量差别最大的时间点作为 TI 时间,进行扫描。应用这个 TI 时间的 FSE-IR 脉冲序列称为 T_1 水抑制反转恢复序列(T_1FLAIR)。T_1FLAIR 主要在高场 MRI 系统进行脑部 T_1 权重成像(图 1-6-6-3)。

T_1FLAIR 序列的扫描参数组合见表 1-6-6-3。

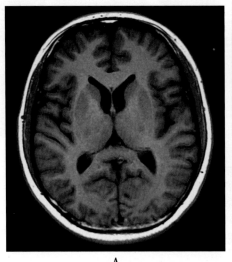 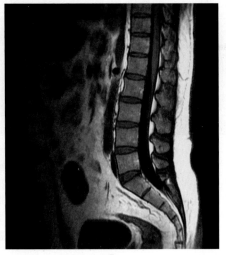

A   B

图 1-6-6-3 T_1FLAIR 序列产生的 T_1WI 表现

A. 头部轴面 T_1FLAIR 图像;B. 腰椎矢状面 T_1FLAIR 图像

表 1-6-6-3 T_1FLAIR 序列扫描参数组合

脉冲序列	TR(ms)	TE(ms)	TI(ms)	ETL
T_1FLAIR	2000~3000	≈20	≈760	6~10

七、梯度回波序列

梯度回波简称 GRE。

学习目的

❋ 了解 GRE 序列的成像原理。

❋ 了解 GRE 与 SE 序列的不同。

❋ 掌握 GRE 序列的临床应用。

名词解释

❋ T_2^* 衰减。

在临床应用 MRI 的早期阶段,由于 SE 序列扫描时间长,人们开发了 GRE 序列。GRE 序列的扫描时间很短,而且可以通过调整扫描参数进行 T_1、T_2^*、PD 权重成像。GRE 序列的组成见图 1-6-7-1。

GRE 序列使用的 RF 激发脉冲翻转角(FA)小于 90°,与此同时打开层面编码梯度场,这样只有部分的纵向磁化矢量翻转到 XY 平面。随后利用梯度磁场使 XY 平面失相位的磁化矢量相位重聚,产生 MR 信号,故称梯度回波。

在 XY 平面失相位的那些小磁矩,有些进动较快,有些进动较慢。此时施加一个梯度磁场,使进动较慢的小磁矩位于高梯度场区域,因而进动频率加快;使进动较快的小磁矩位于低梯度场区域,因而进动频率变慢。经过一段时间后,XY 平面失相位的那些小磁矩将发生相位重聚,形成一个较大的横向磁化矢量,并由此产生 MR 信号(图 1-6-7-2)。以这种方式产生的 MR 信号称为梯度回波信号。

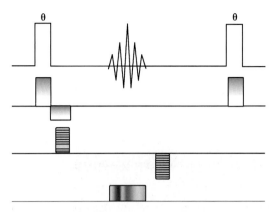

图 1-6-7-1 GRE 序列模式图

θ 代表 RF 激发脉冲的翻转角度

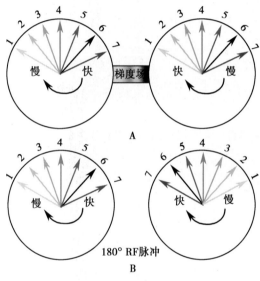

图 1-6-7-2 GRE 与 SE 序列产生 MR 信号比较

A. GRE 序列由梯度场引起横向磁化矢量变化；B. SE/FSE 序列由 180°RF 脉冲引起横向磁化矢量变化

从图 1-6-7-2 可见，GRE 与 SE/FSE 序列最大的不同在于后者是利用 180°相位回聚脉冲使 XY 平面的小磁矩发生相位回聚，在 180°RF 脉冲作用后，XY 平面小磁矩的位置及旋转方向发生逆转，这可以龟兔赛跑为例说明。经过一段时间，正像乌龟和兔子可能同时回到终点一样，所有失相位的小磁矩将发生相位回聚。GRE 序列不使用 180°RF 脉冲，而是使用梯度场使相位回聚，即 XY 平面小磁矩的空间位置没有变化，仅是在梯度场作用下，原来进动慢的变快，而快的变慢。这样经过一段时间后，所有失相位的小磁矩也将发生相位回聚。

利用梯度场进行相位重聚的速度非常快，形成 MR 信号也较快，这使 TE 时间明显缩短，进而有可能缩短 TR 时间。此外，小角度的 RF 激发脉冲仅使部分纵向磁化矢量翻转到 XY 平面，故恢复到 Z 轴的速度也较快，这也有利于缩短 TR 时间。根据脉冲序列的扫描时间计算公式，TR 时间缩短将使扫描时间变短。GRE 序列的快速扫描优势可弥补 SE 序列扫描时间长的不足。

通常情况下，MRI 系统的静磁场并非绝对均匀。不均匀磁场可引起 XY 平面小磁矩的失相位。在 RF 激发脉冲结束后，被翻转到 XY 平面的磁化矢量开始 T_1 恢复和 T_2 衰减。在 SE 序列，XY 平面的磁化矢量的相位回聚是由 180°RF 脉冲完成。受到 180°RF 脉冲作用后，XY 平面内每一个小磁矩的位置及旋转方向发生变化，不均匀磁场的作用被抵消，最终的 MR 信号没有磁场不均匀的影响。GRE 序列使用梯度场使相位回聚，小磁矩仍在原来的位置，只不过局部的磁场强度由于梯度场的作用发生了变化，小磁矩的进动频率改变导致相位重聚，在此过程中，磁场不均匀导致的磁化矢量衰减持续存在，最终的 MR 信号含有磁场不均匀的影响。因此，GRE 序列对磁场不均匀非常敏感。当扫描区域存在出血、钙化、铁质沉积等形成的顺磁性或反磁性物质时，将引起组织局部的磁场不均匀，在 GRE 图像出现低信号。在脑部 MRI 检查时，如果可疑脑组织出血，一般可通过 GRE 序列验证。

GRE 序列图像也有 T_1、T_2^*、PD 对比度。为得到 T_1 对比度（各种组织的磁化矢量没有足够的时间恢复到 Z 轴），应使用较大的翻转角，使较多的磁化矢量翻转到 XY 平面。这样在下一次 RF 脉冲激发之前，因不同物质在 Z 轴的恢复程度不同，图像的 T_1 权重就很明显。为了减弱 T_2^* 的影响，或使小磁矩在 XY 平面衰减很少，TE 时间应非常短。

通常将 GRE 序列的 T_2 对比度称为 T_2^* 对比度。为了强化 T_2^* 对比度，首先应弱化 T_1 对比度的影响，即 XY 平面各种物质的磁化矢量完全恢复到 Z 轴，使 T_1 弛豫的差别不能显示，故应使用很小的翻转角，这样只有很少的磁化矢量被翻转到 XY 平面，纵向恢复将很快完成。要强化 T_2^* 弛豫的影响，TE 时间应足够长，这样在 XY 平面的 T_2^* 衰减效应才能明显表现。TE 时间越长，磁场不均匀的影响在 GRE 序列越明显。所以，GRE 的 T_2^*WI 不仅有物质本身 T_2 对比度的成分，还有磁场不均匀的成分，这种对比度的 MR 图像，被称为 T_2^* 对比度。在 GRE 序列获得 PD 对比度图像时，应尽量消除 T_1、T_2^* 的影响。原则上,消除 T_1 对比度应利用小翻转角,消除 T_2^* 对比度应利用较短的 TE 时间。

相对于 SE 序列,GRE 序列的扫描时间较快。与 FSE 序列相比,GRE 序列的扫描时间并无优势。液体在 GRE 序列 T_2^* 图像表现为高信号,所以可用 T_2^* WI 观察液体分布。此外,如果扫描区域存在破坏磁场均匀性的一些物质,局部磁场不均匀导致的信号衰减在 T_2^* WI 会非常明显,甚至超过 T_2 衰减的影响,导致局部组织无信号或明显变暗(图 1-6-7-3)。临床上 GRE T_2^* WI 多担当一些特殊应用,如检测组织有无出血、钙化及金属异常沉积。GRE 序列的图像对比度与扫描参数组合见表 1-6-7-1。

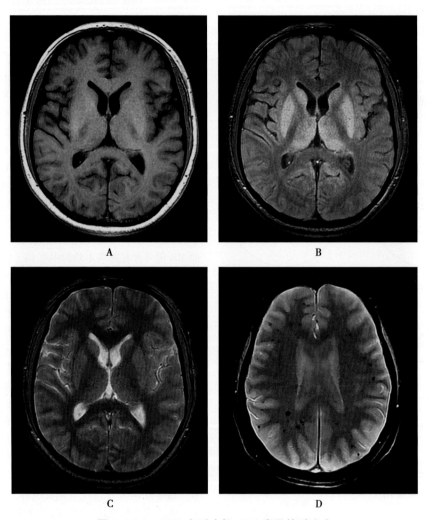

图 1-6-7-3 GRE 序列头部 MRI 常见的对比度
A. GRE 序列 T_1 WI;B. GRE 序列 PDWI;C. GRE 序列 T_2^* WI;D. 出血患者 GRE 序列 T_2^* WI 显示陈旧性出血。陈旧性出血含有顺磁性物质含铁血黄素,后者表现为低信号

表 1-6-7-1 GRE 图像对比度与参数组合

脉冲序列	TR(ms)	TE(ms)	FA(°)
T_1 WI	无要求	<10	70~90
T_2^* WI	无要求	15~25	5~20
PDWI	无要求	<10	5~20

八、毁损梯度回波序列

毁损梯度回波简称 SPGR。

学习目的
- ✱ 了解 SPGR 序列的成像原理。
- ✱ 了解 SPGR 与 GRE 序列的不同。
- ✱ 掌握 SPGR 序列的临床应用。

SPGR 序列本身也是一种 GRE 序列,单纯从 SPGR 序列的结构图看,它与 GRE 序列一样。在每一次 RF 脉冲激发后,开启相反方向的梯度场,在 XY 平面形成一个相位重聚及较大的横向磁化矢量,产生信号。然后进行下一次的 RF 脉冲激发。

SPGR 与 GRE 的一个明显不同是,每次被 RF 脉冲激发后翻转到 XY 平面的横向磁化矢量的相位不同。前文已述,相位是指在进动的轨迹上,某一时间点磁化矢量所处的位置及方向。与氢质子的磁矩一样,磁化矢量也围绕 Z 轴做旋转运动,因此,在不同时间点它的位置不同。通过调整 RF 脉冲,就可以使每一次 RF 脉冲激发后,翻转到 XY 平面的磁化矢量的相位方向彼此不同(图 1-6-8-1)。这样在每次 RF 脉冲激发后,由相位重聚产生的磁化矢量的相位方向各不相同,经历一段时间后,因它们在 XY 平面任意分布,所有的矢量相互抵消,故能大大消弱 T_2^* 弛豫对图像对比度的影响。所以,SPGR 具有较好的 T_1 对比度,主要用来形成 T_1WI 和 PDWI。SPGR 序列的图像对比度与扫描参数组合见表 1-6-8-1。

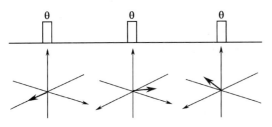

图 1-6-8-1 SPGR 序列成像原理示意图
在 SPGR 序列每次 RF 脉冲激发作用后,产生的横向磁化矢量的相位不同。θ 代表 RF 激发脉冲的翻转角度

表 1-6-8-1 SPGR 图像对比度与参数组合

脉冲序列	TR(ms)	TE(ms)	FA(°)
T_1WI	无明确要求	<10	70 ~ 90
PDWI	无明确要求	<10	5 ~ 20

九、稳态

稳态简称 SS。

学习目的
- ✱ 了解稳态的含义及形成原理。
- ✱ 掌握稳态图像对比度的特点。
- ✱ 掌握真实稳态成像的临床应用。
- ✱ 掌握真实稳态成像的参数特点。

名词解释
- ✱ 稳态。

(一) 稳态

稳态自由进动序列是最早利用稳态成像的序列,这个序列现在已经很少使用,因此不做过多描述。但这个序列引入一个新概念:稳态。稳态在 GRE 成像中应用广泛。下面介绍稳态的基本概念以及最常用的基于稳态成像的 MR 扫描序列。

如果 RF 激发脉冲的翻转角度适当,TR 时间足够短,在第一次 RF 脉冲激发作用后(图 1-6-9-1A),纵向磁化矢量将翻转一定角度并在 Z 轴和 XY 平面都形成一定分量。XY 平面的分量在形成 MR 信号后,由于 TR 时间很短,即明显短于组织的 T_1 和 T_2 弛豫时间,在纵向磁化矢量仅部分恢复且横向磁化矢量部分残存的情况下,施加第二次 RF 脉冲激发(图 1-6-9-1B)。此时纵向磁化矢量的绝对值等于第一次小角度 RF 脉冲激发后形成的纵向磁化矢量分量和已恢复部分的纵向磁化矢量的总和,稍小于初始纵向磁化矢量(M_0)。这样经过几个连续的 RF 脉冲激发作用后,纵向磁化矢量的分量将形成并维持一个固定值,这种现象称为稳态,此时 Z 轴方向始终存在一个稳定的磁化矢量分量。仅 GRE 序列有稳态。在稳态形成过程中,MRI 系统只发射 RF 脉冲并开启梯度场,而不采集信号。稳态形成后,才开始采集信号。

在设定扫描参数时,如果 TR 时间非常短,受到 RF 脉冲激发并翻转到 XY 平面的横向磁化矢量在下一次 RF 脉冲激发作用前,将没有足够时间经历 T_2 衰减,也没有充分时间显示 T_1 恢复的差别。这时,稳态的 MR 图像对比度既不是 T_1、也不是 T_2 对比,而是由不同组织的 T_2 与 T_1 时间比值决定。比值大,在稳态图像呈高信号;比值小,在稳态图像呈低信号。人体组织在 1.5T MRI 系统的 T_2 时间、T_1 时间及 T_2/T_1 比值见表 1-6-9-1。

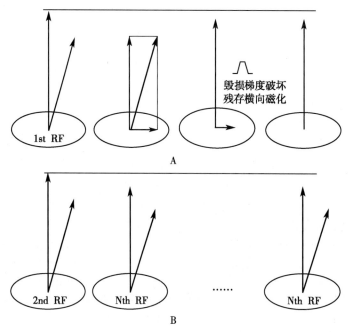

毁损梯度破坏
残存横向磁化

1st RF

A

2nd RF   Nth RF   ......   Nth RF

B

图 1-6-9-1　GRE 序列稳态形成过程示意图

A. 第一个 RF 脉冲作用后,纵向磁化矢量发生改变,在第二个 RF 脉冲作用前,恢复的纵向磁化矢量较初始状态稍有减少;B. 第二个 RF 脉冲作用后,恢复的纵向磁化矢量将进一步稍有降低。但在 N 次 RF 脉冲激发作用后,恢复的纵向磁化矢量的大小趋向稳定,形成稳态

表 1-6-9-1　不同组织的 T_2、T_1 时间和比值

组织	T_2(ms)	T_1(ms)	T_2/T_1
脑白质	90	780	0.1153
脑灰质	100	920	0.1086
肌肉	50	900	0.0556
肝脏	40	490	0.0816
肾脏	70	650	0.1077
血液	200	1350	0.1481
脑脊液	1140	2200	0.5181
脂肪	80	250	0.32

(二) 真实稳态快速成像

真实稳态快速成像简称 FIESTA。

学习目的

❋　了解 FIESTA 序列的临床应用范围。

❋　了解 FIESTA 序列的参数设定原则。

FIESTA 是一个真正利用稳态进行 MR 成像的

序列,其脉冲序列组成见图 1-6-9-2。由图可见,FIESTA 序列与其他序列最大的不同在于其梯度场排列模式,FIESTA 皆采用"-1 2 -1"模式的平衡梯度场。稳态形成后,这种方式的梯度场可以完全而迅速地消除三个方向的梯度场对磁化矢量的影响,MRI 系统无需时间通过弛豫等待磁化矢量恢复,可立即进行下一次 RF 脉冲激发。

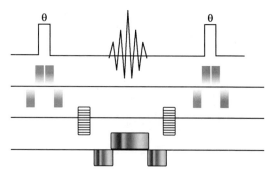

图 1-6-9-2　FIESTA 脉冲序列模式图

θ 代表 RF 脉冲激发作用的翻转角度

为维持平衡梯度场形成的稳态,TR 时间应足够

短,一般小于 4~6ms。TR 时间过长,稳态将被破坏,进而影响最终的图像对比度。与前文所述稳态一样,FIESTA 的图像对比度既非 T_1,也非 T_2,而是 T_2/T_1。从表 1-6-9-1 可见,脑脊液、血液等液体和脂肪的 T_2/T_1 比值较大,故在 FIESTA 图像呈高信号;

其他组织的 T_2/T_1 比值较小且接近,在 FIESTA 表现为不同程度的中等信号。因此,FIESTA 序列最佳的临床应用是显示心脏、血管、胆管、椎管解剖以及内听道水成像(图 1-6-9-3),而不适合显示实质器官的病变。

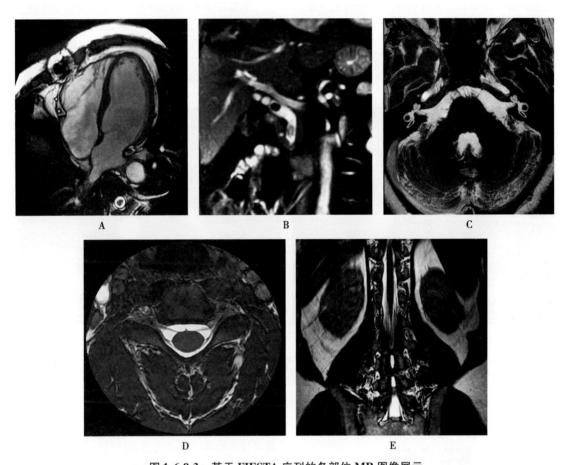

图 1-6-9-3　基于 FIESTA 序列的各部位 MR 图像展示
A. FIESTA 心脏成像;B. FIESTA 血管和胆管成像;C. FIESTA 内听道成像;D. 颈椎轴面 FIESTA 图像显示脑脊液和神经根走行;E. 腰椎冠状面 FIESTA 图像显示马尾神经根束

　　FIESTA 序列平衡梯度场的作用是,不仅可使稳态快速形成并有效维持,还可使快速流动的血液和脑脊液低信号(因流动的氢质子失相位而发生,见第八节)得到补偿,表现出这些组织自身的对比度特征。

　　FIESTA 序列的扫描参数组合见表 1-6-9-2。

表 1-6-9-2　FIESTA 序列扫描参数组合

TR(ms)	TE(ms)	FA(°)
<6	最小	45~90

十、快速梯度回波和快速毁损梯度回波

　　快速梯度回波和快速毁损梯度回波分别简称 FGRE 和 FSPGR。

学习目的
* 了解 FGRE/FSPGR 与 GRE/SPGR 的不同。
* 掌握 FGRE/FSPGR 临床应用。

　　与 GRE/SPGR 比较,FGRE/FSPGR 序列的主要

特点是 K 空间的采集方式。FGRE/FSPGR 序列应用分段式 K 空间采集,而不是连续式采集,这就可以同时通过呼吸门控或心电门控采集信号,即在呼吸和(或)心跳最适合的时机开始 RF 脉冲激发,采集信号,随后暂停,等待下一个呼吸和(或)心跳周期。由于整个 K 空间的数据都是分段式采集,完成一个 K 空间采集需要数个呼吸和(或)心动周期。

通过适当调整扫描参数,在保证图像质量的前提下,FGRE/FSPGR 序列的扫描时间可缩短至 20 秒

左右。目前这两个序列在临床上应用广泛,特别是 FSPGR,已成为腹部 T_1WI 动态增强扫描的主要技术,辅以屏气,可以完全消除呼吸运动伪影(图 1-6-10-1)。与心电门控组合时,辅以屏气,可以完全消除由心脏搏动造成的伪影。

为保证快速扫描,RF 脉冲激发作用后在 Z 轴应保留部分磁化矢量,TE 时间应很短,这样就可缩短 TR 时间,使总的扫描时间明显缩短。设置 FGRE/FSPGR 序列中扫描参数的原则与 GRE 和 SPGR 序列相同(见表 1-6-7-1)。

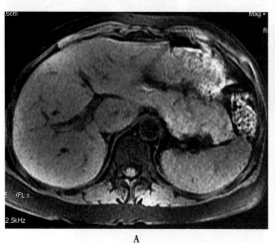 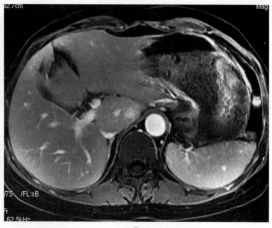

图 1-6-10-1　屏气扫描 FSPGR 腹部图像展示
A. 上腹部轴面 FSPGR T_1WI 平扫;B. 腹部 FSPGR T_1WI 增强扫描

第七节　螺旋桨成像与螺旋式成像

一、螺旋桨成像

学习目的

❋ 了解螺旋桨成像(propeller imaging)的 K 空间填充方式及其与传统 FSE 序列的区别。

❋ 明确螺旋桨成像 K 空间填充方式对图像质量的影响。

螺旋桨成像是近年来出现的新技术,其实质是快速自旋回波(FSE),但 K 空间数据的填充方式不同。与传统 FSE 图像比较,尽管图像对比度一致,但效果明显不同,即图像 SNR、分辨力、扫描时间、出现伪影几率不同。其中最大不同是,螺旋桨成像有校正运动伪影的功能,且在应用与 FSE 成像相同的激

发次数和分辨力情况下,螺旋桨成像的 SNR 更高、CNR 更好、扫描速度更快。这些优势源于螺旋桨成像时特殊的 K 空间填充方式。与传统的 FSE 序列比较,螺旋桨方式成像存在诸多不同,以下重点介绍 K 空间填充方式的不同。

1. 传统 FSE 的 K 空间填充方式如图 1-7-1-1A 所示。在一个 TR 时间内,MRI 系统采集 ETL 数目的相位信息,这些信息被分别填充在 K 空间的不同位置。螺旋桨成像的 K 空间填充方式如图 1-7-1-1B 所示。在一个 TR 时间内,MRI 系统采集 ETL 数目的相位信息,但是这些信息被紧密排列在一起,填充在 K 空间的正中心,我们称其为螺旋桨叶片(blade)。

2. 在第二个 TR 时间,传统 FSE 采集的相位信息填充在 K 空间的不同位置(图 1-7-1-2A),依此类推,直到整个 K 空间填充完毕;螺旋桨成像采集的相位信息仍然排列在一起,在填充 K 空间时并不是平行排列,而是如飞机的螺旋桨叶片一样旋转排列,排列在一起的相位信息的正中点为圆心,外缘相连

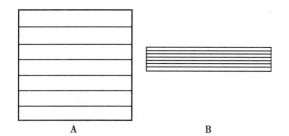

**图 1-7-1-1 传统 FSE 与螺旋桨成像的
K 空间填充模式**

A. 传统 FSE 成像时,一个 TR 采集的多个相
位信息分散在 K 空间内,平行排列;B. 螺旋
桨成像时,一个 TR 采集的多个相位信息密
集排列于 K 空间的正中

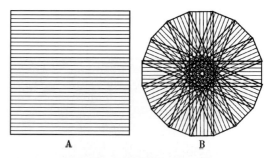

**图 1-7-1-2 传统 FSE 与螺旋桨
成像的 K 空间排列模式**

A. 传统 FSE 成像时,不同 TR 采集的多组相
位信息平行分散在 K 空间内,平行排列;
B. 螺旋桨成像时,每一个 TR 采集的一组相
位信息以 K 空间的中心点为旋转轴,螺旋式
分布

接,依此类推,将每一次采集的相位信息群逐个旋转
式填充(图 1-7-1-2B),直到填满整个 K 空间。常规
FSE 序列的 K 空间呈矩形或正方形,而螺旋桨成像
的 K 空间呈圆形。

3. 在一次 K 空间填充的过程中,传统 FSE 序列
K 空间的信息平行排列(见图 1-7-1-2A),没有重叠;
螺旋桨成像 K 空间的信息在周边区域相互连接,没
有重叠,但在中心区域有明显的重叠,即中心区域的
信息被过度采集(见图 1-7-1-2B)。我们知道,K 空
间中心区域决定图像的对比度和信噪比。所以,同
样一次 K 空间填充,螺旋桨成像的 SNR、CNR 高于
其他扫描序列。

4. 在传统 FSE 序列,采集的信号依其相位、频
率差别被简单地填充到 K 空间中。在螺旋桨成像,
每一次采集信号后,MRI 系统要对其进行复杂的校
正计算,包括相位校正、旋转校正、位移校正以及相

关权重分析,最后重建图像。这些校正计算使螺旋
桨成像对扫描区域的运动性伪影具有明显的校正作
用。例如,帕金森病患者头部的不自主运动在常规
MR 图像出现明显伪影(图 1-7-1-3A),但在螺旋
桨成像时,MRI 系统能有效去除这些运动伪影。其他
伪影,如脑组织内血液流动伪影(图 1-7-1-3B)、脑脊
液搏动伪影、涡流伪影(图 1-7-1-3C)以及 MRI 系统
的 Gibs 伪影(图 1-7-1-3D),在螺旋桨成像时均可有
效消除。

5. 传统 FSE 和螺旋桨成像的扫描参数组合不
同。常规 FSE 序列的扫描参数中,扫描矩阵包括相
位矩阵和频率矩阵。为加快扫描速度,相位矩阵的
数目一般小于频率矩阵。螺旋桨成像采集数据时,
只要螺旋桨叶片旋转一周,叶片的边缘区域相互连
接后形成一个完整的圆形即可。叶片的长度由频率

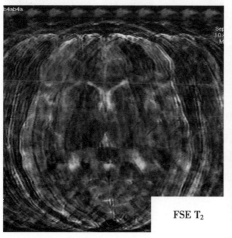

FSE T₂

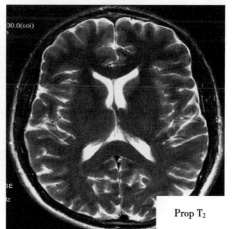

Prop T₂

A

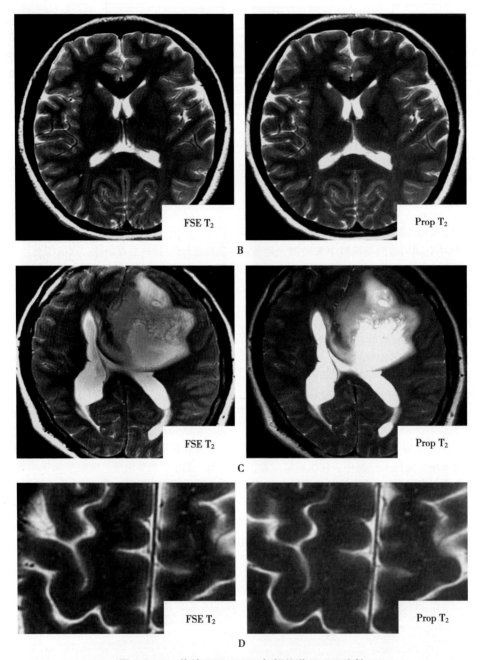

图 1-7-1-3　传统 FSE T_2WI 与螺旋桨 T_2WI 比较

A. 螺旋桨 T_2WI 校正头部运动伪影；B. 螺旋桨 T_2WI 校正大脑内静脉在相位编码方向的搏动伪影；C. 螺旋桨 T_2WI 校正脑脊液搏动伪影和涡流伪影；D. 螺旋桨 T_2WI 校正头部 Gibs 伪影

矩阵决定。螺旋桨成像没有相位矩阵,它的 K 空间数据都是正方形像素。因为频率矩阵的数值比较高,故图像的分辨力高于常规 FSE 序列。

总之,与传统 FSE 序列比较,螺旋桨成像具有下列特点:

- ◆ 消除患者不自主运动产生的伪影;
- ◆ 相同扫描参数下缩短扫描时间;
- ◆ 相同扫描参数下提高 SNR;
- ◆ 相同扫描参数下提高 CNR;
- ◆ 消除血管搏动产生的伪影;
- ◆ 消除脑脊液搏动产生的伪影;
- ◆ 消除 MRI 系统产生的伪影。

上述各项图像质量的改进同时发生,这是螺旋桨成像的特点。因此,螺旋桨成像已取代常规 FSE 序列,成为日常应用最基本的脉冲序列。

通过螺旋桨成像还可进行 DWI 扫描。常规 DWI 扫描多采用 SE-EPI 序列。EPI 采集技术本身存在一定局限性,如对磁场均匀性要求高,在含有金属异物、邻近空气和鼻窦的组织局部,图像常出现明显变形,且伴有异常的高亮伪影(图1-7-1-4A),这是磁敏感伪影。这些伪影可能掩盖局部病变。螺旋桨 DWI 扫描采用 FSE 序列,可显著消除磁敏感伪影(图1-7-1-4B)。因具有较高的 SNR 和 CNR,故螺旋桨 DWI 显示病变更敏感(图1-7-1-4C,D)。

对于局部磁敏感伪影明显且可能掩盖病变的 EPI-DWI,建议进行螺旋桨 DWI 扫描。

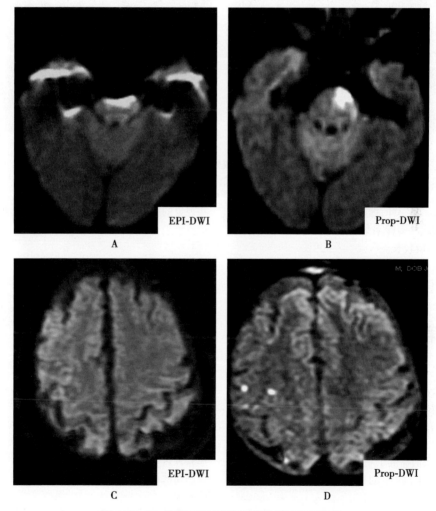

图 1-7-1-4 脑部 EPI-DWI 与螺旋桨 DWI 比较

螺旋桨 DWI 可消除磁敏感伪影,更清晰显示病变。A. 在 EPI-DWI,双侧颞骨岩部磁敏感伪影明显;B. 在螺旋桨 DWI,磁敏感伪影不明显,桥脑可见病变;C. 脑部 EPI-DWI 未显示明显异常;D. 螺旋桨 DWI 显示额顶叶多发高信号病灶

二、螺旋式成像

学习目的

✳ 了解螺旋式成像与螺旋桨成像的区别，避免混淆。

螺旋式成像与螺旋桨成像截然不同。两者的成像原理完全不同。螺旋式成像是一个早期的技术，其基本的脉冲序列是 GRE 序列。螺旋式成像时，MRI 系统采集的信号形成一个一个的数据点，其在 K 空间的填充方式如图 1-7-2-1 所示，即自中心向周边沿着螺旋轨迹逐个填充，一个螺旋轨迹称为一个臂，轨迹上的数据点称为点。螺旋式成像的 K 空间仍是矩形，K 空间数据的填充方式呈螺纹状。螺旋式成像的扫描参数中没有频率和相位值，而是臂和点的组合，不存在过度采集现象。

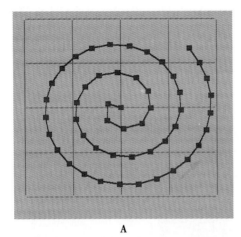
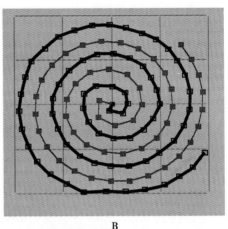

图 1-7-2-1　螺旋式成像 K 空间填充示意图
A. 单臂采集模式；B. 多臂采集模式

与 EPI 采集一样，螺旋式成像有单臂采集、多臂采集两种模式。多臂采集时图像伪影减少，SNR 更高，但扫描时间较长。

螺旋式成像是早期 MR 冠状动脉成像的主要扫描序列。随着 MR 技术日新月异，目前这项技术已很少使用。

第八节　流动现象和无创性血管成像

在血管内流动的血液是一种维持生命必不可少的物质。随着生活水平提高及营养过剩，血管源性疾病逐年增多，对人体健康构成严重威胁。检查血管病变大多采用 X 线血管造影、DSA 及 CTA 检查。MR 成像为我们提供了一种不用对比剂就可显示血管解剖的技术，即无创性磁共振血管成像，简称 MRA。

MRA 的基础是血管内流动的血液。但是，血液流动不仅可以成像，它还引起其他问题。血管的搏动会引起搏动伪影，血液的流动会导致血管内信号缺失，还可能导致高信号。这一节主要介绍产生这些现象的原因、如何减弱相关伪影以及如何利用流动血液进行 MRA。

一、血流模式

学习目的

✳ 了解血流的种类。
✳ 了解血流模式改变如何影响图像质量。

名词解释

✳ 层流，涡流。

与 MRI 和 MRA 有关的血管及血流状态，包括扫描野内血管形态、血液流动模式、流动方向、血流速度、血管与扫描层面的关系及血管形态的变化，如血管分叉、弯曲、管腔狭窄等形态变化，都可影响血管内血液流动的模式。血流模式与最终的图像对比度相关。

在正常情况下，直行血管内不同部位血液的流动速度不同。从血管断面看，中心区流速最快，边缘较慢，这种流动方式称为层流（图 1-8-1-1A,B）。

在血管分叉或转弯处，有些向前流动的血液会撞击血管壁,导致部分血流方向改变,甚至与主流方向相背(图1-8-1-1C)。

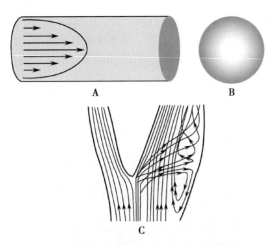

图1-8-1-1　血管内血流模式示意图

A. 在直行血管长轴面观察,血液流动在中心区较快,与血管壁相邻处缓慢;B. 在直行血管横断面观察,中心区流速快,边缘区流速慢;C. 在血管分叉处,血流撞击血管壁,部分血流方向改变

当血管局部的斑块或钙化等异常使血管狭窄时,流动的血液通过狭窄后,血流速度将明显加快,且伴有流动方向改变或出现涡流。涡流与血管内反向流动的血液会导致成像区域的氢质子失相位,使MRA的局部信号变暗或出现伪影,影响图像质量和诊断。

在一个扫描体素内,氢质子小磁矩的方向不一将引起体素内失相位,与这个体素对应的像素的

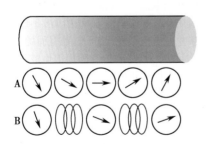

图1-8-1-2　流动的血液导致局部信号减弱示意图

在梯度场作用下,静止氢质子的进动频率出现阶梯状改变(A),与流动血液中氢质子的进动频率改变不同步(B);静止氢质子和流动氢质子的进动频率不同步,使成像局部氢质子的相位不一致,净磁化矢量变小,图像上局部MR信号变弱

MR信号将降低。如果扫描体素包含狭窄、分叉、层流边缘等部位,将造成体素内血液的氢质子流速不一、方向不同,在MR图像表现为相应部位的信号减低或变暗。这种现象在MRA更常见。究其原因,对于静止的氢质子而言,在梯度场的作用下,它的进动频率和相位改变是阶梯性的(图1-8-1-2A);但对于流动血液的氢质子而言,当它流动到一个新位置时,相对于新位置那些静止的氢质子,它的进动频率和相位与周围不同(图1-8-1-2B)。体素内氢质子之间进动频率和相位不同的这个区域,MR成像时信号将衰减、变低。

二、流动补偿

学习目的

❋　了解流动补偿的作用。

❋　了解流动补偿作用效果不佳的原因。

静止氢质子和流动氢质子的相位差别可通过流动补偿(FC)技术克服。FC技术采用的梯度模式及其对氢质子的作用机制如图1-8-2-1所示,它主要作用于沿着扫描层面方向和频率编码方向缓慢流动的血液氢质子并产生效应。经过流动补偿梯度作用后,静止与流动的氢质子相位出现一致,MR系统在这一时刻采集信号,就不会受同一体素内相位偏差的影响,从而克服相位不一致导致的MR信号丢失。

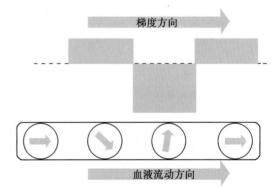

图1-8-2-1　流动补偿作用机制示意图

FC梯度是一个"90-180-90"模式的梯度组合。经过一系列梯度脉冲作用,缓慢流动的氢质子发生相位重聚,MR信号变亮。如果血液流速较快,相位重聚会出现在MR系统采集信号之前,而在采集信号时又发生相位不一致,导致MR信号变暗。如果局部血流紊乱(如湍流),FC将不起作用,局部信号明显减弱

FC 技术仅在一定的流速范围内有效,在人体主要对缓慢、匀速流动的血液或脑脊液产生效应(图1-8-2-2)。如果液体流速很快,在 FC 梯度尚未完成作用时血液可能已经流出扫描层面,或是在最后一个负向梯度作用时流动的氢质子提前发生相位重聚,而在 MR 系统采集信号时体素内的氢质子又出现相位差。如果血液流速不均匀,在这种"90-180-90"模式的梯度组合作用下,氢质子相位也不能重

聚,也就无法消除体素内的相位差。此外,血流方向与 FC 梯度场方向一致对 FC 发挥效用至关重要。这些都可能是 FC 技术有时作用效果不佳的原因。

在下一节将要讨论的 TOF 法 MRA 和 PC 法MRA 都可应用 FC 技术。在常规 MRI 检查中也广泛应用 FC 技术。由于 FC 技术需要施加额外的梯度脉冲,故扫描序列的 TE 时间会延长,当 TR 时间不变时,总的扫描层数会减少。

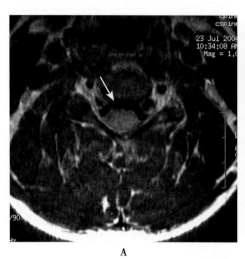 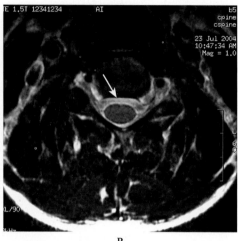

图 1-8-2-2　FC 技术对脑脊液流动伪影的作用
A. 无 FC 技术的颈椎轴面 T_2WI,脊髓周围的脑脊液流动伪影导致明显的低信号;
B. 使用 FC 技术后脊髓周围的脑脊液流动伪影减弱,MR 信号变亮

三、时间飞跃法血管成像

学习目的

❋　了解流空效应和流入增强效应的形成机制。

❋　了解血流饱和现象的成因及防止措施。

❋　掌握使 TOF 现象最大化的方法。

名词解释

❋　流空现象,流入增强效应。

❋　饱和现象,饱和效应。

在 MR 成像时,位于 Z 轴的净磁化矢量需要 RF脉冲激发,在 XY 平面的氢质子磁矩需要复相脉冲或梯度场作用并形成相位一致,才能产生 MR 信号。对于静止组织,这很正常。但对于流动组织,如血液,情况就比较复杂。

以 SE 序列为例,静止的氢质子受到 RF 脉冲和梯度场作用后,产生一个信号。对于流动的血液,如

果一个氢质子在流入扫描层面后受到 RF 脉冲激发,在流出该层面前受到相位回聚脉冲的作用,产生信号并被线圈接收,这部分血流就会依据血液自身的弛豫特性产生信号,这部分血流的氢质子和周围静止的氢质子没有实质性不同(图 1-8-3-1)。

如果血液流速很快,流入扫描层面的氢质子受到 RF 脉冲的激发作用,但它随局部血液迅速流出。在相位回聚脉冲作用时,受激发脉冲作用的氢质子已流出扫描层面,而接受这个相位回聚脉冲作用的氢质子尚未被 RF 脉冲激发,故该层面的血流不产生 MR 信号(见图 1-8-3-1),这种现象称为信号流空(signal void)。

从图 1-8-3-1 可见,血液能否产生信号取决于血流速度、扫描层厚及 TE 时间。如果血流速度快,氢质子将无法在一个层面同时接受激发脉冲和相位回聚脉冲的作用,将不产生信号,出现流空效应;反之,慢流速的血液往往可以产生信号。如扫描层面较厚,血流中氢质子在流出扫描层面前可能受激发脉冲和相位回聚脉冲的作用而产生信号;而层厚较薄

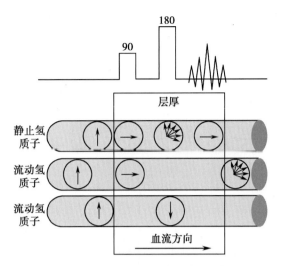

图 1-8-3-1 流动组织的 MR 信号形成示意图

在 SE 序列,静止氢质子可产生 MR 信号;流动氢质子因不能在同一扫描层面接受两个 RF 脉冲的作用,故不产生 MR 信号

时可能出现流空效应。如 TE 时间足够短,血流中氢质子在离开扫描层面前可能完成信号采集;如 TE 时间较长,可能出现流空效应。

SE 和 FSE 序列的 TE 时间往往较长,所以血流多出现流空效应。GRE 和 SPGR 序列的 TE 时间很短,特别是 FGRE 和 FSPGR 的 TE 时间极短,血流通常表现为高信号,这种现象称为流入增强效应(图 1-8-3-2)。

在 GRE 序列的参数中,短 TE 往往使 TR 缩短,

但 TR 过短将使 XY 平面的横向磁化矢量没有充足的时间恢复到 Z 轴;在随后的 RF 激发脉冲作用时,能够用于成像的纵向磁化矢量就会逐渐变少,图像的信号逐渐减弱。这种由于多次 RF 激发脉冲作用,纵向磁化矢量逐渐减少,MR 信号逐渐变弱的现象,称为饱和效应。那些新流入扫描层面的血液由于尚未受 RF 脉冲的反复作用,纵向磁化矢量很充足,产生的信号也较高(流入增强)。在 GRE 序列,静止组织的饱和效应衬托流动血液的流入增强效应,使流动血液的亮度更显著。

在进行多层扫描时,流动血液的流入增强效应可被削弱。如果扫描层面的顺序(如头侧向足侧)与血流方向一致,血液可能被饱和。如图 1-8-3-3A 所示,在第一层扫描时流入的血液是新鲜的,MR 成像时显示正常的信号强度;当扫描第二层时,流入第二层的血液实际上已在第一层受激发并产生信号,其纵向磁化矢量尚未完全恢复,此刻又在第二层受 RF 激发脉冲作用,将使第二层面的血液信号减弱;依此类推,随着扫描层面增多,流入的血液不断接受 RF 脉冲激发,其纵向磁化矢量将越来越小,流动血液的信号也越来越弱。这种现象称为血流的饱和效应。为减轻血流的饱和效应,应设定扫描层面顺序与血液流动的方向不一致,如图 1-8-3-3B 所示,设定扫描层面的方向与血流的方向相反,这样可在较大的扫描范围及较多的扫描层面保持血流的高信号。原因是在每一个层面采集信号时,血液中都存在未曾受 RF 脉冲作用的新鲜氢质子,流入增强效应可以充分表现。

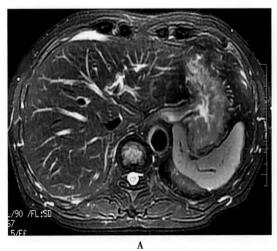

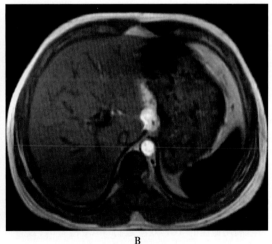

图 1-8-3-2 流动血液的 MRI 表现

A. 腹部轴面 FSE 脂肪抑制 T_2WI,主动脉低信号(流空效应)提示局部血流较快;

B. 腹部轴面 FSPGR T_1WI,主动脉高信号提示血流形成流入增强效应

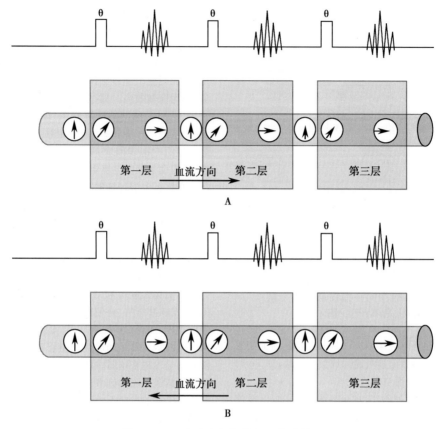

图 1-8-3-3 血流方向与饱和现象的关系
A. 血流方向与扫描层面顺序相同,成像区域氢质子逐步被饱和,血液信号逐渐变暗;
B. 血流方向与扫描层面顺序相反,各扫描层面均有新鲜氢质子,血液信号较亮;θ 代表 RF 脉冲激发的翻转角度

时间飞跃(TOF)现象是指 MRI 系统利用梯度场的作用,强化血流的流入增强效应,同时采用短 TR 强化静止组织的饱和效应,结果使血液呈明显的高信号,而背景组织呈低信号。TOF 现象导致的血液高信号,不仅反映血液自身的弛豫特点,更是因为流动血液的流入增强和背景组织的饱和效应彼此映衬的结果。如果血流缓慢,使局部血液在一个扫描层面内过长停留,血液将被饱和,血液的信号将变暗。所以,当血管和扫描层面垂直时,TOF 效应最明显。斜行穿过扫描层面的血管及流动血液,或多或少将出现饱和效应,使其血液信号亮度不及垂直于扫描层面的血液(血管)。

利用血流的 TOF 效应进行 MRA 检查时,设计扫描方案的原则如下:尽可能使扫描层面与血管方向垂直,使扫描层面顺序与血流方向相反,薄层、翻转角度适当。其目的是使血管呈高信号,背景组织因饱和而呈低信号。但 TOF-MRA 会使动脉和静脉

同时显影。虽然静脉血的流动方向可因与扫描层面顺序一致而出现饱和效应,但仍显示高信号。动、静脉信号重叠有时会影响动脉血管显示。为了显示单一方向血流的血管,需要消除反方向血流的信号。TOF 法 MRA 结合预饱和技术,可以实现这个目标。第九节将介绍预饱和技术。

TOF-MRA 分为二维和三维成像。三维(容积)成像的层面更薄、SNR 更高、图像质量更好。为减弱饱和效应,容积成像往往包含多个容积块,每次 RF 脉冲激发一个容积块。在最先接受扫描的容积块,血液流入一侧的 MR 信号最亮。在最后接受扫描的容积块,血液流出一侧可能因饱和效应而使 MR 信号减低。成像容积越大,血液流出侧的饱和效应越明显。快速流动的血液不易出现血流饱和效应。所以,3D TOF-MRA 最适合检查流速较快的血液(动脉及较大的静脉血管),而不适合评价流速较慢的小静脉血管。

四、相位对比法血管成像

学习目的

✱ 了解相位对比法 MRA 的成像原理。

✱ 掌握设定流速编码的原则。

✱ 掌握相位对比法 MRA 的临床应用。

名词解释

✱ 双极梯度。

✱ 流速编码。

TOF-MRA 检查简单易行,适应性广,但不易显示血流较慢的血管和扫描层面内走行的血管。另有一种 MRA 技术,它利用流速进行 MR 血管成像,称为相位对比法 MRA(PC-MRA)。PC-MRA 检查时,图像对比度取决于血流的速度和方向。PC-MRA 检查不仅可以显示血管解剖,还可以测量血流速度。

在 MR 成像时,受 RF 脉冲激发作用而产生的横向磁化矢量具有一定的大小和方向。这个方向与相位有关,它是横向磁化矢量在旋转运动过程中某一个时间点所处的位置。普通 MRI 主要基于该磁化矢量的大小重建图像,并没有表现它的相位信息。PC-MRA 则充分利用磁化矢量的这两个信息。

GRE 序列是 PC-MRA 的基本扫描序列。它利用一个双极梯度对血流进行速度编码。双极梯度是指两个强度相同,但方向相反的梯度组合,一正一负(图 1-8-4-1)。通过双极梯度的作用,MRI 系统可以使流动的氢质子产生相位差。这个相位差不仅可以被 MRI 系统记录,而且可以重建图像,这是 PC-MRA 的主要内容。详述如下。

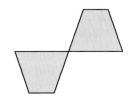

图 1-8-4-1　双极梯度示意图

PC-MRA 检查时,成像区组织在 RF 脉冲激发作用后,所有氢质子的相位出现一致。此时施加一个双极梯度场。对于不流动的氢质子,受双极梯度场第一叶的影响,氢质子的进动频率和相位都将发生改变,改变的程度与梯度场强正相关(图 1-8-4-2A);随后双极梯度第二叶发生作用,因这两个叶大小相等、方向相反,故对氢质子的作用完全相反。这样经过双极梯度作用后,不流动氢质子的进动频率

和相位都与初始状态一致。但是,对于流动的氢质子,作用效果明显不同。在双极梯度场作用下,流动氢质子的相位最终无法回到初始状态,相位偏差由此产生(图 1-8-4-2B)。相位偏差的程度取决于流速和双极梯度场的强度。

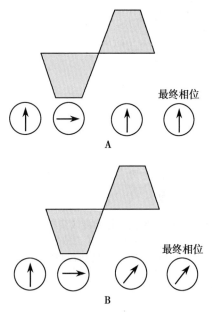

图 1-8-4-2　双极梯度改变相位示意图

A. 静止组织中氢质子在双极梯度作用后,相位恢复到初始状态;B. 流动血液中氢质子在双极梯度作用后,产生相位偏差

这时候 MRI 系统施加一个反向的双极梯度。同理,反向双极梯度作用的结果是,不流动氢质子的相位仍将回到初始状态(图 1-8-4-3A);而流动的氢质子,将会产生另一个相位偏差(图 1-8-4-3B),其方向与第一次双极梯度作用产生的相位偏差方向相反。

血液中流动的氢质子经双极梯度两次作用后,分别产生一个相位偏差,但方向相反。这个相位偏差通常以相位偏移的程度(Φ)表示,可通过如下公式计算大小:

$$\Phi = \gamma \Delta M_1 \upsilon \qquad (式 1-8-4-1)$$

式中,γ 代表旋磁比;ΔM_1 代表外加梯度场振幅的大小(从最高值到最低值);υ 代表沿着梯度场方向流动的氢质子的流速,它有方向性,表现为正负值。一般规定,流动从上向下是正值,从下向上是负值;流动从右向左是正值,从左向右是负值;流动从后向前是正值,从前向后是负值。

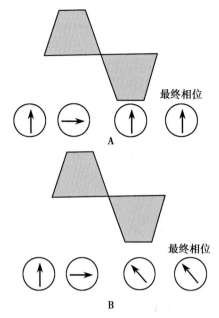

图 1-8-4-3 反向双极梯度改变相位示意图
A. 静止组织中氢质子在第二个(反向)双极梯度作用后,相位仍恢复到初始状态;B. 流动血液中氢质子在第二个(反向)双极梯度作用后,产生另一个相位偏差

在这两次双极梯度场作用的同时,MRI 系统分别采集信号,并将两次采集的信号进行基于体素的加减,即体素对体素的相加或相减。减影结果还有助于消除磁场不均匀或磁敏感效应引起的相位偏差。对两次采集的信号相减,就可去掉静止组织的信号,仅保留存在相位偏移的流动氢质子的信号。

将两次采集的信号相减后,所获图像称为信号相位图(phase images);将两次采集的信号结合后,所获图像称为信号强度图(magnitude images)。前者主要用于计算血流速度,后者多用于观察血管结构。有两种减影后的相位图。一种减影是将两次偏移的相位相减(图 1-8-4-4),得到累积相位差 θ

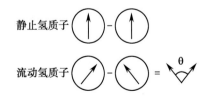

图 1-8-4-4 两次双极梯度作用产生相位差
将两次双极梯度采集的信号相减,静止组织的信号将被完全消除,而流动氢质子产生累积相位差。图中 θ 代表两次相位偏移形成的累积相位差

(phase difference)。根据公式 1-8-4-1,这个累积相位差 θ 有大小和方向,其在 MRA 相位图显示为,朝向阅片者流动的血液呈高信号,与此反方向流动的血液呈不同程度的低信号。另一种减影是两次信号相减,其结果是复变微分的差别(complex difference),它没有方向性,大小是 θ 角对应的边。

PC-MRA 检查时,如果目标血管的血流方向与双极梯度场的方向相同,血管成像的效果最佳。为了能在一次检查中同时满意地显示各个方向走行的血管,通常需要在三个方向逐个施加流速编码梯度场,但这会成倍增加扫描时间。

影响流动氢质子相位偏差大小的内因是血流速度,外因主要是速度编码参数(流速编码值)。后者将决定 PC 法血管成像过程中双极梯度的振幅大小。理论上,流速编码值应是能造成目标血管内血流相位偏差最大的值(180°),也就是使目标血管显示最亮的值。

当设置的流速编码较小(我们预测血流缓慢)时,为得到最大的相位偏差,双极梯度的振幅必须加大。如果设置的流速编码小于目标血管内实际的流速,双极梯度的振幅使真实血流产生的相位差将大于 180°,例如可能是 200°。对于周期性进动的磁化矢量而言,200°和-160°的效果一样,但-160°相位偏差的图像信号为黑色。所以当流速编码小于目标血管的实际流速时,成像血管的 MR 信号将变暗(图 1-8-4-5A)。

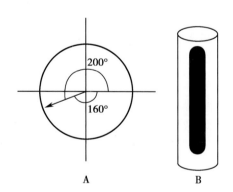

图 1-8-4-5 低流速编码影响血流信号示意图
A. 低流速编码产生较大的相位差,在相位轨迹上 200°与-160°相位差重叠,无法区分;B. 低流速编码使血管边缘显示高信号,中心显示低信号

血管内血流的运动多是层流模式,邻近血管壁时流速慢,中心流速快。如果我们设置的流速编码接近血管壁内流速,血管壁将表现为清晰的高信号,

但流速更快的中心区可能呈低信号(图1-8-4-5B)。这种由于预设的速度编码低于真实的血流速度,而使血流的信号减低,称为混淆伪影(aliasing artifact)。另一方面,如果预设的流速编码值较高,血管中心区流速快的血液将呈高信号,边缘区流速慢的血液信号往往较低,血管影像的边缘可能模糊不清,容易误诊为血管狭窄。

在评价血管形态时,一般采用三维PC-MRA扫描,完成扫描后对信号强度图进行最大密度投影重组。设定3D PC-MRA流速编码时,一般选择比真实血液流速较小的数值。其益处是,采用低流速编码参数扫描时,血管边缘显示清晰(层流模式),而血管中心区的低信号一般不会明显。

在定量流速分析时,一般选择2D PC-MRA扫描。为了准确计算血管中心的峰值流速,设定的流速编码参数应接近预想的峰值流速,这样可使目标血管内流动血液的MR信号真实、可靠。PC-MRA检查时人体主要血管的流速编码参数值见表1-8-4-1。

表1-8-4-1　PC-MRA检查时常用流速编码

血管部位	流速(cm/s)
头颈部	
大脑中动脉	62±12
大脑前动脉	52±12
大脑后动脉	42±10
颈内动脉	54±13
椎动脉	36±9
基底动脉	42±10
胸腹四肢	
升主动脉	500
主动脉	150
肺动脉	100
下腔静脉	60
肺静脉	40
内乳动脉	60
髂动脉	120
股动脉	100
腘动脉	80
胫后动脉	40
脑脊液	15

PC-MRA消除背景信号彻底,成像范围大,血管对比好。但3D PC-MRA扫描时间较长,故临床应用少。2D PC-MRA主要用于显示颅内静脉窦形态,连接心电门控或指脉门控扫描后可测定血流速度。

第九节　饱和技术

前文已述,TR时间过短可使横向磁化矢量没有充足的时间恢复到Z轴,当下一次RF脉冲激发作用时,因纵向磁化矢量不足而使MR信号减弱,称为饱和现象。实际上这仅是MR成像饱和现象的一种。MR成像时,凡能在RF脉冲激发作用前使纵向磁化矢量减少或消失现象都称为饱和现象。饱和现象使激发脉冲作用后XY平面的横向磁化矢量减少或消失,导致MR信号减弱或消失。

本节将讨论的饱和技术包括抑制血流信号的饱和带技术、抑制脂肪信号的脂肪抑制技术和抑制高蛋白含量组织信号的磁化传递技术。

一、饱和带技术

学习目的

❋　了解饱和带的作用原理。
❋　了解饱和带的临床作用。
❋　了解如何正确使用饱和带。

名词解释

❋　饱和带,预饱和脉冲。

在MR血管成像一节,我们提到TOF-MRA有时使动脉、静脉同时显影,重叠的静脉常干扰动脉显示。假设MR扫描时,在静脉血流入扫描层面之前,施加一个90° RF脉冲,使静脉血氢质子的纵向磁化矢量翻转到XY平面,并在XY平面失相位。随后立即进行第一层面的RF脉冲激发,由于此时静脉血的氢质子没有纵向磁化矢量,所以不产生信号。这个90° RF脉冲称为预饱和脉冲,其所作用的区域称为饱和带。根据饱和带与扫描区域的空间位置关系,可以设置上、下、左、右、前、后六个饱和带。饱和带可单独使用,也可多个联合应用。

如图1-9-1-1所示,头部3D TOF-MRA检查时,为去除静脉血信号对动脉影像干扰,可在静脉血流入扫描容积之前,于扫描野头侧施加一个预饱和脉冲,结果使饱和带区域氢质子的纵向磁化矢量都翻转到XY平面并失相位,因此,流入扫描容积的静脉血的氢质子无纵向磁化矢量。随后MRI系统开始RF脉冲激发,扫描层面动脉血内氢质子的纵向磁化

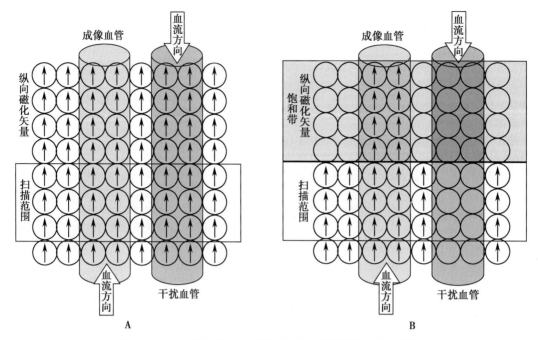

图 1-9-1-1 动脉 MRA 检查预饱和脉冲消除静脉信号示意图

A. TOF-MRA 检查时，动静脉都有时间飞跃效应，并在最终的图像表现为高信号；B. 在静脉血流入扫描范围之前的区域施加一个预饱和脉冲，在此使氢质子的纵向磁化矢量为零，并使翻转到 XY 平面的磁化矢量失相位，这样流入扫描层面静脉血的氢质子将无纵向磁化矢量。在随后 MRI 系统开始 RF 脉冲激发时，扫描层面静脉血的氢质子因无纵向磁化矢量，故不产生 MR 信号

矢量可被翻转到 XY 平面，形成 MR 信号；但静脉血的氢质子因无纵向磁化矢量（已被饱和），所以不产生 MR 信号。可见，通过使用预饱和脉冲，可以去除静脉血的信号。

同理，如要去除动脉血的信号，在动脉血流入扫描层面之前施加一个预饱和脉冲即可。在头颈部，静脉血自上而下流动，动脉血自下而上流动。如要

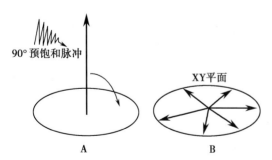

图 1-9-1-2 饱和带消除扫描范围内组织信号示意图

A. 预饱和脉冲作用区域内，所有组织的纵向磁化矢量均翻转到 XY 平面，剩余矢量为零；B. 预饱和脉冲作用区域内，组织的横向磁化矢量失相位，剩余矢量为零

饱和静脉血的信号，应将饱和带置于扫描层面上方；如要饱和动脉血的信号，应将饱和带置于扫描层面下方。

前文讨论的预饱和脉冲一般作用于扫描范围之外。实际上，饱和带也可被用于扫描范围内部。在设置饱和带的区域将不产生 MR 信号（图 1-9-1-2）。这种设置主要用于去除某些组织的信号，例如，腰椎矢状面成像时，在腹部设置饱和带，可消除肠管运动伪影对脊柱影像的干扰；肝脏轴面扫描时在扫描层面上方和下方设置饱和带，可消除动脉和静脉血流的信号，最终的图像无血流信号，也无血管搏动伪影的干扰。

二、脂肪抑制技术

脂肪抑制技术是指采用特殊 MR 技术使脂肪不产生 MR 信号，结果是 MR 图像中脂肪呈低信号。脂肪抑制 T_2WI 上不同来源水的高信号表现更清晰，脂肪抑制增强 T_1WI 上病变的强化效果和强化程度更容易观察。因此，脂肪抑制技术可提高 MR 图像对比度，提高检出病变的敏感性和可靠性。MR 成像中抑制脂肪信号的方法很多，主要包括下列几种：

◆ 化学饱和法脂肪抑制；
◆ 频率选择性脂肪抑制；
◆ STIR 脂肪抑制；
◆ DIXON 法脂肪抑制。

（一）化学饱和法脂肪抑制

学习目的

❋ 了解化学饱和脂肪抑制的原理。
❋ 了解化学饱和脂肪抑制的临床应用。
❋ 了解脂肪抑制效果不佳的原因。

名词解释

❋ 化学位移。
❋ 化学饱和。

在静磁场中，氢质子的进动频率与其所处的磁场强度成正比。氢质子的外部有电子云，电子云是高速运动的电子，电子带有负电荷。快速运动的电子会形成环行电流，并产生一个小磁场。氢质子承受的外加磁场强度实际上是静磁场和电子云形成的小磁场的总和。当氢原子与其他元素结合并形成不同化学物质时，由于结合的元素不同、结合的化学键不同，所以不同物质中氢质子周围的电子云不同，产生的小磁场也不同。因此，不同物质中氢质子的进动频率存在差异。这种现象称为化学位移。

人体的水和脂肪是图像中 MR 信号最主要的来源。这里的脂肪是指所有含有—CH_2—基团的化学物质。脂肪的进动频率比水的进动频率稍低。在 1.5T MRI 系统，脂肪和水的进动频率差别是 220Hz（图 1-9-2-1）。常规 MRI 检查往往以水的进动频率作为中心频率，故可以估算脂肪的进动频率。有时，为了消除脂肪信号的干扰，MRI 系统可以发射一个特殊的 90° RF 脉冲，特殊之处在于其频率值比中心频率小 220Hz，在脉冲序列的激发脉冲作用之前使这个 90° RF 脉冲作用到整个扫描范围。因这个 RF 脉冲的频率值与脂肪的进动频率一致（图 1-9-2-2），故脂肪的纵向磁化矢量被翻转到 XY 平面，并在 XY 平面发生失相位。当脉冲序列的激发脉冲开始作用时，由于脂肪没有纵向磁化矢量成分，故最终的 MR 图像不含脂肪的高信号（图 1-9-2-3）。这种利用化学位移现象抑制脂肪信号的技术，称为化学饱和法脂肪抑制技术。

化学饱和法脂肪抑制技术的基础是 MRI 系统的中心频率。常规 MR 扫描时中心频率固定，即以水的频率值为中心频率。如果 MRI 系统的磁场不均匀明显，例如局部有金属异物、线圈边缘、磁敏感效应显著处（颈部矢状面和冠状面、髋部冠状面、乳腺轴面、眶尖脂肪等），脂肪的进动频率将发生改变，

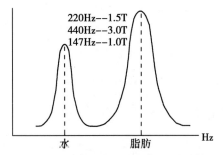

图 1-9-2-1 水和脂肪的化学位移示意图
在静磁场环境和 MR 成像过程中，由于化学位移效应，不同组织中氢质子的进动频率不同。水质子的进动频率较快，脂肪较慢，二者在 1.5T MRI 系统的差别是 220Hz。场强越高，差别越大

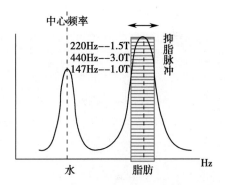

图 1-9-2-2 化学饱和法抑制脂肪信号示意图
在成像视野内，应用一个比中心频率小 220Hz（1.5T）的预饱和脉冲，由于这个预饱和脉冲的频率与脂肪的进动频率恰好重叠，结果使脂肪的信号被饱和。注意，MRI 系统脉冲序列发射的激发 RF 脉冲的中心频率与水质子的进动频率一致

这可能导致 MRI 系统发射的脂肪预饱和脉冲的 Larmor 频率与扫描范围内脂肪组织的真实进动频率不一致，脂肪信号将不能被完全抑制（图 1-9-2-4）。

化学饱和法脂肪抑制成功的重要条件是水和脂肪这两种组织中氢质子的进动频率完全分开。人体内水或脂肪并非单一结构，它们的进动频率实际上是一个范围。因为进动频率与磁场强度成正比，故当磁场强度足够高时，脂肪和水的频率峰才可完全分开，这时化学饱和法脂肪抑制才可能在不将水质子信号抑制的同时，消除脂肪质子的 MR 信号。但在磁场强度较低时，例如 0.4T 以下 MRI 系统，水和脂肪的频率峰重叠（图 1-9-2-5），这时化学饱和法脂肪抑制可能将部分水质子信号抑制，故在低场 MRI 系统不能使用化学饱和法脂肪抑制技术。

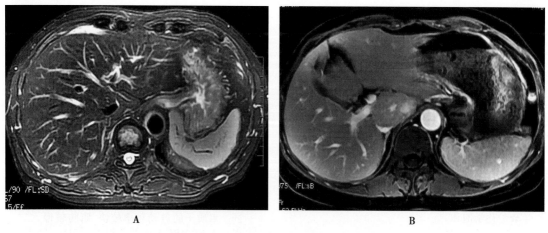

A   B

图 1-9-2-3　化学饱和法脂肪抑制效果展示

A. 腹部轴面脂肪抑制 T_2WI,腹部脂肪组织呈低信号,肝脾未见病变信号,肝静脉和脑脊液呈高信号;

B. 静脉注射钆对比剂后腹部轴面脂肪抑制增强 T_1WI,肝脾实质均匀强化,未见异常强化改变

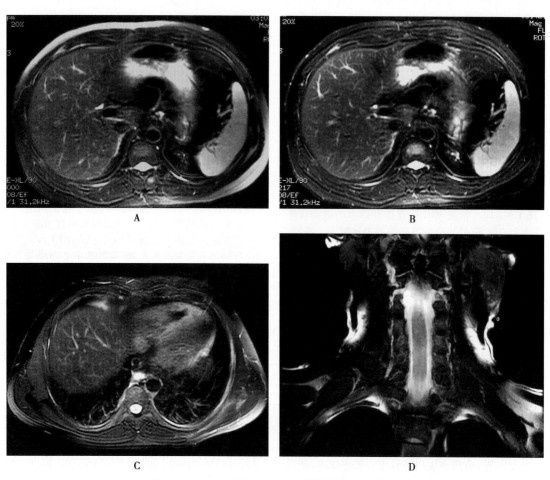

A   B

C   D

图 1-9-2-4　不同原因导致 T_2WI 脂肪抑制不完全

A. 腹部轴面脂肪抑制 T_2WI,由于磁场均匀性改变使中心频率偏移,图像边缘的脂肪信号未被抑制;

B. 调整中心频率后再次脂肪抑制 T_2WI 扫描,脂肪抑制效果明显改善;C. 腹部轴面脂肪抑制 T_2WI,

线圈边缘的脂肪信号抑制不全;D. 颈部冠状面 T_2WI,磁敏感效应导致脂肪信号抑制不彻底

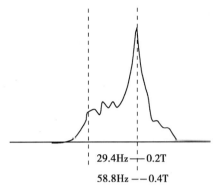

图 1-9-2-5 低场 MRI 系统的化学位移较小
在低场 MRI 系统，水和脂肪质子的进动频率接近，二者之间的差别很小，峰值部分重叠

(二) 频率选择性脂肪抑制

学习目的

❉ 了解频率选择性脂肪抑制的原理。

❉ 了解频率选择性脂肪抑制的临床应用。

名词解释

❉ 频率选择性，非频率选择性 RF 脉冲。

频率选择性脂肪抑制技术与 STIR 的作用方式相似。它首先向整个扫描范围发射一个大约 110° RF 脉冲(这在不同厂家的 MRI 系统会稍有不同)，这个 RF 脉冲的频率与脂肪质子的进动频率相同，可使脂肪氢质子磁矩形成的纵向磁化矢量翻转到 -Z 轴方向，而后开始 T_1 弛豫，当脂肪的纵向磁化矢量恢

复到 Z 轴方向的零点时，开始 RF 脉冲激发，此刻脂肪在 Z 轴方向没有纵向磁化分量，不产生横向磁化矢量，也就没有 MR 信号可供采集。最终的 MR 图像中脂肪信号被抑制，脂肪组织呈低信号。这种脂肪抑制技术，称为频率选择性脂肪抑制技术。

频率选择性脂肪抑制成功的关键是 TI 时间，即从发射 110°RF 脉冲到脂肪恢复到零点的时间间隔。TI 时间主要由脂肪的 T_1 弛豫时间决定，而与磁场的均匀性关系不大，这是该技术与前文所述化学饱和法脂肪抑制技术的最大不同点。

STIR 序列与频率选择性脂肪抑制技术存在诸多不同。STIR 序列施加的 180° RF 脉冲为非频率选择性脉冲，故所有组织的纵向磁化矢量都将被其翻转到 -Z 轴。随后，当脂肪恢复到 Z 轴方向的零点时开始 RF 脉冲激发，但此刻其他组织的纵向磁化矢量(正处于 T_1 恢复中)很小，故 STIR 序列产生的信号强度较弱。另一方面，由于 STIR 序列的 TI 时间较短(在 1.5T MRI 系统是 150ms 左右)，如果进行增强 T_1WI 扫描，有可能将钆对比剂引起的 T_1 时间缩短导致的病变强化高信号抑制，结果使钆对比剂的异常强化表现不被显示，影响病变诊断。频率选择性脂肪抑制技术的 110°RF 脉冲具有频率选择性，它仅翻转脂肪质子的纵向磁化矢量，其余物质的纵向磁化矢量没有改变，故它们的信号强度不降低，在增强 T_1WI 扫描抑制脂肪信号时不会干扰病变组织强化的高信号表现。

频率选择性脂肪抑制技术的图像质量佳，应用范围广(图 1-9-2-6)。该技术与 3D FSPGR 序列结

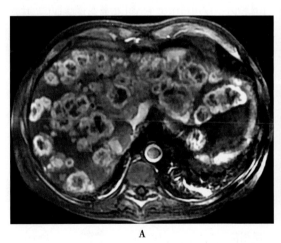
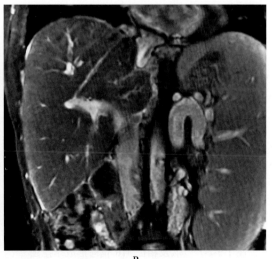

A B

图 1-9-2-6 频率选择性脂肪抑制效果展示
A. 静脉注射钆对比剂后腹部轴面脂肪抑制增强 T_1WI，肝实质内多个大小不一的环形强化病灶
清晰显示；B. 腹部冠状面脂肪抑制 FIESTA 图像，肝大、脾大及门静脉高压清晰可见

合应用,可以对腹部脏器进行脂肪抑制下的快速扫描或屏气扫描。

(三) STIR 脂肪抑制

STIR 序列通过施加非频率选择性 180° RF 脉冲(用于激发所有组织质子的纵向磁化矢量)以及较短的 TI 时间(使脂肪质子的纵向磁化矢量形成零点),可以有效抑制脂肪的 MR 信号。更多内容在前文的快速反转恢复序列一节已有介绍,这里不再重复。

(四) DIXON 法脂肪抑制

学习目的

❋ 了解 Dixon 成像的原理。

❋ 了解同、反相位 MR 信号的形成过程。

❋ 了解反相位图像 MR 信号减低的原因。

名词解释

❋ 同相位图像,反相位图像。

MR 成像过程中,在 RF 脉冲激发作用后,刚刚被倾斜到 XY 平面的横向磁化矢量的相位是一致的,但这个起初的相位一致仅持续片刻,随后发生失相位。水分子氢质子的进动频率比脂肪分子氢质子的进动频率快,二者进动频率的差别在 1.5T MRI 是 220Hz。当水和脂肪的氢质子相位一致时,总的横向磁化矢量最大(二者之和),这时采集信号形成的 MR 图像称为同相位图像;当水和脂肪的氢质子相位完全相反时,总的横向磁化矢量最小(二者之差),这时采集信号形成的 MR 图像称为反相位图像(图 1-9-2-7)。两种组织中氢质子的相位一致和相位相反周期性出现,计算周期的时间公式如下:

$$t = \frac{1}{2(\nu_w - \nu_f)} \qquad (式 1-9-2-1)$$

式中,ν_w 代表水质子的进动频率,ν_f 代表脂肪质子的进动频率。

在所有组织的磁化矢量相位一致时采集信号,所得 MR 信号强度最高。但在 TE±t 的时间点采集信号时,水和脂肪的相位完全相反。假设 MRI 系统在 TE 时间和 TE-t 时间分别采集信号,经计算机重建后可以形成水和脂肪完全分离的两套图像。水像不含脂肪的信号,相当于脂肪抑制的图像;脂肪像不含水成分的信号,相当于水抑制的图像。这种在两个时间点采集信号,然后对水和脂肪分别成像的技术,称为两点式 Dixon 成像技术。

不均匀的磁场可能使氢质子的进动频率稍有改变,所以两点式 Dixon 技术有时不能完全分离水和脂肪的信号。三点式 Dixon 成像技术,即在 TE、TE-t、TE+t 或 TE、TE+t、TE+2t 三个时间点分别采集 3 个信号(三点采集),可将水和脂肪的信号完全分离,并且不受磁场不均匀、磁敏感效应等因素影响。Dixon 法脂肪抑制需要至少采集 2 次信号,故扫描时间较长。患者如有运动,会影响图像质量。

GRE 序列采用短 TR、短 TE、小翻转角,成像速度快。利用公式(式 1-9-2-1)可以计算周期的 TE 时间值。TE = nt,(n = 1,2,3,…),n 为奇数时采集信号,所得图像是反相位图像;n 为偶数时采集信号,所得图像是同相位图像。同相位图像提供常规图像对比度,反相位图像揭示水和脂肪的磁化矢量之差。更重要的是,器官组织中水和脂肪的含量比不同时,反相位图像上信号强度改变也不同,表现为组织中脂肪含量过高或水含量过高时,图像上信号强度改变不大;局部组织中脂肪和水的含量接近时,图像对比度最受影响,即局部的 MR 信号强度明显减低(表 1-9-2-1)。反相位图像上 MR 信号强度降低(尤其是局部信号降低)通常提示组织中存在脂质或含脂较多。临床上同、反相位成像主要用于检测肝脏脂肪浸润、肾上腺腺瘤、早期肝癌等异常。

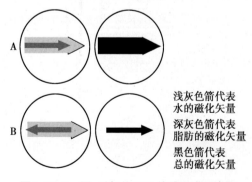

图 1-9-2-7 同、反相位 MR 信号形成示意图
当水和脂肪的氢质子相位一致时采集信号,最终的 MR 信号强度是二者之和(A);当水和脂肪的氢质子相位相反时采集信号,最终的 MR 信号强度是二者之差(B)

浅灰色箭代表水的磁化矢量

深灰色箭代表脂肪的磁化矢量

黑色箭代表总的磁化矢量

表 1-9-2-1 水和脂肪相对含量与 MR 信号关系

	水 100% 脂肪 0	水 40% 脂肪 60%	水 0 脂肪 100%
同相位	→	⇒	→
同相位信号强度	→	→	→
反相位	→	⇄	→
反相位信号强度	→	→	→

三、磁化传递技术

学习目的

❋ 了解磁化传递的作用原理。

❋ 了解磁化传递的临床应用。

名词解释

❋ 磁化传递。

MRI 系统在采集 MR 信号时,只有 T_2 弛豫时间足够长的物质(组织)能产生 MR 信号。如果 T_2 弛豫时间很短,在 MRI 系统尚未完成各种 RF 脉冲发射、梯度场施加以及信号采集前,所有物质的横向磁化矢量将衰减殆尽,因此不能产生 MR 信号。人体内这种 T_2 时间极短的物质主要是一些大分子蛋白质。这些蛋白质多与水形成较稳定的结合体(这个状态的水又称结合水),明显减慢结合水的移动。有些结合水可与其周围的游离水互相交换位置,故两者的氢质子有机会相互影响。结果是,大分子物质和结合水中氢质子的进动可能影响可快速移动的小分子物质(如游离水)中氢质子的进动,反之亦然。

一般而言,大分子物质的氢质子的进动频率范围宽广,而小分子物质(如游离水)的氢质子的进动频率范围相对较窄,并且常位于外磁场的中心(图 1-9-3-1)。如果 MRI 系统发射一个偏离中心进动频率的预饱和 RF 脉冲(在 1.5T 时偏离中心 1200Hz),大分子物质和结合水的氢质子将吸收 RF 脉冲能量

并发生共振。这些预饱和 RF 脉冲的翻转角度很大,通常为 670°或 1100°,大分子物质和结合水的氢质子在充分吸收能量后发生饱和。而可快速移动水的氢质子的进动频率与这个预饱和 RF 脉冲的频率不同,故不能吸收其能量、不发生共振。

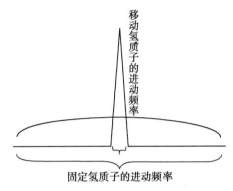

图 1-9-3-1 结合水和游离水的进动频率差别
扫描范围内大分子物质和结合水中氢质子的进动频率范围宽,而可快速移动水(游离水)的氢质子进动频率集中在中心频率附近

由于一些结合水与游离水互换位置,大分子物质和结合水的氢质子吸收的能量可以传递给游离水的氢质子。后者吸收能量后,将使其部分磁化矢量翻转到 XY 平面,随后再进行 RF 脉冲激发、信号采集时,这些游离水的氢质子因饱和效应,将不产生或产生较小的 MR 信号。MRI 系统利用偏离中心的预

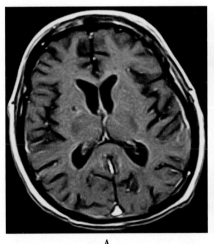

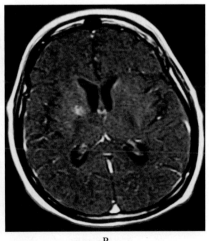

图 1-9-3-2 磁化传递影响头部 T_1WI 对比度展示
MT 可降低背景组织的 MR 信号强度。以头部轴面 SE T_1WI 增强扫描为例,A. 未使用 MT 时,脑组织未见明显异常强化改变;B. 使用 MT 后,脑组织整体的 MR 信号强度减低,在右侧基底核区可见 1 个异常强化病灶

饱和 RF 脉冲激发大分子物质的氢质子，进而影响游离小分子物质氢质子的进动频率并产生饱和效应，这种现象称为磁化传递（MT）。

MR 成像时利用 MT 形成的部分饱和效应可以降低背景组织整体的信号强度，这有利于凸显特定组织的信号。例如，在 1.5T MRI 系统脑部成像时应用 MT 后，肌肉组织、脑灰质及脑白质的信号强度不同程度降低，分别约为 50%、40% 及 30%，但流动液体的 MR 信号降低不明显。因此，TOF-MRA 检查时，应用 MT 可减弱脑组织的信号强度，从而达到良好的背景抑制，凸显血液的 MR 信号；头部增强 T_1WI 检查时，应用 MT 可降低正常脑组织的信号强度，使病变组织的强化表现更明显（图 1-9-3-2），提高检出病变的敏感性。

第十节　平面回波成像

一、平面回波成像

学习目的

✲　了解 EPI 的成像原理。

✲　了解 EPI 图像对比度的性质。

✲　掌握影响 EPI 图像质量的因素。

名词解释

✲　斜坡采样，梯度切换率。

平面回波成像（EPI）虽然被称为 MR 成像技术，实际上它仅是 MR 成像的一种数据采集方式。MR 成像的脉冲序列包括 SE/FSE 和 GRE 两大类。EPI 作为一种数据采集方式，常与 SE 或 GRE 序列结合应用，形成 SE-EPI 或 GRE-EPI 序列，这时，脉冲序列的本质仍是 SE 或 GRE 序列。EPI 图像的对比度取决于它的基本序列，换言之，SE-EPI 的对比度主要反映相同 TR、TE 条件下脂肪抑制的 SE 图像对比度，GRE-EPI 则反映相同 TR、TE、FA 时脂肪抑制的 GRE 图像对比度。

FSE 序列应用多个 ETL 的 180°相位回聚脉冲采集信号，故扫描速度快。GRE 序列施加读出梯度使 XY 平面的相位回聚，产生信号。FSE 和 GRE 序列都是在发射一次 RF 脉冲激发后，采集一个或同时采集多个 K 空间信息，经过多次 RF 脉冲激发作用，才能将 K 空间信息全部填充。SE-EPI 序列更是将扫描时间缩短至极限，可以在一个 TR 时间内完成采集所有扫描层面的全部相位信息。在每一次相位信息采集时，MRI 系统相应地开启不同斜率的相位编码梯度场及频率编码梯度场。

EPI 采集模式是 MR 扫描序列中速度最快、利用梯度场效率最高的技术，它能在一个 TR 时间内采集全部扫描层面的信息。EPI 采集 MR 信号时不使用 180°复相脉冲，而是利用频率编码梯度场，即读出梯度。梯度场发生效用的速度比 180°复相脉冲快很多，故可提高整个脉冲序列的扫描速度。

EPI 采集充分利用梯度场使相位回聚这一特性。EPI 采集需要在一个 TR 时间内反复施加不同斜率的相位编码梯度和读出梯度（图 1-10-1-1）。读

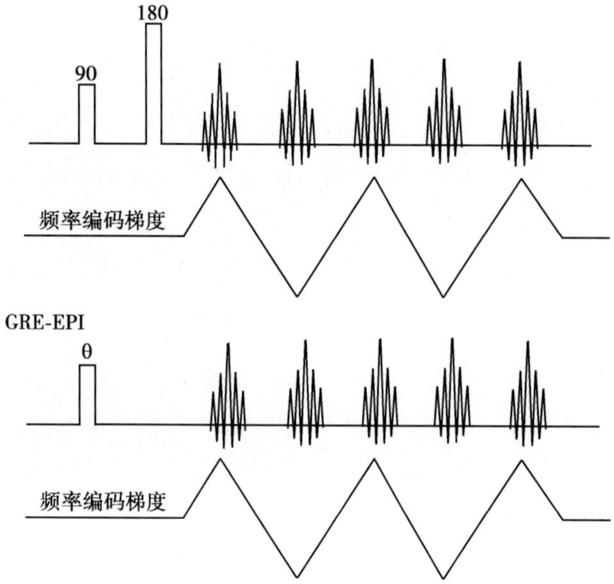

图 1-10-1-1　EPI 采集 MR 信号模式图

上图：SE-EPI 序列；下图：GRE-EPI 序列；θ 为激发 RF 脉冲的翻转角度

出梯度是一个反复震荡的梯度,即梯度场的变化方式并非常规扫描序列的由正向至负向,而是以正负、负正的形式往返。每次打开梯度场,MRI 系统采集一个信号,直至完成所有层面的信号采集。

提到 MR 数据采集,不可避免地使人想到 K 空间的概念。需要将每一次采集的数据填充到 K 空间。K 空间内自左向右的一个相位行,代表频率编码梯度场振幅自左侧的最大负向振幅到右侧的最大正向振幅。如果施加方向相反的梯度场的斜率,即左侧为最大正向振幅,右侧为最大负向振幅,K 空间内一个回波信号的填充顺序就将改变,变为自右向左。所以,EPI 的 K 空间填充方式和它的震荡式梯度场一样,属于往返回旋式填充(图 1-10-1-2)。

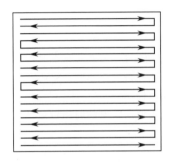

图 1-10-1-2　EPI 采集信号时 K 空间填充方式

往返式 K 空间数据填充产生一些问题。在采集、填充一个信号过程中,在自左向右的不同时间点存在微小的相位偏差。如果每一次 K 空间填充均

为自左向右,这个相位偏差可被忽略。但 EPI 的 K 空间填充是往返震荡式,这个相位偏差将发生累积。水和脂肪的氢质子进动频率在 1.5T MRI 系统存在 220Hz 差别,多次相位差累积将增大这个频率差别,形成伪影。脂肪的 MR 信号较高,故脂肪的伪影较重。EPI 结合脂肪抑制技术,在去除脂肪信号的同时消除脂肪伪影。如果脂肪和水的信号同时被抑制,MR 图像将无剩余信号可见,故不能借用抑制脂肪信号的方式消除水的位移伪影。后者在 EPI 表现为影像扭曲、解剖变形(图 1-10-1-3),这种现象在人体组织与空气的交界处(局部磁场均匀性最差)最明显。

实际上 EPI 不必在一个 TR 时间内完成全部的信号采集,它也可经历多个 TR、分段采集全部信号。通常将在一个 TR 时间内采集全部信号的方式,称为单次激发 EPI 采集;在多个 TR 时间内采集全部信号的方式,称为多次激发 EPI 采集。后者可显著减轻影像扭曲。如图 1-10-1-4 所示,假设扫描相位矩阵是 256,这意味着单次激发时读出梯度的开关、信号采集将进行 256 次,相应地累积 256 次相位差,结果导致明显的影像扭曲;如果采用 4 次激发、分段采集,即一次激发只采集 256/4 = 64 个信号,结果仅累积 64 次相位差,图像伪影减少 4 倍。所以,多次激发是减轻 EPI 影像扭曲的一种方式。

EPI 序列的扫描时间 = TR×No$_{shot}$×NEX。

影像变形是 EPI 需解决的问题。在 FSE 序列,ETL 决定扫描速度,而 ESP 影响图像质量和图像清晰度。在 EPI 序列,往返震荡的读出梯度决定扫描速度,相邻两个读出梯度的中心之间的距离是 EPI

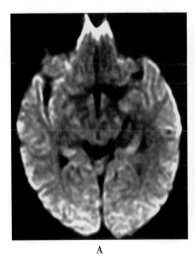 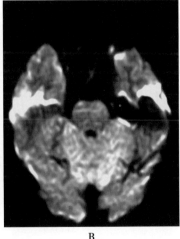 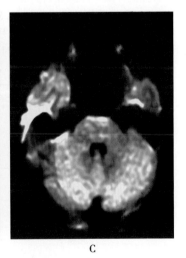

A　　　　　　　　　　B　　　　　　　　　　C

图 1-10-1-3　EPI 图像中解剖结构变形在邻近气体的区域更明显
A. 邻近额窦的额叶脑组织变形;B. 邻近颞骨岩部的颞叶变形;C. 邻近蝶窦的脑桥变形

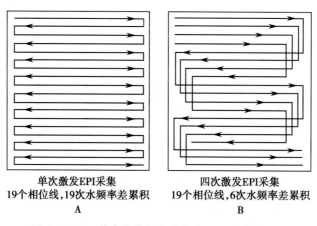

单次激发EPI采集
19个相位线,19次水频率差累积
A

四次激发EPI采集
19个相位线,6次水频率差累积
B

图 1-10-1-4　单次激发与多次激发 EPI 采集的区别
A. 单次激发 EPI 采集时 K 空间填充方式;B. 多次激发
EPI 采集时 K 空间填充方式

采集方式的 ESP。ESP 大小决定 EPI 图像中解剖变形的程度。ESP 越小,影像变形越小。影响 ESP 大小的因素很多,主要有下列几个:

◆ 频率矩阵;
◆ 斜坡采样;
◆ 梯度切换率;
◆ 梯度场振幅。

1. 频率矩阵　EPI 采集信号时,频率矩阵决定频率点的数量。频率矩阵越大,采的点数越多,ESP 越大,采样时间越长,水的频率差累积越多,影像变形越明显(图 1-10-1-5)。因此,EPI 采集时频率矩阵不宜过大。为保证图像分辨力,相位矩阵可适当增大。

2. 斜坡采样　利用读出梯度采集信号时,梯度场首先上升或下降到最大梯度值,然后采集信号。EPI 通过斜坡采样技术采集信号,MRI 系统充分利用梯度的上升或下降时间采集信号(图 1-10-1-6)。采样速度加快将缩短梯度的持续时间、减小 ESP、减轻影像变形。

3. 梯度切换率　又称梯度爬升率,是指梯度场从初始状态达到最大振幅所需要的时间,单位是毫特斯拉每米每秒:mT/(m·s)。梯度切换率较高时,到达梯度最大值所需要的时间较短,ESP 相应缩短(图 1-10-1-7),影像变形减少。

4. 梯度场振幅　是指梯度场在变化过程中能够达到的最大值,单位是毫特斯拉(mT)。在梯度切换率相同时,梯度场振幅越高,到达梯度最大值所需要的时间越长、ESP 越大(图 1-10-1-8),影像变形加重。

总之,多次 RF 脉冲激发、分段采集可减轻 EPI 的影像变形。如果必须以单次激发方式采集时,应通过斜坡采样、减少频率矩阵等措施,尽可能减小 ESP。在头部轴面扫描时,扫描的频率编码方向应选择对称轴,即将左右作为频率方向,以减轻影像变形(图 1-10-1-9)。并行采集技术是另一种减轻影像变形的方法,相关内容将在下一节介绍。

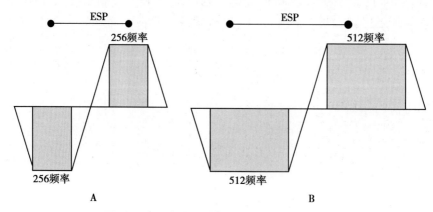

图 1-10-1-5　频率矩阵对 EPI 图像质量的影响
A. 低频率矩阵时 EPS 较小,影像变形小;B. 高频率矩阵时 ESP 较大,影像变形大

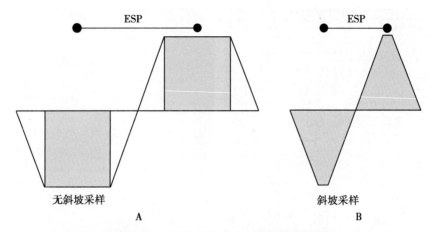

图 1-10-1-6　斜坡采样对 EPI 图像质量的影响
A. 斜坡采样关闭时 ESP 较大,影像变形大;B. 斜坡采样打开时 EPS 较小,影像变形小

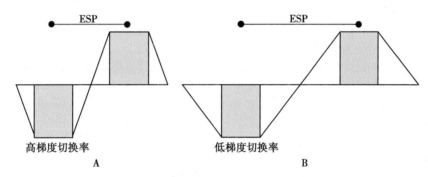

图 1-10-1-7　梯度切换率对 EPI 图像质量的影响
A. 梯度切换率高时 EPS 较低,影像变形小;B. 梯度切换率低时 ESP 较大,影像变形大

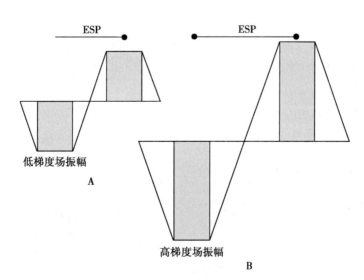

图 1-10-1-8　梯度场振幅对 EPI 图像质量的影响
A. 梯度场振幅低时 EPS 较小,影像变形小;B. 梯度场振幅高时 ESP 较大,影像变形大

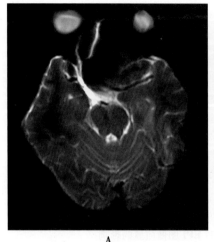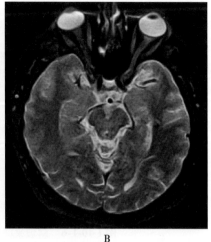

图 1-10-1-9 频率编码方向对 EPI 图像的影响
A. 频率编码方向为前后,影像变形严重;B. 频率编码方向为左右,影像变形轻微

最后指出,EPI 与 SSFSE 序列不同。EPI 开启梯度场使相位回聚,而 SSFSE 施加 180°复相脉冲使相位回聚。梯度场作用的时间比 RF 脉冲短数倍,故 EPI 采集的速度比 SSFSE 序列更快。目前,EPI 已广泛应用于临床和科研工作,如磁共振脑功能成像、灌注加权成像、弥散加权成像都利用单次激发 EPI 采集。

二、弥散加权成像

学习目的
✲ 了解弥散加权成像的原理。
✲ 掌握弥散加权成像的临床应用。
名词解释
✲ 布朗运动,弥散系数,b 值。
✲ 表观弥散系数,T_2 透射现象。

物理学上,自由水分子的随机运动属于布朗运动。悬浮微粒不停的无规则运动也是布朗运动。温度越高,运动越激烈。所以,布朗运动是一种无规则的热运动。实际上,布朗运动有一定的前提条件,即在常温和一个标准大气压下,单位容积内自由水分子的运动属于布朗运动。由于布朗运动的随机性,其运动快慢无法以速度表示,而是用单位时间内分子在某一方向位移的统计平均值表示,此即弥散系数(单位:mm²/s)。计算公式如下:

$$(r_2 - r_0) \times (r_1 - r_0) = 6Dt \quad (式\ 1\text{-}10\text{-}2\text{-}1)$$

式中,r_0 代表分子在零点时的位置,r_1 代表分子在第一个时间点上的位置,r_2 代表分子在第二个时间点上的位置,D 代表弥散系数,t 代表分子从 r_0 到 r_2 所需的时间。

观察分子布朗运动和计算其弥散系数的方法很多。但是,能够在活体无创地测量人体组织中水分子布朗运动和弥散系数的方法仅有 MRI 检查。采用特殊的 MR 脉冲序列对人体的某一特定组织进行扫描,再经过后处理扫描数据,可计算局部区域的弥散系数大小。具有这种功能的 MRI 检查称为弥散加权成像(DWI)。

DWI 是目前唯一可以对水分子弥散进行定量分析的 MRI 方法。DWI 脉冲序列的本质是单次激发的 SE-EPI 序列(图 1-10-2-1)。为了能够测量组织内自由水分子的弥散系数,在脉冲序列中增加一对弥散梯度。这对弥散梯度对称性分布于 180°相位回聚脉冲两侧,其作用与流动补偿梯度的作用类似。这两个原本完全一样的弥散梯度,在其间 180°相位回聚脉冲作用下,实际上充当一正一负两个梯度的作用。对于完全静止的组织,一正一负两个梯度的作用效果可完全

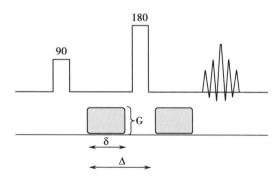

图 1-10-2-1 基于 SE-EPI 的 DWI 序列模式图

相互抵消。但对于自由扩散的水分子,由于其位置不断变化,在两次梯度作用时其位置不一致,两次梯度场作用的效果无法完全抵消,仍将残存部分梯度作用的效果。所以,在 TE 时间可移动水分子的相位不能完全回聚,导致其 MR 信号较小,MR 信号强度减弱。分子的自由弥散越快,其信号减弱越明显。弥散梯度的强度也影响最终的 MR 信号强度。弥散梯度越强,可移动水分子残存的梯度作用效果越明显,TE 时间的相位回聚性越差,MR 信号减弱越明显。

在 DWI 序列中,扫描参数 b 值反映弥散梯度作用的大小,计算公式如下:

$$b=\gamma^2 G^2 \delta^2(\Delta-\delta/3) \quad (式1-10-2-2)$$

式中,G 代表弥散梯度的振幅,δ 代表一个梯度作用的持续时间,Δ 代表两个梯度作用的时间间隔。

由式 1-10-2-2 可见,DWI 检查时选择的 b 值大小反映弥散梯度实际作用的大小。b 值越大,弥散梯度作用越大,可移动水分子的信号强度越差,显示自由水分子弥散的敏感性越大。

在普通 DWI 检查时,MRI 系统假设扫描区域的自由水分子在各个方向的扩散能力一致,即各向同性。据此,常规设定在 X、Y、Z 三个梯度方向各施加一次弥散梯度,并在三个方向分别采集信号,而后将这三次采集的信号结合并形成一幅图像,此即我们常见的 DWI 图像。

DWI 序列的扫描参数组合见表 1-10-2-1。

表 1-10-2-1 DWI 序列扫描参数组合

序列	NEX	TR(ms)	TE(ms)	b 值
SE-EPI	1	>2000	50~100	1000

前文提到,由 EPI 采集形成的图像对比度取决于它的本质序列。从表 1-10-2-1 可见,这是一个长 TR、长 TE 参数的 SE 序列,故最后的图像对比不可避免地含有 T_2 权重以及少量的 PD 信息。因此,DWI 的图像对比实际上含有弥散能力、T_2 成分以及 PD 的综合信息。计算特定组织的弥散信息或弥散系数时,应该去除 T_2 成分和 PD 成分的信息。DWI 的图像对比含有 T_2 成分的这种现象,称为 T_2 透射效应(T_2 shine through)。

在活体组织内,自由水分子的弥散常受局部纤维、细胞膜、细胞器、血管等因素干扰。因此,临床应用的 DWI 的弥散系数不同于实验室条件的计算结果,应将上述因素考虑在内。经过标准化处理,将活体组织内自由水的弥散系数以表观弥散系数(apparent diffusion coefficient,ADC)表示,其单位是 mm^2/s,常规写法是"数值×10^{-3}"。

为方便计算表观弥散系数,在进行 DWI 检查时,MRI 系统将以 b 值为 1000(也可设定其他 b 值)实际扫描一套图像,同时以 b 值为 0(或是其他 b 值)自动计算一套基础图像。计算 ADC 值的公式如下:

$$ADC=\ln(S2/S1)/(b1-b2) \quad (式1-10-2-3)$$

式中,S2 代表高 b 值时弥散图像的信号强度,S1 代表低 b 值时弥散图像的信号强度。

人体不同组织的 ADC 值存在差异。常规扫描条件下,脑脊液、囊肿、软化灶等处自由水的 ADC 值约是 $3.0×10^{-3} mm^2/s$,正常脑组织的 ADC 值约是$(0.7~0.9)×10^{-3} mm^2/s$。影像表现方面,一种组织在 ADC 图的信号高低(反映 ADC 值大小)是其在 DWI 上信号高低的反像,即结构致密组织中自由水的弥散能力低,信号衰减小,ADC 值低,DWI 图像上信号强度高;与蛋白含量高的结合水比较,游离水的弥散能力高,信号衰减大,ADC 值高,DWI 图像上信号强度低。自由水(如脑脊液、囊肿)在 DWI 呈低信号,在 ADC 图呈高信号;水分子弥散受限的组织(如急性脑梗死、恶性肿瘤)在 DWI 呈高信号,在 ADC 图呈低信号。

通过观察 DWI 信号和计算 ADC 值,可对许多病变做出定性诊断。例如,恶性肿瘤因生长迅速,细胞大而致密,水分子自由弥散受限,局部 ADC 值较正常组织常明显降低。在肝脏鉴别诊断肝囊肿、血管瘤及转移癌时,DWI 检查有一定作用。囊肿的内容物为自由水,ADC 值最高,大约为 3;血管瘤内部是疏松的血窦,ADC 值大约为 2;转移瘤组织致密,ADC 值大约为 1。

在最初的临床应用中,DWI 主要用于诊断早期的缺血性脑卒中。在脑血管栓塞后 5 分钟,局部脑组织由于缺血缺氧,发生细胞毒性水肿,自由水的弥散受限,ADC 值下降,在 DWI 图像表现为明显的高信号。而任何其他无创性检查技术都要至少 7~8 小时后才能显示阳性病灶。由于缺血性脑卒中的最佳治疗时间窗是 3~4 小时内,DWI 是显示急性脑梗死最敏感的技术,故 DWI 已成为缺血性脑卒中 MRI 检查的常规脉冲序列。

伴随 MRI 系统的硬件改进和软件升级,DWI 检查已可应用于全身各处。DWI 筛查恶性肿瘤也在临床实践中。近年来一种检测全身恶性肿瘤的 MRI 技术,即全身弥散成像(WBDWI)也开始临床应用。WBDWI 可显示肿瘤全身转移以及定位多部位肿瘤,临床应用前景广阔。

脑组织内自由水分子在不同方向的弥散能力实际上存在差异(各向异性),例如,由于髓鞘的屏障作用，白质纤维束内水分子的弥散运动往往在纤维束长轴的方向最活跃。MRI系统可以在多个方向施加弥散梯度，并在每个方向采集信号，经过后处理合成，最终可得到显示纤维束行踪的MR图像，这种扫描方式的DWI称为弥散张量成像（DTI）。DTI主要用于直观显示脑白质或脊髓神经纤维束的形态和走行，也可用于肌纤维束的形态研究。

DWI-EPI作为一种单次激发EPI采集模式的MR扫描序列，具有EPI序列本身的优缺点，即扫描速度快、影像多有变形、对磁场均匀性敏感。同时，施加弥散梯度导致梯度场的利用率很高，这对梯度场的稳定性提出更高要求。梯度场或整个MRI系统的微小异常都可能在DWI出现伪影，而在其他脉冲序列形成的MRI表现正常。

第十一节　并行采集技术

学习目的

- ✲ 了解并行采集技术的成像原理及硬件要求。
- ✲ 了解并行采集技术对图像质量的影响。
- ✲ 了解并行采集技术的临床应用。

MR成像没有X线辐射，图像对比度好，临床应用广泛。但与CT相比，MRI的扫描速度可谓缓慢。为此，MR应用物理学家一直致力于缩短扫描时间的研究。并行采集技术就是这样一个显著缩短MR扫描时间的技术，且保证了较好的图像质量。

应用并行采集技术的前提条件是，采集MR信号的线圈应由多个接收单元组成。所谓并行采集，是指在MR扫描的过程中多个线圈单元能够同时采集（多套）信号。因为不同线圈单元位于扫描区域的不同部位，所以由不同线圈采集的信号具有不同的空间敏感性，MRI系统需要将这些信号整合成一幅图像。并行采集的另一个特点是，K空间填充的相位信息减少，减少程度与加速因子有关。加速因子越大，扫描速度越快。临床上最常用的加速因子是2，即K空间的相位信息减少一倍、扫描时间缩短1倍。并行采集技术减少相位信息的方式是隔行填充K空间数据（图1-11-0-1），这样K空间相位的最大值和最小值保持不变，故MR图像的空间分辨力并无降低。

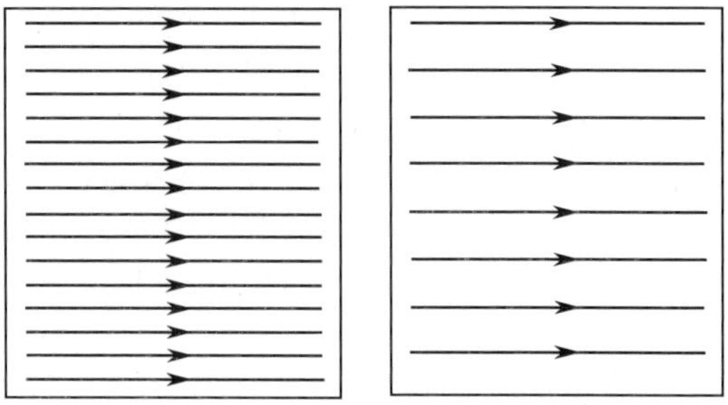

图1-11-0-1　不同采集技术采用不同的K空间填充方式

A. 常规采集MR信号时K空间填充方式；B. 并行采集MR信号时K空间填充方式

在以常规的K空间数据重建MR图像时，如果相位信息间的距离增加，相当于相位方向的扫描野减小。如果采集的相位信息仅是原有信息的一半，相当于相位方向的视野仅有原来的50%，这将导致卷摺伪影。如果在并行采集成像时以K空间数据

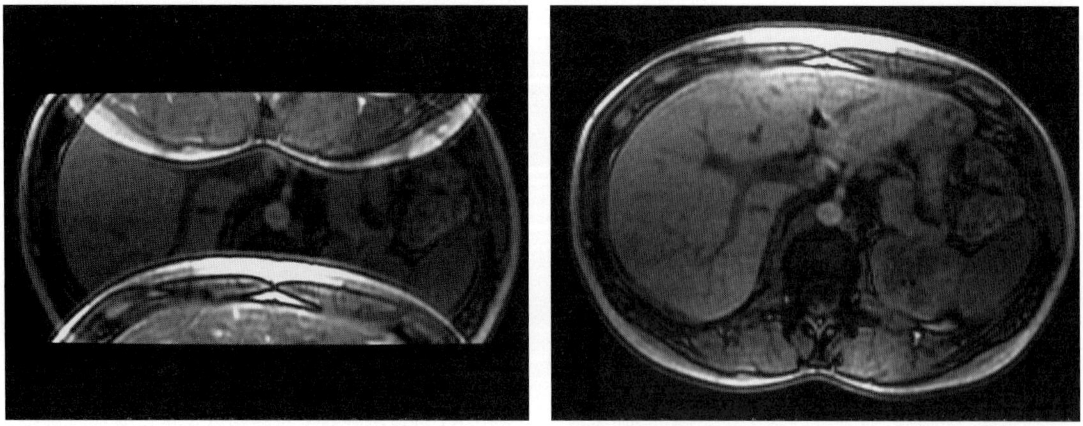

图1-11-0-2　并行采集MR信号时校准扫描的重要性

A. 之前未行校准扫描时，并行采集形成的原始图像；B. 在校准扫描之后，并行采集形成的MR图像

直接重建 MR 图像,将出现相位卷摺(图 1-11-0-2)。为消除卷摺伪影,在并行采集的 K 空间重建中,需要采用特殊的计算方式,即在正式的并行采集成像之前先行校准扫描。

并行采集成像的校准计算有两种方式。其一是先对每一个线圈单元的数据信息进行傅立叶转换,而后对得到的卷摺图像进行校准计算,最后重建图像;其二是在每一个线圈单元采集数据信息后先行校准计算,再将总的计算结果进行傅立叶转换,重建图像(图 1-11-0-3)。无论采用哪一种计算方式,扫

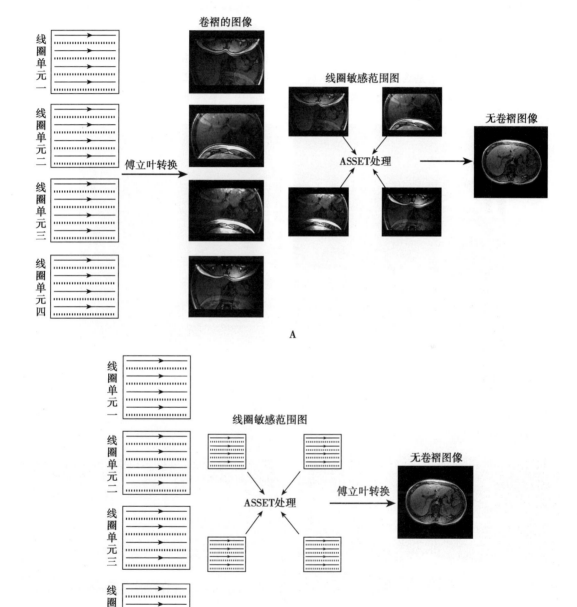

图 1-11-0-3 并行采集 MR 成像的两种校准方式
A. 对各个线圈单元采集的信号分别进行傅立叶转换后再校准计算;
B. 对各个线圈单元采集的信号在傅立叶转换前进行校准计算

描速度一样。但并行采集技术将使 MR 图像的重建速度明显减慢,表现为扫描结束后延迟一段时间才出现重建图像。

MR 图像的 SNR 与扫描时间有关。并行采集技术使扫描时间缩短,图像的 SNR 也有所下降,此时计算 SNR 的公式如下:

$$SNR_{ASSET} = \frac{SNR_{NORMAL}}{g\sqrt{R}} \quad (\text{式 1-11-0-1})$$

式中,R 是加速因子,g 是线圈的几何因子。线圈单元的数目与组合方式是影响并行采集技术 MR 图像的 SNR 的重要因素。

除加快扫描速度外,并行采集技术还有其他作用。对于 EPI 采集和 SSFSE 序列,并行采集的作用不是加快扫描速度,而是减少影像变形和增加图像清晰度。目前,在线圈条件允许时,在 EPI 和 SSFSE 的扫描实践中已常规应用并行采集技术(图 1-11-0-4)。

并行采集技术会导致图像的 SNR 下降。在新一代的 MRI 系统,并行采集技术可与绝大多数的脉冲序列相匹配,加之应用高密度线圈成像,使 MR 图像的 SNR 明显提高,临床应用广泛。

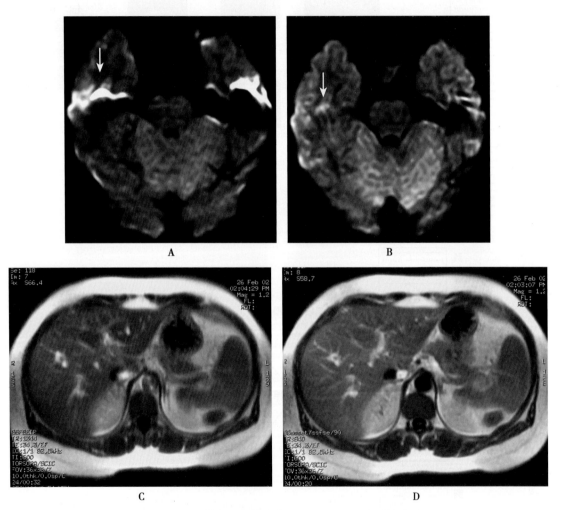

图 1-11-0-4 并行采集技术在 EPI 和 SSFSE 序列的应用
A. 未应用并行采集的头部 DWI,影像变形明显(箭);B. 应用并行采集的 DWI,影像变形减轻(箭);C. 未应用并行采集的 SSFSE T_2WI,影像模糊;D. 应用并行采集的 SSFSE T_2WI,影像清晰度有所提高

第十二节　磁共振波谱成像

前文所述 MRI 主要显示人体器官或组织结构的影像，如脑部 MRI 可显示脑组织灰白质对比的影像。另有一种 MR 成像方法，它并不显示解剖图像，而是以谱线的形式反映生物组织内不同代谢物的进动频率及化学位移，这种成像方式称为磁共振波谱成像（MRS）。

MRS 的物理基础是化学位移。在静磁场中不同化学物质的进动频率各不相同，通过测量它们的频率值，就可以区分不同的化学物质。人体内正常组织和病理组织以及不同种类的病理组织，其细胞代谢产生的化学物质并不相同。MRS 能显示局部组织的化学物质构成及其相对含量，进而提示病变的性质。因此，MRS 是一种在分子水平显示代谢物信息的成像技术。

人体内氢质子含量最高，产生的 MR 信号最强，故常规 MRI 均以氢质子为基础。但是，MRS 可以对各种 MR 活性物质进行波谱成像，如氢、磷、钠。故在描述 MRS 及讨论波谱时，要注明是氢质子波谱（氢谱，^{1}H MRS）还是磷谱（^{31}P MRS），或是含有其他元素物质的谱线。与 MRI 一样，在各种 MRS 中，目前氢谱因其 MR 信号强度（表现为 MRS 谱线）最好，故临床应用较普遍。在硬件方面，由于每个线圈都有特定的调协频率，故基于不同元素的 MRS 检查需要匹配不同的线圈。常规 MRI 基于氢质子成像，^{1}H MRS 也是以含氢质子的物质为基础，故 MRI 和 ^{1}H MRS 检查可共用一个线圈。以下主要讨论氢质子波谱（^{1}H MRS）。

以人体正常脑组织的 ^{1}H MRS（图 1-12-0-1）为例，它的横坐标是频率轴，单位以 ppm 表示，纵坐标对应各物质的相对信号强度。频率轴上不同位置的峰对应不同的化学物质。每一个峰的峰下面积代表扫描区域内该物质的浓度。^{1}H MRS 中各物质的峰形越尖、越锐利，波谱图的质量越高。MRS 谱线通过内部自校准，即用一个相对稳定的化学物质做标准，其他化学物质的峰下面积需要与这种物质的峰下面积相比，通过比值反映各物质的相对含量及变化，揭示不同的临床意义。在脑组织 MRS 谱线中，这个稳定的化学物质是肌酸。临床上复查时，因每次 MRS 扫描的体积、位置不完全一致，使 MRS 显示的峰下面积也不一致。所以，通过随访 MRS 简单地比较同一物质的峰下面积大小没有临床意义。

氢质子的进动频率与主磁场强度成正比，即磁场强度越高，进动频率越快。这对于 MRS 的谱线排

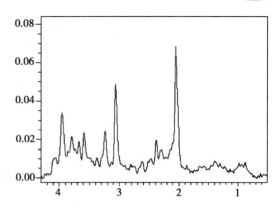

图 1-12-0-1　正常脑组织的 ^{1}H MRS 谱线
图中横坐标为频率范围，单位 ppm；纵坐标为相对的信号强度单位

列似乎有一定影响，因为，MRS 谱线图的横坐标是频率，而在不同场强下，同一化合物的频率值是不同的。但在实际临床应用中，这个问题已经得到解决。方法是将 MRS 横坐标的单位通过以下公式进行标准化处理，单位：ppm

$$\delta = (f-fr)/fr \times 10^6 \text{ ppm} \quad （式 1-12-0-1）$$

式中，f 代表某种物质在一定场强下的进动频率，fr 代表四甲基硅烷在相同场强下的进动频率，δ 代表与磁场强度无关的一个频率值，单位是 ppm。这样就消除了磁场强度及进动频率不同对于 MRS 谱线排列（排序）的影响。在不同场强的 MRS 扫描时，只要是同一种化学物质，其频率值相同。

除了水与脂质成分（如器官脂肪含量分析），MRS 更多地用于显示组织中含量微小的化学物质（图 1-12-0-2），研究这些化学物质的多少及变化。因此，MRS 成像对硬件要求较高，即 MR 设备的磁场强度要大，磁场均匀性要好。磁场强度越高，MR 信号强度越高，不同化学物质之间的进动频率差别越大，体现在 MRS 图谱上，表现为每一种化学物质的起、止点越接近，峰形越尖锐，区分不同化学物质的能力越强。能够满足 MRS 检查的最低场强是 1.5T，低于这个场强的 MRS 谱线有可能难以分辨许多化学物质。MR 设备的磁场均匀性也很重要。不均匀的主磁场会改变化学物质的进动频率，影响 MRS 谱线的准确性。影响磁场均匀性的因素很多，例如，局部出血、金属沉积、气体等，均可能影响 MRS 的准确性，甚至无法获得符合诊断的 MRS 谱线。

在人体组织 ^{1}H MRS 中，含量最高的物质是水，相对于水，其他化学物质的含量极其微小。显示水峰时，其他化学物质的信号基本上不能辨认。为了

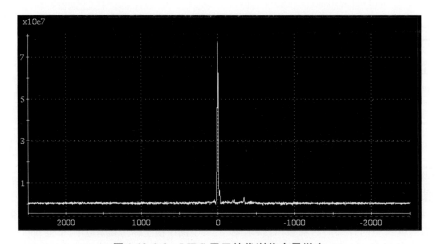

图 1-12-0-2　MRS 显示的代谢物含量微小

图正中高大的尖峰代表局部组织的水含量,其他代谢物的峰值相对地非常小

观察微小含量的代谢物,MRS 采用水抑制脉冲消除水峰。目前广泛采用的水抑制技术是 CHESS,可以完全消除水峰。有些部位的脂肪含量非常高,MRS 扫描时还要进行脂肪抑制,即采用频率选择性 IR 技术消除脂肪的信号。

通过 MRS 谱线可分析一定体积内化学物质的含量和浓度。所以它是对一定大小的体积内组织进行扫描,称为体素。根据每次扫描的体素数目不同,MRS 可分为单体素和多体素(图 1-12-0-3)。多体素 MRS 也称化学位移成像,根据扫描体素的空间位置,可分为二维多体素和三维多体素成像。单体素 MRS 扫描后可直接得到一个谱线。多体素 MRS 由于一次扫描得到多个体素的信息,需要对扫描数据后处理,才能显示每个体素的信息。对于结果的精确性而言,单体素 MRS 得到广泛认同。一个 MRS 检查如果没有单体素,仅有多体素,往往不是一个完美的 MRS 检查。多体素 MRS 的精确性虽不如单体素,但一次扫描可以得到多个体素的信息,故对于显示病变内部、边缘以及周边组织的代谢改变有重要意义,尤其对于确定肿瘤边界、了解周围组织有无受侵及程度。

MRS 的扫描序列主要有 STEAM 和 PRESS 两种,这与常规 MRI 不同。STEAM 的脉冲序列模式是在 X、Y、Z 三个方向各使用一个 90°激发脉冲并使其互相交叉,得到一个体素的信息,故只能进行单体素扫描,短 TE 参数扫描时图谱质量最佳。PRESS 的脉冲序列模式是在 X、Y、Z 三个方向上分别使用 90°→180°→180° 射频脉冲,它既可以单体素扫描,也可进行多体素扫描,理论上长 TE 参数扫描时图谱质量更佳,短 TE 时水抑制效果下降。

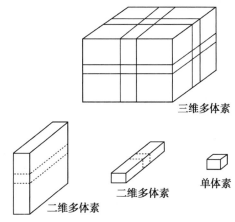

图 1-12-0-3　MRS 扫描定位示意图

MRS 的扫描定位方式分为单体素、二维多体素及三维多体素,应根据检查目的合理选择应用

MRS 的扫描参数中,TE 时间具有重要临床意义。不同 TE 时间的 MRS 显示的化学物质种类不同。TE 时间长,谱线的噪声大,基线呈明显锯齿状,仅能显示一些长 T_2 代谢物,但是谱线的基线平稳(图 1-12-0-4A);TE 时间短,谱线的噪声很小,能同时显示长 T_2 和短 T_2 化学物质,缺点是谱线的基线会有一定的弧度(图 1-12-0-4B)。短 T_2 的代谢物对诊断和鉴别诊断有些疾病具有重要作用,例如,肌醇对于胶质瘤,谷氨酰类物质对于肝性脑病。但这些短 T_2 的物质在长 TE 扫描时可能完全消失。所以,短 TE 时 MRS 的基线虽不够平稳,PRESS 单体素 ^{1}H MRS 检查时通常采用短 TE,如 TE 时间 35ms。

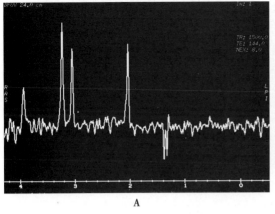
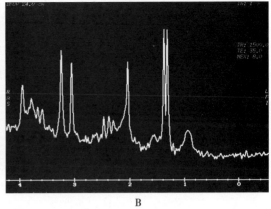

图 1-12-0-4　TE 时间对波谱的影响

TE 时间不仅影响 MRS 所能显示的代谢物性质,还影响谱线的质量。A. TE 时间 144ms；B. TE 时间 35ms

目前[1]H MRS 已实际应用于神经系统疾病的诊断,在评价乳腺、前列腺疾病中的应用尚处于探索阶段。人脑组织内常见的化学物质在 MRS 谱线的频率值见表 1-12-0-1。

表 1-12-0-1　脑组织内常见化学物质在 MRS 上的频率值

化学物质名称	简称	频率值	临床意义
N-乙酰天门冬氨酸	NAA	2.02	神经元细胞核标志物
肌酸	Cr	3.03,3.94	为 ADP 转化为 ATP 提供磷酸盐
胆碱	Ch	3.2	磷酸胆碱(细胞膜代谢)的标志
肌醇	MI	3.56	胶质细胞标志物
乳酸	Lac	1.3	无氧代谢标志物
脂质	Lip	0.8,1.2,1.5	坏死标志物
谷氨酰复合体	Glx	2.1,3.8	一种神经递质
葡萄糖	Glucose	2.3	能量来源

第十三节　增强血管成像

增强血管成像的全称是对比剂增强磁共振血管成像(CE-MRA)。

学习目的

✳ 了解钆对比剂在 CE-MRA 的作用。

✳ 了解 CE-MRA 序列中扫描参数的合理应用。

✳ 了解不同部位 CE-MRA 的 K 空间填充方式。

✳ 掌握对比剂量及注射速率的设定原则。

✳ 掌握特殊部位 CE-MRA 的扫描参数设定原则。

名词解释

✳ 对比剂峰值时间(达峰时间)。

✳ 扫描延迟时间。

虽然 MRA 检查可以采用非增强血管成像,但有时临床要求获得精确的血管的信息,此时需要使用对比剂增强的血管成像。后者与非增强 MRA 不同,它要求快速注射钆对比剂,并在对比剂首次流经动脉血管的瞬间快速成像,然后利用三维最大信号强度投影技术进行重组,得到动脉血管及分支细节的信息。动脉期扫描后还可以重复再扫描一次,获得静脉血管的信息,但此时背景组织由于对比剂进入,信号增强,故静脉结构与周围组织的对比稍差。为了较好显示静脉血管,对静脉期原始图像不宜用最大信号强度投影重组,建议使用多平面、多角度的厚层重组方式显示静脉血管。

CE-MRA 的理论分为两个部分,包括对比剂缩短 T_1 时间和 MR 扫描序列及参数设定原则。分述如下。

一、钆对比剂缩短动脉血池 T_1 弛豫时间

学习目的
* 了解钆对比剂缩短动脉血池 T_1 时间的机制。
* 解释动脉血池 T_1 时间缩短与注射速率的相关性。

名词解释
* 对比剂团注。

在 1.5T MR 设备上，血液的 T_1 弛豫时间是 1300ms，当大量钆对比剂进入血管时，血管内 T_1 弛豫时间缩短，可明显小于脂肪的 T_1 时间（240ms 左右）。在对比剂局限于动脉血管的血池内，周围组织没有被强化时，应用背景组织抑制的快速 MRA 技术，动脉呈明显的高信号。动脉血池 T_1 弛豫时间缩短的前提是快速注射大剂量对比剂，这种快速注射技术简称团注。

动脉血池 T_1 弛豫时间缩短的程度与对比剂的注射速率相关（表 1-13-1-1）。当注射速率为 0.5ml/s 时，动脉血池的 T_1 时间可缩短至 100ms；如果增大注射速率，T_1 时间会进一步缩短；当注射速率达到 1.2ml/s 时，动脉血池的 T_1 时间可达 30ms 以下。血池如此短的 T_1 时间，使其在 T_1WI 呈极高信号。由此可见，对比剂注射速率越快，CE-MRA 中动脉血管的信号越高。

表 1-13-1-1　对比剂注射速率与动脉血池 T_1 时间关系

注射速率（ml/s）	T_1 时间（ms）
0	1350
0.06	408
0.12	245
0.18	176
0.24	137
0.3	112
0.6	59
0.9	40
1.2	30
1.5	24

在临床实际扫描中并不会设定非常高的对比剂注射速率，这一方面为避免增加患者的不适与危险，另一方面为了减少对比剂的注射剂量。CE-MRA 扫描要求动脉血池 T_1 时间的缩短应持续一段时间，即有一定的峰值持续存在。在相同时间内，注射速率越快，实际注射的对比剂剂量越大。此外，对比剂过快注射反而可能使血管影像模糊。通常情况下，2.5~3ml/s 的注射速率可满足身体绝大多数动脉血管的 CE-MRA 检查（图 1-13-1-1）。肺动脉例外，它的对比剂注射速率为 4ml/s。一般而言，在动脉成像期间应避免静脉显示。

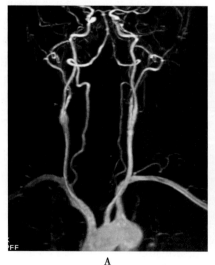
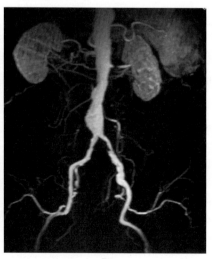

A　　　　　　　　　　　　B

图 1-13-1-1　颈动脉和腹主动脉 CE-MRA 表现

二、CE-MRA 扫描序列及参数组合

学习目的
* 了解并正确选择 CE-MRA 的扫描序列。
* 了解抑制背景信号相关的扫描参数。

CE-MRA 扫描序列以 T_1WI 为主,同时具备好的背景抑制。CE-MRA 常用的脉冲序列是三维快速毁损梯度回波 TOF-MRA。该序列有如下特点:T_1 对比度,扫描速度快(保证在对比剂首次通过动脉血管期间完成扫描),背景抑制好(保证血池与背景形成最大对比)。所有这些都是通过恰当地调节扫描参数实现的。

在 TOF-MRA,背景抑制是指使背景组织饱和而不产生信号。如果 TR 时间足够短,成像局部组织的横向磁化矢量没有时间纵向恢复,背景组织在 CE-MRA 的信号就非常弱,从而达到背景抑制的效果。

MR 扫描序列中与背景抑制相关的参数包括翻转角、频率矩阵、带宽、脂肪抑制、扫描视野及扫描层厚。其中,扫描视野及扫描层厚还影响血管图像的质量,每个部位的 MRA 扫描都有与其适应的最佳参数匹配,应注意区别。

翻转角:翻转角是指射频脉冲的激发角度。相同的频率振幅下,激发角度越大,射频脉冲持续时间越长,TR 就会增加。因此,CE-MRA 扫描时翻转角不宜过大。因翻转角还与不同组织的对比相关,故也不能很小。一般而言,翻转角在 20°~40° 时,CE-MRA 动脉血池与背景组织的信号差别最大。选择翻转角还受场强及信号强度制约,在 1.5T MR 设备上保证图像质量的翻转角是 30°,在 3.0T 是 20°。故 CE-MRA 成像时,临床采用的翻转角在 1.5T 是 30°~35°,在 3.0T 是 20°~25°。

频率矩阵:在 FSE 或普通的 2D 梯度回波序列中,增加频率矩阵并不会明显地改变扫描时间。但在 CE-MRA 中,TR、TE 本身非常小,改变频率矩阵对 TE、TR 的影响很大。这是因为在其他扫描参数一致的条件下,增加频率矩阵意味着对一个信号采集的点增加,这就增加了采集时间,即 TE 时间增大,TR 时间也相应增加,导致背景抑制减弱。故 CE-MRA 扫描一般不应用过高的分辨力参数,频率矩阵不高于 320,以免减弱背景抑制。

带宽(接收带宽):接收带宽影响图像 SNR,也影响 TE 时间,从而间接影响 TR 时间。CE-MRA 检查时动脉血池的 T_1 时间可达 30ms 以下,信号强度较高,此时可忽略带宽对 SNR 的影响。为了保证 TR 时间足够短,建议使用高带宽。在 GE 1.5T 设备建议使用 62.5MHz,在 3.0T 建议 83~125MHz。在 Siemens 1.5T 设备建议使用 400Hz/像素,在 3.0T 建议 690Hz/像素。

脂肪抑制:脂肪抑制可以降低背景组织的信号,突出显示血管,但增加扫描时间。为了使扫描时间足够短,只能降低分辨力,影响图像质量。实际上在 CE-MRA 检查时,只要 TR 时间足够短,已经能够有效抑制背景信号,没有必要再使用脂肪抑制技术进行背景信号抑制。

三、K 空间填充方式与扫描延迟时间设定

学习目的
* 了解 K 空间填充方式不同时的延迟时间设定。

名词解释
* 峰值时间。
* 延迟时间。
* 团注测试。

动脉血池中钆对比剂信号在 CE-MRA 的峰值到达时间与静脉显影时间较短,一般小于 10 秒,而一个分辨力及图像质量满意的 CE-MRA 序列的扫描时间最短也为 15 秒左右。如何获得高质量的增强血管图像,这涉及 K 空间概念。

以一定的速度及剂量注射 Gd-DTPA 后,血管内对比剂浓度逐渐增高,直至达到最高值。从开始注射对比剂到血管内对比剂浓度最大,这个时间段称为注射对比剂的峰值时间或达峰时间。峰值时间与注射的速率和剂量相关。峰值持续一段时间(峰值持续时间)后,对比剂浓度开始下降,此时静脉开始显影,背景组织的信号随之增高。CE-MRA 的最佳对比度取决于峰值时间之后,静脉显影之前这一短暂期间。在 MRI,图像的对比度和信噪比是由 K 空间中心区域的信号决定,因此,CE-MRA 扫描应将峰值持续时间采集的信号置于 K 空间中心区域,且不能有静脉污染。含有静脉和背景组织强化的信号可置于 K 空间边缘区域,后者决定图像细节,即解剖结构的清晰、锐利程度。边缘区域的信号即使含有静脉成分,也不会影响图像对比度。为保证不同解剖部位 CE-MRA 的质量,可选择不同的 K 空间填充模式,如顺序型、中心型、椭圆中心型、反中心型以及

反椭圆中心型。

CE-MRA 检查时,从开始注射对比剂到启动扫描序列之间的时间称为扫描延迟时间,简称延迟时间。计算延迟时间很重要,过早扫描会导致动脉血管显示不佳,过晚扫描则引起静脉显影。后者不仅影响观察动脉血管,而且流入背景组织的对比剂导致背景信号增高,减弱背景抑制效果。CE-MRA 扫

描序列中 K 空间填充方式不同,延迟时间也不同。分述如下。

(一) 顺序型 K 空间填充与延迟时间

顺序型 K 空间填充是传统的 K 空间填充模式,即将采集的 MR 信号从低相位到高相位按顺序填充 K 空间(图 1-13-3-1)。K 空间相位正中 1/3 区域的信号决定图像对比度。

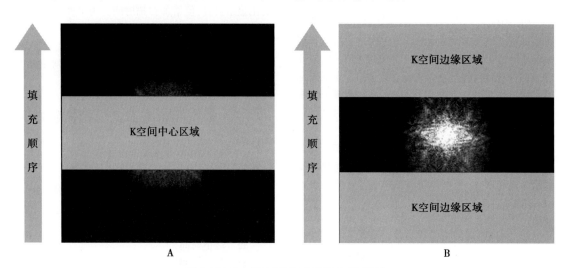

图 1-13-3-1　顺序型 K 空间填充示意图

采集的 MR 信号从 K 空间低相位向高相位区域依序填充,即先填充 K 空间边缘区,然后填充中心区,最后填充另一边缘区。A. 图像对比度由 K 空间中心区信号决定;B. 图像细节由 K 空间边缘区信号决定

顺序型 K 空间填充的 CE-MRA 需要将动脉血池峰值持续时间采集的数据置于 K 空间中心。因此要求精确计算,通常采用手动计算延迟时间。方法如下:应用一个测试扫描序列,观察时间及信号强度曲线,找出信号最高图像,得到峰值时间,再套用公式计算延迟时间。这种最传统的做法,由于操作复杂,现已很少使用。但是,顺序型 K 空间填充的CE-MRA 质量好。鉴于顺序型采集脉冲序列的扫描开始时间早于中心型及椭圆型采集,如果是全身CE-MRA 检查,第一段血管成像往往采用顺序型 K 空间填充,以避免后期采集的动脉血信号出现静脉污染。需要注意,应用 K 空间填充方式不同的扫描序列时,延迟时间的计算公式也应不同(图 1-13-3-2)。

测试扫描序列又称团注测试扫描序列,其作用是对包含靶血管的一个层面(大多选择血管正中的横断面)进行快速、反复扫描,同时以 CE-MRA 检查同样的注射速率静脉注射 2ml 对比剂与 20ml 生理盐水。在靶血管信号由暗变亮,而后变暗并且静脉显影时,结束扫描。在操作台通过后处理软件观察

靶血管的时间-信号强度曲线(图 1-13-3-3),曲线最高点对应的图像时间即对比剂的峰值时间。最后,需要套用公式并计算顺序型 K 空间填充的延迟时间。相关的公式较多,最常用的公式(式 1-13-3-1)如下:

$$T_{延迟} = T_{峰值} + T_{注射}/2 - T_{扫描}/2 \quad (式 1-13-3-1)$$

在注射速率相同时,剂量不同,注射时间不同,峰值时间也不同。随着对比剂用量增多,峰值时间会逐渐延迟。因此,注射少量对比剂后通过团注测试扫描所得峰值时间并不是正式 CE-MRA 扫描时注射大剂量对比剂条件下的峰值时间。从上面公式可见,计算延迟时间应考虑对比剂注射时间这一因素。

(二) 中心型 K 空间填充与延迟时间

中心型 K 空间填充首先将采集的数据填充在 K 空间相位正中,然后由中心向两侧对称性依序填充(图 1-13-3-4)。前 1/3 时间段扫描的 MR 信号决定图像对比度,因此要确保前 1/3 段扫描时间内采集的信息没有静脉污染。

由于最初采集的 MR 信号是决定对比度的 K 空

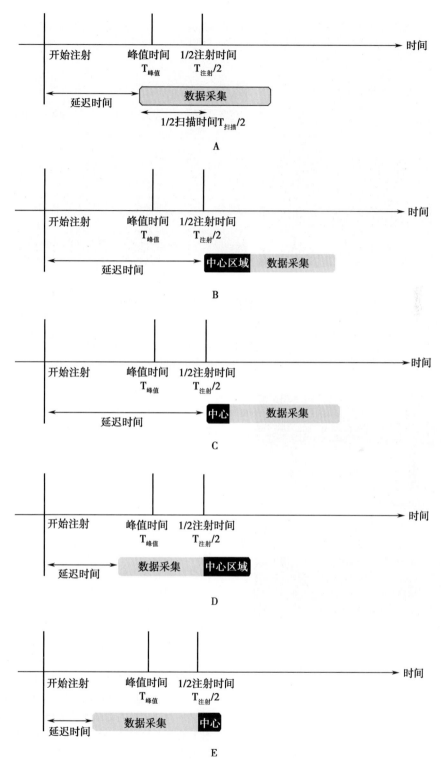

图 1-13-3-2 不同的 K 空间填充方式及延迟时间
A. 顺序型 K 空间填充的时间分布及延迟时间；B. 中心型 K 空间填充的时间分布及
延迟时间；C. 椭圆中心型 K 空间填充的时间分布及延迟时间；D. 反中心型 K 空间
填充的时间分布及延迟时间；E. 反椭圆中心型 K 空间填充的时间分布及延迟时间

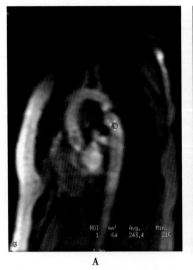
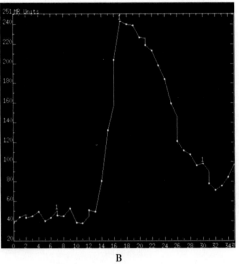

图 1-13-3-3　胸主动脉延迟时间的团注测试展示

胸主动脉 CE-MRA 检查前团注测试，A. 团注少量对比剂后进行胸主动脉测试扫描所得血管信号强度最高图像；B. 后处理软件描绘的时间-信号强度曲线，横坐标代表对同一层面的扫描时相或层数，纵坐标代表各时相对应的 MR 信号强度，可见第 17 个时相信号最高，这一帧图像对应的扫描时间即峰值时间

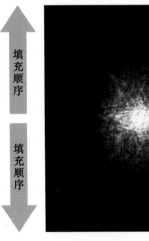

填充顺序

填充顺序

图 1-13-3-4　中心型 K 空间填充示意图

采集的数据最先填充在 K 空间正中，而后依图右侧数字顺序向两侧填充，逐步填满 K 空间

间中心区域的信号，因此峰值时间加上一半的注射时间应是正式扫描的延迟时间（图 1-13-3-2B）。现在各厂商的设备都有自动探测（或实时透视）对比剂到达靶血管的软件，K 空间中心型采集的 CE-MRA 扫描序列配合这些软件，可以免除计算延迟时间的繁琐，而是在自动探测（或实时观察）对比剂到达靶血管后，自动（或手动）启动扫描序列。如果采

用透视软件以手动方式开启扫描，注意不要紧张并提早扫描，否则会因对比剂峰值尚未出现在扫视野血管，而使动脉血管显示较暗，甚至在血管内形成分层或截断伪影。中心型 K 空间填充的 CE-MRA 简化了操作流程，目前被普遍应用。

（三）椭圆中心型 K 空间填充与延迟时间

椭圆中心型 K 空间填充首先将采集的数据填充在 K 空间正中 1/9 区域，然后顺序填充周边 8/9 区域（图 1-13-3-5）。前 1/9 时间段的扫描信号决定图像对比度，因此要确保前 1/9 时间段采集的 MR 信息没有静脉污染。

椭圆中心型 K 空间填充 CE-MRA 的延迟时间设定原则和扫描操作流程与中心型 K 空间采集的 CE-MRA 完全一致（见图 1-13-3-2C）。由于仅前 1/9 的信号决定整个图像的对比度与信噪比，故对其后 8/9 时间段的扫描要求不高，此时即使患者身体有轻微移动（如胸腹部血管成像时患者屏气中断）也不会明显影响最后的图像质量。该技术多用于动静脉循环时间较短的动脉血管成像（如颈动脉及肺动脉），也用于屏气能力较差患者的动脉血管成像。操作要点是不能提前扫描，宁可滞后 1～2 秒。这个要求比在中心型 K 空间填充的 CE-MRA 更加严格，因为提前扫描会导致仅血管上半部显示（少量对比剂进入）而下半部完全不显示（尚无对比剂进入），或在血管内形成明显的线状伪影。

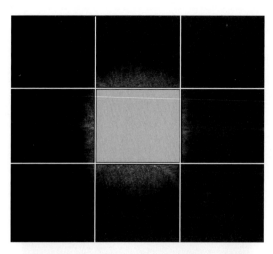

图 1-13-3-5 椭圆中心型 K 空间填充示意图

K 空间被分为九份,正中的 1/9 区域首先被填充,而且中心点最先被填充,随后回旋式向外填充。结束正中 1/9 填充后,按照顺序填充其余 8/9 区域

(四) 反中心型与反椭圆中心型 K 空间填充与延迟时间

顾名思义,反中心型 K 空间填充首先将采集的 MR 信号填充在 K 空间相位的边缘,而后依序由两侧对称性向中心填充,后 1/3 时间段扫描的信号决定图像对比度(图 1-13-3-6)。反椭圆中心型 K 空间填充首先将采集数据填充在 K 空间周边的 8/9 区域,最后填充正中 1/9 区域。此时 K 空间周边的 MR 信号都是尚未注射对比剂时采集的 MR 信号。

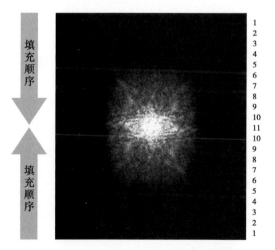

填充顺序

1
2
3
4
5
6
7
8
9
10
11
10
9
8
7
6
5
4
3
2
1

填充顺序

图 1-13-3-6 反中心型 K 空间填充顺序

反中心型及反椭圆中心型 K 空间填充 CE-MRA 的扫描延迟时间明显缩短(见图 1-13-3-2D、E)。这

两种 K 空间填充方式所得 CE-MRA 图像,由于周边填充的信号为不含对比剂的信号,因此血管的边缘或轮廓模糊,细小血管显示不清,仅能显示较大的血管主干。在实际工作中很少使用含这两种填充方式的 K 空间脉冲序列。

四、对比剂剂量选择

学习目的

✽ 掌握 CE-MRA 对比剂的剂量(mL)计算方法。

CE-MRA 检查时钆对比剂的剂量选择取决于以下几个因素,对比剂的注射速率、脉冲序列的扫描时间及 K 空间的填充方式。

如果采用顺序型及中心型 K 空间填充,所用钆对比剂的最小剂量可按下列公式计算:

对比剂剂量=对比剂注射速率×1/3 扫描时间

如果采用椭圆中心型 K 空间填充,所用钆对比剂的最小剂量可按下列公式计算:

对比剂剂量=对比剂注射速率×(1/9 扫描时间+1)

五、常用 CE-MRA 检查举例

(一) 颈动脉 CE-MRA 检查

颈动脉到颈静脉的循环时间很短,一般在 5~6 秒内,因此颈动脉 CE-MRA 检查往往应用椭圆中心型 K 空间填充的扫描序列。团注钆对比剂后可以通过自动探测对比剂软件或透视触发软件启动扫描。由于填充 K 空间中心的时间应是 5 秒之内,故总的扫描时间应不超过 45 秒(5 秒×9),注射对比剂的速率应为 2~3ml/s。

颈动脉 CE-MRA 检查所需钆对比剂的计算剂量为:

对比剂注射速率×(1/9 扫描时间+1)
= 对比剂注射速率×(1/9×45+1)
= 对比剂注射速率×6

通常无需应用过多的对比剂。过多对比剂不仅增加患者经济负担及安全隐患,还可能使注射一侧的锁骨下动脉出现类栓塞改变(图 1-13-5-1)。后者是由于静脉注射过多的对比剂使动脉与并行的静脉内皆含有钆剂,进而形成磁敏感效应,导致动脉血池的 MR 信号衰减。

颈动脉 CE-MRA 检查时,应尽可能选择右侧上

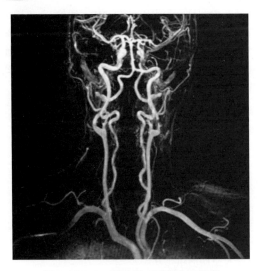

图 1-13-5-1　颈动脉 CE-MRA 表现
血管内过多钆剂引起右侧锁骨下
动脉局部信号缺失

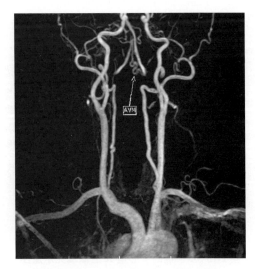

图 1-13-5-2　颈动脉 CE-MRA 表现
左侧锁骨下静脉与伴行的动脉影像重叠，
动脉血管不能完整显示

肢静脉注射注射对比剂。左侧上肢的静脉在汇入上腔静脉前与多支动脉血管重叠、交叉（图 1-13-5-2），可能影响这些血管显示。如果主要观察右侧锁骨下动脉，就应该通过左侧上肢的静脉注射对比剂。

（二）主动脉 CE-MRA 检查

主动脉 CE-MRA 检查多使用中心型 K 空间填充的扫描序列，团注钆对比剂后可以使用自动探测对比剂软件或透视触发软件启动扫描。钆对比剂注射速率一般为 2～3ml/s，所用剂量的计算公式为：对比剂注射速率×1/3 扫描时间。

（三）肺动脉 CE-MRA 检查

肺动脉到静脉的循环时间一般不超过 3 秒，对比剂从动脉到静脉的时间很短，故可选择椭圆中心型 K 空间填充的 CE-MRA 扫描序列。鉴于肺动脉 CE-MRA 检查对延迟时间的要求非常严格，准确计算扫描的延迟时间是成功的关键，故第一选择应是以团注测试计算出延迟时间后扫描，不建议通过自动探测或透视触发软件启动扫描。对比剂注射速率为 4ml/s。为了能显示更多、更细的分支血管，推荐以薄层、高分辨力参数进行扫描，还需要较高的相位分辨力，设定的扫描时间应在 30 秒以上。

肺动脉 CE-MRA 检查所需对比剂剂量＝
4ml/s×（1/9 扫描时间＋1）。

一次肺动脉 CE-MRA 检查消耗的对比剂总量＝团注测试用对比剂 2ml＋CE-MRA 扫描用剂量。

（孙　楠）

第二章 磁共振设备

随着磁体、电子和计算机技术的不断发展，磁共振成像技术日益精进，成像质量和扫描速度不断提高，临床应用范围不断扩大，并逐渐由形态向功能成像过渡。由此，划分出不同类型的 MRI 系统。按照成像范围，MRI 系统可分为临床应用型 MRI 系统和基础研究型 MRI 系统。前者又分为扫描全身的多功能型和扫描人体局部的专用型 MRI 系统。多功能型 MRI 系统应用最广，国内外装机数量最多。

磁共振成像的静磁场(static magnetic field)由磁体产生，又称主磁场。静磁场的强度决定了 MRI 系统的性能。静磁场强度的单位用特斯拉(Tesla,T)或高斯(Gauss,G)表示，临床 MRI 系统常使用的单位是特斯拉。

特斯拉与高斯的换算公式如下：

$$1T = 10\ 000G$$

自 MRI 系统临床应用以来，主磁体的场强已由 0.2T 提升到 3.0T。一般以主磁场强弱划分 MRI 系统的类型，0.5T 以下的为低场 MRI,0.5T 到 1.0T 之间为中场 MRI,1.0T 到 2.0 之间为高场 MRI,大于 2.0T 为超高场 MRI,(表2-0-0-1)。目前小于 0.1T 的超低场 MRI 系统临床已经基本不再应用，而 1.5T MRI 系统的成像技术最为成熟，是磁共振市场的主流产品。超高场 MRI 系统中,3.0T MRI 系统的临床应用在增多。4.7T、7T、11T 的 MRI 系统主要用于科学研究。

表 2-0-0-1 MRI 系统场强的划分

MRI 系统	场强(T)
超低场强系统	≤0.1
低场强系统	0.1~0.5
中场强系统	0.5~1.0
高场强系统	1.5~2.0
超高场强系统	≥2.0

对用户而言,MRI 系统主要由以下部分组成(图 2-0-0-1)：

- ◆ 磁体及相关设备；
- ◆ 梯度系统：包括梯度线圈及相关设备；
- ◆ 射频系统：包括射频发射线圈、接收线圈及相关设备；
- ◆ 性能卓越的计算机系统；
- ◆ 稳定的电源系统及冷却系统。

屏蔽、独立中央空调、不间断电源等是 MRI 系统的附属设备，它们为系统的正常工作提供特定的环境，同时，也使得 MRI 系统的运行及维护更为复杂。

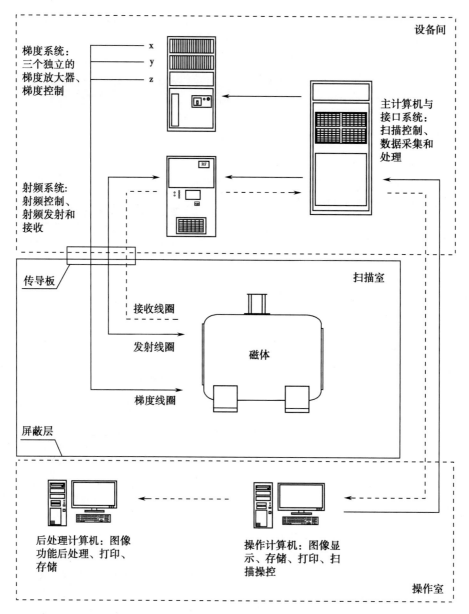

图 2-0-0-1 MRI 系统的基本组成示意图

第一节 磁 体

磁体（magnet）是 MRI 系统的核心设备。一个可以产生稳定而均匀磁场的高性能磁体，始终是所有生产厂家极力追求的目标。磁体产生静磁场（B_0）的场强越强，成像信噪比（SNR）越好，磁体的造价也就越高。所以，在考察和购买磁共振设备时，用户往往需在图像质量和价格之间进行选择，磁体是重要考察指标之一。

提高磁场最有效的途径是选择超导磁体。虽然，超导磁体的价格和低温维护费用很高，但为满足不同用户的需求，各个厂商推出了不同类型的超导 MRI 系统，成为中高场强 MRI 系统的主流配置。在低场强方面，永磁型开放式 MRI 系统具有较好的性价比，维护费用低廉，深受一些用户的欢迎。

根据结构不同，磁体可分为永磁磁体和电磁磁体，后者又分为常导磁体和超导磁体。现分述如下：

一、常导型磁体

有电流通过的线圈与磁铁相似,存在磁场。单独一个线圈产生的磁场极不均匀,但将不同大小的线圈有序排列,就可以形成均匀的磁场。常导型磁体(resistive magnet)利用了这一原理,其基本结构是能承受较大电流通过的线圈组件(图 2-1-1-1),又称阻抗型磁体。这些线圈通常由铜线绕成,线圈会有一定电阻值。当有电流通过线圈时,会有热损耗并产生较大的热量,导致线圈温度上升。加大电流可以提高常导型磁体的磁场场强,场强越高热损耗越大,线圈温度相应越高。因此须装配大容量冷却系统,以冷却线圈。当线圈温度达到一定高度时,冷却系统无法承担。所以,大多数常导型磁体的磁感应强度不会很高,通常在 0.3T 左右,最高不超过0.7T。常导型磁体的场强即使不高,消耗的电能还是很大。对于磁感应强度为 0.2T 的四线圈常导型磁体,耗电功率达 80kW。

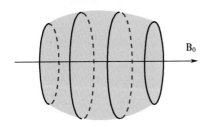

图 2-1-1-1 四线圈常导型磁体的
几何结构示意图

常导型磁体在所有 MRI 系统中重量最轻,一般小于 5 吨。由于制造工艺简单,所以造价便宜。最大的优点是在紧急状况下,可以切断电源,关闭磁场。常导型磁体的缺点是,需要一套冷却系统为线圈降温,使其价格及运行成本较高。如果线圈电源(为线圈提供电力)输出的电流波动,将直接影响磁场的稳定性。生产大功率、高质量的电源本身也非常困难。相比于永磁型磁体,磁场强弱虽然相差不多,但前者的维护费用相对较高,而应用性价比较低。因此,逐步被市场淘汰。

二、永磁型磁体

永磁型磁体(permanent magnet)内部由多块永磁砖(永磁合金材料)拼接而成,用以产生恒定的磁场;外部由导磁材料构成,起支撑整个磁体的作用,

并形成磁力线回路,减少磁体周围的杂散磁场,增强磁场的强度(图 2-1-2-1)。永磁型磁体最大的优点是不用电流产生磁场,所以不消耗电力,也不需要配套冷却系统。其结构简单,能设计成不同的形状,可以采用开放式结构(图 2-1-2-2),相对于其他类型的MRI 系统,造价和运行费用较低。

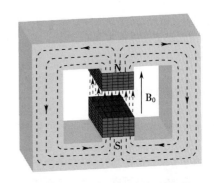

图 2-1-2-1 永磁型磁体及磁路示意图

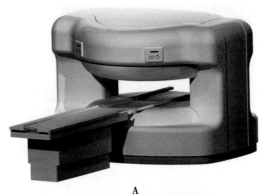

A

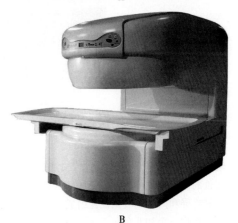

B

图 2-1-2-2 MRI 系统展示
A. 0.5T 开放式 MRI 系统;B. 0.4T C 形
开放式 MRI 系统

永磁型磁体大量使用合金材料,磁体较重。早期磁体重量在 100 吨左右。通过采用新型合金材料,目前减到 20 吨左右。永磁型磁体的磁场较低,大部分永磁型 MRI 系统的场强在 0.2～0.35T。近几年,由于磁共振厂商采用磁性更强的永磁合金材料,永磁型磁体的磁场已从 0.35T 提高到 0.7T,图像质量和扫描速度也有较大提高。但是,永磁型磁体对外界温度敏感,温度变化会影响其磁体稳定性。所以,放置永磁型磁体的房间在工作中需保持室内温度恒定。

三、超导型磁体

有电流通过的线圈可产生磁场。超导型磁体(superconducting magnet)利用了这一原理。超导磁体技术利用了超导现象,即超导磁体产生静磁场的线圈是由超导体绕制而成,这是超导磁体有别于电磁型磁体的最大特征。

超导现象是荷兰莱顿大学的昂内斯在 1911 年意外发现的。当汞(水银)被冷却至液氦温度(−269℃或4.2K;0K = −273.15℃,K 为开尔文温标,0K 为绝对零度)时,其电阻值突然消失。随后,又发现其他金属和合金导体也有在低温下电阻值消失的超导特性。昂内斯由于这一巨大发现,获得了 1913 年的诺贝尔物理学奖。在这之后,人们把处于超导状态的导体称为超导体。超导体的电阻值在极低温度下突然为零,因此电流通过超导体时没有热损耗。在超导体中可以毫无阻力地形成强大的电流,产生极强的磁场。并且,一旦在回路中激励起电流,电流可以不衰减,长时间存在。

在超导型磁体中(图 2-1-3-1),超导线圈被绕制在特制骨架上。骨架采用非磁性材料制成,多为铝、不锈钢、碳纤维和玻璃纤维。在超导状态下,超导线圈可以产生稳定而强大的磁场,前提条件是超导线圈处于绝对低温环境中。实际上,整个超导线圈需浸泡在装有制冷剂(液氦)的杜瓦容器中。但是,液氦在常温状态下会大量挥发。为了减少液氦挥发,需要在液氦杜瓦容器的外层套有隔温保护层,称为冷屏。冷屏是液氮或低温氦气屏蔽层,冷屏连接磁体上方的冷头,利用冷头为其降温。

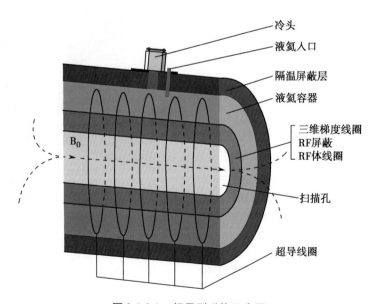

图 2-1-3-1　超导型磁体示意图

液氮是一种无色、无味的液体,与液氦相比,是一种廉价的制冷剂。早期超导磁体的低温容器由外层的液氮冷屏和内层的液氦杜瓦组成。液氮冷屏为液氦磁体提供一个初步的低温环境,减少内层液氦的挥发。现在的超导磁体多应用低温氦气冷屏,其优点是只填充单一制冷剂(液氦),并且制冷效率更高。

目前,超导型磁体还没有场强限制,是各种类型磁体中最先进、应用最为广泛的磁体。高场及超高场 MRI 系统都应用超导型磁体。由于磁场的强度高,活体的磁共振频谱分析和功能成像只能应用超导型 MRI 系统。超导型磁体的均匀度和稳定性也是其他类型磁体不能比拟的。

虽然超导磁体的优势明显,但是超导线圈必须浸泡在液氦中。而液氦温度非常低,常温状态下大量挥发(10～30L/d)。因此需要使用冷却系统,以减少液氦的消耗。即便如此,仍会有少量液氦挥发。一台超导型磁体可以存有液氦的最大容量在 2000L 左右。当液氦减少到一定程度时,就很容易失超(quench)。失超是一种事故,是指超导线圈一旦失去了超导特性,巨大的电流在线圈中会迅速产生极大的热量,导致线圈的温度急速升高,作为制冷剂的液氦将被汽化,致使大量氦气膨胀、泄流。失超只发生在超导磁体。

超导磁体的工艺复杂,造价和运输费用高。并且,需要定期补充液氦,使得超导型 MRI 系统的日常维护费用较高,工作程序烦琐。磁体的开放程度也不高。这些缺点是其不能完全替代上述几种磁体的原因。

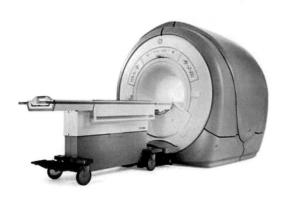

图 2-1-3-2　1.5T 超导型 MRI 系统展示图

四、磁体的组成

上面介绍了三种类型的磁体,它们的作用是为 MRI 系统提供一个理想的磁场环境。磁体内部除了产生静磁场的线圈(永磁型磁体为永磁砖),还安装了梯度线圈(解决空间分辨率问题)、射频体部线圈、匀场线圈(进一步提高磁场均匀度)、无源磁屏蔽、射频屏蔽、被动匀场等部件(图 2-1-4-1)。超导磁体还包含液氦杜瓦、冷屏、冷头、制冷剂液面计等部件。以上这些单元使得磁体设计和制造越来越复杂,也使得扫描孔径被进一步压缩、变小。

磁体中产生静磁场的线圈、梯度线圈、射频体线圈、主动匀场线圈都连接各自独立的控制单元和电源系统,为其提供稳定的电流。永磁型磁体不需要产生静磁场的线圈及电源。超导型磁体只是在励磁和退磁一次性使用励磁电源。这是因为一旦励磁完毕,超导线圈中的电流可长时间保持磁场稳定。

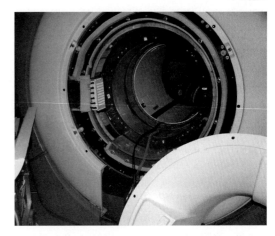

图 2-1-4-1　超导磁体内部展示图

五、磁体的评价

磁体是 MRI 系统的核心部件,它的性能指标包括静磁场的强度、磁场均匀度、磁体稳定性、扫描孔径(成像开放程度)等,分述如下:

(一)磁场的强度

磁场的强度是评价磁体性能最重要的指标。这是因为在一定范围内,磁场的强度与 SNR 呈线性关系。磁场的强度越高,扫描层面内沿静磁场方向排列的质子数越多,纵向磁化矢量越大,MR 信号强度越强,图像质量越好。

但是高场强也会产生不利的因素。①磁场的强度越高,射频脉冲的频率(共振频率)越高,人体吸收射频脉冲能量越多。因此,在高场及超高场 MRI 系统中,需要严格控制人体组织吸收过多射频能量,避免热过载和局部热损害(详见第十五章)。而且,射频脉冲频率越高,射频脉冲的波长越小,穿透人体的能力也就越小,故在超高场 MRI 系统中极易产生各种伪影(详见第十四章)。②磁场的强度越高,MRI 中的化学位移伪影越明显(详见第十四章)。③超高磁场对人体的生物效应尚未明确,目前应用于临床诊断的超导 MRI 系统,最高场强为 3.0T。

(二)磁场均匀度

磁场均匀度(magnetic field homogeneity)是指特定容积内磁场的同一性,指在成像范围内两点之间磁感应强度的最大偏差(ΔB)与静磁场(B_0)的比值,一般为百万分之几,用 ppm 表示。ppm 值越小,磁场均匀度越好。MRI 进行空间定位时,需要在 B_0 上附加一个梯度磁场。如果梯度磁场小于 ΔB,将会破坏定位信号,降低成像质量。ΔB 越大,图像质量越差。因此,磁场均匀度不仅影响 MRI 的空间分辨力和信噪比,还决定 MRI 系统梯度磁场的最小强度。

磁场均匀度由磁体的设计和周围环境决定,与磁体的类型有关。在各种类型的 MRI 系统中,超导 MRI 系统的磁场均匀度最好。

磁共振设备在出厂前,厂家都会对磁体进行匀场,使其磁场均匀度达到标准。但是,当磁体安装后,由于磁体周围环境(如附近的设备、房屋钢结构、屏蔽等)影响,磁体均匀度会有所变化。因此,磁体均匀度测试和被动匀场是 MRI 系统安装过程的必要步骤。当测试发现磁场不够均匀时,会在磁体内外适当位置安装金属片(块),调整磁场均匀度,使磁体产生的磁场较为均匀。这些金属片会一直存在于磁体中,并作用于静磁场。

在高场及超高场 MRI 系统(超导 MRI 系统)中,还采用了主动匀场技术。将超导匀场线圈安置在磁体内,通过已知的几何方向进一步补偿和校正,使磁场均匀度达标。目前采用被动+主动匀场技术,可以使局部磁场均匀度达到 1ppm 以下。

需要注意,如有金属异物(如硬币、发夹、金属别针等)被吸入磁体内,局部磁场均匀度将被破坏,需及时处理。

(三) 磁体稳定性

磁场均匀度和磁场的强度会随时间和温度的影响发生漂移。磁体稳定性(magnet stability)是衡量磁场漂移的指标。磁体稳定性下降,使单位时间内磁场变化率升高。磁共振成像时,序列周期内磁场的强度变化影响重复测量回波信号,导致图像失真,信噪比降低。

磁体稳定性与磁体类型的相关设计和制造质量有关。常导磁体的磁体稳定性主要由线圈供电的电源性能决定。永磁型磁体对周围环境温度变化比较敏感,温度变化可导致磁体几何参数发生改变,导致磁场漂移。因此,装有永磁型磁体的扫描室需有恒温系统。在各种类型的磁体中,超导磁体的稳定性最好,不存在时间和温度稳定性问题。

(四) 扫描孔径

扫描孔径是指实际扫描的有效孔径,是磁体孔径安装匀场线圈、梯度线圈、射频线圈和护板后的实际孔径。对于全身多功能型 MRI 系统,扫描孔径大小应该足以容纳人体和工作线圈,一般在 65cm 左右。过小的扫描孔径不仅影响患者舒适度,更容易引起患者的幽闭恐惧症(详见第十五章)。较大的扫描孔径可以减少幽闭恐惧症发生,让患者更加舒适。但是磁体设计和制造的复杂程度,限制了扫描孔径进一步增大。

扫描孔径开放程度最大的是永磁开放式 MRI 系统(见图 2-1-2-2)。这种磁体开放程度大,可有效减少患者幽闭感,增加患者舒适度,并适合开展 MRI 引导的介入治疗。目前,在中、低场强 MRI 系统中广泛应用。

磁体的重量、长度、体积、液氦消耗量(超导磁体)等因素也是衡量磁体性能的重要指标,详见表 2-1-5-1。

表 2-1-5-1　不同类型磁体优缺点

磁体类型	优　点	缺　点
永磁型	没有磁场电源,电能消耗少	磁场的强度较低,适用于低场系统
	扫描孔开放程度高	对温度变化敏感
	可以满足大多数常规检查	自重大
	磁力线分布范围较小	信噪比较低
	性价比高	
	不用制冷剂	
常导型	扫描孔开放程度高	电能耗费高
	制造简单,容易安装	磁场的强度较低
	价格较低	信噪比较低
	紧急情况下,可以关闭磁场电源	需要高质量稳定电源
	不用制冷剂	

磁体类型	优 点	缺 点
超导型	磁场的强度高	市场价格高
	目前没有场强限制	需要定期补充制冷剂,运行成本高
	磁场均匀度高、稳定	安装场地的要求高
	信噪比高	开放程度不高,扫描孔狭小
	应用于高级 MR 成像技术	病人容易产生幽闭恐惧症
	可用于 MR 波谱检查	噪声大,需保护病人听力
		有失超危险

第二节 梯 度 系 统

梯度磁场(gradient magnetic field)是磁共振成像的必要条件之一。一个线性良好、可快速开关的梯度磁场,可以动态修正静磁场,对信号源进行准确空间定位。除此之外,在梯度回波和一些快速成像序列中,梯度磁场的翻转还有着射频激发后使相位重聚的作用。梯度系统是 MRI 系统中非常重要的部分,其性能高低直接影响 MRI 系统的整体性能。

一、梯度系统组成

梯度系统主要由梯度控制器、数模转换、梯度放大器、梯度线圈等组成(图 2-2-1-1)。

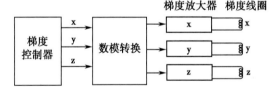

图 2-2-1-1 梯度系统组成示意图

为了驱动梯度线圈正常工作,应有相关的设备支持,包括梯度控制器、梯度放大器等;三组梯度线圈分别由三个相同但独立的梯度放大器驱动,故三组梯度线圈可以独立工作

梯度磁场由梯度线圈产生。为达到空间定位目的,任何一个空间方向都应产生一个微弱梯度磁场,且至少应有三组梯度线圈(图 2-2-1-2)。每组梯度线圈由两个电流方向相反的线圈组成,线圈之间的距离是特定的。两个线圈之间可以产生一个线性变化的磁场,这个磁场就是梯度磁场。梯度线圈被安装在磁体内部,其场强比 B_0 小许多倍。但是,流经

梯度线圈的电流往往超出 100A,如此大的电流会导致梯度线圈温度升高,如果不对其冷却,梯度线圈有可能被烧毁。因此,必须装备梯度冷却系统。常见的冷却方式有水冷和风冷两种。

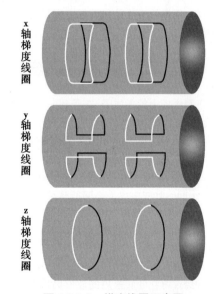

图 2-2-1-2 梯度线圈示意图

三组梯度线圈在磁体内实际上相互套叠,
为方便理解,上图将其拆开展示

决定梯度系统性能最重要的指标有两个:梯度磁场的场强和切换率(或上升时间:ms)。梯度磁场的场强越强,回波延时时间 TE 越短,整个系统的表现越好。目前,高场 MRI 系统梯度磁场场强可以达到 45mT/m。但是,梯度电流受到梯度放大器的限制,要进一步提高场强是非常困难的。梯度切换率反映的是梯度磁场到达某一预定值及其变化的速度。梯度切换率越高(爬升时间越短),梯度磁场变化越快,梯度磁场作用时间越小,扫描时间也越短。目前,MRI 系统的梯度切换率可高达 200mT/(m·s)。

二、涡流

涡流是由变化的磁场产生的感应电流，这种电流在金属体内自行闭合。在梯度磁场快速切换时，磁体内梯度线圈周围存在的各种金属材料（各类线圈、屏蔽、金属架构等），可感应出变化的涡流。涡流也可以产生随时间变化的磁场，并附加在梯度磁场上（图2-2-2-1）。当梯度电流增加，涡流会突然增大，阻碍梯度电流上升。当梯度电流减少时，涡流会反方向作用，延长梯度电流的作用时间。

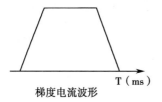 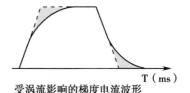

梯度电流波形　　　　　　　受涡流影响的梯度电流波形

图 2-2-2-1　涡流对梯度磁场影响示意图

涡流能降低静磁场的均匀度，扭曲梯度脉冲的波形，使图像质量明显下降。因此，必须对梯度电流进行补偿。理想的方法是采用梯度磁场屏蔽，使涡流场被压缩在扫描孔内。

第三节　射频系统

处于静磁场中的氢质子，在受到一个持续时间短、符合拉莫尔频率的射频脉冲（RF）作用后，发生磁共振现象。射频脉冲由 MRI 系统的射频线圈发射，这个激励电磁波不是连续发射的，而是一个脉冲接一个脉冲逐个发射（虽然间隔时间很短，但波形不连续）。不同的脉冲组成了不同的脉冲序列。在实际扫描中，根据不同扫描部位、患者状况选择不同的扫描序列。如何选择扫描序列成像，不是本章叙述的内容。

早期的磁共振设备使用高斯脉冲，这是因为高斯型脉冲经过傅立叶转换后的波形仍然是高斯型。转换前的高斯型脉冲越宽，变换后的高斯型脉冲越窄。由于高斯脉冲所激发的层面轮廓不够锐利，后来被正弦脉冲取代（图2-3-0-1）。但是正弦脉冲仍然不能满足我们对成像的要求，现已被一些专用的新型射频脉冲取代。

一、射频的发射与接收

磁共振成像时，射频脉冲先由射频振荡器产生，其频率（氢质子共振频率）是固定不变的。经过射频合成器校正，使其完全符合序列的要求。随后，调制器生成所需要的波形。最后，经射频功率放大器（进行多级放大，使射频脉冲的幅度得以提高，是射频系统中最重要的环节）及阻抗匹配网络（起到缓冲和开关的作用）进入射频线圈发射。

对于磁共振信号接收而言，从接收线圈感应到的磁共振信号振幅只有几微伏（1V = 1 000 000μV）。这就要求接收系统在接收高频和超高频信号时，拥有很高的灵敏度，前置放大器有很高的信号放大能力（500 ~ 1000 倍）。放大后的信号经由混频器处理，将 MHz 级的高频共振信号转换为 kHz 级频率的信号，再由相位检波器将交流信号转变为脉动的直流信号，最后送入数据采集处理单元进行模/数（A/D）转换。

二、射频线圈

射频线圈（RF coil）是 MRI 系统的一个重要组成部分，既可作为激发体内氢质子共振的激励源（发射线圈），也可作为磁共振信号的接收器（接收线圈）。但是，射频脉冲的强度，要比氢质子在共振后释放的磁共振信号强很多倍。为了避免射频脉冲破

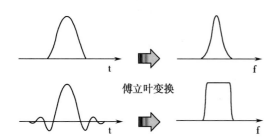

傅立叶变换

图 2-3-0-1　射频脉冲傅立叶转换示意图

上图是时间域高斯脉冲，傅立叶转换后的频率域波形还是高斯波形；下图是时间域正弦波形，傅立叶转换后的频率域波形为矩形

坏磁共振信号,可以使用接收/发射转换开关,快速转换信号,解决这一问题。

如前所述,我们检测到的磁共振信号很微弱,而且噪声水平比较高,使信噪比(SNR)受到了极大限制。对于一台磁共振设备而言,静磁场恒定不变,提高信噪比的主要手段是尽可能完善射频发射和接收系统。所以各种射频技术不断推陈出新,并出现了外形各异的接收线圈。

射频线圈以低阻值导线绕成,由一系列的圆形或螺旋形线圈组成。其几何外形设计非常重要,目的是尽可能提高射频线圈的灵敏度,产生一种非常均匀的射频磁场(表面线圈除外)。线圈中的被检部位,应尽可能充满线圈,使充填度应大于70%。发射线圈产生的射频电磁场应垂直于静磁场。静磁场方向与扫描孔轴向通常一致,故射频场方向一般垂直于扫描孔轴向。

线圈的种类繁多,尤其是接收线圈。现在临床主要应用正交头部线圈、正交体部线圈(磁体内)、正交膝与踝关节线圈、头颈联合相控阵线圈、体部相控阵线圈、心脏相控阵线圈、全脊柱相控阵线圈、乳腺相控阵线圈(单侧和双侧)、表面柔软线圈以及直肠内、宫腔内专用线圈等。

按照线圈的作用范围将其分类,现介绍几种常见的线圈:

1. 容积线圈　容积线圈(volume coil)是指能包容或包裹某一成像部位的线圈,激励与接收较大容积内的组织信号。我们常用的 RF 体部线圈和头部线圈都是容积线圈。这两种线圈既是发射线圈也是接收线圈。由于射频体线圈体积较大,一般安装在磁体内部。并且,大部分的射频激发任务由它完成。所以,体部线圈几乎是所有磁共振设备必须装备的线圈之一。

容积线圈主要有三种形状:螺旋线形、鞍形和鸟笼形(图 2-3-2-1)。当射频场的方向垂直于静磁场方向时,才能激励质子。因此,鞍形线圈往往应用于超导磁体,使静磁场与线圈检查孔径方向一致。螺旋线形线圈可应用于静磁场方向与人体轴线方向垂直的磁体,如永磁型磁体。

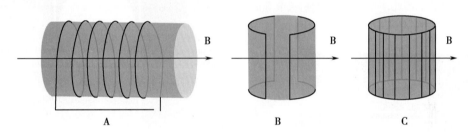

图 2-3-2-1　三种容积线圈结构示意图
A. 螺旋线形线圈;B. 鞍形线圈;C. 鸟笼形线圈

鸟笼形线圈是一种比鞍形线圈更为先进的线圈,可以提供更好的均匀性。它以正交形式设计,效率更高。这类采用了正交技术的线圈,也称为正交线圈(图 2-3-2-2),其特征是至少有两个相同的线圈,它们彼此呈 90°,产生的射频场互相正交(垂直)。相对于普通线圈,这种正交设计可以使信噪比增加 $\sqrt{2}$ 倍。目前,MRI 系统的正交体部线圈已成为标准配置。

2. 表面线圈　表面线圈(surface coil)是一种贴近检查部位的线圈,其敏感度高于容积线圈。表面线圈的设计有别于其他线圈,高信噪比是这类线圈的最大特点。除了表面线圈,其他线圈是为了产生均匀的射频磁场而设计,以使检查部位得到相同程度的激励。而表面线圈只在线圈以下深度的半球状区域内接收信号(图 2-3-2-3)。线圈半径越大,信号采集深度越深;越靠近线圈,射频场越强,信号采集越精确,信噪比越好。所以,表面线圈的射频场不均匀。目

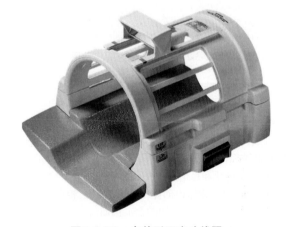

图 2-3-2-2　鸟笼形正交头线圈

前经过改良的表面线圈,以 8 字形或蝴蝶形设计,可有效提高信噪比,并降低 SAR 值(详见第十五章)。

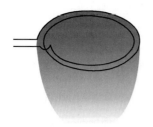

图 2-3-2-3 简单表面线圈示意图
一个短螺旋圆形线圈,只能检测到圆形线圈
以下呈球面的区域,随着检测深度的增加,
线圈的灵敏度大幅下降

当表面线圈作为激励线圈时,其射频场随着深度增加而变弱,并产生一个随深度而偏转角度的激励场,干扰表面线圈的发射与接收。目前,最好的解决方法是使用独立体部线圈作为激励线圈,而表面线圈只作为接收线圈。

表面线圈主要用于检测小范围的、靠近线圈的磁共振信号。由于可以贴近检查部位,故能得到更好的局部信噪比。因此,广泛应用于脊柱、关节等部位的 MRI 检查(图 2-3-2-4)。

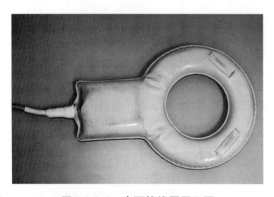

图 2-3-2-4 表面软线圈展示图

3. 相控阵线圈 相控阵线圈(synergy coil)是由一系列表面线圈组成的线圈阵列(图 2-3-2-5)。这些线圈同时接收信号,覆盖较大的检查区域,并将信号合成,有效增加线圈的空间(图 2-3-2-6)。与单一表面线圈相比,相控阵线圈可以得到一个更大的成像区域,而信噪比和每个独立线圈的信噪比相同。与低信噪比的线圈(磁体内的体部线圈)相比,相控阵线圈接收的信号只取自选中的层面,因而信噪比更好。

为了得到更好的信噪比,相控阵线圈中的每一个次级线圈(单元)都需要自己的独立接收通路,以避免线圈间电噪声的影响。此外,还要考虑线圈之间的电磁耦合问题,控制线圈的间隔可以减少相互间

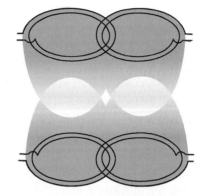

图 2-3-2-5 相控阵线圈组成示意图

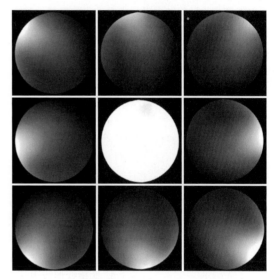

图 2-3-2-6 相控阵头部线圈水膜成像图
这是一个 8 通道头部线圈的水模图像,中央的白色图像是由 8 个独立表面线圈采集的信号合并而成,每个线圈中的白色区域代表所接收组织的信号强度

的耦合。但是当线圈排列接近时,次级线圈间耦合的控制就很困难。因此,线圈的布局及几何结构设计非常重要。目前,研发人员为排除各种信号干扰,推出新一代拓扑相控阵线圈,以不同大小的表面线圈高密度叠加组合,可进一步提高相控阵线圈的信噪比。

相控阵线圈中次级线圈的接收通道数量越多,信噪比越好。但是,接收通道越多,采集的 MR 信号数据越多,使得重建图像的时间及难度相应增加。而相控阵线圈设计复杂,制作成本高。因此,不是所有的 MRI 系统都适合应用相控阵线圈。对比其他类型线圈,它同时具备大范围扫描和高信噪比,优势明显(图 2-3-2-7)。

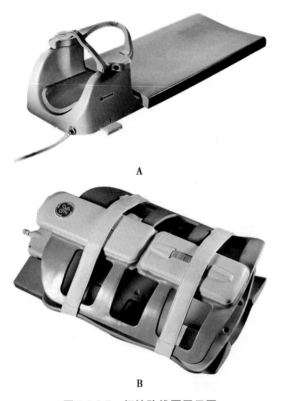

A

B

图 2-3-2-7　相控阵线圈展示图

A. 8 通道 CTL 线圈，用于颈、胸、腰段脊柱 MRI 检查；B. 8 通道体部线圈，用于胸、腹、盆脏器 MRI 检查

4. 腔内线圈　腔内线圈（intracavitary coil）是置入人体内，对某一器官或组织近距离、高分辨率成像的表面线圈，又称体内线圈。与常规表面线圈的设计有所不同，腔内线圈需要通过狭小的管口到达人体内部，其结构小巧而紧凑。到达成像位置后，应方便展开，形成较大的成像范围。目前，最常用的腔内线圈是直肠内线圈。它由肛门置入，可对直肠、前列腺和子宫进行 MR 成像。

第四节　屏蔽和冷却系统

磁共振成像过程中，需要静磁场、梯度磁场及射频场的共同参与，才能最终形成图像。磁体中的体线圈、梯度线圈及射频线圈分别产生上述三种磁场，因此，磁体是 MRI 系统最关键的组成部件。MRI 系统对工作环境的要求相对于其他医疗设备更为特殊，这在很大程度上与上述三种磁场的存在有关。本节简述磁场与周边环境的相互影响，以及减少其相互影响的设施，包括磁屏蔽和射频屏蔽。超导磁体中超导线圈的保障设备（如冷却系统）也是本节讨论的内容。

一、磁场与周边环境

MR 成像所必需的静磁场由磁体产生。这个静磁场场强的最强处位于磁体中心位置，并向磁体周围空间对称性散射，随着与磁体的空间距离渐远，场强逐步减弱。这个散射的磁场在一定场强范围内会与周围的仪器设备产生相互影响。为避免敏感设备受其影响，标定围绕着磁体周围的这个散射磁场的强度尤为重要。一般我们用等高斯线来描述这个散射磁场的强度范围。在等高斯线图上标注的数字为该等高斯线的磁场强度，例如，3G(0.3mT) 是 3 高斯线，5G(0.5mT) 是 5 高斯线（图 2-4-1-1）。

标注等高斯线的强度后，还要沿两个坐标轴确定其空间位置，即等高斯线到磁体中心的距离，单位：米（m）。磁场强度越强，等高斯线到磁体中心的距离越远，等高斯线的覆盖范围越大，影响磁体周围的范围越大。

静磁场通常对 0.5 高斯线内的磁敏感设备产生影响（表 2-4-1-1）。医院常用的 CT、回旋加速器等设备，必须安置在 1 高斯线以外的位置。因心脏起搏器在大于 5 高斯的磁场环境中可能停止工作，故 5 高斯线是必须标明的特殊高斯线，未经允许不得随意进入。

表 2-4-1-1　与磁场相互干扰的设备一览表

高斯线 （单位：G）	高斯线最远距离 （1.5T 为例，单位：m）	设 备 名 称
0.5	6.6	ECT
1	5.7	PET、CT、超声扫描仪、线性加速器、回旋加速器、精密测量仪、碎石机、X 射线影像增强器、电子显微镜、彩色电视机
5	4	心脏起搏器、生物刺激器、神经刺激器
10	3.5	软盘、磁卡、磁带、录像带、显示器
20	3.2	计算机　机械表　软盘驱动器

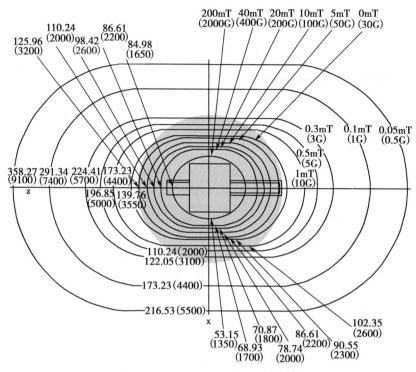

图 2-4-1-1　3.0T 磁体的等高斯线示意图
等高斯线是一条闭合曲线,由磁体周围磁场强度相等的各点连接而成

二、屏蔽

MRI 系统主要有两类屏蔽,磁屏蔽(magnetic shielding)和射频屏蔽(RF shielding)。射频屏蔽是所有 MRI 系统必须装配的,而是否安装磁屏蔽需根据 MRI 系统的周围环境决定。

1. 射频屏蔽　MRI 系统的磁场从低场(0.3T)到超高场(11T),与之相对应的共振频率正好与无线电波、电视信号等电磁波频率重叠。人体内氢质子共振后释放的磁共振信号非常微弱,接近共振频率的其他无线电信号可能干扰人体组织的磁共振信号,造成 MRI 的射频伪影(参见第十四章)。为了避免此类干扰,必须给 MRI 系统安装射频屏蔽。

射频屏蔽通常装配在扫描室的四壁、天花板和地板六个面,多采用铜板制成。在六个面的衔接缝隙处,通过焊接或无磁螺钉封闭(图 2-4-2-1)。简单地说,就是将磁共振仪装在一个密闭铜笼内,里面的射频信号不能外泄,外面的无线电信号也不能进入扫描室内。为保证 MRI 系统正常运行,安装射频屏蔽时,还要考虑线管、观察窗、屏蔽门的射频屏蔽问题。通常在观察窗玻璃上安装铜丝网,电源线和信号线通过传导板进出扫描室,氦气管、氧气管和送风口通过波导管进出,扫描室的门框四边采用铜制弹片加密。

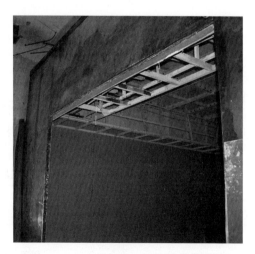

图 2-4-2-1　安装过程中的射频屏蔽展示图
施工现场拍摄的图片中,射频屏蔽
由多块铜板拼接而成

2. 磁屏蔽　加装磁屏蔽是为防止 MRI 系统的静磁场和周围环境互相影响。磁体产生的强大磁场

会干扰附近的 CT、X 线机、监护仪、脑电图等设备（见表 2-4-1-1）。扫描室外较大的、可以移动的铁磁性物体也可干扰静磁场。因此，磁体在进入扫描室前，需要评估扫描室周围的环境，决定是否要加装磁屏蔽。加装磁屏蔽后，MRI 系统的磁场（磁力线）将被压缩，在一定程度上影响磁场均匀度。如果 MRI 系统附近不存在影响磁场的设备，或大件铁磁性物体，就不必加装磁屏蔽。此外，加装磁屏蔽成本不菲。

磁屏蔽主要由硅钢片组成，可安置在扫描室的四壁、天花板和地板。磁屏蔽并不一定如射频屏蔽一样，在扫描室的六个面都要安装。具体安装情况，应视 MRI 系统的周边环境而定。

目前，先进的超导 MRI 系统多采用主动磁屏蔽技术，即应用一个额外的超导线圈降低周围磁场对静磁场的影响。但是，作用有限。

三、冷却系统

超导 MRI 系统基本上使用液氦作为制冷剂，以保证超导线圈处在绝对低温状态。但是，液氦价格昂贵，单纯靠液氦维持线圈的超导状态，运行成本太高。为了降低液氦的消耗，超导 MRI 系统必备冷却系统。

冷却系统主要由冷头、氦压缩机、水冷机组和磁体内的冷屏等组成（图 2-4-3-1）。冷头和氦压缩机之间通过铜管或软管连接，里面充以高纯度氦气。氦压缩机用更冷氦气交换冷头内的氦气，再通过水冷的方式将这部分热量传送至室外水冷机组。冷却系统中任何一个环节出现故障而停机，都会导致冷却系统停止制冷工作。其中，一旦水冷机组停机，氦压缩机和冷头也将同时停止工作，这时液氦挥发将

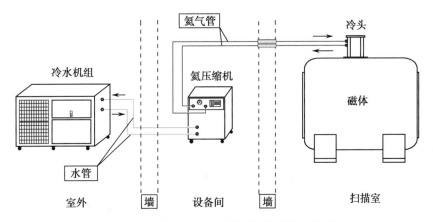

图 2-4-3-1 超导 MRI 系统的冷却系统示意图
MRI 系统的冷却系统由冷头、氦气压缩机和冷水机组等设备组成

大幅增加。针对这种情况，厂家设计了一套紧急备用方案，即通过自来水冷却氦压缩机内的氦气。磁体内部设有两个低温冷屏，其作用就是阻止热传导，减少液氦挥发。冷屏的低温状态由磁体上方的冷头维持。早期超导磁体多采用 20K 和 77K 冷屏，虽可减少液氦的挥发，仍需定期补充液氦（10 个月左右补充一次）。如前所述，液氦的温度为 −269℃ 或 4.2K，目前改进的冷却系统应用 4K 冷头（图 2-4-3-2）、4K 冷屏和 20K 冷屏，可使汽化的氦气在液氦杜瓦容器内直接冷凝成液氦，将液氦的挥发量几乎降低为 0。因此，只要冷却系统维持正常工作，基本上不需要定期补充液氦。

超导 MRI 系统工作过程中，尚需另一套冷却系统为梯度线圈产生的热量降温。目前有风冷和水冷

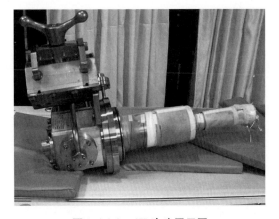

图 2-4-3-2 4K 冷头展示图

两种方式。风冷是由专用风机通过风管给梯度线圈送风,使其降温。水冷是由室外机组输送冷水,冷却梯度线圈。厂家也会安装一套自来水紧急备用设施,以防止水冷机组故障时,梯度线圈无法降温,终止扫描工作。

第五节　数据采集与图像重建系统

通过接收线圈采集的是模拟信号,必须通过 A/D 转换,成为数字信号,才能被计算机识别、处理。模拟信号的数字化,通过模-数转换器(ADC)完成。高质量的 ADC 对于保证图像质量至关重要。先进的 MRI 系统中,每一个接收通道都有一个独立的 ADC。通道数量越多,需处理的原始数据量越大,要求重建图像的计算机系统运算能力越强,造价越昂贵。

随着磁共振采集技术日新月异,信号采集量成倍增长,图像重建时间大为延长。这不仅降低了 MRI 系统的工作效率,也阻碍了先进扫描序列的发展。因此,性能强大的图像重建系统对于临床 MRI 检查非常重要。这些服务器负责控制和管理 MRI 系统,一般安置在设备间。其主要功能是控制扫描、预处理并将原始数据进行傅立叶转换,生成 MR 图像。目前,专用的图像处理服务器能明显提高原始数据的处理能力,重建速度可达到 2700 幅/秒。

操作室的计算机主要提供人机对话、病人资料管理、图像和结果显示、图像后处理和存档等功能。这些计算机应具有高主频 CPU,大容量内存和硬盘存储空间,高分辨率与大尺寸彩色显示器,DVD 刻录系统,并完全支持 DICOM 协议,提供 PACS 系统、

HIS/RIS 接口和 WorkList 管理连接。目前,世界主要 MRI 生产厂商提供 Linux 和 Windows 两种工作站平台,它们各有优缺点。Linux 平台操作系统比较稳定,系统资源耗费较少,不易感染病毒。但是,它的软件与硬件兼容性不够稳定。Windows 平台工作稳定,软件与硬件兼容性好,但易受病毒攻击。

(牛明哲)

参 考 文 献

1. Ray H. Hashemi,等. MRI 基础. 尹建忠,译. 天津:天津科技翻译出版公司,2004
2. 俎栋林. 磁共振成像学. 北京:高等教育出版社,2004
3. 赵喜平. 磁共振成像. 北京:科学出版社,2004
4. Peter A. Rinck. 医学磁共振. 宋英儒,译. 北京:人民卫生出版社,2007
5. Kumar A, Bottomley PA. Optimized quadrature surface coil designs. MAGMA,2008,21(1-2):41-52
6. Robitaille PM,Warner R,Jagadeesh J,et al. Design and assembly of an 8 tesla whole-body MR scanner. J Comput Assist Tomogr,1999,23(6):807-820
7. Carpenter TA,Williams EJ. MRI -from basic knowledge to advanced strategies:hardware. Eur Radiol,1999,9(6):1015-1019
8. Nakajima M,Nakajima I,Obayashi S,et al. Development of a patch antenna array RF coil for ultra-high field MRI. Magn Reson Med Sci,2007,6(4):231-233
9. 黄继英,梁星原. 磁共振成像原理. 西安:陕西科学技术出版社,1998

第三章 磁共振成像对比剂

磁共振成像（MRI）诊断已在临床上广泛应用。与X线CT及核素显像相比，MRI可提供丰富的解剖和功能信息，而没有X及γ射线所致的电离辐射。在应用MRI的早期临床实践中，人们并未认识到使用对比剂的必要性。经过临床应用，人们发现某些器官组织与肿瘤组织的弛豫时间部分重叠，使MRI诊断困难，而且平扫MRI不能提供器官功能和组织血供的信息。这时，人们希望进一步提高MRI的分辨力，以显示更多的病变征象，使定性诊断更准确。因此，如何提高MRI对比度，成为MRI检查的重要课题。

我们知道，SE序列中MR信号强度与各参数之间的关系为 $I=N(H)f(v)e^{-TE/T_2}(1-e^{-TR/T_1})$。式中I代表信号强度，$N(H)$代表氢原子核，$f(v)$代表流动（速率），$T_1$代表自旋-晶格弛豫时间，$T_2$代表自旋-自旋弛豫时间，TE代表回波时间，TR代表重复时间。由上式可见，人体组织的MR信号强度取决于两大类参数，即组织特征参数和扫描时间参数。前者包括$N(H)$、$f(v)$、T_1、T_2，是人体各种组织所固有的特征性参数，这些参数通常不受操作者控制。后者（TR、TE）由操作者设定。为此，提高MRI对比度的思路，一方面着眼于选择适当的脉冲序列与时间参数，以更好地反映病变组织的实际大小及特征；另一方面可以尝试人为地改变人体组织的特征性参数，如通过引入对比剂缩短特定组织的T_1、T_2弛豫时间。

实验表明，将氢原子核（氢核、氢质子、质子）周围的局部磁场改变，T_1和T_2就相应改变。有些小分子（NO、O_2）、过渡元素（Mn^{2+}）以及稀土元素（Gd^{3+}）具有多个不成对的电子。当这些物质接近外磁场中的氢质子时，能改变质子周围的磁场环境，缩短T_1和T_2。这种能够引起质子弛豫时间缩短的离子或小分子称为顺磁性物质，用于MRI增强检查的顺磁性物质称为顺磁性对比剂（paramagnetic contrast media，PCM）。PCM可以提高MRI对比度和软组织分辨力，进而提高诊断的敏感性和特异性。

第一节 MRI对比剂的作用机制

MRI对比剂的增强机制与含碘对比剂在X线和CT的增强机制不同。前者通过改变局部组织的磁场环境间接增强，后者通过增加X线衰减直接增强。氢质子的MR信号是多种组织MRI的信号源。MRI对比剂本身不产生信号，它的作用在于改变组织氢质子的T_1和T_2弛豫时间，与周围组织形成对比。MRI信号强度与组织固有的氢质子密度及T_1和T_2相关。氢质子密度在软组织中变化很小，因此在诊断中常使用T_1WI和T_2WI。对比剂通过改变T_1和T_2影响T_1WI和T_2WI上组织间的信号强度对比。其作用大小取决于它在特定组织的分布、浓度，以及组织的质子密度和相关运动（如流动）情况。

一、物质的磁性概念和分类

磁介质是在磁场环境下呈现磁性（获得磁矩）的物质。物质在外磁场（B_0）作用下出现磁性的现象称为磁化。广义讲，所有物质都能被磁化，故都是磁介质。按照磁化特性不同，磁介质可分为抗磁性（diamagnetic substance）、顺磁性（paramagnetic substance）、铁磁性（ferromagnetic substance）、反铁磁性（antiferromagnetic substance）、铁氧体磁性（ferrimagnetic substance）和超顺磁性物质（superparamagnetic substance），分述如下。

抗磁性物质（如水）在B_0中呈现微弱的磁性，但磁化方向与B_0方向相反。无B_0时，抗磁质分子的固有磁矩为零。在B_0中由于电磁感应，每个分子感应出与B_0方向相反的磁矩，故介质内部的总磁矩与B_0方向相反。其磁化率大小不受磁感应强度（B）和温度影响。去掉B_0后，抗磁性质的剩磁很快消失，即无磁滞现象（表3-1-1-1）。

表 3-1-1-1　物质的磁性分类与特性

分类	磁化率依赖于 B	磁化率依赖于温度	磁滞现象	举例
抗磁性	否	否	无	水
顺磁性	否	是	无	铝
铁磁性	是	是	有	铁
反铁磁性	是	是	有	铽
铁氧体磁性	是	是	有	$MnZn(Fe_2O_4)_2$
超顺磁性	否	是	无	Fe_3O_4

顺磁质（如铝）在强磁场中呈现微弱的磁性，且磁化方向与 B_0 方向相同。无 B_0 时，顺磁质的固有磁矩不为零，只是热运动使物质内分子的磁矩取向无规则，宏观上不显示磁性而已。在 B_0 中，分子的磁矩排列取向与 B_0 方向一致，故介质内部的总磁矩与 B_0 方向一致。

铁磁质（如铁、镍、钴）在 B_0 中呈现很强的磁性，且磁化方向与 B_0 方向相同。其宏观性质有：①磁化后能产生很强的磁矩或附加磁场；②有磁滞现象；③存在一个临界温度，称为铁磁质的居里点。超过此温度，铁磁质会转化为顺磁质。例如，铁的居里点为 1043K。

由于原子间的相互作用，反铁磁质内相邻的自旋磁矩呈反平行排列，大小恰好抵消，故不存在大的自发磁矩。但它具有较大的磁化率，其峰值在奈耳温度（TN）。温度大于 TN 时反铁磁性消失，转变为顺磁质。铁、钴、镍等元素的氧化物均是反铁磁质。

铁氧体磁质是氧化铁与其他一种或多种过渡元素（锰、镍、锌）的复合物，属于非金属磁性材料。超过临界温度时，转变为顺磁质。

当铁磁质的颗粒小于临界尺寸时，外磁场施加的取向力就不足以抵抗该物质热运动的干扰，导致其磁化性质与顺磁质相似，称为超顺磁质。临界尺寸与温度有关。超顺磁质的磁化曲线与铁磁质不同。在 B_0 中，普通顺磁质以单个原子或分子的磁矩各自沿 B_0 方向排列；而超顺磁质以大于 10 个原子的均匀磁化作为一个联合体，多个联合体协同取向，故磁化率更大。

二、对比剂的作用机制

MRI 对比剂应含磁性物质，能与氢质子的磁场相互作用，通过影响 T_1 和 T_2 改变组织的信号强度。根据作用机制，可将其分为 T_1 类制剂和 T_2 类制剂。

前者用于 T_1WI，通常使组织的信号强度增加。后者用于 T_2WI，通常使组织的信号强度降低。临床上具体使用哪一类对比剂应根据病变组织的特点和检查目的而定。缩短 T_1 需要对比剂的磁性微粒影响组织中水分子的氢质子弛豫，磁性微粒越接近氢原子核，强化效果越好。脂质体包裹 Gd-DTPA（钆喷酸葡胺，一种钆螯合物）的 T_1 增强效果弱于相同浓度下非脂质体包裹 Gd-DTPA，是由于脂质体限制了外部水分子接近 Gd-DTPA。缩短 T_2 是一种远程效应，通过 T_2 类制剂造成局部磁场不均匀，干扰 T_2 弛豫。将 T_2 类制剂包入脂质体，将加强 T_2 增强效果，因为聚集的脂质体引起更大的局部磁场变化。

T_1 和 T_2 弛豫时间长短对于确定组织的 MR 信号强度非常重要。MRI 对比剂由带有一定磁力并能加快质子弛豫的物质构成，它通过缩短 T_1 和 T_2 弛豫时间影响组织的对比。对比剂的生物学特性和组织半衰期决定其临床安全性。许多磁性物质（如钆离子，Gd^{3+}）有生物毒性。临床应用时需要将其与配体螯合，增加生物耐受性。

（一）顺磁性对比剂

1. 作用机制　根据量子力学理论，氢质子处于外磁场中时，各质子的磁矩或与外磁场方向一致，处于低能位；或与外磁场方向相反，处于高能位。在强大而恒定的外磁场中，它们各自的数量保持动态平衡。如用射频脉冲激励这些质子，处于低能位的质子将吸收射频能量，向高能位跃迁，暂时打破这个平衡状态。当射频脉冲中止时，受到激励的质子将释出吸收的能量，恢复到原先较稳定的排列状态，重建动态平衡，这一过程称为弛豫。

由于布朗运动，质子实际上处于一个不断变动的局部磁环境中。环境中其他分子和粒子的运动频率和方向变化时，将引起质子周围的局部磁场变化，进而影响 T_1、T_2 弛豫时间。这种局部磁场波动是由其他物质引起的，如邻近质子或不成对电子的磁矩。

我们把相邻两个质子磁矩之间的相互作用称为偶极子-偶极子弛豫（dipole-dipole relaxation，R_{DD}），这是弛豫的主要组成部分；把质子与邻近电子磁矩之间的相互作用称为阶弛豫或无矢量弛豫（scalar relaxation，R_S），它对弛豫的影响远不如 R_{DD} 重要。目前 MRI 是以氢核为信号源，相邻氢质子的间距对于 R_{DD} 十分重要。它们的关系为 $R_{DD} = (V_1 \times V_2)/d^3$，其中 V_1、V_2 为不同质子的磁矩，d 为其间的距离。随着质子间距离变大，R_{DD} 减弱。

顺磁性物质具有一个或几个不成对的电子，具有持久的电子自旋，这些电子所具有的磁矩比质子磁矩大 657 倍。因此，如果它们介入 R_{DD}，质子的弛豫会加快约 500 000 倍（657^2）。由此可见，顺磁性物质在 R_{DD} 中的作用远胜过参与 MR 成像的氢质子。顺磁性物质的电子与氢核相互作用有两种方式：①偶极子耦合（dipole-dipole coupling），它与氢核和邻近电子的间距有关，与距离的 6 次方成反比。因此，为有效发挥顺磁性物质缩短 T_1、T_2 弛豫时间的作用，它们的不成对电子应接近或达到氢质子 3×10^{-10} m 以内。②无矢量耦合，它要求正在弛豫的质子贴近顺磁性离子的第一配位层（first corporation sphere），否则，弛豫过程不受影响。

顺磁性物质在体内的作用机制复杂，主要有质子-电子、偶极子-偶极子弛豫增强（PEDDPRE）和选择性 T_2 质子弛豫增强（PT_2PRE）。PEDDPRE 是顺磁性化合物中电子与邻近的带正电的质子之间的作用，系相邻两个偶极子之间的极性力所致，它的强弱与顺磁性物质的浓度以及所具有的不成对电子数相关。顺磁性物质的电子具有很大磁矩。它与电子运动一样，也保持固有的运动（翻转），形成一个不断变化的电磁场。这种磁场使两种能量的自旋状态（即低能位与高能位）之间出现感应，导致 T_1 缩短。同时，由于加速了质子自旋相位聚合的丧失，从而使 T_2 缩短。PT_2PRE 仅加速质子自旋去相位，造成 T_2 缩短，而与 T_1 无关，其作用强弱与顺磁性物质浓度的平方，以及它具有的不成对电子数的平方成正比。

顺磁性对比剂能缩短组织的 T_1 和 T_2 弛豫时间，改变组织信号对比，为诊断提供更多信息。可选择的顺磁性离子很多，有过渡金属，如锰（Mn^{2+}）、钛（Ti^{3+}）、铬（Cr^{3+}）、钒（V^{4+}）；有镧系元素，如钆（Gd^{3+}）、镨（Pr^{3+}）、铕（Eu^{3+}）；有超铀元素，如镤（Pa^{4+}）；有氧化氮-稳定自由根（$NSFR_S$），如吡咯烷（pyrrolidine）、哌啶（piperidine）。其中，钆的顺磁性最强。

顺磁性物质的磁化率小，无磁滞现象。顺磁性

MRI 对比剂通常采用 Gd^{3+} 和 Mn^{2+}。这些阳离子有未成对电子，多个未成对电子自旋产生的局部磁场能缩短邻近组织氢质子的弛豫时间。其中，T_1 缩短显著，在 T_1WI 表现为 MR 信号强度增高（T_1 效应），临床应用较多。T_2 缩短有限，在 T_2WI 表现为 MR 信号强度稍降低（T_2 效应，负效应，负强化），临床应用较少。

2. 药代动力学　钆喷酸葡胺（Gd-DTPA）由带正电的钆离子（Gd^{3+}）与带负电的 DTPA（配体）螯合而成。螯合是钳、爪的意思。Gd-DTPA 具有较为理想的药代动力学特性：①弛豫性强；②毒性小；③在人体内结构稳定；④溶解度高；⑤细胞外分布，不参与人体代谢；⑥不通过正常的血-脑屏障；⑦安全系数大；⑧半衰期短，主要经肾脏排出。

Gd-DTPA 符合 MRI 对比剂应具备的条件：①不成对电子数较多，形成的磁矩较大。Gd^{3+} 有 7 个不成对电子，它的磁矩为 10.8 玻尔磁子；②配位点多，可供水利用。Gd^{3+} 有 9 个配位点，水化分子的可动性较大；③运动速度减慢，有利于缩短 T_1、T_2 时间。尽管 Gd^{3+} 和 DTPA 螯合时被占用了 8 个配位，减弱了 Gd^{3+} 影响弛豫的性能，但另一方面，螯合物中钆离子的旋转速度减慢，使其影响力相应加强。尽管如此，螯合态 Gd^{3+} 影响弛豫的能力不及其游离态。与游离态 Gd^{3+} 浓度比较，把 Gd-DTPA 的浓度增加一倍，就可达到临床应用要求。

半数致死量（LD_{50}）是衡量药物近期内毒力的指标。Gd-DTPA 的 LD_{50} 为 20mmol/kg 左右，用于 MRI 增强检查的常规剂量或标准剂量仅为 0.1mmol/kg。用量不到其 LD_{50} 的 1%，安全系数（半数致死量/有效剂量）高达 200。而用于 CT 增强检查的含碘对比剂的安全系数为 8~10。实验证明，在快速注射 Gd-DTPA 后 10% 的狗出现血压升高和心跳加快，剂量较高时有一时性心电图改变。

经静脉注射后，Gd-DTPA 主要由肾小球滤过、清除。其半衰期在正常人体约为 1.5 小时，在肾功能不全者延长，重度肾功能不全者（肌酐清除率 <20ml/min）可达 30 小时。注射后 6 小时，经肾脏清除 83% 用量；24 小时内清除 91% 用量。注射后 7 天，90% 用量随尿液排出，7% 经粪便排出，体内剩余不到 0.3%（肝脏 0.08%，肾脏 0.1%）。Gd-DTPA 与游离 Gd^{3+} 不同，后者可长期沉积在骨骼及皮下组织中。

Gd-DTPA 不能通过完整的血-脑屏障和血-睾丸屏障，不能穿过红细胞膜，口服也不被胃肠黏膜吸收。仅极少量 Gd-DTPA 可通过胎盘屏障进入胎儿

体内。它们主要分布于血浆和血管外组织的细胞外间隙,无器官特异性。Gd-DTPA 的注射剂量与组织内的浓度存在线性关系,其分布容量与细胞外间隙容量一致。应用适当的脉冲序列和扫描技术,Gd-DTPA 可显示细胞外间隙的容量异常(水肿),区别组织水肿与肿瘤病变,揭示组织灌注及毛细血管通透性的改变。对于一些因碘过敏不能进行 CT 增强扫描的患者,MRI 增强扫描可作为一种替代检查方法。

游离的钆离子对人体有毒性,不能直接注入体内。DTPA(pentetic acid,喷替酸)与 Gd^{3+} 螯合后可降低其毒性。在人体内不应有 Gd^{3+} 与 DTPA 分离的现象。

(二) 铁磁性对比剂

铁磁性物质具有较高的磁化率,在无外磁场环境时仍保持磁性。这些铁磁性粒子的直径一般在 $0.1 \sim 10 \mu m$,不溶于水,只能采用匀浆或载体形式给药,多制成适于胃肠道通过的口服制剂。它的磁矩比顺磁性物质更高,可明显加速邻近组织氢质子弛豫,显著缩短 T_2,多用于 T_2WI 增强检查且所需对比剂的浓度远低于顺磁性物质。用聚合物如丙烯酸树脂将铁磁性粒子包衣后,粒径在 $5 \sim 20 \mu m$ 之间,加入增稠剂或表面活性剂时制成混悬剂。口服对比剂后在 T_2WI 可降低消化管内液体的信号强度,用于上腹部和消化道 MRI 检查。

(三) 超顺磁性对比剂

在磁学中,当铁磁性粒子的体积减小到使磁能小于热能时,热运动引起的磁畴随机起伏,微粒的磁性将类似顺磁性,但微粒的磁矩远大于顺磁质,称为超顺磁性微粒。外磁场消失后,超顺磁性物质的磁性消失。

作为一种超顺磁性 MRI 对比剂,铁氧化物(如 Fe_3O_4)的微粒远小于铁磁性粒子。Fe_3O_4 呈现超顺磁性的临界直径约为 30nm。超顺磁性对比剂能显著缩短 T_2,主要影响 T_2WI 对比度,使组织在 T_2WI 信号降低,其原因是超顺磁性微粒产生不均匀磁场,加速氢质子失相位。它对 T_1 影响较小。在低场 MRI 扫描且应用低浓度对比剂时,可缩短 T_1,使组织在 T_1WI 信号稍增高,临床应用不多。

许多因素影响超顺磁性对比剂的有效性,如氧化铁结晶的大小、磁学性质、所带电荷或包衣材料。这些理化性质不仅影响对比剂的成像效果,也影响制剂的稳定性、组织分布、代谢及消除速率。超顺磁性微粒可由右旋糖酐、右旋糖酐衍生物、淀粉、硅油、阿拉伯半乳糖聚糖、蛋白质等包衣。超顺磁性氧化铁微粒制剂(SPIO)已应用于临床,单次剂量为 50 ~

100mg,这仅占人体总铁量的很少一部分。对大鼠的示踪实验结果表明,对比剂中铁微粒可转入体内铁库。

第二节　MRI 对比剂的分类

1984 年 Carr 首次研究 Gd-DTPA 对人脑肿瘤的强化作用。1987 年美国 FDA 正式批准其作为 MRI 对比剂,可用于全身器官及组织的 MRI 增强检查。1988 年第一个商品化的 Gd-DTPA 投入市场。此后,各种钆对比剂的出现如百花齐放,其中具有器官或细胞特异性的靶向对比剂异军突起。目前靶向肝细胞和网状内皮系统的对比剂已进入临床应用,分布于血液的血池对比剂仍处于试验阶段。

一、细胞外间隙对比剂

细胞外间隙对比剂(ECCM)是顺磁性金属离子(如 Gd^{3+})与配体(如 DTPA、DOPA)的螯合物,以钆喷酸葡胺(Gd-DTPA)注射液为代表。注射后 Gd-DTPA 在人体一过性分布于血浆和细胞外间隙,形成持续约 3 分钟的早期分布相(可利用此期间实施不同方案的动态增强扫描)。Gd-DTPA 不进入细胞,不分解代谢,24 小时内以原形经肾脏消除 91%。

ECCM 的分子量(约 938)较小,给药方式多采用手推或高压注射器经静脉团注(bolus injection,弹丸样注射,一种单次快速静脉注射技术),给药后随血液循环到达身体各部位,并在血管末梢处越过内皮细胞之间的缝隙,无选择地快速弥散至大多数正常或是病变组织的细胞外间隙,在 T_1WI 产生多部位多器官的强化效应,故属于非特异性对比剂。ECCM 的临床应用范围广泛,已成功用于脑与脊髓、乳腺、心血管、腹盆器官和骨骼肌肉病变的增强 MRI,以及全身大范围 MRA 检查。ECCM 目前已成为各个 MRI 检查部门的必备药物。

二、肝细胞特异性对比剂

由于肝细胞特异性对比剂的分子结构特别,故能被正常的肝细胞摄取及转运。临床上主要用于提高肝脏肿瘤的检出率、鉴别肿瘤是否为肝细胞来源以及评价肝细胞功能。根据作用机制不同,可将其分为两类。

(一) 肝胆对比剂

把顺磁性金属离子与配体螯合,并且对其分子进行特别修饰后,可制成经肝胆系统排泄的专用对比剂。静脉注射后这些对比剂可被功能正常的肝细胞摄取,之后随胆汁进入胆管系统。在肝胆期 T_1WI,具有正常肝细胞功能的肝组织和肝内外胆管明显强化,主要用于提高复杂情况下肝脏 MRI 的诊断效能,如提高小肝癌(直径<2cm)的诊断敏感性、鉴别肝脏局灶性病变、显示胆管结构等。目前在临床应用的产品有 Gd-EOB-DTPA、Gd-BOPTA 和 Mn DPDP。

1. 钆螯合物 Gd-DTPA 是以钠盐或葡甲胺盐的形式用于临床,但渗透压偏高。为改变这一情况并调节其体内分布,通过修饰 DTPA 结构,合成了许多 DTPA 配体衍生物。例如,在 DTPA 分子两端引入对肝细胞表面去唾酸糖蛋白受体有识别作用的 D-半乳糖基团,可制成非离子型对比剂 Gd-DTPA-BMA(钆喷酸二酰甲胺)。此外,螯合剂 DOTA(四氮十二环四乙酸)和 HP-DO3A(羟丙基四氮十二环三乙酸)与 Gd^{3+} 形成的大环配体螯合物也已进入临床。上述顺磁性螯合物可借助多糖、多肽、生物大分子、脂质体等的生物特性,靶向进入特定的细胞或组织。

钆与芳香环的螯合物有较高的亲脂性,能被正常肝细胞摄取并随胆汁排泄。进入肝细胞和滞留在胆管的对比剂,通过缩短 T_1 使局部组织在 T_1WI 呈高信号,而不能摄取对比剂或是不含正常肝细胞的肝组织及病灶表现为低信号。相关产品较多,目前临床应用较多的是钆塞酸二钠注射液(Gd-EOB-DTPA,商品名:普美显,Primovist)。普美显可被看作是一种双功能对比剂,故不仅可作为 ECCM 用于肝脏动态增强扫描检查,形成动脉期、门脉期、延迟期影像,还可在静脉团注后 10～20 分钟扫描,获得肝胆期影像(图 3-2-2-1)。试验表明,肝细胞因摄取普美显而引起的肝脏强化表现开始于静脉注射开始后 1.5 分钟,在 20 分钟达到高峰,持续约 2 个小时。在分析病变、做出定性诊断时,应在多期动态增强扫描影像了解病变的血供特征(如富血型、少血型、肝动脉供血为主、门静脉供血为主),在肝胆期可根据病变有无强化(摄取)表现进一步评估其内有无正常功能的肝细胞,同时还应评估病变外组织的肝细胞功能以及肝内外胆管形态。

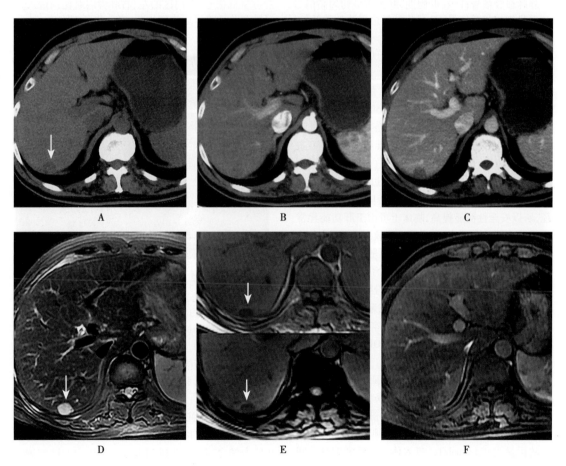

A B C

D E F

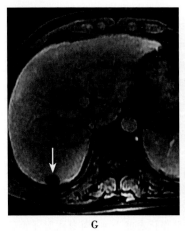
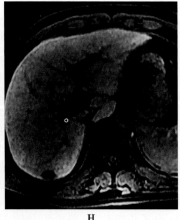
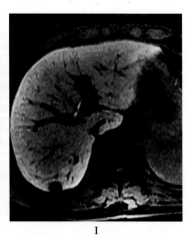

G　　　　　　　　　　　H　　　　　　　　　　　I

图 3-2-2-1　少血型小肝癌 Gd-EOB-DTPA 增强 T₁WI 表现

患者男性,53 岁,乙型肝炎病史 20 余年,近日超声检查提示肝右后叶低回声病变,A. 肝脏轴面 CT 平扫,肝右叶 S7 段见一个低密度病灶(箭);B. 肝脏 CT 动脉期,病灶轻度强化,呈稍低密度;C. 肝脏 CT 门脉期,病灶仍呈低密度,周围的肝实质明显强化;D. 肝脏 MRI 检查 FRFSE FS T₂WI,肝右叶 S7 段病灶呈高信号(箭);E. 肝脏 FSPGR 同相位(上)和反相位(下)T₁WI,病灶呈均匀低信号(箭);F. 静脉团注 Gd-EOB-DTPA 后 25s 动脉期,病灶后部见轻度强化的小灶高信号;G、H. 分别为 70s 门脉期、4min 延迟期图像,病灶呈均匀低信号(箭),最大直径 19mm,注意病灶周围的肝实质信号逐渐增高并最终超过门静脉血管信号;I. 在肝胆期,肝实质呈均匀高信号,门静脉呈低信号,肝门区的左、右胆管因对比剂进入而呈细线状高信号,S7 段病灶呈边界清楚的低信号。肝脏部分切除术后病理诊断:高分化肝细胞癌

Gd-EOB-DTPA 的生化特性与 Gd-DTPA 相似,但两者的弛豫率和排泄途径不同。实验表明,钆塞酸二钠的 T₁ 弛豫率约为 Gd-DTPA 的 4 倍(推荐剂量 0.025mmol/kg),进入体内后约 50% 被功能正常的肝细胞摄取并经胆汁排泄,其余 50% 经肾脏排出。利用钆对比剂在肝内外胆管蓄积的时机,可进行基于 T₁ 对比的磁共振胆管成像(MRC)检查(图 3-2-2-2)。由于钆塞酸二钠能够通过肝胆和肾脏两种途径排出体外,如果其中之一受阻,可走另一途径,所以安全性明显提高,临床上可用于肝功能异常或是严重肾功能受损的患者(建议按照说明书使用)。普美显的肝细胞特异性较高,故在动态增强扫描期间因正常肝细胞摄取对比剂引起的肝脏(背景)信号强度增高较明显,尤其在门脉期和延迟期,正常肝组织的信号强度往往接近或超过门静脉的信号强度,这样,一些在 Gd-DTPA 原本呈等信号或稍高信号的病灶(如血管瘤)在 Gd-EOB-DTPA 可能表现为相对低信号。

钆贝葡胺注射液(Gd-BOPTA,商品名:莫迪司,Multihance)是另一种临床常用的双功能对比剂,适应证与 Gd-DTPA 相同,除可进行动脉期、门脉期、延迟期动态增强扫描外,还可获得肝胆期影像。莫迪司的用量为 0.1mmol/kg,进入体内血浆和细胞外间

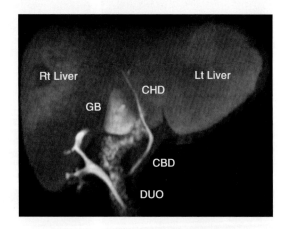

图 3-2-2-2　基于 T₁ 对比的 MRC 表现

静脉注射钆塞酸二钠后 20 分钟行 FSPGR T₁WI 薄层扫描,再对原始图像进行 MIP 重组,即可形成三维 MRC,图中肝总管、胆总管、胆囊、十二指肠以及右侧肾盂因充盈对比剂而呈高信号(左侧肾盂在图像后处理时已被擦除),肝脏轮廓清晰可见

隙后 96% 经肾脏排泄,4% 经肝细胞摄取后随胆汁排出。肝胆期扫描可在静脉团注 Gd-BOPTA 后 40 ～ 120 分钟之间的任意时刻进行。莫迪司的肝细胞特

异性相对较低,故在动态增强扫描期间因正常肝细胞摄取对比剂引起的肝脏(背景)信号强度增加相对较轻。

2. 锰螯合物 临床应用很少。主要产品是锰福地匹三钠注射液(Mn-DPDP),是锰离子(Mn^{2+})与吡多醛-5′-磷酸(DPDP)的螯合物。Mn-DPDP进入人体后经过脱磷酸作用,Mn^{2+}被内源性Zn^{2+}置换,从配体DPDP释出并很快与血浆蛋白质结合,约80%被功能正常的肝细胞摄取并经胆汁在4天内随粪便排泄,其余20%与所有DPDP则在24小时内经肾脏随尿液排出。Mn^{2+}能缩短靶组织的T_1时间,使其MR信号强度增高。正常肝脏在结束输注后2~4小时强化最明显,肝细胞癌和转移瘤等病变因不摄取而呈相对低信号。用量:0.5ml/kg,经静脉缓慢滴注,速度为2~3ml/min,给药时间约8~20分钟。游离Mn^{2+}有生物毒性,血中浓度升高会产生毒性反应。动物实验提示无机化合物$MnCl_2$的半数致死量LD_{50}在大鼠和狗各为300~400μmol/kg和3600μmol/kg。结合态Mn^{2+}的毒性减弱。不良反应(如恶心、呕吐、血压升高)较明显,大剂量使用可能致胎儿畸形。孕妇、哺乳期妇女、重度肾功能不全、严重肝功能减退(Child-Pugh C级)及胆管阻塞性疾病者禁用。

(二)肝细胞受体对比剂

这类对比剂的主要成分为较小的超顺磁性氧化铁颗粒(SPIO),产生很强的缩短T_2效应。SPIO表面用阿拉伯半乳聚糖(一种多糖)或无唾液酸基胎球蛋白(一种去除唾液酸基的糖蛋白)包裹后,在肝血窦内通过肝细胞表面的无唾液酸糖蛋白受体被转运到肝细胞内。相关产品有Guerbet公司生产的AG-MION、AG-USPIO和BMS180550。由于是通过受体传递方式被肝细胞直接摄取,因而具有特异性。与通过库普弗细胞摄取的网状内皮系统对比剂比较,经受体摄取的肝脏对比剂摄入量更多,分布更均匀,在T_2WI降低肝实质信号的作用更强。对人体的安全性尚在试验中。

三、单核-吞噬细胞系统对比剂

这类对比剂以SPIO为代表,颗粒的大小范围30~200nm,外层包裹葡萄糖或淀粉。经静脉注射后,主要经人体的单核-吞噬细胞系统摄取、清除,因此可作为以单核-吞噬细胞系统为靶器官的对比剂,主要用于肝、脾和淋巴成像。Ferumoxides(AMI-25)是一种用葡萄糖包裹的氧化铁晶体。注入鼠体内1小时后,经过巨噬细胞(肝脏库普弗细胞)的吞噬作用,剂量的83%聚集在肝脏,6%在脾脏。Feru-

moxides在细胞内被降解后,释放的铁质可被人体储存或用于合成血红蛋白。经静脉滴注Ferumoxides(20μmol/kg)后30分钟~6小时,肝脏信号强度在T_2WI持续降低。颗粒更小的SPIO称为超小超顺磁性氧化铁微粒(USPIO)。

SPIO基本上显示T_2缩短效应(T_2WI信号丢失),USPIO则有T_1缩短效应(T_1WI信号增加)。此外,USPIO化合物在血液中的半衰期较长(超过300分钟),因而可作为一种血池对比剂进行MR血管成像。由于这种颗粒大小的物质主要经单核-吞噬细胞系统清除,因而在静脉滴注这些对比剂后,它们聚集在肝脏及脾脏的单核-吞噬细胞,产生T_2效应。正常的肝脏组织存在库普弗细胞,而有些肝脏肿瘤不含库普弗细胞(如转移瘤),因此,SPIO对比剂可增加转移瘤与正常肝实质信号强度的对比,提高肝脏转移瘤的检出率。常用剂量为10~15μmol/kg。临床应用时需要经静脉缓慢滴注,持续30分钟左右,以减轻患者不适。轻度不良反应的发生率为10%~15%,背痛多见。

四、口服胃肠道对比剂

口服胃肠道MRI对比剂按其作用效果(引起肠腔MR信号强度改变)分为阳性对比剂和阴性对比剂。有些对比剂的阳性或阴性对比效果依赖MR脉冲序列(T_1WI或T_2WI),称为双相对比剂。

1. 阳性对比剂 阳性对比剂包括各种可提高肠腔信号强度的食物或液体食物、油脂以及含顺磁性物质的肠内容物。胃肠道马根维显(Magnevist Enteral)是商品化的胃肠道阳性对比剂,它由Gd-DTPA 1.0mmol/L与甘露醇15g/L混合而成,口服后胃肠道对比增强效果明显,可提高诊断敏感性。但甘露醇引起肠蠕动增加,产生运动伪影,并引起短期胃肠胀气、稀便及腹泻。

2. 阴性对比剂 阴性对比剂包括气体、钡剂、氟化物、氧化铁颗粒以及高浓度的顺磁性物质。将气体或钡剂注入直肠(如同X线钡灌肠检查),肠腔MR信号强度随之降低,但操作不方便,患者耐受性差。全氟溴辛烷是一种口服MRI阴性对比剂。这种氟化物具有致密低张特性,可穿过肠内容物并快速越过小肠,30分钟抵达结肠,胃肠道对比效果明显。氟可以取代胃肠液中氢质子,使其不产生MR信号(proton void)。

以氧化铁(Fe_2O_3、Fe_3O_4)晶体颗粒制成的对比剂,商品名Lumirem(Guerbet,Paris),是将直径10nm的氧化铁晶体包裹一层无活性的硅氧烷,后者防止铁吸收及铁粒聚合。对比剂中的铁颗粒通过降低肠内容物或液体的 T_2 时间,降低肠腔的 MR 信号强度,对比效果明显。不良反应有恶心、呕吐、胃肠胀气等。在梯度回波序列成像时可能产生磁敏感伪影。

3. 双相对比剂 可在不同的 MR 脉冲序列可产生不同的对比效果(阳性对比或阴性对比)。相关产品包括枸橼酸铁铵制剂(ferric ammonium citrate, FAC)和氯化锰制剂(商品名 Lumen Hance)。它们在 T_1WI 提高肠腔信号,在 T_2WI 降低肠腔信号。如口服 FAC 后,胃肠道的 MR 信号在 T_1WI 增高,在 T_2WI 降低,解剖细节显示更清晰。同时,充盈扩张的胃十二指肠与邻近结构紧贴,在肠腔对比剂的衬托下,邻近脏器的边界更易于分辨,尤其对肝左叶及胰头的前缘和右缘,进而提高 MRI 对上腹部疾病的诊断效能。FAC 作为阴性对比剂用于 MRCP 检查时,可抑制胃十二指肠液体的高信号,突出胰胆管水成像的效果,清晰显示病变的胰胆管形态(如梗阻端形态、狭窄段长度),提高 MRCP 的诊断准确性,尤其适用于 SSFSE 屏气二维采集的厚层 MRCP(不能在工作站做剪切等后处理加工)。

五、分子影像对比剂

随着分子和细胞生物技术的快速发展和基因组的不断破译,人们对于疾病本质的认识逐渐深入,如对许多致病原因的认识已上升到基因水平。如何在分子水平诊断、治疗和监测疾病的发展变化,成为当今医学界的热门话题。1999 年哈佛大学学者 Weissleder 提出了分子影像(molecular imaging, MI)的概念,即应用影像方法对活体状态下的生物过程进行细胞和分子水平的定性和定量研究。但对分子影像定义和内容的解释,其他专家持不同的观点。2005 年 4 月各专业的学者就分子影像的定义和内容进行研讨,指出分子影像学是应用影像方法,直接或间接地监测和记录一些与生物化学、生物学、诊断学和治疗学相关的分子或细胞的分布与变化情况。分子影像学研究的对象是具有真正生物学、医学价值的分子或基因,而 BOLD-MRI、弥散张量成像和脑磁图等研究并不属于真正的分子影像学内容。在分子水平的 MR 成像借助传统的成像技术,通过人工制备的特殊分子或探针引导,将非特异性物理成像转变为特异性(靶向)分子成像。MR 分子成像的优势在于它的高分辨力,可同时获得三维解剖结构图及功能信息图。这是核医学和光学成像难以实现的。MR 分子成像的不足是探针不多,敏感性较低。

应用信号扩增系统可提高敏感性。

(一)超顺磁性探针

主要包括 SPIO、USPIO 和单晶体氧化铁微粒(monocrystalline iron oxide nanoparticle, MION)。SPIO 的直径一般不超过 200nm,由 Fe_3O_4 和 Fe_2O_3 组成,外包碳氧葡聚糖,其氧化铁核心由多个单晶体构成。USPIO 的直径一般小于 50nm。SPIO 的颗粒大小影响其进入网状内皮系统的部位,直径较大的 SPIO 主要由肝、脾的网状内皮摄取,而颗粒小者主要进入淋巴结及骨髓组织。因 SPIO 颗粒在血液中被清除很快,故不适合作为标记组织的探针。而 USPIO 半衰期较长(1~3 小时),增强效果明显,适合作为探针。MION 的核心是单晶体氧化铁,直径 5nm,外围包裹数个纳米厚度的右旋糖苷,使其颗粒整体大小接近某些蛋白质分子。MION 具有良好的生物相容性,易于跨膜转运、合成、纯化,筛选工艺比较成熟,目前已被广泛应用于 MR 分子成像。通常在每克组织中 50nmol 浓度时,其 MR 信号即可被显示。

(二)报告基因系统

1. 酪氨酸酶-黑色素系统 酪氨酸酶是该系统中催化合成黑色素的关键酶。黑色素可与铁高效结合,缩短 T_1 弛豫时间,使相关组织在 T_1WI 信号增高。MR 信号强度的改变可反映酪氨酸酶基因的表达情况。据此可将酪氨酸酶基因作为标记基因,用于监测基因治疗效果。

2. β-半乳糖苷酶系统 钆螯合物是一种常用的 MRI 对比剂。Louie 等在实验中发现,β-半乳糖可以阻断钆螯合物内部水的结合位点,阻断率约 40%。因此,β-半乳糖与钆螯合物形成的结合物可降低质子的弛豫率。但该结合物经 β-半乳糖苷酶水解后,被释放的钆螯合物的弛豫率恢复。因此,通过 MRI 监测 β-半乳糖苷酶水解反应前、后弛豫率的变化,可了解细胞内 β-半乳糖苷酶的活性,用于诊断相关疾病。

3. 转铁蛋白受体(TfR) 主要分布于肝细胞、十二指肠黏膜细胞、表皮基底细胞、睾丸生精管、胰岛 Langerhans 细胞、胎盘绒毛膜和体滋养层以及骨髓的早期红细胞,其主要功能是自细胞外向细胞内转运铁(Fe)。脑组织内 Fe、Tf 和 TfR 的分布、转运和表达与脑外组织差别很大。脑组织 Fe 含量异常增高与脑组织变性病变的发生、发展有关。因此,了解脑组织 Fe 的分布和含量对诊断这些疾病有一定价值。同时,研究发现大部分肿瘤细胞 TfR 的表达水平增高,如细胞膜 TfR 增多和血液中 TfR 浓度增加。所以,活体内 TfR 成像有助于在分子水平诊断疾病和评估疗效。

目前应用的 TfR 探针主要有转铁蛋白-单晶体氧化铁微粒(Tf-MION)和抗 TfR 抗体-单晶体氧化铁微粒(anti-TRAb-MION)两种。它们对 TfR 的靶向MR 成像在体外细胞和动物活体上均成功。随着细胞移植技术的发展,以磁性对比剂标记移植细胞迁移路径和代谢活性的研究也有报道。

目前用以标记细胞的 MRI 对比剂有两类:其一以 Gd^{3+} 为有效成分,主要产生 T_1 效应(高信号、正性对比),技术难度较大;其二以单/多晶体氧化铁为有效成分,主要产生 T_2 效应(低信号、负性对比)。后者颗粒小、穿透性强,弛豫率为相同条件下 Gd^{3+} 剂的7~10 倍,能在低浓度时形成可探测的 MR 信号变化,同时具有生物可降解性,在被细胞代谢后可进入血浆铁池储存。以上特点使各种氧化铁对比剂成为较理想的 MR 分子成像探针。该探针有效时间较长,有利于动态观察标记细胞的迁徙过程,示踪活体细胞前景良好。目前正在进行动脉粥样硬化斑块稳定性评估以及骨髓干细胞、神经干细胞、心肌干细胞移植的动物实验。

六、脂质体对比剂

脂质体微球具有类似生物膜结构的双分子层磷脂,主要由各种脂质和脂质混合物(如磷脂、胆固醇)组成。在特定条件下,磷脂分子中的极性头部与极性头部结合,非极性尾部与非极性尾部结合,形成一个稳定的双分子层结构。膜中胆固醇的主要作用是改变纯磷脂层性质,调节膜结构的"流动性"。脂质体作为诊断和治疗药物的载体,具有以下优点:双分子层磷脂结构与细胞膜类似,组织相容性好;依据药物的理化性质,既可将其包封于脂质体水相内,又可结合于脂质膜表面;载药量大;双分子层磷脂具有良好的表面活性,能与多种活性物质连接,而后靶向导入特定的组织中。

(一)脂质体对比剂的制备及特性

在脂质体制备或通过脂质体膜修饰的过程中,通常将可螯合金属的活性基团(如 DTPA)与脂质膜的疏水或亲水基团结合。依据结合部位不同,脂质体对比剂有两种:①金属基团(如 Gd、Mn)与特定的螯合物结合,然后与脂质体双分子层的亲水基团结合,将对比剂包封于脂质体膜内;②螯合物经过疏水基团的化学修饰,通过疏水基团结合对比剂于脂质体表面。利用双性多聚螯合物(亲水、亲脂)与金属基团结合,再通过多聚螯合物的亲脂特性与脂质体表面基团结合,可使多聚螯合物携带更多的金属基团,增加对比剂的弛豫率。

根据脂质体结合的对比剂种类不同,可制成阳性(含 Gd、Mn)或阴性(含 SPIO)MRI 对比剂。脂质体对比剂进入机体后,按其作用方式可分为被动靶向和主动靶向两种。前者指静脉注射后在体内某些组织或器官中自然聚集(主要被富含单核-吞噬细胞的肝脾摄取);后者是通过在脂质体表面装置特异性归巢装置,使对比剂抵达特定的组织,或是通过改变双分子层磷脂的构成,使脂质体在某种条件下失稳定,而后在靶器官释出对比剂。

(二)脂质体对比剂的靶向成像应用

1. 被动靶向成像

(1)单核-吞噬细胞系统靶向成像:原理是脂质体经静脉注射后主要被富含单核-吞噬细胞的组织摄取,如肝、脾和骨髓。Kabulka 等利用 Gd 标记的脂质体进行 MR 成像动物实验,结果表明正常小鼠的肝、脾信号强度分别升高 110%、66%。Unger 等比较 Gd 标记的脂质体与 Gd-DTPA 增强检查显示大鼠肝转移瘤的差异,结果发现脂质体对比剂在 T_1WI 明显提高肿瘤与肝脏的信号对比,更容易检出转移瘤。

(2)血池对比剂心血管靶向成像:小分子量的ECCM(如 Gd-DTPA)能越过毛细血管壁内皮细胞之间的缝隙,快速弥散到血管外的组织间隙。而大分子量的脂质体对比剂能较长时间保留在血管内,因而更有利于评价组织的血流灌注、血容量和血管通透性。有人以 PEG 修饰的 Gd-DTPA-PLL 脂质体(PLL,polylysine,聚赖氨酸)作为血池对比剂,对兔和狗进行血管成像。结果表明脂质体对比剂在血中持续达 6 小时,能显著降低血液的 T_1 弛豫率,降幅达 600ms,在 CE-MRA 更准确显示粥样斑块、血栓和肿瘤引起的血管壁不规则,提高诊断可靠性。

2. 主动靶向成像

(1)抗体介导的靶向成像:不同的肿瘤或病变在体内可产生不同或相同的抗原。针对这些抗原制备以单克隆抗体为载体的对比剂,通过不同的方法(如顺磁性金属标记、免疫脂质体)将其导入特定的组织和细胞,进行 MR 成像。存在的问题是:细胞表面的抗原表达有限,因而靶向到特定组织中的对比剂浓度较低,增强效果较弱;抗体用量大,容易失活。

(2)受体介导的靶向成像:通过受体与配体特异性结合,将配体标记的脂质体对比剂导入具有特异性受体的细胞,进行 MR 成像。各种配体(如转铁蛋白、叶酸及多糖)标记的携药脂质体可提高脂质体的细胞靶向性。恶性肿瘤细胞常过度表达葡萄糖受体,以适应其高代谢。据此利用荧光脱氧葡萄糖进行 PET 成像,已在临床广泛应用。受体介导的 MR 成像能弥补 PET 成像分辨力低的缺点,不仅显示肿瘤的解剖结构,还可反映瘤细胞的代谢信息,为鉴别良、恶性肿瘤及选择治疗方案提供根据。

(3) pH 敏感脂质体靶向成像:当组织内 pH 降低时,稳定的双层脂质体结构可转变为不稳定的六角相,导致脂质体膜破裂,对比剂释出,此时 MR 成像可显示局部信号差别。实体肿瘤的细胞代谢活跃,组织缺血、缺氧常产生过多乳酸,使瘤组织内 pH 值较低。因此,可将对 pH 敏感的脂质体作为基因治疗及靶向细胞药物的载体,利用酸敏感对比剂进行肿瘤靶向成像。肿瘤组织的血管通透性往往升高,脂质体对比剂易于扩散到酸度异常的肿瘤间质内,而后脂质体膜变构、破裂,对比剂释出。

(4) 温度敏感脂质体靶向成像:温度敏感脂质体具有特定的相变温度。当环境温度低于相变温度时,脂质体保持稳定;当达到或高于液晶态的相变温度时,脂质体膜流动性增加、破裂,包封的对比剂释出。对比剂与组织内水分子相互作用,形成局部弛豫改变及信号差异,达到强化对比效果。据此可将顺磁性对比剂包裹于温度敏感脂质体内,进行靶向 MR 成像。

第三节　MRI 对比剂的临床应用

随着科学技术进步和人们认识水平提高,MRI 对比剂在诊断人体疾病和评价器官功能方面的应用越来越多。应用对比剂不仅丰富了病变的征象,更促进了影像检查技术与诊断学的发展。以下分述各系统和器官的应用情况。

一、神经系统

MRI 对比剂 Gd-DTPA 在中枢神经系统疾病的诊断中已广泛应用。通常以 0.1mmol/kg 实施增强 T_1WI 检查。中枢神经系统的血管内皮细胞彼此紧密连接,基底膜连续。在正常情况下,静脉注射后血管内的 Gd-DTPA 难以弥散至脑和脊髓的血管外组织间隙,因此,正常的脑和脊髓无化表现。

脑和脊髓组织出现异常强化提示血脑屏障破坏,多见于肿瘤、缺血、炎症、创伤等。此时,Gd-DTPA 通过血脑屏障,分布于细胞外的组织间隙内,形成各种强化表现,但并非所有的肿瘤和非肿瘤病变都会出现强化表现。在正常情况下,颅内有些解剖

区域(如松果体,垂体和漏斗,脉络膜丛,灰结节,蛛网膜颗粒,MECKEL 窝的硬脑膜反折、天幕)缺乏血脑屏障,故可出现强化表现。

1. 脑内病变　增强 T_1WI 的作用:①评估侵袭性病变(如肿瘤)和活动性病变(如 MS 脱髓鞘),活动程度与血脑屏障的破坏程度相关。②区分主要病变(如肿瘤)与周围水肿,确定病变边缘。③确定病变坏死与囊肿,缩小鉴别诊断范围。④肿瘤手术后评价疗效或随访有无复发。⑤提高小病灶显示率,如病变小于 5mm,病灶不伴水肿,病变位于脑沟或在 T_2WI 被脑脊液掩盖。

胶质瘤可有各种强化表现或无强化。成胶质细胞瘤的强化常伴有不均匀坏死区。低恶性度(WHO 分类 1～2 级)的胶质瘤可有占位效应,但在标准剂量下常无异常强化表现。成髓细胞瘤、室管膜瘤、原发的中枢神经系统淋巴瘤和无血脑屏障的肿瘤(如脉络膜乳头状瘤,脑室内脑膜瘤,松果体无性细胞瘤)常显著均匀强化。

增强 T_1WI 对于肿瘤手术后、放疗后和(或)化疗后随访非常重要。术后 5 天内显示的强化病灶多提示肿瘤残留。术后神经胶质增生与肿瘤复发均可强化,当二者在形态上无法区别时,应注意边缘强化的局灶性结节。脑部放疗后早期无强化,在后期(12～18 个月后)可显示强化。放射性脑坏死所致的异常强化不易诊断,有时需要 PET 检查。

增强 T_1WI 比平扫 MRI(T_1WI、T_2WI 和 DWI)以及 CT 扫描能更有效检出脑转移瘤。大剂量或双倍剂量 Gd-DTPA 可显示更多或更小转移瘤。以 0.1mmol/kg 钆对比剂(标准剂量)显示单个病变时,大剂量给药可能发现多个病变。

脑梗死发生后,T_2WI 常在 8 小时后显示异常信号。增强 T_1WI 能检出 T_2WI 难以显示的早期梗死(血管内征象),甚至可在梗死发生后几分钟内发现异常。这对皮质梗死更有用,而对大脑深部或脑干梗死的价值较小。

增强 T_1WI 能显示动静脉畸形的供养血管、隐匿性脑血管畸形、发育性小静脉畸形、静脉窦血栓形成以及肿瘤侵犯静脉窦。

对于脑实质感染,增强 T_1WI 能检出平扫 MRI 不易发现的小灶脑炎。成熟脑脓肿表现为环状强化,水肿性病变通常无强化。颞叶疱疹脑炎可见脑回状强化。

在脱髓鞘病变中,急性和亚急性多发性硬化斑块常有强化,可持续 4～12 周。病变的强化表现可早于 T_2WI 上异常信号的表现,有时使皮质-基底节病变显示更明显。多发性硬化与急性播散性脑脊髓

炎不易区分,但异常强化有助于区分硬化斑块与衰老性白质病变。

2. 颅内脑外病变　增强 T_1WI 对于诊断脑膜和其他的脑外病变至关重要。正常的脑膜很少强化。即使有强化,也表现为轻微且局部的小范围,如邻近蛛网膜颗粒处。异常的脑膜明显强化,常伴脑膜增厚。在平扫 MRI,急性脑膜炎多无异常发现,硬膜下与硬膜外积脓不易区分,而增强 T_1WI 可明确诊断。结核性脑膜炎和炎性肉芽肿病变易累及脑底部脑膜,增强 T_1WI 可明确病变范围。侵犯软脑膜和脑池的肉芽肿多于脑实质,可表现为局部的结节(早期)或弥漫性病变。毛霉菌和念珠菌所致的真菌性脑膜炎常有强化,而隐球菌感染多无强化。

增强 T_1WI 可显示直接种植及血源性播散的脑膜肿瘤。即使脑脊液细胞学检查为阴性,增强 T_1WI 也可能发现病变,尽管存在假阴性结果。脑膜瘤和神经鞘瘤较为常见,两者都显著强化。"硬膜尾征"多见于脑膜瘤,但无特异性。可疑内听道神经鞘瘤时,增强 T_1WI 必不可少。

蛛网膜下腔出血、外科手术、放射治疗、脑室分流术以及腰穿都可引起硬脑膜片状强化,可持续长达数年。对于垂体肿瘤,增强 T_1WI 可显示微腺瘤(注射对比剂后 2 分钟内表现为低信号灶,早期成像或动态扫描可避免漏诊),评价大腺瘤与海绵窦的关系。

二、头颈部

眼眶疾病方面,视神经炎在脂肪抑制增强 T_1WI 可见视神经强化,脂肪抑制 T_2WI 能显示神经胶质增生和水肿。视神经脑膜瘤显著强化,但视神经不受累,而视神经胶质瘤常有视神经增粗及不同程度的强化。血管瘤、转移瘤和神经鞘瘤显著强化,而炎性假瘤往往显示不同程度的强化。眼球内肿块(黑色素瘤,转移瘤,血管瘤)显著强化,而脉络膜增厚、渗出和视网膜渗出无强化。

对颅底肿瘤,增强 T_1WI 可评价肿瘤有无侵犯颅内和周围神经,包括海绵窦。邻近肿瘤的硬膜强化可能是炎性反应,而强化的硬膜增厚提示肿瘤侵犯。

颞骨迷路炎症时,耳蜗和(或)前庭常显示强化表现。在 Bell 麻痹时,面神经可出现全部或部分强化。而面神经鞘瘤和血管瘤表现为显著强化,二者多发生于膝状神经节。

正常的气管与食管黏膜、涎腺、甲状腺和淋巴组织可有强化表现。T_2WI 可能高估头颈部肿瘤(如鳞状细胞癌)的大小,或掩盖一些征象(如肿瘤坏死),脂肪抑制增强 T_1WI 显示病变边缘及内部坏死优于 T_2WI。但病变在增强 T_1WI 缺乏强化不能排除肿瘤诊断。

三、胸部

MRI 评价肺部肿瘤侵犯纵隔时增强 T_1WI 扫描并非必要。但是,增强 T_1WI 对鉴别大血管内的瘤栓与血栓很重要,前者有强化,后者一般无强化。增强 T_1WI 可评估淋巴瘤治疗后的活动性残余病变,对支气管肺癌的分期也有一定价值。后者需要 MRI 的扫描层面与支气管长轴平行(倾斜冠状面),以较好显示肿瘤与支气管、大血管和肺门的关系。MRI 检查还可同时显示淋巴结肿大(如气管前腔静脉后组、奇静脉组、主肺动脉窗、隆突下组)。注射 Gd-DTPA 后进行冠状面动态增强扫描,可以了解肺组织灌注情况;如在肺动脉充盈期同时进行 CE-MRA 检查,还可评价肺动脉解剖及有无肺动脉栓塞。

在心脏方面,增强 T_1WI 常用于评价心脏肿瘤的范围,区分心腔内肿瘤与血栓,了解心肌梗死的程度与面积。钆对比剂可使无再灌注及有再灌注的梗死心肌明显强化,且两者的强化类型部分重叠,故鉴别困难。

在乳腺病变方面,乳腺癌倾向于早期快速显著强化,而良性病变和正常乳腺实质的强化较弱且缓慢。对于乳腺 X 线摄影提示的病变,尤其在致密型乳腺,增强 T_1WI 的敏感度为 88% ~ 100%,特异度为 40% ~ 97%。注射 Gd-DTPA 后进行动态增强扫描,而后通过原始图像在工作站绘制时间-信号强度曲线,可明显提高乳腺癌的诊断可靠性。乳腺肿瘤治疗后随访时,增强 T_1WI 可用于鉴别手术后瘢痕与肿瘤复发,或评估化疗后肿瘤大小与内部变化。富血管的纤维瘤和乳腺炎性病变(多伴有明显临床症状)也有显著强化,有时与乳腺癌不易区别。

四、腹盆部

在大多数情况下,增强 MRI 对病变的定性诊断起决定作用,是平扫 MRI 的必要补充。这一区域应用的对比剂种类繁多。按给药途径不同,可分为静脉内对比剂和胃肠道对比剂;按作用机制不同,可分为细胞外间隙对比剂(Gd-DTPA)、肝胆对比剂(Gd-EOB-DTPA)和单核-吞噬细胞系统对比剂(SPIO);按作用效果不同,可分为阳性对比剂和阴性对比剂。它们各有适应证、禁忌证、用法、用量,以及相应的MR扫描序列和延迟时间。应按照使用说明书正确应用。

1. 肝脏　平扫MRI根据形态及信号改变确定肝脏有无病变。良性肿物(如血管瘤、囊肿)和转移瘤在T_2WI和DWI的表现存在一些重叠,增强T_1WI检查能提高诊断准确性。基于三期或多期动态增强T_1WI提供的强化特征或曲线,可对大多数病变做出定性诊断,如血管瘤表现为均匀强化(小病变)或是早期病变周边结节样强化而后向心性充盈(较大病

变),转移瘤则多为边缘冲刷样强化。总之,在诊断肝结节性病变方面,Gd-DTPA增强T_1WI的诊断准确性等于或优于普通的碘剂增强CT检查,但不及经动脉门静脉造影CT(CTAP)和肝动脉造影CT(CTHA)检查。

应用肝细胞特异性对比剂(如钆塞酸二钠、钆贝葡胺)可在一定程度上提高MRI诊断肝结节性病变的敏感性和特异性。Gd-EOB-DTPA增强T_1WI能鉴别具有正常功能的肝细胞性肿瘤与丧失功能的肝细胞性肿瘤以及非肝细胞性肿瘤。前者(如局灶结节状增生、大多数肝细胞腺瘤)摄取对比剂,在肝胆期T_1WI上病变的MR信号强度与周围的正常肝组织接近,通常表现为等信号或稍高信号(图3-3-4-1);

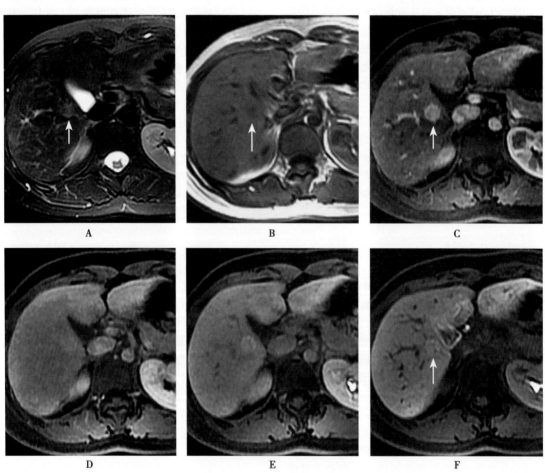

图3-3-4-1　肝细胞腺瘤Gd-EOB-DTPA增强T_1WI表现

体检时超声发现肝右前叶占位性病变。A. 肝脏轴面FRFSE FS T_2WI,肝右叶S5段见稍高信号病灶(箭);B. 肝脏FSPGR T_1WI,病灶呈均匀低信号(箭);C. 静脉团注Gd-EOB-DTPA后25s动脉期,病灶显著强化,呈均匀的高信号(箭);D～F. 分别为70s门脉期、4min延迟期、20min肝胆期图像,病灶呈稍高信号,边界清楚(箭),注意病灶周围的肝实质信号逐渐增高并最终超过门静脉血管信号,胆囊、胆总管及左侧肾盂在肝胆期因对比剂进入而呈高信号

后者(如转移瘤、大多数肝细胞癌)不摄取对比剂，病变的 MR 信号强度低于周围的正常肝组织，表现为低信号。如果局灶结节状增生(FNH)的组织结构异质性明显，在肝胆期 T_1WI 可呈稍低信号。较大的腺瘤常伴出血、坏死，坏死区不含对比剂，在增强 T_1WI 呈低信号。肝细胞癌(HCC)不摄取对比剂的基础是病变局部的肝细胞功能异常或病变区不含正常功能的肝细胞。临床观察发现，肝脏的再生结节(RN)、发育不良结节(DN)及高分化 HCC 因含有功能正常的肝细胞，可以摄取 Gd-EOB-DTPA，而炎性假瘤及小部分变异的肝腺瘤(约占 1/3)不摄取 Gd-EOB-DTPA。有报道 10% ~20% 的 HCC 在肝胆期呈等信号或高信号，推测可能与这些 HCC 的分化程度较高有关，还可能受病变局部及其周围肝细胞的胆汁分泌功能、是否存在肝硬化及其程度等多种因素影响。

在增强 T_1WI 上，判断一个病变 MR 信号强度高低参照的是病变周围(正常)肝组织的信号强度，因此，病变周围肝细胞对 Gd-EOB-DTPA 的摄取能力会直接影响阅片者对肝胆期病变局部信号高低的判断。肝细胞功能越正常，摄取钆塞酸二钠越多，背景信号强度增高越明显，不摄取 Gd 剂的病变与其周围的肝组织之间的信号强度对比越大；肝功能异常时正常的肝细胞减少，不能充分摄取钆塞酸二钠，肝实质的强化表现(背景信号)相应减弱，不摄取 Gd 剂的病变与其周围的肝组织之间的信号强度对比减小，病变检出率将不同程度降低。Gd-DTPA 增强 T_1WI 的对比度不受肝细胞摄取的影响，病灶及其周围的肝组织 MR 信号强度变化仅仅基于血池及细胞外间隙 Gd-DTPA 的分布及廓清速率，所以，有些病灶在 Gd-DTPA 三期动态增强扫描的信号表现与在 Gd-EOB-DTPA 明显不同，应注意区别。例如，肝血管瘤在 Gd-EOB-DTPA 增强 T_1WI 的延迟期可因病变周围的肝组织信号普遍增高而呈相对低信号(图 3-3-4-2)，而在 Gd-DTPA 的延迟期图像上低信号病灶通常不符合血管瘤表现。由此可见，在 Gd-EOB-DTPA 动态增强扫描的延迟期和肝胆期图像上，因不摄取对比剂而呈低信号的病灶除肝细胞癌和转移瘤外，尚有血管瘤等病变，而那些摄取对比剂后呈等信号或高信号的病灶也可能是肝细胞癌。简单地凭借肝胆期图像上病灶的信号高低判断良恶性可能导致误诊。严格掌握应用肝细胞特异性对比剂的适应证，综合分析病灶在各个脉冲序列的信号表现是做出正确诊断的前提。

菲立磁(Feridex)是一种含有氧化铁粒子的阴性对比剂，可以被肝窦壁的库普弗细胞摄取，使正常肝组织的 MR 信号在 T_2WI 显著减低，含库普弗细胞的肝结节(如 FNH、肝腺瘤)信号也随之降低，而不含库普弗细胞的肝结节(如小肝癌、转移瘤)呈相对高信号。

2. 胰腺 Gd-DTPA 增强 T_1WI 有助于胰腺肿瘤的诊断和鉴别诊断。例如，胰腺癌和胰岛细胞瘤的强化方式显著不同。一般认为，MRI 检查(包括增强 T_1WI)的诊断价值大于增强 CT 检查。

3. 脾脏 一些脾脏肿瘤的 MR 信号强度(如淋巴瘤)与正常脾脏组织类似，因此，平扫 MRI 检查作用有限。增强 T_1WI 能提高 MRI 诊断淋巴瘤的敏感性和特异性。

4. 肾脏 Gd-DTPA 增强 MRI 检出肾脏小病变的能力与增强 CT 相当。但在显示囊性与实性病变特征、肿瘤分期和下腔静脉瘤栓方面，MRI 具有一定优势。Gd-DTPA 可谨慎用于那些对碘剂过敏的患者。对于中度或重度肾功能不全的患者，应慎用或少用 Gd-DTPA(尤其钆双胺)，在不得已情况下应用后应该及时血液透析，或大量饮水、利尿，避免对比剂在体内较长时间停留。

5. 盆腔 MRI 检查在术前评价肿瘤(诊断、分期)和术后显示肿瘤复发方面优于 CT 检查。增强 T_1WI 的作用大于增强 CT 扫描，可以补充平扫 T_2WI 的不足。在评价前列腺癌、宫颈癌、子宫内膜癌、直肠癌等肿瘤范围和分期方面，多层面三期动态增强 T_1WI 可以通过更有价值的信息。增强 T_1WI 的不足是对一些早期的膀胱肿瘤与膀胱炎性病变鉴别困难。

6. 胃肠道 腹部呼吸和胃肠蠕动形成的运动伪影，以及胃肠内气体引起的磁敏感性伪影影响 MRI 的应用。近年来随着快速成像技术的发展，腹部 MRI 的时间分辨力及空间分辨力大为提高，图像质量明显改善。应用 MRI 胃肠道对比剂可以提高胃肠疾病的诊断水平，理想的对比剂需要：口感好，易服用；不增加或抑制肠蠕动；标记的肠腔信号均匀，对比效果明显；信号强度不随对比剂稀释或浓缩明显改变；不被胃肠黏膜吸收，不进入血循环；可从肠道完全排泄；不产生新的磁敏感性伪影；无毒无害，价格合理。

口服高浓度硫酸钡制剂和超顺磁性氧化铁颗粒(口服制剂)后肠管在 T_1WI 和 T_2WI 呈低信号。AMI-121 和 Ferumoxsil 缩短 T_2 弛豫时间，肠管在 T_2WI 呈低信号。甘露醇与 Gd-DTPA 混合液缩短 T_1 弛豫时间，肠管在 T_1WI 呈高信号。

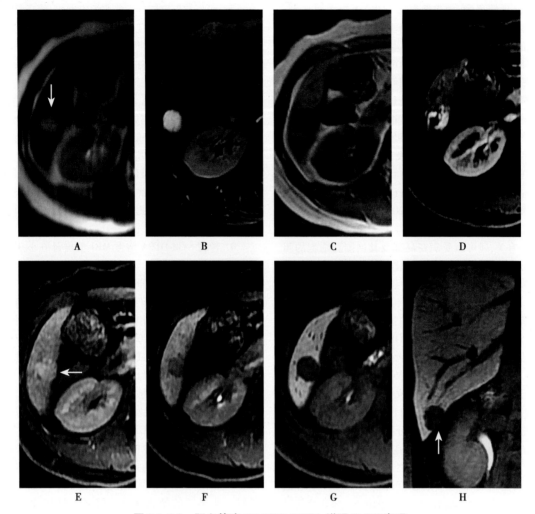

图 3-3-4-2　肝血管瘤 Gd-EOB-DTPA 增强 T₁WI 表现

超声检查发现肝右后叶病变,A. 肝脏轴面 SSFSE T₂WI,肝右叶 S6 段病灶呈高信号(箭);B. 轴面 FRFSE FS T₂WI,病灶呈明显高信号;C. 轴面 FSPGR T₁WI,病灶呈均匀低信号;D. 静脉团注 Gd-EOB-DTPA 后 25 秒动脉期,病灶边缘见结节状强化的高信号;E. 病灶在 70 秒门脉期几乎呈等信号(箭);F. 病灶在 4min 延迟期呈相对低信号;G、H. 分别为轴面及冠状面 20min 肝胆期图像,病灶呈均匀低信号,边界清晰(箭),注意病灶周围的肝实质信号高于门静脉、肝静脉及下腔静脉血管的信号,右侧肾盂因对比剂进入而呈高信号

五、脊柱

正常的椎间盘无强化表现。脂肪抑制增强 T₁WI 有助于诊断感染性椎间盘炎,确定骨髓炎的病变范围,提高脊椎动静脉畸形的检出率。对于椎管内肿瘤,增强 T₁WI 可以定位肿瘤(脊髓内,脊髓外硬膜内,脊髓外硬膜外),区分肿瘤与周围水肿,显示脊髓囊性病变特征,检出小病变,评价术后良性蛛网膜炎。

对于硬脊膜外病变,增强 T₁WI 常用于鉴别诊断肿瘤复发及椎间盘脱出(有强化)与术后硬膜外纤维化(无强化)。原发性硬膜外肿瘤,如脊膜瘤和神经鞘瘤常显著强化。表皮样囊肿、皮样囊肿、脂肪瘤和淋巴瘤等较少见。转移瘤多源于邻近椎体且有异常强化。

六、骨骼肌肉系统

平扫 MRI 能显示大多数骨与软组织肿瘤的大

小、部位及范围。但肿瘤周围的反应性改变,如水肿、出血、坏死、炎症及手术后改变,均可降低 MRI 的敏感性。脂肪抑制增强 T_1WI 可以提高敏感性,使其接近核素扫描且高于 CT 检查;区分骨肿瘤、无菌坏死,以及副交感神经营养不良性骨改变;大致区分肿瘤的组织学类型,为肿瘤活检和手术前定位提供依据;区分治疗(放疗或化疗)后改变与肿瘤复发,治疗后纤维化(形成早期例外)多无异常强化,而肿瘤复发常有异常强化;显示转移性病变;对类风湿关节炎患者,显示滑膜组织增生,以及关节破坏范围及病变活动性。活动性病变富血管,非活动性病变以纤维成分为主。

七、血管

磁共振血管成像(MRA)已在临床广泛应用。经静脉团注 Gd-DTPA 后实施的对比增强 MRA 检查(CE-MRA)能提高颈内动脉、主动脉、肾动脉和下肢动脉疾病的诊断准确性。CE-MRA 应用快速成像序列,在对比剂首过兴趣区动脉时获取影像。近年来,与心血管疾病(如动脉粥样硬化)有关的分子影像学研究和应用正在兴起。

1. 巨噬细胞成像 动脉粥样硬化的斑块内出现巨噬细胞,提示为高危斑块。一些磁性微粒(如 USPIO)主要在已破裂及易破裂斑块的巨噬细胞中聚集,而在稳定的斑块中少见。因此,巨噬细胞成像可作为评价动脉粥样硬化炎症过程或斑块稳定性的一种方法。静脉注射 USPIO 后 24~48 小时,采用对铁磁性物质敏感的 T_2^*WI(梯度回波序列)进行 MRI 检查,在局灶性铁微粒沉积的斑块处 MR 信号明显降低。

2. 凋亡成像 在细胞凋亡早期,细胞膜中的磷酸酰丝氨酸从正常情况下的细胞膜内侧面转移到细胞膜外侧面,发出可被吞噬的信号。动脉粥样硬化时巨噬细胞及平滑肌细胞凋亡增加,并导致斑块不稳定或破裂。因此,通过检测动脉粥样硬化斑块内凋亡细胞的多寡,可预测斑块危险性。附加素 V 对磷酸酰丝氨酸有亲和力,用磁性微粒标记的附加素 V 能够靶向凋亡细胞,这是凋亡细胞 MR 成像的基础。

3. 新生血管成像 斑块的稳定性与新生血管相关。不稳定斑块中新生血管较稳定斑块多,且集中于斑块的肩部和基底部。新生血管的内皮分泌许多特异性分子,如 $\alpha_v\beta_3$ 整合素。它们在正常细胞(如静止内皮细胞)中数量极少,但在缺血组织及肿瘤新生血管的内皮细胞增多,可作为 MR 成像的靶分子。应用靶向 $\alpha_v\beta_3$ 整合素的顺磁性微粒可使动脉粥样硬化病变的新生血管出现对比增强,显示新生血管的分布与程度。新生血管成像可用于评价斑块的稳定性及疗效。

4. 血栓成像 动脉粥样硬化斑块破裂后形成的急性血栓可引起心绞痛、心肌梗死及中风。早期显示这些血栓可为溶栓治疗提供依据,挽救濒死的心、脑组织。急性血栓的靶向目标主要有纤维蛋白、血小板及凝血因子。应用靶向纤维蛋白的特异性顺磁性对比剂可进行血栓 MR 成像。

八、SPIO 检测转移性淋巴结

目前 MRI 评价淋巴结主要依靠其大小,直径大于 1cm 为异常。但正常大小的淋巴结也可能有肿瘤转移,MRI 诊断困难。发现隐匿的肿瘤转移性淋巴结成为 MRI 新的研究课题。

经皮下间隙或静脉注射 SPIO 后,正常淋巴结能够摄取 SPIO 粒子。而肿瘤转移的淋巴结因吞噬细胞被破坏或吞噬功能受抑制,加之淋巴引流途径被肿瘤阻塞,故无力摄取或仅摄取少量 SPIO 粒子。结果是在 TSE T_2WI 上或 GRE T_2WI 上,正常淋巴结的 MR 信号明显下降,而肿瘤转移性淋巴结的 MR 信号保持稍高或轻度的不均匀降低。因此,SPIO 增强 T_2WI 可更准确评价肿瘤患者的淋巴结。GRE 序列的磁敏感性较高,应用 SPIO 后增强 GRE T_2WI 显示正常淋巴结信号降低比 TSE T_2WI 明显。故 GRE T_2WI 显示肿瘤转移性淋巴结更敏感。

九、干细胞移植后 MRI

应用移植的干细胞修复或取代病损的生物细胞方兴未艾。人们期望通过 MR 成像在活体监测移植干细胞的移行、分布及分化,为客观评价疗效提供依据。MRI 具有较高的软组织分辨力,超高场 MRI 系统的空间分辨力接近 $50\mu m\times50\mu m\times50\mu m$,具备在活体检测单个干细胞存在的潜力。

(一)阴性与阳性对比剂

干细胞被标记后才可在 MRI 显示。用于标记干细胞的对比剂目前有两类:其一以氧化铁为基础,在 T_2WI 产生阴性对比效应;其二以钆(Gd^{3+})为基础,在 T_1WI 产生阳性对比效应。

1. 超顺磁性氧化铁对比剂 主要有 SPIO、USPIO、MION 和 CLIO(cross linked iron oxide,交联氧化铁)。SPIO 和 USPIO 属于多晶体氧化铁微粒,直径较大,可达数百至数十纳米;MION 和 CLIO 属于单晶体氧化铁微粒,直径仅数个纳米。这些微粒具有磁力矩,在体内可使局部组织形成微观磁场梯度,显著缩短 T_2 值。通过 T_2 信号对比可示踪标记的移植干细胞。

超顺磁性氧化铁微粒对比剂的特点:生物相容性好,化学活性不活泼,毒副作用小,标记效率高,对 MR 信号强度(弛豫率)影响明显,Fe 可进入正常的细胞代谢并被重新利用。

2. 钆离子对比剂　应用葡聚糖包埋的 Gd^{3+} 标记胚胎细胞,可研究青蛙胚胎细胞的发育过程。含 Gd^{3+} 的双功能对比剂(gadolinium rhodamine dextran,GRID)可用于标记胚胎干细胞和神经干细胞,进行 MR 成像。由于器官组织中 Gd^{3+} 含量达到较高浓度才可被显示,且 Gd^{3+} 存在一定生物毒性,故不宜在人体内用于干细胞示踪。

(二) 干细胞的磁性标记

1. 标记方法　细胞标记是指通过某种方法,将标记物结合于细胞膜表面,并经细胞的胞饮作用,使其进入细胞内。MRI 可示踪磁性标记的细胞。例如,应用 SPIO 标记白细胞、淋巴细胞、单核细胞或干细胞后,可以进行 MR 成像。为提高细胞对 SPIO 的摄取量,可将其与多种转染介质(transfection agent,TA)结合,如脂质体及多聚阳离子。原理是 TA 表面带正电荷,细胞膜表面带负电荷,两者相遇后相互吸引,并诱导细胞膜发生胞饮或内吞,使对比剂进入细胞。

2. 标记干细胞的生物活性　以 SPIO 标记细胞应做到细胞内标记,这样可避免仅与细胞膜结合的磁性探针脱落或被其他细胞摄取。对磁标细胞进行普鲁士蓝染色,可见胞浆中存在大量含铁小囊泡,提示 SPIO 在细胞内。与未标记细胞相比,标记干细胞的生存能力、分化能力和凋亡率无明显差别,尚未发现短期或长期的毒性作用。

3. MRI 检测 SPIO 的敏感性　氧化铁微粒的 T_2 弛豫率很高,可用于干细胞显像。设备与脉冲序列方面,在 1.5T 和 1.5T 以上高场 MRI 系统,GRE T_2WI 对磁标记干细胞产生的低信号较敏感。量化分析表明,MRI 产生可见的信号对比,在体外成像约需 40 个标记干细胞,在体内成像约需 500 个标记干细胞。应用 USPIO 在体外标记单个干细胞,或在体内标记 3~50 个干细胞,即可在 T_2WI 产生低信号对比。T_2WI 低信号区与组织染色所示的标记铁相关。通过 MRI 示踪移植干细胞前景无限。

第四节　对比剂的不良反应及处理

钆对比剂(如 Gd-DTPA)应用方便,安全性高,已在临床上广泛用于增强 MRI 检查。一般不良反应的发生率约为 1.5%~3.0%,多表现为头晕、一过性头痛、恶心、呕吐、皮疹等。严重不良反应的发生率低于 1%,表现为呼吸困难、血压降低、支气管哮喘、肺水肿,甚至死亡,多见于患有呼吸系统疾病或体质过敏者。Gd-DTPA 不良反应的发生机制尚不清楚,推测与患者的身体状态或体内游离钆离子的化学反应有关。

一、不良反应的分类

(一) 根据发病速度

可将不良反应分为速发型(<1 小时)和迟发型(>1 小时至 1 周)。

(二) 根据病理生理改变

可将不良反应分为过敏样反应和非过敏样反应,分述如下:

1. 过敏样反应表现(表 3-4-1-1)皮肤(红斑、荨麻疹、血管性水肿、瘙痒),血流动力学(低血压、心动过速),呼吸系统(喉水肿、支气管痉挛、喘鸣),胃肠道(呕吐、腹泻)。

2. 非过敏样反应表现　心血管(迷走神经反应、心绞痛、肺水肿),神经系统(严重低血压、鞘内注射引起的惊厥),肾脏(对比剂诱发的肾病、急性肾衰、迟发型反应)。

肾源性系统性纤维化(nephrogenic systemic fibrosis,NSF)可能是一种新出现的与应用 Gd-DTPA 有关的不良反应。文献报道确诊的 200 例 NSF 均来自欧美地区。主要临床表现包括四肢皮肤变硬、变厚,感觉瘙痒或疼痛,色素沉着,形成橙色硬结或橘皮样外观。后期四肢关节挛缩、活动障碍。除皮肤与皮下组织外,NSF 也可累及心脏、肺脏、胸膜、膈肌、肝肾及横纹肌等部位,在多处形成以组织进行性纤维化为特征的系统性病变。对皮肤组织病理学检查可确诊本病。

NSF 的发病机制尚不明确。通过回顾分析这些 NSF 患者的临床资料,人们发现以下共性:①出现临床症状前 2~8 周患者有应用含钆对比剂(gadolinium-based contrast agents,GBCA)的历史;②患者多为急性肾衰、终末期肾病、肝-肾综合征或需要血液透析等具有中度至重度肾功能不全者;③使用较大剂量 GBCA。NSF 患者接受的剂量为标准剂量的 2~3 倍。应用标准剂量的 GBCA 时,在肾功能正常和肾功能不全者均未发现 NSF。对一组临床资料分析发现,使用 GBCA 进行增强 MRI 或 MRA 检查时,在没有筛查肾功能的前提下,接受标准剂量 GBCA 的

74124 例患者中无 1 例发生 NSF,而接受较大剂量 GBCA 的 8997 例患者中有 15 例(0.17%)发生 NSF。因此推测,NSF 与过量的钆(gadolinium)在体内较长时间残留或沉积有关,或与钆螯合物(gadolinium chelate)的稳定性相关。不同配体(如 DTPA,DTPA-BMA,BOPTA)组成的 Gd^{3+} 螯合物具有不同的热动力学稳定常数。有人观察到,体内的一些阳离子(如钙、铁、锌离子)可与 Gd^{3+} 螯合物中的钆离子竞争性交换,并与螯合物的配体分子结合,形成游离状态的三价阳离子钆(Gd^{3+}),后者多以无机磷酸盐形式($GdPO_4$)沉积在人体组织(如骨骼)中。4 所美国大学医疗保健中心的统计结果显示,应用钆双胺和马根维显后 NSF 的几率分别为 1/2913 和 1/44 224。

表 3-4-1-1　Ring 和 Messmer 对过敏样反应的分级与其表现

分级	皮肤黏膜	胃肠道	呼吸系统	心血管系统
I	红斑 荨麻疹 面部水肿 黏膜水肿			
II	红斑 荨麻疹 面部水肿 黏膜水肿	恶心(注射对比剂后发生)	咳嗽 呼吸困难	心率增快(大于30%) 血压减低(收缩压减低30%以上)
III	红斑 荨麻疹 面部水肿 黏膜水肿	呕吐和(或)腹泻	支气管痉挛 发绀	休克(不用 β 受体阻滞剂的情况下,收缩压低于 80mmHg,心率大于 100 次/分钟)
IV	红斑 荨麻疹 面部水肿 黏膜水肿	呕吐和(或)腹泻	呼吸停止	心搏骤停

临床研究发现,NSF 的高危因素包括有效肾小球滤过率(eGFR)低于 30ml/min 并接受较高剂量 GBCA、急性肾功能衰竭、静脉注射 GBCA 后间隔较长时间才血液透析、促炎症反应、血清 pH 较低和血磷水平高。此外,对于 eGFR 低于 15ml/min 的患者,在应用 GBCA 增强 MRI 检查后及时进行血液透析或可预防 NSF。目前尚无治疗 NSF 的有效方法。

二、不良反应的处理

1. 在给予治疗前保持冷静,排除低血糖,随后做好以下工作:

(1) 中止正在注射/输液的对比剂进入,安慰患者。

(2) 将患者放置在通风明亮处,寻求急诊科医师帮助。

(3) 记录发生反应的时间及所用对比剂的品种、浓度、体积。

(4) 测脉搏(心动过缓提示迷走神经反应,心动过速提示过敏休克性反应)。

(5) 量血压。

(6) 开通或保持静脉输液通路,为进一步急救提供条件。

(7) 吸氧(适应于任何情况:哮喘、心绞痛、血管迷走神经反应、过敏反应等)。

2. 皮肤症状的处理

(1) 荨麻疹:少数散在的皮疹无需处理,观察患者直到自行缓解。

(2) 严重和广泛的荨麻疹:苯海拉明:iv(成人 30mg,儿童 1.25mg/kg),或西咪替丁(成人 300mg 稀释到 20ml,iv;儿童 5~10mg/kg),雷尼替丁 50mg 稀释到 20ml,iv。

(3) 如果同时伴有低血压或支气管痉挛,可考虑注射肾上腺素。

3. 呼吸系统症状(吸氧 6～10L/min)

(1) 喉部血管性水肿(表现为吸气性喉鸣):肾上腺素:0.3mg 皮下注射,最大剂量 1mg;或 0.1mg,静脉滴注,必要时重复用药;类固醇激素:甲泼尼松 50mg,静脉滴注,或泼尼松龙 250mg,静脉滴注。

(2) 支气管痉挛(表现为呼气性喘鸣):$β_2$-受体激动剂吸入:2～3 次深吸;类固醇激素:甲泼尼松 50mg,静脉滴注,或泼尼松龙 250mg,静脉滴注;肾上腺素:0.3mg 皮下注射,最大剂量 1mg;或 0.1mg,静脉滴注,必要时重复用药。

4. 全身过敏反应(吸氧 6～10L/min)

(1) 诊断要点:低血压(收缩压<80mmHg);心动过速(心率>100 次/分钟);呼吸困难;皮肤体征异常;腹泻;呕吐。

(2) 处理原则:①体位:双腿抬高;②注射肾上腺素:剂量和效应因人而异,必须个体化用药,达到同样疗效所需的剂量可能差别很大。除非心搏骤停,肾上腺素通常 1/10 稀释(1mg 肾上腺素+9ml 生理盐水)后用药。将稀释的肾上腺素每次静脉注射 1ml,每隔数分钟注射 1 次,起效为止。因其血浆半衰期短,可根据临床症状每隔 3 分钟用药 1 次;③补充血容量:静脉输液,晶体溶液(生理盐水或林格液)30ml/kg,静脉滴注;而后胶体溶液 30ml/kg,静脉滴注。

5. 其他全身反应

(1) 心血管迷走神经反应(心动过缓、血压低):①吸氧 6～10L/min;②补充血容量,晶体溶液(生理盐水或林格液)30ml/kg,静脉滴注;③阿托品,成人 0.5～1mg,静脉滴注,必要时重复给药,最大总剂量 3mg;儿童 0.02mg/kg,静脉滴注,最大总剂量 2mg;④如果以上措施无效,按过敏性休克处理。

(2) 心搏骤停:吸氧 6～10L/min;心肺复苏;肾上腺素 1mg,静脉滴注,每 3 分钟重复给药 1 次;补充血容量。

(3) 心绞痛:吸氧 6～10L/min;硝酸甘油喷雾或舌下含服。

(4) 肺水肿:吸氧 6～10L/min;呋塞米(速尿)20～40mg,静脉滴注。

(5) 惊厥:吸氧 6～10L/min;地西泮(安定)5mg,静脉滴注。

(6) 低血糖(心慌、出汗、乏力、手抖、饥饿感、意识不清):葡萄糖,静脉滴注或口服。

6. 护理站日常准备

(1) 准备好抢救车,备好必要的抢救药物和器具。

(2) 向在岗操作的工作人员提供有关信息。

(3) 将急救电话号码贴到显眼的地方。

(4) 定期演练,进行专业培训或进修。

7. 不良反应监测

(1) 发生反应后立即抽血化验检查,测量组织胺和类胰蛋白酶水平(证明变态反应,或其他机制)。

(2) 随访患者 12～24 小时。

(3) 4～8 周后咨询变态反应专家,确定是否为特定对比剂过敏,或明确不良反应的原因。

8. 肾脏不良反应

(1) 对比剂肾毒性的定义:对比剂肾毒性指在排除其他原因的情况下,对比剂经血管内给药后 3 天内出现肾功能损害(血清肌酐升高 25%,达 44μmol/L 或 0.5mg/dl)。

(2) 相关危险因素:①血清肌酐水平升高,尤其继发于糖尿病肾病;②脱水状态;③充血性心力衰竭;④年龄大于 70 岁;⑤合并使用肾毒性药物,如非甾体类抗炎药。

(3) 对伴有危险因素的患者,宜采取适当的预防措施:①确保补充足够的液体(水化),在温暖的环境中,从对比剂给药前 4 小时至给药后 24 小时至少每小时补液 100ml,以增加液体容量,可根据临床情况口服软饮料或静脉滴注生理盐水;②使用低渗或等渗对比剂;③停用肾毒性药物至少 24 小时;④选择无需含钆或含碘对比剂的其他影像检查;⑤避免给予高渗对比剂;⑥避免给予大剂量对比剂;⑦避免给予甘露醇和利尿剂,尤其是袢利尿剂;⑧避免在短时间内进行多次造影或增强检查;⑨对于中度和重度肾功能不全者,在接受较大剂量对比剂后应当及时血液透析。

(马强　张洁　靳二虎)

参 考 文 献

1. 高元桂,蔡幼铨,蔡祖龙.磁共振成像诊断学.北京:人民军医出版社,2002

2. Schima W,Mukerjee A,Saini S. Contrast-enhanced MR imaging. Clinical Radiology,1996,51(4):235-244

3. Weissleder R,Mahmood U. Molecular imaging. Radiology,2001,219(2):316-333

4. Daldrup-link HE,Rudelius M,Oostendorp RA,et al. Targeting of hematopoietic progenitor cells with MR contrast agents. Radiology,2003,228(3):760-767

5. Moore A,Josephson L,Bhorade RM,et al. Human transferrin receptor gene as a marker gene for MR imaging. Radiology,2001,221(1):244-250

6. Wertman R,Altun E,Martin DR,et al. Risk of nephrogenic systemic fibrosis：evaluation of Gadolinium chelate contrast agents at four American universities. Radiology,2008,248(3):799-806

7. Baek CK, Choi JY, Kim KA, et al. Hepatocellular carcinoma in patients with chronic liver disease：a comparison of gadoxetic acid-enhanced MRI and multiphasic MDCT. Clinical Radiology, 2012, 67 (17):148-156

8. 柴超,夏爽,沈文. Gd-EOB-DTPA 的特性及其在肝细胞癌诊断中的应用现状. 国际医学放射学杂志,2014,37(1):33-36

第四章 颅脑疾病MRI诊断

颅脑组织结构复杂，自然对比较差。因为 MRI 具有较高的软组织分辨力，故非常适用于中枢神经系统疾病的检查和诊断。MRI 检查不仅能清晰显示颅脑病变，而且有助于了解病变与毗邻结构的关系，可以为临床制定治疗计划和评估预后提供有价值的信息。另一方面，对于急性脑出血、外伤后颅骨骨折等病变，CT 检查仍是首选。临床工作中应结合实际情况，合理选择影像检查技术，以良好的花费-效益比完成医疗工作。

第一节 检查方法、扫描序列和图像特征

一、扫描序列和图像特征

1. 常规扫描序列　一般采用自旋回波（SE）及快速自旋回波（FSE）序列的 T_1WI 及 T_2WI 检查，通过组织或病变的 T_1 及 T_2 信号特点判断组织特性。例如，脑脊液或囊性病变具有长 T_1、长 T_2 特性，故在 T_1WI 呈低信号，在 T_2WI 呈明亮高信号。脂肪在 T_1WI 和 T_2WI 均表现为高信号。脑出血后在亚急性和慢性期，因血肿含有正铁血红蛋白成分，后者具有明显的顺磁性，可使局部组织 T_1 缩短，因此在 T_1WI 及 T_2WI 均为高信号。钙化因无游离氢质子，在 T_1WI 及 T_2WI 均为低信号。大多数肿瘤组织的 T_1 和 T_2 值均较正常组织延长，一般实质性肿瘤的 MR 信号在 T_1WI 低于正常组织，但高于液体的信号；在 T_2WI 可呈高信号，但不及液体的信号明亮。肿瘤发生液化、坏死时，其 T_1 和 T_2 值均比实质性瘤体更长，因此在 T_1WI 为更低信号，在 T_2WI 为更高信号。神经胶质增生和脑水肿病变通常表现为片状长 T_1、长 T_2 信号，但无强化表现。总体而言，T_1WI 显示解剖结构较清晰，T_2WI 检出病变较敏感。

2. 快速扫描序列　目前的高档磁共振设备均预置有各种快速扫描软件（如 SSFSE、HASTE）和运动伪影矫正技术（如 Propeller、Blade），这不仅可以缩短 MRI 的检查时间，还有助于减轻头颅运动伪影，提高扫描成功率。常用的快速扫描技术包括螺旋扫描成像、平面回波成像、弛豫增强快速采集、快速小角度激发成像、梯度回波稳态快速成像等。在颅脑 MRI 检查中，快速扫描序列主要应用于小儿和不合作的成年人，如外伤患者、昏迷患者和一些不能自控的老年人。

3. 注射钆对比剂后增强 T_1WI 检查　在正常人，钆对比剂不能通过完整的中枢神经系统血-脑屏障，不能使正常脑组织的信号强度增加。当中枢神经系统的病变破坏血-脑屏障时，钆对比剂可进入脑组织并使脑内病灶强化。血-脑屏障破坏区局部因对比剂浓度增高，T_1 时间缩短，病灶强化后 MR 信号强度增加，这就使病灶与无强化的周围正常脑组织之间的对比增大，因而使病灶易于识别。神经系统 MRI 检查应用对比剂的指征为：①鉴别肿瘤与其他病变，为定性诊断提供依据；②早期诊断感染性病变和脱髓鞘性疾病；③检出微小病变，如垂体微腺瘤、内听道的小听神经瘤；④诊断血管性疾病，如脑静脉异常；⑤可疑病变多发时，通过增强扫描发现平扫 MRI 未能显示的隐匿性病灶，如脑转移瘤。

4. 脂肪抑制扫描（FS）序列　MRI 检查时脂肪抑制是指将高信号的脂肪信号抑制，以达到显示被脂肪高信号掩盖病变及鉴别组织特性的目的。临床上多用以鉴别局部高信号为含脂类物质病变（如脂肪瘤、畸胎瘤）或是出血性病灶。

5. 磁共振血管成像（MRA）　是一种非介入性颅内外血管成像办法。借助于血管内流动血液和静止的周围组织之间的 MR 信号差异，即流入增强效应，形成血管影像。主要的成像方法有时间飞跃法和相位对比法。MRA 对脑部和颈部血管病变（如大脑中动脉狭窄、颈内动脉狭窄）的显示效果与常规血管造影有较好的一致性，但存在将狭窄程度过高估计的倾向，有时难以区分血管狭窄和闭塞。由于

MRA 空间分辨力较低,显示细小的分支血管阻塞尚不理想。如果在静脉内注射 Gd-DTPA 对比剂后进行增强 MRA 扫描,可以提高血管信号的对比度,有利于显示更小的血管。总之,目前 MRA 检查仅作为一种筛查手段,多用于监控可能发生脑梗死的患者。

6. 液体衰减反转恢复序列(FLAIR) 又称水抑制序列、T_2FLAIR(注意与产生 T_1 对比的 T_1FLAIR 区别)。它能抑制自由水(如脑脊液)的高信号,同时得到 T_2WI 序列对检出病灶敏感的优点,目前已广泛应用于显示脑部病变,如脱髓鞘病变、多发性硬化、腔隙性脑梗死、脑肿瘤、炎性病变等。

7. 弥散加权成像(DWI) 弥散是分子在媒介中的一种随机热运动。DWI 是目前在活体上进行分子弥散测量与成像的唯一方法。在梯度磁场中,游离水分子的弥散运动导致 MR 信号衰减,衰减程度取决于组织的弥散系数及梯度磁场强度。由于弥散效应非常小,在常规 MRI 扫描及成像时可忽略不计。如果在 MRI 扫描序列中引入强梯度磁场,突出弥散效应,即可获得反映人体组织弥散信息的 DWI。DWI 中组织对比度主要取决于不同组织间的弥散系数,就如同 T_2WI 的对比度取决于不同组织的 T_2 值大小。在 DWI,水分子弥散快(ADC 高)的组织 MR 信号衰减大,呈灰黑色;水分子弥散慢(ADC 低)的组织 MR 信号衰减小,呈白色。评价病变时,建议同时测量病变局部及对侧相应部位正常组织的 ADC 值,用 rADC(相对 ADC)可以部分地消除个体差异对于绝对 ADC 值的影响。

8. 灌注加权成像(PWI) 磁共振 PWI 可以提供常规 MRI 和 MRA 不能提供的脑组织血流动力学信息。目前常用两种方法:动态磁敏感对比(DSC)PWI 和动脉自旋标记(ASL)PWI。DSC 是基于含钆对比剂的磁敏感效应,即静脉注射顺磁性钆对比剂后,含 Gd 剂的血液引起血管周围组织局部磁场不均匀,进而发生局部组织去相位,使局部组织在 T_2WI 信号降低(T_2 效应),而且信号减低程度与局部脑血容积成正比,结合血流通过局部组织的平均时间,即可计算出局部脑血流量(rCBF)。ASL 首先采用射频脉冲对流入脑组织前的动脉血质子进行磁性标记并使其形成内源性示踪剂,即给动脉血中自由移动的质子施加一个平面回波成像(EPI)单次翻转脉冲,而后追踪标记质子在脑动脉中的运行并采集进入扫描层面内标记质子的信号,最后经计算机重建,用标记的 EPI 图像减去未标记的 EPI 图像,得到

CBF 定性图,形成 MR 血流图像。ASL 无需静脉注射对比剂,能直接评估 CBF,是一种很有前途的技术。

9. 磁共振频谱(MRS) 目前临床上可用氢谱(^{1}H-MRS)和磷谱(^{31}P-MRS)检查,观察特定组织的细胞代谢物水平,在活体无创性实时提供组织在生理或病理状态下代谢物的动态变化、空间分布和能量状态,从分子水平反映活体组织的生物学信息。^{1}H-MRS 能够检测多种微量碳氢化合物和一些神经递质,如 N-乙酰天门冬氨酸盐(NAA)、胆碱(Cho)、肌酸/磷酸肌酸(Cr/PCr)、谷氨酸/谷氨酰胺(Glu/Gln,总称 Glx)、乳酸(Lac)、脂质(Lip)、肌醇(mI)等。常用的扫描序列有:①单体素^{1}H-MRS,扫描范围有限,但应用方便、结果直观;②多体素^{1}H-MRS,包括 2D PROBE-SI、3D Focal PROBE-SI 以及 Full coverage MRSI,需要对扫描数据进行人工后处理,方可形成 MRS 谱线。^{31}P-MRS 可以检测三磷酸腺苷(ATP)、磷酸肌苷(PCr)、无机磷(Pi)、磷酸单脂(PME)、磷酸双脂(PDE)等代谢物,其中 ATP 和 PCr 是能量代谢的重要物质。

MRS 检查有 STEAM、PRESS 两种技术,它们进行空间定位扫描时仅采样一次,启动 3 个射频脉冲(PRESS 为 90°-180°-180°采集,STEAM 为 90°-90°-90°采集)。PRESS 启动 3 个层面选择梯度激励 1 个体素,检测 1 个自旋回波(SE)信号,因回波时间(TE)较长,可能导致短 T_2 代谢物信号丢失。STEAM 虽然在这方面受限较小,但在第 2 和第 3 个 90°脉冲后,只有 50%的磁化矢量重聚,故信号丢失明显,基线不稳,适宜检出短 T_2 代谢物(如 mI、Glx)。单体素 MRS 谱线解释不均质病变较困难,而多体素 MRSI 易受脑室内脑脊液或头皮脂肪信号的污染。

10. 各向异性弥散张量成像(DTI) MR 弥散张量成像可观察组织在微观环境中的水分子弥散现象。在脑白质纤维束中水分子的弥散活动存在各向异性。除平行于神经突触长轴方向的运动外,水分子在其他各个方向的运动因受到轴突膜和细胞细丝骨架的限制,运动幅度较弱。MR 可以对含氢质子的水分子进行磁化标记,而不干扰它的弥散过程,通过检测其位移大小,间接反映组织形态、结构及几何排列信息,因此是一种理想的研究水分子弥散的方法。DTI 技术依据脑白质纤维束内水分子活动的各向异性,使平行于白质纤维束长轴方向的水分子弥散运动表现为高信号,实现白质纤维束显像。脑组

织的各向异性程度可用 FA 值描述,采用 FA 图显示脑白质纤维束的弥散张量成像。

11. **磁敏感加权成像(SWI)** SWI 是一个利用三维采集、完全流动补偿、高分辨力、薄层重建的梯度回波成像,可充分显示毗邻组织之间内在的磁敏感性差别,如静脉血、出血灶(反映红细胞不同时期的降解成分)、异常铁沉积等,尤其适合显示非血红素铁(如铁蛋白)。与传统的梯度回波不同,SWI 分别采集强度数据(magnitude data)和相位数据(phase data),并在此基础上进行数据后处理,将处理后的相位信息叠加到强度信息上,形成 SWI 对比。SWI 更强调不同组织磁敏感性差异的对比,故对出血性病变更敏感。与 GRE T$_2$*WI 比较,弥漫性轴突损伤时,SWI 可更清晰显示微小出血灶,表现为多发点状低信号或极低信号。与 FSE T$_2$WI 比较,SWI 显示脑内静脉畸形、海绵状血管瘤等病灶更敏感。正常脑静脉在 SWI 表现为线形低信号,故可应用 SWI 观察脑内静脉分布、形态。

12. **梯度回波序列(GRE T$_2$*WI)** GRE 序列通过磁体内极性相反的成对梯度产生回波。GRE 的第一个脉冲常用小的翻转角,如 15°~35° 脉冲。人体的纵向磁矩被这个小角度脉冲激发后,横向磁矩按 T$_2$* 快速衰减,此时施加一个反方向梯度,使快速衰减的横向磁矩重聚,并由此获得一个回波信号,即梯度回波。由于这个回波的强度按 T$_2$* 衰减,所以 GRE 序列要求磁场更稳定,梯度切换更快。GRE 没有常规 SE 序列的 180° 相位重聚脉冲,因此对于由局部磁场不均匀引起的相位离散非常敏感,常导致 GRE 信号丢失。出血发生后氧合血红蛋白逐渐转变为去氧血红蛋白,而后者为顺磁性物质,可造成局部磁场不均匀,导致 GRE 信号丢失。因此,颅内出血急性期病灶在 GRE T$_2$*WI 常表现为明显低信号。

二、扫描序列和层面选择原则

对于大多数颅脑疾病的临床诊断,MRI 检查时常规 T$_1$WI、T$_2$WI 仍是最基本的扫描序列。T$_2$FLAIR、DWI 对检出病变更敏感,且能进一步提供病变组织水分子状态的信息(如游离水与结合水、弥散自由与弥散受限),可作为常规 T$_1$WI 和 T$_2$WI 的补充。有人建议将 T$_2$FLAIR 和 DWI 作为颅脑 MRI 检查的常规序列。

对于快速扫描序列、脂肪抑制序列、注射钆对比剂后增强 T$_1$WI、梯度回波 T$_2$*WI、MRA 等技术,应

根据病情需要,酌情选择应用。PWI、MRS、SWI、DTI 等技术仅用于评价特定的疾病,或进行脑功能成像,其中有些扫描序列尚处于临床研究和探索阶段。它们对于诊断疾病的价值,以及对于脑功能研究的临床意义尚无定论。

选择扫描层面时,应将轴面 T$_1$WI 和 T$_2$WI 作为基本扫描层面。在此基础上酌情增加一个矢状面 T$_1$WI 或 T$_2$WI,使 MRI 的优势得到体现。冠状面扫描多用于显示和诊断某些特定部位的病变,如脑室旁白质病变、锥体束病变、垂体病变、颞叶边缘部异常、海马硬化、海马萎缩等。

第二节 正常 MRI 解剖

一、颅骨与脑膜

1. **颅骨** 组成脑颅腔的骨骼称为颅骨。颅骨分为颅盖和颅底两部分,其分界线为自枕外隆突沿着双侧上项线、乳突根部、外耳孔上缘、眶上缘至鼻根的连线。连线以上为颅盖,连线以下为颅底。

2. **脑膜** 颅骨与脑组织之间有三层膜。由外向内依次为硬脑膜、蛛网膜和软脑膜,统称脑膜。硬脑膜是一个厚而坚韧的双层膜。其外层为颅骨内面的骨膜,称为骨膜层;内层较外层厚而坚韧,在枕骨大孔处与硬脊膜延续,称为脑膜层。蛛网膜是一个半透明膜,位于硬脑膜深部,其间的潜在性腔隙为硬脑膜下腔。软脑膜是一层透明薄膜,紧贴于脑表面,常伸入脑沟、脑裂。

二、脑

脑位于颅腔内,为胚胎时期神经管的前部。脑可分为端脑、间脑、脑干和小脑,各部分形态与功能都很复杂。延髓是脊髓的延续,在腹侧面,其与脑桥的分界为桥延沟。脑桥上端与中脑及大脑相连。延髓、脑桥和小脑间的第四脑室由脊髓中央管开放而成。中脑导水管下通第四脑室、上通由间脑围成的第三脑室。导水管的背侧为四叠体的下丘和上丘,腹侧为中脑的被盖和大脑脚。自室间孔到视交叉前部的连线,为间脑和大脑的分界线;自后连合到乳头体后缘的连线,为中脑和间脑的分界线。大脑向前、向上、向后扩展,并覆盖间脑、中脑和一部分小脑。两侧大脑半球内的室腔为侧脑室,它借室间孔与第三脑室相通(图 4-2-2-1~图 4-2-2-30)。

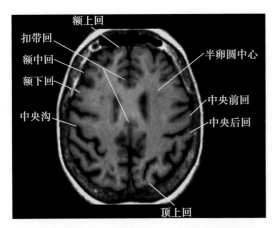

图 4-2-2-1

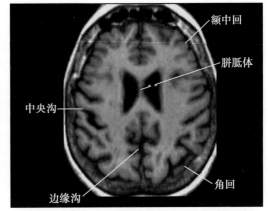

图 4-2-2-2

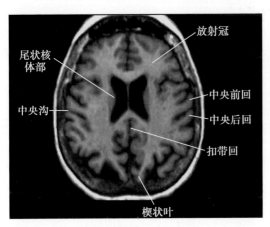

图 4-2-2-3

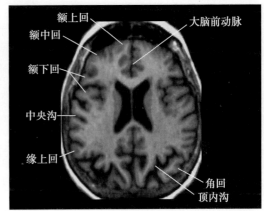

图 4-2-2-4

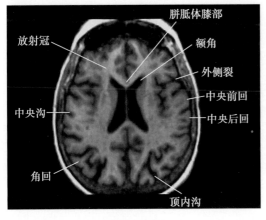

图 4-2-2-5

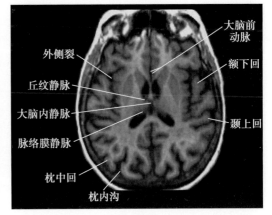

图 4-2-2-6

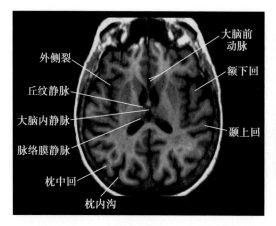

图 4-2-2-7

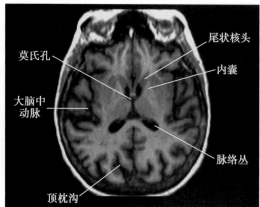

图 4-2-2-8

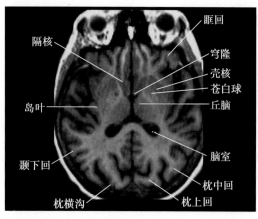

图 4-2-2-9

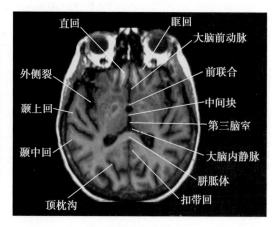

图 4-2-2-10

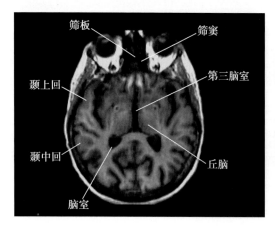

图 4-2-2-11

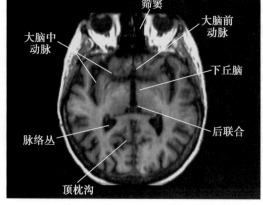

图 4-2-2-12

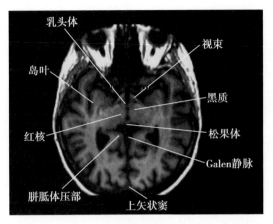

图 4-2-2-13

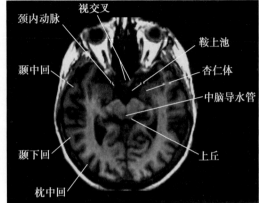

图 4-2-2-14

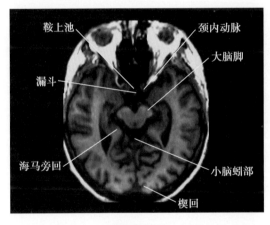

图 4-2-2-15

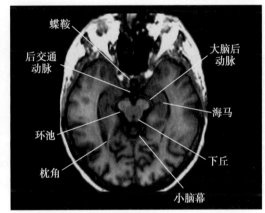

图 4-2-2-16

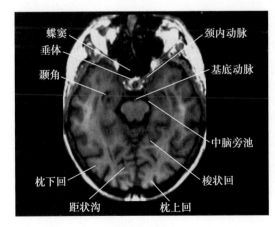

图 4-2-2-17

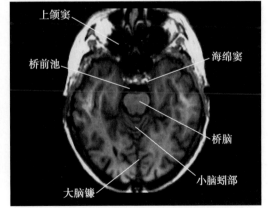

图 4-2-2-18

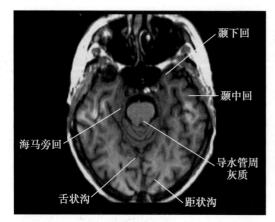

图 4-2-2-19

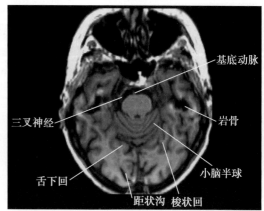

图 4-2-2-20

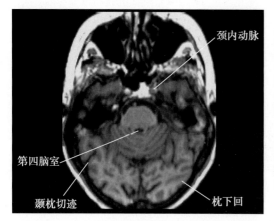

图 4-2-2-21

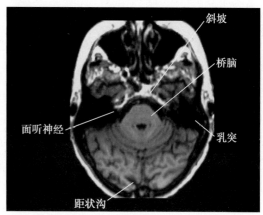

图 4-2-2-22

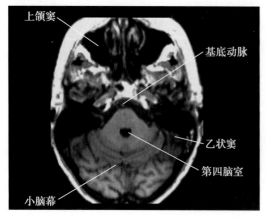

图 4-2-2-23

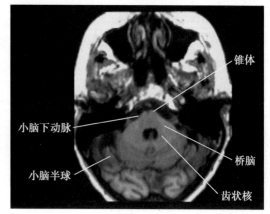

图 4-2-2-24

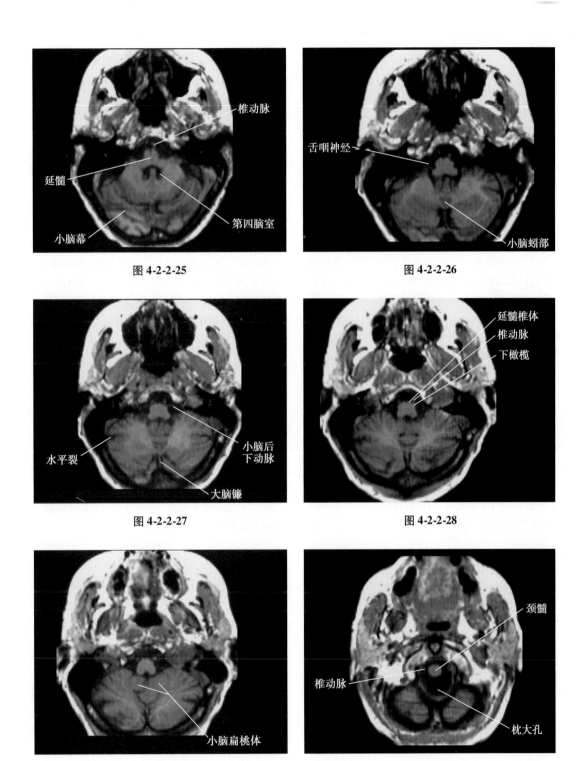

图 4-2-2-25

图 4-2-2-26

图 4-2-2-27

图 4-2-2-28

图 4-2-2-29

图 4-2-2-30

图 4-2-2-1 ~ 4-2-2-30   正常颅脑结构 MRI 解剖

不同层面的轴面 T_1 WI 由上至下显示不同部位的脑组织结构

三、脑脊液腔

脑脊液是一种无色透明的液体,存在于脑室系统、脑组织周围的脑池和蛛网膜下腔内。脑脊液的主要功能是在脑脊髓与颅腔或椎管之间起缓冲作用,有保护性意义。脑脊液还是脑组织与血液之间进行物质交换的中介。脑组织中没有淋巴管,由毛细血管漏出的少量蛋白质,主要经过血管周围间隙进入蛛网膜下腔的脑脊液中,然后通过蛛网膜绒毛回归血液。一般认为,脑脊液主要由脑室内的脉络丛产生。由侧脑室产生的脑脊液,经左、右室间孔流入第三脑室,再向下流入中脑导水管和第四脑室,然后经第四脑室的三个孔流入蛛网膜下腔,再由蛛网膜颗粒汇入硬脑膜膜静脉窦,最后经颈内静脉返回心脏。脑脊液主要通过蛛网膜绒毛被吸收,进入静脉内血液。

四、脑神经

除嗅神经和视神经由胚胎时期的脑室壁向外凸出、演化而成外,其他脑神经的发生形式与脊神经相似,但又有其特点,即脑神经可分为感觉神经、运动神经和混合神经。其中,感觉神经和视神经分别与端脑和间脑相连,其余均与脑干相连,副神经尚有来自上颈髓的纤维。脑神经除躯体传入、传出和内脏传入、传出四种纤维成分外,还有特殊躯体传入和特殊内脏传入、传出三种纤维成分。

五、脑血液循环

脑血循环系统的特点是,成对的颈内动脉和椎动脉在脑底互相衔接,构成脑底动脉环。静脉血管往往不与同名动脉伴行,所收集的静脉血先进入静脉窦,而后汇入颈内静脉。各级静脉内都没有瓣膜结构。现将脑的动脉系统和脑的静脉系统简述如下。

1. 动脉　脑动脉的壁较薄,平滑肌纤维亦少。供应大脑和小脑的动脉主要是颈内动脉和椎动脉。

2. 静脉　脑的静脉多不与动脉伴行,它分为两组。浅组静脉主要收集皮质和皮质下髓质的静脉血,汇入邻近的静脉窦。深组静脉主要收集深部髓质、基底核、间脑、脑室等部位的静脉血,汇集成一条大静脉,注入直窦。

第三节　脑血管病 MRI 表现

一、高血压性脑出血

(一)临床表现与病理特征

高血压性脑动脉硬化为脑出血常见的原因。患者多有明确病史,突然发病,出血量一般较多。出血多位于幕上,常见于基底核区,也可发生在其他部位。依发病后时间顺序,脑内出血分为超急性期(<6小时)、急性期(6~72小时)、亚急性早期(4~6天)、亚急性晚期(1~2周)及慢性期(>2周)。脑室内出血常与基底神经核(尤其尾状核)血肿破入脑室有关,影像学检查显示脑室内高密度或出血信号,并可见液平面。小脑及脑干出血少见。脑干出血以脑桥多见,由动脉破裂所致。局部出血多、压力较大时,可破入第四脑室。

(二)MRI 表现

高血压性动脉硬化所致脑内血肿的影像表现与血肿形成的时间密切相关。对早期脑出血,CT 显示优于 MRI。急性期脑出血,CT 表现为高密度,尽管颅底的骨伪影可能使少量幕下出血难以诊断,但 CT 可清楚显示大多数脑出血。一般在出血后 6~8 周,由于出血溶解,CT 表现为脑脊液密度。血肿的 MR 信号多变,并受多种因素影响,除血红蛋白状态外,其他因素包括磁场强度、脉冲序列、红细胞状态、血凝块形成时间、氧合作用等。

MRI 优点是可以观察血肿的溶解过程。了解血肿的生理学改变,是理解出血信号在 MRI 变化的基础。急性血肿因含氧合血红蛋白及脱氧血红蛋白,在 T_1WI 呈等至轻度低信号,在 T_2WI 呈灰至黑色(低信号);亚急性期血肿因形成正铁血红蛋白,在 T_1WI 及 T_2WI 均呈高信号(图 4-3-1-1)。伴随着正铁血红蛋白被巨噬细胞吞噬并转化为含铁血黄素,慢性期血肿在 T_2WI 可见血肿周围的低信号环。以上 MR 信号表现在高场 MRI 尤为明显。

【专家指点】

如果高血压病史明确,CT 表现典型,则不必进行 MRI 检查。高血压性脑出血最常见部位为基底核区,其他部位的出血应与继发性出血鉴别。MR 信号改变是判断出血时间的主要依据,但应考虑不同场强的影响。

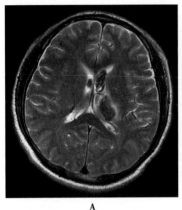
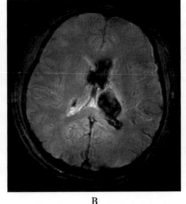
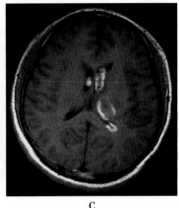

A   B   C

图 4-3-1-1　脑出血
A. 轴面 FSE T_2WI；B. 轴面 GRE T_2WI；C. 轴面 FSE T_1WI；MRI 显示左侧丘脑血肿，血肿破入
双侧侧脑室体部和左侧侧脑室枕角

二、超急性期脑梗死与急性脑梗死

（一）临床表现与病理特征

脑梗死是临床常见疾病，具有发病率高、死亡率高、致残率高等特点，严重威胁人类健康。伴随着人们对脑梗死病理生理学认识的提高，特别是提出"半暗带"概念和开展超微导管溶栓治疗后，临床需要在发病的超急性期内及时明确诊断，并评价缺血脑组织的血液灌注状态，以便选择最佳治疗方案。

依发病后时间顺序，脑梗死分为超急性期（<6 小时）、急性期（6~72 小时）、亚急性期（4~10 天）及慢性期（>10 天）。梗死发生 4 小时后，由于病变区持续性缺血缺氧，细胞膜离子泵衰竭，发生脑细胞毒性水肿。6 小时后，血-脑屏障破坏，脑细胞发生坏死，出现血管源性脑水肿。1~2 周后，脑水肿逐渐减轻，坏死的脑组织液化，梗死区内出现吞噬细胞，坏死组织被清除。同时，病变区胶质细胞增生，肉芽组织形成。8~10 周后，较大的病灶形成囊性软化灶，较小的病灶完全吸收。少数缺血性脑梗死在发病 24~48 小时后，可因血液再灌注（损伤）而在梗死区内发生出血，转变为出血性脑梗死。

（二）MRI 表现

MRI 检查是诊断缺血性脑梗死的有效方法，但 MRI 表现与梗死发病后的时间有关。常规 MRI 由于分辨力较低，往往需要在发病 6 小时后才能显示病灶，而且不能明确病变的范围及缺血半暗带大小，也无法区别短暂性脑缺血发作（TIA）与急性脑梗死，因此诊断价值有限。新的 MRI 技术，如功能性磁共振成像检查，可提供丰富的诊断信息，使缺血性脑梗死的 MRI 诊断有了突破性进展。

在脑梗死超急性期，T_2WI 上脑血管可出现异常信号，表现为正常的血管流空消失。增强 T_1WI 可见动脉强化，这种血管内强化是脑梗死最早的征象。它与脑血流速度减慢有关，在发病后 3~6 小时即可显示。血管内强化在皮质梗死（相对深部白质梗死）更多见，一般出现在脑梗死区及其附近，有时也见于大面积的脑干梗死，但在基底核、丘脑、内囊及大脑脚的腔隙性梗死时很少见。

由于脑脊液（CSF）流动伪影及相邻脑皮质部分容积效应的干扰，常规 T_2WI 不易显示大脑皮质表面、灰白质交界处、岛叶及脑室旁深部白质的脑梗死病灶，且不易对病变分期。FLAIR 序列可抑制 CSF 信号，使背景信号减低，同时增加病变 T_2 权重成分，显著增加病灶与正常组织的对比，使病灶充分暴露。FLAIR 序列的另一特点是可鉴别陈旧与新发梗死灶。两者在 T_2WI 均为高信号。但在 FLAIR 序列，陈旧梗死或软化灶因组织液化，内含自由水，T_1 值与 CSF 相似，故通常呈低信号，或低信号伴有周围环状高信号；新发病灶多含结合水，T_1 值较 CSF 短，多呈高信号。但 FLAIR 序列仍不能对脑梗死作出精确分期，对超急性期梗死的检出率也不高。应用 DWI 技术有望解决这一问题。

DWI 对缺血脑组织的改变很敏感，尤其是超急性期脑缺血。脑组织急性缺血后，由于缺血缺氧引起细胞膜 Na^+-K^+-ATP 酶泵功能降低，细胞内出现钠水滞留，即细胞毒性水肿。此时水分子弥散运动减慢，表现为 ADC 值下降，而后随着细胞溶解，出现血管源性水肿,最后病灶软化。相应地 ADC 值在急性期降低,在亚急性期多数降低,而后逐渐回升。DWI 图与 ADC 图的信号表现相反,在 DWI 弥散快的组织呈低信号(ADC 值高),弥散慢的组织呈高信号(ADC 值低)。人脑梗死发病后 2 小时即可在 DWI 发现直径 4mm 的小病灶;发病后 6 ~ 24 小时,T_2WI 可发现病灶,但与 DWI 比较,病变范围较小,信号强度较低。发病后 24 ~ 72 小时,DWI 与 T_1WI、T_2WI、FLAIR 显示的病变范围基本一致。72 小时后随诊观察,T_2WI 仍呈高信号,而病灶在 DWI 信号下降,且在不同病理进程中信号表现不同。随时间延长,DWI 信号继续下降,直至表现为低信号,此时 ADC 值升高。因此,DWI 不仅能对急性脑梗死定性分析,还可通过计算 ADC 与 rADC 值作定量分析,鉴别新发与陈旧脑梗死,评价疗效及预后。

DWI、FLAIR、T_1WI、T_2WI 敏感性比较:对于急性脑梗死,FLAIR 序列敏感性高,常早于 T_1WI、T_2WI 显示病变,此时 FLAIR 可取代常规 T_2WI;DWI 显示病变更敏感,病变与正常组织对比更高,所显示的异常信号范围均不同程度大于常规 T_2WI 和 FLAIR 序列。DWI 敏感性虽高,但空间分辨力较低,在颅底部(如颞极、额中底部、小脑)磁敏感性伪影明显,而 FLAIR 显示这些部位的病变较好。DWI 与 FLAIR 在评价急性脑梗死病变中具有重要的临床价值,两者结合应用可鉴别新、旧梗死病灶,指导临床溶栓及灌注治疗。

PWI 显示脑梗死病灶比其他 MRI 更早,且可定量分析 CBF。在大多数急性脑梗死病例,PWI 与 DWI 表现存在一定差异。在超急性期,PWI 显示的脑组织血流灌注异常区域大于 DWI 的异常信号区,且 DWI 显示的异常信号区多位于病灶中心。缺血半暗带是指围绕异常弥散中心的周围正常弥散组织,它在超急性期灌注减少,随病程进展逐渐加重。如不及时治疗,于发病几小时后,DWI 所示的异常信号区域将逐渐扩大,与 PWI 所示的血流灌注异常区域趋于一致,最后,缺血组织完全进展为梗死组织。可见,在发病早期同时应用 PWI 和 DWI 检查,有可能区分可恢复的缺血脑组织与真正的梗死脑组织(图 4-3-2-1,图 4-3-2-2)。

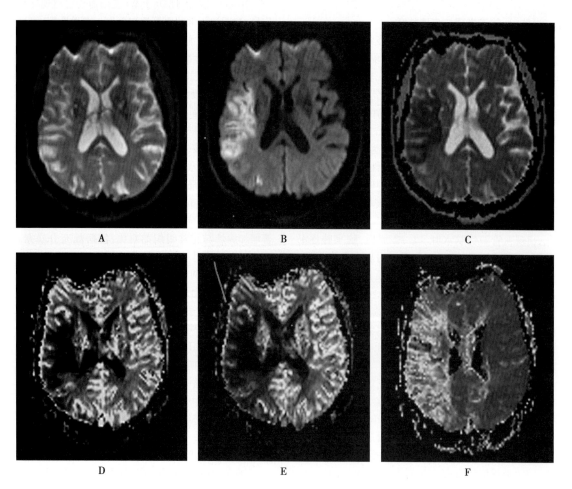

A   B   C

D   E   F

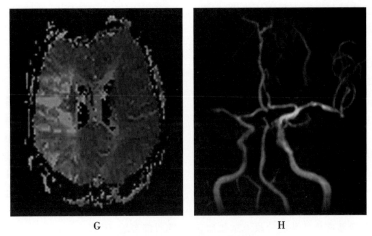

G   H

图 4-3-2-1 超急性期脑梗死

A. 轴面 DWI(b=0),右侧颞叶大脑中动脉供血区似有稍高信号;B. 与 A 图同层面 DWI(b=1500)显示右侧大片异常高信号;C. ADC 图显示相应区域低信号;D. PWI 显示右侧颞叶局部 CBF 减低;E. PWI 显示右侧颞叶局部 CBV 减低;F. PWI 显示右侧颞叶局部 MTT 延长;G. 较高层面的 PWI 显示右侧颞叶局部 TTP 延长;H. 冠状面 MRA 显示右侧 MCA 主干闭塞

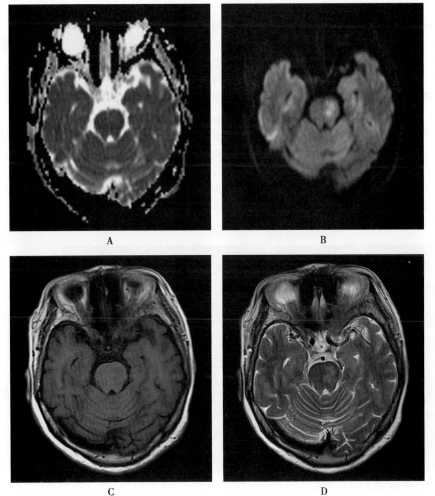

A   B

C   D

图 4-3-2-2 急性脑桥梗死

A. 轴面 ADC 图,脑组织未见明显异常信号;B. 与 A 图同层面 DWI,左侧脑桥可见斑片状高信号;C. 轴面 FSE T_1WI,左侧脑桥似有稍低信号;D. 轴面 FSE T_2WI,左侧脑桥可见斑片状稍高信号

MRS 谱线能反映局部组织代谢物的构成、水平和变化,使脑梗死的研究达到细胞代谢水平。这有助于理解脑梗死的病理生理变化,判断预后和疗效。急性脑梗死 ^{31}P-MRS 主要表现为 PCr 和 ATP 下降,Pi 升高,同时 pH 降低。发病后数周 ^{31}P-MRS 的异常信号可反映梗死病变的代谢状况,提示不同的演变结局。脑梗死发生 24 小时内,^{1}H-MRS 显示病变区乳酸持续性升高,这与局部组织葡萄糖无氧酵解有关,有时因髓鞘破坏出现 NAA 降低、Cho 升高。

【专家指点】

"时间就是大脑","时间窗"表明早期诊断脑卒中的临床意义。PWI 可将早期诊断准确性提高至 95%,缺血半暗带提示具有恢复潜能的缺血脑组织,其信号变化提示预后。

三、静脉窦血栓与闭塞

(一)临床表现与病理特征

脑静脉窦血栓是一种特殊类型的脑血管病,分为非感染性与感染性两大类。前者多由外伤、消耗性疾病、某些血液病、妊娠、严重脱水、口服避孕药等所致,后者多继发于头面部感染,如化脓性脑膜炎、脑脓肿、败血症等疾病。主要临床表现为颅内高压,如头痛、呕吐、视力下降、视乳头水肿、偏侧肢体无力、偏瘫等。

本病发病机制和病理变化不同于动脉血栓形成,脑静脉回流障碍和脑脊液吸收障碍是主要改变。若静脉窦完全阻塞并累及大量侧支静脉,或血栓扩展到脑皮质静脉时,出现颅内压增高和脑静脉、脑脊液循环障碍,进而发生脑水肿、出血及坏死。疾病晚期,严重的静脉血流淤滞和颅内高压将继发动脉血

流减慢,导致脑组织缺血、缺氧,甚至梗死。因此,临床表现多样性是病因及病期不同、血栓范围和部位不同,以及继发性脑内病变综合作用的结果。

(二)MRI 表现

脑静脉窦血栓最常发生于上矢状窦,根据形成时间长短,MRI 表现复杂多样(图 4-3-3-1),给诊断带来一定困难。急性期静脉窦血栓通常在 T_1WI 呈中等或明显高信号,T_2WI 显示静脉窦内极低信号,而静脉窦壁呈高信号。随着病程延长,血栓在 T_1WI 及 T_2WI 均呈高信号;有时在 T_1WI,血栓边缘呈高信号,中心呈等信号,这与脑内血肿的表现一致。T_2WI 显示静脉窦内流空信号消失,随病程发展静脉窦可能萎缩、闭塞。

需要注意,缩短 TR 时间可使正常人脑静脉窦在 T_1WI 信号增高,应与静脉窦血栓鉴别。由于流入增强效应,正常人脑静脉窦的流空信号在 T_1WI 可呈明亮信号,类似静脉窦血栓表现。另外,血流缓慢也可使静脉窦信号强度增高;颞静脉存在较大逆流,可使部分发育较小的横窦呈高信号;乙状窦和颈静脉球内的涡流也常在 SE T_1WI 和 T_2WI 形成高信号。因此,对于疑似病例,应通过延长 TR 时间、改变扫描层面以及 MRV 检查进一步鉴别。

MRV 因反映脑静脉窦的形态和血流状态,对诊断静脉窦血栓有一定优势。静脉窦血栓的直接征象为受累静脉窦闭塞、不规则狭窄和充盈缺损。由于静脉回流障碍,常见脑表面及深部静脉扩张、静脉血瘀滞及侧支循环形成。但是,当存在静脉窦发育不良时,MRI 及 MRV 诊断本病存在困难。注射钆对比剂后增强 MRV 可得到更清晰的静脉图像,弥补这方面的不足。大脑除了浅静脉系统,还有深静脉系统。后者由 Galen 静脉和基底静脉组成。增强 MRV 显

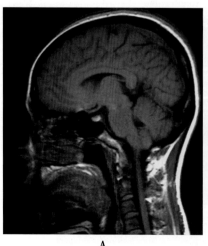

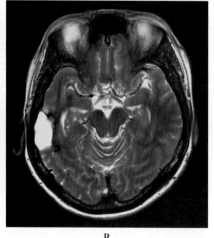

A   B

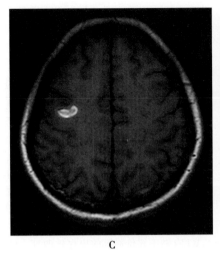
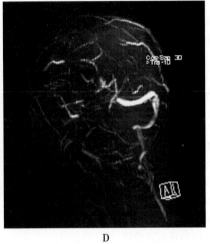

C   D

图 4-3-3-1 静脉窦血栓与闭塞

A. 矢状面 FSE T_1WI 显示上矢状窦中部及后部异常信号；B. 轴面 FSE T_2WI 显示右颞部异常长 T_2 信号，病变周边脑组织内见小片低信号(含铁血红素沉积)；C. 轴面 FSE T_1WI 显示右额叶高信号出血灶；D. 冠状面 MRV 显示上矢状窦、右侧横窦及乙状窦闭塞

示深静脉比平扫 MRV 更清晰。若 Galen 静脉形成血栓，可见局部引流区域(如双侧丘脑、尾状核、壳核、苍白球)脑水肿，侧脑室扩大。一般认为 Monro 孔梗阻由水肿造成，而非静脉压升高所致。

【专家指点】

本病临床表现缺乏特异性。在疾病早期，常规影像表现容易忽略。MRI 优于 CT 检查。MRV 可为诊断提供直接证据，增强 MRV 提高诊断准确性。脑静脉窦变异多见，应该注意其他因素引起的静脉窦内高信号。

四、脑动脉瘤

(一) 临床表现与病理特征

脑动脉瘤是脑动脉的局限性扩张，发病率较高。患者主要症状有出血、局灶性神经功能障碍、脑血管痉挛等。绝大多数囊性动脉瘤是先天性血管发育不良和后天获得性脑血管病变共同作用的结果，此外，创伤和感染也可引起动脉瘤。高血压、吸烟、饮酒、滥用可卡因、避孕药、某些遗传因素也被认为与动脉

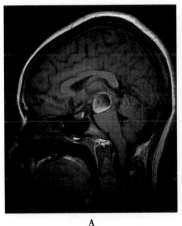
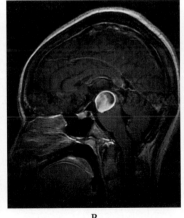
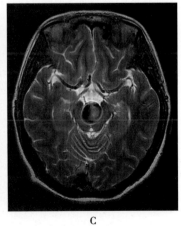

A   B   C

图 4-3-4-1 基底动脉动脉瘤

A. 矢状面 FSE T_1WI 显示脚间池圆形混杂信号病变，内部可见流动伪影；B. 增强 T_1WI 可见动脉瘤的囊壁部分明显强化；C. 轴面 FSE T_2WI 显示动脉瘤内以低信号为主的混杂信号

瘤形成有关。

动脉瘤破裂危险因素包括瘤体大小、部位、形状、多发、性别、年龄等。瘤体大小是最主要因素，基底动脉末端动脉瘤最易出血，高血压、吸烟及饮酒增加破裂危险性。32%～52%的蛛网膜下腔出血为动脉瘤破裂引起。治疗时机不同，治疗方法、预后和康复差别很大。对于未破裂的动脉瘤，目前主张早期诊断、早期外科手术。

（二）MRI表现

动脉瘤在 MRI 呈边界清楚的低信号，与动脉相连。血栓形成后，随血红蛋白代谢阶段不同，MR 信号强度可不同（图 4-3-4-1），据此可判断血栓范围、瘤腔大小及是否合并出血。瘤腔多位于动脉瘤的中央，呈低信号；如出现血液滞留，可呈高信号。

动脉瘤破裂时常伴蛛网膜下腔出血。两侧大脑间裂的出血常与前交通动脉瘤破裂有关，外侧裂的出血常与大脑中动脉瘤破裂有关，第四脑室内血块常与小脑后下动脉瘤破裂有关，第三脑室或双侧侧脑室内血块常与前交通动脉瘤和大脑中动脉动脉瘤破裂有关。

【专家指点】

动脉瘤 MRI 表现与瘤内血栓、钙化、血流状态及含铁血黄素沉积有关。MRA 可显示动脉瘤与大动脉的关系，DSA 是诊断动脉瘤的金标准。

五、脑血管畸形

（一）临床表现与病理特征

脑血管畸形包括动静脉畸形、毛细血管扩张症、海绵状血管瘤（最常见的隐匿性血管畸形）、脑静脉畸形或静脉瘤等，往往与胚胎发育异常有关。其中，动静脉畸形最常见，为迂曲扩张的动脉直接与静脉相连，中间没有毛细血管。畸形血管团的大小不等，多发于大脑中动脉系统，幕上多于幕下。由于存在动静脉短路，动静脉畸形使邻近的脑组织呈低灌注状态，易形成缺血或梗死。畸形血管易破裂，引起自发性出血。临床表现有癫痫发作、血管性头痛、进行性神经功能障碍等。

（二）MRI表现

MRI 显示动静脉畸形处流空现象，即环状、线状或团状低信号结构（图 4-3-5-1），代表血管内高速血流。在静脉注射 Gd 对比剂后，高速血流的血管通常不强化，而低速血流的血管往往明显强化。GRE T_2WI 有助于评价局部的出血性改变。CT 显示形态不规则、边缘不清楚的等或高密度点状、弧线状血管影，提示血管钙化。

脑海绵状血管瘤并不少见，MRI 诊断敏感性、特异性及对病灶结构的显示均优于 CT。典型病变在 T_1WI 及 T_2WI 呈高信号或混杂信号，部分病例可见桑葚状或网络状结构。在 T_2WI，病灶周边常见低信号的含铁血黄素。在 GRE T_2^*WI，因出血使磁敏感效应增加，低信号更明显，发现小海绵状血管瘤更容易。部分海绵状血管瘤具有生长趋势，随访 MRI 可了解其演变情况。

毛细血管扩张症也是脑出血的原因之一。MRI 显示微小的灶性出血病灶时，可提示诊断。由于病变含有相对缓慢的血流，注射对比剂后可见强化表现。CT 扫描及常规血管造影检查时，往往为阴性结果。

脑静脉畸形或静脉瘤引起脑出血少见，典型表

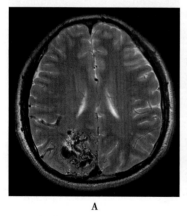
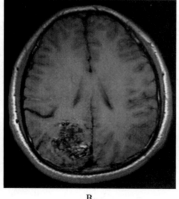
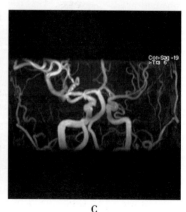

A   B   C

图 4-3-5-1 脑动静脉畸形

A. 轴面 T_2WI 显示右顶叶混杂流空信号及增粗的引流静脉；B. 轴面 T_1WI 显示团块状混杂信号；
C. MRA 显示异常血管团、供血动脉、引流静脉

现为注射 Gd 对比剂后，病变血管在增强 T_1WI 呈"水母头"样改变，经中央髓静脉引流（图 4-3-5-2）。较大的静脉分支在平扫 MRI 可呈流空信号，在质子密度像有时可见线形高信号或低信号。由于血流速度缓慢，PC-MRA 检查时如选择恰当的流速参数，常可显示异常静脉。血管造影检查时，动脉期表现正常，静脉期可见扩张的髓静脉分支。本病合并海绵状血管瘤时，可有出血表现。

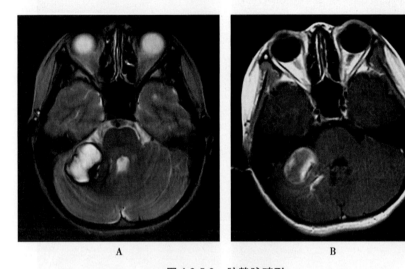

图 4-3-5-2　脑静脉畸形

A. 轴面 T_2WI 显示右侧小脑异常高信号，周边有含铁血黄素沉积（低信号环）；

B. 轴面增强 T_1WI，可见团块状出血灶及"水母头"样静脉畸形

【专家指点】

脑动静脉畸形为最常见的症状性血管畸形，MRI 表现与流速、方向、是否存在出血以及时相有关，MRA 可明确病灶部位，DSA 可精确显示供血动脉、引流静脉。脑内海绵状血管瘤的 MRI 表现类似"爆米花"或"桑葚"，周边有含铁血黄素沉积的低信号。绝大多数毛细血管扩张症在尸检时发现，病灶内含正常脑组织。静脉畸形往往在 MRI 检查时偶然发现。

六、脑小血管病

（一）临床表现与病理特征

脑小血管病（cerebral small vessel disease，CSVD）是指血管内径小于 0.4mm 的脑内小血管病变所导致的疾病。这些小血管病变主要有管壁玻璃样变、脂质玻璃样变、纤维素性坏死和淀粉样物质沉积。小血管病变会导致局部的脑组织异常。脑部损害主要表现为多发的腔隙性梗死灶和白质变性（又称白质疏松）。因 CSVD 的病变部位多在皮质下，故又称皮质下缺血性血管病（subcortical ischemic vascular disease，SIVD）。发生脑组织损伤后，相当一部分 CSVD 患者并不出现相应的临床症状，有些出现认知功能障碍、老年情感障碍、步态异常、缺血性脑卒中和脑内微出血。目前已知高龄和高血压为 CSVD 的危险因素。

（二）MRI 表现

CSVD 相关的 MRI 表现包括多发腔隙性脑梗死、脑白质疏松、微出血和血管周围间隙扩大（图 4-3-6-1）。分述如下：

1. CSVD 导致的腔隙性脑梗死病灶直径往往小于 5mm，在 T_1WI 呈明显低信号，在 T_2WI 呈高信号。病变主要分布在皮质-皮质下区域、基底核区、丘脑、脑干及小脑。T_2FLAIR 可鉴别腔隙性脑梗死和血管周围间隙扩大，前者表现为环绕血管的高信号，后者表现为血管周围的均匀低信号。需要注意，并非所有的腔隙性脑梗死均由 CSVD 所致。皮质下小梗死病灶也见于较大动脉粥样硬化性狭窄造成的远端低灌注，或是斑块破裂形成的小栓子引起微血管栓塞。栓子也可能是心源性的。

2. 脑白质疏松是一个神经影像学术语，主要指脑室周围或皮质下白质、半卵圆中心、放射冠等处发生的缺血性损伤及脱髓鞘改变，在 CT 呈低密度，在 MRI T_2WI 呈白质内大小与形状各异的高信号，边界不清。在 T_2FLAIR 显示效果更好。病变具体表现包括：①异常高信号围绕侧脑室前、后角或位于放射冠

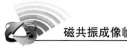

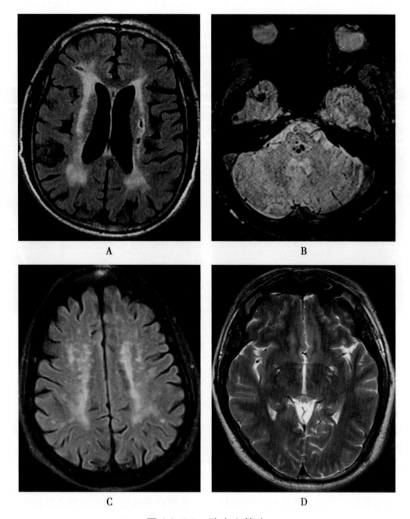

图 4-3-6-1 脑小血管病
A. 轴面 T_2 FLAIR,左侧脑室旁可见 2 个腔隙梗死灶;B. 轴面 SWI 显示脑干微出血形成的多个低信号小灶;C. 轴面 T_2 FLAIR,两侧半卵圆中心可见多发的斑点及斑片状高信号,提示脑白质疏松;D. 轴面 FSE T_2 WI,在双侧基底核区可见血管周围间隙扩大形成的点状高信号

区;②围绕侧脑室形成条状、环形高信号;③深部白质或基底核区斑点状高信号;④脑白质内斑片状高信号;⑤脑白质内弥漫性高信号,指小灶病变融合成大片,形成遍布于白质区的弥漫性高信号。

3. 脑微出血又称点状出血、陈旧性脑微出血、静息性脑微出血及出血性腔隙,指 GRE T_2 WI 或 SWI 显示的 2～5mm 小灶样、圆形、性质均一的信号缺失或低信号改变,病灶周围无水肿现象。这些病灶可是新近的出血,也可是陈旧的含铁血黄素沉积。

4. 脑血管周围间隙指围绕在脑穿通动脉和其他小动脉周边的间隙。扩大的血管周围间隙直径通

常为 3mm,有时可达 15mm,其典型 MRI 表现为在 FSE T_2 WI 呈高信号,在 T_1 WI 和 T_2 FLAIR 呈低信号,边界清晰。与脑皮质梗死相比,血管周围间隙扩大与深部脑梗死的相关性更大,提示其与小血管病有关。

(三) 鉴别诊断

CSVD 需与 CADASIL 鉴别。后者中文全称为伴有皮质下梗死和白质脑病的常染色体显性遗传性脑动脉病(cerebral autosomal dominant angiopathy with subcortical infarcts and leucoencephalopathy, CADA-SIL),是一种特殊类型的脑小血管病或血管性痴呆

病,家族性患病倾向明显,主要临床表现为复发性缺血性卒中和进展性认知障碍,患者多在青壮年时期发病,男女均可,常伴有偏头痛和情感障碍,但无高血压、动脉粥样硬化等异常。50 岁以上发病少见。MRI 显示病变主要发生在脑白质(长 T_2 信号),提示弥漫性脱髓鞘、白质疏松、多发皮质下梗死小灶(直径<30mm)、腔隙性脑梗死(直径<15mm)等异常,多伴有白质萎缩和脑室增大。CADASIL 有时累及基底核和丘脑。

【专家指点】

1. 近年来随着 MRI 在神经影像学检查方面的广泛应用,CSVD 受到越来越多临床医师的关注。CSVD 在老年人较常见,患者的脑功能可能受损。头颅 MRI 检查在很大程度上可满足人们认识其病变种类、严重程度及影像表现的需要。

2. 皮质下动脉硬化性脑病(Binswanger 脑病)的白质疏松以 U 形纤维不受累为特征,而 CADASIL 的白质疏松病变累及 U 形纤维。

第四节 脑肿瘤 MRI 表现

一、星形细胞瘤

(一)临床表现与病理特征

神经胶质瘤是中枢神经系统最常见的原发性肿瘤,约占脑肿瘤的 40%。肿瘤浸润性生长,预后差。在各种胶质瘤中,星形细胞瘤最常见,约占 75%,幕上发病多见。按照 WHO 肿瘤分类标准,星形细胞瘤分为 I 级、II 级、III 级(间变型)和 IV 级(多形性胶质母细胞瘤)。

(二)MRI 表现

不同恶性程度和分级的星形细胞瘤 MRI 征象也不同。低级别星形细胞瘤边界多较清晰,信号较均匀,水肿及占位效应轻微,出血少见,无强化或强化不明显。高度恶性星形细胞瘤边界多模糊,信号不均匀,水肿及占位效应明显,出血相对多见,强化明显(图 4-4-1-1,图 4-4-1-2)。低度与高度恶性星形细胞瘤的信号强度虽有差异,但无统计学意义。增强 T_1WI 上肿瘤的强化表现,能反映血-脑屏障破坏程度及对比剂在局部脑组织的聚集程度,但无诊断特异性。血-脑屏障破坏的机制是肿瘤破坏正常的毛细血管,或病变组织血管由新生的异常毛细血管组成。有无肿瘤强化在反映肿瘤血管生成方面有一定的局限性。

常规 MRI 对星形细胞瘤具有较高的诊断准确性,但在指导选择治疗方案方面仍有局限性。因为治疗方法是以病理分级不同而异。一些新的扫描序列(如 DWI、PWI、MRS)可能对星形细胞瘤的诊断、分级、疗效及预后做出更准确评价。

PWI 可评价脑血流的微循环,即毛细血管床的血流分布特征。PWI 是在活体评价肿瘤血管生成最可靠的方法之一,对星形细胞瘤的术前分级及肿瘤侵犯范围可提供有价值的信息。胶质母细胞瘤和间变胶质瘤实质部分的相对脑血流容积(rCBV)明显高于 I 级和 II 级星形细胞瘤。

MRS 利用化学位移作用,可对一系列特定的原子核及其化合物进行量化分析,反映活体组织局部代谢、生化变化方面的信息。^{1}H-MRS 对星形细胞瘤定性诊断和良恶性程度判断具有一定作用,典型表现为 Cho 峰异常增高,NAA 峰降低。因不同级别脑

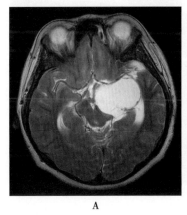 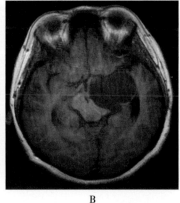 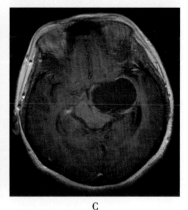

A B C

图 4-4-1-1 星形细胞瘤

A、B. 轴面 T_2WI 及 T_1WI 显示左侧颞叶内侧团块状长 T_2、长 T_1 异常信号,边界清楚晰,相邻脑室颞角及左侧中脑大脑脚受压;C. 增强扫描 T_1WI 显示肿瘤边缘线样强化

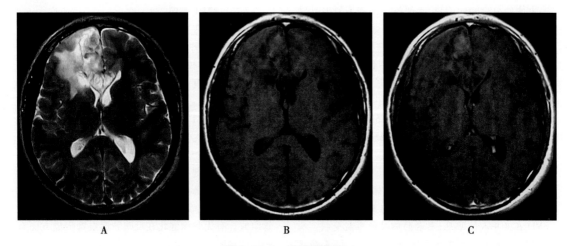

图 4-4-1-2　星形细胞瘤

A、B. 轴面 T_2WI 及 T_1WI 显示右侧额叶及胼胝体膝部混杂异常信号,周边可见水肿,右侧脑室

额角受压;C. 增强扫描 T_1WI 显示肿瘤不均匀强化

肿瘤的组织成分、细胞分化程度及神经元破坏程度有所不同,故 ^{1}H-MRS 表现存在一定差异。

【专家指点】

平扫 MRI 表现无特异性,增强 T_1WI 上病灶强化程度反映肿瘤恶性程度。MRS 有助于肿瘤定性及分级。

二、毛细胞星形细胞瘤

(一) 临床表现与病理特征

毛细胞星形细胞瘤占颅内胶质瘤的 4.0% ~

5.0%,占成年人星形细胞瘤的 7% ~ 25%。男女发病比例均等。任何年龄均可发生,儿童和青少年多见,20 岁以下青少年占 76%,高峰在 3 ~ 7 岁。本病好发于幕下和中线结构,尤以小脑半球及蚓部多见,幕上可见于鞍区视交叉、下丘脑和脑室壁附近,与脑室关系密切。临床症状和体征缺乏特异性。

(二) MRI 表现

大部分肿瘤在 T_1WI 呈低信号,T_2WI 呈高信号,少数呈混杂信号。肿瘤在增强 T_1WI 呈均匀强化,有些呈结节状或环状强化,少数无强化。肿瘤占位效应明显,周围水肿较轻。依据强化表现分为三型:

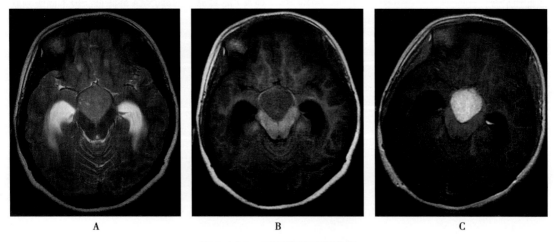

图 4-4-2-1　毛细胞星形细胞瘤

A、B. 轴面 T_2WI 及 T_1WI 显示下丘脑稍长 T_1、稍长 T_2 团块状异常信号,边界清楚,伴有脑积水;

C. 增强 T_1WI 显示肿瘤强化明显

①囊性伴壁结节型,仅有壁结节强化,肿瘤囊壁无强化,该型囊壁由反应性增生的胶质成分构成,囊壁内无肿瘤细胞;②假囊性伴壁结节型,囊壁和壁结节明显强化(由具活性的肿瘤细胞构成),囊可为单囊或多房状,由瘤实质坏死、囊变而来;③实质型,肿瘤团块状强化,大致均匀(图 4-4-2-1)。

【专家指点】

本病儿童最常见,典型影像为伴壁结节的囊性占位性病变。小脑最常见,视神经、视交叉次之,表现为神经增粗。影像检查可提供部位、大小等信息,最后诊断需要病理组织学检查。

三、胶质瘤病

(一) 临床表现与病理特征

本病临床少见。主要症状有头痛、记忆力下降、性格改变及精神异常,病程数周至数年不等。病理组织学特点是胶质瘤细胞(通常为星形细胞)在中枢神经系统内弥漫性过度增生,病变沿血管及神经轴突浸润性生长,神经结构保持相对正常。病变主要累及大脑白质,灰质受累少见;病变区域脑组织弥漫性轻微肿胀,边界不清;肿瘤浸润区域的脑实质结构破坏不明显,坏死、囊变或出血少见。

(二) MRI 表现

肿瘤细胞往往浸润大脑半球的 2 个或 2 个以上部位,皮质及皮质下白质均可受累,但白质受累更著,邻近中线的脑组织对称性弥漫性肿胀,以胼胝体弥漫性肿胀最常见。病变多侵犯额颞叶,有时累及基底核、脑干、小脑、软脑膜、脊髓等处。病变在 T_1WI 呈弥散性片状低信号,在 T_2WI 呈高信号,信号强度较均匀(图 4-4-3-1)。T_2WI 显示病变更清楚。病灶边界模糊,常有脑水肿表现。病变呈浸润性弥漫生长,受累区域脑组织肿胀,脑沟变浅或消失,脑室变小。由于神经胶质细胞仅是弥漫性瘤样增生,原有的神经解剖结构得以保存,因此往往无明显灶性出血及坏死。

(三) 鉴别诊断

脑胶质瘤病是肿瘤性疾病,但因肿瘤细胞在脑组织中浸润性散在生长,故不形成团块样瘤体病灶,影像表现不典型,易误诊。鉴别诊断主要有下列疾病:

1. 多中心胶质瘤 本病系颅内同时原发 2 个以上胶质瘤,各瘤体彼此分离,无组织学连接。脑胶质瘤病为胶质瘤细胞弥漫浸润性生长,影像表现为大片状。

2. 其他恶性浸润性胶质瘤 如多形性胶质母细胞瘤。此类胶质瘤有囊变、坏死,MR 信号不均匀,占位效应明显,增强扫描时有不同形式的明显强化。

3. 各种脑白质病及病毒性脑炎 脑胶质瘤病的早期影像与其相似之处,有时无法鉴别。但大多数脑胶质瘤病患者在应用抗生素和激素类药物治疗后,病情仍进行性加重,复查 MRI 提示病变发展,肿瘤范围增大,占位效应逐渐明显,可资鉴别。

【专家指点】

脑胶质瘤病侵及 2 个以上脑叶,病变弥漫性浸润生长,易与血管性白质病变混淆。有时,需要活检,方能确诊。T_2FLAIR 显示病变优于 T_2WI,尤其

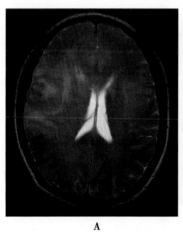
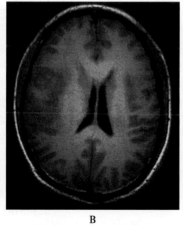
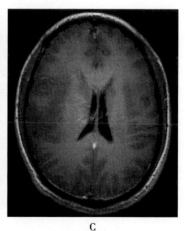

A   B   C

图 4-4-3-1 胶质瘤病

A、B. 轴面 T_2WI 及 T_1WI 显示双侧额颞叶及胼胝体膝部片状稍长 T_1、稍长 T_2 异常信号,弥漫性浸润生长,边界不清;C. 轴面增强 T_1WI 显示肿瘤强化不明显

当病变累及皮质与胼胝体时,对诊断作用较大。

四、多形性黄色星形细胞瘤

（一）临床表现与病理特征

多形性黄色星形细胞瘤（pleomorphic xanthoas-trocytoma, PXA）临床罕见,可生长在脑或脊髓内。PXA具有明显的恶性组织学特征,但临床病程相对良性。PXA在1979年首先被描述及命名,1990年后WHO将其列为新的独立的星形细胞瘤亚型。

PXA好发于儿童和年轻人,最小者10个月,最大者82岁,10～35岁最常见。性别偏倚不显著。肿瘤多位于幕上,以颞叶最多见,大脑其他部位、小脑,甚至视网膜也可发生。

（二）MRI表现

典型特征为囊性肿瘤伴有壁结节（图4-4-4-1）。囊变区因含蛋白或出血,密度在CT略高于脑脊液。在MRI,囊变区信号在T_1WI略低于脑脊液,在T_2WI略高于脑脊液。少数肿瘤无明显囊腔形成,表现为病变区密度或信号不均匀。肿瘤在增强T_1WI可有明显强化。个别病例在影像学检查时可无异常,或于疾病初期呈现长期的无进展性损害。少数病例可出现颅骨溶骨性破坏、幕和镰结构受侵、颅内大出血等。

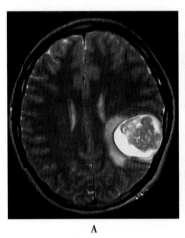
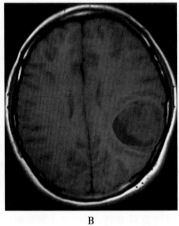
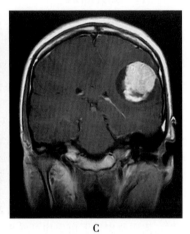

A   B   C

图4-4-4-1　多形性黄色星形细胞瘤

A、B. 轴面T_2WI及T_1WI显示左侧幕上邻近脑膜的囊实性肿物,实性部分信号不均匀,肿物周边可见水肿；C. 冠状面增强T_1WI见肿瘤强化明显,但强化表现不均匀

（三）鉴别诊断

影像表现应与幕上成血管细胞瘤鉴别。后者典型表现亦为囊性病变伴有壁结节形成,但在MRI可见条状无信号的肿瘤血管。注意观察PXA的囊腔与脑室是否相通,以区别穿通性囊肿并发室管膜瘤。部分PXA影像表现与基底神经核、神经胶质瘤、脑膜瘤相似。

【专家指点】

发生于年轻人的幕上星形细胞瘤,幕上皮质内占位性病变伴有邻近脑膜强化为其特征。患者多有长期癫痫病史。

五、室管膜瘤

（一）临床表现与病理特征

室管膜瘤起源于室管膜或室管膜残余部位,比较少见。本病主要发生在儿童和青少年,5岁以下占50%,位居儿童期幕下肿瘤第三位。男性多于女性。临床表现与病程主要取决于肿瘤的部位,位于四脑室者病程较短,侧脑室者病程较长。常有颅内压增高表现。

颅内好发部位依次为第四脑室、侧脑室、第三脑室和导水管。幕下占60%～70%,特别是第四脑室。脑实质内好发部位是顶叶、颞叶、枕叶交界处,绝大多数含有大囊,50%有钙化。病理特点是瘤细胞排列成菊形团或血管周围假菊形团结构。肿瘤细胞脱落后,可随脑脊液种植转移。

（二）MRI表现

1. 脑室内或以脑室为中心的肿物,不规则形为主,边界不整,有时表现为边界清楚的分叶状实性占位性病变（图4-4-5-1）。

2. 脑室内肿物边缘光滑,周围无水肿,质地较

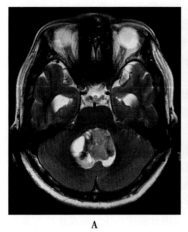 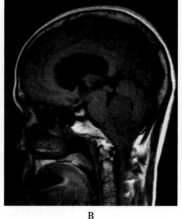 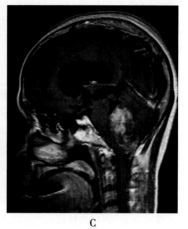

A   B   C

图 4-4-5-1　室管膜瘤

A. 轴面 T_2WI 显示第四脑室内不规则形肿物,信号不均匀;B、C. 矢状面 T_1WI 和增强 T_1WI
显示肿瘤突入小脑延髓池,强化不均匀,幕上脑积水

均匀,其内可有斑点状钙化或小囊变区;脑实质内肿物以不规则形为主,常见大片囊变及不规则钙化区,周围有水肿带。

3. 发生于脑室系统时常伴不同程度的脑积水,脑实质时脑室系统受压、变形。

4. 肿物实性成分在 CT 主要为混杂密度,或略高密度;在 T_1WI 呈略低信号,T_2WI 呈略高信号或高信号,增强 T_1WI 见不均匀强化。

（三）鉴别诊断

室管膜瘤需要与以下疾病鉴别。

1. 局限于第四脑室的室管膜瘤应与髓母细胞瘤鉴别　前者多为良性,病程长,发展慢,病变多有囊变及钙化;后者为恶性肿瘤,起源于小脑蚓部,常突向第四脑室(与脑干间常有一个含脑脊液的间隙),边缘较光滑,强化表现较室管膜瘤更明显,病程短,发展快,囊变及钙化少见,病变密度/信号往往均匀一致。此外,髓母细胞瘤成人少见,其瘤体周围有一环形水肿区,这在室管膜瘤不常见。

2. 脉络丛乳头状瘤　好发于第四脑室,肿瘤呈结节状,边界清楚,悬浮于脑脊液中,脑积水症状出现更早、更严重,脑室扩大明显,钙化与强化表现较室管膜瘤明显。

3. 侧脑室室管膜瘤应与侧脑室内脑膜瘤鉴别　后者多位于侧脑室三角区,形状较规则,表面光整,密度均匀,强化明显。室管膜下室管膜瘤常发生于孟氏孔附近,大多完全位于侧脑室内,境界清楚,很少侵犯周围脑组织,脑水肿及钙化均少见,强化轻微或无。

4. 大脑半球伴有囊变的室管膜瘤需与脑脓肿

鉴别　后者起病急,常有脑膜脑炎临床表现,病灶强化与周围水肿较前者更显著。

5. 星形细胞瘤及转移瘤的发病年龄多在 40 岁以上,有明显的花环状强化,瘤周水肿与占位效应较重。

【专家指点】

典型影像表现为第四脑室肿瘤,常突入桥小脑角及小脑延髓池。MR 信号不均匀,90% 伴有脑积水。

六、神经元及神经元与胶质细胞混合性肿瘤

这些肿瘤包括神经节细胞瘤(gangliocytoma)、神经节胶质瘤(ganglioglioma)、中枢神经细胞瘤(central neurocytoma)以及小脑发育不良性节细胞瘤(dysplastic gangliocytoma of cerebellum)。其影像表现各具特点,分述如下:

Ⅰ 神经节细胞瘤

（一）临床表现与病理特征

本病为单纯的神经元肿瘤,无胶质成分及恶变倾向,组织结构类似正常脑,缺乏新生物特征。大多数为脑发育不良,位于大脑皮质或小脑。单侧巨脑畸形时可见奇异神经元,可伴有星形细胞数量及体积增加。

（二）MRI 表现

肿瘤在 T_2WI 为稍高信号,T_1WI 为低信号,MRI 确诊困难。合并其他脑畸形时,T_1WI 可见局部灰质变形,MR 信号无异常或轻度异常,T_2WI 呈等或低信

号,质子密度加权像(PD)呈相对高信号。CT 平扫可为高密度或病变不明显。注射对比剂后,肿瘤不强化或轻度强化。

Ⅱ 神经节胶质瘤

(一) 临床表现与病理特征

本病主要临床表现为长期抽搐及高颅压症状,青年多见,生存期长。发病机制有两种学说。①先天发育不全学说:神经细胞发育不良存在于肿瘤形成之前,在此基础上,胶质细胞肿瘤性增生并刺激或诱导幼稚神经细胞分化,形成含神经元及胶质细胞的真性肿瘤;②真性肿瘤学说:本病以分化良好的肿瘤性神经节细胞与胶质细胞(多为星形细胞,偶为少突胶质细胞)共存为特征。

病理上实性、囊性神经节胶质瘤各占约 50%,囊性病变可伴有壁结节。病变生长缓慢,部分有恶变及浸润倾向,部分具有神经内分泌功能。

(二) MRI 表现

典型影像表现为幕上发生,特别是额叶及颞叶的囊性病灶(图 4-4-6-1),多伴有壁结节。肿瘤在 T_1WI 呈低信号,囊性部分信号更低。在质子密度加权像,肿瘤囊腔如含较多蛋白成分,其信号强度可高于囊壁及实性瘤体本身。囊液及实性瘤体在 T_2WI 均为高信号,局部灰、白质界限不清。静脉注射 Gd-DTPA 后,病变在增强 T_1WI 可不强化、也可明显强化(如实性瘤体、囊壁、壁结节)。1/3 肿瘤伴有钙化,CT 清楚显示,MRI 不能显示。

(三) 鉴别诊断

神经节胶质瘤的影像表现应与以下疾病鉴别:
1. 蛛网膜囊肿 位于脑外,脑脊液信号。

2. 表皮样囊肿 位于脑外,信号类似。

Ⅲ 中枢神经细胞瘤

(一) 临床表现与病理特征

肿瘤具有特殊的形态及免疫组织学特征,1982 年由 Hassoun 首先报告,占原发脑肿瘤的 0.5%。患者以青年人(平均年龄 31 岁)为主,临床表现为头痛及高颅压症状,病程往往小于 6 个月。

肿瘤来源于 Monro 孔之透明隔下端,外形分叶状,边界清楚。肿瘤较局限,内部常见坏死、囊变灶。富血管肿瘤可有出血。肿瘤细胞大小一致,分化良好,似少突胶质细胞但胞浆不空,似室管膜瘤但缺少典型菊花团,可见无核的纤维(Neuropil)区带。电镜下可见细胞浆内有内分泌样小体。免疫组化可显示神经元标记蛋白。

(二) MRI 表现

肿瘤多位于侧脑室体部邻近莫氏孔,宽基底附着于侧室壁。在 T_1WI,肿瘤呈等信号,但信号强度不均匀,可见肿瘤血管的流空及钙化的低信号;在 T_2WI,部分瘤体与皮质信号相等,部分呈高信号;静脉注射 Gd-DTPA 后,在增强 T_1WI 肿瘤不均匀强化(图 4-4-6-2);可见脑积水。CT 可见瘤体内簇状、球状钙化。

(三) 鉴别诊断

本病应与脑室内少突胶质细胞瘤、室管膜下巨细胞星形细胞瘤、低级别或间变星形细胞瘤、室管膜瘤等鉴别。

Ⅳ 小脑发育不良性节细胞瘤

(一) 临床表现与病理特征

本病又称 LD 病(Lhermitte-Duclos disease)、结

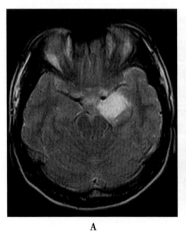 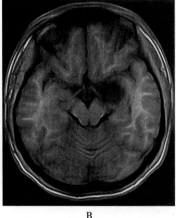 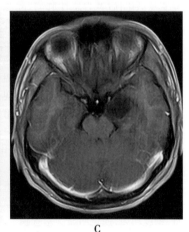

A   B   C

图 4-4-6-1 神经节胶质瘤

A、B. 轴面 T_2WI 及 T_1WI 显示左侧颞叶内侧不规则形长 T_1、长 T_2 异常信号,
边界欠清;C. 轴面增强 T_1WI 见病变强化不明显

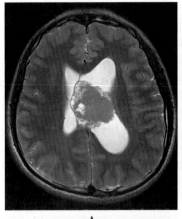
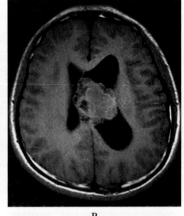
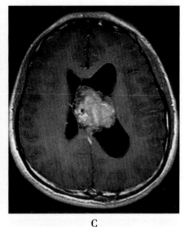

图 4-4-6-2 中枢神经细胞瘤

A、B. 轴面 T_2WI 及 T_1WI 显示左侧脑室不规则形团块,信号不均匀,透明隔右移;

C. 轴面增强 T_1WI 显示病变中度不均匀强化

构不良性小脑神经节细胞瘤。为一种低级别新生物,主要发生在青年人,小脑为好发部位。临床表现为颅后窝异常症状,如共济失调、头痛、恶心、呕吐等。

正常小脑皮质由外层(分子层)、中层(浦肯野细胞层)及内层(颗粒细胞层)构成。本病的小脑脑叶肥大与内颗粒层及外分子层变厚有关。中央白质常明显减少,外层存在结构怪异的髓鞘,内层存在许多异常大神经元。免疫组化染色提示大多数异常神经元源自颗粒细胞,而非浦肯野细胞。本病可单独存在,也可合并 Cowden 综合征(多发错构瘤综合征)、巨脑、多指畸形、局部肥大、异位症、皮肤血管瘤等。

(二) MRI 表现

MRI 显示小脑结构破坏和脑叶肿胀,边界清楚,无水肿。肿瘤在 T_1WI 呈低信号,在 T_2WI 呈高信号,注射对比剂后在增强 T_1WI 无强化。脑叶存在,病灶呈条纹状(高、低信号交替带)为本病特征(图 4-4-6-3)。可有邻近颅骨变薄、梗阻性脑积水等异常。

【专家指点】

神经元及神经元与胶质细胞混合性肿瘤根据分化阶段及神经元与神经胶质成分的相对比率分类:神经节细胞瘤为单纯神经节的神经元肿瘤,神经节胶质瘤为异常神经节细胞伴有神经胶质基质;中枢神经细胞瘤为含神经元去分化的神经上皮肿瘤;小

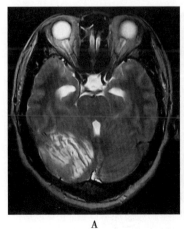
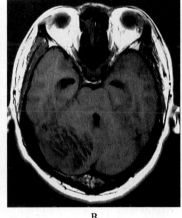
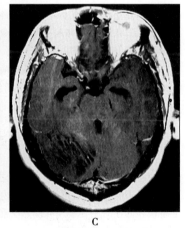

图 4-4-6-3 小脑发育不良性节细胞瘤

A、B. 轴面 T_2WI 及 T_1WI 显示右侧小脑条纹状长 T_1、长 T_2 异常信号,边界清楚;

C. 轴面增强 T_1WI 显示病变强化不明显

脑发育不良性节细胞瘤可持续生长,不全切除后可复发。

七、胚胎发育不良性神经上皮肿瘤

（一）临床表现与病理特征

胚胎发育不良性神经上皮瘤(dysembryoplastic neuroepithelial tumor,DNET)多见于儿童和青少年,常于20岁之前发病。患者多表现为难治性癫痫,但无进行性神经功能缺陷。手术切除DNET后,一般无需放疗或化疗,预后好。

（二）MRI表现

DNET多位于幕上表浅部位,颞叶最常见,占62%~80%,其次为额叶、顶叶和枕叶。肿瘤外形多不规则,呈多结节融合脑回状,或局部脑回不同程度扩大,形成皂泡样隆起。肿瘤在T₁WI呈不均匀低信号,典型者内部可见多个小囊状更低信号区;在T₂WI,大多数肿瘤呈均匀高信号,有钙化时可见低信号。肿瘤边界清楚、占位效应轻微、水肿少见(图4-4-7-1)是本病平扫MRI特征。DNET在增强T₁WI表现多样,多数病变无明显强化,少数可见结节状或点状强化。

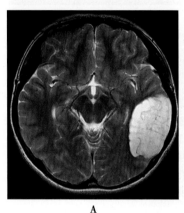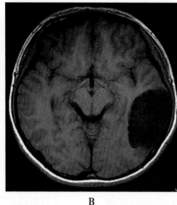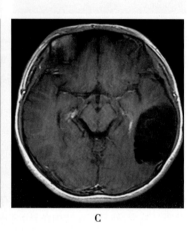

图4-4-7-1 胚胎发育不良性神经上皮肿瘤
A、B. 轴面T₂WI及T₁WI显示左侧颞叶囊性异常信号,边界清楚,周边无水肿;
C. 轴面增强T₁WI显示病变强化不明显

【专家指点】

1. DNET常有皮质发育不良基础,为皮质内良性局限性病变,患者有长期癫痫发作病史。MRI显示肿瘤呈三角形且内部有分隔,或瘤内多结节状或脑回状表现,提示DNET诊断。

2. PNET为原始神经外胚层肿瘤(primitive neuroectodermal tumor),勿与DNET混淆。

八、脑膜瘤

（一）临床表现与病理特征

肿瘤起病慢、病程长,可达数年之久。初期症状及体征可不明显,以后逐渐出现颅内高压及局部定位症状和体征。主要表现有剧烈头涨、喷射状呕吐、血压升高及眼底视盘水肿。

脑膜瘤起源于蛛网膜颗粒的内皮细胞和成纤维细胞,是颅内最常见的原发非胶质细胞性肿瘤,占颅内肿瘤的15%~20%。常为单发,偶可多发。较大肿瘤可有分叶。WHO 1989年分类,根据细胞形态和组织学特征,将其分为脑膜细胞型、成纤维细胞型、过渡型、乳头型、透明细胞型、化生型脑膜瘤以及脊索样和富淋巴浆细胞的脑膜瘤。

（二）MRI表现

多数脑膜瘤在T₁WI和T₂WI信号强度均匀,T₁WI呈灰质等信号或略低信号,T₂WI呈等或略高信号。少数脑膜瘤信号不均匀,在T₁WI可呈等、高、低信号。在增强T₁WI,绝大多数脑膜瘤呈均匀强化,硬脑膜"尾征"的诊断特异性高达81%(图4-4-8-1)。脑膜瘤的脑外占位征象包括脑脊液/血管间隙、广基与硬膜相连、骨质增生或受压变薄膨隆、邻近脑池或脑沟扩大、静脉窦阻塞等。

约15%的脑膜瘤影像表现不典型,主要包括以下几种情况:①少数脑膜瘤可完全钙化,即弥漫性钙化的沙粒型脑膜瘤,在T₁WI和T₂WI均呈低信号,增强扫描显示轻度强化;②囊性脑膜瘤;③多发性脑膜瘤,常见部位依次为大脑凸面、上矢状窦旁、大脑

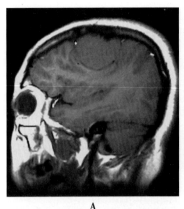
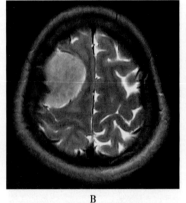
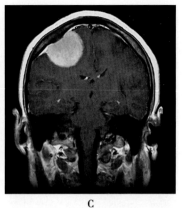

A   B   C

图 4-4-8-1　脑膜瘤

A、B. 矢状面 T_1WI 及轴面 T_2WI 显示右侧额叶凸面等 T_1、等 T_2 占位性病变,边界清楚,
相邻皮质受压、移位;C. 冠状面增强 T_1WI 显示肿物明显均匀强化,可见硬膜"尾征"

镰旁、蝶骨嵴、鞍上及脑室内。

（三）鉴别诊断

常见部位的脑膜瘤,诊断不难。少见部位的脑膜瘤需与其他肿瘤鉴别。

1. 位于大脑半球凸面、完全钙化的脑膜瘤应与颅骨致密性骨瘤鉴别　增强 T_1WI 检查时,前者有强化,后者无强化。

2. 鞍上脑膜瘤应与突入鞍上的垂体巨腺瘤鉴别　以下征象提示脑膜瘤:鞍结节有骨硬化表现,蝶鞍无扩大,矢状面 MRI 显示肿瘤中心位于鞍结节上方而非垂体腺上方,鞍膈的位置正常。

3. 侧脑室脑膜瘤应与脉络丛乳头状瘤、室管膜瘤鉴别　鉴别要点如下:侧脑室内脉络丛乳头状瘤和室管膜瘤主要发生于儿童和少年,而脑膜瘤常见于中年人;脉络丛乳头状瘤可有脑脊液分泌过多,表现为脑室普遍扩大,而脑膜瘤仅有病侧的侧脑室颞角扩大;脉络丛乳头状瘤表面常呈颗粒状,脑膜瘤边缘较圆滑;室管膜瘤强化欠均匀,脑膜瘤强化较均匀。

【专家指点】

成年人常见,典型影像表现为颅内脑外占位性病变,广基与脑膜相连,伴硬脑膜"尾征",大多数脑膜瘤信号在各种 MR 脉冲序列上与皮质信号一致。但应指出,硬脑膜"尾征"并非脑膜瘤特有。任何病变累及硬脑膜,均可能出现"尾征"。

九、脉络丛肿瘤

（一）临床表现与病理特征

脉络丛肿瘤（choroid plexus tumors,CPT）是指起源于脉络丛上皮细胞的肿瘤,WHO 中枢神经系统肿瘤分类（2007）将其分为良性的脉络丛乳头状瘤（choroid plexus papilloma,CPP）、非典型脉络丛乳头状瘤（atypical CPP）和恶性的脉络丛癌（choroid plexus carcinoma,CPC）三类,分属 Ⅰ 级、Ⅱ 级和 Ⅲ 级肿瘤。良性占绝大多数,恶性仅占 10% ~ 20%。CPT 好发部位与年龄有关,儿童多见于侧脑室,成人多见于第四脑室。脑室系统外发生时,最多见于桥小脑角区。CPT 的特征是脑积水,原因主要有:①肿瘤直接导致脑脊液循环通路梗阻（梗阻性脑积水）;②脑脊液生成和吸收紊乱（交通性脑积水）。CPT 发生的脑积水、颅内压增高及局限性定位神经功能障碍多为渐进性,但临床上部分患者急性发病,应引起重视。

（二）MRI 表现

肿瘤表面不光滑、不平整,常呈粗糙颗粒状,MRI 常显示"菜花状"特征性表现。肿瘤信号无特征,在 T_1WI 多呈低、等信号,在 T_2WI 呈高信号,在增强 T_1WI 强化表现较明显（图 4-4-9-1）。CT 平扫肿瘤多呈等或略高密度,类圆形,边界清楚,部分呈分叶状,增强扫描呈显著均匀强化。

（三）鉴别诊断

1. CPT 与室管膜瘤鉴别　后者多有囊变区及散在点、团块状钙化,增强扫描时中等程度均匀或不均强化;发生于幕上者,年龄较大,幕下者年龄较小,这与 CPT 相反。

2. CPT 与脑室内脑膜瘤鉴别　后者除具有脑膜瘤影像特征外,好发于成年女性,以侧脑室三角区多见,脑积水不如 CPT 显著。

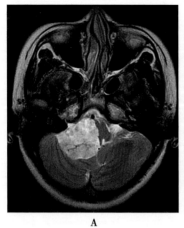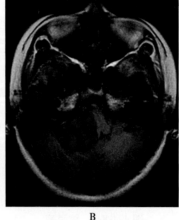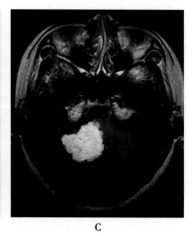

A   B   C

图 4-4-9-1　脉络丛乳头状瘤

A、B. 轴面 T_2WI 及 T_1WI 显示肿瘤位于右侧桥小脑角区,信号欠均匀,"菜花状"
外观,边界清楚;C. 轴面增强 T_1WI 显示肿物强化明显

【专家指点】

　　侧脑室三角区脉络丛乳头状瘤 80% 发生于儿童,肿物分叶状,可沿脑脊液播散,脑积水出现较早。

十、髓母细胞瘤

(一)临床表现与病理特征

　　髓母细胞瘤是一种高恶性度小细胞肿瘤,极易沿脑脊液通道转移。好发于小儿,特别是 10 岁左右儿童,约占儿童脑瘤的 20%。本病起病急,病程短,多在 3 个月之内。由于肿瘤挤压四脑室并导致梗阻性脑积水,故多数患者有明显颅内压增高表现。

　　肿瘤起源于原始胚胎细胞残余,多发生于颅后窝小脑蚓部,少数位于小脑半球。大体病理检查可见肿瘤呈灰红色或粉红色,柔软易碎,边界清楚,但无包膜,少见出血、钙化及坏死。镜下见肿瘤细胞密集,胞浆少,核大、浓染,肿瘤细胞可排列成菊花团状。

(二)MRI 表现

　　MRI 不仅能明确肿瘤大小、形态、信号及其与周围结构的关系,还能与其他肿瘤鉴别诊断。肿瘤的实质部分多表现为长 T_1、长 T_2 信号,增强扫描时实质部分显著强化(图 4-4-10-1);第四脑室常被向前

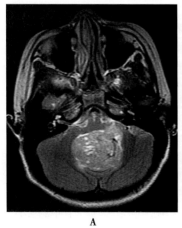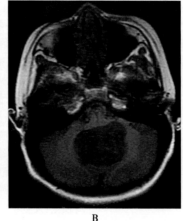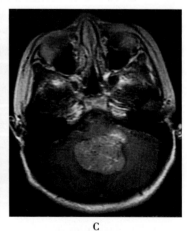

A   B   C

图 4-4-10-1　髓母细胞瘤

A、B. 轴面 T_2WI 及 T_1WI 显示肿瘤位于小脑蚓部,形态欠规则,边界清楚,第四脑室前移;
C. 轴面增强 T_1WI 显示肿物不均匀强化

推移,变形变窄;大部分患者合并幕上脑室扩张及脑积水。MRI 较 CT 有一定优势,能清楚显示肿瘤与周围结构及脑干的关系,矢状面或冠状面的增强 T_1WI 易显示沿脑脊液种植的病灶。

（三）鉴别诊断

本病需与星形细胞瘤、室管膜瘤、血管母细胞瘤及脑膜瘤相鉴别。

1. 星形细胞瘤　是儿童最常见的颅内肿瘤,大多数位于小脑半球,肿块形态欠规则,幕上脑室扩大较少见,T_1WI 呈低信号,T_2WI 呈高信号,增强扫描时不如髓母细胞瘤强化明显。

2. 室管膜瘤　位于第四脑室内,肿块周围可见环形或线状脑脊液信号,肿瘤内囊变及钙化较多见,肿物信号常不均匀。

3. 脑膜瘤　第四脑室内脑膜瘤于 T_1WI 呈等信号,T_2WI 呈高信号,增强扫描时均匀强化,可见脑膜尾征。

4. 血管母细胞瘤　常位于小脑半球,表现为大囊小结节,囊壁无强化或轻度强化,壁结节明显强化。

【专家指点】

儿童最常见的颅后窝肿瘤。位于颅后窝中线,占据第四脑室。

十一、生殖细胞瘤

（一）临床表现与病理特征

生殖细胞瘤主要位于颅内中线位置,占颅内肿瘤的 11.5%,常见于松果体和鞍区（肿瘤来源于胚胎时期神经管嘴侧部分的干细胞）,以松果体区最多。生殖细胞瘤发生于基底核和丘脑占 4%~10%（肿瘤来自第三脑室发育过程中异位的生殖细胞）。

本病男性儿童多见,男女比例约 2.5:1。好发年龄在 12 岁至 18 岁之间。早期无临床表现。肿瘤压迫周围组织时,出现相应神经症状。鞍区肿瘤主要出现视力下降、下丘脑综合征及尿崩症;松果体区出现上视不能、听力下降;基底核区出现偏瘫;垂体区出现垂体功能不全及视交叉、下丘脑受损表现。患者均可有头痛、恶心等高颅压表现。因松果体是一个神经内分泌器官,故肿瘤可能影响内分泌系统。性早熟与病变的部位和细胞种类相关。

（二）MRI 表现

生殖细胞瘤的发生部位不同,MRI 表现也不相同。分述如下:

1. 松果体区　瘤体多为实性,质地均匀,圆形、类圆形或不规则形,可呈分叶状或在胼胝体压部有切迹,边界清楚。一般呈等 T_1、等或稍长 T_2 信号（图 4-4-11-1）。大多数瘤体显著强化,少数中度强化,强化多均匀。少数瘤体内有单个或多个囊腔,使强化表现不均匀。

2. 鞍区　根据肿瘤具体部位,分为三类。Ⅰ类:位于第三脑室内,包括从第三脑室底向上长入第三脑室者,瘤体一般较大,常有出血、囊变和坏死。Ⅱ类:位于第三脑室底,仅累及视交叉、漏斗、垂体柄、视神经和视束,瘤体较小,形态多样。可沿漏斗垂体柄分布,呈长条形;或沿视交叉视束分布,呈椭圆形。MRI 多表现为等或稍长 T_1、稍长 T_2 信号,明显或中等程度均匀强化。一般无出血、囊变、坏死。Ⅲ类:局限于蝶鞍内,MRI 显示等 T_1、等或长 T_2 信

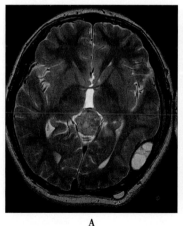
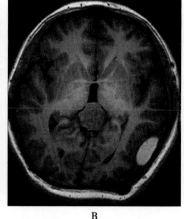
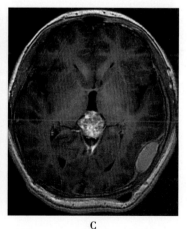

A　　　　　　　　　　B　　　　　　　　　　C

图 4-4-11-1　生殖细胞瘤

A、B. 轴面 T_2WI 及 T_1WI 显示肿瘤位于第三脑室后部,类圆形,呈等 T_1、等 T_2 异常信号,信号欠均匀,边界清楚;C. 轴面增强 T_1WI 显示肿瘤强化明显,但不均匀

号,明显或中度均匀强化。MR 信号无特征,与垂体微腺瘤无法区别。

3. 丘脑及基底核区 肿瘤早期在 T_1WI 为低信号,T_2WI 信号不均匀,显著均匀强化,无中线移位,边缘清晰。晚期易发生囊变、坏死和出血,MRI 多呈混杂长 T_1、混杂长 T_2 信号,不均匀强化。肿瘤体积较大,但占位效应不明显,瘤周水肿轻微。肿瘤可沿神经纤维束向对侧基底核扩散,受累处出现斑片状强化;同侧大脑半球可有萎缩。

(三) 鉴别诊断

1. 垂体瘤 鞍区生殖细胞瘤主要累及神经垂体(垂体后叶)、垂体柄及下丘脑。瘤体较大时,易与垂体瘤混淆。垂体瘤也呈等 T_1、等 T_2 信号,但多为直立性生长,而生殖细胞瘤向后上生长,可资鉴别。

2. 垂体微腺瘤 瘤体局限于鞍内时,MRI 显示垂体饱满,后叶短 T_1 高信号消失,表现类似垂体微腺瘤。但垂体腺瘤来自腺垂体(垂体前叶),瘤体较小时仍可见后叶短 T_1 高信号,可资鉴别。另外,如发现肿瘤有沿垂体柄生长趋势,或增强扫描时仅见神经垂体区强化,均提示生殖细胞瘤。

【专家指点】

常见发生部位为松果体区及鞍上,前者多于后者;典型影像表现为第三脑室后实性肿物,包裹松果体钙化;与生殖腺及生殖腺外肿瘤同源。

十二、松果体细胞肿瘤

(一) 临床表现与病理特征

松果体细胞肿瘤又称松果体实质细胞肿瘤,是起源于松果体实质细胞的恶性肿瘤,包括松果体细胞瘤、松果体母细胞瘤、混合性或过度性松果体细胞肿瘤。发病率很低,临床罕见,约占颅内肿瘤 $0.1\% \sim 0.2\%$。以往称"松果体瘤",其实此名下真正的松果体细胞肿瘤仅占 1/5 左右,而大多为生殖细胞源性肿瘤(如生殖细胞瘤、非典型畸胎瘤)。

松果体细胞肿瘤根据细胞来源分为:松果体细胞瘤(pineocytoma)来源于明细胞,松果体母细胞瘤(pineoblastoma)来源于暗细胞。前者多见于成人,年龄范围较广。后者多见于儿童,女性多于男性。临床表现方面,松果体细胞瘤很重要的一个特征是性征发育停滞或不发育。可能因其使松果体功能亢进,从而使能抑制腺垂体促性腺激素分泌的褪黑激素分泌增多,导致促性腺激素释放减少,性征发育迟缓,青春期延迟。

(二) MRI 表现

松果体细胞肿瘤 MR 信号变化较大,可为等 $T_1 \sim$ 长 T_1 信号及混杂 T_1 信号,等 $T_2 \sim$ 长 T_2 信号,表现类似良性囊肿。但是,肿瘤强化明显。在 CT 和 MRI,松果体细胞瘤形态规则,圆形或卵圆形,边界清楚(图 4-4-12-1),有包膜,无出血、坏死和囊变,钙化明显;而松果体母细胞瘤生长快,瘤内坏死常见,形态不规则或分叶状,边界不清,有明显浸润征象,可伴有种植和转移。

(三) 鉴别诊断

大多数松果体区肿瘤,如脑膜瘤、松果体肿瘤、生殖细胞瘤等均具有特征性 MRI 表现。

1. 星形细胞瘤 肿瘤分化较好时,呈较均匀长 T_1、长 T_2 信号,增强扫描时显著强化;分化较差时,

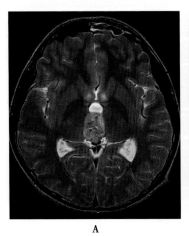
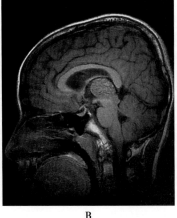
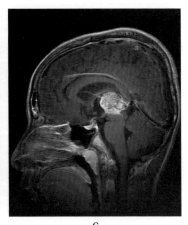

| A | B | C |

图 4-4-12-1 松果体细胞瘤

A. 轴面 T_2WI 显示肿瘤为混杂信号,边界清楚;B、C. 矢状面平扫 T_1WI 和增强 T_1WI 显示肿瘤呈类圆形,强化明显但不均匀

呈混杂长 T_1、长 T_2 信号,增强扫描时不均匀强化。瘤内多见囊变、坏死,有时见出血。

2. 生殖细胞瘤 呈等或稍长 T_1、等或稍长 T_2 信号,增强扫描时均匀或不均匀明显强化。

3. 畸胎瘤和绒毛膜癌 瘤体一般呈混杂长 T_1、长 T_2 信号,瘤内钙化、出血及囊变灶多见,增强扫描时不均匀强化。MR 信号表现比星形细胞瘤更复杂。

4. 脑膜瘤 T_1WI 呈等或稍低信号,T_2WI 呈略高、等或低信号,增强扫描时大部分肿瘤呈中至重度均匀强化。

5. 松果体囊肿 呈水样长 T_1、长 T_2 信号,增强扫描时无强化。

【专家指点】

松果体母细胞瘤高度恶性,形态不规则,边界不清。松果体细胞瘤生长缓慢,肿瘤生长可使松果体"爆开"。

十三、原发性中枢神经系统淋巴瘤

(一) 临床表现与病理特征

中枢神经系统淋巴瘤曾有很多名称,包括淋巴肉瘤、网织细胞肉瘤、小胶质细胞瘤、非霍奇金淋巴瘤(NHL)等。肿瘤分原发性、继发性两类。原发性中枢神经系统淋巴瘤是指由淋巴细胞起源,且不存在中枢神经系统以外淋巴瘤的病变。继发性中枢神经系统淋巴瘤是指原发于身体的其他部位,后经播散累及中枢神经系统。近年来,根据免疫功能状态,又将淋巴瘤分为免疫功能正常型及免疫功能低下型。后者主要与人体免疫缺陷病毒(HIV)感染、器官移植后免疫抑制剂使用及先天遗传性免疫缺陷有关。

中枢神经系统淋巴瘤可在任何年龄发病,高峰在 40~50 岁。有免疫功能缺陷者发病年龄较早。男性多于女性,比例为 2:1。临床症状包括局灶性神经功能障碍,如无力、感觉障碍、步态异常、癫痫发作等。其他表现包括颅内压增高,如头痛、呕吐、视乳头水肿及认知功能进行性下降。

(二) MRI 表现

中枢神经系统淋巴瘤主要发生在脑内深部白质,病灶大多位于幕上。多数病灶邻近脑室。病灶形态多为团块状,较典型表现如同"握拳"者。位于胼胝体压部的病灶沿纤维构形,形似蝴蝶,颇具特征(图 4-4-13-1)。该病"瘤周水肿"在 T_2WI 呈高信号,不仅反映该部位脑组织水分增加,还有肿瘤细胞沿血管周围间隙浸润、播散的因素;另一特征为"瘤周水肿"与肿瘤体积不一致。本病大多数肿瘤体积相对较大,具有较明显占位效应,但周边水肿相对轻微。非免疫功能低下者发生淋巴瘤时,瘤体内囊变、坏死少见。本病也可发生在中枢神经系统的其他部位,脑外受累部位有颅骨、颅底、脊髓等。

(三) 鉴别诊断

中枢神经系统淋巴瘤的鉴别诊断主要包括以下疾病。

1. 脑转移瘤 多位于灰、白质交界处,多呈长 T_1、长 T_2 信号,而淋巴瘤多呈低或等 T_1、等 T_2 信号;注射对比剂后,转移瘤多呈结节状明显强化,病灶较大者中心常有坏死,这在淋巴瘤相对少见;转移瘤周

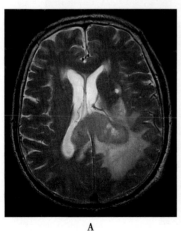 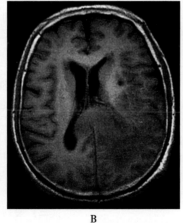 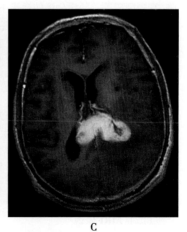

| A | B | C |

图 4-4-13-1 脑淋巴瘤

A、B. 轴面 T_2WI 及 T_1WI 显示肿瘤位于胼胝体压部,累及双侧侧脑室枕角,周边可见水肿;

C. 轴面增强 T_1WI 显示瘤体形似蝴蝶,强化明显,边界清楚

边水肿明显,一些患者有中枢神经系统以外肿瘤病史。

2. 脑胶质瘤 多呈长 T_1、长 T_2 信号,浸润性生长特征明显,境界不清,某些类型胶质瘤(如少突胶质细胞瘤)可有钙化,而中枢神经系统淋巴瘤很少钙化。胶质母细胞瘤强化表现多不规则,可呈环形或分枝状。

3. 脑膜瘤 多位于脑表面邻近脑膜处,类圆形,边界清楚,有周围灰质受推挤征象,这在中枢神经系统的淋巴瘤少见。脑膜瘤在 CT 呈高密度,MRI 显示等 T_1、等 T_2 信号;注射对比剂后均匀强化,有邻近脑膜强化形成的"尾征"。

4. 感染性病变 发病年龄相对年轻,部分有发热病史。增强扫描时,细菌性感染病变多出现环状强化,多发性硬化多出现斑块状强化。近年来由 HIV 感染引起的免疫功能低下型淋巴瘤增多,病灶常多发,环状强化多见,肿瘤中心坏死多见。

【专家指点】
影像表现与免疫功能状态有关,注意 HIV 感染;肿物位于脑室周围、胼胝体时多为实性,位于基底核区时可有坏死;B 细胞淋巴瘤占 98%。

十四、垂体腺瘤

(一) 临床表现与病理特征

垂体腺瘤是常见良性肿瘤,起源于腺垂体,系脑外肿瘤,约占颅内肿瘤的 10%。发病年龄一般在 20~70 岁,高峰在 40~50 岁,10 岁以下少见。临床症状包括占位效应所致非特异性头痛、头晕、视力下降、视野障碍等。肿瘤分泌的激素不同,可引起不同的内分泌紊乱症状。PRL 腺瘤表现为月经减少、闭经、泌乳等。ACTH 及 TSH 腺瘤严重影响垂体正常功能,常致肾上腺功能不全及继发性甲状腺功能低下。GH 腺瘤常有肢端肥大症。有些患者无明显临床表现。

依据生物学行为,垂体腺瘤分为侵袭性垂体腺瘤和微腺瘤。垂体腺瘤突破包膜生长,并侵犯邻近的硬脑膜、视神经、骨质等结构时称为侵袭性垂体腺瘤。后者的组织学形态属于良性,其细胞形态大部分与微腺瘤无法区别,而生物学行为却似恶性。直径小于 10mm 者称为微腺瘤。

(二) MRI 表现

垂体瘤源于鞍内,在 T_1WI 多呈中等或低信号,当有囊变、出血时可呈更低信号或高信号;在 T_2WI 多呈等或高信号,有囊变、出血时可呈更高信号且不均匀。增强扫描时,肿瘤实性部分有强化表现,囊

变、出血、钙化区无强化。

MRI 显示垂体微腺瘤具有优势。诊断依据可参考:典型临床表现,实验室化验检查提示相关的内分泌异常;高场强、3mm 薄层 MRI 显示垂体内局限性信号异常(低、中信号为主);鞍底受压、变薄、下陷及垂体柄偏移;垂体上缘局限性不对称隆起、垂体高度异常。依据病灶部位,可对微腺瘤进行功能诊断。腺垂体内 5 种主要内分泌细胞通常按功能排列:分泌 PRL 和 GH 的细胞位于两侧,分泌 TSH 和促性腺激素的细胞位于中间;分泌 ACTH 的细胞主要在中间偏后部位。这种解剖关系与垂体腺瘤的发生率相符。静脉注射 Gd-DTPA 后动态增强扫描时,腺瘤信号强度在早期(2 分钟内)低于正常垂体,之后会逐渐接近、而后高于正常垂体。因此,与正常垂体比较,在增强 T_1WI 早期微腺瘤呈低信号,冠状面 T_1WI 显示效果更佳(图 4-4-14-1)。

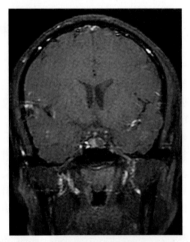

图 4-4-14-1 垂体微腺瘤
冠状面动态增强扫描早期 GRE T_1WI 显示垂体膨隆,左侧因强化延迟呈局部低信号

MRI 可评价是否为侵袭性肿瘤。垂体腺瘤浸润性生长的征象包括:垂体腺瘤突破鞍底,突入蝶窦内;海绵窦受累表现为正常海绵窦形态消失,边缘向外膨隆,海绵窦与肿瘤间无明显分界,增强扫描早期见肿瘤强化(图 4-4-14-2);颈内动脉被包绕,管径缩小、变窄,或颈内动脉分支受累;斜坡骨质信号异常,边缘不光整。

(三) 鉴别诊断

绝大多数垂体大腺瘤具有典型 MRI 表现,诊断不难。侵袭性生长的巨大垂体腺瘤需要与鞍内颅咽管瘤、鞍上脑膜瘤鉴别。

1. 颅咽管瘤 鞍内颅咽管瘤,或是对肿瘤来源

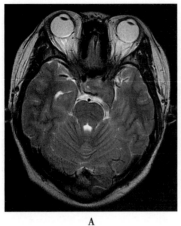
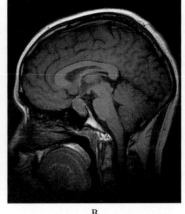
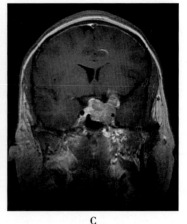

A   B   C

图 4-4-14-2 侵袭性垂体瘤
A. 轴面 T_2WI,肿瘤为等信号,累及左侧海绵窦;B. 矢状面 T_1WI,鞍内和鞍上均见肿瘤,
视交叉受累;C. 冠状面增强 T_1WI,鞍底下陷、破坏,邻近结构受累

于鞍内、鞍上不甚明确时,以下征象支持颅咽管瘤诊断:①MRI 显示囊性病变,囊壁相对较薄,伴有或不伴有实性部分;②CT 显示半数以上囊壁蛋壳样钙化,或瘤内斑状钙化;③囊性部分在 T_1WI 呈高信号,或含有高、低信号混杂成分,而垂体腺瘤的囊变部分呈低信号。

2. 鞍上脑膜瘤　脑膜瘤的 MR 信号及强化表现颇似垂体瘤。少数鞍上脑膜瘤可向鞍内延伸,突入视交叉池,使其与垂体瘤难以区分。以下 MRI 所见支持脑膜瘤诊断:①显示平直状鞍隔,无"腰身征";②鞍结节或前床突骨质有改变;③肿瘤内有流空信号,尤其是肿瘤内血管蒂,为脑膜瘤佐证。

【专家指点】

垂体大腺瘤周围没有可分辨的正常垂体腺组织,肿物本身即垂体腺;临床上微腺瘤明显多于大腺瘤;微腺瘤的最佳影像表现为,动态增强后肿瘤部分较周围的正常垂体强化延迟;内分泌检查必不可少。

十五、神经鞘瘤

(一) 临床表现与病理特征

神经鞘瘤来源于神经鞘膜的施万细胞,是可以发生于人体任何部位的良性肿瘤,头颈部占 25% ~ 45%。脑神经发生的肿瘤中,以神经鞘瘤多见,尤以听神经、三叉神经明显。颅后窝是第Ⅳ ~ 第Ⅻ对脑神经起源或其出颅腔前需经过之处,故大部分脑神经肿瘤发生于此。这些肿瘤引起的临床症状与相应脑神经的吻合性不高,肿瘤可能表现为其他脑神经

和小脑的症状。仅从临床角度考虑,有时难以准确判断肿瘤的真正起源。

神经鞘瘤的病理特征是肿瘤于神经干偏心性生长,有完整包膜,瘤内组织黄色、质脆。瘤体过大时,常发生囊变、液化。瘤细胞主要是梭形 Schwan 细胞,按其排列方式分为 Antoni A 型和 Antoni B 型,前者多见。

(二) MRI 表现

MRI 检查为颅后窝神经肿瘤的首选。大多数神经鞘瘤诊断不难。因为大多数肿瘤边界清楚,MRI 提示脑实质外肿瘤,且多数肿瘤为囊实性。神经鞘瘤 MR 信号的特点是,在 T_1WI 实性部分呈等或稍低信号,囊性部分呈低信号;在 T_2WI 实性部分呈稍高或高信号,囊性部分呈更高信号;增强扫描时,实性部分明显强化,囊性部分不强化,肿瘤整体往往呈环状或不均匀强化(图 4-4-15-1)。小于 1.5cm 的鞘瘤可表现为 MR 信号均匀的实性病变,且与相应脑神经关系密切,有助于诊断。

判断肿瘤来自哪条神经,主要依据不同脑神经肿瘤的相对特征。例如,三叉神经鞘瘤跨越颅中、后窝,且有岩骨、颅底骨吸收、破坏;听神经鞘瘤有内听道口扩大;舌咽、迷走和副神经鞘瘤患者颈静脉孔扩大;舌下神经鞘瘤多伴有舌下神经孔扩大。如缺乏这些所见,肿瘤的神经来源较难定位。

(三) 鉴别诊断

完全囊变的神经鞘瘤需要与上皮样囊肿、蛛网膜囊肿鉴别;囊变不明显的鞘瘤要与脑膜瘤鉴别;嵌入小脑半球的鞘瘤要与星形细胞瘤、室管膜瘤鉴别;

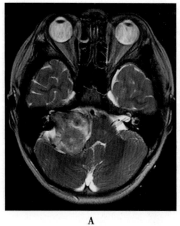
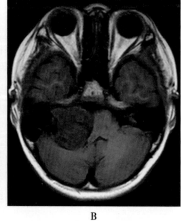
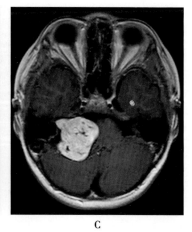

A   B   C

图 4-4-15-1　听神经瘤

A、B. 轴面 T_2WI 及 T_1WI 显示肿瘤位于右侧桥小脑角区，呈等 T_1、混杂 T_2 信号，形态不规则，
右侧听神经明显增粗；C. 轴面增强 T_1WI 显示肿瘤明显强化，边界清楚，瘤内可见坏死灶

颈静脉孔区的鞘瘤要与颈静脉球瘤鉴别。

【专家指点】

本病占所有原发颅内肿瘤的 7%～10%，成年人第二位常见颅内脑外非胶质肿瘤；90% 起源于脑神经Ⅷ，形态不规则，囊变常见；高分辨力 MRI 有助于了解肿瘤与脑神经的关系。

十六、颅咽管瘤

（一）临床表现与病理特征

颅咽管瘤起源于上皮细胞，多属良性肿瘤。约有半数发生于儿童和青少年，肿瘤多位于鞍上。临床表现依肿瘤部位和大小而异，主要有以下几点。颅内压增高：引起头痛、呕吐、视乳头水肿及视力障碍。这是由于第三脑室肿瘤引起脑脊液循环受阻。内分泌紊乱和代谢障碍：腺垂体受损可致性器官及其功能障碍，基础代谢降低；下丘脑和神经垂体受损可致烦渴、多饮、尿崩等。视力障碍：视神经及视交叉受压可引起原发性视神经萎缩和双侧偏盲。

发病机制有两种学说。有人认为颅咽管瘤起源于颅咽管的胚胎残余，另有人认为起源于腺垂体结节部垂体细胞化生的鳞状上皮细胞。瘤组织主要由两种上皮成分构成：其一为造釉细胞型上皮，其二为鳞状上皮。国际公认的组织学分型有成釉细胞型、鳞状乳头型。前者可见于成人和儿童，后者多发生于成人。

（二）MRI 表现

本病 MR 信号复杂。典型者累及鞍上和鞍内，囊性病变内含较高浓度的蛋白、相当数量的胆固醇

及正铁血红蛋白，或同时含有这两种成分，在 T_1WI 和 T_2WI 均呈高信号。如囊性病变不含上述两种成分，或仅含少量蛋白，在 T_1WI 呈较低信号，信号强度略高于脑脊液，在 T_2WI 呈高信号（图 4-4-16-1）。少数囊性病变内含角蛋白、钙质或散在骨小梁，在 T_1WI 和 T_2WI 均呈低信号。实性部分在 T_1WI 呈等信号，在 T_2WI 呈高信号。囊性和实性混合病变可兼有上述两种以上信号表现。增强扫描时，实性病变或囊性病变的实质部分常有强化，而囊性病变或实性病变的囊性部分可呈环状、弧线状强化，也可无强化表现。

（三）鉴别诊断

实性颅咽管瘤需与垂体瘤、鞍区脑膜瘤、鞍区动脉瘤鉴别，囊性颅咽管瘤需与鞍区蛛网膜囊肿、鞍区表皮样囊肿等疾病鉴别。

1. 垂体腺瘤　最常见的成人鞍区肿瘤，可为实性，可部分囊变。多数较小，鞍内生长为主。可有蝶鞍扩大，前、后床突骨质吸收，鞍背竖立，鞍底下陷。

2. 鞍区脑膜瘤　一般源于鞍结节、鞍膈或鞍旁组织。CT 可见脑膜瘤伴存的骨质增生。增强扫描多为明显均匀强化。

3. 鞍区动脉瘤　源于颅内动脉或其邻近分支。MRI 显示流空血管，伴有血栓形成和动脉瘤腔内涡流时，信号表现复杂，应多方向、多回波时间成像，以判断其内血流状态。增强扫描时动脉瘤强化程度与血管一致。

4. 鞍区蛛网膜囊肿　位于鞍上或鞍旁，MR 信号强度与脑脊液相似。囊壁如能显示也极薄，且不强化。

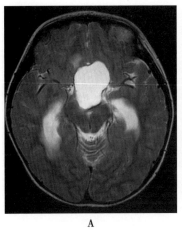 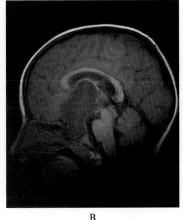 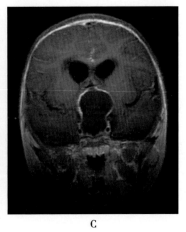

A　　　　　　　　　　　　B　　　　　　　　　　　　C

图 4-4-16-1　颅咽管瘤

A. 轴面 T$_2$WI，肿物呈长 T$_2$ 信号，伴有脑积水；B. 矢状面 T$_1$WI，肿瘤以上下方向为主生长；

C. 冠状面增强 T$_1$WI，可见肿物边缘强化

5. 鞍区表皮样囊肿　位于鞍上或鞍旁，MR 信号强度与脑脊液相似，一般不强化。囊壁偶可轻微强化。

6. 含有囊变区且发生于视交叉和下丘脑的神经胶质瘤　源于视交叉、视神经及丘脑下部的胶质细胞，以星形胶质细胞为主，青少年多见。增强扫描时胶质瘤强化更明显，有别于颅咽管瘤。有时难以鉴别。

【专家指点】

儿童最常见鞍上肿瘤，均为成釉细胞型；典型影像表现为鞍上囊性病变伴钙化；50 岁以上为另一发病高峰。

十七、脑转移瘤

（一）临床表现与病理特征

脑转移瘤是较常见的恶性肿瘤，约占脑内肿瘤的 20%。幕上多见，绝大多数位于皮髓交界区，少数位于髓质，极少数为脑膜或脑室转移。原发肿瘤依次为肺癌、乳腺癌、胃肠道癌及泌尿生殖器官肿瘤（如前列腺癌）。以肺癌最多。好发年龄为 40～60 岁。临床上一般先发现原发肿瘤，在治疗过程中或治疗后出现脑转移瘤症状。但也有患者先因"脑瘤"住院或已手术切除，而后发现原发癌灶。临床可有头痛、呕吐、视乳头水肿等颅压高表现，定位性症状与肿瘤位置相关，以癫痫发作、瘫痪、脑神经麻痹较多见。

（二）MRI 表现

脑转移瘤多呈长 T$_1$、长 T$_2$ 信号。肿瘤内部坏死、出血较多时，在 T$_1$WI 可呈稍高信号。增强 T$_1$WI 是检出转移瘤的最佳技术，且对评价肿瘤部位、数目、大小、定性及鉴别诊断具有价值。本病的 MRI 特征是"小结节大水肿"，多数瘤体呈环状或不规则环状强化，少数呈结节样强化。有些小转移瘤的周围无水肿，平扫 MRI 不易显示。因此，对有脑外原发恶性肿瘤者，增强 T$_1$WI 应列为常规检查，尤其当平扫 MRI 疑有脑转移或难以确诊时，增强扫描必不可少。增强扫描的作用有：发现脑内微小病灶，提高检出率；显示脑膜转移病变，明确转移范围；区别瘤体与瘤周水肿，准确定位；分辨实性瘤体与坏死、囊变区，展示瘤体边界及内部结构（图 4-4-17-1）。

（三）鉴别诊断

脑内环形强化病灶是一种常见影像表现，脑转移瘤、脑脓肿、MS 均可见环形强化。脑转移瘤的病灶常多发、瘤周水肿明显。单发脑转移瘤 MRI 表现多样，与星形细胞瘤重叠较多，易误诊。脑脓肿有子母环征、环壁切迹征。

颅外有无原发肿瘤往往影响颅内单发占位性病变的定性诊断。无明确的原发肿瘤病史时，应综合分析肿瘤最大直径、瘤周水肿、坏死囊变、强化形式、年龄与临床表现等因素，以减少对单发脑转移瘤与星形细胞瘤彼此的误诊。应用 ^{1}H MRS 检测肿瘤区代谢物水平高低，可作为鉴别单发转移瘤和高级别星形细胞瘤的补充手段。不同脑肿瘤的 FA 值和 ADC 值存在差异，可为鉴别诊断提供补充信息。

【专家指点】

脑转移瘤发病率有增加趋势，患者年轻化；平扫 MRI 可无异常发现，增强 MRI 检查是最佳选择；病

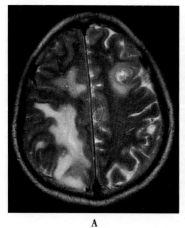
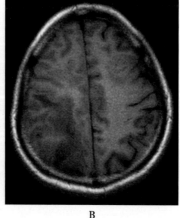
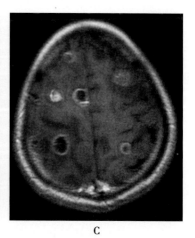

A
B
C

图 4-4-17-1 多发脑转移瘤

A、B. 轴面 T_2WI 及 T_1WI,脑内见多发片状长 T_1、长 T_2 信号(水肿),其间似混杂类圆形病灶,
边界欠清;C. 增强 T_1WI,脑内病灶呈多发的环形及实性结节样强化

灶多位于灰、白质交界区,病灶小,强化明显;有时颅内(脑及脑膜)转移病变的发现早于原发肿瘤,应酌情考虑全身检查,排查原发肿瘤。

第五节　先天性脑异常 MRI 表现

中枢神经系统畸形有多种分类方法。可按发育阶段分类,或以器官形成障碍、组织发生障碍及细胞发生障碍分类。各种类别互有交叉,各类畸形有时并存。

1. 按发育阶段分类

(1) 妊娠 3~4 周:无脑畸形、Chiari 畸形、脊髓裂。

(2) 妊娠 4~8 周:前脑无裂畸形。

(3) 妊娠 2~4 个月:神经皮肤综合征。

(4) 妊娠 3~6 个月:移行障碍。

(5) 妊娠 6 个月~出生后:髓鞘形成障碍。

2. 按器官形成、组织及细胞发生障碍分类

(1) 器官形成障碍:神经管闭合障碍、脑室及脑分裂障碍、脑沟及细胞移行障碍、体积大小异常、破坏性病变。

(2) 组织发生障碍:结节性硬化、神经纤维瘤病、Sturge-Weber 综合征。

(3) 细胞发生障碍:先天性代谢性异常、脑白质营养不良。

在中枢神经系统的各种畸形中,10% 的颅内畸形由染色体异常所致,10% 与有害的宫内环境(如感染)有关,20% 与遗传有关,其余 60% 原因不明。许

多中枢神经系统畸形可通过神经影像学检查作出诊断,分述如下:

一、脑发育不全畸形

(一) 脑沟、脑裂、脑回发育畸形

1. 全前脑无裂畸形　属于前脑无裂畸形的最严重形式,与染色体 13、18 三倍体有关。MRI 可见大脑呈小圆球形,中央为单一脑室,丘脑融合,正常中线结构(如脑镰,胼胝体)均缺失。约半数患者伴多处颅面畸形,周围脑组织数量少。鉴别诊断包括严重脑积水及积水性无脑畸形。前者脑镰和半球间裂存在,后者丘脑不融合,脑镰存在。

2. 半叶前脑无裂畸形　基本病理改变与全前脑无裂畸形相同,畸形程度略轻。MRI 可见中央单一脑室存在,但脑室颞角及枕角、后部半球间裂大致形成。前大脑半球及丘脑融合,并突入脑室。脑镰,胼胝体,透明隔仍缺失。

3. 单叶前脑无裂畸形　前脑的分裂近乎完全,但前部半球间裂较浅,脑室系统形态良好,脑镰存在。透明隔仍缺如。

(二) 透明隔发育畸形

可能是单叶前脑无裂畸形的轻度形式。半数患者合并脑裂畸形。透明隔是两侧侧脑室间的间隔,如在胚胎期融合不全,则形成潜在的透明隔间腔。透明隔发育畸形包括透明隔间腔,即第五脑室形成。如透明隔间腔积液过多,向外膨隆,称透明隔囊肿。如其向后扩展即形成 Vergae 腔,或穹隆间腔,也称第六脑室(图 4-5-1-1)。透明隔缺如时两侧侧脑室

相通,在轴面 MRI 可见侧脑室额角呈倒三角形,在冠状面 MRI 指向内侧。约 50% 患者在 MRI 可见视神经及视交叉变细,视交叉位置异常,呈垂直状而不是水平状。部分病例可见垂体柄增粗,2/3 有下丘脑垂体功能障碍。

（三）脑穿通畸形

为胚胎发育异常导致脑内形成囊腔。MRI 显示脑实质内边界清楚的囊腔,其密度或信号与脑脊液相同。囊腔与脑室或蛛网膜下腔相通(图 4-5-1-2)。

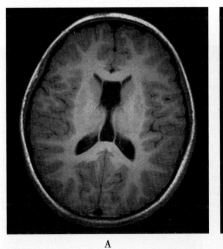
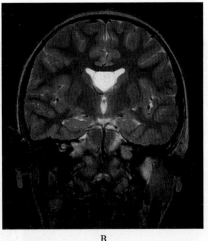

图 4-5-1-1　透明隔囊肿
A. 轴面 T_1WI;B. 冠状面 T_2WI;透明隔间腔增宽且向外膨隆,扩大的透明隔间腔向后扩展形成第六脑室

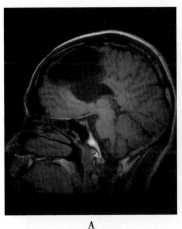
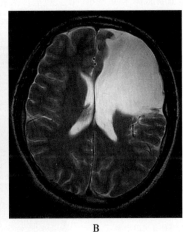
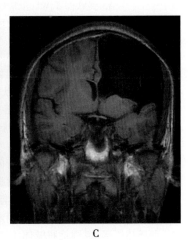

图 4-5-1-2　脑穿通畸形
A. 矢状面 T_1WI;B. 轴面 T_2WI;C. 冠状面 T_1WI;左额叶脑组织内可见囊性病变,囊腔与左侧脑室及蛛网膜下腔相通

二、闭合不全畸形

（一）无脑畸形

多由胎儿脑成形期间发生的破坏性疾病所致。

中线结构(如大脑镰)存在,完整的基底核也可分辨。但几乎无皮质残留,或仅一层薄膜围绕巨大的液体囊腔。脑室结构不清。

（二）脑膨出

通过颅骨缺损,脑内结构(如脑膜、脑脊液、脑室、脑组织)单独或合并向外突出。在北美以枕叶膨出最多见,在亚洲地区以额叶经鼻腔膨出多见。脑膨出常合并胼胝体阙如、Chiari畸形、灰质异位、移行异位、Dandy-Walker综合征等异常。

(三) 胼胝体阙如(胼胝体发育不全)

胼胝体形成于胎儿期的第3和第4个月。通常从前向后形成,但胼胝体嘴最后形成。胼胝体发育不全可以是全部的,也可是部分性的。部分性胼胝体发育不全常表现为胼胝体压部和嘴部阙如,而胼胝体膝部存在。影像检查可见侧脑室额角和体部宽大,而且两侧侧脑室分离,额角与体部呈锐角。枕角扩大、不对称。由于内侧纵束伸长,侧脑室中部边缘凹陷。第三脑室轻度扩大并抬高,不同程度延伸至双侧侧脑室中间位置(图4-5-2-1)。室间孔常拉长。

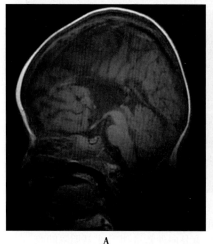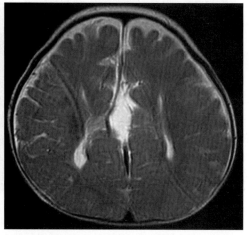

图4-5-2-1 胼胝体阙如

A. 矢状面 T_1WI,正常形态胼胝体未见显示,第三脑室扩大并抬高;B. 轴面 T_2WI,大脑半球间裂与第三脑室前部相连,两侧侧脑室分离

此外,由于胼胝体膝部阙如,大脑半球间裂似与第三脑室前部相连续,在冠状面MRI,半球间裂向下扩展至双侧侧脑室之间,第三脑室顶部。在矢状面,正常扣带回缺失。旁中央回及旁中央回沟围绕第三脑室,呈放射状。部分病例可见海马联合增大,酷似胼胝体压部。

(四) 胼胝体脂肪瘤

胼胝体脂肪瘤是在胎儿神经管闭合过程中,中胚层脂肪异常嵌入所致。占颅内脂肪瘤的30%,约半数患者与胼胝体发育不全有关。有学者认为胼胝体脂肪瘤并非真正的肿瘤而是脑畸形,最常见的部位是胼胝体压部,或围绕胼胝体压部(图4-5-2-2)。也可累及整个胼胝体。颅内脂肪瘤几乎均发生在中线部位,有时见于四叠体池、脚间池、鞍上等部位。在CT常见特定部位的极低密度病灶,大的脂肪瘤壁可有线样钙化。MRI显示脂肪瘤信号在 T_2WI 与脑组织类似,在 T_1WI 呈高信号,应用脂肪抑制技术可使 T_1 高信号明显减低。重要脑血管可穿过脂肪瘤。

(五) Chiari 畸形

又称小脑扁桃体延髓联合畸形。最早由Chiari描述。通常将菱脑畸形伴脑积水的异常分为三种类型,而后将伴有严重小脑发育不全者补充为第四种。Chiari I 型和 Chiari II 型较常见。Chiari III 型少见。Chiari IV 型结构独特,临床罕见。

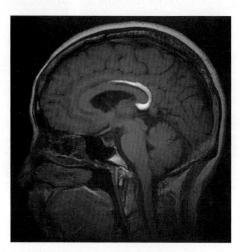

图4-5-2-2 胼胝体脂肪瘤

矢状面 T_1WI 显示短 T_1 信号围绕胼胝体后部及压部

1. Chiari Ⅰ 型　在 MRI 可见小脑扁桃体下疝，即小脑扁桃体变形、移位，向下疝出枕大孔，进入颈椎管上部。一般认为，小脑扁桃体低于枕大孔 3mm 属于正常范围，低于枕大孔 3 ~ 5mm 为界限性异常，低于枕大孔 5mm 可确认下疝。Chiari Ⅰ 型通常不伴有其他的脑畸形。约 20% ~ 25% 患者伴有脊髓积水空洞症（图 4-5-2-3）。有时伴有颈颅交界处畸形，包括扁平颅底、第 1 颈椎与枕骨融合等。

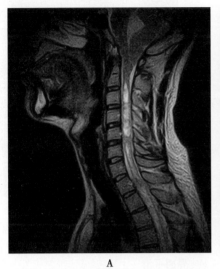
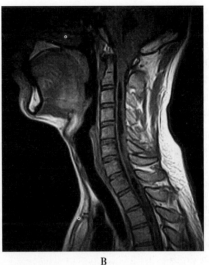

A　　　　　　　　　　　　　　B

图 4-5-2-3　Chiari 畸形

A、B. 颈椎矢状面 T_2WI 及 T_1WI 显示小脑扁桃体突入枕大孔，颈髓及

上段胸髓内见脊髓空洞

2. Chiari Ⅱ 型　是一种比较复杂的畸形，影响脊椎、颅骨、硬膜和菱脑。与 Chiari Ⅰ 型相比，Chiari Ⅱ 型多伴有幕上畸形，表现更复杂。Chiari Ⅱ 型均伴有某种形式的神经管闭合不全，如脑膜膨出、脊髓脊膜膨出、脑积水等。颅骨和硬膜畸形包括颅骨缺损、枕大孔开裂、不同程度的脑镰发育不全、横窦及窦汇低位伴有颅后窝浅小、小脑幕发育不全伴幕切迹增宽以及小脑蚓部和半球向上膨出（小脑假瘤）；中脑和小脑异常包括菱脑发育不全导致延髓与小脑向下移位、延髓扭曲以及小脑围绕脑干两侧向前内侧生长；脑室和脑池异常包括半球间裂锯齿状扩大、脑室扩大、透明隔阙如或开窗、导水管狭窄或闭塞、第四脑室拉长并变小且向尾侧移位；脑实质异常包括脑回小、灰质异位及胼胝体发育不全；脊柱和脊髓

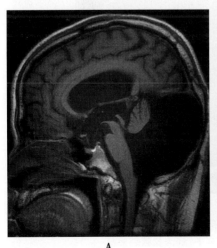
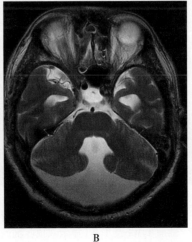

A　　　　　　　　　　B

图 4-5-2-4　Dandy-Walker 综合征

A. 矢状面 T_1WI；B. 轴面 T_2WI；第四脑室及枕大池复合体内充满大量脑脊液，小脑蚓部发育不全

异常包括脊髓脊膜膨出（腰骶部占75%，颈胸部占25%）、脊髓积水空洞症、脊髓低位合并脂肪瘤、脊髓纵裂等。

3. Chiari Ⅲ型　临床少见，表现为Chiari Ⅱ型异常伴有下枕部或上颈部脑膨出。

4. Chiari Ⅳ型　临床罕见，除前述各种异常表现外，还可见小脑缺失或发育不全、脑干细小以及颅后窝大部被脑脊液腔占据。

（六）Dandy-Walker综合征

为菱脑先天畸形，第四脑室囊性扩大为其特点，伴有不同程度小脑蚓部发育不全。MRI表现包括扩大的第四脑室及枕大池复合体内充满脑脊液（图4-5-2-4），颅后窝增大，小脑蚓部及半球发育不全，第三脑室和双侧脑室不同程度扩大。约60%患者合并其他畸形，其中75%合并脑积水，20%~25%合并胼胝体发育不全，5%~10%合并多小脑回和灰质异位。有些学者认为，小脑后部的蛛网膜囊肿（小脑蚓部存在，第四脑室形成正常），以及大枕大池（小脑蚓部和小脑半球正常），可能为Dandy-Walker综合征的变异表现。

三、神经元移行障碍

（一）无脑回畸形与巨脑回畸形

在无脑回畸形，MRI显示大脑半球表面光滑，脑皮质增厚，白质减少，灰、白质交界面异常平滑，脑回、脑沟消失，大脑裂增宽，岛叶顶盖缺失，脑室扩大，蛛网膜下腔增宽（图4-5-3-2）。在巨脑回畸形，MRI显示脑皮质增厚，白质变薄，脑回增宽且扁平

（图4-5-3-1）。可伴有胼胝体发育不全、Dandy-Walker畸形、脑干与小脑萎缩等。

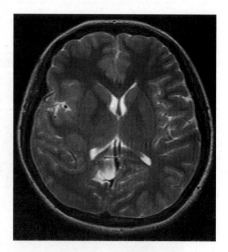

图4-5-3-1　无脑回畸形

轴面T₂WI显示右侧枕叶半球表面光滑，皮质增厚，脑回及脑沟阙如，脑灰质与白质交界面平滑

（二）多脑回

MRI显示灰质增多呈葡萄状，深脑沟减少，白质内胶质增生。

（三）神经元灰质异位

灰质异位由胚胎发育过程中神经细胞未能及时迁移到皮质表面引起。灰质异位可为局限性，也可为弥漫性；可位于脑室周围，呈结节状改变，或突入侧脑室内；也可位于脑深部或皮质下白质区，形成板

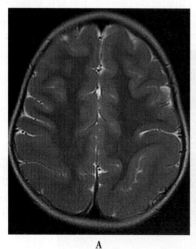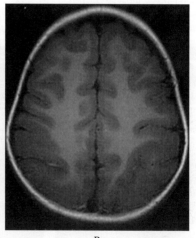

A　　　　　　　　　　　　　　B

图4-5-3-2　巨脑回畸形

A、B. 轴面T₂WI及T₁WI显示双顶叶脑回宽平，脑沟及脑裂稀疏

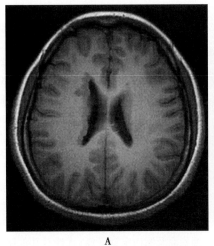
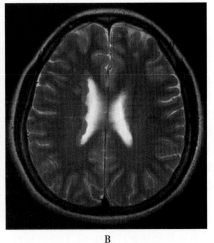

图 4-5-3-3 灰质异位

A、B. 轴面 T_1WI 及 T_2WI 显示脑室周围结节状灰质信号,突入侧脑室

层状结构,其 MR 信号与皮质的灰质信号强度一致(图 4-5-3-3)。

四、脑体积异常

(一) 小头畸形

大多数小头畸形继发于各种脑损害性病变,仅极少数是真正的发育性小头。CT 可见颅腔缩小,以前额部明显,颅骨板增厚,板障增宽,颅骨内板平坦光滑。MRI 显示脑室系统扩大,蛛网膜下腔及脑沟、裂、池增宽,脑皮质光滑(图 4-5-4-1)。本病可合并胼胝体发育不全、透明隔发育异常、脑室穿通畸形等异常。

(二) 巨头畸形

大多数"大头"可能属于正常变异。影像检查显示颅腔增大,脑室轻度扩大,脑组织数量增多,但脑组织的信号及密度无明显异常。一种被称作单侧巨脑的病症可能与一侧大脑半球部分或全部错构样过度生长有关,典型表现包括一侧半球增大,同侧脑室扩大,皮质广泛增厚,脑沟变浅。严重者可伴有多

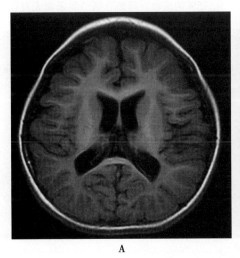
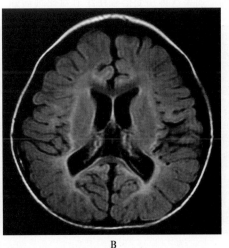

图 4-5-4-1 小头畸形合并白质发育不良

A、B. 轴面 T_1WI 及 FLAIR 显示脑室扩大,蛛网膜下腔及脑沟脑裂增宽,双侧枕角旁及深部白质发育不良、信号异常

发异位,偶见整个人脑半球发育不良,正常脑组织结构消失。

五、神经皮肤综合征

神经皮肤综合征包括神经纤维瘤病、Sturge-Weber 综合征、结节性硬化、遗传性斑痣性错构瘤及其他的斑痣性错构瘤。

(一)神经纤维瘤病

神经纤维瘤病简称 NF。目前文献已描述了八种类型的 NF,但仅有 Von Recklinghausen 病(NFⅠ型)及双侧听神经瘤(NFⅡ型)得到认可。

1. Von Recklinghausen 病 占 NF 的 90%。与神经元肿瘤、星形胶质瘤有关,属常染色体显性遗传疾病,为第 17 号染色体异常。诊断 NFⅠ型应包括下述至少二项表现:①有六处奶油咖啡斑,或奶油咖啡斑大于 5mm;②有一个丛状神经纤维瘤,或两个以上任何类型的神经纤维瘤;③腋窝及腹股沟有雀斑;④两个或多个有着色的虹膜错构瘤;⑤视神经胶质瘤;⑥低级别胶质瘤;⑦特异性骨损伤(蝶骨大翼发育不全)。

NFⅠ型合并视神经胶质瘤时,病变可累及单侧或双侧视神经、视交叉、视束、外侧膝状体及视放射。平均发病年龄为 5 岁。大多数病例组织学表现相对良性。MRI 显示病变在 T_1WI 呈中等或稍低信号,在 T_2WI 呈中等或明显高信号。有时,在 T_2WI 可见基底核、大脑脚、小脑半球和其他部位的高信号病变,无明显占位效应。病变在 T_1WI 呈轻度高信号,可能是错构瘤。如果这种病变信号在注射对比剂后强

化,应考虑新生物。此外,胶质瘤也可发生于其他部位,但不具 NFⅠ型神经纤维瘤的特点。常见部位包括顶盖导水管周围区及脑干,多为低级别胶质瘤。

NFⅠ型神经纤维瘤还可伴有 Willis 环附近的血管发育不全或狭窄、颅骨改变如蝶骨大翼发育不全、合并颞叶向眼眶疝出及搏动性突眼。NFⅠ型合并的脊柱异常包括脊柱侧弯、椎体后部扇形变、椎弓根破坏、脊膜朝向侧方膨出等。

2. NFⅡ型 发生率少于 NFⅠ型,与脑膜及神经鞘细胞的肿瘤有关。属于常染色体显性遗传疾病,为第 22 号染色体异常。发病无性别差异。有下述一项或多项表现,即可诊断:①双侧听神经肿物;②单侧听神经瘤伴有神经纤维瘤或脑膜瘤,单发或多发(图 4-5-5-1);或伴有胶质瘤,如脑内、髓内星形细胞瘤及髓内室管膜瘤;或伴有其他脑神经的神经鞘瘤、脊柱神经多发神经鞘瘤;或伴有青少年晶状体浑浊。NFⅡ型较少伴有皮肤异常表现。

(二)Sturge-Weber 综合征(SWS)

SWS 也称脑三叉神经血管瘤病。血管痣发生在第Ⅴ脑神经分布区的部分或整个面部。神经系统影像的典型表现为血管瘤病畸形的后遗症,而非畸形本身。钙化在 SWS 常见。CT 可见沿脑回分布的曲线形钙化,常始于枕叶,逐渐向前发展。脑内钙化与面部血管痣多在同侧,部分患者为双侧钙化。钙化在 MRI 呈低信号区。CT 及 MRI 均可见脑萎缩,典型者位于枕叶,亦可累及整个大脑半球,脑沟增宽(图 4-5-5-2)。常为单侧,且与面部血管痣同侧。注射对比剂后增强扫描,病变区灰质可轻度或明显强化,75% 的患者有同侧脉络丛显著增大及强化。脑白

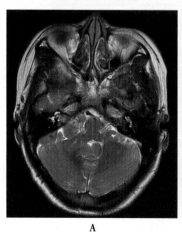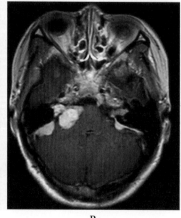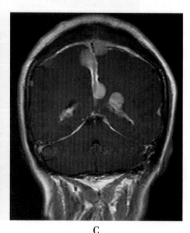

A   B   C

图 4-5-5-1 神经纤维瘤病(NFⅡ型)
A. 轴面 T_2WI;B. 轴面增强 T_1WI;C. 冠状面增强 T_1WI;双侧听神经瘤
(右侧为著)及多发脑膜瘤清晰可见

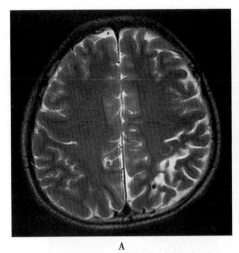 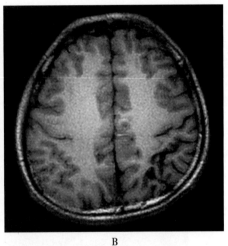

图 4-5-5-2 Sturge-Weber 综合征

A、B. 轴面 T_2WI 及 T_1WI 显示左顶叶皮质下脑萎缩。患者伴有左侧面部血管痣

质在 T_2WI 可有局灶性高信号,可能与反应性胶质增生有关。此外,髓静脉和室管膜下静脉迂曲扩张。DSA 检查显示动脉期正常;皮质静脉引流异常,如静脉引流延迟和血流淤滞,呈现弥漫而均匀的毛细血管染色;髓静脉和室管膜下静脉扩张,可见侧支静脉引流。

(三) 结节性硬化(TS)

TS 也称 Bourneville 病。为常染色体遗传性疾病。临床表现包括皮脂腺瘤、癫痫发作及智力低下,但三者可不同时出现;可有多器官错构瘤。神经系统影像检查,CT 及 MRI 可显示室管膜下结节,尤以 MRI 明显,结节信号强度与脑白质类似。皮质也可

有结节病变,后者在 T_1WI 为等或低信号,在 T_2WI 为高信号,边缘可不清楚(图 4-5-5-3),可能与胶质增生或脱髓鞘有关。患者典型的肿瘤表现是室管膜下巨细胞星形细胞瘤,常位于莫氏孔附近,注射对比剂后有强化。室管膜下其他部位的结节如有强化表现,也应考虑恶性病变,至少为组织学活跃病变,并可能进展。CT 检查约半数患者可见颅内钙化。

(四) Von-Hippal-Lindau 病(VHL)

VHL 为常染色体显性遗传性多系统病变(外显率约 100%),以中枢神经系统及腹腔器官囊变、血管瘤、新生物为特征。临床诊断 VHL 依据包括:

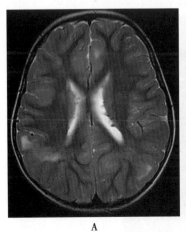 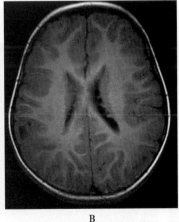 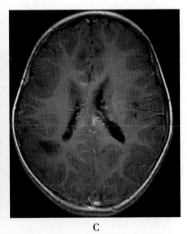

图 4-5-5-3 结节性硬化

A、B. 轴面 T_2WI 及 T_1WI 显示室管膜下多个结节以及皮质结节及皮质下白质改变;

C. 轴面增强 T_1WI 显示结节强化不明显

①存在一个以上的中枢神经系统血管网织细胞瘤；②一个中枢神经系统血管网织细胞瘤，伴有一个内脏病变；③患者有阳性家族史，同时存在一种阳性病变。中枢神经系统血管网织细胞瘤多发生在小脑或延颈髓交界处，约占所有颅后窝肿瘤的7%～12%，半数患者伴发 VHL。实性血管网织细胞瘤约占20%。肿瘤呈囊性结构同时伴有壁结节占80%，囊内信号高于脑脊液，壁结节为等密度或等信号，较大结节在 T_2WI 有时可见血管流空信号，注射对比剂后结节明显强化（图 4-5-5-4）。多发血管网织细胞瘤占10%。幕上血管网织细胞瘤罕见，但在 T_2WI 有时可见白质局灶性高信号区。伴有眼部病变时，注射对比剂后可见视网膜强化。DSA 可显示一个或多个血管结节染色，囊性部分表现为大片无血管区。

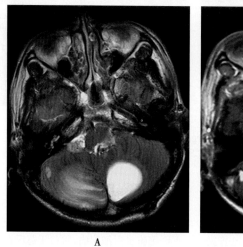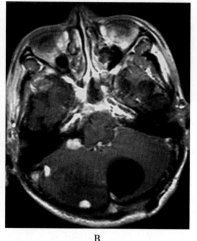

A   B

图 4-5-5-4　Von-Hippal-Lindau 病
A、B. 轴面 T_2WI 及增强 T_1WI 显示双侧小脑半球片状及囊性异常信号，注射对比剂后可见壁结节及脑组织内结节样强化病变

六、先天性脑积水

　　脑积水通常指由于脑脊液流动受阻或脑脊液过剩所引起的动力学变化过程。从侧脑室到第四脑室出孔的任何部位，脑脊液流动受阻所致脑积水称非交通性脑积水；脑脊液吸收障碍所致脑积水称交通性脑积水。MRI 有助于显示较小的脑脊液循环梗阻病变，精确描述脑室解剖，观察脑脊液流动。室间孔闭塞所致脑积水多为继发性，先天性闭锁罕见。先

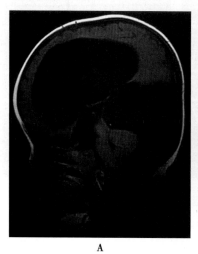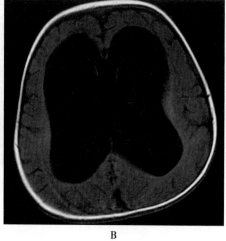

图 4-5-6-1　脑积水
A、B. 矢状面及轴面 T_1WI 显示侧脑室及第三脑室扩大，第三脑室前疝

A   B

天性中脑导水管狭窄为发育畸形,CT 及 MRI 可见侧脑室及第三脑室扩大而第四脑室形态正常(图 4-5-6-1)。正中矢状面 MRI 可清晰显示导水管狭窄及其形态。脑积水时侧脑室周围的长 T_1、长 T_2 信号与脑脊液外渗形成的间质水肿有关。MRI 可排除导水管周围、第三脑室后部或颅后窝病变所致脑积水。Chiari Ⅱ 型畸形及 Dandy-Walker 综合征可伴有脑积水。正常的脑室也可生理性扩大,且随年龄增长而变化。早产儿常有轻度脑室扩大。

七、早期婴儿脑损伤

早期婴儿脑损伤,尤其新生儿缺血缺氧性脑病,是指新生儿窒息后导致的缺血缺氧性脑损害,是围生期足月儿脑损伤最常见的原因。临床表现为一系列脑病症状。近年来由于产科监护技术的进展,其发病率已经超过产伤性颅内出血。病变早期 CT 或 MRI 检查可见斑点状或弥漫性低密度或长 T_1、长 T_2 信号区,严重者大脑半球呈弥漫性异常密度或 MR 信号,脑灰、白质界线消失。病变后期 MRI 可见髓鞘形成延迟、脑室扩大、脑萎缩等征象。

新生儿颅内出血是早期婴儿脑损伤的另一主要类型,相关病变包括脑内出血、脑室出血、蛛网膜下腔出血及硬膜下出血,以脑室出血或室管膜下出血多见。多发生在早产儿。CT 或 MRI 可见侧脑室室管膜与尾状核之间有出血密度或 MR 信号。出血较多时,血液可沿脑室扩散。

非外伤性脑损伤由快速晃动婴幼儿所致。晃动

时产生的加速度、减速度运动,可造成脑充血及脑水肿。快速晃动也可导致硬膜下腔桥静脉断裂,造成硬膜下腔或蛛网膜下腔出血。神经影像检查可发现相应的异常表现。

缺血缺氧性脑损伤需与儿童受虐待所致"反转征"鉴别。后者 CT 表现为弥漫性脑灰、白质密度减低或两者界线不清,但丘脑、基底核及小脑密度相对增加。

【专家指点】
先天性中枢神经系统畸形种类繁杂,分类方法多。常见多种畸形并存。

第六节　脑外伤 MRI 表现

一、硬膜外血肿

(一) 临床表现与病理特征

硬膜外血肿位于颅骨内板与硬脑膜之间,约占外伤性颅内血肿的 30%。出血来源包括:脑膜中动脉,该动脉经棘孔入颅后,沿着颅骨内板的脑膜中动脉沟走行,在翼点分两支,均可破裂出血;上矢状窦或横窦,骨折线经静脉窦致出血;障静脉或导血管,颅骨板障内有网状板障静脉和穿透颅骨导血管,损伤后出血沿骨折线流入硬膜外形成血肿;膜前动脉和筛前、筛后动脉;膜中静脉。

急性硬膜外血肿患者常有外伤史,临床容易诊断。慢性硬膜外血肿较少见,占 3.5% ~ 3.9%。其发病机制,临床表现及影像征象与急性血肿有所不

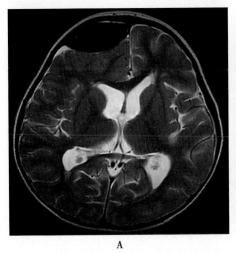

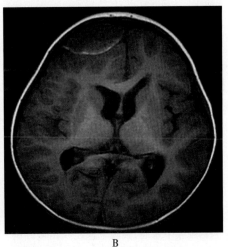

A	B

图 4-6-1-1　硬膜外血肿
A、B. 轴面 T_2WI 及 T_1WI 显示右额硬膜外双凸状异常信号,其内可见液平面,
右额皮质受压、移位

同。临床表现以慢性颅内压增高症状为主,症状轻微而持久,如头痛,呕吐及视乳头水肿。通常无脑局灶定位体征。

(二) MRI 表现

头颅 CT 诊断本病快速、简单、准确,其最佳征象为高密度双凸面脑外占位。在 MRI 可见血肿与脑组织之间的细黑线,即移位的硬脑膜(图 4-6-1-1)。急性硬膜外血肿的 MR 信号在多数脉冲序列与脑皮质相同。

(三) 鉴别诊断

包括脑膜瘤,转移瘤及硬膜结核瘤。脑膜瘤及硬膜结核瘤病灶可有明显强化,而转移瘤可能伴有邻近颅骨破坏。

【专家指点】

硬膜外血肿可跨越大脑镰或天幕,但不跨颅缝;最佳诊断征象为"双凸镜样"脑外占位;常见占位征及脑疝形成。

二、硬膜下血肿

(一) 临床表现与病理特征

硬膜下血肿发生于硬脑膜和蛛网膜之间,是最常见的颅内血肿。常由直接颅脑外伤引起,间接外伤亦可。1/3 ~ 1/2 为双侧性血肿。外伤撕裂了横跨硬膜下的桥静脉,导致硬膜下出血。

依照部位不同及进展快慢,临床表现多样。慢性型自外伤到症状出现之间有一静止期,多由皮质小血管或矢状窦房桥静脉损伤所致。血液流入硬膜下间隙并自行凝结。因出血量少,此时可无症状。3周以后血肿周围形成纤维囊壁,血肿逐渐液化,蛋白分解,囊内渗透压增高,脑脊液渗入囊内,致血肿体积增大,脑组织因受压而出现症状。

(二) MRI 表现

CT 诊断主要根据血肿形态、密度及一些间接征象。一般表现为颅骨内板下新月形均匀一致高密度。有些为条带弧状或梭形混合性硬膜外、硬膜下血肿,CT 无法分辨。MRI 在显示较小硬膜下血肿和确定血肿范围方面更具优势。冠状面、矢状面 MRI 有助于检出位于颞叶之下颅中窝血肿、头顶部血肿、大脑镰及靠近小脑幕的血肿(图 4-6-2-1)。硬膜在 MRI 呈低信号,有利于确定血肿在硬膜下或是硬膜外。硬膜下血肿在 FLAIR 序列表现为条弧状、月牙状高信号,与脑回、脑沟分界清楚。

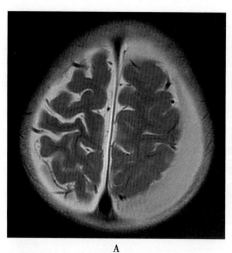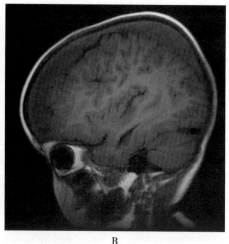

| A | B |

图 4-6-2-1 硬膜下血肿
A. 轴面 T_2WI;B. 矢状面 T_1WI;左侧额顶骨板下可见新月形血肿信号

(三) 鉴别诊断

主要包括硬膜下水瘤、硬膜下渗出及由慢性脑膜炎、分流术后、低颅压等所致的硬脑膜病。

【专家指点】

有明确头部外伤史者易诊断,无明确头部外伤史或症状隐匿者易误诊。尤为老年人,血管硬化,弹性差,身体其他部位受伤时可使头部震动、小血管破损。血肿范围广,MR 信号随时间改变。急性硬膜下血肿 2/3 以上病例合并其他病变。

三、外伤性蛛网膜下腔出血

（一）临床表现与病理特征

本病系颅脑损伤后由于脑表面血管破裂或脑挫伤出血进入蛛网膜下腔，常积聚于脑沟、脑裂和脑池。因患者年龄、出血部位、出血量多少不同，临床表现各异。轻者可无症状，重者昏迷。绝大多数患者外伤后数小时内出现脑膜刺激征，如剧烈头痛、呕吐、颈项强直等。少数患者早期可出现精神症状。腰椎穿刺脑脊液检查可确诊。

相关病理过程包括，血液流入蛛网膜下腔使颅内体积增加，引起颅内压升高；血性脑脊液直接刺激脑膜致化学性脑膜炎；血性脑脊液直接刺激血管或血细胞产生多种血管收缩物质，引起脑血管痉挛，进而导致脑缺血、脑梗死。

（二）MRI 表现

CT 显示蛛网膜下腔高密度，多位于大脑外侧裂、前纵裂池、后纵裂池、鞍上池和环池。但 CT 阳性率随时间推移而减少，外伤 24 小时内 95% 以上，1 周后不足 20%，2 周后几乎为零。MRI 在亚急性和慢性期可以弥补 CT 的不足（图 4-6-3-1）。在 GRE T_2^*WI，蛛网膜下腔出血表现为沿脑沟分布的低信号。本病急性期在常规 T_1WI、T_2WI 无特异征象，在 FLAIR 序列则显示脑沟、脑裂、脑池内弧形或线状高信号。

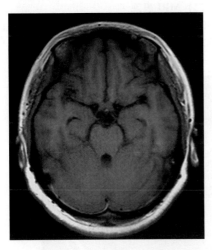

图 4-6-3-1　蛛网膜下腔出血
轴面 T_1WI 显示颅后窝蛛网膜下腔
（脑表面）线状高信号

【专家指点】

外伤（而非动脉瘤）是蛛网膜下腔出血的常见原因；急性患者首选 CT 检查，但在颅后窝区有伪影

干扰。FLAIR 应作为诊断本病的常规扫描序列；脑缺血及脑梗死是最常见和最危险的合并症。

四、弥漫性轴索损伤

（一）临床表现与病理特征

脑部弥漫性轴索损伤（DAI）又称剪切伤（shear injury），是重型闭合性颅脑损伤病变，临床症状重，死亡率和致残率高。病理改变包括轴索微胶质增生和脱髓鞘改变，伴有或不伴有出血。因神经轴索（轴突）折曲、断裂，轴浆外溢而形成轴索回缩球，可伴有微胶质细胞簇形成。脑实质胶质细胞不同程度肿胀、变形，血管周围间隙扩大。毛细血管损伤造成脑实质和蛛网膜下腔出血。

DAI 患者常有意识丧失和显著的神经损害表现。大多数在伤后立即发生原发性持久昏迷，无间断清醒期或清醒期短。昏迷的主要原因是大脑轴索广泛损伤，使皮质与皮质下中枢失联，故昏迷时间与轴索损伤的范围和程度有关。临床上将 DAI 分为轻、中、重三型。

（二）MRI 表现

DAI 的 MRI 表现有以下几个方面。①弥漫性脑肿胀：双侧大脑半球皮髓质交界处出现模糊不清的长 T_1、长 T_2 信号，在 FLAIR 呈斑点状不均匀高信号。脑组织呈饱满状，脑沟、裂、池受压变窄或闭塞，多个脑叶受累。②脑实质出血灶：单发或多发，直径多小于 2.0cm，均不构成血肿，无明显占位效应。主要分布于胼胝体周围、脑干上端、小脑、基底核区及皮髓质交界部。在急性期呈长 T_1、短 T_2 信号（图 4-6-4-1），在亚急性期呈短 T_1、长 T_2 信号，在 FLAIR 呈斑点状高信号。③蛛网膜下腔和（或）脑室出血：出血多见于脑干周围，尤其是四叠体池、环池、幕切迹以及侧脑室、三脑室。平扫 T_1WI、T_2WI 显示超急性期或急性期出血欠佳，在亚急性期可见短 T_1、长 T_2 信号，在 FLAIR 呈高信号。④可合并其他损伤：如硬膜外血肿、硬膜下血肿、颅骨骨折等。本病急诊 CT 常见脑组织弥漫性肿胀，皮髓质分界不清，其交界处可有散在斑点状高密度出血灶，常伴有蛛网膜下腔出血。脑室、脑池受压变小，无局部占位征象。

（三）鉴别诊断

1. DAI 与脑挫裂伤鉴别　前者出血部位与外力作用无关，出血好发于胼胝体、皮髓质交界区、脑干、小脑等处，呈类圆形或斑点状，直径多 <2.0cm；后者出血多见于着力或对冲部位，呈斑片状或不规则形，直径可 >2.0cm，常累及皮质。

2. DAI 与单纯硬膜外及硬膜下血肿鉴别　DAI 合并的硬膜外、硬膜下血肿表现为"梭形"或"新月

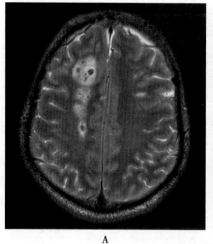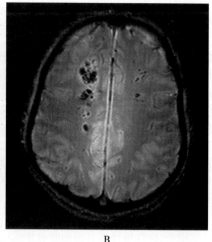

A   B

图 4-6-4-1 弥漫性轴索损伤

A. 轴面 T_2WI 显示双额灰、白质交界区片状长 T_2 异常信号,其内混杂点状低信号
(出血);B. 轴面 GRE T_2^*WI 显示更多斑点状低信号(出血)

形"稍高信号,但较局限,占位效应不明显,可能与出血量较少和弥漫性脑肿胀有关。

【专家指点】

DAI 系第二位常见的外伤性脑损伤;损伤程度不同,演变过程不同,影像表现也不同;MRI 表现优于 CT,MR 信号改变与出血、非出血及病程相关。

五、脑挫裂伤

(一)临床表现与病理特征

脑挫裂伤是颅脑损伤最常见的表现形式之一。脑组织浅层或深层有散在点状出血伴静脉淤血,并存脑组织水肿者为脑挫伤;凡有软脑膜、血管及脑组织断裂者称脑裂伤。习惯上将两者统称脑挫裂伤。挫裂伤部位以直接接触颅骨粗糙缘的额颞叶多见。脑挫裂伤病情与其部位、范围和程度有关。范围越广、越接近颞底,临床症状越重,预后越差。

(二)MRI 表现

MRI 征象复杂多样,与挫裂伤后脑组织出血、水肿及液化有关。对于出血性脑挫裂伤(图 4-6-5-1),

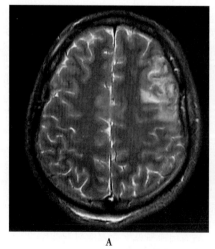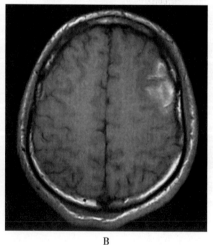

A   B

图 4-6-5-1 脑挫裂伤

A、B. 轴面 T_2WI 及 T_1WI 显示左额叶不规则形长 T_2 混杂信号及短 T_1 信号(出血)

随着血肿内血红蛋白演变，即含氧血红蛋白→去氧血红蛋白→正铁血红蛋白→含铁血黄素，病灶的MR信号也随之变化。对于非出血性脑损伤，多表现为长 T_1、长 T_2 信号。由于脑脊液流动伪影，或与相邻脑皮质产生部分容积效应，病灶位于大脑皮质、灰白质交界处时不易显示，且难鉴别水肿与软化。FLAIR 序列对确定病变范围、检出重要功能区的小病灶、了解是否合并蛛网膜下腔出血很重要。

【专家指点】

额颞叶多发；斑片状出血及脑水肿为最佳诊断征象；FLAIR 序列提高诊断可靠性。

第七节　颅内感染与肉芽肿性病变 MRI 表现

颅内感染性疾病包括由细菌、病毒、真菌、寄生虫等引起的脑及脑膜病变。这些病变可以是化脓性或非化脓性、肉芽肿性或非肉芽肿性、囊性或实性、破坏性或增生性以及传染性或非传染性。有些疾病与个人生活史、饮食习惯及居住地关系密切，或与身体的免疫功能状态相关。可谓种类繁多，MRI 表现复杂。一些疾病的影像所见缺乏特征，定性诊断困难。因篇幅所限，不能在此逐一描述。本章列举部分常见的疾病，分述如下：

一、硬膜外脓肿

（一）临床表现与病理特征

硬膜外脓肿为颅骨内板与硬脑膜之间脓液的聚集。多由额窦炎、乳突炎及头颅手术所致，很少由颅内感染引起。临床表现为剧烈头痛、感染部位疼痛及压痛，伴有发热、局部软组织肿胀。如果出现进行性加重的神志改变、脑膜刺激征、抽搐及神经功能障碍，可能提示感染不再仅限于硬膜外腔，脑组织或已受累。如不及时清除积脓，预后不佳。因肿瘤开颅手术而合并硬膜外脓肿者，通常较隐匿，有时被误诊为肿瘤复发。

（二）MRI 表现

脓肿位于骨板下，呈梭形，较局限。病变在 T_1WI 信号强度略高于脑脊液，略低于脑组织；在 T_2WI 呈高信号。脓肿内缘在 T_1WI 及 T_2WI 均为低信号带，为内移的硬膜。注射对比剂后增强 T_1WI 可见脓肿包膜强化（图 4-7-1-1）。脓肿相邻皮质可见充血、水肿或静脉血栓形成。

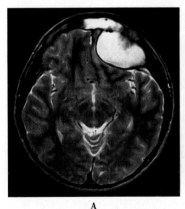
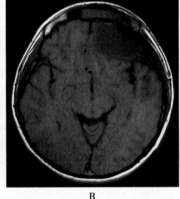
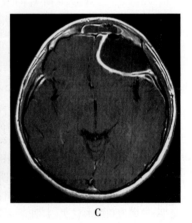

图 4-7-1-1　硬膜外脓肿

A、B. 轴面 T_2WI 及 T_1WI，在左额骨板下见豆状硬膜外脓肿，脓肿内缘可见低信号硬膜内移；
C. 轴面增强 T_1WI 显示脓肿包膜强化

（三）鉴别诊断

应注意区分硬膜下感染与非感染性脑外病变。MRI 对于 CT 显示困难的硬膜外脓肿，以及早期诊断与鉴别诊断有帮助。

【专家指点】

典型表现为骨板下梭形异常信号影，增强扫描见明显强化、移位的硬膜。

二、硬膜下脓肿

（一）临床表现与病理特征

脓肿位于硬脑膜下，蛛网膜外。多呈薄层状，广泛扩散并常因粘连而形成复发性脓腔。感染多来自颅骨骨髓炎（鼻窦炎及中耳炎并发症）、外伤、手术污染等,血源性感染少见。临床表现包括头痛、呕吐、发热、痉挛发作、意识障碍以及高颅压和局灶定位体征。脑脊液内蛋白及白细胞可增高,周围血象白细胞增高。

(二) MRI 表现

硬膜下脓肿多位于大脑半球表面,多为新月形,偶呈梭形,常向脑裂延伸。本病的 MR 信号强度类似硬膜外脓肿,但其内缘无硬膜的低信号带。脓肿相邻皮质可见水肿(图 4-7-2-1)。

【专家指点】

有脑膜刺激征,可致命,属于神经外科急症。病变信号在多数 MRI 序列高于脑脊液。

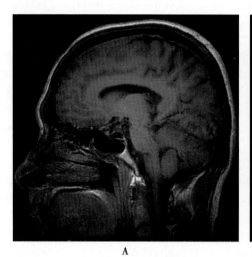
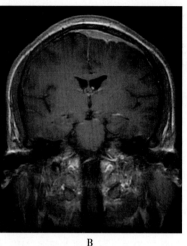

A   B

图 4-7-2-1 硬膜下脓肿
A. 矢状面 T_1WI 显示左额硬膜下梭形病变,相邻脑组织可见低信号水肿;
B. 冠状面增强 T_1WI 显示局部病变强化

三、脑脓肿

(一) 临床表现与病理特征

是由于病原微生物入侵而在脑实质内形成的脓肿。感染途径包括:①邻近感染直接扩散,如耳源性脑脓肿、鼻源性脑脓肿;②开放性颅脑外伤,即损伤性脑脓肿;③血行播散。原发灶不明者被称为隐源性脑脓肿。病理改变一般分为三期:初期为急性脑炎期;中期为脓腔形成期;末期为包膜形成期。在急性脑炎阶段,局部有炎性细胞浸润,由于该部位小血管的脓毒性静脉炎,或动脉被感染性栓子阻塞,使局部脑组织软化、坏死,继而出现多个小液化区,附近脑组织有水肿。在中期,局限性液化区扩大,相互沟通汇合成脓腔,开始含有少量脓液,周围为一薄层不明显且不规则的炎性肉芽组织,邻近脑组织水肿及胶质细胞增生。在末期,脓腔外围的肉芽组织因血管周围结缔组织和神经胶质细胞增生,逐步形成脓肿包膜。但包膜形成快慢不一,取决于炎症的性质、发展的快慢和机体的反应程度。脑脓肿常为单个,也可多房,但散布于不同部位的多发性脑脓肿少见。

脑脓肿常伴有局部的浆液性脑膜炎或蛛网膜炎,并可合并化脓性脑膜炎,硬膜下及硬膜外脓肿,特别是继发于邻近结构感染者。

临床表现包括疲劳、嗜睡、高热等急性感染症状,急性脑炎期明显;高颅压症状,视乳头水肿、呕吐、头痛、痉挛发作及精神淡漠;局部占位征,额叶可有失语、精神症状、偏瘫及症状性癫痫发作,颞叶可有上视野缺损,感觉性失语及颞骨岩尖综合征。小脑脓肿可有眩晕、共济失调、眼震及脑膜刺激征。顶叶与枕叶脓肿较少。耳源性脓肿多位于颞叶及小脑,血源性脑脓肿之感染源以胸部为多。

(二) MRI 表现

可分为四期。在发病 3 天之内,即急性脑炎早期,MRI 显示病变区长 T_1、长 T_2 信号,边界不清,有占位效应,增强 T_1WI 可见斑状强化。脑炎晚期,一般为第 4~10 天,在增强 T_1WI 出现环形强化病灶。脓肿壁形成早期(第 10~第 14 天),增强 T_1WI 可见明显环状强化(图 4-7-3-1),薄壁而完整,厚度均一;脓肿壁形成晚期,即发病 14 天以后,脓肿较小时,壁变厚,水肿及占位效应减轻,增强 T_1WI 呈结节状强化。强化由脓肿壁内层肉芽组织引起。产气菌感染

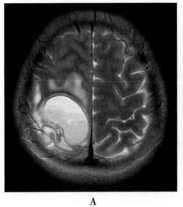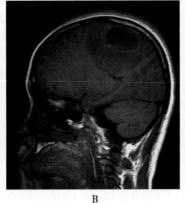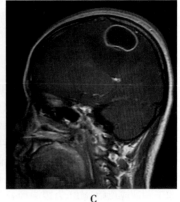

A B C

图 4-7-3-1　脑脓肿
A. 轴面 T_2WI,右顶可见类圆形病变,边界清楚,周边脑水肿明显;B、C. 注射钆对比剂前、
后矢状面 T_1WI,脓肿壁环形强化,下壁稍欠光滑

所致脓肿,脓腔内可有气体,形成液平面。典型脓肿在 DWI 呈高信号。

(三)鉴别诊断

脑脓肿的 MRI 表现也可见于其他疾病。应注意与恶性胶质瘤、转移癌、术后肉芽组织形成、慢性颅内血肿以及硬膜外、硬膜下脓肿鉴别。

【专家指点】

分期不同,影像表现不同;环形强化病灶最常见;DWI、MRS 对鉴别诊断有帮助。

四、急性化脓性脑膜炎

(一)临床表现与病理特征

为化脓性细菌进入颅内引起的急性脑膜炎症。

病理学方面,软脑膜血管充血,大量的炎性渗出物沉积;蛛网膜下腔、脑室管膜与脉络膜中充满炎症细胞与脓性渗出物;小血管常有阻塞,伴发近邻皮质的脑炎与小梗死灶;晚期产生脑膜粘连、增厚并引起交通性或梗阻性脑积水;儿童可发生硬膜下积液或积脓。脓性脑膜炎的颜色因所感染的细菌而异:葡萄球菌时为灰色或黄色;肺炎双球菌时为绿色;流感杆菌时为灰色;大肠杆菌时为灰黄色兼有臭味;铜绿假单胞菌(绿脓杆菌)时为绿色。感染来源可为上呼吸道感染、头面部病灶、外伤污染、细菌性栓子及菌血症等。

临床多急性起病,发热、血中白细胞增高等全身中毒症状明显。除婴幼儿和休克患者外,均有明显的脑膜刺激症状:颈项强直,头后仰,Kernig 征与

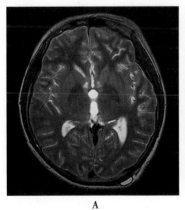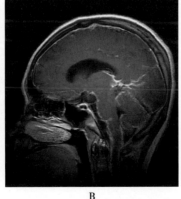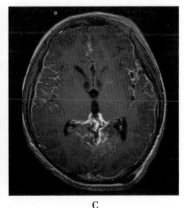

A B C

图 4-7-4-1　化脓性脑膜炎
A. 轴面 T_2WI,脑沟、裂、池模糊不清;B、C. 矢状面及轴面增强 T_1WI,
可见广泛的软膜及蛛网膜线样异常强化

Brudzinski 征阳性;可伴有不同程度的脑实质受损的病症,如精神、意识和运动等障碍;腰穿脑脊液压力增高,白细胞增高,多形核占优势;体液培养可找到病原菌。

（二）MRI 表现

早期无异常。随病情发展,MRI 显示基底池及脑沟结构不清,软膜、蛛网膜线性强化(图 4-7-4-1)。本病可出现多种并发症:①交通性脑积水,由脑底池及广泛性蛛网膜粘连或脑室壁粘连影响脑脊液循环所致,MRI 表现为脑室变形、扩大,侧脑室前角或脑室周围因脑脊液渗出而出现长 T_1、长 T_2 信号;②硬膜下积液或积脓,MRI 表现为颅骨内板下新月形病变,一侧或双侧,其包膜可强化;③炎症波及室管膜或脉络丛时,增强 T_1WI 可见脑室壁环形强化;④少数引发局限或广泛性脑水肿,局部脑实质可见异常强化,形成脑脓肿时出现相应 MRI 表现。此外,如果皮质静脉或硬膜窦形成栓塞,也可见相应区域的脑水肿表现。本病晚期可有脑软化或脑萎缩。

【专家指点】

典型影像表现为软脑膜及脑表面弥漫性强化。脑脊液实验室检查可确诊,MRI 有助于了解并发症。

五、结核

（一）临床表现与病理特征

中枢神经系统结核感染多继发于身体其他部位结核。随着 HIV 感染、吸毒者增多,以及某些地区卫生环境恶劣及营养不良,结核感染有增多趋势。临床表现有身体其他部位结核病灶或结核病史;有发热、体重减轻、血沉增快及颅内压增高征;有明显

的脑膜刺激征;有结核瘤发生部位的局灶体征。

中枢神经系统结核感染一般分为三种状况:①结核性脑膜炎;②脑膜炎后遗症;③脑结核瘤。病理改变包括脑脊髓膜混浊肥厚,以脑底为著。在脑表面,特别是大脑中动脉的分布区有很多散在的白色小结节,在脑实质与脑室内可有多发性小干酪样结核灶,蛛网膜下腔有大量黄色胶样渗出液,脑膜血管可呈全动脉炎改变,可有脑梗死。由于大量渗出物沉积,使部分蛛网膜下腔闭锁,蛛网膜粒发炎,使脑脊液吸收障碍,引起交通性脑积水。脑底部的炎症渗出物阻塞了中脑导水管或第四脑室的外侧孔或正中孔,脑脊液循环受阻,脑室压力不断增高,梗阻以上脑室扩张,可形成不全梗阻性脑积水。结核瘤多位于脑的表浅部位,也可在脑的深部,脑膜局部粗糙粘连,为黄白色结节状,质地较硬,中心为干酪样坏死及钙化,周围明显脑水肿。

（二）MRI 表现

脑膜炎表现:平扫 MRI 有时见脑基底池内高信号病变,最常见于鞍上池,其次是环池和侧裂池;增强 T_1WI 上基底池病变明显强化,呈现闭塞脑池的轮廓,凸面脑膜也可强化。

脑实质表现:粟粒性结核灶散布于大脑及小脑,平扫 MRI 为等信号,增强 T_1WI 明显强化,病灶周边可见水肿带。脑结核瘤表现:平扫 MRI 早期为等信号,可有水肿带;中期为信号略高的圆形病灶,仍伴有水肿带;后期结核瘤钙化,水肿带消失。增强 T_1WI 有两种表现,其一为中心低信号的小环状强化,其二为结节状强化(图 4-7-5-1)。肉芽肿形成时,多位于鞍上,T_1WI 和 T_2WI 均表现为等皮质信号。有时,增强 T_1WI 显示大环形强化或椭圆形多环

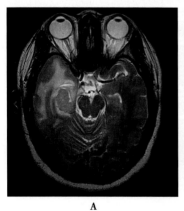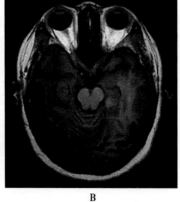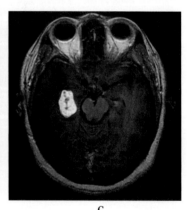

A   B   C

图 4-7-5-1　脑结核瘤

A、B. 轴面 T_2WI 及 T_1WI,右颞叶内侧见团块状等 T_1、稍长 T_2 异常信号,周边组织水肿明显;

C. 轴面增强 T_1WI,结核瘤强化明显,周边水肿无强化

形强化,这与囊性或伴有中心坏死的恶性胶质瘤难以区分。

继发病变表现:结核病灶周围可有大片水肿带,可有交通性或梗阻性脑积水。脑动脉炎可引起基底核、内囊、丘脑、脑干等部位脑梗死,最常见于大脑中动脉区,MRI 表现为与供血动脉分布区一致的长 T_1、长 T_2 异常信号,偶可见出血。

【专家指点】

结核性脑膜炎与结核瘤有关联但影像表现不同;脑膜炎 MRI 典型表现为颅底脑池信号异常及脑积水;结核瘤可表现为干酪样及非干酪样肉芽肿;近年随 AIDS 增多再现多发趋势。

六、结节病

(一) 临床表现与病理特征

本病以进行性、多发性、多器官损害的小结节形成为特征。小结节由非干酪性上皮样慢性肉芽肿构成。病因不明,有人认为与免疫功能低下有关。病变可侵及皮肤、淋巴结、眼、鼻腔、腮腺、骨骼、胸腹部内脏器官及神经系统。如仅有中枢神经系统受累,称为孤立型中枢神经系统结节病。最常见的颅内表现是肉芽肿样脑膜炎。最常见病变部位为基底池。

特别是三脑室前区,脑的其他部位和脊髓也可受累。病变可经血管周围间隙浸润脑实质。偶尔累及脑血管引起脑梗死。

临床表现多样。在脑神经受损中,以单侧或双侧面神经及视神经麻痹最多见,其他脑神经也可受累。垂体本身及垂体柄或下丘脑肉芽肿可引起激素分泌、电解质及神经精神异常。脑实质受累可出现脑积水及高颅压症状。约 20% 患者出现癫痫。尽管脑神经麻痹及其他神经障碍恢复很慢,但与脑结核相比,结节病呈相对良性过程。患者还可有全身症状及体征。

(二) MRI 表现

脑膜炎可见弥漫性或局灶性脑膜增厚,增强 T_1WI 显示病变明显强化。但如与骨结构关系紧密,有时诊断较难。脑结节病肉芽肿的病灶边界较清楚、质地较均匀,最大可达数厘米,常位于脑底部。病灶信号在平扫 MRI 略高于脑实质,增强 T_1WI 可见孤立或多发的均匀一致性强化,伴有病灶周围水肿。脑室内结节病在 T_1WI 呈脑室周围高信号病变,脑膜受累时可导致脑脊液循环受阻及脑积水,多为交通性。本病有时表现为漏斗增粗(图 4-7-6-1)及脑神经(尤其视神经)异常强化。并发脑血管炎及继发脑梗死时,出现相应 MRI 表现。

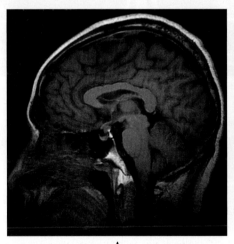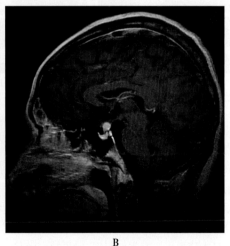

A

B

图 4-7-6-1 结节病
A. 矢状面 T_1WI 显示漏斗增粗,似可见等信号结节病灶;B. 增强 T_1WI 显示结节明显强化

【专家指点】

本病为全身性慢性肉芽肿病变,神经系统受累约占 3% ~ 5%,西方国家多见;MRI 表现多样化,增强 T_1WI 见结节强化。可通过脑活检证实诊断。

七、单纯疱疹病毒脑炎

(一) 临床表现与病理特征

从神经放射学角度看,有两种类型的疱疹(herpes）病毒感染特别重要。第Ⅰ型：主要影响成人，不及时治疗时70%患者留有后遗症，病理特征为分布于脑边缘部的广泛出血性坏死。主要累及颞叶中下部及额叶眶部，脑实质深部如岛叶扣带回也可受累，但一般止于壳核侧缘，很少向前或向后扩展。第Ⅱ型：主要影响新生儿，可造成严重的脑功能障碍，甚至死亡。脑损害的范围更广而不限于脑缘部分，基底核、丘脑及颅后窝结构均可受累，常引起广泛脑软化。Ⅱ型感染大多源自母体产道感染，部分是胎儿时期在母体子宫内感染。宫内感染疱疹病毒导致的先天性畸形与弓形虫病（toxoplasmosis）、风疹（rubella）及巨细胞病毒（cytomegalovirus）感染的后遗症相似，故被人称为 TORCH 综合征。TORCH 英文原意是"火炬"，此词由这些病原体英文名称首字组成，H代表单纯疱疹病毒。

患者发病前有上呼吸道感染史，约25%有口唇单纯疱疹病史。临床表现有发热、头痛、呕吐、抽搐、精神症状、意识障碍，由嗜睡至昏迷，严重者发病后2~3日内死亡。幸存者遗有癫痫、偏瘫、健忘与痴呆等后遗症。

（二）MRI 表现

对于Ⅰ型单纯疱疹病毒脑炎，MRI 可早于 CT 发现脑组织受累，而且显示的病变范围更广泛；主要表现为双侧颞叶内侧及岛叶皮质明显的长 T_1、长 T_2 异常信号。Ⅱ型单纯疱疹病毒脑炎，MRI 可见病变早期灰质受累犯，T_1WI 及 T_2WI 均显示灰、白质对比消失。有时在残存的皮质见非出血性低信号（磁敏感效应）。增强扫描时，病变区可出现弥漫性不均匀强化或脑回状强化（图4-7-7-1）。

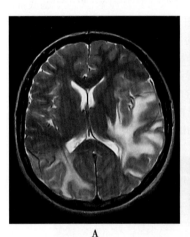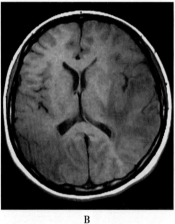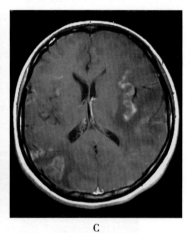

A   B   C

图4-7-7-1 脑膜脑炎

A、B. 轴面 T_2WI 及 T_1WI，右侧颞枕叶及左颞叶可见大片状长 T_1、长 T_2 信号，边界不清；
C. 轴面增强 T_1WI，病变区不均匀强化

（三）鉴别诊断

Ⅰ型单纯疱疹病毒脑炎应与脑脓肿、脑梗死、脑肿瘤以及其他的病毒性脑炎鉴别。由蜱传播的脑炎通常脑灶多发，边界不清，可累及放射冠、丘脑、脑干及小脑。日本脑炎也可有类似表现，但更倾向于侵及双侧基底核及丘脑，可造成腔隙性脑梗死。EB 病毒脑炎常累及皮质及灰、白质交界区，也可累及丘脑及视神经，病灶多发或是波浪样出现，在旧病灶消退时，又出现新病灶。

【专家指点】

Ⅰ型单纯疱疹病毒脑炎常累及边缘系统；细胞毒性水肿区域大，边界不清。

八、进行性多灶性白质脑病

（一）临床表现与病理特征

进行性多灶性白质脑病（PML）与乳多空病毒（papovavirus）感染有关，好发于免疫功能低下者，尤其是吸毒并 HIV 感染者。病理改变为脱髓鞘改变（因少突胶质细胞受累造成），出现变异的星形细胞（组织对感染反应）。少突胶质细胞核内可见嗜酸性圆形包涵体。在大多数病例，脱髓鞘发生于大脑半球皮质下白质，有时累及小脑、脑干及脊髓，而灰质很少受累。偶有占位效应、出血及血-脑屏障破坏。临床上多以精神异常起病，继而出现与受累部

位相关的局灶体征及症状。PML 一旦发病便持续发展，通常于 6 个月内死亡。目前尚无有效治疗。

（二）MRI 表现

CT 表现为单侧或双侧大脑半球皮质下白质内低密度区，在灰、白质交界处有明显的界限，不存在或很少见占位效应，注射对比剂后通常不强化。脑干及小脑病灶在早期容易遗漏，MRI 在这方面有优势。MRI 显示多发性病灶，侵及范围广，包括半卵圆中心的外侧部，随病情发展，病灶大小及数目增加，可扩展至基底核、胼胝体及小脑脚。MR 信号表现与其他的脱髓鞘病变类似。

【专家指点】

MRI 显示病灶远离脑室周围白质，多不强化。

九、真菌感染

（一）临床表现与病理特征

慢性或亚急性脑膜炎或脑膜脑炎是颅内真菌感染最常见的表现形式。酵母菌感染常导致单发或多发的肉芽肿或脑脓肿。某些真菌可侵及脑血管引起脑梗死，坏死及出血。也有些真菌可正常存在于人体内，在人体发生慢性疾病，免疫力异常及糖尿病时发病。临床最常见的神经系统真菌感染为新型隐球菌脑膜炎。它可侵犯人类各脏器而形成隐球菌病或真菌病，对脑及脑膜尤其具有亲和性。侵入途径为皮肤、乳突、鼻窦、上呼吸道及胃肠道。随血液进入颅内，在脑膜形成灰色肉芽结节，也可侵入脑室，椎管及大脑皮质及基底核。

临床发病徐缓，多无前驱症状。首发症状常为头痛，大多位于额颞区。初起时间歇发作，逐渐转为持续性，并进行性加重，伴有恶心、呕吐、背痛及颈强直、凯尔尼格征阳性等脑膜刺激征。多数患者有低热，轻度精神障碍。严重者意识模糊甚或昏迷。因颅内压增高，半数病例有中、重度视乳头水肿。晚期多因视神经萎缩而致视力障碍，并可出现其他眼部症状及脑神经症状。病情大多持续进展，不经治疗平均生存期为 6 个月。少数患者病情反复，缓解复发交替。

（二）MRI 表现

本病 MRI 表现类似结核性脑膜炎。因脑基底池及外侧裂为渗出物占据，早期平扫检查可见其失去正常透明度，增强检查见渗出物明显强化。与结核性脑膜炎略不同之处是，基底池受累倾向于一侧，病变分布不对称（图 4-7-9-1）。并发脑血管受累时可见脑梗死。晚期因脑膜粘连发生交通性或梗阻性脑积水，可出现普遍性或局限性脑室扩大。增强

MRI 显示肉芽肿病变优于 CT。CT 显示感染晚期形成的钙化优于 MRI。

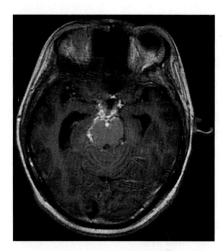

图 4-7-9-1　真菌感染
轴面增强 T_1WI 显示基底池及右侧
环池不规则形异常强化改变

【专家指点】

MRI 表现无特异性；病史及脑脊液检查有帮助。

十、脑囊虫病

（一）临床表现与病理特征

脑囊虫病是人体吞服链状绦虫（猪肉绦虫）的虫卵，经胃肠消化卵化出幼虫，异位于脑膜、脑实质、脑室等处，引起神经系统症状。本病主要分布于我国长江以北，以东北、华北、西北地区多见。中间宿主为猪、狗、牛、羊等，人是绦虫的唯一终宿主。主要感染途径为生食及半生食被绦虫污染的猪肉，或吞服被绦虫卵污染的蔬菜及食物。虫卵在十二指肠中，卵化出囊蚴钻入肠壁，通过肠系膜小静脉进入体循环，再至脑实质，引起病变。脑内的囊蚴被脑组织形成的包囊包绕。包囊周围脑组织改变分为四层，自内向外依次为细胞层、胶原纤维层、炎性细胞层、神经组织层。囊内分两层膜，外层膜为细胞浸润，急性期多为多核及嗜酸性粒细胞，慢性期多为淋巴细胞及浆细胞；内层膜为玻璃体样变。囊内为囊蚴，其内膜上可见小白色的囊虫头节突起；囊蚴死亡液化后，囊内为含大量蛋白质的混浊液体；液体吸收后，囊腔变小，壁皱缩增厚，也可发生钙化。由于囊蚴寄生部位不同，病灶大小、形态各异。脑室内囊蚴一般较大，多呈圆形，直经 1～3mm 大小，多附着于脑室壁上或浮游于脑脊液中，引起局部室管膜炎，产生室

管膜的肥厚及瘢痕性条纹,使脑室变形,脑脊液循环障碍。此外,由于脉络丛受囊虫毒素刺激,脑脊液分泌增加,产生脑积水。脑实质内囊蚴为圆形,多发,豌豆大小,多位于皮质深部及基底核区。脑组织在病变早期因炎症反应而肿胀,晚期脑萎缩。寄生于蛛网膜下腔的囊虫常位于颅底,以脚间池及交叉池多见,呈分支或葡萄状突起。产生慢性蛛网膜炎及粘连。

临床表现包括:①弥漫性脑水肿所致的意识障碍及精神症状;②各种类型癫痫发作及发作后的一过性肢体瘫痪(Todd 麻痹);③多变与波动的锥体束症状、小脑症状、锥体外系症状及脑神经障碍;④高颅压、脑积水及强迫头位等;⑤可见皮下结节,多位于头部及躯干部,数目不等。囊虫也可寄生于肌肉,造成假性肌肥大;⑥囊虫补体结合试验可为阳性。

(二) MRI 表现

根据囊蚴侵及部位不同,通常将脑囊虫病的 MRI 和 CT 表现分为四型。

1. **脑实质型** ①急性脑炎型:表现类似一般脑炎,主要为双侧大脑半球髓质区异常信号,脑室变小,脑沟、裂、池消失或减少,增强扫描时病灶无强化,中线结构无移位。②多发或单发囊型:在囊尾蚴存活时,囊内容物为长 T_1、长 T_2 信号,与脑脊液类似;囊尾蚴头节为等信号。囊尾蚴死亡后,囊内液体变浑浊,T_1 信号增高,部分呈等信号,与周围脑组织信号类似;病灶周围常见水肿。③多发结节及环状强化型:受囊蚴蛋白刺激,局部肉芽组织增生,平扫 MRI 见脑内大片不规则异常信号,增强 T_1WI 显示结节状或环状强化,病灶周围有水肿。④慢性钙化型:慢性期囊蚴死后继发机化,形成纤维组织并钙化,可发生于囊虫壁或囊内容物。CT 见大脑半球多发点状高密度影,圆形或椭圆形,直径 2~3mm,周围无水肿,中线无移位,增强扫描无强化。MRI 显示钙化不佳。

2. **脑室型** 囊蚴寄生于脑室系统内,以第四脑室多见,也可见于第三脑室及侧脑室。MRI 见脑室内囊肿,其信号在 T_1WI 略高于脑脊液。因囊壁信号较高,故可分辨囊与周围的低信号脑脊液。同理,囊尾蚴头节在 T_1WI 呈稍高信号结节。

3. **脑膜型** 主要表现为蛛网膜粘连或交通性脑积水。MRI 显示对称性脑室扩大,蛛网膜下腔变形、扩大,增强 T_1WI 可见脑膜强化,有时见囊壁强化。注意,蛛网膜囊肿多位于颅骨骨突处,在 T_1WI 比 T_2WI 更容易鉴别,FLAIR 序列显示囊肿更清楚。

4. **混合型** 具有上述两型或更多的病变表现(图 4-7-10-1),也可为不同时期病变同时存在的状态。

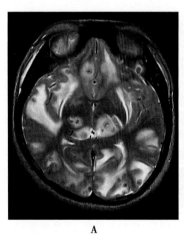 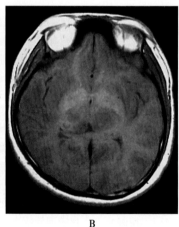 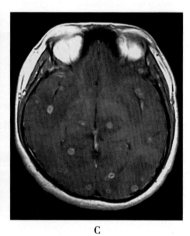

A   B   C

图 4-7-10-1 脑囊虫病

A、B. 轴面 T_2WI 及 T_1WI,脑内可见多发斑点与斑片状混杂信号,边界不清;C. 轴面增强 T_1WI,病变区可见结节状或环状强化,侧裂池内有小片状异常强化

【专家指点】

中国北方多见,癫痫为常见临床表现;MRI 表现与类型及病程相关,MRI 显示"点状"小结节(头节)为最佳诊断征象。

十一、脑棘球幼病

(一) 临床表现与病理特征

脑棘球幼病(包虫病)是因细粒棘绦虫的幼

虫——棘球蚴（包虫）寄生于颅内而发病。在我国主要流行于内蒙古、西北及华北一带。畜牧区的狗为其终宿主，虫卵伴随狗粪排出，人食入虫卵后作为中间宿主而出现症状。虫卵在十二指肠中孵化为六钩蚴，经血循环进入颅内而发育成包虫囊。其分布多在大脑中动脉灌注区，顶叶及颞叶多见。包虫囊分内、外两个囊，内囊才是真正的包虫囊，外囊为由包虫寄生于宿主颅内所引起的脑组织反应而形成的一层纤维包膜；两层囊膜之间含有丰富血管供应内外包囊。包囊之体积可长至直径 10cm 以上，容积较大可容百余到几百毫升囊液。原发包囊通常为单个，偶尔为两个，多发极少。包虫死后囊壁可钙化。继发性包囊是由原发囊破裂，种植形成子囊，一般为多发小囊泡，内含胶冻状液体。

临床表现主要为颅内高压、癫痫发作及局部占位性症状。常伴颅外包虫病，肝与肺多见。周围血象及脑脊液中嗜酸性粒细胞增高。补体结合试验及包囊液皮内试验阳性。

（二）MRI 表现

原发性脑包虫病 MRI 表现为脑内类圆形巨大囊肿，MR 信号类似脑脊液，边界清楚。囊肿周边无明显水肿。囊通常较大，占位效应明显。脑室受压、移位，可伴脑积水。增强扫描时，囊肿与囊壁一般无强化，有时见硬膜外包囊的内侧壁强化，反映局部硬脑膜强化。囊壁钙化时，CT 可见完整或不完整环状高密度。包虫囊破裂时，脑内可见多发类圆形囊肿。有时见头节。

【专家指点】

中国北方牧区常见；大的单房及多房囊肿，无病灶周边水肿为典型表现。

十二、脑血吸虫病

（一）临床表现与病理特征

脑血吸虫病是由寄生在门静脉的血吸虫的大量虫卵，通过血液循环栓塞脑血管引起，或与颅内血窦被成虫寄生及局部虫卵沉积有关。病理改变是结节状的虫卵性肉芽肿，侵及软脑膜及邻近的脑质。多见于顶叶，可继发脑水肿、脑软化、脉管炎及反应性胶质细胞增生。虫卵沉积处的血吸虫肉芽肿周围有丰富的浆细胞浸润，并有大量毛细血管包绕。

临床表现分为急性脑血吸虫病及慢性脑血吸虫病。急性型表现为急性脑膜脑炎，出现高热、嗜睡、昏迷、痉挛发作及脑膜刺激征。慢性型表现为各型癫痫发作，颅内占位及高颅压征。周围血中嗜酸性

粒细胞增多，脑脊液中单核细胞及蛋白可轻度增加。大便中可找到虫卵或孵出毛蚴。

（二）MRI 表现

平扫 MRI 可见病变呈大片状长 T_1、长 T_2 信号，部分病灶伴出血改变。在增强 T_1WI，急性期病变可见斑点状强化；慢性期病变多呈肉芽肿样改变，表现为散在、多发的结节状强化。多数病灶周边水肿较重，而占位效应相对较轻。

【专家指点】

中国南方江河流域常见；肉芽肿性脑炎为主要影像表现。

十三、HIV 脑病

（一）临床表现与病理特征

获得性免疫缺陷综合征（AIDS）是以某种 T 细胞减少、细胞免疫反应丧失为特征的病毒性综合征。该病毒称为人类免疫缺陷病毒 1 型（HIV-1），是一种亲淋巴性和亲神经性的 RNA 反转录病毒。HIV-1 通过血液、精液及阴道分泌液传播，发生在男性同性恋、静脉吸毒及输入受污染血液者。在数年潜伏期后，患者出现发热、体重下降、淋巴结肿大等症状，最后死于感染及癌症。脑及脊髓受累为 AIDS 主要临床特征，发生率约 40%，尸检所见达 75%。非特异性症状及体征包括头痛、抽搐、精神异常、偏瘫、失语、共济障碍以及脑神经或周围神经障碍。有时，神经症状为首发症状。AIDS 相关的神经系统病变分为病毒直接入侵造成的 HIV 脑病和继发的多种合并症。

HIV 脑病又称艾滋病痴呆综合征，由 HIV 病毒直接侵入脑组织引起。开始侵犯白质，随后累及基底核区、皮质、脑膜，病变相对较轻。病理学改变，在白质内可见弥散性髓鞘苍白（早期脱髓鞘）、稀疏的灶性巨噬细胞浸润灶及空洞变性改变；灰质内有集簇状小胶质细胞结节。常有脑水肿，后期脑萎缩。最初临床症状不典型，可有精神迟缓，注意力不集中，或运动障碍。病程呈亚急性过程，可达数周或数月。晚期出现中、重度痴呆、运动迟缓（尤其儿童）、共济障碍、肌强直、无力、震颤及二便失禁。

（二）MRI 表现

MRI 表现可正常，多数患者有脑萎缩。灶性脑实质损害在 T_2WI 表现为脑室周围白质内多发的斑片状高信号，双侧性分布，可不对称，多不强化，无占位效应。儿童及婴幼儿患者多为先天感染，由于小血管钙化，双侧基底核区可见短 T_2 信号病灶，周围

环绕长 T_2 信号。与 CT 相比,MRI 在发现信号异常及白质空泡变性方面较敏感。

(三)鉴别诊断

MRI 检查有助于鉴别 AIDS 痴呆综合征与 AIDS 脑部并发症。前者病灶一般为双侧、弥漫性分布,而后者(如 PML、淋巴瘤、弓形虫病)病灶多为局灶性、斑片状。增强扫描时,淋巴瘤及弓形虫病的病灶一般强化,而 PML 多不强化。此外,AIDS 相关的白质病变多发生在中年人,而慢性脑动脉硬化等造成的白质改变主要见于老年人。

【专家指点】

诊断主要依据临床,症状多出现在病程晚期,就诊者大多已经确诊。MRI 表现无特征,但对排除其他的脑部 AIDS 并发症有一定帮助。临床主要是对症治疗。

十四、AIDS 脑部合并症

(一)临床表现与病理特征

HIV 病毒感染使 AIDS 患者处于免疫低下状态,往往导致一些罕见的脑内感染及肿瘤发生,包括原发性淋巴瘤、血管病变等,如继发于细菌性心内膜炎或血管炎的脑栓塞。常见的脑部并发感染为弓形虫病(弓形虫感染)、PML、隐球菌及念球菌感染、巨细胞病毒和疱疹病毒脑炎、结核、放射菌病、曲霉菌病、球孢子菌病、梅毒等。临床表现方面,AIDS 脑部合并症患者的局灶神经征象及意识障碍程度,往往比 AIDS 痴呆综合征患者明显。

(二)MRI 表现

脑内具有团块效应的局限性病灶,在弓形虫病的出现率为 50% ~70%,在原发性中枢神经系统淋巴瘤为 10% ~25%,在 PML 为 10% ~22%。而隐球菌及巨细胞病毒脑炎往往不形成局限性病灶。弓形虫病所致多发性脑实质病变,常位于基底核区及皮髓质交界区,MRI 呈结节状或不规则长 T_1、长 T_2 信号,结节状或环形强化(图 4-7-14-1)。然而,脑脓肿、结核及淋巴瘤也可有类似表现。发生于 AIDS 患者的原发性中枢神经系统淋巴瘤,病灶中心坏死的几率多于非 AIDS 患者的淋巴瘤。PML 主要表现为受累脑白质的异常信号,以顶、枕叶多见。巨细胞病毒脑炎主要表现为局部水肿及占位效应,增强 T_1WI 见室管膜弥漫性强化。平扫 MRI 往往不能充分显示 AIDS 并发症的各种病灶,增强 T_1WI 可提高显示率。

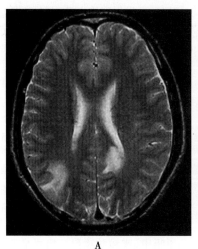
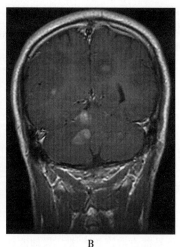

A   B

图 4-7-14-1　脑弓形虫病

A. 轴面 T_2WI,脑内见多发斑片状长 T_2 信号,形态不规则;B. 冠状面增强 T_1WI,大脑与小脑内见多发结节状和环状强化病灶,边界清楚

【专家指点】

中枢神经系统 AIDS 并发症表现为各种机会性感染和肿瘤(淋巴瘤常见),临床病史及免疫学检查为诊断依据。MRI 表现缺乏特异性。确诊依赖组织学检查。

第八节 颅内囊肿及脑脊液循环异常 MRI 表现

一、蛛网膜囊肿

（一）临床表现与病理特征

颅内蛛网膜囊肿是指脑脊液样无色清亮液体被包裹在蛛网膜所构成的袋状结构内形成的囊肿，分先天性囊肿和继发性囊肿。可发生于各个年龄段，以儿童及青少年多见。患者可终身无症状，常因头部外伤、体检或其他原因行头颅影像检查而发现。常见症状有颅内压增高、脑积水、局灶性神经功能缺失、头围增大、颅骨不对称等异常。

（二）MRI 表现

蛛网膜囊肿在 T_1WI 呈低信号，T_2WI 呈高信号，与脑脊液信号相同（图 4-8-1-1），边界清楚，增强扫描无强化，周围脑组织无水肿，有时因占位效应使部分脑组织受压、移位。与 CT 相比，MRI 无颅骨伪影干扰，故可清晰显示中线部位、颅后窝及跨越两个颅窝的病变，揭示病变与脑实质及脑池的关系，获得更多的诊断信息（图 4-8-1-2）。

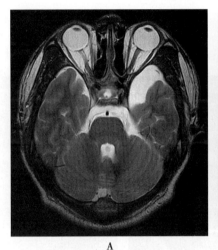
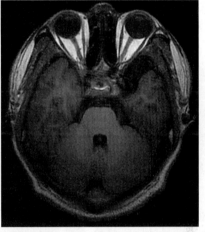

A   B

图 4-8-1-1 颅中窝蛛网膜囊肿

A、B. 轴面 T_2WI 及 T_1WI 显示左侧颞极卵圆形长 T_1、长 T_2 信号，边界清楚，相邻颞叶受推移

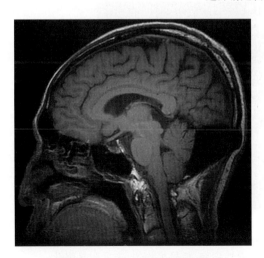

图 4-8-1-2 枕大池蛛网膜囊肿

矢状面 T_1WI 显示枕大池内团块状脑脊液信号影，膨胀性生长，相邻小脑及枕骨板受压

（三）鉴别诊断

1. 与脂肪瘤、皮样囊肿、表皮样囊肿鉴别 这些病变的 CT 值均为负值，可资区别。

2. 与囊性胶质瘤鉴别 囊壁上有瘤结节，可资区别。

3. 与血管网织细胞瘤鉴别 特征为"大囊小结节"，且结节紧贴囊壁边。

【专家指点】

诊断主要靠 CT 或 MRI，颅中窝最常见；囊肿密度或信号与脑脊液相同；具有脑外病变特征。

二、表皮样囊肿

（一）临床表现与病理特征

表皮样囊肿来自外胚层，又称胆脂瘤或珍珠瘤，是胚胎发育过程中外胚层残余组织异位所致。囊壁为正常表皮,内含角质物,有时含胆固醇结晶。约占颅内肿瘤的 0.2% ~ 1.8%。多发生于桥小脑角、岩尖斜坡(岩斜)区,手术全切除较为困难。

临床症状与病变部位有关。①桥小脑角型:最常见,早期三叉神经痛,晚期出现桥小脑角征、脑神经功能障碍,如面部疼痛、感觉减退、麻木、共济失调;②岩斜区型:常为三叉神经痛及三叉神经分布区感觉运动障碍,由于肿瘤生长缓慢、病情长,且囊肿沿间隙生长,故肿瘤大而临床表现轻;③脑实质内型:多位于大脑半球,常有癫痫发作及颅内压增高,颅后窝病变可引起共济失调及后组脑神经麻痹。

(二) MRI 表现

肿瘤多发生于额、颞叶邻近颅底的表浅部位,如桥小脑角、鞍上池、岩斜区等,形态不规则,边缘不光整。肿瘤沿蛛网膜下腔匍行生长,具"见缝就钻"特性。由于病变内胆固醇和脂肪大多不成熟,且含量较少,所以决定 MR 信号的主要因素是上皮组织。囊肿病变在 T_1WI 呈低信号,T_2WI 高信号,且信号明显高于脑组织和脑脊液。增强扫描时,囊肿通常无强化(图 4-8-2-1),有时在其边缘及局部可有轻度至中度强化。

(三) 鉴别诊断

1. 低级别星形细胞瘤 病灶边界清楚、无水肿、无强化、可囊变、可钙化,但是,病变常位于白质内,以稍长 T_1、稍长 T_2 信号为主,形态规则多见,这与本病不同。

2. 间变型星形细胞瘤与多形性胶质母细胞瘤 以不均匀长 T_1、长 T_2 信号及囊变、坏死和出血为特征,与本病类似,但是,局部血管源性水肿明显,

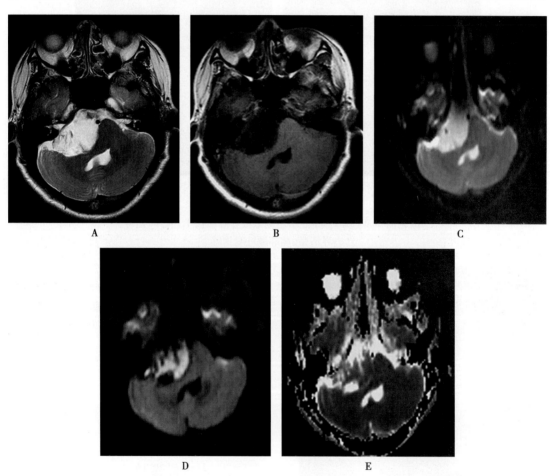

图 4-8-2-1 表皮样囊肿

A、B. 轴面 T_2WI 及增强 T_1WI,右侧桥小脑角区见囊性病变,信号欠均匀,未见明显强化;
C. 轴面 DWI(b=0),病灶呈高信号;D. 轴面 DWI(b=1000),病灶呈不均匀高信号;E. 轴面 ADC 图,病灶内水分子弥散不均匀降低

不规则花环状强化明显,易与本病区别。

3. 恶性多形性黄色星形细胞瘤　常位于颞叶表浅部位,囊实性肿块伴有出血、坏死,信号不均匀,瘤内可有脂肪信号与本病类似,但是,肿瘤强化明显,瘤周水肿明显,脑膜常受累,有助于两者鉴别。

4. 同心圆性硬化　表皮样囊肿偶有同心圆形等 T_1、略长 T_2 信号,但是,同心圆性硬化多发生于脑白质,半球脑白质及脑干白质内常有小圆形长 T_1、长 T_2 信号病灶,与 MS 的硬化斑表现类似,有助于鉴别诊断。

【专家指点】

非肿瘤性脑脊液样囊性肿物;CPA 区为常见部位,形态不规则;在脑池内沿缝隙生长;DWI 弥散减低。

三、皮样囊肿

(一) 临床表现与病理特征

颅内皮样囊肿是罕见的先天性肿瘤,起源于妊娠 3~5 周外胚层表面,与神经管分离不完全而包埋入神经管内,胎儿出生后形成颅内胚胎肿瘤,占颅内肿瘤的 0.2% 。常发生在中线部位硬脑膜外、硬脑膜下或脑内,位于颅后窝者占 2/3,以小脑蚓部、第Ⅳ脑室及小脑半球为多。常见于 30 岁年龄组,无性别差异。

临床表现与其占位效应和自发破裂有关。皮样囊肿的胆固醇粒子进入蛛网膜下腔可引起脑膜刺激症状。癫痫和头痛最常见。囊壁破裂后可引起化学性脑膜炎、血管痉挛、脑梗死等。少数囊壁通过缺损的颅骨与皮肤窦相通,感染后可引起脑脓肿。

(二) MRI 表现

皮样囊肿呈囊状,边界清楚,在 T_2WI 呈高信号但信号强度低于脑脊液,在 T_1WI 呈高信号或低信号。由于其内含有毛发等不同成分,信号强度往往不均匀,以 T_2WI 为著。注射 Gd-DTPA 后囊肿无强化(图 4-8-3-1),部分囊壁轻度强化。囊肿破裂后,病灶与周围组织分界欠清,蛛网膜下腔或脑室内出现脂肪信号。脂肪抑制像可见高信号消失(图 4-8-3-2)。在桥小脑角区短 T_1、短 T_2 信号病变的鉴别诊断中,应考虑皮样囊肿。

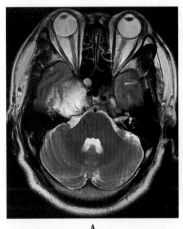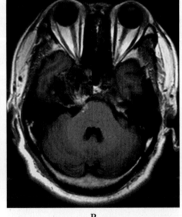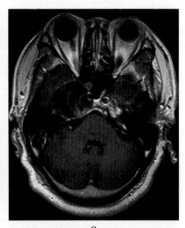

A　　　　　　　　　　　B　　　　　　　　　　　C

图 4-8-3-1　皮样囊肿

A、B. 轴面 T_2WI 及 T_1WI,右侧颞叶内侧大片状混杂信号,内见斑片状短 T_1 信号,边界清楚;
C. 轴面增强 T_1WI,病灶无强化

【专家指点】

颅内皮样囊肿为先天性异位囊肿,与畸胎瘤和表皮样囊肿同属畸胎类肿瘤;常位于鞍内、鞍旁等中线区;囊肿破裂时脂肪散布脑池,脂肪抑制 T_1WI 或 T_2WI 可证实脂肪存在。

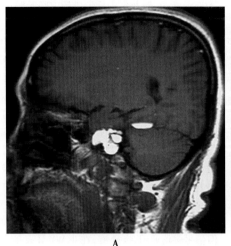
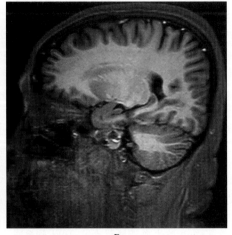

图4-8-3-2 皮样囊肿

A. 矢状面 T_1WI,岩骨尖及小脑幕区团块状及小片状两个短 T_1 信号病变;B. 矢状面脂肪
抑制 T_1WI,异常高信号被完全抑制,提示脂性病灶

四、松果体囊肿

（一）临床表现与病理特征

松果体囊肿是一种非肿瘤性囊肿,是一种正常变异。囊肿起源尚不清楚,大小一般5～15mm。囊肿壁组织学分3层,外层为纤维层,中层为松果体实质,内层为胶质组织,无室管膜细胞。患者大多无症状。但由于囊肿上皮具有分泌功能,可随时间延长而使囊肿逐渐增大,以致形成占位效应,出现临床症状,称为症状性松果体囊肿。症状包括:①阵发性头痛,伴有凝视障碍;②慢性头痛,伴有凝视障碍、眼底水肿及脑积水;③急性脑积水症状。

（二）MRI 表现

松果体区囊性病变,椭圆形或圆形,边缘光滑、规整。囊壁薄、均匀完整,在各个 MR 脉冲序列上与脑皮质等信号。增强扫描可见部分囊壁环状强化,部分不强化。强化表现由囊壁中残余的松果体实质碎片引起或是邻近囊肿的血管强化所致。囊内容物 MR 信号与脑脊液信号相似(图4-8-4-1)。

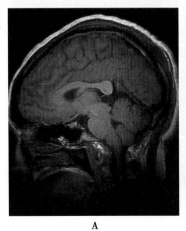
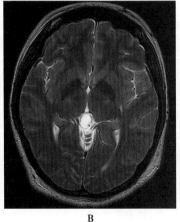
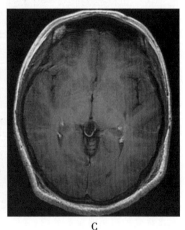

图4-8-4-1 松果体囊肿

A、B. 矢状面 T_1WI 及轴面 T_2WI,松果体区见小圆形囊性病变,边界清楚;C. 轴面增强
T_1WI,病灶后缘略显强化,囊内容物无强化

（三）鉴别诊断

主要有蛛网膜囊肿、松果体瘤囊变、第三脑室后表皮样囊肿、皮样囊肿及单发囊虫病。

1. 蛛网膜囊肿 其信号表现与松果体囊肿相似，但前者无壁，且在 T_2FLAIR 呈低信号，与后者不同。

2. 松果体瘤液化囊变 其囊壁厚且不规则，有壁结节，增强扫描时囊壁和壁结节明显强化，与松果体囊肿的壁强化不同。

3. 第三脑室后表皮样囊肿和皮样囊肿 其信号表现与松果体囊肿不同，特别在 T_2FLAIR 和 DWI 序列。

4. 单发囊虫病 有感染史，MRI 显示囊壁内头节，结合实验室检查，鉴别不难。

【专家指点】

多为影像检查时偶尔发现；囊肿壁较薄，内容物均匀；随访时囊肿大小变化不明显。

五、Rathke 囊肿

（一）临床表现与病理特征

Rathke 囊肿是一种先天性发育异常，又称垂体囊肿或 Rathke 袋囊肿。从组织学讲，在胚胎 4 周时，消化管的颊泡发育生长并形成一憩室样结构，即 Rathke 囊袋，而后囊袋内细胞向颅内生长形成颅咽管。约于胚胎 11 周时消失，随后 Rathke 囊袋前壁和后壁增生并分别形成垂体的前部和中部，漏斗部增生形成神经垂体（垂体后叶）。在垂体前部和中

部之间残留一个小腔隙，在大多数成人，该腔隙填充上皮细胞，但有部分人该腔隙终身保持。一般情况下无临床意义。当腔隙内分泌物增加，腔隙扩张且成为较大囊肿时，即形成 Rathke 囊肿，并可产生一系列症状和体征。囊肿壁细胞常覆以单层柱状上皮，含有黏液分泌腺。

最常见的症状是头痛，其次为视力视野障碍及垂体功能低下等。较大者压迫第三脑室，造成阻塞性脑积水。

（二）MRI 表现

典型的 Rathke 囊肿为圆形或类圆形薄壁囊状病变，多数以垂体为中心生长，病变较小时局限于鞍内，病变较大时可穿过鞍膈、突入鞍上池。囊肿边界清楚，周围无水肿，可见正常垂体结构。囊肿信号通常均匀，T_1WI 呈低信号或稍高信号，T_2WI 呈高信号（图 4-8-5-1）。由于囊内容物成分复杂（如黏液样物质、胶样物质、蛋白质、胆固醇），MR 信号随之不同。冠状面观察有时可见这些不均匀信号物质沉积在囊肿下部。在增强 T_1WI 囊肿一般无强化或仅见囊壁强化。

（三）鉴别诊断

包括囊性垂体腺瘤、颅咽管瘤、蛛网膜囊肿等。

1. 囊性垂体瘤 主要位于鞍内，囊壁较厚而欠均匀，强化表现较明显；囊内常残留瘤组织，故亦可出现强化。正常垂体结构消失。而 Rathke 囊肿因无实性成分，内容物无强化，可见正常垂体组织，可与前者鉴别。

2. 颅咽管瘤 多为囊性，也可为囊性与实性混

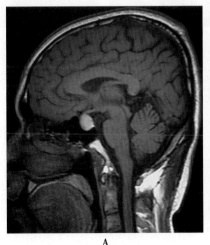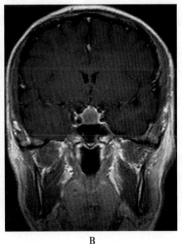

A B

图 4-8-5-1 Rathke 囊肿
A. 矢状面 T_1WI，鞍区的类圆形高信号病变清晰可见；
B. 冠状面增强 T_1WI，病灶边缘强化

合;多位于鞍上,发生钙化较多。一般鞍上肿瘤钙化,特别是壳状钙化者,绝大多数是颅咽管瘤。

【专家指点】

起源于 Rathke 囊的胚胎残余,常位于垂体前后叶之间;绝大多数病变位于鞍内(可伴有鞍上延伸),少部分囊肿的主要部分位于鞍上;囊肿无强化,T_2WI 高信号,多数无钙化。

六、胶样囊肿

(一) 临床表现与病理特征

胶样囊肿又称室间孔囊肿,起源于神经上皮组织的包绕折叠,常位于第三脑室前上部,靠近室间孔后方,且多附着于该处室管膜或脉络丛上,少数位于脉络丛、蛛网膜下腔,甚至脑实质。病理组成主要为致密黏稠的胶样物质,同时含有大量其他成分,如陈旧出血、含铁血黄素、胆固醇结晶、脑脊液以及顺磁性物质钠、钙、镁、铁、铜等。

临床表现取决于囊肿大小及脑室阻塞的程度。小囊肿无症状,仅在尸检中偶然发现。囊肿引起室间孔阻塞,导致脑积水及颅内压升高时,出现头痛、呕吐症状。在疾病早期,阻塞多为间歇性,表现为间歇性头痛,有时在头位改变后能缓解,因此常被忽略。随着疾病的发展,头痛的持续时间及发作频率均增加,最后呈持续性。但无其他定位及特异性症状。视乳头水肿可能是唯一的神经体征。有些表现为痴呆、步态不稳与尿失禁,颇似正常压力性脑积水。

(二) MRI 表现

第三脑室前部圆形或卵圆形肿物,MR 信号特点为 T_1WI 高信号,T_2WI 从极低至极高信号均可出现。部分胶样囊肿在 T_2WI 呈低信号病变伴有等信号囊壁。增强扫描时,囊肿不同程度强化(图 4-8-6-1)。可伴有梗阻性脑积水。CT 扫描有时见囊肿内钙化斑。

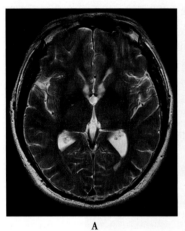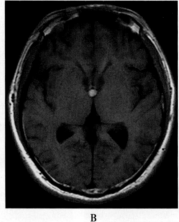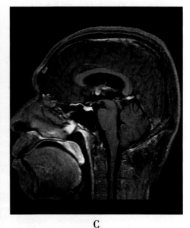

A   B   C

图 4-8-6-1 胶样囊肿

A、B. 轴面 T_2WI 及 T_1WI 显示第三脑室前部圆形长 T_2、短 T_1 信号结节,边界清楚;
C. 矢状面增强 T_1WI 显示病灶不均匀强化

(三) 鉴别诊断

因胶样囊肿所在位置和特征性 MRI 表现,诊断比较容易。若病变较大可突向鞍上池区,需与发生在鞍上的囊性颅咽管瘤鉴别。后者病灶多为分叶状,常伴壁结节,实性部分及囊壁常见钙化;而胶样囊肿形态规则、壁薄。

【专家指点】

颅内罕见;典型发生部位为第三脑室前 Monro 孔;圆形或卵圆形,边界清晰;体位性头痛,咳嗽、打喷嚏时加重;MR 信号因囊内容物不同而变化。

七、第五、六脑室

(一) 临床表现与病理特征

第五、六脑室多为先天性发育不良,部分继发于颅脑外伤、前交通动脉瘤破裂等病变。前者是由于先天性透明隔闭合不全而成,与脑室及蛛网膜下腔不通;后者是由于颅脑外伤、颅内出血时脑脊液或血液撕裂透明隔所致,与脑室和蛛网膜下腔相通。先天性五、六脑室因其内压力膨胀,可压迫周围结构。五脑室内的压力变化可造成室间孔活瓣样闭塞,引起间歇性颅内压增高,导致头痛。六脑室对胼胝体的刺激可引起脑部异常放电,导致癫痫;对胼胝体和穹隆等边缘系统的损害可造成精神发育迟滞。

（二）MRI 表现

影像表现方面,第五脑室在第三脑室上部层面,位于两侧侧脑室额角之间,腔壁平行,不并存第六脑室时呈倒三角形。第六脑室常位于第五脑室后端,呈烧瓶状。正常情况下第五脑室将逐渐融合而消失,如发育到一定年龄尚未融合且有脑脊液充填,即形成第五脑室。另外,颅脑外伤可使已闭合的透明隔撕裂而后填充脑脊液,形成第五脑室。如第五脑室外形膨大,则形成透明隔囊肿。第六脑室形成系海马联合闭合不全所致,也常由第五脑室向后扩展而成;有时单独存在。它位于侧脑室体部,横径超过3mm 有临床意义(图 4-8-7-1)。

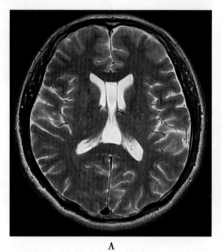
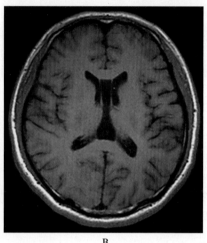

图 4-8-7-1　第五、六脑室
A、B. 轴面 T_2WI 及 T_1WI 显示透明隔间腔及穹隆间腔增宽

【专家指点】

中线脑脊液腔囊性扩张;多为偶然发现;以头痛就诊常见,但与影像表现关系不明确。

八、脑积水

（一）临床表现与病理特征

脑积水可宽泛地定义为脑脊液（CSF）因形成、流动或吸收紊乱,导致其在中枢神经系统内所占的体积增加。急性脑积水在数天内发生,亚急性脑积水在数周内,慢性脑积水在数月或数年内发生。如脑室和蛛网膜下腔之间存在完整的交通,称为交通性脑积水。这是由 CSF 生成过多、吸收障碍或静脉回流不畅所致。脑室系统内或其通往蛛网膜下腔的出口处 CSF 流动受阻,导致脑室与蛛网膜下腔无交通,称为非交通性脑积水。

脑积水的发病原因多种多样。主要有:①占位性病变,其压迫脑室系统可造成梗阻性脑积水,松果体区及脉络丛肿瘤则多引起 CSF 循环障碍,出现交通性脑积水;②颅脑损伤,造成脑积水的原因是,一方面,蛛网膜下腔出血后,由于血凝块及随后的纤维增生使 CSF 流动受阻,基底池多见。蛛网膜颗粒粘连和梗阻(梗阻性脑积水),有时形成脑凸面脑积水,或红细胞堵塞蛛网膜颗粒,妨碍 CSF 吸收(交通性脑积水);另一方面,脑内出血进入 CSF,或小脑、脑干血肿阻塞 CSF 循环;③脑血管病变,颅内血肿与脑梗死可能与脑凸面梗阻性脑积水有关;④感染,脑炎或室管膜炎引起导水管粘连、狭窄;⑤发育畸形,如脑穿通畸形、先天性脑发育不全、先天性导水管狭窄或闭塞。

（二）MRI 表现

主要是脑室扩张,脑实质变小(图 4-8-8-1)。头颅增大见于婴幼儿。第三脑室扩张相对于正常值最为明显,侧脑室体部增大较脑室额角增大明显。颞角扩大多见于梗阻性脑积水。间质性脑水肿 MRI 表现为脑室旁条带状或片状长 T_1、长 T_2 信号,多发生在脑室旁,尤其侧脑室旁,可能因脑室压力增高,脑室内 CSF 经室管膜向外渗漏所致。

外部性脑积水是交通性脑积水的一种特殊类型,发生在早期婴儿,临床呈良性、自愈性过程。MRI 表现为额顶区蛛网膜下腔增宽,大脑纵裂前半

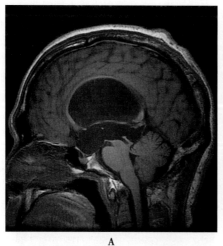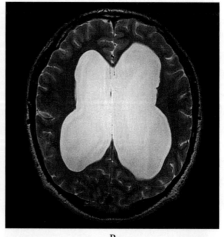

图 4-8-8-1　梗阻性脑积水
A、B. 矢状面 T_1WI 及轴面 T_2WI 显示幕上脑室扩大,第三脑室前疝

部增宽,后半部正常。病变均发生在额、额顶区而不出现于后枕部为其特征。额顶区脑沟加深增宽,且蛛网膜下腔扩大愈明显,脑沟变化愈显著。基底池亦可扩大,包括鞍上池、桥前池和桥小脑角池。脑室系统表现往往正常。

（三）鉴别诊断

1. 脑萎缩　大脑脑沟普遍加深变宽,有时小脑脑沟加深增宽,脑室相应扩大,颞角可轻度扩大。而脑积水的颞角扩大较为明显。

2. 硬膜下积液　硬膜下腔扩大,其内侧缘光滑平直,脑回受压、变扁,双侧可不对称,一般有外伤或炎症病史。而脑积水时蛛网膜下腔增宽,其内缘凹凸不平,依脑沟走行。

【专家指点】

MRI 可显示 Chiari 畸形、小脑或导水管周围肿瘤,在颅后窝优于 CT,心电门控下 CSF 电影成像有助于了解脑积水的动力学改变。

第九节　脑白质病 MRI 表现

脑白质病可按照病变发生先后分为髓鞘形成异常和脱髓鞘病两大部分。分述如下:

第一部分　髓鞘形成异常

髓鞘形成异常是一组髓鞘形成障碍的疾病,病因是染色体先天缺陷或某些特异性酶缺乏,导致正常代谢障碍,神经髓鞘不能正常形成。与脱髓鞘疾病不同,髓鞘形成异常通常不伴有特异性炎性反应,而且病变范围弥漫、广泛。该组疾病包括中枢神经系统海绵状变性、异染性脑白质营养不良、先天性皮质外轴索再生障碍症等,详述如下。

一、中枢神经系统海绵状变性

（一）临床表现与病理特征

本病又称 Canavan-Van Bogaert 病、脑白质海绵状硬化症。是一种较罕见的家族遗传性疾病,呈常染色体隐性遗传。以犹太人多见。病理改变为慢性脑水肿,广泛的空泡形成,大脑白质海绵状变性。以皮质下白质及深部灰质受累为主,中央白质相对较轻。髓磷脂明显缺失。星形细胞肿胀、增生。临床表现为出生后 10 个月内起病,以男婴多见,发病迅速,肢体松弛,举头困难,而后肌张力增高,去大脑强直与抽搐发作,视神经萎缩及失明。稍大儿童可有巨脑。常在 2~3 岁时死亡。5 岁以后发病以智力障碍为主,可有小脑性共济失调。

（二）MRI 表现

MRI 显示大脑白质内长 T_1、长 T_2 异常信号,病变弥漫、广泛、对称、不强化。头颅巨大,颅缝分开。晚期脑萎缩,脑室扩大。

二、肾上腺脑白质营养不良

（一）临床表现与病理特征

本病又称性连锁遗传谢尔德病（sex-linked

Schilder disease）。为染色体遗传的过氧化物酶体病变。由于全身性固醇或饱和极长链脂肪酸在细胞内异常堆积，致使脑和肾上腺发生器质与功能性障碍。由于是在髓鞘形成以后又被破坏，严格讲本病属于脱髓鞘病变。病理检查见大脑白质广泛性、对称性脱髓鞘改变，由枕部向额部蔓延，以顶颞叶变化为著。可累及胼胝体，但皮质下弓形纤维往往不被侵及。脱髓鞘区可见许多气球样巨噬细胞，经 Sudan Ⅳ 染色为橘红色。血管周围组织有炎性改变，并可有钙质沉积。电镜下，巨噬细胞、胶质细胞内有特异性的层状胞浆含体。肾上腺萎缩及发育不全可同时存在。晚期，脑白质广泛减少，皮质萎缩，脑室扩大。

根据发病年龄及遗传染色体不同分为三种类型。①儿童型：最常见。为 X 性连锁隐性遗传。仅见于男性，通常在 4～8 岁发病。表现为行为改变，智力减退及视觉症状，可有肾上腺功能不全症状（异常皮肤色素沉着）。病程进行性发展，发病后数年内死亡；②成人型：较常见。属性染色体隐性遗传，见于 20～30 岁男性。病程长，有肾上腺功能不全、性腺功能减退，小脑共济失调和智力减退；③新生儿型：为常染色体隐性遗传。于出生后 4 个月内出现症状。临床表现有面部畸形、肌张力减低及色素性视网膜炎。精神发育迟缓，常有癫痫发作。一般在 2 岁前死亡。

（二）MRI 表现

顶枕叶白质首先受累，继之向前累及颞、顶、额叶白质。有时累及胼胝体压部及小脑。病灶周边可有明显强化表现。经与病理对照发现，这种周边强化代表炎性活动，而疾病后期的无强化，则反映髓鞘结构完全丧失。在 T_2WI，双侧枕叶白质内可见片状高信号，并可扩展至视放射及胼胝体压部（图 4-9-2-1）。在部分病例，病变可通过内囊、外囊及半卵圆中心向前发展，但较少累及皮质下弓状纤维。偶有病变最先发生在额叶，再由前向后发展。在成人病例，MRI 表现无特异性，可见白质内长 T_1、长 T_2 局灶性异常信号，可有轻度脑萎缩。

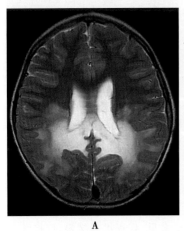
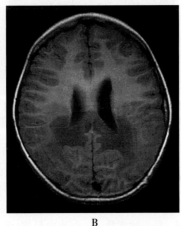
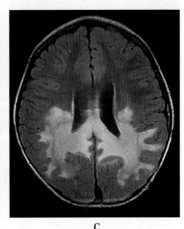

| A | B | C |

图 4-9-2-1 肾上腺脑白质营养不良

A、B. 轴面 T_2WI 及 T_1WI 显示双侧颞后枕叶对称性片状长 T_1、长 T_2 信号，胼胝体受累；
C. 轴面 FLAIR 显示病变白质为高信号

三、类球状脑白质营养不良

（一）临床表现与病理特征

本病又称 Krabbe 病，属于溶酶体异常，为常染色体隐性遗传疾病。由于 β-半乳糖苷酶缺乏，使脑苷酯类代谢障碍，导致髓鞘形成不良。病理检查见大脑髓质广泛而对称性的乏髓鞘区，轴索受累，并可累及小脑及脊髓，病变区星形胶质细胞增生明显，其特征性改变为在白质小血管周围常见丛集的所谓类球状细胞。这种细胞为体积较大的多核类上皮细胞，胞体内含大量脑苷类物质。发病有家族遗传史，首发症状见于生后 2～6 个月（婴儿型）。临床表现为发育迟缓、躁动、过度兴奋、痉挛状态。检查可见痴呆、视神经萎缩、皮质盲、四肢痉挛性瘫痪。一般在 3～5 年内死亡。偶有晚发型。

（二）MRI 表现

在疾病早期，丘脑、尾状核、脑干、小脑和放射冠可见对称的弥漫性长 T_2 异常信号。病变中期在脑室周围出现斑状异常信号。晚期呈弥漫性脑白质萎缩。

四、异染性脑白质营养不良

（一）临床表现与病理特征

本病又称脑硫脂沉积病、异染性白质脑病。为常染色体隐性遗传病，脑脂质沉积病之一。因芳香基硫酸酯酶A缺乏，导致硫脂在巨噬细胞和胶质细胞内的异染颗粒里异常沉积而发病。病理改变为大脑半球、脑干及小脑白质广泛脱髓鞘，以少突胶质细胞脱失明显。用甲苯胺蓝染色可见大量的红黑色颗粒状异染物分布。临床表现可根据发病年龄分为以下四型：①晚期婴儿型，最常见。1～2岁时开始不能维持正常姿势，肌张力下降，运动减少，以后智力减退，由弛缓性瘫痪（软瘫）转为痉挛性瘫痪（硬瘫），并可有小脑共济失调、眼震、视神经萎缩、失语，逐渐去脑强直、痴呆。多于5岁前死于继发感染；②少年型，于4～5岁起病，进展缓慢，常有人格改变及精神异常；③婴儿型，生后6个月内发病，又称Austin病；④成人型，16岁后发病。

（二）MRI表现

影像表现无特异性。MRI显示脑白质内弥漫的融合性长 T_1、长 T_2 信号（图4-9-4-1）。早期病变以中央白质区为主，并累及胼胝体。晚期病变累及皮质下白质，可有脑萎缩。病变区无异常强化及占位效应。

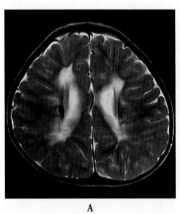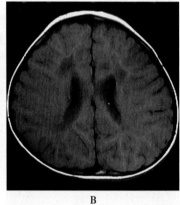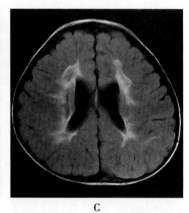

A B C

图 4-9-4-1　异染性脑白质营养不良
A、B. 轴面 T_2WI 及 T_1WI，双侧室旁见片状长 T_1、长 T_2 信号；C. 轴面 FLAIR，双侧室旁见高信号病变

五、巨脑性婴儿脑白质营养不良

（一）临床表现与病理特征

本病又称亚历山大（Alexander）病，是一种常染色体隐性遗传疾病。病理检查可见脑组织增生、体积增大，髓鞘脱失，星形细胞内可见玻璃样嗜伊红性沉淀物。临床表现为生后几周至六个月起病，进行性痉挛性四肢轻瘫，头大但发育迟缓，智力和神经功能障碍，多于2～8岁间死亡。

（二）MRI表现

MRI表现为脑内长 T_1、长 T_2 异常信号，病变有明显融合趋势或呈融合性改变，可累及皮质下弓状纤维及外囊。

六、先天性皮质外轴索再生障碍症

（一）临床表现与病理特征

本病又称 Pelizaeus-Merzbacher 病，病因不明。病理改变为大脑白质弥漫性脱髓鞘，脂质明显减少。髓鞘脱失区残留髓鞘比较完整的孤岛，间杂以颗粒状的嗜苏丹物质。晚期病灶内神经胶质增生，形成硬化。病变可累及小脑和脊髓。患者通常在一岁内起病，男孩多见，病程进展缓慢，可持续多年。多数患者在儿童期死亡。少数发病年龄推迟，症状较轻，可生存至老年，逐渐出现全身的痉挛性瘫痪以及手足徐动样、震颤麻痹样或舞蹈样多动症。眼震及眼球运动异常，视力下降。可有癫痫发作及痴呆。

（二）MRI表现

两侧侧脑室前角外侧出现对称性斑片状异常信号，增强扫描时无强化表现。正常的灰、白质对比反转，如新生儿样，在 T_1WI 表现为白质信号强度减低，基底核及丘脑信号强度增高。可见进行性白质萎缩，晚期脑萎缩。

【专家指点】

髓鞘形成异常的疾病（指髓鞘既不能正常形成也不能供养）可以进一步分为原发性髓鞘受损的脑白

质营养不良和继发性髓鞘受损的各种沉积病变。绝大多数的影像所见缺乏特异性。某些 MRI 表现有提示诊断作用，如儿童肾上腺脑白质营养不良。染色体检测、生化研究、结构分析等有助于明确诊断。

第二部分　脱髓鞘病变

与前述髓鞘形成异常不同，脱髓鞘病变是一种髓鞘正常形成且被供养维持后，因内源或外源性致病因素作用而被破坏的疾病。其病理改变包括髓鞘肿胀、破坏，多伴有髓鞘破坏物（特别是脂质）游离、不同程度的炎性反应以及神经胶质增生。脱髓鞘病可以是原发的（如多发性硬化），也可为继发的，即由感染、缺血、中毒、酗酒、疫苗接种、某些临床治疗（如为纠正呕吐后水电解质紊乱而快速输液）等因素引起。常见的脱髓鞘病包括多发性硬化、炎症后脱髓鞘病（免疫介导白质脑病）、胼胝体变性、脑桥中央髓鞘溶解症等，详述如下。

七、多发性硬化

（一）临床表现与病理特征

多发性硬化（MS）是一种慢性进行性疾病，特征是在大脑及脊髓发生多处播散的脱髓鞘斑块，从而引起多发性与变化不一的神经症状与体征，且有反复加重与缓解的特点。病因不清，可能与自身免疫反应或慢性病毒感染有关。病理检查见散在的脱髓鞘斑块或小岛，少突胶质细胞破坏，伴有血管周围炎症。病变主要发生于白质内，尤其是脑室周围、视神经、脊髓侧柱与后柱（常发生在颈胸段），中脑、脑桥、小脑也受累。大脑皮质及脊髓灰质也有病变。早期，神经细胞体及轴突可保持正常；晚期，轴突破坏，特别是长神经束轴突，继而胶质纤维增生，表现为"硬化"。不同时期病灶可同时存在。

MS 多见于 20～40 岁，女性多于男性。部分病

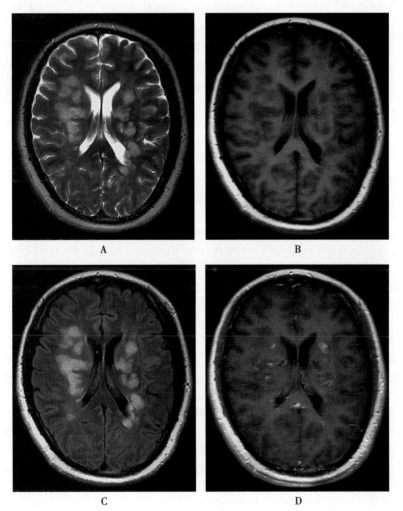

图 4-9-7-1　多发性硬化
A、B. 轴面 T_2WI 及 T_1WI 显示双侧室旁白质内多发的斑块状长 T_1、长 T_2 异常信号；C. 轴面 FLAIR 像显示双侧室旁白质内高信号病灶更明显；D. 轴面增强 T_1WI 显示斑点和斑片状强化病灶

例发病前有受寒、感冒等诱因及前驱症状。临床特点是多部位及各病灶性症状此起彼伏,恶化与缓解相交替。按主要损害部位可分为脊髓型、脑干小脑型及大脑型。①脊髓型,最常见。主要为脊髓侧束、后束受损的症状,有时可呈脊髓半侧损害或出现脊髓圆锥、前角损害症状,脊髓某一节段受到大的硬化斑或融合的硬化斑块破坏时,可出现横贯性脊髓损害征象;②脑干或脑干小脑型,也较常见。病损部位主要在脑干与小脑,脑干以脑桥损害多见,临床表现包括 Charcot 征、运动障碍、感觉障碍以及脑神经损害,后者以视神经损害最常见;③大脑型,少见。根据病变部位及病程早晚,可有癫痫发作、运动障碍及精神症状。

（二）MRI 表现

MS 斑块常见部位包括脑室周围、胼胝体、小脑、脑干和脊髓。MRI 显示 MS 的早期脱髓鞘改变优于 CT,敏感度超过 85%。T_2FLAIR 序列,包括增强后 T_2FLAIR 扫描,显示 MS 斑块较敏感。MS 斑块呈圆形或卵圆形,在 T_2FLAIR 呈高信号,在 T_1WI 呈等信号或低信号。注射对比剂后增强扫描时,活动性斑块可呈结节样强化或是环状、半环状强化(图 4-9-7-1),而非活动性斑块往往不强化。对于不典型病例,需要结合临床表现、免疫生化及影像所见,综合分析。

八、弥漫性硬化

（一）临床表现与病理特征

又称 Schilder 病,是一种罕见的脱髓鞘疾病。常见于儿童,故又称儿童型多发性硬化。病理改变为大脑白质广泛性脱髓鞘,呈弥漫不对称分布,常为一侧较明显。病变多由枕叶开始,逐渐蔓延至顶叶、颞叶与额叶,或向对侧扩展。白质髓鞘脱失由深至浅,融合成片,可累及皮质。脑干、脊髓也可见脱髓鞘后形成的斑块。晚期因白质萎缩,第三脑室及侧脑室扩大,脑裂、脑池增宽。

患者多在 10 岁前发病,起病或急或缓。根据受累部位不同出现不同症状。枕叶症状:从同侧偏盲至全盲,从视力减退至失明,瞳孔功能与眼底常无改变;顶颞叶症状:失听、失语、失用、综合感觉障碍;额叶症状:智能低下、情感不稳、行为幼稚。也可出现四肢瘫或偏瘫,癫痫大发作或局限性运动性发作。

（二）MRI 表现

病灶大多位于枕叶,在 T_2WI 表现为高信号;在 T_1WI 病灶可为低信号、等信号或高信号;注射对比剂后在增强 T_1WI 病灶边缘可有强化。病变晚期脑萎缩。

九、急性播散性脑脊髓炎

（一）临床表现与病理特征

常继发于病毒感染(如麻疹、风疹、天花、水痘、腮腺炎、百日咳、流感)或细菌感染(如猩红热)之后,也可发生于接种疫苗(如狂犬病、牛痘)之后。病理改变为脑与脊髓广泛的炎性脱髓鞘反应,以白质内中、小静脉周围的髓鞘脱失最明显为特征。病变区血管周围有炎性细胞浸润、充血、水肿,神经髓鞘肿胀、断裂及脱失,形成点状坏死灶,并可融合为大片软化坏死区,可有胶质细胞增生。病灶主要位于白质,但也可累及灰质与脊神经根。临床急性起病,儿童及青壮年多发,发病前 1~2 周有感染或接种史。首发症状多为头痛、呕吐,体温可再度升高。中枢神经系统受损广泛,可出现大脑、脑干、脑膜、脊髓等病变的症状与体征。

（二）MRI 表现

双侧大脑半球可见广泛弥散的长 T_1、长 T_2 异常信号,病灶边界清楚,可累及基底核区及灰质。急性期病变因水肿使脑室受压、变小。注射对比剂后增强扫描,病灶无强化,有时呈斑片状、环状异常强化。特别注意,较大的孤立强化病灶影像表现与肿瘤类似,应密切结合临床病史进行鉴别。病变晚期灰、白质萎缩,脑沟、脑裂、脑室增宽。

十、胼胝体变性

（一）临床表现与病理特征

本病又称 Marchiafava-Bignami 病,病因不清。最早报道发生于饮红葡萄酒的意大利中老年人。但无饮酒嗜好者也可发生。病理改变为胼胝体中央部脱髓鞘、坏死及软化灶形成。病变也可累及前、后联合或其他白质区。病灶分布大致对称,病灶周边结构保持完好。临床表现为局限性或弥漫性脑部受损症状及体征,如进行性痴呆、震颤、抽搐等。病情渐进发展而无缓解,对各种治疗无明显反应。一般数年内死亡。

（二）MRI 表现

特征性 MRI 表现为胼胝体内长 T_1、长 T_2 异常信号(图 4-9-10-1),病变局限,边界清楚。注射对比剂后增强扫描时病变区可有强化。病变常累及脑室额角前白质区,表现为长 T_1、长 T_2 异常信号。晚期胼胝体萎缩。

萎缩。

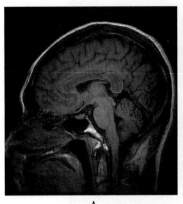
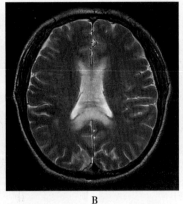
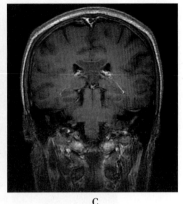

| A | B | C |

图 4-9-10-1　胼胝体变性

A、B. 矢状面 T_1WI 及轴面 T_2WI，胼胝体见长 T_1、长 T_2 异常信号；C. 冠状面增强
T_1WI，胼胝体病变无明显强化

十一、脑桥中央髓鞘溶解症

（一）临床表现与病理特征

本病可能与饮酒过度、营养不良、水电解质失衡或酸碱平衡紊乱（特别是快速纠正的低血钠）有关。病理改变方面，髓鞘溶解开始于脑桥基底的中央部，而后呈离心性扩散，在神经纤维束间存在巨噬细胞，其作用为吞噬溶解的髓鞘及脂肪颗粒。神经细胞和轴索可无损害。病变严重者，整个脑桥受累，并可累及中脑及脑桥外结构，如内囊、丘脑、基底核、胼胝体及半卵圆中心。典型患者为中年酒徒。此外，本病也可见于恶性肿瘤、慢性肺部疾病、慢性肾功能衰竭等患者。患者多有严重的代谢障碍、脑神经麻痹及长束征。病程进展很快，存活率低。

（二）MRI 表现

MRI 在检出脑桥病变、评估轴索（皮质脊髓束）保留以及发现脑桥外病灶方面，均优于 CT。在 T_2WI，病变呈高信号，无明显占位效应；在 T_1WI，脑桥中心区呈低信号，脑桥边缘仅剩薄薄的一层结构（图 4-9-11-1）。通常不累及被盖部。有时可见中脑、丘脑和基底核受累。病灶强化表现多变，可无强化或有轻度环状强化。病变后期脑桥萎缩。

【专家指点】

脱髓鞘病变可依据病因分为自发性、感染后、治疗后、中毒变性、血管性等，原因多样，种类繁多；多发性硬化为临床上较常见的脱髓鞘病变；健康老年人脑白质区可有局灶性长 T_2 信号，多与年龄变化相关。

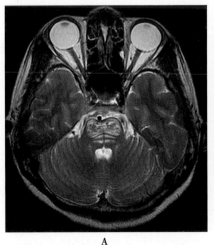
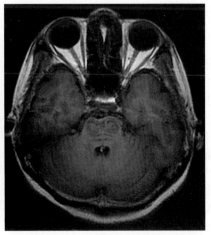

| A | B |

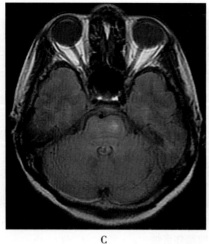
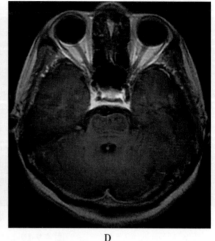

C   D

图 4-9-11-1　脑桥中央髓鞘溶解

A、B. 轴面 T_2WI 及 T_1WI 显示脑桥内部片状不均匀稍长 T_1、稍长 T_2 信号；
C. 轴面 FLAIR 像显示脑桥病灶为稍高信号；D. 轴面增强 T_1WI 显示脑桥病灶强化不明显

第十节　伴有深部灰质受累的神经变性类疾病 MRI 表现

现在讨论一些以深部灰质或基底神经核受累为主的神经变性类疾病。其主要病理改变为神经元变性，白质结构亦可受累。临床表现主要为不同类型的运动障碍，也可出现大脑皮质及小脑受累的症状，如痴呆、共济失调。

一、慢性进行性舞蹈病

（一）临床表现与病理特征

本病又称遗传性舞蹈病，亨廷顿（Huntington）病。是一种遗传性慢性中枢神经系统变性病。病理改变以大脑皮质及新纹状体受累为主，特点为尾状核及壳核变性、萎缩，额叶皮质萎缩。其生化改变为基底核中多巴胺（DA）含量过多，而 γ-氨基丁酸（GABA）及胆碱含量减少。

多为中年发病，有遗传家族史，偶见散发病例。临床表现为以上肢远端及面部表情肌为明显的多动症，舞蹈样动作多变，安静时减轻，睡眠时消失，可因随意运动及情绪影响而加重。可有情感淡漠、抑郁、激惹、人格改变等，最终精神衰退而致痴呆。

（二）MRI 表现

可见双侧尾状核头萎缩和继发性侧脑室额角扩张。有人测量额角及尾状核，发现本病患者额角与尾状核比例明显小于正常人。如脑萎缩导致双侧脑室明显扩张，尾状核萎缩相对不明显。注射对比剂后增强扫描时无强化。MRI 可显示双侧半球皮质及皮质下萎缩，由前向后发展，最初见于额叶，而后逐渐扩展至顶叶、枕叶，基底核、脑干、小脑也可受累。病变区呈长 T_1、长 T_2 异常信号，基底核区过量铁质沉积时可见明显的局限性低信号。

二、肝豆状核变性

（一）临床表现与病理特征

本病也称威尔逊（Wilson）病，为家族性常染色体隐性遗传性铜代谢障碍型神经系统变性类疾病。该病三大主征为小叶性肝硬化、豆状核变性软化及角膜色素环（K-F 环）形成。病理改变为胃肠道吸收过多金属铜，肝脏合成血浆铜蓝蛋白的能力下降，血中"直接反应铜"增加，部分随尿液排出，部分沉积于额叶皮质、基底核、角膜及肝肾等处，导致壳核、苍白球、尾状核及额叶皮质变性，红核、黑质及齿状核也可受累。受累部位神经胶质增生。临床表现为儿童期或青春期发病，有家族史者约占 1/3。基底核损害症状包括震颤、僵直与多动症。皮质损害症状主要为衰退型精神障碍。查体可有结节性肝硬化及角膜 K-F 环表现，实验室化验检查提示铜代谢异常。

（二）MRI 表现

基底核、脑白质、脑干及小脑内出现长 T_1、长 T_2 异常信号，以基底核区受累最常见（图 4-10-2-1）。

178

病变在壳核、苍白球最明显,尾状核头部、小脑齿状核、脑干次之。丘脑也可见长 T_1、长 T_2 异常信号。这些信号改变可能与铜沉积造成脑组织缺血、坏死、软化有关。有时在高信号区混有局限性低信号,代表胶质增生与铜、铁等沉积并存。尾状核、大脑、小脑可有萎缩表现。

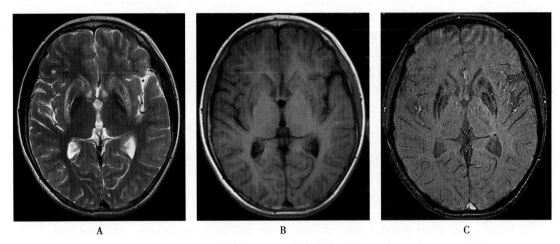

图 4-10-2-1　肝豆状核变性

A、B. 轴面 T_2WI 及 T_1WI,双侧基底核区见不均匀稍长 T_1、稍长 T_2 信号;C. 轴面 SWI,
双侧基底核见对称性低信号

三、帕金森病

(一)临床表现与病理特征

帕金森(Parkinson)病又称震颤麻痹。病因不明者,称为原发性帕金森病。部分患者可能为病毒感染所致。继发于脑炎、脑血管病、脑瘤、脑外伤、毒物或药物中毒性脑病者,称为帕金森综合征。病理方面,主要的原发病变部位在黑质及黑质-纹状体通路。正常情况下,黑质内含有多巴胺神经元,它们止于纹状体。由于黑质破坏,神经细胞减少、变性、空泡形成。细胞质内可见同心形的包涵体,导致黑质-纹状体通路分泌的多巴胺明显减少。多巴胺是纹状体产生的抑制性神经递质,而乙酰胆碱是纹状体的兴奋性神经递质。正常情况下,这两种递质处于平衡状态。在帕金森病患者,黑质与纹状体中多巴胺

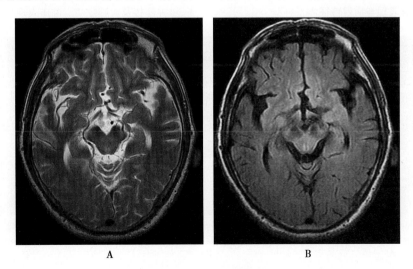

图 4-10-3-1　帕金森病

A、B. 轴面 T_2WI 及 FLAIR 像,中脑黑质内见异常低信号,脑萎缩改变明显

含量降低,使乙酰胆碱的作用相对增强而产生症状。此外,病变亦可累及蓝斑、网状结构和迷走神经背核。多数患者出现不同程度脑萎缩。

临床表现有三大主征:肌张力增强(肌强直),运动减少、迟缓、缺失,震颤。多在 50 岁以后发病,男性多于女性。肌张力增强使面部表情呆板,呈"面具脸"。运动缓慢表现为行走时起步困难,呈慌张步态。典型的手部震颤呈"搓丸样震颤"。继发症状包括抑郁、焦虑、认识能力下降、易激动、发音及吞咽困难等。晚期死于并发症。

(二) MRI 表现

MRI 可见基底核区异常信号,提示局部变性改变;大脑皮质及深部灰质核团萎缩,特别是第三脑室周围及额叶萎缩。在帕金森病患者,高分辨率 MRI 可显示黑质(致密带)萎缩,T_2WI 上局限性低信号提示过量铁沉积(图 4-10-3-1)。

以下讨论一组涉及多系统变性的疾病。多系统变性是指原因不明的中枢神经系统多部位变性与萎缩,又称多系统萎缩。其临床特点为,多在中年以后发病,隐匿渐进,经数年或十余年后死于继发感染及器官衰竭。临床症状与锥体外系、小脑、脑干、运动性脑神经核、脊髓前角、锥体束、大脑皮质等受累有关。可伴有智能障碍。感觉系统正常。本组疾病包括原发性体位性低血压(Shy-Drager 综合征)、进行性核上性麻痹(Steele-Richardson-Olszewsky 综合征)、橄榄-脑桥-小脑萎缩(OPCA)、纹状体黑质变性等。分述如下:

四、原发性体位性低血压

(一) 临床表现与病理特征

病理改变为脊髓灰质侧角星形神经胶质细胞增生,病变也可累及基底核、第三脑室周围灰质、黑质、小脑等部位,常双侧对称发生。临床主要表现为直立性低血压、中枢神经损害症状及自主神经症状。

(二) MRI 表现

大脑皮质、小脑和脑干可见非特异性萎缩,而基底核无萎缩。在 T_2WI,典型表现为壳核信号强度明显减低,尤其是沿壳核边缘减低。低信号提示铁或其他金属元素异常沉积。高场 MRI 显示低信号更佳。

五、进行性核上性麻痹

(一) 临床表现与病理特征

一般认为是一种退行性改变,无家族倾向,病因不明,可能与病毒感染有关。主要病理改变为神经细胞变性,发生在基底核到脑干的某些部位,以苍白球、黑质、上丘、动眼神经核、小脑齿状核最明显。

(二) MRI 表现

影像检查可见明显的中脑萎缩,环池、四叠体池、三脑室等继发性扩大。MRI 显示脑干萎缩外,在 T_2WI 可见苍白球、黑质、四叠体上丘、壳核信号强度减低,以黑质低信号最明显。

六、橄榄-脑桥-小脑萎缩

(一) 临床表现与病理特征

本病属于脑干小脑型变性或遗传性疾病。病理检查见变性涉及下橄榄核、脑桥横过纤维与固有核以及小脑蚓部与皮质,也可累及锥体外系各核、脑干、脑神经核及大脑皮质。临床表现为中年后发病,

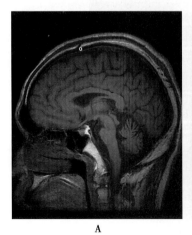
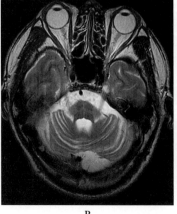
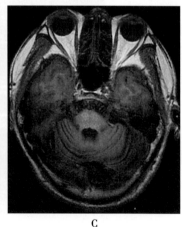

A   B   C

图 4-10-6-1　橄榄-脑桥-小脑萎缩

A. 矢状面 T_1WI;B. 轴面 T_2WI;C. 轴面 T_1WI;MRI 显示脑干及小脑萎缩,脑沟、裂、池增宽

小脑性共济失调为首发症状,其后渐出现帕金森综合征或脑干脑神经核受损的症状,晚期锥体束征阳性。

（二）MRI 表现

MRI 显示颅后窝结构明显萎缩(图 4-10-6-1),也可有大脑皮质萎缩。在 T_2WI 可见壳核、苍白球、黑质低信号,提示过量金属沉积。

七、纹状体黑质变性

（一）临床表现与病理特征

病理改变主要为纹状体、黑质及蓝斑核变性,可累及丘脑底核、小脑齿状核及迷走背核。临床发病年龄为 40～50 岁,以帕金森综合征为首发症状,但静止性震颤较轻或阙如,可有小脑共济失调或锥体束征。病情渐进性,对左旋多巴治疗无效。

（二）MRI 表现

CT 可见双侧壳核对称性低密度区,全脑萎缩。MRI 在 T_2WI 可见壳核低信号,推测与过量金属沉积有关。与正常状态相反,壳核信号强度与苍白球低信号成比例。增加 T_2 弛豫时间扫描(延长 TE)时,在尾状核及黑质也可见异常低信号。

八、苍白球黑质变性

（一）临床表现与病理特征

本病也称进行性苍白球变性综合征、Hallervor-den-Spatz 综合征。病因不明,呈显性遗传的家族性疾病。发病可能与铁和类脂质代谢紊乱有关。病理检查见苍白球、黑质以及神经节细胞变性,髓鞘脱失,胶质增生,有大量青绿色或锈褐色的铁盐及类脂质沉积。临床表现为 10 岁左右发病,全身性强直由双下肢开始,渐累及上肢及面部,智能衰退。少数伴有色素性视网膜炎及视神经萎缩。

（二）MRI 表现

本病 MRI 特征是,豆状核(尤其苍白球)在 T_2WI 呈低信号,为过量铁沉积所致。在 T_2WI,脑室前白质信号增加,基底核区呈高信号,可能反映局部脱髓鞘改变。

九、亚急性坏死性脑病

（一）临床表现与病理特征

本病又称 Leigh 综合征。病因不明,可能为与维生素 B_1 有关的一种先天性代谢障碍。中枢神经系统病变广泛,主要为对称性出血灶,除大脑外,尚可累及脑桥、脊髓、苍白球以及视神经。临床表现为乳儿期缓慢起病,有家族史。进行性视、听及智力障碍。共济失调,肌力及肌张力低下。一般在发病后 2～3 年,因延髓性麻痹(球麻痹)出现吞咽和呼吸困难加重而死亡。

（二）MRI 表现

脑干受累区域主要为背盖部及导水管周围灰质,病变呈长 T_1、长 T_2 异常信号。基底核及丘脑也常受累,T_2WI 呈高或低信号。低信号可能与铁或其他顺磁性物质沉积有关。

十、先天性氨基酸代谢异常

（一）临床表现与病理特征

是一组遗传性代谢障碍性疾病。以某种氨基酸及其代谢产物在血液大量积蓄及大量随尿液排出为特征,常伴神经系统损害症状。发病原因包括酶缺陷导致氨基酸代谢过程阻滞,以及肠道、肾小管对氨基酸的吸收运转功能障碍。大都出现常染色体隐性遗传表现。病理改变包括髓鞘形成延迟及脑白质海绵状变性。虽然对许多氨基酸代谢障碍的病因已有了解,但仅有少数的影像改变被描述。本组疾病因病种不同而有不同的症状,但多数高氨基酸血症患者有发育障碍、智能低下、痉挛发作,以及阵发性呕吐、嗜睡、共济失调、惊厥、意识障碍等氨中毒表现。部分患者有尿色、尿味异常以及皮肤、毛发异常。

（二）MRI 表现

在丙氨酸血症或甲基丙二酸尿症,脑白质内可见弥漫性长 T_1、长 T_2 异常信号,增强扫描时无强化。这种异常在正确治疗后可以恢复。有些患者在双侧苍白球可见长 T_1、长 T_2 异常信号。鸟氨酸转氨甲酰酶异常患者也有类似表现。枫糖尿病患者灰质和白质内可见长 T_1、长 T_2 异常信号,提示脑水肿。在非酮症性高甘氨酸血症,MRI 可见明显的幕上、幕下结构萎缩,胼胝体发育障碍,以及幕上脱髓鞘或髓鞘形成障碍。在苯丙酮酸尿症患者,MRI 显示室旁(尤其侧脑室三角区周围)长 T_1、长 T_2 异常信号。这种改变与病程及神经功能障碍不相关。

十一、Wallerian 溃变

为一种大脑半球病损所致沿神经纤维轴索发生的局部脑组织溃变、容积减少的情况。例如,一侧半球大面积卒中如果引起大量神经纤维溃变、受损,可出现大脑脚、脑桥、延髓体积减小及外形萎缩。受损区胶质增生在 T_2WI 呈小灶高信号(图 4-10-11-1)。

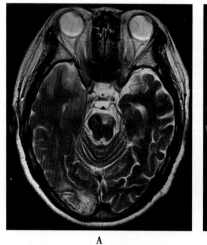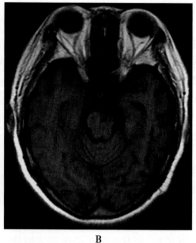

A   B

图 4-10-11-1　Wallerian 溃变

A、B. 轴面 T_2WI 及 T_1WI,脑内见多发缺血梗死灶,左侧大脑脚萎缩并于其内
见斑片状长 T_1、长 T_2 异常信号

十二、一氧化碳中毒性脑病

一氧化碳中毒所致的脑病多发于北方地区的冬季。根据中毒及神经变性的程度不同,临床表现可为轻度头晕至重度昏迷。病理生理学改变与缺血缺氧性脑病类似,病变主要是基底神经节区的神经核团变性、坏死,半卵圆中心区脱髓鞘。MRI 显示双侧基底核区及室旁白质对称性长 T_1、长 T_2 异常信号。

【专家指点】

一些痴呆性病变的临床表现类似,影像表现缺乏特征性,应用特异性标记物的功能影像检查(如 PET)有助于早期诊断;与锥体外系及运动障碍相关的病变常见基底神经核等深部核团及小脑异常信号(如 T_2WI 上铁沉积的低信号及局部胶质增生的灶性高信号),SWI 及 FLAIR 序列显示这些病变更敏感。

第十一节　MRI 检查与诊断注意事项

不同的影像检查技术各有其优点和不足,对中枢神经系统不同疾病的诊断价值也各有所长。在熟悉各种影像技术特点的基础上,针对不同的疾病,制定科学的影像检查方案,可以获得最佳效价比。

1. 对于脑血管性疾病,如急性期脑出血,CT 最为敏感,可做出明确诊断,无需 MRI 检查。但在脑梗死超急性期需行 MRI 检查,在常规 MRI 序列的基础上,DWI 检查有利于检出发病 6 小时以内病灶。DWI 结合 PWI 检查可鉴别已经梗死与缺血但尚未梗死的脑组织,即缺血半暗带。对于颅内动脉瘤、静脉发育异常等病变,CT、MRI 不仅提供常规的断层影像,还可通过 MRA 评价相关的血管改变。常规血管造影检查目前仍是诊断脑血管性疾病的金标准,在 MRA 检查不能明确诊断或需要介入治疗时可考虑应用。

2. 颅内肿瘤多选择 CT 和 MRI 检查,而且需要在平扫的基础上经静脉注入对比剂后进行增强扫描检查。对幕上肿瘤,CT 平扫和增强扫描多可做出诊断。当 CT 诊断困难,或肿瘤位于大脑表面、颅底、鞍上或颅后窝时,MRI 平扫及增强扫描有助于明确诊断。MRI 新技术可为诊断和鉴别诊断脑肿瘤提供补充信息。例如,^{1}H-MRS 可提供肿瘤代谢物变化的信息,PWI 可提供肿瘤血供的信息(这尤其有利于鉴别哪些增强扫描无强化肿瘤的良恶性),DTI 通过对脑肿瘤患者术前脑组织功能定位,可为制定手术计划及保护功能区提供依据。

3. 对于颅脑外伤患者,近年来更倾向于直接行 CT 检查。CT 不仅可显示颅骨变化,也可同时显示有无颅内出血及其分布。对于少量蛛网膜下腔出血,MRI 的敏感性不如 CT。此外,MRI 显示骨质病变能力差,不利于检出细微骨折;加之 MRI 成像时间长、不适用于躁动者、许多急救设施不能进入 MRI 扫描室等原因,对急性颅脑外伤患者不宜首选 MRI

检查。

4. 对于颅脑先天性畸形,CT 横断面图像往往不能显示畸形全貌。而 MRI 具有多方向断层成像能力,有利于清楚显示畸形内部构造及病变全貌,可为诊断和分类提供可靠证据,故应作为首选。

5. CT 平扫和增强扫描可以对大部分的颅内炎症性疾病做出诊断。但对于颅内可疑性病变和颅后窝的炎性病变,通常需做 MRI 检查。MRI 能清晰显示炎症的范围、病变内部变化及周围组织改变。DWI 对细胞内水含量增多较敏感,有助于了解炎症基础上有无并发脑梗死。

6. 对于脑白质病和脱髓鞘性疾病,CT 大多仅能提示诊断,一般需要 MRI 明确。MRI 能清晰显示病变的分布、范围,有时提示病变的发展阶段。除常规脉冲序列外,MRI 新技术在诊断中具有重要作用。例如,T_2FLAIR 序列因可抑制脑脊液的高信号,故检出小病变更敏感,尤其当病变位于脑室旁或邻近脑沟裂池时;^{1}H-MRS 提供局部组织代谢物变化的信息,有利于脑白质病的鉴别诊断;DTI 通过显示脑白质纤维束走向、绕行、交叉、中断、破坏等改变,可评价病变对邻近白质束有无侵袭,为判断预后提供依据。

MRI 已成为诊断和鉴别诊断神经系统疾病最实用的影像技术。近年来 3.0T MRI 系统在中枢神经系统的应用已趋于成熟。MRI 信噪比与场强大小成正比。与 1.5T 比较,3.0T MRI 的信噪比几乎提高 1 倍。这一优势凸显在以下几方面的应用中:①MRS 的敏感性提高,分辨力显著优于 1.5T,能显示更多的代谢物,在定性、定量诊断方面发挥更可靠作用;②基于 BOLD 原理的 fMRI 检查,其信号强度与场强成正比,故 3.0T BOLD 的敏感性、准确性更高;③DTI 通过测量水分子的弥散过程,能客观定量描述水分了各向异性弥散的空间特性和状态,评价生物组织的结构和生理状态,提供脑白质纤维束的三维结构图,揭示白质纤维束的连接与走行方向。但应注意,DTI 显示的纤维束仅是一种宏观可视化,并非完全对应解剖学实际的神经纤维;④在 3.0T MRI,不仅外源性 PWI 检查的敏感性提高,内源性 PWI 检查(如 ASL)也简便易行;⑤应用新的三维成像软件,可对 3.0T MRI 提供的各向同性高分辨力图像进行任意方向重组,更清楚显示病灶,减少漏检。MRI 的新技术还包括消除运动伪影和消除金属伪影技术。前者使无意识头部运动的患者也可能获得清晰图像。后者有效消除金属伪影干扰,解决了带有义齿患者的扫描问题。

神经影像学发展的趋势之一是联合应用多种成像技术,直接获得解剖与功能(或代谢)一体化的图像。这要求多学科不断加强合作,相互融合。

(孙 波)

第五章　心脏与大血管疾病MRI诊断

与其他系统解剖部位相比，胸部 MRI 尤其是心脏和大血管具有自身的特殊性，如可产生心脏搏动、血流和呼吸运动伪影等，这些运动伪影不仅降低胸部 MRI 的图像质量，同时也限制其临床应用范围。近年来，由于 MR 设备硬件和软件的提升，高分辨和快速 MRI 序列不断开发，特别是心血管 MRI 技术的快速发展，大大地提高了胸部 MRI（特别是心脏和大血管方面）的临床应用和图像质量。与其他影像检查技术比较，MRI 在胸部（包括心脏、大血管纵隔和胸壁等）检查的优势如下：①血流与心肌和血管壁存在良好的对比，如自旋回波序列血流的流空效应使心脏大血管腔呈黑信号（或无信号），而梯度回波序列流动的血液呈高信号。在无需任何对比剂情况下，MRI 能清楚地显示纵隔、心脏各房室腔、胸主动脉、肺动脉、瓣膜、心肌、心包、气管和食管正常解剖和病变；②MRI 属无创伤性检查，即无放射线辐射和可不用碘对比剂，对于碘过敏和肾功能不全患者有较高的安全性。另外 MRI 应用的顺磁性钆对比剂安全性更高，可进行胸部增强或心血管成像；③MRI 可获得多序列和任意角度的多平面图像，而 3D CE-MRA 也可获得三维容积数据，这些对于显示复杂的心脏大血管的解剖及定量测定心脏体积和重量有较高临床价值。因此，在显示复杂的纵隔和心脏大血管结构异常时，MRI 较二维超声心动图和心血管造影更具优势；④MRI 心脏电影可动态显示心脏收缩和舒张期的运动包括心脏瓣膜运动、血流动力学和心肌收缩，可全面而准确的评估心脏功能，如收缩末期及舒张末期容积、射血分数及每搏输出量等；MR 血流定量技术可测定血流速度、方向和血流量。

第一节　检查方法、扫描序列和图像特点

心脏是一个运动的脏器，需要足够的时间分辨力及空间分辨力才能获得清晰图像，快速 MR 心脏成像技术结合心电门控、呼吸门控技术，可以在一次检查中得到心脏形态、功能、灌注等多方面信息，对心脏进行综合评价。而 MR 血管成像基本代替了常规血管造影用于诊断胸部血管疾病。这里仅介绍一些常用的扫描方法、脉冲序列及图像特点。

一、心脏 MRI 扫描层面设计

在心血管 MRI 检查中，心脏形态结构、各腔室位置及相互关系为各种心血管疾病诊断的基础，这对先天性心脏病尤为重要。为了显示心脏解剖结构，通常需要采用特定的心脏 MRI 成像体位。一般采用黑血序列，无间隔扫描，首先对心脏进行标准的轴、矢、冠三个方向成像，观察心脏解剖结构、心腔及大血管形态与位置关系、心房心室的连接关系、大血管与心室的连接关系等。之后，再根据疾病的特点设计不同的扫描平面，以显示心脏各部位解剖。对于心脏结构的检查，尤其是对先天性心脏病，并无统一标准，扫描层面的设计及选择由操作者决定，因此，对于这类疾病的检查和诊断，操作者本身对疾病的认识也很重要。

现将常用的扫描体位和各层面所见描述如下：

（一）横轴面

1. **主动脉弓部层面**　前方为胸骨，其后方偏左侧可见一粗大血管影由气管右前弧形走行至左后，为主动脉弓。主动脉弓右方可见上腔静脉，其左后依次为气管和食管。

2. **主动脉弓下层面**　气管右前方为升主动脉，脊柱左前方为降主动脉。升主动脉右后方可见上腔静脉。此层可见奇静脉由脊柱右前方绕气管右缘向前注入上腔静脉。气管与降主动脉间可见食管。

3. **左肺动脉层面**　纵隔正中可见横向走行的左、右主支气管。升主动脉位于纵隔右前部，其左后方、左主支气管左前方可见一弧形向左走行的血管影为左肺动脉。升主动脉右后方为上腔静脉。降主动脉位于脊柱左前方，其右侧、脊柱前方可见奇静

脉。

4. 右肺动脉层面 升主动脉位于右侧，其左前方为主肺动脉。右肺动脉自主肺动脉分出向后绕升主动脉左后壁，由左前向右后走行，进入右肺门。升主动脉右后方由内向外依次可见上腔静脉及右上肺静脉。左上肺静脉位于左主支气管左前方，其后方为左下肺动脉。

5. 主动脉根部层面 升主动脉根部居中，三个主动脉窦按前、左后及右后位置关系分别为右窦、左窦及后窦。左窦位置较高，而右、后窦较低。右室流出道（主肺动脉）位于其前方，后方为左心房及房耳部，右侧为右心耳部，右后方为上腔静脉。左心房两侧可见肺静脉。

6. 左室流出道层面 即五腔心层面。该层面包括左房、左室、右房、右室以及主动脉窦-左室流出道。左心房室位于左侧，左室在前，左房在后，两者间为二尖瓣。右心房室位于右侧，右室在前，右房在后，两者间为三尖瓣。两心室间为室间隔，两心房间为房间隔。

7. 左室体部层面 纵隔几乎完全由左房、左室、右房、右室四个心腔及位于心脏后方的降主动脉构成（图 5-1-1-1）。各房室所见与左室流出道层面大致相同。

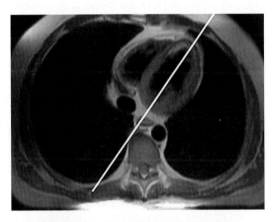

图 5-1-1-1 FSE 序列心脏横轴面图像
该横轴面图像显示左心室，如果沿左室心尖至二尖瓣中点的连线（图中斜线）扫描，可获得平行于室间隔的心脏长轴像（两腔心）

8. 左室膈面 心影前部为右心室，其右后方为部分右心房及下腔静脉结构。右心室左后方为左心室。该层面内各房室均较前述的各层面小。

（二）冠状面

1. 左室-升主动脉层面 该层面可显示左室心腔、主动脉窦结构、升主动脉及部分主动脉弓，右无

名动脉及左颈总动脉自主动脉弓发出。升主动脉左侧可见呈长圆形之主肺动脉。主肺动脉左下方为呈三角形的左房耳部。左心室右侧为右心房，与上腔静脉相连。

2. 左房中部层面 呈椭圆形之主动脉弓位于左上纵隔内，其右侧为气管分叉及左右主支气管。两主支气管外下方两侧肺动脉。气管分叉的正下方为左心房，本层面可见两上肺静脉汇入心房（如切层略偏后，也可同时观察到四支汇入左房的肺静脉）。

（三）矢状面

1. 正中矢状面层面 纵隔后部为主动脉弓及降主动脉。左锁骨下动脉自主动脉弓部发出。主动脉弓前下方可见主肺动脉及右室流出道。右室流出道后方为室间隔及左心室，左心后方通过二尖瓣口与左心房相连。

2. 三尖瓣口层面 该层面位于正中矢状层面右侧。纵隔后部可见上腔静脉汇入右心房，右心房前方为三尖瓣口及右心室。纵隔后上部见横行之奇静脉引流入上腔静脉。奇静脉下方可见两个类圆形结构，前方的为右肺动脉。后部为右主支气管。右肺动脉下方为右上及右下肺静脉。

（四）心脏长轴像

1. 垂直于室间隔的左室长轴层面（四腔心）为最常用的心脏特有成像体位。该层面垂直于室间隔及房间隔，右侧前后分别为右心房及右心室，左侧为左心房及左心室（图 5-1-1-2）。右心房室间为三尖瓣，左心房室间为二尖瓣。左心室肌壁厚，肌小梁纤细。右心室略呈三角形，肌小梁粗大，肌壁薄，腔

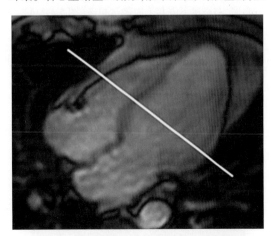

图 5-1-1-2 垂直于室间隔的左室长轴像
在此垂直于室间隔的心脏长轴图像上，如果沿垂直于室间隔的方向（图中斜线）扫描，可获得心脏短轴像

内可见横行的调节束。

2. 平行于室间隔的左室长轴层面（两腔心）
该层面是常用的心脏特有成像体位之一。左下方椭圆形的心腔为左心室，其后上方为左心房，两者间为二尖瓣口（图 5-1-1-3）。在此层面左室心腔内可见呈三角形之前、后两组乳头肌。

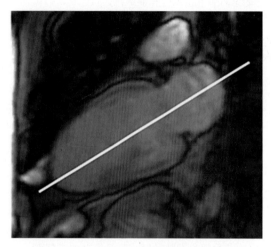

图 5-1-1-3　平行于室间隔的左室长轴像

在此心脏两腔心层面，如果沿左室心尖至二尖瓣中点的连线（图中斜线）扫描，可获得垂直于室间隔的心脏长轴像（四腔心）

（五）心脏短轴像

1. 左心室底部层面　层面正中为升主动脉根部，往往可观察到三个主动脉窦。其后下方为左心室，正上方为主肺动脉。该层面主动脉根部前方为右心房，右心房下方与下腔静脉相连（图 5-1-1-4）。

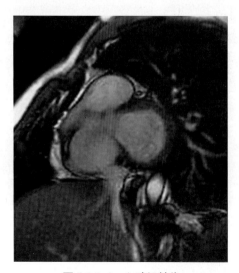

图 5-1-1-4　心脏短轴像

2. 左心室中部层面　该层面为心脏短轴面的一个重要层面。左心室呈椭圆占据纵隔左缘大部。可清楚观察左心室前间壁、侧壁、侧后壁、后壁及室间隔。左室腔内还可见到（分为前、后两组的）类圆形充盈缺损，为乳头肌。

3. 左心室心尖部层面　该层面基本形态与左心室中部层面类似，但左、右心室腔均较小。由于部分容积效应的影响。其对心尖部的观察不如长轴面。

二、常用扫描序列

心脏 MRI 的基本检查序列可分为两大类，自旋回波（SE）序列及梯度回波（GRE）序列，根据图像中血流的信号特点，又分别形象地称为黑血序列及亮血序列。

自旋回波黑血序列的主要特点为图像信噪比好；能够得到标准的 T_1WI 及 T_2WI，观察组织信号特点；对磁场不均匀性不敏感，伪影小；其不足之处为扫描速度较慢。SE 序列成像可以获得不同心动周期同一时相的黑血图像，其中快速自旋回波（TSE）序列有明显的流空效应，扫描时间短，T_2WI 图像质量较高，是常用的黑血序列之一。TSE 序列和单次激发快速自旋回波（HASTE）序列可良好显示心脏大血管的解剖结构。

对梯度回波脉冲序列的亮血序列加以改进，可使扫描速度大大提高，从而适应心脏检查需要，但其受磁场不均匀性影响较大，易产生伪影，如果不结合标准的 T_1WI 及 T_2WI 观察，很难确定组织的性质。目前 Turbo FLASH 及 True FISP 序列应用最为广泛。这些亮血序列常用于显示心脏形态、电影成像、心肌灌注、心肌活性检查。

3D CE-MRA 是近年来应用广泛的快速 MR 成像技术，其原理是基于钆螯合剂（gadolinium chelate）缩短血液 T_1 弛豫时间，而不是依赖血液的物理特性。3D CE-MRA 是通过顺磁性对比剂缩短血液 T_1 弛豫时间，增加血管与周围背景组织之间的对比度，而获得 MR 血管图像。钆螯合剂是细胞外液对比剂，进入血管腔后迅速向细胞组织间隙弥散，三维容积快速采集是 3D CE-MRA 应用于临床的关键。近年来开发的超快速脉冲序列获取一组三维容积数据仅用 3 秒，可真正意义上进行实时动态 MRA 检查。3D CE-MRA 获得的是连续三维容积数据，为了更好地显示血管病变，需要多种后处理技术对原始数据进行图像重建，包括：①最大信号强度投影（MIP）和亚容积 MIP；②正交、斜位或曲面多平面重建

（MPR）；③表面掩盖再现（SDD）；④仿真内镜技术。其中 MIP 技术因其可以从不同角度显示血管的解剖和病变，成为最常用的后处理方法。

三、心脏功能成像

心脏运动功能检查亦为心脏检查中的重要方面。主要包括心室的收缩与舒张运动、心脏瓣膜运动等。目前多采用梯度回波亮血序列结合心电门控技术，获得同一心脏平面不同心动周期时相的连续图像，称为心脏电影成像。通过不同心脏平面的电影成像，可观察心房、心室收缩舒张的运动情况，及各瓣膜功能。并可进行收缩期及舒张期室壁厚度、心脏各腔室大小的测量、定量测量射血分数（EF）、心输出量（CO）、每搏输出量（SV）等心功能指数。

（一）MR 左室功能评价

心脏功能的检查和评价是心脏病学临床中的一个重要问题，它包括左室功能（left ventricular function）、右室功能以及已并不完全属于心功能评价范畴的负荷心功能检查等等。而其中的左室收缩功能是心功能评价中最基本、最核心的指标，也是临床最为关注的内容。

相对于有创的 X 线左室造影及低空间分辨力且具有放射性损害的同位素左室造影（核素心血池造影）检查，超声心动目前仍是临床工作中评价心功能的最常用的手段。但是其检查结果过分依赖于操作者的技术及声窗的图像质量。并且超声心动检查对左室容积的计算依据的是几何学的模型，这一模型将左室模拟为半个椭球形，而对于诸如肥厚梗阻型心肌病等左室壁及左室腔呈不对称形态的容积计算则存在着明显的误差。因此，自 80 年代初开始以 MR 进行心功能检查的尝试以后，这一新的手段便受到了广泛的关注。随着心电门控技术的应用、各种快速序列的出现以及计算机软件的升级，时至今日，MR 左室功能检查已成为一项完全成熟的技术，而对其检查结果的大量研究更加表明，利用电影 MR 技术进行的左室功能检查已成为目前所有心功能检查技术中的金标准。

应用心电门控技术的电影 MRI 是 MR 心功能检查的核心内容。所谓电影 MRI，就是任意切面在心脏缩舒过程中不同时相得到的一系列 MR 影像，按照心腔从大到小的顺序加以回放，所产生的效果就是 1 个心动周期内心脏运动的连续影像。而心腔的最大容积及最小容积则分别代表心室的最大舒张及最大收缩时相。

最初的 MR 心功能检查，受限于过长的图像采集时间，只能在两个相互垂直的左室长轴切面上进行电影 MR 成像。其基本方法仍是将左室模拟为半个椭球形，分别勾画出两幅垂直切面上收缩末及舒张末心腔的内界，测出其面积（分别为 A 和 B），再以两幅图像中最短的自心尖至二尖瓣口的长度（L）带入以下公式进行计算：左室容积 = （0.85×A×B）/L。舒张末容积减去收缩末容积，即可得出左室的每搏输出量，近而得出 EF 值等左室功能参数。但这一方法存在着与超声心动检查同样的问题，即左室容积的计算仍然依赖于几何学的模型，在面对诸如室壁瘤、阶段性室壁运动减弱及肥厚梗阻型心肌病等情况时，会产生相当严重的计算误差。20 世纪 80 年代中后期，随着新的、更快速的扫描序列的出现，图像采集时间大为缩短，使得较快速的覆盖整个心室腔的多平面电影 MR 成为可能。从而产生了依据辛普森原理（即任意形状物体的体积等于一定层厚的切面的体积之和）的新的心功能测量方法。其早期的方法是对左室进行无间隔的一系列标准横轴面电影扫描，在每一层面测量舒张期及收缩期心腔内的面积并乘以层厚，得出每一层面的容积，再将上述容积相加即可得出舒张期及收缩期左室的容积。这一方法最大的问题在于标准横轴切面并非真正的左室短轴切面，它与心脏轴线并不垂直，而是成一定角度。"斜切面"所造成的部分容积效应（越靠近心底部的层面越严重）会使对左室容积的计算产生较大的误差。

为了最大限度的减少部分容积效应的影响，除了合理降低层厚外，目前的心功能检查需要扫描连续的左室短轴面电影。其具体的方法如下：①首先在冠状面定位像上找出二尖瓣口位置；②在此位置做标准横轴切面，并在此切面上做二尖瓣口中心至心尖方向的连线；③沿此连线得到的切面即为左室平行于室间隔的长轴切面，再连线心尖与二尖瓣口中心，得到心脏轴线；④沿此心脏轴线得出垂直于室间隔的左室长轴切面并以此得出垂直于心脏轴线的短轴切面；⑤将收缩末及舒张末自房室环水平至心尖的连续的 8～10mm 厚的短轴切面心腔内的容积相加，就得出了左室的收缩末容积及舒张末容积，并可进一步计算出射血分数（EF 值）等心功能指标（图 5-1-3-1）。

（二）MR 右室功能评价

长期以来，临床工作中对左心功能评价的需要远多于右心。随着近年来对右室功能（right ventricular function）维持血流动力学重要性认识的逐步深入，右室功能评价正越来越受到更广泛的关注。过去曾有观点认为右心对维持血液循环的作用有限，

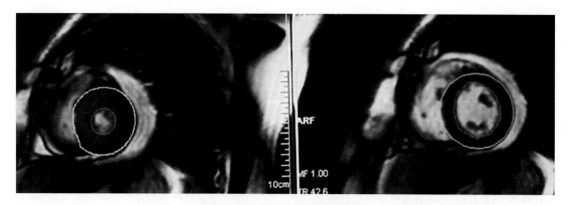

图 5-1-3-1　心功能后处理图像

一健康成人左心室中部短轴像,层厚 8mm,分别于收缩期(左图)及舒张期(右图)勾画出
左心室腔内界,其面积差×8mm×短轴扫描层数=左心室射血分数(EF 值)

理由为即便是右室游离壁的严重受损,也仅会引起血流动力学的轻微异常,此外常有心脏外科中将右室切除的成功病例。但是,对动物模型的深入研究及大量临床实例表明,这一观点并不正确。在冠心病、瓣膜病及败血病休克时,右心功能均可继发于甚至是先于左心或独立于左心系统出现衰竭。另外,在左心衰竭发生时,右心衰竭的发生也将大大影响患者的生存率。

右室功能评价被忽视的原因很多,最主要的原因是右室形态及结构复杂,很难对其建立准确的几何学模型。而 MR 技术的出现彻底改变了无法准确进行右室功能评价的历史。MR 右室功能测量的方法与左室功能测量基本相同,其射血分数是通过对整个右心室心腔进行覆盖多层面的电影 MR 扫描,获得各层面舒张末及收缩末的容积差后,将各层面的容积差相加后得出的。这一方法不依赖任何数学几何模型,是目前最为准确地右室功能评价方法。已广泛应用于如大动脉转位等伴有系统性右室功能障碍的先天性心脏病术前进行精确的右室功能评价及改善右室功能药物的疗效评估当中。昂贵的检查费用的确是限制 MR 右室功能检查更广泛临床应用的最主要原因,但需要特别指出的是,作为评价近年来不断涌现出的各种超声心动与 MR 右室功能测量技术的黄金对照标准,MR 右心功能评价为临床心脏病学检查手段的发展和进步起到了关键性的作用。

四、心肌灌注成像和延迟强化成像

心肌灌注成像是判断心肌缺血的常规成像方法,能反映心肌局部组织的血液灌注情况,可用于评价冠心病血运重建(冠状动脉支架和搭桥)前心肌缺血程度和术后疗效。

顺磁性对比剂 Gd-DTPA 缩短组织 T_1 弛豫时间,在 T_1WI 上表现为高信号。当含对比剂的血流通过心肌时,心肌呈高信号。心肌的血流量与对比剂(Gd-DTPA)首次通过心肌时的量近似正比。基于这一理论基础,观察造影首次通过心脏时心肌信号强度的相对变化,可间接分析心肌的血液灌注情况。方法经肘静脉注入适量对比剂 Gd-DTPA(0.025 ~ 0.15mmol/kg),流速 5ml/s,并追加 20ml 生理盐水,打药同时应用反转恢复快速梯度回波序列,反复快速扫描多层心脏短轴面,范围包括心底至心尖,扫描时相应涵盖对比剂在右室—对比剂到达左室—左室开始灌注—左室灌注高峰—再循环五个时期,观察心肌灌注情况(图 5-1-4-1)。心肌灌注表现为三种形式:心肌灌注正常,可逆性心肌灌注减低,固定心肌灌注减低。心肌梗死心肌易出现固定心肌灌注减低,而非梗死心肌缺血更易表现为可逆性心肌灌注减低。

延迟强化成像:Gd-DTPA 为血管外对比剂,在正常心肌中通过冠状动脉壁进入细胞外间隙,后经过静脉回流,并不进入细胞。而在心肌细胞膜破裂(细胞坏死)或细胞外间隙增大(心肌水肿、心肌纤维化等)等因素存在时,对比剂进入心肌细胞或在细胞外间隙分布增多,均造成这些区域的对比剂较正常时排空延迟。在注入 Gd-DTPA 后延迟一定时间(正常心肌中对比剂排空的时间)进行心脏逐层扫描,此时,仅异常心肌(心肌坏死、纤维化等)中有对比剂存留,表现为高信号,称为心肌延迟强化。方法为经

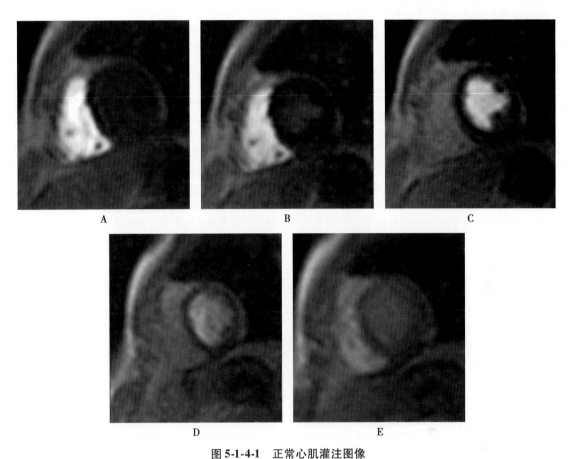

图 5-1-4-1　正常心肌灌注图像

健康成人左室短轴心肌灌注图像(同一层面),A～E. 依次为对比剂在右室—对比剂到达左室—
左室开始灌注—左室灌注高峰—再循环期五个时期,提示心肌灌注均匀

肘静脉注入适量对比剂 Gd-DTPA(0.2mmol/kg),流速 2ml/s,并追加 20ml 生理盐水,延迟 5～15 分钟后,对心脏进行四腔心、两腔心及短轴面扫描,观察心肌是否有延迟强化。心肌梗死时,延迟强化病灶按照冠状动脉血供范围分布,从心内膜到心外膜逐渐加重,分为心内膜下强化和透壁强化,随着延迟强化透壁程度的增加,心功能在血运重建后恢复的可能性减小。节段心肌存活评价标准为延迟强化透壁程度小于 50%;当延迟强化透壁程度大于 50% 时,考虑心肌无活性。

五、药物负荷实验

目前常用的药物负荷实验分为两大部分,检测心肌缺血及评价心肌活性。负荷药物主要有腺苷(adenosine)、多巴酚丁胺(dobutamine)、双嘧达莫(dipyridamole,潘生丁)。腺苷负荷实验是常用的检测心肌缺血的方法。冠状动脉具有一定的自身调节血流量的功能,当冠状动脉狭窄时,狭窄血管通过自身调节可一定程度扩张,在静息状态下满足心肌血供需求,不引起心肌缺血。而在负荷状态下,心肌血氧需求较静息时增加,此时,正常冠状动脉通过一定程度的扩张,增加血供以满足这种需求,而狭窄冠状动脉不能进一步扩张,其供血相对减少,产生心肌缺血症状。这是负荷实验检测心肌缺血的基础。腺苷负荷实验的原理为:腺苷具有扩血管作用,可扩张冠状动脉血管。注入腺苷后,正常冠状动脉可扩张,而狭窄冠状动脉不能进一步扩张,其供血区心肌血供较正常区域减少。腺苷负荷方法为:在自肘静脉注入腺苷[0.56μg/(kg·min)]后 3 分钟,腺苷的扩血管效应达到峰值,此时自另一侧肘静脉注入对比剂,同时进行心肌灌注扫描,以观察对比剂首过灌注时在心肌的分布情况。然后间隔 15 分钟,再行静息心肌灌注。图像评价见表 5-1-5-1。

表 5-1-5-1　心肌灌注的图像评价

静息灌注	负荷灌注	图像解释
正常	正常	正常
正常	灌注缺损	心肌缺血
灌注缺损	灌注缺损	伪影或严重心肌缺血/心肌梗死

腺苷负荷实验的检查禁忌证为急性心肌梗死(3天内)、不稳定心绞痛、严重高血压、哮喘或严重的阻塞性肺疾病、房室传导阻滞>Ⅱa 等。

小剂量多巴酚丁胺负荷实验用来评价心肌活性,指导血运重建术。小剂量多巴酚丁胺[≤10μg/(kg·min)],选择性激动 β_1 受体,能增加心肌收缩性并增加心肌血流量,使冬眠心肌的收缩力呈剂量相关性增加,而心肌瘢痕没有变化,从而可鉴别冬眠心肌。同时对心率、血压影响小,心肌耗氧无明显增加。磁共振小剂量多巴酚丁胺负荷实验方法为:先采集静息期连续左室短轴电影,以及部分四腔及两腔心电影,观察静息室壁运动。然后自肘静脉注入多巴酚丁胺[10μg/(kg·min)],滴注 5 分钟后开始再次采集左室电影(扫描层面同静息期左室电影),直至扫描结束时停药。存活心肌的定义为:≥2 个相邻的静息期无运动及反向运动的心肌节段,负荷后节段心肌收缩≥2mm。实验的禁忌证为不稳定性心绞痛、既往有持续的室性心动过速、心房纤颤、心功能不全(EF≤20%)、严重的心脏瓣膜病、血压>220/120mmHg 等。此外负荷实验需要心电监护,要连续监测心率、心律、血压及临床症状等。

尚有许多 MRI 技术处于研发之中,例如 MRI 心肌干细胞标记技术、心肌频谱技术、BOLD 心肌灌注技术、MRI 介入等,本章不再详细介绍。MRI 检查技术仍在不断发展之中,对现有技术的不断优化及新序列的研发将使 MRI 检查在心血管病的诊断及治疗中不断深入,发挥更大的作用。

六、MR 心肌活性检查

心肌活性(myocardial viability)即心肌的存活能力,指细胞结构完整、具有代谢活动及收缩能力或收缩潜力的心肌。

长时间冠状动脉血流减少,心肌低灌注,心肌细胞代谢障碍,心肌收缩力降低,当冠状动脉血流恢复后,心肌的收缩功能一般需较长时间逐渐恢复至正常状态,称冬眠心肌。冬眠心肌细胞内肌丝减少、断裂、在细胞核周围聚集,同时糖原及线粒体增加,内质网排列紊乱,细胞间质内可见细胞残片。巨噬细胞及成纤维细胞增加,胶原增多,另外还发现有凋亡的心肌细胞,类似于某些失用性肌肉的适应性改变。

短时间严重的心肌缺血发生后,当冠状动脉血流恢复正常或接近正常时,心肌细胞虽未发生结构损害,当心肌收缩功能出现一过性异常状态,其收缩功能需一定时间后才能恢复,称为顿抑心肌。

冬眠心肌(hibernating myocardium)和顿抑心肌(stunned myocardium)的共同特点为心肌收缩力下降、心肌细胞完整性存在、均未发生心肌坏死。区别在于顿抑心肌的供血基本正常,而冬眠心肌的供血减少。临床检查当中对二者的区分较为困难。冬眠心肌和顿抑心肌均为存活心肌,是可逆性的心肌损害。两者比较见表 5-1-6-1。

表 5-1-6-1　存活心肌基本特点

	顿抑心肌	冬眠心肌
收缩功能	低下	低下
冠脉血流	正常	减低
心肌代谢	正常或增加	增加
功能恢复	完全	完全
功能恢复时间	1~2 周	即刻~数周

当缺血缺氧时心肌细胞出现代谢障碍,磷酸肌酸及高能磷酸化合物 ATP 减少,细胞膜的转运功能出现异常,细胞内离子含量发生改变,钠、钙离子增多,此时表现为细胞内水肿,心肌收缩力降低(或收缩停止)。当冠状动脉闭塞持续 20~40 分钟后,随着缺血缺氧的进一步发展,细胞膜的完整性受到破坏,心肌酶漏出,心肌细胞发生不可逆性的损伤,即心肌梗死(myocardial infarction)。心肌坏死首先发生在缺血区的心内膜下心肌,后逐渐向心外膜下及周边扩展。冠状动脉闭塞后侧支血流优先供应心外膜下心肌,侧支循环的建立,使心肌坏死进展速度减慢并有局限于心内膜下的趋势。

MR 心肌活性检查的目的,就是在急慢性冠状动脉事件发生后,准确判断急性及陈旧性心肌梗死的同时,明确梗死区域内及周边是否存在存活心肌(包括冬眠和顿抑心肌)并确定存活心肌的大小及范围,为血运重建治疗做出指导。

MR 心肌活性检查的方法包括常规 MR 扫描、对比增强延迟扫描技术、药物负荷 MR 心功能检查评价心肌收缩储备三项内容。

（一）常规 MR 技术

心电门控自旋回波（SE）序列成像，心肌组织的 T_1、T_2 弛豫时间是心肌信号强度的主要影响因素。急性心肌梗死发生 24 小时后，心肌组织的 T_1、T_2 弛豫时间延长，表现为 T_1WI 低信号，T_2WI 高信号。据此可检测急性心肌梗死的发生。陈旧性心肌梗死区心肌因瘢痕形成而呈现 T_1WI、T_2WI 低信号。但常规 MR 检查存在的问题是急性心肌梗死后出现信号变化的时间太长且无法从影像上区分梗死心肌与其周围的组织水肿区，而第二点尤为关键，因为组织水肿区通常代表存活心肌。所以，常规自旋回波 MR 成像仅能判断急性及陈旧性心肌梗死的发生而不能检测到梗死区域内及其周边的存活心肌。

（二）MR 电影成像

随着 MR 成像序列的不断改进，目前的心电门控屏气反转恢复快速梯度回波 MR 电影成像可在一个心动周期内采集 15～20 帧图像，并以电影回放。节段 K 空间快速梯度回波序列，已可在一次约 15 秒的屏气时间内完成一个层面的电影采集，具有很高的空间及时间分辨力，且心腔内血池与心肌间的对比明显。因此所获取的在一个心动周期内的一系列图像可准确地测量舒张期及收缩期的室壁厚度并以此计算出收缩期的室壁增厚情况。

明显的节段性室壁变薄是透壁性或大范围陈旧性心肌梗死的重要形态学改变，目前以舒张期室壁厚度小于 5.5mm，且无收缩期室壁增厚为无活性心肌的诊断标准。然而，心肌瘢痕化及室壁的减薄是一个逐渐发生发展的过程，因此急性或亚急性心肌梗死的室壁厚度在未达到诊断标准时很难通过室壁厚度判断心肌梗死的存在。室壁变薄的过程需要等到梗死心肌充分瘢痕化后才能完成，而这一般需要 4 个月的时间。另一个问题是临床工作中大量存在心内膜下心肌梗死及梗死区内混有存活心肌的情况。非透壁性心肌梗死一般室壁不会明显减薄，但是由于心内膜下心肌梗死的透壁程度不同，一些非透壁的心肌梗死也会出现相当明显的室壁减薄，而非透壁的心肌梗死恰恰是血运重建治疗的指征。因此，单纯以室壁厚度判断心肌活性常常济缓不济急（2～4 个月的时间将有可能失去血运重建治疗的最佳时机）也并不准确。此外，小面积的心肌梗死还常会因瘢痕收缩而使室壁的减薄并不明显从而发生漏诊的可能。

（三）对比增强 MR 延迟扫描评价心肌活性

进行心肌活性检查的对比剂为顺磁性钆螯合物 MR 对比剂，可分为 T_1 增强对比剂及 T_2 增强对比剂，分别引起 T_1、T_2 弛豫时间的缩短，前者如 Gd-DT-PA，后者如 Dy-DTPA。两者均为非特异性细胞外对比剂，进入血池后可快速通过毛细血管内皮弥散至细胞外间隙，但均不能进入细胞膜完整的细胞内。目前临床最为常用的是 Gd-DTPA。静脉注入 Gd-DTPA 后，组织信号增强的强度取决于血流量、组织灌注、细胞外间隙的大小及对比剂在心肌中的分布状态。动物实验表明，对比剂团注 5 分钟内，对比剂在组织中的聚集主要由血流量及组织灌注决定。而 5 分钟以后，则主要由对比剂的分布空间（分布容积）及细胞外间隙的大小决定。随着细胞膜完整性的丧失（或和细胞外间隙的增大），Gd-DTPA 的分布容积由正常心肌的 20% 增加到 100%。而对比剂的分布率（决定延迟增强及增强程度的直接因素）则与分布容积成正比。

急性心肌梗死后出现梗死区延迟强化的机制尚未完全阐明。目前被大多数人认可的解释为，正常的有活性心肌其无损伤的完整细胞膜将对比剂局限在细胞外组织间隙中，使之不能进入细胞内，组织信号均匀。随着组织内的持续灌注，组织间隙中的对比剂将被快速"冲刷"而不会造成延迟期的强化。急性心肌梗死发生后，梗死心肌细胞膜破裂，屏障消失，对比剂进入细胞内，结果使对比剂的分布空间（即分布容积）加大，对比剂"冲出"延迟造成延迟期强化（图 5-1-6-1）。因此，细胞坏死造成的细胞膜破裂是延迟期强化的根本原因。

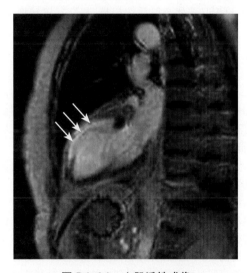

图 5-1-6-1　心肌活性成像

亚急性心肌梗死患者，Turbo FLASH 序列心肌活性扫描，平行于室间隔左心室长轴面示左室前间壁及前侧壁延迟强化（箭头）。患者心电图示 V_1～V_5 导联 ST 段弓背状抬高，心肌酶升高

有关陈旧性心肌梗死延迟强化的机制也有待于进一步研究。目前被广泛接受的观点为,尽管陈旧性心肌梗死的梗死区域为密集排列的胶原矩阵,但在组织水平其胶原纤维间的间隙较正常心肌的细胞外间隙明显增大,也使对比剂在纤维细胞外的分布容积增大,心肌瘢痕组织中的对比剂聚集较正常心肌明显增多,同样会造成对比剂的"冲出"延迟,也表现为延迟期扫描的强化(图5-1-6-2)。

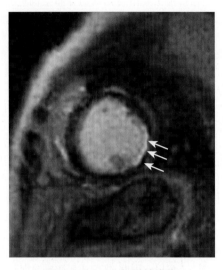

图 5-1-6-2　心肌活性成像
陈旧性心内膜下心肌梗死患者,Turbo FLASH 序列心肌活性扫描,左心室短轴面 MR 心肌活性检查示左室侧壁心内膜下延迟期强化,患者一年前突发心前区压榨样疼痛,肌钙蛋白及心肌酶升高

所以,虽然目前的观点认为急性心肌梗死与陈旧性心肌梗死延迟强化的机制并不相同,但出现的延迟强化区域均代表梗死区域内的无活性心肌,即所谓"亮即是死"。

由于目前用于对比增强评价心肌活性的对比剂主要为 Gd-DTPA,故所使用的脉冲序列一般进行 T_1 加权成像。早期的心肌活性研究使用心电门控自旋回波(SE)序列,每个心动周期仅能对一条 K 空间链进行采集。这一方法的主要局限性是过长的图像采集时间(每个层面的图像采集时间长达3~5分钟),虽然可同时配合使用呼吸门控技术,但对某些患者进行检查时仍然会出现较为严重的呼吸运动伪影,致使图像质量严重下降。

随着梯度回波节段 K 空间技术的出现,使每一心动周期内可以采集多条 K 空间链,这大大减少了图像采集的时间,一次屏气(约8秒)即可完成一幅

图像的采集,完全去除了呼吸运动伪影对图像的影响。在应用了反转恢复预脉冲后,可有效地抑制正常心肌的信号,使延迟强化区域的信号强度得到了明显的提高。应用反转恢复预脉冲前,延迟强化区域的信号强度较正常心肌组织大约高出50%~100%,在使用反转恢复预脉冲后,实验动物延迟强化区域的信号强度较正常组织平均高出了80%,而在人体实验当中则平均高出了85%。即便反转恢复预脉冲可大大提高延迟强化区域的相对信号强度,TI值的选择仍然具有重要的意义,如果TI值选择不正确(例如太短),就会使梗死区的信号强度减低,加上部分容积效应的影响,将有可能出现较小梗死灶的漏诊或对梗死范围的低估。另外,延迟强化的信号强度与进行延迟扫描的时间也存在一定的相关关系。研究表明,在对比剂注射5~30分钟内进行延迟成像梗死区的强化程度一般不会有明显的差别。而在5分钟内或30分钟以上进行延迟成像,信号强度就会出现明显的变化,将非常有可能出现对延迟强化的误判,因此,延迟扫描应严格限制在5~30分钟内进行。

目前,Turbo FLASH 序列是进行对比增强 MR 延迟扫描的快速梯度回波序列中较为常用的一种,这一序列的时间及空间分辨力较高,可真实反映延迟强化的透壁程度,做出对缺血及坏死最为敏感的心内膜下心肌损害的准确诊断。延迟成像的方法为,平行于室间隔长轴、垂直于室间隔长轴的切面各3层,垂直于室间隔的短轴切面6~8层,层厚8mm,无间隔。通过对长轴及短轴切面的综合观察,即可对异常延迟强化区域做出明确的定性及定量诊断。

七、冠状动脉 MR 成像技术

(一)预扫描

心脏的大小及形态具有极大的个体差异性,因此位于左右房室沟及前后室间沟的冠状动脉的走行方向也各不相同。同时,冠状动脉在发育上还存在着相当多的变异(如冠状动脉起源及走行异常)。所以在冠状动脉成像前,必须先要进行预扫描以确定不同受检者各支冠状动脉的扫描方向及扫描范围。另外,目前应用最为广泛的三维呼吸导航门控快速梯度回波冠状动脉成像,在预扫描时还必须对一个能够准确反映呼吸运动的界面(一般为右侧膈顶)进行导航定位,以便对随后进行的冠状动脉成像进行导航追踪。

扫描方向的确定现在可以通过"三点定位工

具"软件计算完成。其原理为:以较低的空间分辨力的相同成像序列进行三个层面的横轴成像,在这三个层面中找到并确定冠状动脉的近、中、远段,扫描的方向即可被这一软件自动计算出来。至于扫描的范围,无论是二维屏气成像还是三维呼吸导航成像,目前都只能根据操作者的经验来估计。但相对于多层面的屏气扫描,由于三维成像具有足够大的容积成像区域,一般而言会出现冠状动脉迂曲的部分超出成像范围的情况。

在以冠状面同层面连续成像进行导航定位预扫描时,有一点需要强调,那就是预扫描的序列设计(包括序列的组成、数据采集的时相及采集方法等)必须与随后的高分辨力冠状动脉成像完全一致,这对确定准确的导航跟踪具有重要的意义。

(二) 空间分辨力

空间分辨力仍然是冠状动脉 MR 成像所面临的首要问题之一。小于冠状动脉管径数倍的空间分辨力是准确判断冠状动脉狭窄程度的关键因素。虽然目前已处于试验研究阶段的 MR 冠状动脉成像的分辨力已达到 $500 \sim 700\mu m$,但这样的空间分辨力对准确判断冠状动脉的狭窄程度仍不理想。而即便是平面内空间分辨力达到了亚毫米级,但冠状动脉 MRA 相对较厚的层厚($1.5 \sim 3mm$)却使每个像素呈长方形,这就会导致斜面成像或多平面重建后管腔的模糊,正方形像素(更薄层厚)的冠状动脉 MRA 可使图像边缘更为锐利,但所付出的代价是降低了图像的信噪比。因此,在进一步提高空间分辨力方面,冠状动脉 MR 成像还需要做出更多技术上的创新和努力。

(三) 专用线圈

由于信噪比会随着靶器官与接收线圈间距离的增加而急剧下降,为达到冠状动脉 MRA 所要求的平面内空间分辨力,需使用特定的心脏接收线圈,即相控阵线圈来使信噪比最大化。目前的相控阵线圈经优化后已适应于心脏的大小和心脏与胸壁的距离。这种接收线圈比体线圈更灵活(单一或多个前部线圈可以分别与后部的单元相结合)和更高的信噪比。几乎所有的 MR 厂商都提供各自专用的心脏相控阵线圈,而对所有这些相控阵线进行统一标准化,也是目前 MR 冠状动脉成像所需要解决的问题之一。

第二节　正常 MRI 解剖

MRI 可以多方位、多层面显示心脏和大血管的形态及其组织结构。

一、横轴面

横轴面是最常用的标准体位,它能清楚显示心脏及大血管结构的毗邻关系,了解心脏各个房室间的解剖位置及房室大小(图 5-2-1-1)。

1. 无名动脉层面　此层面可见 5 个血管断面,即气管前方的无名动脉,其左侧的左侧颈总动脉、左后侧的左侧锁骨下动脉、最右侧的上腔静脉及前部呈带状的左侧无名静脉。

2. 主动脉弓部层面　可见主动脉弓及其右侧的上腔静脉,主动脉弓后侧可见气管及食管。

3. 主-肺动脉窗层面　气管右前为升主动脉;脊柱左前方为降主动脉,两者间的低密度区为主-肺动脉窗。上腔静脉位于升主动脉右后侧,此层面可以见到奇静脉由脊柱右前方,绕过气管右缘汇入上腔静脉。

4. 左肺动脉层面　又称为气管隆突层面。见左右主支气管,升主动脉位于右前部;其左后侧、左主支气管左前方可见向左侧弧形走行的左肺动脉。上腔静脉位于升主动脉右侧,奇静脉位于降主动脉右侧、脊柱前方。

5. 右肺动脉层面　升主动脉位于右侧前方,升主动脉左侧为肺动脉主干(有时可见肺动脉瓣膜结构),升主动脉左后侧右肺动脉呈弧形绕过升主动脉进入右肺门,升主动脉与右肺动脉干之间为上腔静脉,上腔静脉右侧可见右上肺静脉。左上肺静脉位于左主支气管左前方,左上肺静脉后侧为左肺动脉。降主动脉及奇静脉位置基本不变。

6. 主动脉根部层面　见主动脉窦,前部为右冠窦、左后为左冠窦、右后为无冠窦。左冠窦位置略高于其他两窦。自此层面向下胸部降主动脉及奇静脉于胸部位置基本同前。此层面以下可以见到冠状动脉主干及分支,相关冠状动脉解剖另外详述。①左冠状动脉层面:升主动脉根部居中,前方为主肺动脉干(右心室流出道)。后方为左心房及左房耳,右侧为右房耳,右后方为上腔静脉。左心房两侧可见双上肺静脉连接心房。②右冠状动脉层面:此层面较左侧冠状动脉发出层面略低。升主动脉根部居中,其前方为右室流出道,左侧为左心室顶部,右侧为右心房(可见上腔静脉汇入右房),后方为左心房及肺静脉(多为下肺静脉)。此层面可见右窦发出的右冠状动脉主干近段。

7. 左心室流出道层面　由位于左后侧的左心房、左前侧的左心室、右后侧的右心房、右前侧的右心室及主动脉窦-左室流出道结构共同构成"五腔心"层面。此层面可以观察到左心房室间的二尖瓣和右心房室间的三尖瓣。三尖瓣位置略低于二尖

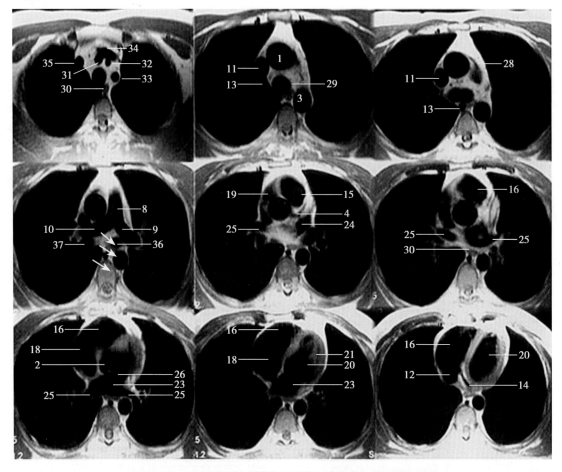

图 5-2-1-1　HASTE 序列横轴多层面心脏和大血管 MRI 解剖

1. 升主动脉,2. 主动脉瓣,3. 降主动脉,4. 左冠状动脉,8. 主肺动脉,9. 左肺动脉,10. 右肺动脉,11. 上腔静脉,12. 下腔静脉,13. 奇静脉,14. 冠状静脉窦,15. 右室流出道,16. 右心室,17. 调节束,18. 右心房,19. 右房耳,20. 左心室,21. 前乳头肌,22. 后组乳头肌,23. 右心房,24. 左心耳,25. 肺静脉,26. 二尖瓣口,28. 心包,29. 气管,30. 食管,31. 右无名动脉,32. 左颈总动脉,33. 左锁骨下动脉,34. 左无名静脉,35. 右无名静脉,36. 左主支气管,37. 右主支气管

瓣。两心房室间可见房间隔和室间隔。左心室的心肌壁较右室厚,腔内可见乳头肌影。右心室腔内在扫描清晰的情况下可以见到腔内前部横行的调节束。前室间沟、左房室沟及右房室沟内分别走行前降支、回旋支和右冠状动脉。

8. 左心室体部层面　可见左右心房、室四个心腔。

9. 左心室膈面　可见呈长圆形的左心室和右侧的右心室,可见少许右心房。

二、心脏短轴像

心脏短轴面图像为垂直于左侧二尖瓣到心尖的连线的层面。短轴面可以清晰显示左心室各壁心肌情况(图 5-2-2-1),结合电影观察可以了解心肌收缩

和心肌壁增厚变薄情况。短轴面上对于瓣膜、左心室流出道及心尖部的观察略差。

1. 升主动脉根部层面　主动脉根窦部位于中央,可以见到三个主动脉窦,前方为右冠窦,左后侧为左冠窦,右后方为无冠窦。右冠窦发出右冠状动脉,左冠窦发出左冠状动脉。此位置可以显示三个主动脉瓣,在动态观察时可以显示瓣膜开闭状况,多用来协助诊断是否有主动脉瓣受累。

2. 二尖瓣层面　可见左心房室及二尖瓣,亦可见到右前部的右心室和右后侧的右心房,两者间的三尖瓣显示略逊于二尖瓣。

3. 左室体部层面　左室占据纵隔左侧左缘大部,呈椭圆形,此层面可以显示左室前间隔壁、侧壁、侧后壁、后壁及室间隔。左心室腔内类圆形充盈缺

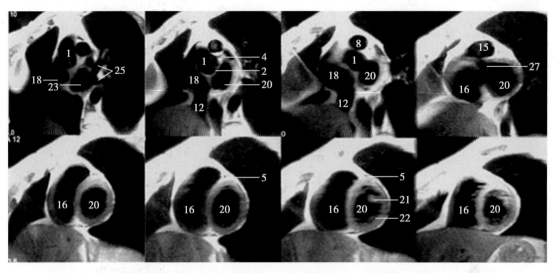

图 5-2-2-1 HASTE 序列短轴多层面心脏和大血管 MRI 解剖

1. 升主动脉,2. 主动脉瓣,4. 左冠状动脉,5. 左前降支,8. 主肺动脉,12. 下腔静脉,15. 右室流出道,16. 右心室,18. 右心房,20. 左心室,21. 前乳头肌,22. 后组乳头肌,23. 左心房,25. 肺静脉,27. 左室流出道

损为前、后乳头肌影。应该注意的是短轴面上左室前缘并非心尖部,而是前间隔壁。

4. 左室膈面 可见左右心室。此层面接近心尖,可显示心尖形态,但观察效果不如长轴面。

三、心脏长轴像

心脏长轴面图像包括垂直于室间隔的左室长轴

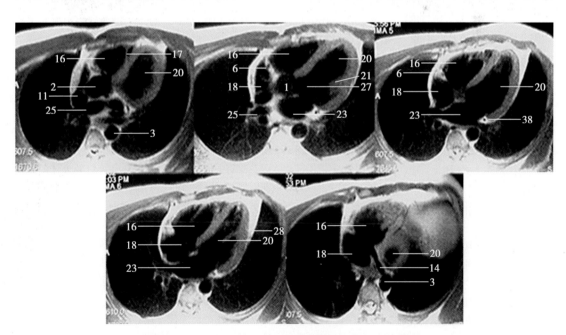

图 5-2-3-1 HASTE 序列长轴多层面四腔心 MRI 解剖

1. 升主动脉,2. 主动脉瓣,3. 降主动脉,6. 右冠状动脉,11. 上腔静脉,14. 冠状静脉窦,16. 右心室,17. 调节束,18. 右心房,20. 左心室,21. 前乳头肌,23. 左心房,25. 肺静脉,27. 左室流出道,28. 心包,38. 左回旋支

195

层面(四腔心,图5-2-3-1)以及平行于室间隔沿左侧二尖瓣到心尖连线扫描的层面(两腔心,图5-2-3-2)。主要用来观察瓣膜(主动脉瓣及二尖瓣)、左心室流出道和心尖部情况。

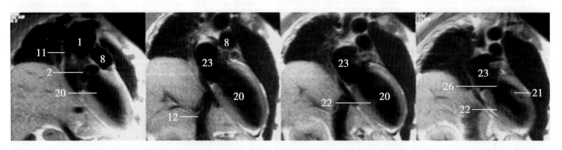

图5-2-3-2　HASTE 序列长轴多层面两腔心 MRI 解剖

1. 升主动脉,2. 主动脉瓣,8. 主肺动脉,11. 上腔静脉,12. 下腔静脉,20. 左心室,21. 前乳头肌,
22. 后组乳头肌,23. 左心房,26. 二尖瓣口

左心室流出道层面可以清楚的显示左心室流出道、主动脉瓣及升主动脉根部。左心室腔内各乳头肌影。并可见左心房、室间的二尖瓣。左心室前缘相当接近心尖部,所以常用来观察心尖部病变。

第三节　先天性心脏病MRI 表现

先天性心脏病是儿童最常见的心脏疾病,近几年来,随着患病儿童人数急剧增长,先天性心脏病的诊断及治疗面临巨大的挑战。心血管造影检查一直是先天性心脏病诊断的"金标准",但其为有创性检查,并且易受对比剂剂量的影响和投照体位的限制。无创性影像检查方式如超声心动图、多排螺旋CT、心脏 MRI 检查在先天性心脏病的诊断方面有极大的优势。虽然心脏 MRI 检查分辨力不及 CT,但因其无辐射性及低对比剂反应,正逐渐成为先天性心脏病重要的检查方式。

一、房间隔缺损

房间隔缺损(atrium septal defect,ASD)指房间隔构成异常。缺损可以合并或不合并心内膜垫的畸形。ASD 分为原发孔型(Ⅰ孔型)ASD 和继发孔型(Ⅱ孔型)ASD。本节仅讨论继发孔型 ASD。

(一)临床表现与病理特征

ASD 的发生是由于胚胎发育第四周时,原始第一房间隔吸收过度和(或)第二房间隔发育不良,导致的残留房间孔,主要血流动力学改变为心房水平左向右分流,使右心房、室及肺血流量增加。ASD 占

先天性心脏病 10% ~15%,根据缺损部位不同可分为以下 4 型:①中央型或称卵圆窝型,是本病最常见的一种类型,占75%。位于房间隔卵圆窝处,四周房间隔组织完整。②下腔型,占 5% ~10%。缺损位于房间隔下方下腔静脉入口处,因其主要由左房后壁构成缺损后缘,故缺损没有完整的房间隔边缘,常合并右下肺静脉畸形引流入右心房。③上腔型,又称静脉窦型缺损,占 10%。缺损位于房间隔后上方上腔静脉入口下方,没有后缘,上腔静脉血直接回流至两侧心房,常合并右上肺静脉畸形引流入上腔静脉。④混合型,常为巨大缺损,兼有上述两种以上缺损。

(二)MRI 表现

1. **直接征象**　为房间隔连续性中断(图5-3-1-1)。但因房间隔为膜性结构,黑血序列或常规 SE 序列受容积效应的影响,不能明确诊断且容易漏诊。而亮血序列横轴面或垂直房间隔的心室长轴面(即四腔心层面)是显示 ASD 的最佳体位和方法。亦可辅以薄层(以 3 ~5mm 为宜)的心脏短轴面和冠状面显示 ASD 与腔静脉的关系并确定 ASD 的大小,为临床制定治疗方法提供依据。

2. **间接征象**　包括右心房、室增大;右心室室壁增厚;主动脉扩张,其内径大于同一层面升主动脉内径。正常情况下,同一水平面主动脉与主肺动脉直径之比约为 1:1。

3. **MR 电影成像**　在心房水平可见异常血流的低信号,根据血流方向来判定分流方向,同时可根据低信号血流束的面积粗略估测分流量。

对于单纯 ASD 可以通过测定左、右心室心输出量,计算分流量。

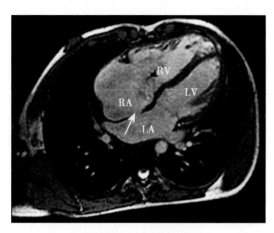

图 5-3-1-1　房间隔缺损

四腔心层面 True FISP 亮血序列图像,黑色箭头示 RA 和 LA 之间的房间隔信号连续性中断,右心房及右心室增大。RA. 右心房;RV. 右心室;LA. 左心房;LV. 左心室

二、室间隔缺损

室间隔缺损(ventricular septal defect,VSD)是指胚胎第 8 周,心室间隔发育不全或停滞,而形成的左、右心室间的异常交通,引起心室内左向右分流,产生血流动力学紊乱。

(一)临床表现与病理特征

VSD 是最常见的先天性心脏病,约占出生存活婴儿的 0.2% 和先天性心脏病的 20% ~ 25%。按病理解剖,VSD 分为漏斗部、膜部、肌部三型:

1. 漏斗部 VSD　又分为:①干下型 VSD,缺损紧位于肺动脉瓣下,位置较高,左室分流入右心的血液可直接喷入肺动脉。易合并主动脉瓣关闭不全;②嵴内型 VSD,位于室上嵴,漏斗部间隔内,但与肺动脉瓣有一定距离,左室分流的血液射入右室流出道。

2. 膜部 VSD　又分为:①单纯膜部 VSD:单发而局限于膜部间隔的小缺损,有的呈瘤样膨出;②嵴下型 VSD:室上嵴下方的膜部缺损,常较大;③隔瓣下型 VSD:缺损大部分位于三尖瓣隔瓣下方。

3. 肌部 VSD　位于肌部室间隔的光滑部或小梁化部,位置均较低,可单发或多发。

(二)MRI 表现

1. 直接征象　为室间隔连续中断(图 5-3-2-1)。以横轴面及垂直室间隔左室长轴面显示最为满意。隔瓣后 VSD 于四腔心层面可见隔瓣后两心室间交

通。嵴上型 VSD 垂直于室间隔根部,斜矢状面可见主动脉根部与右室流出道之间的圆锥部间隔消失。干下型及嵴内型 VSD 以短轴面显示为佳,可辅以失、冠状面。在四腔心层面或五腔心层面经缺损部位平行室间隔采用薄层步进的方法扫描可显示整个缺损的大小形态。

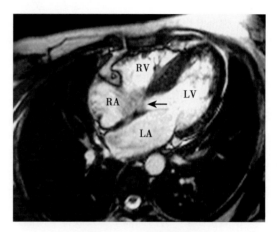

图 5-3-2-1　室间隔缺损

四腔心层面 True FISP 亮血序列图像,黑色箭头示 RV 和 LV 之间的室间隔信号连续性中断,左心房及左心室增大

2. 间接征象　包括少量分流者,可无其他异常表现;大量分流可见心室增大,室壁增厚,肺动脉增宽,内径大于同一层面升主动脉内径等。

3. MR 电影成像　可见心室水平异常血流形成的低信号,依据血流信号判定分流方向及估测分流量,同时有利于发现小的或多发的 VSD。对于肌部小 VSD 仅在心室收缩期清楚显示左向右分流。隔瓣后 VSD 常合并主动脉瓣脱垂,造成主动脉瓣关闭不全,则在左室双口位电影序列上可直接显示主动脉瓣区异常反流信号及主动脉瓣脱垂情况。经后处理还可测定射血分数、心输出量,评估心脏功能。

三、心内膜垫缺损

心内膜垫缺损(endocardial cushion defect,ECD)亦称房室间隔缺损(atrioventricular septal defect),是由于胚胎期腹背侧心内膜垫融合不全,原发孔房间隔发育停顿或吸收过多及室间孔的持久存在所导致的一组先天性心内复杂畸形群。

(一)临床表现与病理特征

ECD 包括原发孔房间隔缺损、室间膜部、二尖

瓣前瓣及三尖瓣隔瓣的发育异常。发病率约占先天性心脏病的0.9%~6%。主要分型如下：

1. 部分型ECD 包括：①单纯型Ⅰ孔型房间隔缺损；②Ⅰ孔型房间隔缺损，合并二尖瓣裂；③Ⅰ孔型房间隔缺损，合并三尖瓣裂。

2. 过渡型ECD Ⅰ孔型房间隔缺损，合并二、三尖瓣裂。

3. 完全型ECD Ⅰ孔型房间隔缺损，共同房室瓣，室间隔缺损。

4. 心内膜垫型室间隔缺损 包括：①左室-右房通道；②心内膜垫型室间隔缺损。

国外大组病例报道：约61.8%完全性ECD及28%部分性ECD合并21-三体综合征或唐氏综合征（Down syndrome）。其他并存畸形包括：10%合并动脉导管未闭、10%合并法洛四联症、2%合并右室双出口、3%合并冠状窦无顶综合征，少数可合并完全性肺静脉畸形引流、大动脉转位。

（二）MRI表现

1. 直接征象 为房间隔下部及膜部室间隔连续中断。在亮血序列中以横轴面或四腔心层面显示最为满意，可见房间隔下部（即Ⅰ孔型）连续中断，缺损无下缘，直抵房室瓣环，二尖瓣前叶下移，左室流出道狭长。完全性ECD表现为十字交叉消失，左右房室瓣环融成一体，成一共同房室瓣，其上为Ⅰ孔型房间隔缺损，其下为膜部室间隔缺损（图5-3-3-1）。左室-右房通道则表现为左室、右房间直接相通。

2. 间接征象 包括全心扩大，以右心房室增大为著；右心室壁增厚；中心肺动脉扩张，主肺动脉内

径大于同水平升主动脉。

3. MR电影成像 显示房室瓣区异常反流信号，并进行半定量分析；根据房室水平异常血流低信号，估测分流量；并可经后处理测定射血分数、心输出量，评估心脏功能。

四、动脉导管未闭

动脉导管未闭（patent ductus arteriosus，PDA）为常见的先天性心脏病之一。

（一）临床表现与病理特征

PDA发病率约9%~21%，男女比例为1:2~1:3。动脉导管由左侧第六对主动脉弓的背部分发育而来，连接于左、右肺动脉分叉处于主动脉弓远端之间。88%于生后8周完全关闭，少数可延迟至1年。持续不闭者即为PDA，导致主—肺动脉水平连续性左向右分流。

PDA按其形态可分为：①柱型，导管两端粗细相仿，也称管状型；②漏斗型，导管主动脉端粗，肺动脉端较细；③窗型，导管短而粗，又称缺损型，此型最少见。

（二）MRI表现

1. 直接征象 黑血序列横轴面及左斜矢状面图像显示主动脉峡部与左肺动脉起始部间经动脉导管直接相连通。并可测量导管内径及长度，同时根据形态分型。亮血序列较黑血序列更为敏感，对于

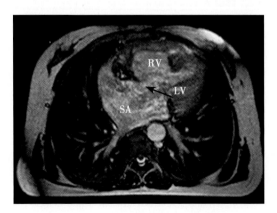

图5-3-3-1 心内膜垫缺损合并单心房

横轴面True FISP亮血序列图像，黑色长箭示心脏十字交叉结构消失，左右房室瓣融合为共同瓣，房间隔完全缺如，为单心房。SA. 单一心房

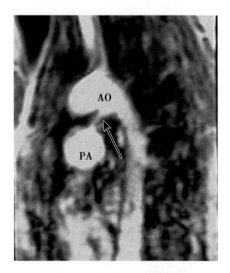

图5-3-4-1 动脉导管未闭

CE-MRA经MPR斜矢状面重组图像，黑色长箭指向主动脉远端与主动脉弓降部间呈漏斗形之未闭动脉导管。AO. 主动脉；PA. 肺动脉

细小或管状扭曲的动脉导管,可采用薄层(3~5mm)步进的方法逐层扫描。

2. 间接征象　左心房室增大,以左心室增大为著且室壁增厚;升主动脉、主肺动脉及左、右肺动脉扩张。

3. MR 电影成像　可显示分流方向,并对分流量进行定量分析。

4. 3D CE-MRA　经 MIP 或 MPR 重建示主动脉峡部与左锁动脉起始部间经动脉导管直接相连通。通过重建清晰显示动脉导管形态,明确分型(图 5-3-4-1);并分别测量动脉导管主动脉端、肺动脉端内径及动脉导管长度。这种方法较直观,临床医生易于接受,为临床制定治疗方法提供依据。

五、法洛四联症

法洛四联症(tetralogy of Fallot,TOF)是最常见的发绀型先天性心脏病,占先天性心脏病的 12%~14%。

(一) 临床表现与病理特征

TOF 的主要畸形包括肺动脉狭窄、室间隔缺损、主动脉骑跨和右心室肥厚。其中,由于圆锥室间隔前移所造成的右室漏斗部狭窄及对位异常的高位室间隔缺损为其特征性改变。TOF 的血流动力学改变取决于肺动脉狭窄程度和室间隔缺损大小及其相互关系。TOF 并存的畸形包括:①多发性室间隔缺损,以肌部室间隔缺损为多;②外周肺动脉发育异常,包括左或右肺动脉起始部或肺内分支狭窄、一侧肺动脉缺如、扩张性改变等;③冠状动脉畸形,左前降支起源于右冠状动脉或右冠状窦、单冠状动脉畸形;④右位主动脉弓,占 20%~30%;⑤房间隔缺损;⑥永存左上腔静脉;⑦心内膜垫缺损;⑧其他畸形包括肺动脉瓣缺如、三尖瓣下移畸形、右室异常肌束、主动脉瓣关闭不全等。

(二) MRI 表现

1. 黑血+亮血序列横轴面和斜冠状面可以显示右室漏斗部(即流出道)、肺动脉瓣环、主肺动脉及左右肺动脉主干的发育及狭窄程度(图 5-3-5-1)。横轴面、四腔心层面及心室短轴面可以清楚显示嵴下型室间隔缺损的大小,右心室壁肥厚,可达到或超过左室壁厚度。正常情况下,左室壁厚度约为右室壁厚度的 3 倍。对于并存肌部小室间隔缺损可采用薄层步进的扫描方法。在横轴面和心室短轴面上显示升主动脉扩张并可判定主动脉骑跨程度,若骑跨率较大时,取垂直室间隔流出道部左室长轴面(即左室双口位),显示主动脉后窦与二尖瓣前叶之间是否存在纤维连接,这是与法四型右室双出口的鉴别点。

2. MR 电影成像可以显示肺动脉瓣环发育大小、瓣叶数目及开放程度;室间隔缺损分流方向,同时评价右心室功能,对评估预后有较大意义。

3. 3D CE-MRA 经 MIP 及 MPR 重建,可明确、直观显示两大动脉空间关系、尤其是显示主肺动脉、左右肺动脉主干及分支的发育情况和狭窄程度。同时可以测量并计算肺动脉指数或 McGoon 指数,对手术术式选择有重要意义。

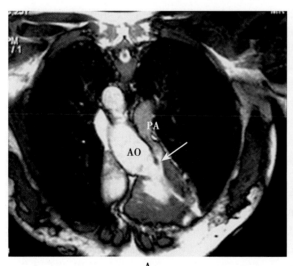

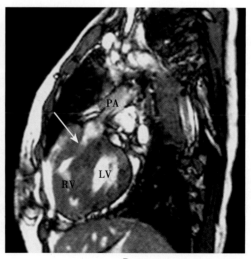

A　　　　　　　　　　　　B

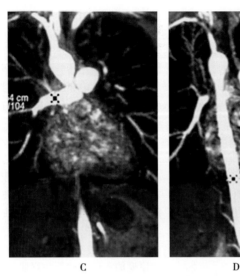

图 5-3-5-1　法洛四联症

A、B. 电影序列显示右室流出道、肺动脉瓣环及瓣上重度狭窄，右心室肥厚；C、D. CE-MRA
显示主动脉及肺动脉空间关系及肺动脉的狭窄程度

六、肺静脉畸形连接

肺静脉畸形连接（anomalous pulmonary veneous connection，APVC）又称肺静脉畸形引流，是指肺静脉未能直接与左心房相连，而是直接或通过体静脉系统与右心房连接。

（一）临床表现与病理特征

APVC 分为完全型（即全部肺静脉与右心房或体静脉相连）和部分型（部分肺静脉与右心房或体静脉相连）两种类型。完全型 APVC 占先天性心脏病 0.6%～1.5%。根据回流部位可分为四型：①心上型，肺静脉汇合成一支总干引流入垂直静脉→左无名静脉→右上腔静脉→右心房。占 50%；②心内型，直接引流至右心房或冠状静脉窦，占 25%～30%；③心下型，肺静脉汇合成一支总干经横膈引流入下腔静脉、门静脉或肝静脉，占 13%～25%。均因回流受阻而存在肺静脉高压；④混合型，各分支分别引流至不同部位，占 5%～7%。多为一侧肺静脉连接于左垂直静脉而其余肺静脉连接于冠状静脉窦。

完全型 APVC 几乎均并存房间隔缺损，25%～50% 合并动脉导管未闭，约 1/3 合并其他畸形，如单心室、永存动脉干、大动脉错位、肺动脉闭锁、主动脉弓发育不全、法洛四联症、右室双出口、无脾综合征、多脾综合征等。

部分型 APVC 可单独存在，但常合并Ⅱ孔型房间隔缺损。右肺的部分型 APVC 远比左肺多见。常见的引流部位有下腔静脉、右上腔静脉、右心房、左无名静脉等。其血流动力学改变与心房水平左向右分流相似。

（二）MRI 表现

1. 黑血+亮血序列横轴面和冠状面为最佳体位，辅以斜矢状面可追踪肺静脉走行，显示肺静脉汇合的主干、异常引流途径及引流部位。利用亮血序列的横轴面加四腔心层面可显示两心房形态、大小及心房水平交通情况，以鉴别房间隔缺损与卵圆孔未闭。

2. MR 电影成像可明确显示有无房间交通的右向左分流，并估计分流量。显示肺动脉高压的程度。评价心功能，右心功能不全时肺动脉瓣及三尖瓣区可出现异常反流信号。在追踪肺静脉走行时，如果上述畸形显示不满意或可疑时，可复制相应层面并利用薄层步进扫描方法进行调整，其显示畸形会比黑血或亮血序列更加清楚。

3. 3D CE-MRPV 经 MIP 及 MPR 重建可明确直观、全面地显示肺静脉走行，异常引流途径、引流部位及有无肺静脉狭窄并存。应利用薄层 MIP 重建方法，逐一显示四条肺静脉与左心房的关系，以及异常回流的肺静脉与体静脉或右心房的异常交通部位，这是诊断本病的关键（图 5-3-6-1），对于临床手术具有指导作用。但应注意，如果在重建过程中发现有遗漏畸形，可重新选择相应层面用 MR 电影成像证实，避免因容积效应所产生的假象干扰。

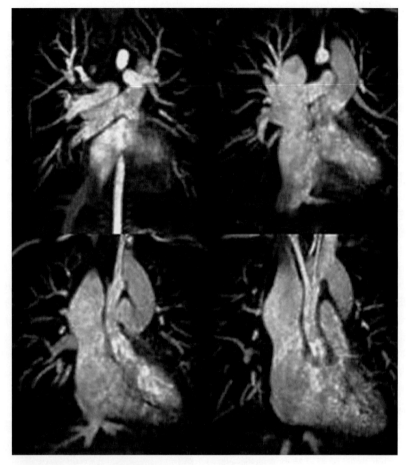

图 5-3-6-1 肺静脉畸形连接
心上型完全型肺静脉异位引流，CE-MRA 经薄层 MIP 重建方法，显示肺静脉与左房的关系，以及异常回流的肺静脉，左右肺静脉汇合成一主干经垂直静脉汇入上腔静脉

七、先天性肺动脉狭窄

先天性肺动脉狭窄（pulmonary stenosis，PS）约占先天性心脏病的 10%～18%。

（一）临床表现与病理特征

PS 根据狭窄部位不同可分为四型：①瓣膜型狭窄，最为常见，瓣膜在交界处融合成圆锥状，并向肺动脉内突出，瓣膜增厚，瓣叶多为三个，少数为两个。漏斗部易形成继发性狭窄，肺动脉主干有不同程度的狭窄后扩张。常合并 ASD、VSD、PDA 等；②瓣下型狭窄，较为少见，可分为隔膜型狭窄和管状狭窄。前者表现为边缘增厚的纤维内膜，常在漏斗部下方形成纤维环或膜状狭窄；后者由右心室室上嵴及壁束肌肥厚形成，常合并心内膜纤维硬化；③瓣上型狭窄，可累及肺动脉干、左右肺动脉及其分支，单发或多发。半数以上病例合并间隔缺损、PDA 等其他畸形；④混合型狭窄，上述类型并存，以肺动脉瓣狭窄合并漏斗部狭窄常见。

（二）MRI 表现

1. 黑血及亮血序列轴面、斜冠状面和左前斜垂直室间隔心室短轴像可显示右室流出道、主肺动脉、左或右肺动脉主干的狭窄部位、程度及累及长度。

2. MR 电影成像可显示肺动脉瓣环发育情况、瓣叶数量及狭窄程度，并可显示粘连瓣口开放受限形成的"圆顶"征及低信号血流喷射征。

3. CE-MRA 不仅可直接显示右室流出道，测量中心肺动脉狭窄程度，还可通过重组图像逐一显示段级以上周围肺动脉狭窄，能够有效评价肺动脉的发育情况。

第四节　缺血性心脏病 MRI 表现

由于冠状动脉阻塞所造成心肌缺血、急慢性心肌梗死以及导致的心脏形态上及功能上的改变，统称为缺血性心脏病。心脏 MRI 可以对缺血性心脏病进行形态学、局部及整体心功能评价、心肌灌注成像、心肌活性检查等。

一、心肌缺血

（一）心脏形态改变

在心肌缺血比较严重时，可发生心脏形态学改变，主要包括相应供血区域局部心肌变薄，心腔扩大；但在多数情况下，心肌缺血往往无明显形态学改变，而主要表现在功能方面的异常。

（二）心脏功能改变

1. MR 首过心肌灌注成像（MR first-pass myocardial perfusion imaging, MRFPMPI）　在正常情况下，冠脉血管可以通过自身调节使冠脉血流量基本维持在正常水平，即冠脉平滑肌随着冠脉灌注压增加或减少而有相应的收缩或舒张，从而使生理状态下静息时的冠脉血流量保持恒定，心肌灌注无明显变化。当冠状动脉狭窄存在时，通过此处的血流减少，导致心肌灌注减低和心肌氧供减少。灌注减低最初发生在心内膜下心肌，随着冠脉血流的进一步减少，灌注缺损逐渐延展至心外膜，呈透壁性。因此对于左心室功能，首先出现的是舒张功能受损，然后是收缩功能受损。当仅仅出现轻度的舒张功能减低时，心电图（ECG）变化和临床心绞痛症状不一定会出现，而心肌灌注异常会发生在心肌缺血一连串病生理变化的早期，因此节段性心肌灌注异常是评估心肌缺血更为敏感的指标。而且，在同一次扫描过程中，MR 心肌灌注结合形态、室壁运动情况能够对心脏形态功能做出综合准确的评价。

心肌血流灌注异常是因心外膜下冠状动脉或（和）其小血管的狭窄阻塞，导致的心肌缺血所致。重度冠状动脉狭窄（80%～90%）时，在静息状态下可出现灌注异常，而冠状动脉轻-中度（50%～60%）狭窄，由于代偿性血管扩张储备，即小血管进行性扩张，可维持冠脉血流，所以静息状态下心肌灌注可无异常变化。此时如应用药物负荷试验，因狭窄冠脉供血区心肌小血管已经处于扩张状态，血管扩张剂不能诱发该处的冠脉血流储备，但可使正常冠脉血管扩张，血流迅速增加，造成冠脉狭窄远端的心

肌血流相对或绝对减少，形成"冠状动脉窃血"而诱发心肌缺血。

MRFPMPI 检查是诊断心肌缺血的有效方法。它能反映心肌局部组织的血流灌注情况，结合负荷试验可以判定心肌是否存在缺血。其采用快速 MR 成像序列，在对比剂 Gd-DTPA 首次通过心肌组织时（约持续 10～15 秒）进行快速心脏成像。Gd-DTPA 为顺磁性化合物，缩短组织的 T_1 弛豫时间，在 T_1WI 上表现为高信号，正常情况下，Gd-DTPA 对比剂到达之前，心脏（心腔及心肌）在翻转预饱和脉冲（如 IR-Turbo Flash 序列）后呈低信号，随着外周静脉注入的对比剂首先进入右心室，在右心室腔呈高信号，之后 5～6 个心动周期，对比剂进入肺循环，左心室仍为低信号，随后左心室腔出现强化，1～2 个心动周期的延迟后，心肌逐渐从心内膜到心外膜出现信号强度升高，心肌强化的峰值，亦即心外膜完全强化通常出现在对比剂到达左心室腔后的 10 个心动周期内。正常心肌增强是均匀一致的，即自心内膜至心外膜信号强度相同（图 5-4-1-1）。冠状动脉狭窄时，其供血的局部心肌血流量相对减少，对比剂含量低于正常灌注的心肌组织，故局部心肌信号相对减低，即心肌灌注减低（图 5-4-1-2），据此 MRFPMPI 可检测冠状动脉狭窄引起的心肌缺血。

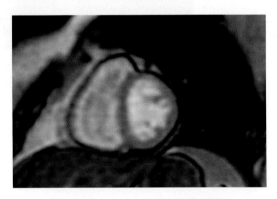

图 5-4-1-1　正常心肌 MR 灌注图像
心肌灌注短轴像左心室中部层面示左心室
心内膜及心外膜信号强度相同

MRFPMPI 检查的图像主要通过目测定性法和定量计算方法进行分析。定性评估方法简便、易行，在临床工作中能够综合快速地评估心肌灌注图像。根据心肌缺血的程度不同，MRFPMPI 异常可表现为：①静息状态各段心肌灌注正常，负荷状态心内膜下心肌或全层心肌透壁性灌注减低或缺损（图 5-4-1-3）；②静息状态缺血心肌灌注减低或延迟，负荷状态灌注缺损（图 5-4-1-4）；③静息状态缺血心肌灌注

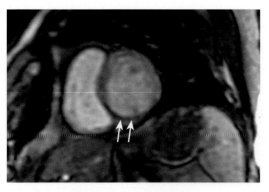

图 5-4-1-2　心肌灌注减低

心肌灌注短轴像左心室中部层面示左心室
下壁及下间隔壁（箭头）心肌信号减低

缺损（图 5-4-1-5）。灌注减低是指心肌强化高峰期
缺血区心肌信号强度低于同层正常心肌呈低强化
（图 5-4-1-6）；灌注缺损是指严重心肌缺血表现为持
续固定的极低强化和无强化（图 5-4-1-7）；但多数灌
注减低在灌注后期图像上都会出现强化，即缺血区
心肌强化高峰迟于正常心肌，则称灌注延迟（图 5-4-
1-8）。灌注异常区多数与冠脉供血区相吻合。国外
有些学者对多例确诊及怀疑冠心病者进行 MRFPMPI
定性分析与冠状动脉造影对照研究，结果显示 MRF-
PMPI 检测冠心病的敏感性与特异性分别为 93% 和
60% ~85%；2003 年北京安贞医院影像科对 33 例经
冠状动脉造影确诊冠心病者 MRFPMPI 定性分析与
冠状动脉造影对照研究，结果显示 MRFPMPI 检测冠
心病的敏感性与特异性分别为 82.35% 和 91.67%。

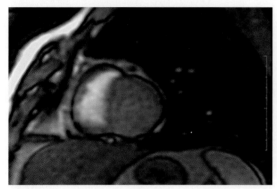
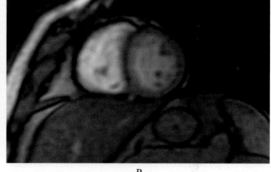

A　　　　　　　　　　　B

图 5-4-1-3　心脏短轴左心室中部层面静息及负荷心肌灌注成像

A. 静息灌注成像，显示心肌灌注均匀一致；B. 腺苷负荷后心肌
灌注成像，显示间隔壁心肌灌注减低

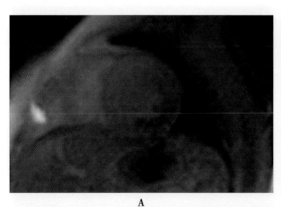
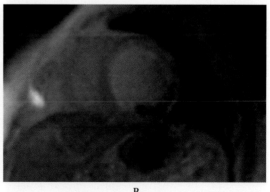

A　　　　　　　　　　　B

图 5-4-1-4　心脏短轴左心室中部层面静息及负荷心肌灌注成像

A. 静息灌注成像，显示下侧壁灌注减低；B. 负荷后灌注成像，显示
该区域灌注减低更为明显，提示灌注缺损表现

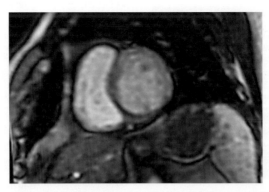

图 5-4-1-5 心脏短轴左心室中部层面静息灌注成像
静息时显示下间隔壁灌注缺损

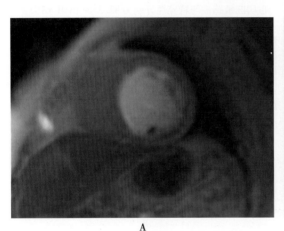

A

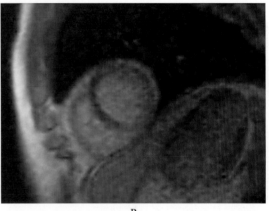

B

图 5-4-1-6 心脏短轴左心室中部层面心肌灌注成像
A. 静息心肌灌注图像显示下壁及下侧壁灌注减低；B. 静息心肌
灌注成像示心肌下壁及下侧壁灌注减低

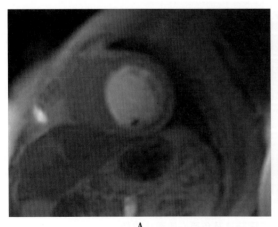

A

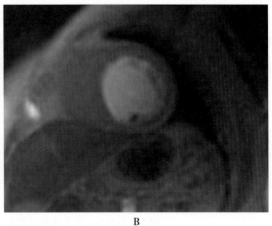

B

图 5-4-1-7 心脏短轴左心室中部层面静息及负荷心肌灌注成像
A(静息)、B(负荷)心肌灌注成像显示因严重心肌缺血，
下壁及下侧壁表现出极低强化和无强化区

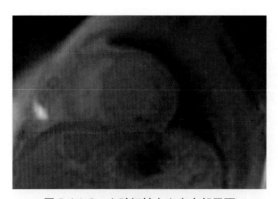

**图 5-4-1-8　心脏短轴左心室中部层面
心肌灌注成像**
灌注后期，下壁及下侧壁逐渐强化，但仍可见
低灌注区，提示为灌注延迟

　　需要注意的是，部分正常病例对比剂到达左心室后的最初几幅图像，其心内膜附近表现为"黑线（dark rim）"信号伪影（图 5-4-1-9），通常出现在心肌强化峰值之前，容易误认为灌注异常，这种现象是由于心腔与心肌之间有显著的信号强度差形成化学位移伪影所致。此伪影短暂存在并随心肌强化高峰的到来而消失。此外，正常情况下乳头肌也可表现为低度强化，信号强度低于正常心肌，可能会对图像判定产生混淆。

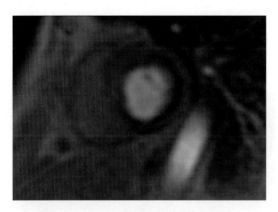

**图 5-4-1-9　心脏短轴左心室中部层面
心肌灌注成像**
心肌强化峰值来临之前，左心室
心内膜环形低信号伪影

　　灌注图像的定性分析需要医生的经验，个体差异较大。而且这种方法通过鉴别不同节段之间相对信号增强差别来做出判断，特别是图像信噪比较低时，可能会出现误差。

　　心肌灌注半定量或定量评估首先需要利用后处理软件在图像上定义兴趣区（ROI），一些自动计算程序可检测心外膜和心内膜边缘，从而提高了 ROI 勾画的速度。但是，自动程序往往不准确，必须人工纠正这些错误以保证数据的准确性。选取 ROI 需要一定的经验，注意不要将左心室室壁内侧的乳头肌和肌小梁包括在兴趣区中。测量连续图像上每一个兴趣区的平均信号强度，可得到一系列心肌节段和室腔的信号强度时间曲线，计算峰值信号强度、峰值时间、平均通过时间（mean transient time，MTT）及曲线斜率来反映正常与缺血心肌灌注的相对关系（图5-4-1-10）。其中峰值信号强度反映了对比剂局部峰浓度，曲线斜率反映了局部对比浓度增加引起 T_1 变化的速度。根据曲线，以未增强前左室心肌和血池信号强度均值为信号基础值，计算出心肌灌注缺损和正常心肌的信号强度增加值与血池信号强度基础值的比值和信号增加的斜率。分析比较得到数值，可以识别心肌缺血的区域。

　　此外，其他一些方法可以更准确的定量评估血流，如心肌灌注储备（myocardial perfusion reserve，MPR）。MPR 是指冠状动脉扩张条件下与基础条件下心肌血流的比值。冠状动脉狭窄后侧支循环的产生使区域性心肌血流的比值背离冠状动脉血流储备，其背离程度取决于侧支血流的建立水平。因此，区域性心肌灌注储备比值能间接反映冠状狭脉狭窄后侧支血流的建立水平。另外，区域灌注的差异可用相对灌注指数（relative perfusion index，RPI）来评价，该指数定义为同一状态下，狭窄冠脉供血范围内心肌灌注与远处正常心肌灌注的比值。MPR 和 RPI 同被视为评价心肌缺血严重程度的指标。目前通过 MRI 测定的心肌灌注储备得到的并不是心肌绝对血流量的比值，而是分别反映血流量变化的参数-血容量和血流速度进行测定的比值，是一种半定量的测定。整个心肌心肌灌注储备测定分两步进行：①使用扩冠药物前，即静息状态，进行心脏常规扫描，随后行心肌灌注 MRI 扫描。②注射负荷药物同时行心肌灌注 MRI 扫描，按左室短轴方向相同层面进行重复扫描。在左心室前壁、侧壁、后壁、间壁划定 ROI 区，画出负荷前后的心肌信号强度-时间曲线。心肌灌注曲线的分析和处理是测定心肌灌注储备的关键，测定 MTT、心肌信号的峰值（Sip）、心肌信号强度的最大增加值（SIm）、曲线的最大上升斜率（slope）和心肌信号的峰值所对应的时间为（TP）。临床实验研究以及统计学分析证明 Slope、1/MTT 负荷后与负荷前的比值能够全面反映心肌灌注储备。

　　但由于使用的 MRI 设备、扩冠的药物、测定方法的不同，目前临床上 MRI 心肌灌注测定尚未有统

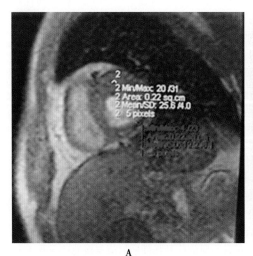

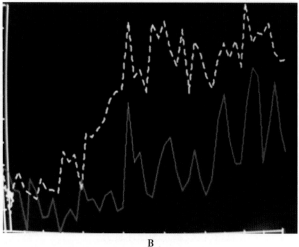

图 5-4-1-10　正常与缺血心肌的灌注信号强度-时间曲线

A. 红色表明缺血部位平均信号强度,黄色表明正常心肌灌注区域平均信号强度;B. 与 A 图对应,
红色与黄色分别代表缺血与正常心肌灌注信号强度时间曲线

一的正常值及异常值参考范围。

2. MR 延迟心肌灌注成像(MR delay enhancement myocardial perfusion imaging,MRDEMPI)　心肌缺血主要在 MRFPMPI 上表现异常,而在 MRDEMPI 表现正常,延迟期扫描心肌内未见异常强化信号(图 5-4-1-11)。

3. 心脏运动功能　室壁运动功能可以正常,亦可出现节段性室壁运动异常。GRE 序列心脏电影成像可显示。因为此型冠心病的缺血心肌尚有收缩储备功能,在小剂量 < 10μg/(kg·min)正性肌力药

物,如多巴酚丁胺(dobutamine)作用下,缺血心肌收缩功能可正常或减低,射血分数(EF%)可正常或下降。

二、心肌梗死

心肌梗死(myocardial infarction,MI)是在冠状动脉粥样硬化基础上,伴有斑块破裂、出血,血栓形成或冠状动脉痉挛等原因引起管腔急性闭塞,冠状动脉血流中断或急剧减少,使相应的心肌发生持续而

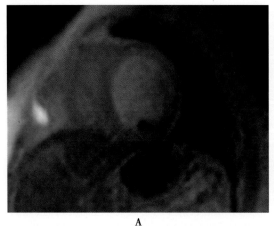

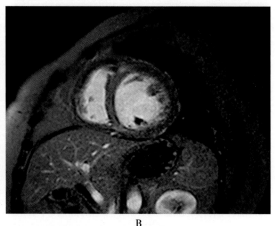

图 5-4-1-11　心脏短轴左心室中部层面心肌灌注成像及延迟成像

A. 左室下壁及下侧壁可见低信号,表明为灌注减低区域;B. 延迟成像相应区域未见
明显异常高信号,表明为左室下壁及下侧壁心肌缺血,并无心肌坏死存在

严重急性缺血,最终导致心肌缺血性坏死。可依据病程的长短分为急性心肌梗死(acute myocardial infarction,AMI)和陈旧性心肌梗死(old myocardial infarction,OMI)。急性心肌梗死又可依据梗死时间的长短分为急性期(冠状动脉急性闭塞<6 小时)亚急性期(冠状动脉急性闭塞<72 小时)。而病程大于6周时,则称为陈旧性心肌梗死。

(一) 临床表现与病理特征

急性心肌梗死的主要病理改变为,当冠状动脉急性闭塞持续 1 小时后,心肌细胞肿胀,线粒体异常改变如水肿和内部断裂等变化以及核染色质中出现无定形的絮状物聚集,边缘加深和肌原纤维松弛等。缺血持续 2 小时后,某些细胞的改变向不可逆性变化发展,如肌原纤维紊乱、线粒体成团聚集。6～8小时后,间质水肿明显,肌内细胞核固缩,然后发生溶解,细胞膜的完整性遭到破坏。8～10 天左右,坏死的肌内纤维逐渐被溶解,肉芽组织在边缘首先出现。血管和成纤维细胞继续向内生长,同时移去坏死的心肌细胞。以上过程持续到梗死后的 4～6 周,到第 6 周梗死区通常已经成为牢固的结蒂组织瘢痕,其间散布有未受损害的心肌纤维。

梗死常常从心室壁内膜下与中层开始,再发展至外层心肌,心内膜薄层心肌受累,直径 1～2mm 的梗死称为心内膜下梗死。从心内膜至心包贯穿全心壁的梗死称为透壁心肌梗死,可达到 7～8mm。病理上根据心肌梗死范围分为三型:

1. 透壁性心肌梗死(transmural myocardial infarction)　病变累及心室壁全层,为典型的心肌梗死类型。大多数位于左心室。

2. 心内膜下心肌梗死(subendocardial myocardial infarction)　其特点是心肌坏死主要累及心室壁心肌的内 1/3 层,并可波及肉柱及乳头肌。最严重的病例,坏死灶扩大融合而成为累及整个心内膜下心肌的坏死,称为环状梗死(circumferential infarction)。患者通常存在三支冠状动脉主干严重的动脉粥样硬化并狭窄,但绝大多数既无血栓,亦无阻塞,这说明严重、弥漫的冠状动脉病变是此型心肌梗死发生的前提。当患者由于某种原因(如休克、心动过速、不适当的体力活动)引起冠状动脉供血不足时,可造成各支冠状动脉最远端供血区域(心内膜下心肌)缺氧,因三大支冠状动脉均严重狭窄,侧支循环几乎不能改善心肌的供血,因而导致心肌坏死。

3. 灶性心肌梗死　病灶较小,在临床上多无异常表现,生前常难以发现。为多发性小灶状坏死,病灶分布常不限于某一支冠状动脉的供血范围,而是不规则地分布。

(二) MRI 表现

1. 心肌形态　在 SE 序列 MR 图像上,心肌为中等信号强度,类似骨骼肌的信号强度,呈“灰白色”,明显区别于周围心外膜下脂肪的高信号和相邻心腔内血流的低、无信号(呈“黑色”)。梗死心肌及周围水肿,其 T_1 及 T_2 弛豫时间延长,在 T_2WI 图像上心肌呈高信号。Higgins 等研究发现,心肌 T_2 弛豫时间与心肌含水量的百分比呈线性相关。根据心肌信号强度有无增加可区分梗死心肌及正常心肌。急性心肌梗死发生后,24 小时即可在 T_2WI 上观察到信号强度的增加,7～10 天之内梗死区呈高信号强度,而且,梗死区 T_2WI 权重越大,与正常心肌之间对比越强。然而在急性期梗死心肌周围存在明显水肿,所以高信号面积大于真正的梗死范围。亚急性期心肌信号异常面积与梗死范围大致接近,慢性期由于梗死心肌瘢痕形成,水分含量较低,故心肌信号强度低于正常心肌组织。因此,陈旧性心肌梗死 SE 序列上表现为低信号,在 T_2WI 较 T_1WI 信号减低更明显。

2. 心肌厚度　MRI 可直接显示心肌,心外膜和心内膜的边界清晰可见。因此,该方法可经精确测量得知心肌梗死后心肌变薄的程度,对于有透壁心肌梗死病史的患者能够确认梗死区是否存在足够的残留心肌,为判定是否适合血管搭桥术提供依据。

陈旧性坏死心肌组织的吸收、纤维瘢痕形成是局部心肌变薄的病理基础,节段性室壁变薄是陈旧性心肌梗死的重要形态学改变。前降支阻塞造成前、侧壁或(和)前间隔壁室壁变薄,右冠状动脉阻塞者,后壁或(和)下壁膈段变薄。SE 及 GRE 序列上判断标准为:梗死区室壁厚度小于或等于同一层面正常心肌节段室壁厚度的 65%。透壁陈旧性心肌梗死由于瘢痕形成,室壁明显变薄,静息 MRI 电影可通过测量室壁厚度来鉴别透壁瘢痕和存活心肌。定义正常人平均舒张末期室壁厚度减 2.5 个标准差,即舒张末期室壁厚度小于 5.5mm 则为透壁瘢痕组织。MRI 采用这一标准鉴别透壁瘢痕。

3. 心肌灌注　包括钆对比剂首过灌注和延迟灌注成像。

(1) MR 首过心肌灌注成像(MRFPMPI):显示心肌梗死后瘢痕组织的灌注减低、缺损(图 5-4-2-1),但由于梗死心肌存在再灌注,心肌梗死还可表现为心肌灌注正常(图 5-4-2-2)。灌注正常的梗死心肌是无微循环损伤或损伤较轻的再灌注心肌,小冠脉阻塞伴充分的侧支血流也表现为均匀心肌增强即心肌灌注正常。而且,缺血性心脏病病生理学表现

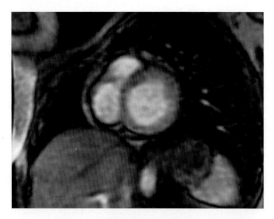

图 5-4-2-1　心肌梗死的心肌灌注 MRI 表现
心肌灌注短轴像，左心室中部层面显示
左室间隔壁低灌注区

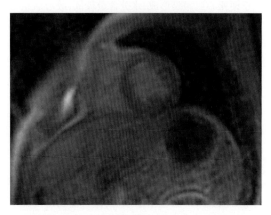

图 5-4-2-2　心肌梗死的心肌灌注 MRI 表现
心肌梗死患者的心肌灌注短轴像，左心室中部
层面显示心肌灌注未见显著异常

是不均衡的，如梗死可局限于心内膜下区，向心外膜层扩散，且功能可恢复心肌节段（冬眠或顿抑心肌）可位于梗死邻近区。这种现象证明检出存活或不存活心肌和预测功能恢复具有一定困难。因此，单独 MRFPMPI 检查无法诊断梗死心肌，更无法判断梗死心肌内是否有存活心肌，从而临床无法决定是否采

取干预进行血运重建。

（2）MR 延迟心肌灌注成像（MRDEMPI）：显示心肌延迟强化是心肌坏死的标志，提示心肌细胞死亡，细胞间质容积增加，造影剂排出时间延长。动物实验证明，损伤但仍存活的心肌在心肌梗死急性期（≤7 天）心肌灌注 MR 首过时相表现为充盈缺损，延迟时相没有明显强化；而死亡心肌在心肌梗死稳定期（≥28 天）MR 心肌灌注首过时相表现为充盈缺损，延迟时相有明显强化。进一步观察，心肌梗死从急性期向稳定期发展过程中，灌注后延迟时相受损心肌细胞从明显强化到不强化，提示这部分细胞具有生存能力；而延迟时相急性期心肌梗死区心肌细胞的不强化到稳定期心肌梗死的明显延迟强化，表明这样的心肌细胞已死亡。急性亚急性期心肌梗死，可逆性及不可逆性心肌损伤均有可能出现延迟增强，慢性心肌梗死延迟增强仅见于不可逆梗死组织。急性期心肌梗死和稳定期心肌梗死都可能有延迟时相的强化，二者病理学基础不同：前者心肌细胞水肿，而无亚细胞结构的崩解，血供尚存；后者心肌细胞间隙增大，造影剂存留时间长。

心肌梗死表现为心肌信号增强，MR 成像空间分辨力较高，可显示和分析心肌增强的透壁程度（图 5-4-2-3），可分为以下三种类型：①透壁增强：全层心肌增强，可为均匀增强或中央低或无增强的边缘增强，反映微循环阻塞；②非透壁增强，心内膜下心肌或心内膜下至中层心肌增强，心外膜下至中层或心外膜下心肌无增强，后者属存活心肌；③混合型增强，同一心肌段内透壁和非透壁增强并存。

联合应用 MRDEMPI 和电影 MRI，可以鉴别正常心肌、冬眠心肌和坏死心肌。MRDEMPI 显示心肌呈低信号，而心肌运动正常，提示为正常心肌组织存活；MRDEMPI 显示心肌呈低信号，电影 MRI 示节段性运动功能失调，提示为冬眠心肌；MRDEMPI 显示心肌呈高信号，电影 MRI 示心肌节段性功能运动失调，提示为坏死心肌（表 5-4-2-1）。

表 5-4-2-1　瘢痕心肌、冬眠心肌和正常心肌鉴别诊断

	急性冠状动脉闭塞		慢性冠状动脉病变		正常心肌
	梗死心肌	运动异常但有活性心肌	瘢痕心肌	冬眠心肌	
MRMPI 心肌增强	+	−	+	−	−
电影 MRI 心肌收缩功能异常	+	+	+	+	−

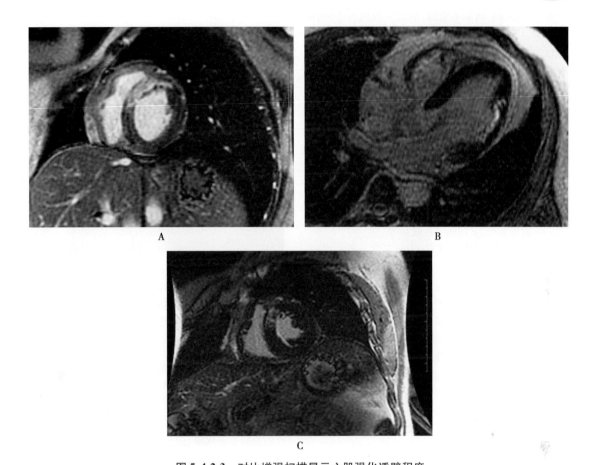

图 5-4-2-3　对比增强扫描显示心肌强化透壁程度

A. 心脏短轴像，左心室中部层面见前间隔壁透壁性强化；B. 四腔心层面，可见左心室外侧壁
心内膜下强化；C. 心脏短轴像，左心室中部层面见前间隔壁混合性强化

附：心肌梗死的并发症

左心室室壁瘤（ventricular aneurysm，VA），包括真性、假性室壁瘤。是心肌梗死的常见并发症之一。两者需相互鉴别，真性室壁瘤常位于前壁及近心尖部，瘤口较大。假性室壁瘤少见，多发于左室后壁和膈段，且瘤口小、瘤体大，因其瘤壁为纤维组织包裹故形态不规则，破口的直径，一般多小于瘤体最大直径的一半。通常叙述的室壁瘤多指真性室壁瘤，其是由于心肌梗死后，病变部位被瘢痕组织所取代，其间心肌纤维消失或仅有少量残余，心室壁明显变薄，丧失收缩力或收缩力减弱，因而膨出，形成膨胀瘤。发生率约占心肌梗死患者的 20%；特别是广泛前壁心肌梗死最为多见，多发生于前壁及心尖部，也可见于后壁及膈面，并累及室间隔及乳头肌。其特征性的表现就是矛盾运动，也叫反向搏动，心室收缩时，其他部分收缩，病变处心室壁向外扩张，室壁明显变薄（室壁厚度≤2mm），舒张期则向内收缩。

左心室附壁血栓形成，冠心病患者血液凝固性增强，容易发生血栓形成和栓塞，容易使梗死部位粗糙的心内膜面形成附壁血栓。由心室内附壁血栓破碎、脱落从而引起脑部及外周动脉系统栓塞，常引起严重的并发症。

室间隔穿孔，导致二尖瓣关闭不全的乳头肌断裂。室间隔穿孔（这里指的是肌部室间隔穿孔）后，胸骨左缘第 4 肋间出现响亮而粗糙的收缩期杂音（systolic murmur，SM）及震颤，类似于先天性心脏病的室间隔缺损。乳头肌断裂后可发生急性乳头肌功能不全，引起二尖瓣关闭不全。

心功能不全亦称心力衰竭（heart failure），是指由于心排血量减低或心腔不能将静脉回心血液充分排入动脉系统中，或两种情况并存，而引起的动脉系统血流灌注不足，不能适应人体的代谢需要，以及静脉系统出现淤血现象的一种临床综合征，是各种心脏病的最终结局。成人射血分数正常值 55% ～

65%。冠心病心功能不全时,射血分数均有不同程度下降。其EF值≤50%即可诊断。按发生的过程可分为急性和慢性两种,按症状和体征可分为左、右和全心功能不全,或者按照心动周期内不同时相的功能障碍亦分为舒张功能和收缩功能衰竭。心肌梗死时因左室心肌功能受损而引起左心衰竭,病情进一步发展在左心衰竭的基础上,进一步发生肺动脉高压而累及右心系统,以致于全心衰。缺血性心脏病由于心肌收缩功能障碍而引起的心功能衰竭,心排血量减低,心脏增大,EF值下降,属于收缩功能衰竭。

心肌梗死并发症的MRI表现主要包括室壁瘤、左心室附壁血栓、室间隔穿孔破裂等。

1. 室壁瘤 主要表现有:①形态学上于心室舒张期室壁局限性异常膨突(图5-4-2-4),左室壁节段性变薄的范围较大,多累及三个以上阶段,变薄程度较重,尤其陈旧性心肌梗死合并室壁瘤者,室壁厚度可薄至1mm;②MR电影示室壁矛盾运动或运动消失,收缩期增厚率消失;③室壁瘤心肌信号在急性期呈高信号,慢性期呈低信号;④需与左室假性室壁瘤鉴别,真性室壁瘤常位于前壁及近心尖部,瘤口较大。假性室壁瘤少见,多发于左室后壁和膈段,且瘤口小、瘤体大,因其瘤壁为纤维组织包裹故形态不规则,MRI可显示破口的直径,一般多小于瘤体最大直径的一半(图5-4-2-5)。

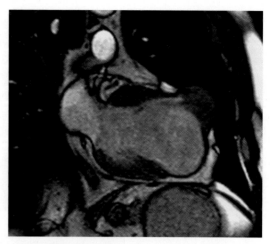

图 5-4-2-5　左心室中部层面室壁瘤

心肌梗死患者,心脏电影序列左心室长轴像显示左心室中央部局限性向外膨突,形成宽基底囊状结构

间(即血栓的年龄)而异。亚急性血栓T_1WI常表现为中等至高信号,T_2WI呈高信号;而慢性血栓在T_1WI和T_2WI均呈低信号。经胸超声心动图易遗漏心尖部室壁瘤内的附壁血栓,SE序列结合MR电影有助于区别附壁血栓及该部的缓慢或停滞的血流。延迟心肌灌注成像,因梗死心肌增强可更清晰地显示心室腔内附壁血栓。

3. 室间隔穿孔破裂 主要表现有:①室间隔连续性中断,以横轴面及四腔心层面显示最为清晰(图5-4-2-7);②MRI电影可见心室水平异常血流信号,并判定分流方向及估测分流量。

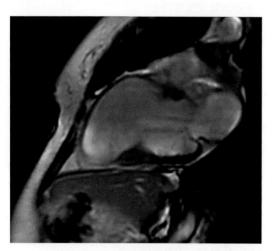

图 5-4-2-4　左心室心尖部室壁瘤

心肌梗死患者,心脏电影序列左心室长轴像显示左心室心尖部异常膨突,局部室壁变薄

2. 左心室附壁血栓 在GRE序列表现为附着于心室壁或充填在室壁瘤内的团片样充盈缺损(图5-4-2-6)。SE序列血栓的信号强度随血栓形成的时

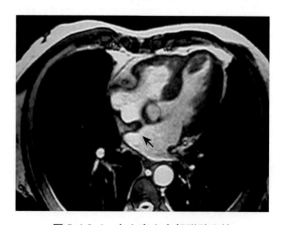

图 5-4-2-6　左心室心尖部附壁血栓

心肌梗死患者,亮血序列四腔心层面显示左心室心尖部团片样充盈缺损,为左室附壁血栓

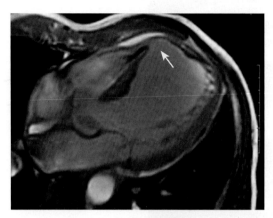

图 5-4-2-7 室间隔穿孔破裂
心肌梗死患者,亮血序列四腔心层面显示室间隔连续性中断,局部向右心室突出,诊断为室间隔穿孔

第五节 心脏瓣膜疾病 MRI 表现

常见的心脏瓣膜疾病是二尖瓣狭窄以及二尖瓣关闭不全。

一、二尖瓣狭窄

风湿性心脏病是二尖瓣狭窄(mitral stenosis)最常见的原因,占 95% 以上,风湿性心脏病侵犯二尖瓣瓣叶及腱索,致前后叶交界处粘连、纤维化、瓣叶增厚,瓣下腱索融合、短缩,晚期瓣叶组织钙化。其次为老年退行性变,其他原因罕见。按瓣膜病变程度及病变瓣膜形态,将二尖瓣狭窄分成隔膜型与漏斗型两类。正常二尖瓣口面积为 4 ~ 6cm²,瓣口面积缩小到 1.5 ~ 2.0cm² 为轻度狭窄,1.0 ~ 1.5cm² 为中度狭窄,1.0cm² 以下为重度狭窄。

二尖瓣狭窄时,血液从左心房进入左心室发生障碍,左心房血液滞留,血量增多,左心房扩大,压力升高,使肺静脉逆流(肺静脉无静脉瓣),肺循环阻力增高,血容量增加,肺泡气体交换失常,肺小动脉长期痉挛,管壁纤维组织增生、硬化、内膜纤维硬化,管腔缩小,引起肺动脉高压,右心室代偿性心肌肥厚,心腔扩大,三尖瓣相对性关闭不全,血液反流,右心房压力增高扩张,导致右心衰竭。而左心室长期血液量充盈不足,负荷减轻,左心室可发生萎缩,变小或正常。可并发左心

房血栓。

(一)临床表现与病理特征

本病临床表现包括:①呼吸困难:病变早期,患者体力活动后出现心慌、气短;当病变发展到肺动脉高压时,患者在安静状态下也可发生气短,重者不能平卧,端坐呼吸。②咳嗽、咯血:劳动后常出现干咳,可有黏液性或粉红色泡沫样痰。约有 15% ~ 30% 的患者有不同程度的咯血。轻者因肺毛细血管破裂,表现为痰中带血丝;重者因支气管静脉曲张破裂,多为大量咯血。急性肺水肿时,咳出大量粉红色泡沫样痰。③心悸、胸痛、发绀、水肿等症状:水肿多是右心功能代偿失调所致。可出现典型的二尖瓣面容,即口唇微绀、两颊紫红色,严重者有色素沉着。心脏杂音表现为心尖区舒张期杂音,第一心音亢进及开瓣音。

(二)MRI 表现

直接征象包括:①瓣膜开放受限:电影 MR 显示瓣膜开放的程度、形态,瓣膜交界处融合,可见"圆顶征"、"喷射征",通过狭窄二尖瓣的快速血流形成信号的丢失,于心脏舒张期呈自二尖瓣向左心室方向的条束状低信号区(图 5-5-1-1),其范围大小与左心室面积的百分比,与狭窄二尖瓣的跨瓣压差有良好相关性,可以半定量评估狭窄程度。②瓣膜形状、大小、瓣叶厚度、赘生物及活动度改变。垂直于室间隔和平行于室间隔的左室长轴面黑血序列可测量瓣膜的厚度、大小,MR 电影显示瓣膜的厚度及运动,观察收缩期及舒张期瓣膜形态。③瓣环大小改变:垂直于室间隔和平行于室间隔的左室长轴面心脏电影 MR 可测量收缩及舒张期的瓣环直径。

间接征象包括:①瓣膜狭窄后血流速度加快:应用 PC 法进行狭窄前、后的血流速度测量,可以测量平均血流速度、最大血流速度、前向血流量,反向血流量等,可见血流速度增快。根据简化的 Bernoulli 方程计算左心房与左心室的跨瓣压差,估测二尖瓣狭窄的程度。②左心房扩大及左房血栓:二尖瓣狭窄,舒张期血流通过瓣口的阻力增加,左房压升高,致左心房扩大,MR 可以测量左心房各个径线。左房血栓最好发于左心耳或左房外侧壁,自旋回波序列根据血栓形成时间不同,信号不同。T_2WI 陈旧性血栓信号较低。应用 Gd-DTPA 增强扫描,血栓无明显强化。③右心室肥厚、扩张:心脏长、短轴面断面像或电影可见右心室增大的程度及室壁的厚度。

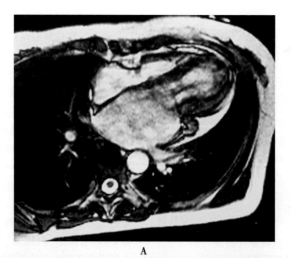

A

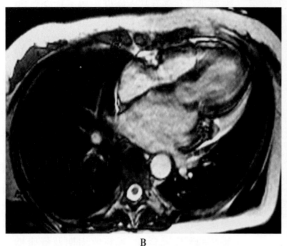

B

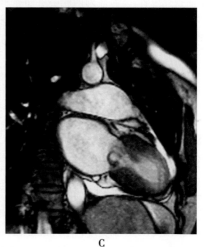

C

图 5-5-1-1　二尖瓣狭窄

MR 亮血电影成像,A. 四腔心电影图,心脏舒张期可见自二尖瓣向左心室方向的条束状低信号区,为血流反流信号;B、C. 分别在四腔心层面和两腔心层面观察瓣膜的形态及运动状态,提示二尖瓣瓣叶增厚、开放受限

二、二尖瓣关闭不全

二尖瓣关闭不全(mitral incompetence)常见的原因有:①动脉粥样硬化性心脏病:心肌缺血或梗死后,乳头肌,腱索断裂或延长,或左心室功能不全、左心室扩大、瓣环扩张、瓣叶脱垂等引起二尖瓣关闭不全;二尖瓣瓣环及瓣下组织钙化。②风湿性心脏病:单纯风湿性二尖瓣关闭不全比较少见。主要是瓣膜和瓣下纤维组织增生、增厚、瘢痕形成,瓣叶游离缘缺损、卷曲、硬化、钙质沉积,瓣叶面积缩小不能完全闭合。腱索和乳头肌纤维组织增生、变硬、短缩、粘连。③特发性腱索断裂。④感染性心内膜炎:瓣叶结构破坏,可导致穿孔,可见瓣叶赘生物、脓肿、膨出瘤形成。⑤高血压:引起二尖瓣环扩大、腱索断裂、二尖瓣瓣叶损坏、左室功能的损害,导致二尖瓣关闭不全。有作者报道二尖瓣边缘有纤维小结和淋巴细胞浸润。⑥扩张型心脏病:可使瓣环扩大,进而引起功能性关闭不全。本病少见的原因有①胶原组织病:如播散性红斑狼疮、类风湿关节炎等;②结缔组织病:如马方综合征、Ehler-Danlos 综合征等;③其他:如穿通性或非穿通性外伤、肥厚型心肌病、左房及左室黏液瘤、心内膜弹力纤维增生症等。

(一)临床表现与病理特征

患者在心脏收缩期因血液反流入左心房,左心房容量增加,压力升高,心腔扩大,心肌肥厚。左心室舒张时,由左心房进入左心室血量增加,左心室负荷加重,心肌代偿性肥厚。左心室失代偿,出现肺淤血、肺动脉高压,晚期右心失代偿引起全心衰。

主要临床表现包括:①疲乏、无力:左心功能受损,心排血量减少,使患者活动耐力受限。②心悸:左心室收缩增强或心律失常。③劳力性呼吸困难:左心衰竭,肺静脉压力升高所致,严重者可出现夜间阵发性呼吸困难和右心衰竭的征象。④心脏杂音:可闻及心尖部柔和的收缩期吹风样杂音:杂音向左腋下传导,呼气时增强。肺动脉瓣第 2 心音分裂在吸气时更明显,偶可闻及第 3 心音。

(二) MRI 表现

直接征象包括:①瓣膜处血液的反流:电影 MR 可见收缩期通过二尖瓣反流入左心房的血液形成信号的丢失,于收缩期呈自二尖瓣向左心房方向的条束状低信号区(图 5-5-2-1)。二尖瓣反流束可以位于中心,也可以是偏心性的。②瓣膜的形状、瓣叶大小、厚度及活动度改变:垂直于室间隔及平行于室间隔的左室长轴面电影 MR 显示瓣叶的运动,可见瓣膜脱入左心房。可测量瓣叶的厚度、大小。③瓣环扩大:垂直于室间隔和平行于室间隔的左室长轴面心脏电影 MR 可测量收缩期及舒张期瓣环的直径。

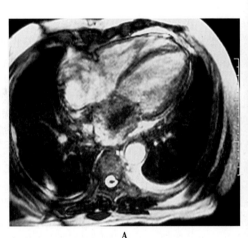 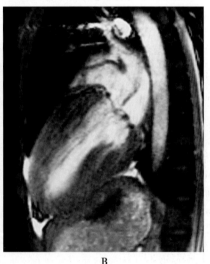

图 5-5-2-1 二尖瓣关闭不全
MR 亮血电影成像,A. 四腔心层面,收缩期可见自二尖瓣向左心房方向的条束状低信号区,为血流反流信号;B. 左室长轴像观察反流信号及瓣膜的形态及运动

二尖瓣关闭不全的间接征象如下:

(1) 反流量测量:通常采用以下三种方法:①半定量法,测量心脏收缩期左心房低信号区的面积与左心房面积之比,定量二尖瓣关闭不全的程度;②血流测量定量法,于主动脉瓣上及肺动脉瓣上应用 PC 法测量主动脉瓣上及肺动脉瓣上的血流速度,得到左心及右心的每搏输出量,计算二者之差,得到二尖瓣关闭不全的反流量;③MR 容积测量定量法,通过心脏短轴面电影图像,利用心功能软件测量左心室及右心室的每搏输出量,计算二者之差,得到二尖瓣反流量。在无瓣膜反流时,利用此种方法测量左、右心室的每搏输出量差别小于 5%。

(2) 左心室形态及功能异常:左心室功能损伤的程度是判断术后效果的重要指标,包括左心室收缩末期直径、收缩末期容积指数和射血分数(EF)。

美国心脏协会(AHA)心脏瓣膜病治疗指南建议:左心室收缩末期直径 45mm,EF60% 为判断手术效果的标准。心脏长、短轴面电影可以测量左室收缩末期直径及收缩、舒张期室壁的厚度,测量收缩末期容积指数和射血分数(EF)以及心肌重量;MR 容积测量结果被认为是心室容积、每搏输出量、射血分数及心肌重量的金标准。

(3) 左心房扩大:判断缺血性心脏病导致的二尖瓣关闭不全:通过 MR 心肌灌注法发现心肌缺血及梗死的范围、程度,判断存活心肌等。

第六节 心肌病 MRI 表现

心肌病是一类伴有特定的形态、功能、电生理等方面改变的心肌疾病。1995 年世界卫生组织/国际心脏病学协会(WHO/ISFC)公布的关于心肌病定义和分类的报道中,强调将伴有心功能异常的心肌疾患定义为心肌病。该分类法结合临床、病理生理、病因及发病机制等多种因素,将心肌病分为扩张型心肌病、肥厚型心肌病、限制型心肌病、致心律失常性右心室心肌病以及不能分类的心肌病。下面将着重介绍肥厚型心肌病的临床及MRI特点。

一、肥厚型心肌病

肥厚型心肌病(hypertrophic cardiomyopathy,HCM)的心肌肥厚以非对称性为特点,这是它与高血压、主动脉狭窄等疾病引起的心肌肥厚的不同之处。

(一) 临床表现与病理特征

HCM典型的病理表现为心肌重量增加,心肌细胞异常肥大,排列紊乱及间质纤维化等。近年研究发现,HCM患者中约50%为常染色体显性遗传。本病可见于任何年龄,本组中年龄最轻者为22岁,临床可无症状或呈非特异性症状,如呼吸困难、晕厥、起源不明的心律失常等,最严重者表现为猝死。

HCM以心室壁肥厚为特征,多累及左室,以累及室间隔的非对称性肥厚最为常见,少数前室间隔肥厚者右室心尖及前壁可同时受累。根据有无左室流出道梗阻可分为梗阻性肥厚型和非梗阻性HCM。目前认为HCM是一种与遗传密切相关的疾病,约半数患者为家族性发病,为常染色体显性遗传。家族性HCM约50%的患者作为心肌收缩单位的肌原纤维节的构成蛋白可见基因异常。

HCM的病理改变包括心肌细胞肥大、变性(有时伴有心肌细胞错综排列),间质结缔组织增生等。心肌错综排列是指心肌细胞间联结紊乱、重叠、迂曲、交错和异常分支,正常的心肌细胞排列消失。肥厚部心肌细胞及核异常肥大,肌束排列错综紊乱为HCM的特征性病理改变。肌束排列紊乱常伴有"丛状"纤维化。心肌壁内出现小的冠状动脉病变如管腔变窄、管壁肥厚,为继发性改变。

HCM形态学表现为左室或双心室壁增厚,功能上表现为舒张期肥厚心肌的顺应性降低。心肌收缩功能正常,甚至收缩功能增强。心肌肥厚常为非对称性,多累及室间隔。非对称性间隔肥厚(asymmetric septal hypertrophy,ASH)是HCM的特征性表现。室间隔与左室后壁厚度比大于或等于1.5,为室间隔增厚。HCM根据有无压力阶差可分为梗阻性和非梗阻性。梗阻性HCM发生心脏事件的几率较大。心肌肥厚好发于基底部室间隔、中部室间隔及心尖部,基底部和中部室间隔肥厚可引起左室流出道和心室中部的梗阻。以心尖肥厚为主者可称为心尖部HCM。HCM患者多无症状,有症状者常表现为呼吸困难、胸部压迫感、胸痛、心悸、易疲劳感、头晕等。但最应引起重视的是猝死。

HCM可无症状,常见的临床表现主要与脑缺血、心肌缺血有关。左室流出道梗阻,引起脑供血不足,导致头晕、晕厥;心肌肥厚,耗氧增加,心壁内小的冠状动脉病变,使得心肌血氧需大于供,导致心绞痛、心律失常;左室顺应性下降,左室舒张末压和左房压升高,引起肺淤血,可出现气急、劳累后呼吸困难;室性心动过速或心室纤颤常可导致猝死。梗阻型患者于胸骨左缘第3~4肋间闻及粗糙的喷射性收缩期杂音。

常见的心电图表现为左室肥大,ST-T改变,可有异常Q波。心尖肥厚型患者可在心前区导联出现巨大的倒置T波。

(二) MRI表现

MRI能显示心肌肥厚的部位和程度。Pons等认为超声能够显示全心肌节段的67%,而MRI可达97%。对心尖部HCM的诊断MRI更有优势。心脏MRI除了能充分显示异常肥厚心肌的部位、分布,房室的内径,形态,左室流出道狭窄情况等之外,还可利用相应的软件计算左室功能,精确测定诸如左室心肌质量、左室舒张末期容积及射血分数等参数。MRI电影左室短轴像于舒张末期测定室壁厚度,可以容易地确定非对称性间隔肥厚型HCM的诊断。在显示心肌肥厚的同时,MRI电影尚可区别梗阻性和非梗阻性HCM。而且MRI电影还能够观察HCM常伴有的二尖瓣关闭不全。HCM的左室重量和EF值增加,收缩期心室内腔明显变小,甚至观察不到。应用相位对比法速度编码MRI电影尚可以测算冠脉血流储备,HCM患者多低于正常人。

在SE序列HCM肥厚心肌的信号在T_1WI、T_2WI一般表现为等信号,同正常心肌。极少情况下肥厚心肌在T_2WI上可呈混杂信号,提示病变心肌缺血、纤维化。

电影MRI从短轴面、左室水平或垂直长轴面及双口位(左室流入道和流出道在同一层面显示)观察形态及功能(图5-6-1-1)。

1. 心腔形态改变 可见:①心室腔窄小,室间隔非对称性肥厚时心室腔可呈倒锥形、心尖肥厚时心室腔可呈铲形,在左室长轴面显示较清楚。左室流出道梗阻以左室四腔心层面观察清楚,左室中部梗阻则以左室长轴显示较好。晚期心腔可有扩大。②室壁肥厚,可累及心室任何部位,以室间隔最常

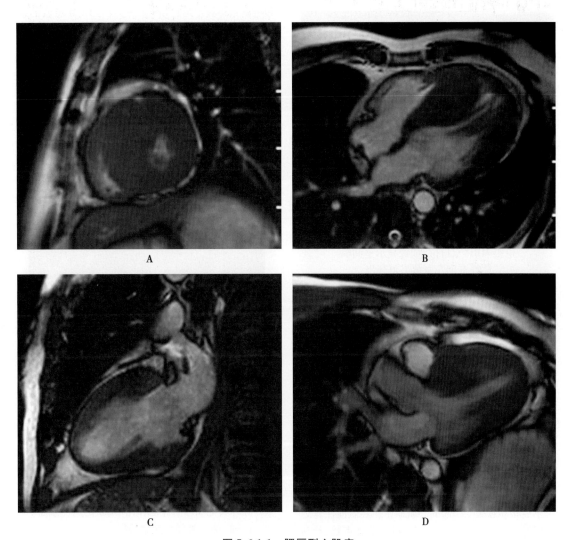

图 5-6-1-1 肥厚型心肌病

MR 亮血电影序列观察心肌形态及室壁运动，A. 心脏短轴像；B. 四腔心层面；C. 左室长轴像；
D. 双口位成像，图示左心室室壁增厚，以间隔壁增厚为著

见，可累及游离壁、心尖、乳头肌等，病变心肌显著肥厚，超过 15mm。室壁厚度的分析测量选择舒张末期在短轴面进行，结合左室长轴面。心尖肥厚型以左室水平长轴或垂直长轴显示最佳，心腔形态多呈铲形。HCM 几乎不累及左室后壁，故以肥厚心肌/左室后壁厚度比值 ≥1.5 为判断标准，其特异性达94%。③左室心肌重量增加，HCM 左室重量增加是反映心肌肥厚的指标之一。研究显示，HCM 的左室重量一般为 127.6～275.6g。左室重量的增加与心肌舒张能力呈负相关。运用 MRI Argus 软件可以较准确地计算出左室的重量。④左心房可正常或不同程度扩大。

2. 心室功能改变 可见：①异常肥厚部心肌收缩期的增厚率降低，而正常心肌增厚率正常或代偿性增强，亦有研究显示正常心肌增厚率可降低。心脏整体收缩功能正常或增强，EF 值多正常或增加，心功能不全时，EF 值下降。心肌标记 MR 成像可以显示心肌局部的形态改变、反映该处心肌的功能状况，对于 HCM 的诊断及预后价值有待进一步研究。②在 MRI 电影"双口位"上，非对称型肥厚性 HCM 的肥厚心肌向左室流出道凸出引起左室流出道梗阻，收缩期二尖瓣前叶向室间隔前向运动（SAM），加重流出道的梗阻（图 5-6-1-2）。收缩期左室流出道至主动脉腔内可见条带状低信号的喷射血流，左房

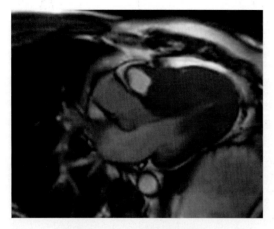

图 5-6-1-2 肥厚型心肌病
电影 MRI"双口位"成像显示室间隔
肥厚并向左室流出道突出

内起自二尖瓣口的低信号血流提示二尖瓣反流。

3. 心肌灌注 MRI 成像　冠脉造影未见狭窄性病变的 HCM 患者约37%潘生丁(双密达莫)负荷试验可诱发心肌缺血。心肌缺血主要由于心肌纤维化引起,心肌肥厚,心肌内小动脉异常(中膜及内膜增厚),心肌细胞排列异常,左室压力升高引起的冠脉血流储备降低以及肥厚心肌的需氧量增加也是引起心肌缺血的原因。根据我们的经验,静息条件下MR 心肌灌注扫描,肥厚心肌心内膜下也常出现缺血改变。HCM 的心肌首过灌注 MRI 成像灌注减低,心肌灌注储备指数(FPRI,first-pass reserve index)低于正常心肌,心肌肥厚程度越重,FPRI 越低,提示心肌小冠状动脉病变引起的心肌缺血。心肌灌注延迟期成像,病变心肌可出现异常强化,多呈点状、片状异常高信号(图 5-6-1-3),少数可呈类似于心肌梗死的心内膜下或透壁性强化,提示心肌局部的变性、坏死或纤维化。典型的 HCM 延迟增强扫描,肥厚心肌部可见斑片状增强改变,提示延迟增强区见有纤维化或瘢痕组织。由于心肌活检时多从右心室取材,所取标本也仅限于右室壁的 2～3 处,MRI 与病理难以进行一对一的比较分析。有学者推测 HCM 患者心肌组织学改变即使没有炎症细胞浸润和血管增生,心肌纤维化也可显示明显的增强。但是无症状或仅有轻微症状(纽约心脏协会心功能分级 I 或 II级)的 HCM 患者也会出现延迟增强现象,与左室 EF值无关,可见延迟增强并不仅见于纤维化。有研究提示均匀致密心肌强化与片状不均匀心肌强化局部心肌收缩功能无显著性差异,而散在斑点状心肌强化者局部心肌收缩功能明显好于前两者;非透壁性心肌强化者局部心肌功能显著好于透壁性强化者。

最近的报道提出延迟增强的范围与 HCM 患者的预后,特别是猝死有相关性。MRI 在评价 HCM 的预后及临床危险性方面具有较好的应用前景。

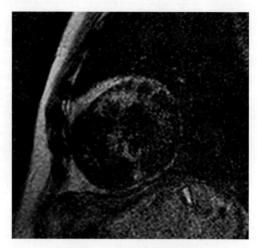

图 5-6-1-3 肥厚型心肌病
心肌灌注延迟成像,左心室短轴面显示
心肌内广泛片状异常高信号

二、扩张型心肌病

扩张型心肌病(dilate cardiomyopathy,DCM)是原发心肌病中最常见的类型。尽管通过各种影像学方法的互为补充,可以明确显示本病的形态和功能异常,但由于没有特异性的影像学征象,必须结合临床并除外其他病因后才能作出 DCM 的定性诊断。

(一)临床表现与病理特征

多见于 40 岁以下中青年,临床症状缺乏特异性。可分为左室型、右室型和双室型。病变以心脏增大为主,心腔扩张主要累及左心室,常见附壁血栓。室壁可以正常或略增厚,晚期多变薄,也可有左心室附壁血栓形成。以左心室或双侧心室腔扩张和室壁运动功能降低改变为主。DCM 病程长短各异,起病初期部分患者可有心悸气短,但大多是早期表现隐匿且发展缓慢,部分患者心脏增大后病情进展缓慢,多年不出现心力衰竭,发展快者迅速恶化可在 1～2 年死亡。因此应早期诊断并注意定期随访。听诊一般无病理性杂音,心电图可显示双侧心室肥厚、各类传导阻滞及异常 Q 波等。

(二)MRI 表现

MRI 可见①心肌信号改变。SE T_1WI、T_2WI 心肌多表现为较均匀等信号,少数病例 T_2WI 呈混杂信号。心腔内附壁血栓在 T_2WI 上常呈稍高信号

（图 5-6-2-1）。②心腔形态改变。常规采用横轴面、心腔短轴面及心腔长轴面来观察心腔形态。回顾性心电门控，HASTE 黑血序列清晰显示心脏解剖结构，一般心室横径增大较长径明显。仅有左心室腔扩大者为左室型，室间隔呈弧形凸向右心室；仅有右心室腔扩大者为右室型（图 5-6-2-2），室间隔呈弧形凸向左心室；左右心室均扩大者为双室型。③心室壁改变。部分病例早期受累心腔心室壁可稍增厚，晚期则变薄或室壁厚薄不均，左室的肌小梁粗大。④心脏功能改变。电影序列图像可以清晰显示 DCM 的心室腔扩张和室壁运动功能降低，心肌运动幅度减低，收缩期室壁增厚率多下降。⑤瓣膜反流。因瓣环扩大导致的关闭不全，通常二尖瓣瓣口反流量大于三尖瓣瓣口。

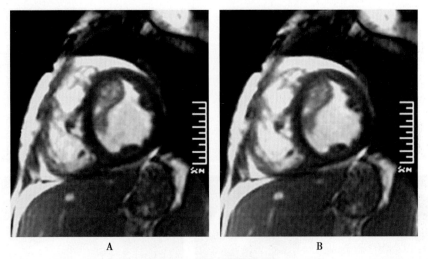

图 5-6-2-1　扩张型心肌病

A、B. 分别为左心室短轴面舒张末期和收缩末期电影图像，左、右心室内均可见附壁血栓，呈略低于血流的稍高信号。左室腔中度扩张，室壁变薄，左心室舒张、收缩末期容积增加

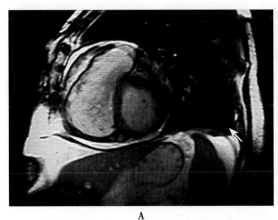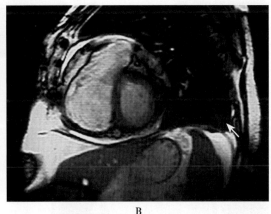

图 5-6-2-2　右室型扩张型心肌病

A、B. 分别为 True FISP 序列左心室短轴面舒张末期和收缩末期电影图像，可见右心室壁变薄，右心室心腔扩大，心肌舒缩功能减低，为右室型 DCM

　　确诊本病应结合临床除外风湿性心脏病、冠心病、高血压心脏病晚期、大量心包积液以及三尖瓣下移畸形等，如能结合年龄、性别、病史和临床表现及相关影像学检查则不难鉴别。风湿性心脏病联合瓣膜损害二、三尖瓣关闭不全晚期左、右心增大，心功能降低和本病相似，主要鉴别点为风湿性心脏病有

显著的瓣膜器质性病变，如增厚、钙化、脱垂等，并且心力衰竭纠正后心腔可缩小。冠心病有时也可有类似 DCM 的影像表现，但冠心病多有心绞痛、心肌梗死病史，心电图出现心肌缺血等改变；常出现室壁节段性运动异常，后者在 DCM 很少见。高血压心脏病晚期出现心力衰竭后可表现为心腔扩大、心肌变薄，临床病史有助于与 DCM 的鉴别。大量心包积液除在 X 线平片中不易与 DCM 鉴别外，其他检查方法均容易区分。

三、限制型心肌病

限制型心肌病（restrictive cardiomyopathy，RCM）常侵犯心尖部、腱索、乳头肌等，为心内膜及内层心肌的纤维化，常有附壁血栓形成，心内膜增厚等，引起心尖变形、闭塞，双心房明显扩大，以心室舒张功能受限，右心受累为主。根据受累心室及病变程度

不同，RCM 分为右心室型、左心室型及双室型。

（一）临床表现与病理特征
临床上轻者常无症状，右房压升高时出现全身水肿、颈静脉怒张、肝淤血及腹水等右心功能不全的症状。有时可表现为心悸、胸痛等。

（二）MRI 表现
MRI 可见：①右心室型：黑血及亮血 MRI 显示横轴面右室流入道缩短、变形，心尖部闭塞或圆隆，流出道扩张；心室壁厚薄不均，以心内膜增厚为主；心内膜面凹凸不平；右心房明显扩张，上、下腔静脉扩张；电影 MRI 见三尖瓣反流及右心室室壁运动幅度减低。②左心室型：以心内膜增厚为主的心室壁不均匀增厚，左室腔变形，心尖圆钝；心内膜面凹凸不平；左心房明显扩大；电影 MRI 可见二尖瓣反流。③双室型：兼有两者的征象，一般右心室征象更明显（图 5-6-3-1）。

右室型和双室型 RCM 与缩窄性心包炎的血流动

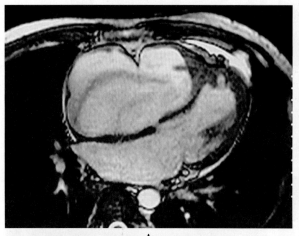

A

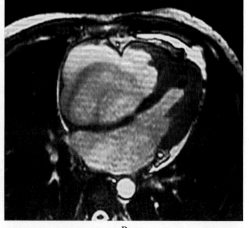

B

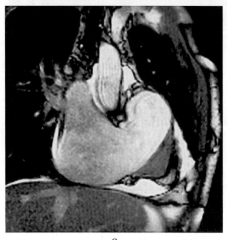

C

图 5-6-3-1 限制型心肌病（双室型）
A、B. 分别为心脏电影四腔心层面亮血序列舒张期及收缩期图像，显示左、右心室心尖部闭塞，三尖瓣关闭不全，双房增大，右心房增大更为明显。左、右心室舒张收缩功能均受限；C. 为同序列右心室长轴面，可见右心室心尖闭塞，右房大，上腔静脉扩张

力学改变及临床表现颇为相似。但 RCM 表现为心内膜增厚、室腔缩小、心尖闭塞,心包正常且无钙化等特点可资鉴别。然而事实上,虽然缩窄性心包炎以心包增厚改变为主,但在发生心包钙化之前,特别是病变的早中期,有时很难与不典型的 RCM 相鉴别。RCM 伴有巨大右心房时,应与三尖瓣下移畸形鉴别。

第七节　胸主动脉和肺动脉疾病 MRI 表现

随着生活方式改变以及人口老龄化,胸主动脉和肺动脉疾病逐年增多。主要疾病包括主动脉夹层、肺动脉栓塞、主动脉壁间血肿、穿透性动脉硬化性溃疡、胸主动脉瘤等。

一、主动脉夹层

主动脉夹层(aortic dissection,AD)是一种严重危害人民健康的急性主动脉疾病。AD 的临床发病率并不少见,根据国外报道年发病率为 10/100 万~20/100 万,在美国发病率每年至少有 2000 例。国内阜外医院一组 210 例 X 线血管造影诊断报告,1961—1982 年为 30 例,1983—1987 年为 40 例,1988—1995 年为 140 例。在我们近十余年 MRA 对 AD 的研究中,每年 MR 诊断 AD 约 50~70 例,均显示出有明显增加趋势。

(一)临床表现与病理特征

典型的 AD 始发于主动脉内膜和中层撕裂,主动脉腔内血液在脉压的驱动下,经内膜撕裂口直接穿透病变中层,将中层分离形成夹层。由于管腔压力不断推动,分离沿主动脉壁推进不同的长度,广泛者可自升主动脉直至腹主动脉分叉部或累及髂动脉。典型的夹层为顺向分离,即在近端内膜撕裂口处向主动脉远端扩展,有时也会从内膜撕裂口逆向进展。主动脉壁分离层之间被血液充盈形成一个假腔,即所谓的"双腔主动脉"。剪切力可能导致内膜片(分离主动脉壁的内层部分)进一步撕裂,形成内膜再破口或出口。假腔可能由于血液的充盈而进一步扩张,引起内膜片突入真腔内,使主动脉真腔受压变窄或塌陷。

AD 内膜撕裂口多数发生在主动脉内壁流体动力学压力最大处,即升主动脉(窦上数厘米)外右侧壁或降主动脉近端(左锁骨下动脉开口以远)动脉韧带处。少数也可发生在主动脉其他部分,如腹主动脉。根据病变起始部位和范围,AD 主要有两种分类方法:①DeBakey 分型(图 5-7-1-1),即 DeBakey Ⅰ 型:内膜撕裂口位于升主动脉,夹层由此向主动脉弓或远端扩展;Ⅱ 型:内膜破口位置同 Ⅰ 型,但病变范围仅局限于升主动脉;Ⅲ 型:内膜破口位于降主动脉近端,并沿主动脉向远端扩展,少数情况下逆行扩展至主动脉弓和升主动脉。②Stanford 分型:A 型:无论起源部位,所有累及升主动脉的夹层,相当于 DeBakey Ⅰ 和 Ⅱ 型;B 型是仅累及降主动脉的夹层,相当于 DeBakey Ⅲ 型,两种分型均在国内外普遍应用,并可作为影像学诊断分型的依据。

AD 除按其病变部位分类,还可以按其持续时间分类,以症状初起至临床评估时间长短来定义。AD 的死亡率及其进展的风险随着时间的推移而逐步降低。急性 AD 指临床症状出现的最初 2 周以内,慢

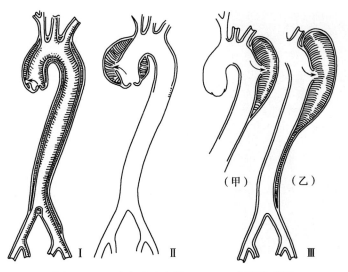

（甲）　（乙）

Ⅰ　　　　Ⅱ　　　　Ⅲ

图 5-7-1-1　胸主动脉夹层 DeBakey 分型模式图

性 AD 指症状出现 2 周或 2 周以上。安贞医院曾报道一组 MR 诊断的 74 例患者中,急性占 74.3%,慢性占 25.7%,与国外报道基本一致。急性 Stanford A 型主动脉夹层死亡率极高。根据国外报道,未经治疗的急性 Stanford A 型主动脉夹层,最初 48~72 小时期间,每小时死亡率为 1%~2%,即发病后 2~3 天内约 50% 的死亡率。两周内死亡率约 80%。AD 根据急性、慢性和病变累及范围不同,在临床上治疗是完全不同的。一般急性 A 型 AD 主张积极的手术治疗,对 B 型 AD 主张药物保守治疗和血管内覆膜支架介入治疗。

急性 AD 最常见的临床表现是突发的剧烈胸痛或胸背痛(约占 74%~90%),有如撕裂、刀割,并可向背部或腹部放散。而无疼痛症状者多数为慢性 AD。有胸痛或无胸痛时,可伴有一些其他临床症状,这些主要由 AD 的病理生理变化决定的,如假腔扩张、真腔受压变窄,可累及主动脉瓣、冠状动脉或主动脉的主要分支血管。患者临床上可能出现心

悸、气短或晕厥等左心功能不全表现,甚至类似于冠心病,这主要是病变累及主动脉瓣,引起主动脉瓣关闭不全和左心负荷加重或累及冠状动脉引起心肌缺血或梗死。严重者可引起心搏停止或猝死,这主要由于病变累及冠状动脉引起急性心肌梗死、室颤,或假腔破裂引起心脏压塞或急性大出血。其他表现是由于主动脉主要分支缺血所致,例如病变累及颈动脉和椎动脉可发生偏瘫等脑血管意外;累及脊髓动脉可出现截瘫;累及肾动脉可表现肾功能衰竭;累及四肢动脉可表现肢体缺血症状等。

高血压和马方综合征一直被视为 AD 的主要诱发因素。安贞医院一组 74 例 AD 患者中,有高血压病史者 44 例(占 59.5%),马方综合征者 9 例(占 12.2%)与文献报道相似。另外,粥样硬化是否是 AD 诱发因素或病理基础仍有争议。国外一组 17 例 AD 患者临床病理研究结果,11 例临床有高血压者均有广泛而严重的主动脉粥样硬化。在我们这组 74 例 AD 患者中手术病理证实 16 例有粥样硬化改变,

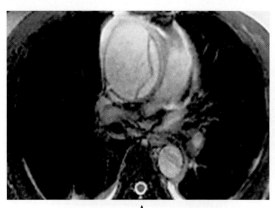

A

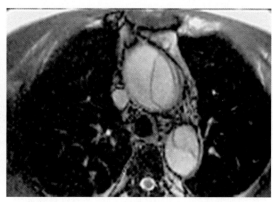

B

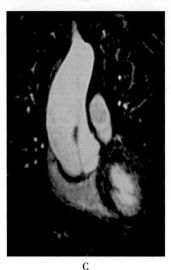

C

图 5-7-1-2 Stanford A 型主动脉夹层

A、B. True FISP 示夹层累及升主动脉和降主动脉,可见低信号内膜片影,主动脉和假腔明显扩张,真腔变窄;
C. 3D CE-MRA 的 MPR 重建示升主动脉根部可见内膜破口及线状内膜片断裂征象

其中 13 例有高血压病史,3 例血压正常但均为高龄患者(67～78 岁)。因此,粥样硬化与 AD 病理发生的关系,进而与粥样硬化穿透性溃疡的联系愈来愈受到重视,但三者具体的相关性仍需进一步研究。

(二) MRI 表现

典型主动脉夹层的 MR 表现见图 5-7-1-2 和图 5-7-1-3。

1. 内膜片　内膜片(intimal flap)是诊断 AD 的直接征象。MR 可明确显示横行于主动脉腔内的内膜片。在 MR 上线状结构的内膜片将主动脉分隔为双腔,即真腔和假腔。通常内膜片沿主动脉长轴纵向延伸,因此,轴面 MR 上观察更清楚。但内膜片也可沿主动脉长轴螺旋状撕裂延伸,有时需矢状面、冠状面和斜矢状面观察。根据应用的 MR 序列不同,内膜片与主动脉腔相比可以是低信号或高信号。

2. 真腔和假腔　"双腔主动脉"即真腔(true lumen)和假腔(false lumen)是诊断 AD 的主要和直接征象。假腔持续扩大和真腔受压变窄是 AD 最基本病理生理改变。内膜片、假腔和真腔范围和形态变化不仅是 AD 的分型依据,而且也可帮助估计病变

程度和预后。MR 显示主动脉扩张和呈双腔主动脉。假腔在升主动脉通常位于右侧(真腔外侧),于降主动脉通常在左侧(真腔外侧),在主动脉弓部位于前上部。但在部分病例或呈螺旋撕裂病例假腔可位于真腔任何方位。假腔通常明显大于真腔。根据内膜破口和再破口大小、数量及内膜片在主动脉周径撕裂范围,假腔可呈各种形态,例如半月形、三角形、环形和多腔形等。根据 MR 序列和真假腔血流速度不同,真腔和假腔的信号强度可以相同,亦可不同,两者之间可见线状内膜片。

3. 内膜破口(intimal entry)和再破口(reentry)　在 MR"黑血"或"亮血"图像上内膜破口或再破口表现为内膜连续性中断。电影 MR 可见破口处血流往返或假腔侧的血流信号喷射征象。内膜破口多数位于升主动脉窦上和降主动脉近端(左锁骨下动脉以远)处,但也可发生在主动脉其他部位。在"亮血"和 3D CE-MRA 对 59 个内膜破口的显示中,升主动脉 13 个、升弓部 3 个、降主动脉近端(峡部)35 个、降主动脉中远段 3 个。影像学对内膜破口的检出率较低,国外报道,MR 和 TEE 对内膜破口检出率高于

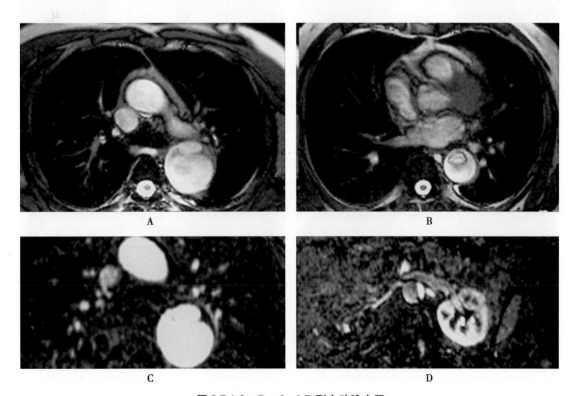

图 5-7-1-3　Stanford B 型主动脉夹层

A. True FISP 示内膜破口位于降主动脉近端,主动脉和假腔明显扩张,真腔变窄;B. True FISP 示内膜呈环形撕裂,圆形真腔位于假腔的中央;C. 3D CE-MRA 的 MPR 图示内膜破口位于降主动脉近端;D. MPR 图显示右肾动脉受累,右肾灌注减低

DSA,但这方面研究国内外报道较少。在我们一组74例AD中56例有内膜破口,其中"亮血"序列显示37个(62.7%),3D CE MRA显示54个(91.5%),3D CE-MRA明显优于"亮血"序列。内膜破口或再破口可一个也可多个。

4. 主要分支血管受累 AD可累及冠状动脉和其他主要分支血管,主要表现为夹层或内膜片延伸至血管开口或血管腔内,引起血管受压移位、狭窄和闭塞。影像学的直接征象是内膜片延伸至血管内,血管狭窄或闭塞;间接征象为脏器或组织缺血、梗死或灌注减低。选择性血管造影、DSA、3D CE-MRA、CTA是血管受累检出的最佳方法,尤其是MRA和CTA的MPR图像。在我们74例AD患者的345支主要分支血管的MR研究中,3D CE MRA的阳性检出率为29.3%,"亮血"序列为22.0%。

5. AD并发症和其他并存改变 MR可显示主动脉瓣关闭不全、左心功能不全、心包积液、胸腔积液、主动脉破裂或假性动脉瘤形成和假腔内血栓形成等。

(三) 几种特殊类型的AD

1. AD逆向撕裂 多数AD为顺向撕裂,即被主动脉血液向前的力推动。但部分AD也可以从内膜撕裂口处逆向扩展。典型是位于主动脉峡部的内膜口逆行向主动脉弓或升主动脉扩展(图5-7-1-4)。一些学者将这种类型归为DeBakey Ⅲ型逆向撕裂,但另一些学者认为这种类型就是DeBakey Ⅰ型或Stanford A型。我们更倾向于后者,因为这种类型患者需要手术治疗。这种类型诊断依据是内膜破口位于主动脉峡部,夹层累及升主动脉,但升主动脉没有内膜破口或升主动脉假腔内形成血栓闭塞。对这部分病例我们进行MR血流动力学研究,结果证实典型夹层升主动脉的真腔和假腔血流方向是一致的,但这种类型夹层假腔内血流呈逆向或无流动。我们认为MR血流定量分析对AD诊断是有价值或提供

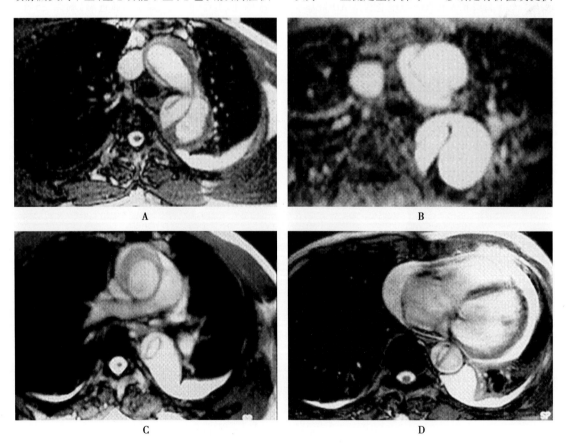

图5-7-1-4 主动脉夹层

A. 横轴面True FISP;B. 3D CE-MRA;内膜破口位于胸降主动脉近端,夹层向升弓部逆撕,主动脉壁增厚,弓部可见低信号血肿;C、D. True FISP示胸降主动脉内膜呈环形撕裂,狭窄真腔位于中央呈"鱼口状",扩张假腔环形包绕真腔,逆升主动脉可见稍低低信号血肿,心包和胸腔积液

另外信息。

2. 血栓闭塞型 AD　在临床上遇到部分病例假腔内大部分完全血栓化，没有典型的扩张和血液流动的假腔，也见不到内膜破口或再破口。但在 AD 内膜破口最常发现部位（升主动脉窦上或峡部）或主动脉其他部位可出现溃疡样病变（ulcer-like lesion）。通常把这种类型的 AD 称为血栓闭塞型 AD（thrombus-obliterated aortic dissection）。这种类型的 AD 可能为 AD 发展的某一阶段，即早期或恢复期。但也有一些学者认为这种类型的 AD 是主动脉壁间血肿（aortic intramural hematoma）。当然在这方面国内外有许多争议或不同观点。根据我们的经验这两

种病变病理改变在影像学上鉴别诊断是非常困难。

3. 急性 AD 伴内膜套叠　内膜套叠（intimal intussusception）是急性 AD 非常罕见的表现。自从 1962 年 Hufnagel 等首例报道以来，目前国内外报道不超过 15 例。其基本病理改变是急性 Stanford A 型主动脉夹层内膜呈环形撕裂，撕裂内膜在血流推动下向升主动脉远端或主动脉弓方向移动形成内膜套叠。由于套叠的内膜片部分阻塞主动脉弓或头臂动脉，多数患者有神经系统症状。国外报道 12 例患者中，8 例（67%）有神经症状和体征。CT 和 MR 特征性表现为（图 5-7-1-5）：①主动脉根部可见相对短的内膜片，升主动脉或升主动脉中部没有内膜片；②主

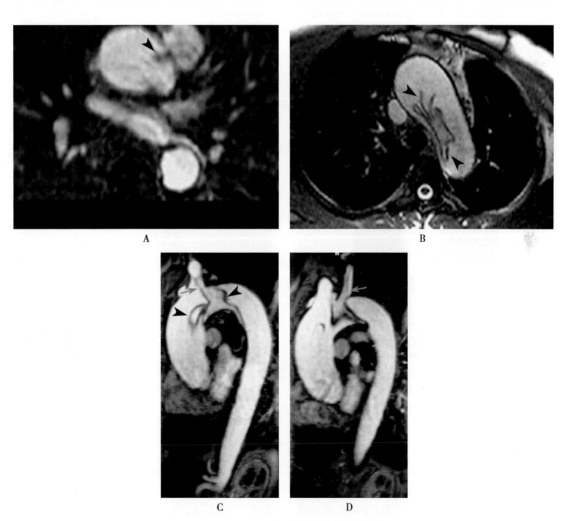

图 5-7-1-5　主动脉夹层伴内膜套叠
A. 3D CE-MRA 的 MPR 轴面图，主动脉根部见低信号的短小内膜片影（黑箭头）；B. True FISP 显示主动脉弓部真腔受压塌陷及不规则增厚的内膜片影（黑箭头）；C、D. 3D CE-MRA 的斜矢状面图显示不规则增厚的内膜片呈"脚趾状"或"弧线形"（黑箭头），主动脉夹层累及胸主动脉分支血管（灰色长箭）

动脉弓内可见真腔受压塌陷,增厚内膜片呈不规则形或"线形风向袋状"(a wind-sock linear)或"弧线形充盈缺损"(curvilinear filling defects)或"脚趾状"(toe-like);③夹层累及头臂动脉;④主动脉瓣关闭不全。

急性 AD 伴内膜套叠的影像学表现国外有几篇报道,这包括主动脉造影、TEE 和 CT,但多数病例术前没能明确诊断,误诊率高。我们曾报道 1 例急性 AD 伴内膜套叠 MR 表现,此前国内外尚未见报道。

4. AD 伴单发右无名动脉夹层 典型 AD 经常会累及右侧无名动脉和颈动脉等头臂干分支,单发无名动脉或颈总动脉夹层非常少见,根据文献报道,自 1960 年以来,仅有 9 例单发颈总动脉夹层被确诊,安贞医院曾利用 MR 和 MDCT 共同诊断一例 B 型主动脉夹层伴单发右无名动脉夹层(图 5-7-1-6),先后进行降主动脉支架植入术和无名动脉支架植入术。

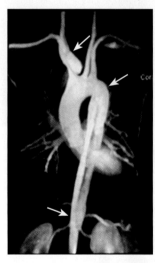

图 5-7-1-6 B 型主动脉夹层伴单发右无名动脉夹层

3D CE-MRA 显示右侧无名动脉、降主动脉及(肾动脉开口以上)腹主动脉的内膜片影(箭)

5. 经手术或介入治疗的 AD 在治疗上,对于 Stanford A 型 AD 患者主张急诊手术治疗,这一观点已较为统一。有并发症(如脏器或肢体缺血、顽固性疼痛和难治性高血压)的 B 型 AD 患者进行积极手术或介入治疗也已定论。但对没有并发症的 B 型 AD 患者如何治疗仍有许多问题没有解决或有争议。一些学者主张采用药物保守治疗,因为手术或介入治疗有一定风险和并发症;但另一些学者主张积极

手术或介入治疗。因此,不论采用什么方法治疗,临床或影像上随诊或预后评价是十分重要的。MR 评价主要包括以下几点:①与治疗前比较,夹层范围、真假腔形态变化,假腔是否缩小、假腔内是否部分或全部血栓化;②手术后评价包括有无残余腔、残余腔大小、形态、有无内膜破口或再破口存在,有无吻合口漏或是其他并发症;③Debakey Ⅲ 型 AD 血管腔内覆膜治疗是近十年出现的介入治疗新技术,其主要优点是创伤小、操作简单和疗效肯定。这种技术的近期疗效是肯定的,但中远期疗效尚无定论。因此,影像学随诊检查是非常重要的。目前 CT 是临床上最常用影像学手段。过去一直认为对有金属异物(包括支架)患者是 MR 检查禁忌证。但近年由于支架研究的进展、MR 对支架实验和临床应用研究证明 MR 是安全的。这主要由于目前支架制作应用的材料多数为镍钛或镍钛合金。这些金属无铁磁性。我们近来对几例 AD 介入治疗后患者进行了 MR 研究,证明 MR 是安全的。由于金属伪影 MR 支架范围内主动脉腔显示欠佳,但可显示支架以远的主动脉和假腔情况(图 5-7-1-7)。

(四)MRI 与其他影像方法的比较

在主动脉疾病或可疑主动脉疾病检查中,影像学检查是极为重要的。首先,我们要明确有无 AD;其次如果明确 AD 诊断,我们要明确病变范围、程度、类型和是否伴有其他并发症。这些对于患者的适宜和及时治疗是非常重要的。影像学检查目的和提供信息包括如下:①主动脉腔是否有内膜片或呈"双腔主动脉",即明确 AD 诊断;②夹层累及主动脉范围或是否累及升主动脉,即明确 AD 的分型;③AD 的破口或再破口(内膜出口)的位置;④真腔和假腔的大小、形态,真/假腔比值,假腔内是否有血栓或部分血栓形成;⑤主要分支血管受累情况,包括冠状动脉、头臂动脉、腹腔动脉、肠系膜上动脉、肾动脉和四肢动脉是否受累;⑥主动脉瓣关闭不全与否及程度;⑦左心功能情况;⑧其他并发症,如心包积液、胸腔积液、主动脉破裂和动脉瘤等。

过去,主动脉造影一直被视为诊断 AD 的"金标准",根据文献报道其敏感度为 80% ~ 90%,特异度为 90% ~ 100%,阳性预测值近 95%。然而,这种技术存在一些缺点,限制了它在临床应用,其主要有:①属有创性检查,需注入碘对比剂和有 X 线辐射,在应用上有一定并发症和死亡率的危险性;②检查时间长,费用高;③没有横断面影像,对 AD 的诊断特异度和敏感度相对较低。目前这种技术主要用于血管腔内覆膜支架治疗同时进行诊断检查)。另外,对于冠状动脉和周围动脉受累情况显示,选择性血

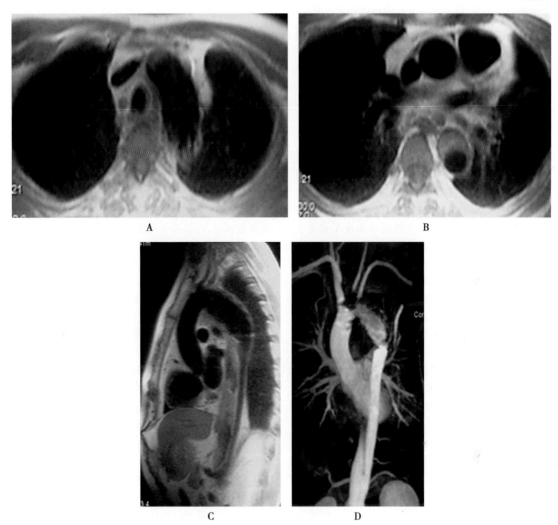

图 5-7-1-7　主动脉夹层覆膜支架术后

A. 轴面 SE 图像示主动脉弓部支架；B. 轴面 SE 图像示降主动脉真假腔存在，假腔内慢血流或血肿呈高信号；C、D. 分别为斜矢状面 SE 图像及 3D CE-MRA，显示主动脉弓部支架及降主动脉真假腔结构

管造影仍为首选检查方法和诊断的"金标准"。

近二十年，由于无创性横断影像技术（CT、MR 和 TEE）的不断发展，大大提高了诊断 AD 的特异度和敏感度。CT 主要优点是普及、检查速度快、使用方便和安全，适用于急性和不配合患者。CT 图像空间和密度分辨力高，并可显示主动脉钙化和介入术后支架。根据文献报道 CT 对 AD 诊断的特异度和敏感度在 95% ~ 100% 左右。近年多层 CT 技术的不断发展，包括成像速度加快和范围增加，大大地提高 CT 血管成像的图像质量和对主动脉疾病诊断能力。CT 血管成像的主要缺点是需碘对比剂增强扫描，限制了肾功能不全和碘对比剂过敏患者的检查。

MR 是近年发展最快的无创性血管成像技术和 AD 诊断最准确的影像学方法之一，目前被视为 AD 诊断的"金标准"。根据文献报道 MR 对 AD 诊断的特异度和敏感度接近 100% 。其主要优点是：①可提供主动脉病理解剖、功能和血流信号，有利于 AD 综合评价和复杂性 AD 的诊断；②无创性、没有 X 线辐射，MR 可不用对比剂进行血管成像，也可用对比剂进行血管成像，但 MR 血管成像应用的钆螯合剂比 CT 用的碘剂更安全；③可多平面和多序列成像，显示主动脉或主动脉病变全貌，显示 AD 病理变化和伴随的并发症。MR 主要缺点是 MR 设备一些医院可能没有，MR 检查速度相对较慢，患者能否配合对图像质量影响大,检查时患者监护和抢救不方便,不利于急性或重症患者检查。近年快速 MR 心血管成像技术发展,MR 对急性主动脉综合征诊断取得了进展。根据国外报道和我们的经验,MRI 对诊断急性 AD 是安全可靠的。

二、肺动脉栓塞

肺动脉栓塞(pulmonary embolism,PE)是指内源性或外源性栓子栓塞肺动脉或其分支引起肺循环障碍的综合征。并发肺出血或坏死称为肺梗死。造成肺动脉栓塞的栓子主要成分是血栓,此外尚有肿瘤栓子、脂肪栓子、细菌栓子、气栓及羊水栓子和寄生虫卵栓子等,来源于右心房室和周围静脉,也可为原位的栓子。目前公认肺动脉血栓栓塞首位的病因是下肢和盆腔深静脉血栓形成,约占 68%。基础研究显示:多基因缺陷,凝血因子 G20210A 突变,凝血因子 V 的 Leiden 突变造成了对活化的蛋白 C 抗凝作用的抵抗,以及 C 蛋白的辅助因子 S 蛋白缺陷等导致凝血因子异常的高凝状态是下肢深静脉血栓和肺动脉栓塞的危险因素;环境因素中各种原因导致的卧床、少动、肥胖、妊娠、术后活动受限等也是导致的静脉血栓栓塞和肺动脉栓塞重要的危险因素。其病理生理变化包括血流动力学改变和呼吸功能改变。血流动力学改变取决于栓塞血管的多少和心肺的基本功能状态。栓子栓塞后肺循环阻力增加,肺动脉压升高,肺血管床堵塞 50% 以上,肺动脉平均压大于 4~5kPa(30~40mmHg)可发生右心衰竭,右心排血量降低,继发左心排血量下降,血压下降。呼吸功能的改变主要是引起反射性支气管痉挛、气道阻力增加,肺通气量减少;肺栓塞后肺泡表面活性物质减少,肺顺应性降低,肺泡上皮通透性增加,引起局部和弥漫性的肺水肿;栓塞后的肺形成无效腔样通气,未栓塞部分的肺血流重新分布导致灌注/通气严重失衡,从而引起不同程度的低氧血症、低碳酸血症、呼吸性碱中毒。

(一)临床表现与病理特征

呼吸困难是最常见的症状,还包括胸痛、咳血共同称为肺栓塞"三联症",咳嗽、心悸、下肢肿胀等也较为常见;体征则以呼吸急促为最常见,也包括了心动过速、发绀、发热和肺动脉第二心音亢进等,非影像学检查中,心电图由于右心负荷过重显示的 S1-Q3-T3 T 波倒置和不完全性右束支传导阻滞、血气显示的低氧血症和低碳酸血症、高敏感性的血浆 D-二聚体升高等虽然对诊断有较高的提示,但他们的敏感性和(或)特异性较低,误、漏诊率高。Well 等

在 1998 年建立了一种以临床发现,心电图和胸部 X 线检查结果进行精确评估的临床模型并运用 logistic 回归分析简化了该模型具体评分标准如下:DVT 的临床症状及体征(下肢肿胀,深静脉触痛),PE 或诊断 PE 的可能性大,其他诊断(心电图和胸部 X 线检查)支持 PE,每项 3 分;心率大于 100 次/分,先前 4 周内长期卧床或接受手术,每项 1.5 分;咯血,正在治疗恶性肿瘤或 6 个月内有过恶性肿瘤的既往史的患者,每项 1 分;以>6 分,2~6 分,<2 分作为评估发生 PE 危险度的高、中、低的标准。认为临床评估发生 PE 可能性低且血浆 D-二聚体正常(<500ng/ml)的患者,可安全地排除 PE 的诊断。当临床怀疑有肺动脉栓塞时,应该进行特殊检查。

现今影像学检查手段包括超声心动图、核素肺通气灌注扫描、增强螺旋 CT 肺动脉断层及磁共振肺动脉血管成像已经可以确切显示段以上的肺动脉栓塞,尤其是螺旋 CT 和多排螺旋 CT 技术的日益成熟,由于其时间分辨力和空间分辨力具佳,为肺动脉栓塞的诊断提供了一种新的有效的检查手段。成为 PE 诊断的首选方法而广泛采用。Wu 等在 2004 年的 Radiology 上报道了一种通过螺旋 CT 来评价 PE 严重程度的方法,提出了"肺栓塞指数"这一指标提示预后:每侧肺动脉系统分为 10 个肺段单位,每个肺段 2 分,单侧共 20 分;PE 指数=N×D,N 为栓子近段位置的分值,D 代表阻塞程度(部分阻塞:1 分,完全阻塞:2 分),总指数:20×2=40。PE 指数÷总指数≥0.6 的患者,预后不佳,死亡率高,应选择积极治疗方法;<0.6 的患者仅需要抗凝治疗。这项指标简单直接,但尚需通过大样本前瞻性研究的检验。

(二)MRI 表现

MRI 诊断肺栓塞是 20 世纪末新兴的技术,应用快速梯度序列多参数成像(HASET 黑血序列、2D FLASH 亮血序列、心电门控电影技术等)来观察中心肺动脉形态改变和中心肺动脉血栓栓子;应用磁共振血流编码肺动脉血流图像观察中央肺动脉的血流动力学参数改变(主肺动脉、左右肺动脉血流量、流速、平均通过时间和肺动脉瓣有无反流等);应用对比剂 Gd-DTPA 缩短肺动脉血流的 T_1 弛豫时间的效应,对首次通过的高信号血流成像,获得类似肺动脉 DSA 的 CE-MRPA 图像任意层厚、任意角度重建后处理来观察肺动脉情况(多平面重建 MPR、最大密度投影 MIP、表面密度遮盖成像 SSD 等)。

1993 年,Frank 和 Kondo 等对 MR 血流编码成像进行研究,认为 VEC-MR 血流成像可以用于肺动脉高压患者和正常成人的肺动脉血流研究。首都医科大学附属宣武医院李坤成教授等研究认为,MRI 可

以显示肺动脉腔内血栓栓子,并可测量肺动脉血流动力学参数变化,估计肺动脉高压程度。

常规 MRI 至今尚在使用,它可以显示中心型肺动脉栓塞的血栓栓子,TSE 序列轴、矢、冠状位显示管壁及管腔内血栓异常信号,T_1WI 和 T_2WI 均显示为中等信号,同时,常规 MRI 还可以显示主肺动脉、左右肺动脉扩张,心脏大血管的其他异常变化,包括右房、室腔增大、室间隔向左侧膨出、胸腔积液等右心功能不全及肺动脉高压表现等间接征象,同时,对显示肺动脉栓塞引起的肺内改变颇有帮助。

1997 年 Loubeyre 等首次报道了应用 MRPA 对肺栓塞的诊断研究,认为其敏感性可达到 70%;Meaney 等应用此技术诊断肺栓塞,并与传统肺动脉造影进行比较,发现其敏感性为 75%,特异性为 95%;Gupta 等对 36 例可疑肺栓塞患者进行 DSA 与 MRPA 检查,在 DSA 发现的 19 支栓塞肺动脉中,MRPA 正确诊断了 13 支,诊断敏感性 85%,特异性为 96%,国内也已有多组应用报道及动物实验报道。

现今普遍应用的 MRPA 是通过静脉注射磁共振对比剂而缩短血液的 T_1 时间,相当于对短 T_1 的物质直接成像,同时三维血管成像可以获得较二维图像更高的空间分辨力,有利于对肺小动脉病变的分析。MRPA 快速序列采用的短 TR 时间使扫描时间明显缩短,达到一次屏气完成全肺动脉三维成像的图像采集,消除了呼吸运动造成的伪影,采用短 TE 时间克服了肺泡空气/组织界面间的磁化率伪影,减少了肺血流波动及湍流引起的失相位信号缺失,获得高分辨力的三维的肺血管图像,还可以应用电影技术、多平面重建(MPR)、最大密度投影(MIP)等技术任意容积、任意角度观察肺动脉情况(图5-7-2-1)。

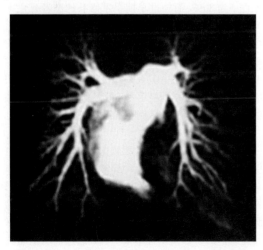

图 5-7-2-1　高分辨力的正常肺血管 MIP 图像

扫描方法为:①患者的屏气训练:扫描过程需患者屏气 20 秒,故患者良好的配合,减低呼吸运动所造成的系统误差,是获得检查成功的基础;②扫描参数的设定:常规应用高分辨力(矩阵 512×512),反转恢复小角度激发快速梯度回波血管成像序列 IR-Turbo FLASH,大视野 FOV:400mm×400mm,短 TR:3.0ms,短 TE:1.1ms,翻转角 25°;③肺动脉血管成像时间窗的选择:选择肺动脉成像的延迟时间决定了图像的质量,选择正确的延迟时间,尽可能减少上腔静脉、肺静脉、左房室及主动脉的干扰,又要避免对比剂未能完全充盈肺动脉各分支造成的肺动脉缺支假象,应用团注试验 test bolus 技术,对比剂 2ml,生理盐水 20ml。用压力注射器以 4ml/秒速度团注,同时用 Turbo FLASH 序列单层面连续采集,1 时相/秒,共 30~50 秒。确定对比剂到达肺动脉的峰值时间,应用公式:延迟时间=肺动脉的峰值时间-3/8 K 空间填充时间+1/2 注药时间,获得肺动脉成像延迟时间窗;④增强对比剂的应用:高压注射器经手背静脉注入 Gd-DTPA,总量 20ml(总量不超过 0.03mmol/kg),流率 4ml/s,随即同样速度注入 20ml 生理盐水,即刻连续采集,一次屏气 20s 完成检查;⑤任意角度、任意容积重建后处理:以 MPR 为基础,不同层厚进行轴、矢、冠状位重建,可以观察到亚段基肺动脉血管形态,以 MIP 重建,对照肺动脉树解剖直观、三维地观察肺动脉各分支。

MRPA 上肺动脉栓塞的直接征象为肺动脉血管腔内血栓栓子形成的低信号(图 5-7-2-2),具体表现为:①血管腔内充盈缺损,轨道征;②附壁血栓;③完全闭塞;④远段分支缺失。间接征象包括肺动脉中央血管扩张、远段分支扭曲的肺动脉高压征象;右室增大、胸腔积液等右心功能不全表现;肺动脉瓣关闭不全形成的肺动脉瓣反流表现。

北京安贞医院的一组 88 例肺动脉栓塞的患者 MRPA 检查,表现为充盈缺损、截断及轨道征的占 70.4%(62/88);表现为管腔闭塞所致缺支、少支的占 7%(6/88);表现为肺动脉血管管壁不规则,有附壁血栓形成 35.2%(31/88),88 例患者均有不同程度的肺动脉高压表现。

从临床角度上讲,肺动脉栓塞的鉴别诊断范围较广,包括了心肌梗死、充血性心力衰竭、心肌病、重症肺炎、哮喘、气胸、肺内肿瘤和原发性肺动脉高压等,部分患者除上述疾病外尚可合并肺动脉栓塞存在,如果患者对相应的治疗反应不佳,应想到肺动脉栓塞的存在。原发性肺动脉高压与肺动脉栓塞复发并肺动脉高压的鉴别应特别关注,尽管二者均应运用抗凝治疗,但进一步处理措施尚需对二者鉴别后

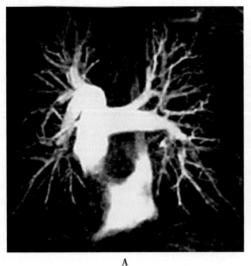
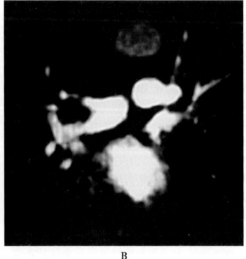

图 5-7-2-2　肺栓塞 MRI 表现

A、B. 分别为肺动脉 CE-MRA 的 MIP 和 MPR 图像，右肺动脉及
左肺动脉主干内见低信号充盈缺损

方可实施。原发性肺动脉高压 MRPA 显示主肺动脉、左右肺动脉增宽，远段分支纤细、扭曲，血管管腔规则，边界清晰；肺动脉栓塞复发并肺动脉高压尽管同样显示主肺动脉、左右肺动脉增宽，远段分支则走形不连续，可见中断、缺支少支，分支血管管腔不规则。因肺小动脉反复血栓栓塞导致肺循环阻力增加，肺动脉高压时，单一应用 MRPA 从形态学表现鉴别很困难，需进一步依靠 MRPP 鉴别，原发性肺动脉高压 MRPP 显示肺实质呈虫蚀样、无节段性分布的小的灌注缺损；而肺小动脉栓塞复发并肺动脉高压的 MRPP 仍会显示为节段性或大片灌注缺损表现。

三、主动脉壁间血肿

壁间血肿（intramural hematoma，IMH）也被称为没有内膜破口的夹层或不典型夹层。1920 年首次被尸检证实。文献报道尸检检出率为 3%～13%。国外一组 204 例 AD 尸检中，27 例诊断为 IMH（13.2%）。目前 IMH 发病机制仍不十分明了，多数学者认为是主动脉中层内滋养血管破裂出血形成主动脉壁间血肿，血肿可局限性或沿主动脉壁外膜下的中膜外层扩展形成广泛血肿，即 Stanford A 型或 B 型。

（一）临床表现与病理特征

IMH 基本的病理改变是主动脉壁内出血形成环形或新月形主动脉增厚。IMH 与典型 AD 的区别是主动脉腔内没有横行的内膜片和内膜撕裂口。也有人认为单纯性胸部外伤和动脉粥样硬化性溃疡也是IMH 的病因之一。

IMH 发病诱因、临床表现和并发症与典型 AD 非常相似，两者在临床鉴别诊断较困难。大多数 IMH 患者有高血压病史（约 84%）。几乎所有 IMH 患者都有类似于典型 AD 特有的胸痛和胸背痛症状。许多患者也可出现类似于典型 AD 的并发症，如心包积液、胸腔积液、主动脉周血肿等。根据研究 IMH 可自然消退或发展成经典 AD 或主动脉破裂。因此，IMH 是一种独立疾病还是经典 AD 的可逆前身病变目前仍有争议。Nienaber 等对 195 例 AD 研究中，13% 为 IMH 所致。统计结果也显示 IMH 和典型 AD 的生存率类似。A 型 IMH 患者药物保守治疗 30 天的死亡率为 80%，而经过早期手术修补的患者死亡率为 0。另一方面，B 型 IMH 早期死亡率为 9%，药物治疗和手术组之间没有显著的差异。Coady 等研究发现 IMH 主动脉破裂率较高（47.1%），明显高于 A 型 AD（7.5%）和 B 型 AD（4.1%）。作者认为 A 型 IMH 应同 A 型 AD 一样积极手术治疗。但在 Yamada 等随访 10 例 IMH 患者中，9 例在 1 年内完全吸收。

（二）MRI 表现

IMH 的影像学诊断主要依据是主动脉壁内出血引起的主动脉壁增厚。这种异常增厚可对称性或非对称性环绕主动脉腔，厚度为 3～10mm 以上。IMH 累及主动脉范围可局限性或弥漫性，甚至累及主动脉全程。由于 IMH 没有内膜破口或真假腔交通，X 线血管造影多数呈阴性结果。TEE 通过显示主动脉壁环形或新月形回声区和钙化内膜移位明确诊断

IMH。但 TEE 对 IMH 与主动脉粥样硬化或附壁血栓引起的主动脉增厚鉴别诊断较困难。在临床上常常引起诊断的假阳性或假阴性。在平扫 CT，早期 IMH 的特征性表现是主动脉腔周围呈环形或新月形高密度壁增厚伴钙化移位，这种高密度影提示壁间血肿的存在。但随着时间推移，增厚的主动脉壁逐渐表现为等密度，在中、晚期常常呈低密度。这时平扫 CT 对 IMH 与主动脉粥样硬化或附壁血栓也常常造成混淆。因此，增强 CT 或 CT 血管成像对 IMH 诊断也是非常必要的。

与其他影像方法比较，MRI 被认为是诊断 IMH 最敏感的方法。IMH 在 MRI 上有特征性表现，在 T_1 加权像上增厚的主动脉壁呈环形或新月形异常信号影。而且，MRI 是唯一基于血红蛋白不同的降解物评价血肿病程的影像学方法。在急性期（发病后 7 天），SE 序列 T_1WI 显示氧合血红蛋白呈中长信号强度，而在亚急性期（大于 8 天）正铁血红蛋白呈高信号强度。然而，在中等-低信号强度时，IMH 很难与附壁血栓或慢血流鉴别。但 SE 序列 T_2WI 可帮助鉴别这两种情况，即高信号强度表示近期出血，而低信号强度表示慢性血栓形成。另外，动态电影 MR 可鉴别慢血流与血肿或附壁血栓。近年，我们用快速 MR 技术（True FISP 和 3D CE-MRA）对 IMH 进行了研究，在 True FISP "亮血"图像上 IMH 呈稍低或低信号强度环形或新月形主动脉增厚，同时管壁中层呈环形低信号影，这些完全可以同粥样硬化或附壁血栓引起的主动脉壁增厚鉴别。3D CE-MRA 显示环形或新月形增厚的主动脉壁无强化或对比剂进入（图 5-7-3-1）。3D CE-MRA 可鉴别 IMH 与慢血流的 AD，同时利用后处理技术的 MPR 图像可显示溃疡样病变（ulcer-like lesions）。IMH 伴有溃疡样病变与血栓闭塞性 AD 的鉴别诊断非常困难。

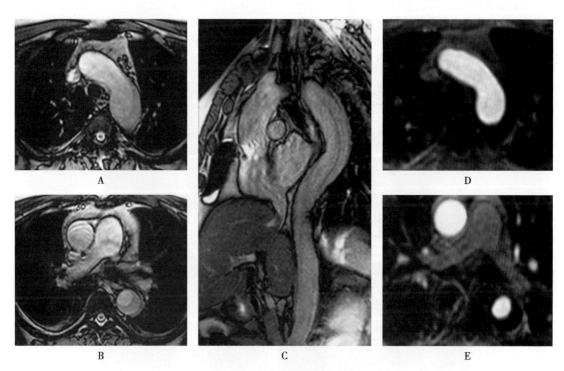

图 5-7-3-1 主动脉壁间血肿

A、B. 轴面 True FISP 序列显示降主动脉壁呈新月形主动脉增厚，主动脉腔与增厚主动脉壁之间可见低信号内膜；C. 斜矢状面 True FISP 序列图像显示降主动脉壁增厚；D、E. 3D CE-MRA 轴面 MPR 图显示增厚的主动脉壁无强化

四、穿透性动脉粥样硬化性溃疡

穿透性动脉粥样硬化性溃疡（penetrating ath-erosclerotic ulcers，PAU）是 1934 年 Shennan 首先描述的。1984 年，Stanson 等首先在其著作上将 PAU 定义为是在主动脉粥样硬化基础上形成的溃疡。

（一）临床表现与病理特征

PAU 特征性病理改变是粥样硬化斑块破裂形成溃疡，溃疡穿透内弹力层并在动脉壁中层内形成血肿，血肿往往是局限的或者只延伸数厘米，但不形成假腔。四分之一的病例中溃疡穿透中膜达外膜形成囊状或梭形假性动脉瘤，8% 的病例溃疡穿透外膜而导致透壁性主动脉破裂。PAU 多数发生于胸降主动脉、腹主动脉，但少数也可发生于升主动脉或主动脉弓。在临床上，PAU 发展成经典 AD 非常罕见。因此，多数学者认为 PAU 是一个独立的疾病。

高血压、年龄偏大和全身动脉粥样硬化被认为是 PAU 最主要的诱发因素，常常出现与经典 AD 相似的胸痛或胸背痛的临床表现。大多数患者就诊时有高血压。目前对 PAU 的自然病程了解不多，也没有肯定的治疗方案。当然，如果患者出现持续或反复的疼痛、血流动力学不稳定或有形成假性动脉瘤或主动脉破裂的征象，则需急诊外科手术治疗。对于无症状和并发症患者应采取药物保守治疗或影像学随诊监测病情。Movsowitz 等分析了文献报道的 45 例药物保守治疗的患者，发现 8% 穿透主动脉壁。但 Coady 等报道有不同的预后结果，在他们诊断的 19 例 PAU 患者中，8 例（42%）手术治疗前发生动脉破裂。

（二）MRI 表现

由于 PAU 与经典 AD 比较发病率较低，有时诊断非常困难。影像学仍是其最重要的诊断方法，PAU 的影像改变最主要表现是主动脉广泛粥样硬化和突出于主动脉腔的溃疡，而没有内膜片和夹层。X 线血管造影表现为主动脉迂曲、扩张和管壁不规则，呈动脉粥样硬化改变，以降主动脉和腹主动脉更明显。并可见突出于主动脉腔的龛影。但需要注意的是小的龛影或龛影没有在投照切线位，X 线血管造影可漏诊。CT 和 MR 是诊断 PAU 最好的影像学方法。CT 和 MR 可证实溃疡样病变以及其周围的局限血肿，可显示特征性弥漫性主动脉粥样硬化改变（图 5-7-4-1），CT 还可同时显示钙化移位。另外，CT 和 MR 可显示 PAU 的并发症，包括假性动脉瘤或主动脉破裂等。根据我们的经验，MRA 或 CTA 原始图像和 MPR 对 PAU 或溃疡样病变诊断最有价值。

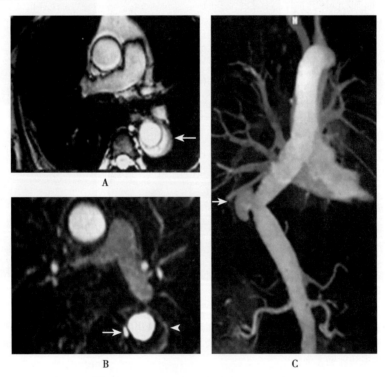

图 5-7-4-1　穿透性动脉粥样硬化性溃疡

A. 轴面 True FISP 序列图像显示降主动脉壁呈新月形增厚（箭）和低信号内膜；B. 3D CE-MRA 的轴面 MPR 图显示增厚的主动脉壁无强化（箭头），在其内侧壁可见一个溃疡样病变（箭）；C. 3D CE-MRA 的 MIP 图显示降主动脉壁不规则粥样硬化改变，降主动脉中远段可见一较大的"龛影"，即溃疡样病变（箭）

五、主动脉瘤

主动脉瘤（aortic aneurysm）是指局限性或弥漫性主动脉扩张，其管径大于正常主动脉1.5倍或以上。主动脉瘤发生率相对较低，但死亡率较高。在美国主动脉瘤是第十位最常见的死亡原因。随着我国人口老龄化和环境因素影响，预期主动脉瘤的发病率将呈逐年增多趋势。

（一）临床表现与病理特征

主动脉瘤有多种分类方法，包括按病因、部位和瘤壁组织结构。主动脉瘤按病理解剖和瘤壁的组织结构可分为真性和假性动脉瘤。真性动脉瘤（true aneurysm）是由于血管壁中层弹力纤维变性、失去原有坚韧性，形成局部薄弱区，在动脉内压力作用下使主动脉壁全层（包括三层组织结构）扩张或局限性向外膨凸形成动脉瘤。假性动脉瘤（false aneurysm，psudoaneurysm）是指主动脉壁破裂或内膜和中层破裂，造成破裂出血或外膜局限性向外膨突形成动脉瘤。瘤壁由血管周围结缔组织、血栓或血管外膜构成。假性动脉瘤常常形成狭窄的瘤颈。按病因可分为粥样硬化（atherosclerotic）、感染性、创伤性、先天性、大动脉炎性、梅毒性、马方综合征和白塞（Bechet）病等。以粥样硬化性主动脉瘤最常见。主动脉瘤可侵犯主动脉各个部位，按部位可分为胸主动脉瘤、胸腹主动脉瘤和腹主动脉瘤。一般为单发，有时可形成多发性动脉瘤和弥漫性瘤样扩张。动脉瘤可呈囊状、梭形和混合型。

主动脉瘤临床表现变化范围较大，也很复杂。轻者临床上可无任何症状和体征，如肾下型腹主动脉瘤多数是偶然发现的。重者发生动脉瘤破裂临床表现非常凶险。其临床表现主要取决于动脉瘤大小、部位、病因、对周围组织器官的压迫和并发症。胸主动脉瘤常见胸背痛，可为持续性和阵发性的隐痛、闷胀痛或酸痛。突发性撕裂或刀割样胸痛，类似于主动脉夹层临床表现，可能为动脉瘤破裂指征，应严加注意。动脉瘤压迫周围组织器官可表现气短、咳嗽、呼吸困难、肺炎和咯血等呼吸道症状，也可表现为声音嘶哑、吞咽困难、呕血和胸壁静脉曲张。胸部体表可呈搏动性膨凸，局部可有收缩期震颤和血管性杂音。如病变累及主动脉瓣，患者可有主动脉瓣关闭不全、左心功能不全等临床表现。腹主动脉瘤如累及髂动脉或有血栓栓塞并发症，可表现下肢动脉缺血改变，包括肢体疼痛、间歇性跛行、坏死等。如累及肾动脉可表现为肾血管性高血压。

任何部位和不同病因所致的主动脉瘤，均有进展、增大的自然发展过程，甚至破裂的严重后果。主动脉瘤体愈大，瘤内张力愈大，破裂可能性也愈大。根据Bonster等的报道对胸主动脉瘤5年的随访观察：直径4～5.9cm者16%发生破裂，直径≥6cm者31%发生破裂。另外，主动脉瘤倍增时间缩短或形状改变也是其破裂重要征象。临床出现胸背痛或腹痛、低血压和搏动性肿块三联征，应高度怀疑有动脉瘤破裂，需急诊手术而不一定采取影像学检查。

（二）MRI表现

影像学检查对主动脉瘤诊断主要包括以下几点：①动脉瘤形态和特征：真性或假性动脉瘤，囊状或梭形和梭囊状动脉瘤；②动脉瘤大小、数量和范围：单发或多发性动脉瘤，局限性或弥漫性动脉瘤，动脉瘤直径；③动脉瘤腔、瘤壁和瘤周情况：瘤腔内有无血栓，瘤壁有无破裂、夹层、增厚和钙化等，瘤周有无出血、血肿和周围组织结构压迫；④动脉瘤部位和主要分支血管关系：是胸主动脉瘤、腹主动脉瘤或胸腹主动脉瘤，动脉瘤是否累及头臂动脉、腹腔动脉、肠系膜上动脉、肾动脉和双髂动脉；⑤有无其他并发症：如左心功能不全、主动脉瓣关闭不全、周围动脉瘤、狭窄或闭塞等；⑥动脉瘤的病因：临床表现和影像学特征结合可能得到病因学诊断。

X线平片可显示主动脉瘤的一些基本征象，但对一些小的或特殊部位主动脉瘤诊断有一定限度。多数情况下不用于主动脉瘤定性诊断。X线平片对主动脉瘤与纵隔或主动脉瘤旁占位病变的鉴别诊断有帮助。X线血管造影曾是主动脉瘤诊断的主要方法和"金标准"。它可以明确主动脉瘤部位、大小、形态、动脉瘤与主要分支血管和周围结构关系及相关并发症。但X线血管造影属有创伤检查，近十余年已经被无创性断层影像（CT和MRI）所取代。目前，X线血管造影主要用于主动脉瘤介入治疗前或复杂病变诊断。

MR对主动脉瘤的诊断特征性显示以及病理生理变化评价是非常有效的。传统的SE序列可以采用横轴面、矢状面或斜矢状面和冠状面扫描，主动脉瘤呈囊状或梭囊状扩张低信号。矢状面或斜矢状面SE图像可以确定胸主动脉瘤部位、范围，并可避免部分容积效应影响。SE图像也可用于主动脉瘤腔内血栓、瘤壁增厚和瘤周围出血或血肿评价。脂肪抑制SE图像可帮助鉴别瘤周围脂肪与瘤壁血肿或粥样硬化增厚，并可精确测量主动脉瘤管径。SE序列最大缺点是成像时间长和伪影多。高档MRI系统可进行快速扫描，这包括True FISP亮血法、HASTE黑血法和3D CE-MRA。快速MRI技术主要优点是成像速度快、图像分辨力和对比度高以及伪影少。"亮血"和"黑血"序列可获得 SE 图像同样的信息。3D CE-MRA 可提供 MIP 和 MPR 图像。前者类似于 X 线血管造影,并可显示主动脉瘤形态、范围、动脉瘤与主要分支血管的关系。后者可用多角度连续单平面图像显示主动脉瘤详细特征,这些包括瘤腔形态、瘤腔内血栓、瘤腔与近端和远端主动脉以及受累主要分支血管关系、瘤壁特征、瘤周出血或血肿和瘤周软组织结构(图 5-7-5-1)。MR 也可以用于主动脉瘤随诊监测,并可根据主动脉瘤大小、形态变化或有无破裂出血;制定手术方案或进行急诊手术。根据文献和我们近十余年经验,MRA 或 3D CE-MRA 结合横断 MR 技术,如 SE、True FISP、HASTE、MRA 原始图像或 MPR 是诊断主动脉瘤的最佳方案。这不仅可以显示主动脉瘤形态、范围和主要分支血管情况,同时也可显示瘤腔、瘤壁和瘤周情况。MR 完全可以取代 X 线血管造影用于主动脉瘤的诊断、外科手术或介入治疗方案制定和术后随访。

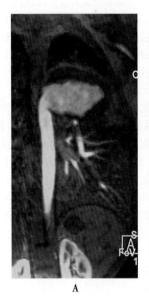
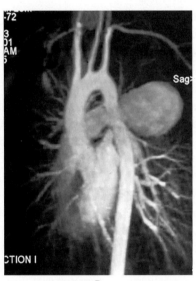

图 5-7-5-1　胸降主动脉假性动脉瘤

A. 3D CE-MRA 的冠状面 MPR 图,巨大囊状动脉瘤突出于主动脉腔外,瘤腔内可见较厚的血栓形成;B. MIP 图示胸降主动脉旁可见巨大囊状动脉瘤突出于主动脉腔外,局部主动脉受压、变形

六、马方综合征

马方综合征(Marfan syndrome)是一种多系统受累的遗传性结缔组织疾病,属常染色体显性遗传,子代患病程度达 50%,约 25%~35% 为散发病例。

(一)临床表现与病理特征

马方综合征的病理和临床改变可有:①肌肉-骨骼系统受累:临床表现肢体细长、蜘蛛指趾、韧带松弛、脊柱侧弯以及漏斗胸等;②眼睛受累:晶状体脱位或半脱位为其典型变化,临床表现为高度近视;③心血管系统受累是影响患者预后的主要因素。病理基础是主动脉壁中层的囊状坏死,使中层弹力纤维离断、碎裂、黏液变性和囊肿形成。导致主动脉窦、瓣环和升主动脉扩张,升主动脉瘤或冠状动脉窦瘤形成。并可引起主动脉夹层、主动脉瓣关闭不全和左心功能不全。亦可累及肺动脉或二尖瓣。

(二)MRI 表现

MRI 对马方综合征检查采用横轴面、斜矢状面 SE 或快速 MRI 显示病变形态和范围,并结合电影 MRI 评价主动脉瓣和左心功能情况。典型 MRI 表现为冠状动脉窦或近心段升主动脉呈动脉瘤或动脉瘤样扩张。部分病例呈巨瘤样扩张。有些学者将升主动脉根部的动脉瘤或动脉瘤样扩张形象的称为"大蒜头征"。阜外医院 20 例马方综合征 MRI 检查测量窦内径平均为 67.65mm,最大者为 82.2mm,"瘤体"与正常段或轻度扩张的主动脉分界清楚。升主动脉根部扩张常合并主动脉夹层。阜外医院报道的 22 例 DeBakey Ⅱ型主动脉夹层,14 例(63.6%)有马方综合征改变。我们报道的 74 例主动脉夹层 MRI 研究中,马方综合征 9 例(12.2%)。MRI 电影可帮助评价主动脉瓣和左心室功能情况。

确定主动脉关闭不全、左心功能受累情况及程度(图 5-7-6-1)。

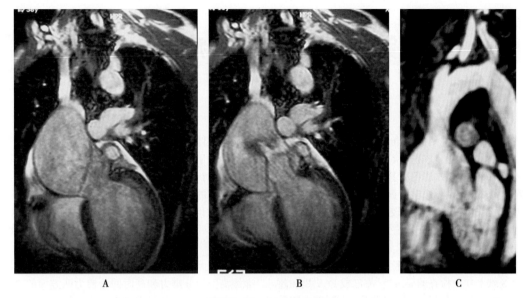

A B C

图 5-7-6-1　马方综合征

A、B. 斜冠状面 True FISP 电影序列示主动脉根部明显扩张和左心室增大,升主动脉夹层伴主动脉瓣关闭不全(升主动脉内见喷射征);C. 3D CE-MRA 的 MIP 图示升主动脉根部瘤样扩张,形似"大蒜头"或"梨形",左颈总动脉内可见夹层产生的内膜片低信号

(范占明　马晓海)

参 考 文 献

1. 刘玉清. 心血管病影像诊断学. 百通集团 安徽科学技术出版社 辽宁科学技术出版社,2000

2. 戴汝平. 心血管病 CT 诊断学. 北京:人民卫生出版社,2000

3. 李坤成. 心血管磁共振成像诊断学. 北京:人民卫生出版社,1997

4. 李广镰,张开滋. 心血管遗传病学. 北京:中国协和医科大学 北京医科大学联合出版社,1994

5. 顾恺时. 顾恺时胸心外科手术学. 上海:上海科学技术出版社,2003

6. 孙衍庆. 现代胸心外科学. 北京:人民军医出版社,2000

7. 朱晓东. 先天性心脏病外科学. 第 2 版. 北京:人民卫生出版社,1996

8. 朱晓东. 心脏外科基础图解. 北京:人民卫生出版社,1980

9. 范占明,张兆琪,王永梅,等. 三维增强 MR 血管成像对冠状动脉桥血管的评价. 中华放射学杂志,2002,36(9):1017-1020

10. Rigo F,Ciampi Q,Ossena G,et al. Prognostic value of left and right coronary flow reserve assessment in nonischemic dilated cardiomyopathy by transthoracic Doppler echocardiography. J Card Fail,2011,17(1):39-46

11. Pinamonti B,Merlo M,Nangah R,et al. The progression of left ventricular systolic and diastolic dysfunctions in hypertrophic cardiomyopathy:clinical and prognostic significance. J Cardiovasc Med(Hagerstown),2010,11(9):669-677

12. Lampropoulos KM,Dounis VG,Aggeli C,et al. Contrast echocardiography:contribution to diagnosis of left ventricular non-compaction cardiomyopathy. Hellenic J Cardiol,2011,52(3):265-272

13. Pereles FS,McCarthy RM,Baskaran V,et al. Thoracic aortic dissection and aneurysm:evaluation with nonenhanced true FISP MR angiography in less than 4 minutes. Radiology,2002,223(1):270-274

第六章　乳腺疾病MRI诊断

乳腺影像学常用的检查方法包括乳腺 X 线摄影、超声和 MRI 等,在这些检查方法中,由于成像原理不同,每种检查方法各有其所长和所限。在临床实际工作中,乳腺影像学检查主要以乳腺 X 线摄影及超声检查为主,因其具有较好的互补性,两者结合已成为广泛采用的检查方法并被认为是最佳组合。MRI 因其具有极好的软组织分辨力和无射线辐射等特点,非常适合乳腺的影像检查,在某些方面可弥补乳腺 X 线和超声检查的局限性,亦已成为 X 线和超声检查的重要补充方法。特别是近年来随着专用乳腺线圈、MRI 对比剂及快速成像序列的应用,乳腺MRI 的检查及诊断水平有了很大提高。大量研究表明乳腺 MRI 对于乳腺良恶性肿瘤的诊断和鉴别诊断、乳腺癌分期、治疗后随访以及评估肿瘤血管生成和肿瘤生物学行为及预后方面,同其他影像检查方法相比较可获得更多和更准确的信息,并且在某些方面起着 X 线和超声检查不能替代的作用。但与乳腺 X 线摄影相比,乳腺 MRI 检查起步较晚且费用较高。

第一节　乳腺 MRI 检查技术

一、扫描序列和层面选择

乳腺 MRI 检查前,应详细向患者解释整个检查过程以消除其恐惧心理,得到患者最好的配合。由于乳腺腺体组织随月经周期变化,因此乳腺 MRI 检查的最佳时间为月经后 1 周。患者俯卧于检查床上,使双侧乳腺自然悬垂于专门的乳腺相阵列表面线圈的双孔内。

1. 乳腺 MRI 平扫检查　在乳腺 MRI 检查中,常用的成像序列包括自旋回波序列、快速自旋回波序列和梯度回波序列。扫描方位一般采用横轴面和(或)矢状面。乳腺 MRI 平扫检查通常采用 T_1WI 和脂肪抑制 T_2WI,观察乳腺的解剖结构。T_1WI 可以观察乳腺脂肪和腺体的分布情况,而 T_2WI 能较好

地识别液体成分,如囊肿和扩张的导管。扫描层厚一般不大于 5mm,无层间距。扫描范围包括全部乳腺,必要时包括腋窝。

单纯的乳腺 MRI 平扫检查仅能对囊、实性病变做出可靠诊断,在进一步定性诊断方面与乳腺 X 线检查相比并无显著优势,故应常规行 MRI 动态增强检查。

2. 乳腺 MRI 动态增强检查　扫描序列设计应兼顾高空间分辨力和高时间分辨力两方面的要求。高空间分辨力有利于准确显示病变结构,尤其适用于发现小乳腺癌;高时间分辨力能更准确评价动态增强扫描前后病变的时间-信号强度曲线变化。动态增强检查多采用三维快速成像技术,进行薄层(小于 3mm)无间距扫描,使所有扫描层面同时激励,并在较短时间内对所有层面进行信号测量和采集,行任意角度或方位图像重组,获得较高的信噪比,因而使遗漏病灶的几率大为减少。MRI 增强检查常用的对比剂为 Gd-DTPA,使用剂量为 0.1~0.2mmol/kg 体重,一般采用静脉内团注法,在注射对比剂后行快速梯度回波 T_1WI 的多时相动态扫描。通常动态增强单次扫描时间为 1 分钟左右,延迟 7~10 分钟。此外,为了避免高信号的脂肪组织掩盖强化的病变,脂肪抑制技术在检查中非常必要,应用脂肪抑制成像技术可使脂肪组织在图像上显示为低信号,正常腺体组织显示为中等信号,这对于异常信号病变的检出或增强扫描时强化病灶的显示较为敏感,特别是对较大的脂肪型乳腺更有价值。如所用设备不宜行脂肪抑制成像技术,则需要对增强前后图像进行减影,以使强化病变更加明显。

3. 乳腺 DWI 和 MRS 检查　如所用 MRI 设备的硬件和软件允许,可行乳腺 MR 扩散加权成像(DWI)和 MR 波谱成像(MRS)检查。DWI 一般采用单次激发平面回波成像(EPI)技术。^{1}H MRS 检查多采用 PRESS 技术,选取体素时要最大范围包含病灶,同时尽可能避开周围脂肪组织。近年来研究结果表明,动态增强 MRI 检查结合 DWI 和 MRS 可提

高乳腺癌诊断的特异性。

二、乳腺 MRI 检查原则

对于乳腺疾病,MRI 诊断的准确性在很大程度上依赖于检查方法是否恰当,采用的扫描序列及技术参数是否合理。目前,由于各医疗机构所用设备及磁场强度不同,乳腺 MRI 检查方法亦不尽相同,难以制定统一的检查规范,但在乳腺 MRI 检查中应遵循以下主要原则:

1. 乳腺 MRI 检查应在磁场非常均匀的高场设备(1.5T 及 1.5T 以上)进行,尽管有应用低场 MRI 设备进行乳腺检查的报道,但有若干因素可能影响图像质量。

2. 必须采用专用乳腺线圈。

3. 除常规平扫检查外,需要通过静脉注射对比剂做动态增强检查。

4. 采用三维快速梯度回波成像技术采集数据时,应尽可能平衡高空间分辨力和高时间分辨力两方面的要求。

5. 可应用 MRI 设备的后处理功能进行多平面重组和容积重组。

第二节　正常 MRI 表现和病变分析方法

一、正常乳腺 MRI 表现

正常乳腺 MRI 表现因所用脉冲序列不同而有所差别。

脂肪组织在 T_1WI 及 T_2WI 均呈高信号,在脂肪抑制序列上呈低信号,注射对比剂后增强扫描时几乎无强化。

纤维和腺体组织通常在 T_1WI 区分不开,表现为较低或中等信号,与肌肉组织大致呈等信号。在 T_2WI 腺体组织表现为中等信号,高于肌肉,低于液体和脂肪。在脂肪抑制 T_2WI 序列腺体组织表现为中等或较高信号。

T_1WI 动态增强扫描时,正常乳腺实质表现为弥漫性、区域性或局灶性轻度渐进性强化,强化程度一般不超过增强前信号强度的 1/3。如果在月经期或经前期行 MRI 检查,动态增强扫描时正常乳腺实质也可呈中度甚至重度强化。乳腺皮肤在动态增强扫描时可为程度不一的渐进性强化,皮肤厚度大致均匀。乳头亦为轻至中等程度渐进性强化,双侧大致对称。

乳腺类型不同,MRI 表现亦有差异:致密型乳腺的腺体组织占乳腺的大部或全部,在 T_1WI 及 T_2WI 表现为一致性的较低及中等信号,周围是高信号的脂肪层;脂肪型乳腺主要由高信号的脂肪组织构成,残留的部分索条状乳腺小梁在 T_1WI 和 T_2WI 均表现为低或中等信号;中间混合型乳腺的 MRI 表现介于脂肪型与致密型之间,通常在高信号的脂肪组织中夹杂有斑片状中等信号的腺体组织。

二、乳腺病变 MRI 分析方法

通常,对乳腺病变进行 MRI 观察和分析时应包括病变形态表现、信号强度及内部结构,尤其是动态增强扫描后病变强化方式和血流动力学特征,如早期强化率和时间-信号强度曲线类型等。如行 DWI 和 MRS 检查,还可测量和分析乳腺病变的 ADC 值和总胆碱化合物含量。

在美国放射学会(American College of Radiology,ACR)2003 年出版的乳腺影像报告和数据系统 MRI(Breast Imaging and Reporting Data System-Magnetic Resonance Imaging,BI-RADS-MRI)中,详尽阐述了对异常强化病变以及对良、恶性病变表现描述的标准术语。

(一) 病变形态、信号强度、内部结构及强化方式

乳腺良、恶性病变的形态学分析方法与乳腺 X 线平片相似。其中,强化后的病变形态能更清楚揭示其生长类型、病变范围以及内部结构,且能显示平扫 MRI 难以发现的多灶或多中心性病变。

1. 平扫 MRI 检查　提示恶性病变的形态表现包括形态不规则、呈星芒状或蟹足样,边缘不清或呈毛刺样。反之,形态规则、边缘光滑锐利的病变多提示良性。但小的病变和少数病变可有不典型表现。乳腺病变在平扫 T_1WI 多呈低或中等信号,在 T_2WI 信号强度则依据其细胞、纤维成分及含水量不同而异,纤维成分多的病变信号强度低,细胞及含水量多的病变信号强度高。良性病变内部的信号强度一般较均匀,但约 64% 的纤维腺瘤内可有胶原纤维形成的分隔,其在 T_2WI 表现为低或中等信号强度;恶性病变内部可有液化、坏死、囊变、纤维化或出血,表现为高、中、低混杂信号。

2. 增强 MRI 检查　按照 BI-RADS-MRI 标准,乳腺异常强化被定义为其信号强度高于正常乳腺实质,并强调应在高分辨动态增强扫描的早期观察异常强化病变的形态表现,以避免病变内对比剂廓清或周围乳腺组织的渐进性强化影响病变观察。乳腺

异常强化表现可概括为局灶性、肿块和非肿块性病变。

局灶性病变是指小斑点状强化灶,难以描述它的形态和边缘特征,无明确的占位效应,通常小于5mm。局灶性病变也可以为多发斑点状强化灶,散布于乳腺正常腺体或脂肪内,多为偶然发现的强化病灶。局灶性病变多为腺体组织灶性增生性改变,如两侧呈对称性表现更提示为良性可能。

肿块是指具有三维立体结构的占位性病变,对于肿块的描述应包括形态、边缘、内部强化特征。肿块形态分为圆形、卵圆形、分叶形或不规则形。边缘分为光滑、不规则或毛刺。一般而言,边缘毛刺或不规则形肿块提示恶性,边缘光滑提示良性。肿块内部强化特征分为均匀或不均匀强化,另有几种特征性强化方式包括边缘强化、内部低信号分隔、分隔强化或中心强化。均匀强化常提示良性,不均匀强化提示恶性。除囊肿合并感染(囊肿在 T_2WI 呈明显高信号)或脂肪坏死(可结合病史和 X 线表现诊断)外,边缘强化的肿块高度提示恶性可能。内部有低信号分隔提示纤维腺瘤。动态增强检查时,恶性病变多为不均匀强化或边缘强化,强化方式亦多由边缘环状强化向中心渗透,呈向心样强化(图 6-2-2-1);而良性病变的强化常均匀一致,强化方式多由中心向外围扩散,呈离心样强化(图6-2-2-2)。

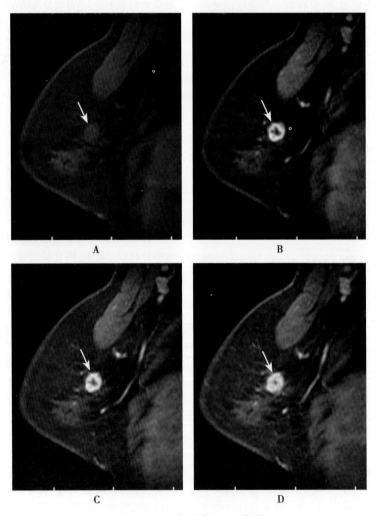

图 6-2-2-1　右乳癌 MRI 表现

A. 矢状面脂肪抑制增强前 T_1WI;B、C、D 分别为动态增强扫描 1、2、8 分钟 T_1WI,右乳肿物(箭)边缘呈小分叶,动态增强早期肿物呈不均匀强化且以边缘强化明显,随时间延迟肿物强化方式由边缘环形强化向中心渗透而呈向心样强化

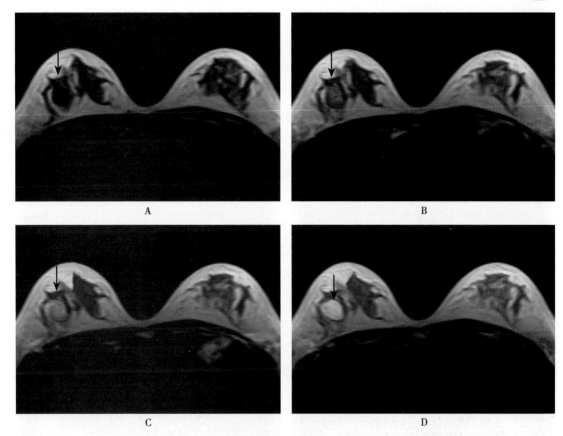

图 6-2-2-2 右乳纤维腺瘤 MRI 表现

A. 轴面平扫 T_1WI;B、C、D 分别为动态增强扫描 1.5、3、7.5 分钟 T_1WI,动态增强扫描显示病变(箭)轮廓清晰,信号强度随时间呈渐进性增加,强化方式由中心向外围扩散,呈离心样强化,边缘光滑

除以上局灶性或肿块病变外,乳腺内其他异常强化被称为非肿块性强化。对于非肿块性强化病变,应观察其分布、内部强化特征和两侧是否对称。依据其分布不同可分为局限性强化(强化区域小于 25% 的乳腺象限体积,异常强化病变之间有脂肪或腺体组织)、线样强化(强化表现为线样,在 3D 或其他方位图像可表现为片状)、导管强化(指向乳头方向的线样强化,可有分支)、段性强化(呈三角形或锥形强化,尖端指向乳头,与导管或其分支走行一致)、区域性强化(非导管走行区域的大范围强化)、多发区域性强化(两个或两个以上的区域性强化)和弥漫性强化(遍布于整个乳腺的广泛散在的均匀强化)。导管性或段性强化常提示恶性病变,特别是导管原位癌(ductal carcinoma in situ, DCIS)。区域性、多发区域性或弥漫性强化多提示良性增生性改变,常见于绝经前妇女(MRI 表现随月经周期不同而不同)和绝经后应用激素替代治疗的女性。非肿块性强化病变的内部强化特征分为均匀、不均匀、斑点状、簇状(如为线样分布,可呈串珠状)和网状强化。多发的斑点状强化常提示正常乳腺实质或纤维囊性改变,簇状强化则提示 DCIS。对于非肿块性强化病变,应注意描述两乳腺强化是否对称,对称性强化多提示良性改变。

与异常强化病变相伴随的征象包括乳头内陷、平扫 T_1WI 导管高信号征、皮肤增厚与受累、水肿、淋巴结肿大、胸大肌受累、胸壁受累、血肿或出血、异常无信号区域(伪影造成的无信号区)和囊肿。这些征象可以单独出现,也可伴随出现。部分伴随征象的出现有助于乳腺癌的诊断,对外科手术方案的制订和肿瘤的分期亦有重要意义。

(二) 动态增强显示血流动力学改变

动态增强曲线描述的是注入对比剂后病变信号强度随时间变化的特征。异常强化病变的时间-信号强度曲线包括两个阶段,第一阶段为初期时相,即注药后 2 分钟内或曲线开始变化时,其信号强度分为缓慢、中等或快速增加;第二阶段为延迟时相即注药2分钟后或动态曲线开始变化后,其变化决定曲线形态。通常将动态增强曲线分为三型:①渐增型:在动态观察时间内病变信号强度表现为缓慢持续增加;②平台型:注药后于动态增强早期时相信号强度达到高峰,在延迟期信号强度无明显变化;③流出型:病变于动态增强早期时相信号强度达到高峰后减低。一般而言,渐增型曲线多提示良性病变(可能性为83%~94%);流出型曲线提示恶性病变(可能性为87%);平台型曲线既可为恶性、也可为良性病变(恶性可能性为64%)。

(三)MRI功能成像

动态增强MRI诊断乳腺癌的敏感性较高,但特异性相对较低。针对这一问题,近年来国内外学者试图将主要用于超急性脑梗死及脑肿瘤诊断的DWI和MRS应用于乳腺检查。初步结果表明这两种成像技术可为鉴别乳腺良、恶性病变提供有价值的信息。

DWI是目前唯一能观察活体水分子微观运动的成像方法,它从分子水平上反映了人体组织的空间组成信息,以及病理生理状态下各组织成分水分

子的功能变化,能够在早期检测出与组织含水量改变有关的形态学和生理学改变。恶性肿瘤细胞繁殖旺盛,细胞密度较高,细胞外容积减少;同时,细胞生物膜的限制和大分子物质如蛋白质对水分子的吸附作用也增强,这些因素综合作用阻止了恶性肿瘤内水分子的有效运动,限制了扩散,因而,恶性肿瘤在DWI通常呈高信号,ADC值降低(图6-2-2-3),而乳腺良性病变的ADC值较高。良、恶性病变ADC值之间的差异有统计学意义,根据ADC值鉴别良、恶性乳腺肿瘤特异性较高。值得注意的是,部分乳腺病变于DWI呈高信号,但所测ADC值较高,考虑DWI的这种高信号为T$_2$透射效应(T$_2$ shine through effect),而非扩散能力降低。DWI无需对比剂增强,检查时间短,但其空间分辨力和解剖图像质量不如增强扫描图像。动态增强MRI结合DWI可以提高乳腺病变诊断的特异性。

MRS是检测活体内代谢和生化信息的一种无创伤性技术,能显示良、恶性肿瘤的代谢物差异,提供先于形态学改变的代谢改变信息。正常乳腺细胞发生恶变时,往往伴随着细胞结构和功能的变化,癌

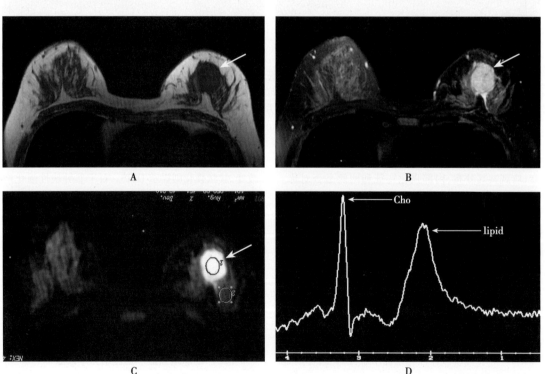

图 6-2-2-3　左乳髓样癌伴大量淋巴细胞浸润

49岁,女性。A. 轴面平扫T$_1$WI;B. 轴面脂肪抑制T$_2$WI;C. DWI;D. MRS,MRI平扫显示左乳类圆形肿块,边界清楚(箭),T$_1$WI呈低信号,T$_2$WI呈稍高信号,病变内部信号比较均匀,在DWI病变呈明显高信号,ADC值减低,肿块区MRS谱线于3.2ppm处可见异常增高的胆碱峰(Cho)

细胞迅速生长及增殖导致某些代谢物含量增加。近年来,1.5T 磁共振成像系统有了配套的波谱分析软件,MRS 从实验研究转入临床应用。研究结果表明,大多数乳腺癌在 ^{1}H-MRS 出现胆碱峰(见图 6-2-2-3),仅有少数良性病变显示胆碱峰。但 ^{1}H-MRS 成像受诸多因素影响(如磁场均匀度和病变大小)。动态增强 MRI 结合 DWI 和 MRS 可明显提高 MRI 诊断乳腺癌的特异性。但与动态增强 MRI 相比,乳腺 DWI 和 MRS 技术尚不够成熟,目前 ACR 尚未推荐对后者的具体评估方法。

(四) 乳腺 MRI 诊断标准

对于乳腺良、恶性病变,MRI 诊断标准包括两方面,一方面依据病变形态学表现,另一方面依据动态增强扫描后病变的血流动力学特征,在此基础上结合 DWI 上 ADC 值和 MRS 总胆碱化合物情况。对于肿块型病变良、恶性的诊断,动态曲线通常可以提供决定性信息。但对于非肿块型病变特别是 DCIS,由于其发生部位、少血供、多发生钙化等特点,增强扫描后形态学评价的权重往往大于动态增强的血流动力学表现,如形态表现为沿导管走行的导管性或段性强化,即使动态增强曲线类型不呈典型恶性特征亦应考虑恶性可能。

(五) 乳腺 MRI 观察和分析要点

在平扫 MRI,应观察病变的形态以及在 T_1WI、T_2WI 的信号强度。与正常腺体比较,通常在 T_1WI、T_2WI 将病变信号强度分为高、等、低信号。根据病变信号变化,平扫 MRI 可对乳腺囊性病变和含脂肪成分的病变做出可靠诊断。但对于实性病变的定性诊断,平扫 MRI 与 X 线检查相比并无显著优势,另外部分乳腺病变在平扫 MRI 不能明确显示,故应常规进行动态增强 MRI 检查。

在动态增强 MRI,首先应观察是否存在强化表现。如有强化,应进一步分析其形态学和血流动力学特征。分析动态扫描图像时,应对照分析注药前和注药后不同时相的同层面图像,如以胶片为报告书写依据时,照片上最好应将同层面注药前和注药后图像顺序放在一排或一列,以方便阅片者观察,通过分析兴趣区或病变局部信号强度的动态变化,并比较病变和邻近正常组织信号强度的差别,全面评价病变的强化特征。不要误将增强后 T_1WI 中的所有高信号都解释为强化表现,对照观察增强前的蒙片可以避免这种错误。

分析肿块型病变时,除观察其形态和边缘外,还要观察其强化分布方式,如均匀强化、边缘强化或不均匀强化,强化方式是向心样强化、还是离心样强化。对于区域性或弥漫性强化的病变,应区别散在

斑片状分布与导管性或段性分布。导管性或段性分布的强化应考虑恶性,尤其 DCIS 可能。对于动态增强 MRI,除了分析形态学和强化分布表现外,更应注重分析增强前后病变的信号强度及动态变化,如时间-信号强度曲线类型和早期强化率。从某种意义上讲,MRI 鉴别乳腺肿块型病变的良、恶性时,分析时间-信号强度曲线类型和强化方式的重要性大于分析病变的形态表现,尤其对较小病变的定性诊断更是如此。在对非肿块型病变做出诊断时,分析权重首先为强化分布方式,其次为内部强化特征及曲线类型。

第三节　常见疾病 MRI 表现

一、乳腺增生性疾病

(一) 临床表现与病理特征

临床上,乳腺增生性疾病多见于 30～50 岁的妇女,症状为乳房胀痛和乳腺内多发性"肿块",症状常与月经周期有关,月经前期症状加重,月经后症状减轻或消失。

乳腺增生性疾病的病理诊断标准及分类尚不统一,故命名较为混乱。一般组织学上将乳腺增生性疾病描述为一类以乳腺组织增生和退行性变为特征的改变,伴有上皮和结缔组织的异常组合,它是在某些激素分泌失调的情况下,表现出乳腺组织成分的大小和数量构成比例及形态上的周期性变化。乳腺增生性疾病包括囊性增生病(cystic hyperplasia disease)、小叶增生(lobular hyperplasia)、腺病(adenosis)和纤维性病(fibrous disease)。其中囊性增生病包括囊肿、导管上皮增生、乳头状瘤病、腺管型腺病和大汗腺样化生,它们之间有依存关系,但不一定同时存在。囊肿由末梢导管扩张而成,单个或多个,大小不等,最大者直径可以超过 5cm,小者如针尖状。

(二) MRI 表现

在 MRI 平扫 T_1WI,增生的导管腺体组织表现为低或中等信号,与正常乳腺组织信号相似;在 T_2WI 上,信号强度主要依赖于增生组织内含水量,含水量越高信号强度亦越高。当导管、腺泡扩张严重,分泌物潴留时可形成囊肿,常为多发,T_1WI 上呈低信号,T_2WI 上呈高信号。少数囊肿因液体内蛋白含量较高,T_1WI 上亦可呈高信号。囊肿一般无强化表现,少数囊肿如有破裂或感染时,其囊壁可有强化(图 6-3-1-1)。在动态增强扫描时,乳腺增生多表现为多

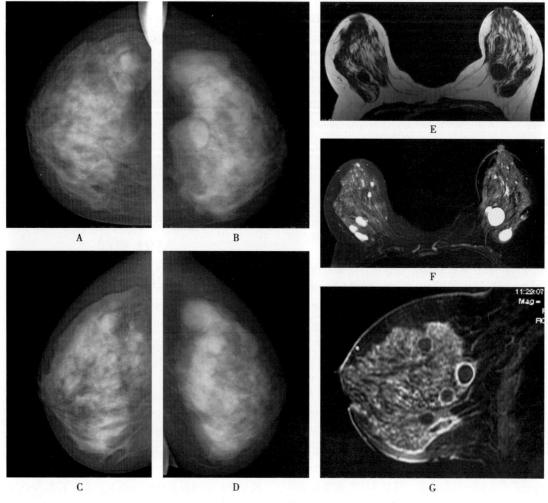

图 6-3-1-1 双侧乳腺囊性增生病

44 岁,女性。A、B. 右、左乳 X 线头尾位片;C、D. 右、左乳 X 线内外斜位片,双乳为多量纤维腺体型乳腺,其内可见多个大小不等圆形或卵圆形肿物,部分边缘清晰光滑,部分边缘与腺体重叠显示欠清,未见毛刺、浸润征象,肿物密度与腺体密度近似;E. MRI 横轴面平扫 T_1WI;F. 横轴面脂肪抑制 T_2WI,显示双乳腺内可见多发大小不等肿物,T_1WI 呈低信号,T_2WI 呈高信号,边缘清晰光滑,内部信号均匀;G. 矢状面增强 T_1WI,显示大部分肿物未见强化,少数肿物边缘可见规则环形强化

发或弥漫性小片状或大片状轻至中度的渐进性强化,随时间的延长强化程度和强化范围逐渐增高和扩大(图 6-3-1-2),强化程度通常与增生的严重程度成正比,增生程度越重,强化就越明显,严重时强化表现可类似于乳腺恶性病变。

DWI 和 MRS 检查有助于良、恶性病变的鉴别,通常恶性病变在 DWI 呈高信号,ADC 值降低;而良性病变在 DWI 上 ADC 值较高。在 $^1H\text{-}MRS$ 上,70%~80% 的乳腺癌于 3.2ppm 处可出现胆碱峰;而大多数良性病变则无胆碱峰出现。但部分文献曾报道在乳腺实质高代谢的生理状态如哺乳期也可测到胆碱峰,也有作者认为由于胆碱是细胞膜磷脂代谢的成分之一,参与细胞膜的合成和退变,无论良性或恶性病变,只要在短期内迅速生长,细胞增殖加快,膜转运增加,胆碱含量就可以升高,MRS 即可测到胆碱峰(图 6-3-1-3)。

(三)鉴别诊断

1. 局限性乳腺增生(尤其伴有结构不良时)需与乳腺癌鉴别 局限性增生多为双侧性,通常无皮肤增厚及毛刺等恶性征象;X 线上若有钙化,亦较散在,而不似乳腺癌密集。动态增强 MRI 检查有助于鉴别,局限性增生多表现为信号强度随时间延迟而

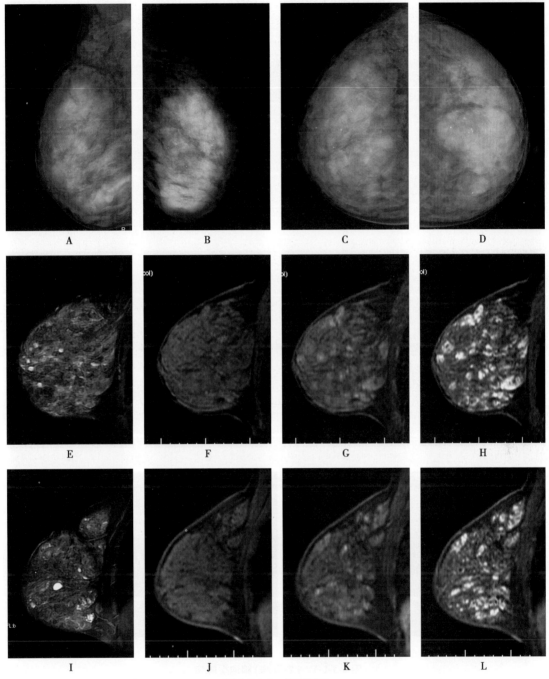

图 6-3-1-2 双乳增生

46 岁,女性。A、B. 右、左乳 X 线内外斜位片;C、D. 右、左乳 X 线头尾位片,双乳为多量纤维腺体型乳腺,其内可见多发斑片状及结节状影,与腺体密度近似;E. 左乳 MRI 矢状面脂肪抑制 T_2WI;F、G、H. 分别为左乳平扫 T_1WI 及动态增强后 1、8 分钟 T_1WI;I. 右乳 MRI 矢状面脂肪抑制 T_2WI;J、K、L. 分别为右乳平扫 T_1WI 及动态增强后 1、8 分钟 T_1WI,双乳为多量腺体型乳腺,平扫 T_2WI 见双乳腺内多发大小不等液体信号灶,动态增强扫描见双乳腺内弥漫分布多发斑点状及斑片状渐进性强化,随时间的延长强化程度和强化范围逐渐增高和扩大

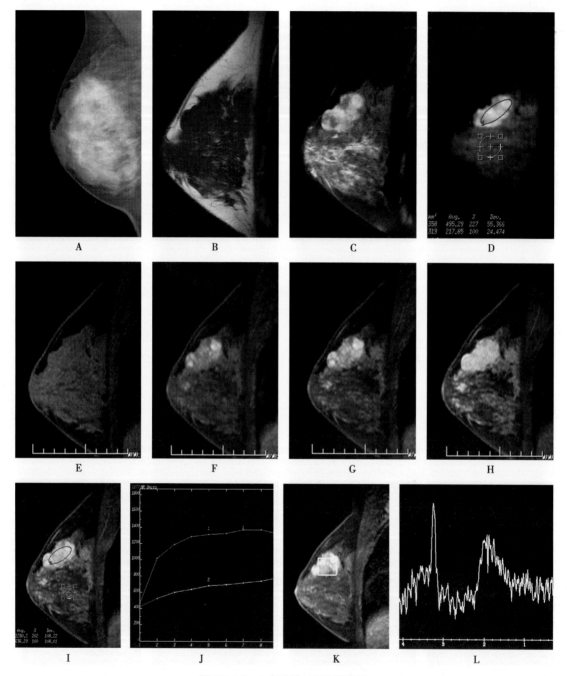

图 6-3-1-3　（右乳腺）腺泡型腺病

33 岁,女性。A. 右乳 X 线内外斜位片,外上方腺体表面局限性突出,呈中等密度,所见边缘光滑,相邻皮下脂肪层及皮肤正常;B. MRI 矢状面平扫 T_1WI;C. 矢状面脂肪抑制 T_2WI,显示右乳外上方不规则形肿物,呈分叶状,T_1WI 呈较低信号,T_2WI 呈中等、高混杂信号,边界尚清楚;D. DWI,病变呈异常高信号,ADC 值略降低;E、F、G、H. 分别为脂肪抑制平扫 T_1WI 及动态增强后 1、2、8 分钟 T_1WI;I、J. 动态增强后病变和正常腺体感兴趣区测量及时间-信号强度曲线,显示病变呈明显强化且随时间延迟信号强度逐渐升高趋势;K. 病变区 MRS 扫描定位图;L. MRS 谱线图,在 3.2ppm 处可见病变区胆碱峰异常增高

渐进性增加,于晚期时相病变的信号强度和强化范围逐渐增高和扩大,而乳腺癌的信号强度呈快速明显增高且快速降低模式,但部分乳腺腺病的影像表现甚至切除后病变大体表现很难与乳腺癌区别,需组织病理学确诊。

2. 囊性增生的囊肿需与良性肿瘤(如多发纤维腺瘤)鉴别 MRI 可明确鉴别囊肿和纤维腺瘤。囊肿呈典型液体信号特征,T_1WI 低信号,T_2WI 高信号。

【专家指点】

1. 乳腺增生性疾病多发生于 30 ~ 50 岁妇女,常为双侧。临床症状如乳房胀痛和乳腺内多发性"肿块"与月经周期有关,以经前期明显。因此,在检查乳腺增生性疾病时,选择合适的检查时间很重要。影像检查一般在月经后 1 周进行。

2. 乳腺增生性疾病的影像诊断应密切结合患者年龄、症状、体征、生育史及月经情况。同样的影像表现,如患者年轻、无临床症状,很可能是正常致密型乳腺;但若为中、老年,有生育史及临床症状,则可能为增生。此外,部分患者可为多种成分增生。当难以区分何种成分为主时可统称乳腺增生。

3. MRI 平扫检查可诊断囊性增生中的囊肿。MRI 动态增强检查时,增生性病变多表现为区域性、多发区域性或弥漫性分布的缓慢渐进性强化,且随时间延长,强化程度和强化范围逐渐增高和扩大。

二、乳腺纤维腺瘤

(一) 临床表现与病理特征

乳腺纤维腺瘤(fibroadenoma)是最常见的乳腺良性肿瘤,多发生在 40 岁以下妇女,可见于一侧或两侧,也可多发,多发者约占 15%。患者一般无自觉症状,多为偶然发现,少数可有轻度疼痛,为阵发性或偶发性,或在月经期明显。触诊时多为类圆形肿块,表面光滑,质地韧,活动,与皮肤无粘连。病理上,纤维腺瘤是由乳腺纤维组织和腺管两种成分增生共同构成的良性肿瘤。在组织学上,可表现为以腺上皮为主要成分,也可表现为以纤维组织为主要成分,按其比例不同,可称之为纤维腺瘤或腺纤维瘤(adenofibroma),多数肿瘤以纤维组织增生为主要改变。其发生与乳腺组织对雌激素的反应过强有关。

(二) MRI 表现

纤维腺瘤的 MRI 表现与其组织成分有关。在平扫 T_1WI,肿瘤多表现为低信号或中等信号,轮廓边界清晰,圆形或卵圆形,大小不一。在 T_2WI 上,依肿瘤内细胞、纤维成分及水的含量不同而表现为不同的信号强度:纤维成分含量多的纤维性纤维腺瘤(fibrous fibroadenomas)信号强度低;而水及细胞含量多的黏液性及腺性纤维腺瘤(myxoid and glandular fibroadenomas)信号强度高。发生退化、细胞少、胶原纤维成分多者在 T_2WI 上呈较低信号。约 64% 的纤维腺瘤内可有由胶原纤维形成的分隔,分隔在 T_2WI 上表现为低或中等信号强度(图 6-3-2-1)。通常发生在年轻妇女的纤维腺瘤细胞成分较多,而老年妇女的纤维腺瘤则含纤维成分较多。

动态增强 MRI 扫描,纤维腺瘤表现亦可各异,大多数表现为缓慢渐进性的均匀强化或由中心向外围扩散的离心样强化(见图 6-2-2-2),少数者,如黏液性及腺性纤维腺瘤亦可呈快速显著强化,其强化类型有时难与乳腺癌鉴别,所以准确诊断除依据强化程度、时间-信号强度曲线类型外,还需结合病变形态学表现进行综合判断,必要时与 DWI 和 MRS 检查相结合,以减少误诊。

(三) 鉴别诊断

1. 乳腺癌 患者多有临床症状,病变形态多不规则,边缘呈蟹足状。MRI 动态增强检查时,信号强度趋于快速明显增高且快速减低,即时间-信号强度曲线呈流出型;强化方式由边缘向中心渗透,呈向心样强化趋势。ADC 值降低。少数纤维腺瘤(如黏液性及腺性纤维腺瘤)亦可呈快速显著强化,其强化类型有时难与乳腺癌鉴别,需结合形态表现综合判断,必要时结合 DWI 和 MRS 信息,以减少误诊。

2. 乳腺脂肪瘤 脂肪瘤表现为脂肪信号特点,在 MRI T_1WI 和 T_2WI 上均呈高信号,在脂肪抑制序列上呈低信号。其内常有纤细的纤维分隔,而无正常的导管、腺体和血管结构。周围有较纤细而致密的包膜。

3. 乳腺错构瘤 为由正常乳腺组织异常排列组合而形成的一种瘤样病变。病变主要由脂肪组织(可占病变的 80%)构成,混杂不同比例的腺体和纤维组织。影像特征为肿瘤呈混杂密度或信号,具有明确的边界。

4. 乳腺积乳囊肿 比较少见,是由于泌乳期一支或多支乳导管发生阻塞、乳汁淤积形成,常发生在哺乳期或哺乳期后妇女。根据形成的时间及内容物成分不同,MRI 表现亦不同:病变内水分含量较多时,积乳囊肿可呈典型液体信号,即在 T_1WI 呈低信号,在 T_2WI 呈高信号;如脂肪、蛋白或脂质含量较高,积乳囊肿在 T_1WI 和 T_2WI 均呈明显高信号,在脂肪抑制序列表现为低信号或仍保持较高信号;如病变内脂肪组织和水含量接近,在反相位 MRI 可见病变信号明显减低。在增强 MRI,囊壁可有轻至中度强化。临床病史也很重要,肿物多与哺乳有关。

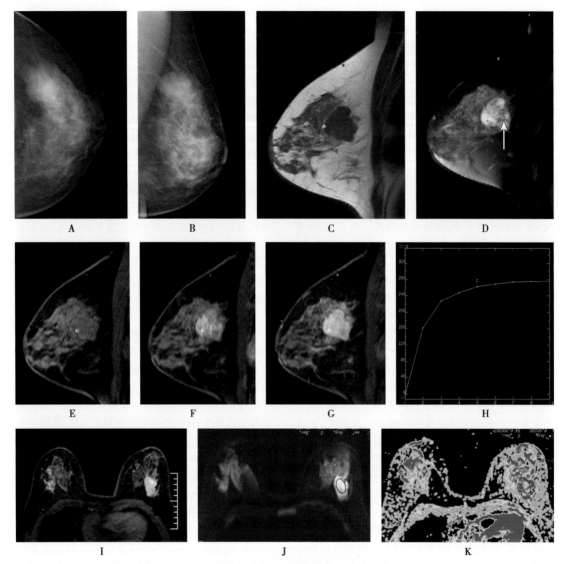

图 6-3-2-1　（左乳腺）纤维腺瘤伴黏液变性

48 岁,女性。A. 左乳 X 线头尾位片;B. 左乳 X 线内外斜位片,显示左乳外上方分叶状肿物,密度比正常腺体密度稍高,肿物部分边缘模糊,小部分边缘可见低密度透亮环;C. 左乳 MRI 矢状面平扫 T_1WI;D. 左乳矢状面脂肪抑制 T_2WI,显示左乳外上方分叶状肿物,内部信号不均匀,T_1WI 呈较低信号且其内可见小灶性高信号,T_2WI 呈混杂较高信号且其内可见多发低信号分隔(箭),边界清楚;E、F、G. 分别为平扫 T_1WI 及动态增强后 1、8 分钟 T_1WI;H. 动态增强后病变区时间-信号强度曲线图;I. 横轴面增强扫描延迟时相,显示动态增强后病变呈不均匀渐进性强化,时间-信号强度曲线呈渐增型;J. DWI 图;K. ADC 图,病变于 DWI 呈高信号,ADC 值较高(肿物 ADC 值 $1.9 \times 10^{-3}\,mm^2/s$,正常乳腺组织 ADC 值 $2.0 \times 10^{-3}\,mm^2/s$)

【专家指点】

1. 乳腺 X 线和超声检查是诊断乳腺纤维腺瘤的主要方法。但对于发生在多量纤维腺体型或致密型乳腺内的纤维腺瘤,X 线诊断较为困难。一方面由于良性肿瘤与正常腺体密度近似,缺乏自然对比,肿瘤可被掩盖而漏诊,另一方面由于病变与腺体重叠,影响病变本身影像特征清晰显示而误诊。此时应结合超声或 MRI 检查结果。

2. 超声和 MRI 检查检出和诊断致密型乳腺内病变有优势。如超声检查时病变表现不典型,MRI 检查有助于进一步确诊。

3. 乳腺纤维腺瘤多表现为类圆形肿块,边缘光滑、锐利,可有分叶,密度或信号均匀,有时见粗颗粒状钙化。T_2WI 显示肿瘤内低信号分隔是特征性表现。动态增强后大多数病变呈渐进性强化,时间-信号强度曲线呈渐增型,强化方式呈由中心向外围扩散的离心样强化。ADC 值无明显减低。

4. 部分纤维腺瘤于平扫 MRI 显示不明显,动态增强 MRI 检查应作为常规。

三、乳腺大导管乳头状瘤

(一)临床表现与病理特征

乳腺大导管乳头状瘤(intraductal papilloma)是发生于乳晕下大导管的良性肿瘤,乳腺导管上皮增

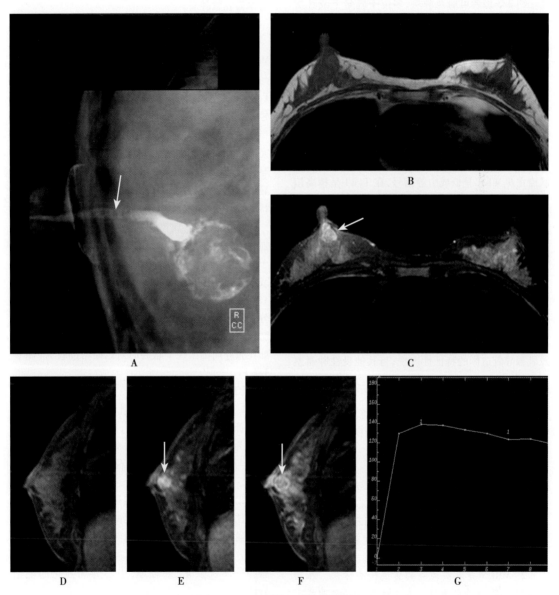

图 6-3-3-1 右乳腺大导管乳头状瘤

44 岁,女性。A. 右乳导管造影局部放大片,显示乳头下大导管扩张,管腔内可见一 0.8cm×1.0cm 充盈缺损,充盈缺损区边缘和内部可见对比剂涂布,充盈缺损以远导管未见显影,扩张大导管腔内成串的低密度影为气泡(白箭);B. MRI 横断面平扫 T_1WI;C. 横断面脂肪抑制 T_2WI,右乳头后方见一个类圆形肿物,边界清楚,T_1WI 呈中等信号,T_2WI 呈稍高信号(白箭),内部信号欠均匀;D、E、F. 分别为平扫 T_1WI 和动态增强后 1、8 分钟 T_1WI;G. 动态增强后病变区时间-信号强度曲线图,显示动态增强后病变明显不均匀强化,时间-信号强度曲线呈流出型,于延迟期病变边缘较明显强化(白箭)

生突入导管内并呈乳头样生长,因而称其为乳头状瘤。常为单发,少数也可同时累及几支大导管。本病常见于经产妇,以40~50岁多见。发病与雌激素过度刺激有关。乳腺导管造影是诊断导管内乳头状瘤的重要检查方法。主要临床症状为乳头溢液,可为自发性或挤压后出现,溢液性质可为浆液性或血性。约2/3患者可触及肿块,多位于乳晕下或乳房中部,挤压肿块常可导致乳头溢液。

在大体病理上,病变大导管明显扩张,内含淡黄色或棕褐色液体,肿瘤起源于乳导管上皮,腔内壁有数目不等的乳头状物突向腔内,乳头一般直径为数毫米,大于1cm者较少,偶有直径达2.5cm者,乳头的蒂可粗可细,当乳头状瘤所在扩张导管的两端闭塞,形成明显的囊肿时,即称为囊内乳头状瘤。

(二)MRI表现

MRI检查不是乳头溢液的首选检查方法。乳头状瘤在 T_1WI 多呈低或中等信号,在 T_2WI 呈稍高信号,边界清楚,发生部位多在乳腺大导管处,增强扫描时纤维成分多、硬化性的乳头状瘤无明显强化,而细胞成分多、非硬化性的乳头状瘤可有明显强化,时间-信号强度曲线亦可呈流出型,而类似于恶性肿瘤的强化方式(图6-3-3-1),因此,单纯依靠增强后曲线类型有时难与乳腺癌鉴别。重 T_2WI 可使扩张积液的导管显影,所见类似乳腺导管造影。

(三)鉴别诊断

1. 典型者根据临床表现(乳头溢液)、病变部位及乳腺导管造影的特征性表现,与其他良性肿瘤鉴别不难。

2. 本病的MRI形态学表现多呈良性特征,但动态增强后时间-信号强度曲线有时呈流出型,与恶性病变相似。故单纯依靠曲线类型鉴别良恶性较为困难,需综合分析形态学和DWI表现。

【专家指点】

1. 乳腺导管造影是诊断大导管乳头状瘤的重要方法,表现为乳导管突然中断,断端呈光滑杯口状;若病变以远处导管显影,则表现为光滑圆形或卵圆形充盈缺损;近大导管侧的乳导管明显扩张,管壁光滑整齐。

2. MRI不是乳头溢液的首选检查方法。在动态增强MRI,导管乳头状瘤的时间-信号强度曲线有时与恶性病变相似。

四、乳腺脓肿

(一)临床表现与病理特征

乳腺脓肿(breast abscess)既可发生于产后哺乳期妇女,也可发生于非产后哺乳期妇女。乳腺脓肿可由乳腺炎形成,少数来自囊肿感染。而对于非产后哺乳期乳腺脓肿,则多数不是由急性乳腺炎迁延而来,临床表现不典型,常无急性过程,患者往往以乳腺肿块而就诊,因缺乏典型的乳腺炎病史或临床症状,更由于近年来乳腺癌的发病率上升,容易将其误诊为乳腺肿瘤。

(二)MRI表现

乳腺脓肿在MRI上比较具有特征性表现,MRI平扫 T_1WI 上表现为低信号, T_2WI 呈中等或高信号,边界清晰或部分边界清晰,脓肿壁在 T_1WI 上表现为环状规则或不规则的等或略高信号,在 T_2WI 上表现为等或高信号,壁结构较厚。当脓肿形成不成熟时,环状壁可厚薄不均匀或欠完整,外壁边缘较模糊;而脓肿形成成熟后,其壁厚薄均匀完整。脓肿中心坏死部分在 T_1WI 呈明显低信号、 T_2WI 呈明显高信号。脓肿周围可见片状长 T_1 、长 T_2 水肿表现。

在增强MRI,典型的脓肿壁呈厚薄均匀的环状强化,多数表现为中度、均匀、延迟强化。当脓肿处于成熟的不同时期时,脓肿壁亦可表现为厚薄均匀或不均匀的环状强化,强化程度亦可不同。脓肿中心坏死部分及周围水肿区无强化。部分脓肿内可见分隔状强化。较小的脓肿可呈结节状强化。当慢性脓肿的脓肿壁大部分发生纤维化时,则强化较轻。如在脓肿周围出现子脓肿时对诊断帮助较大(图6-3-4-1)。

(三)鉴别诊断

1. 良性肿瘤和囊肿 乳腺脓肿在MRI上具有特征性表现,脓肿壁较厚,增强后呈环状强化,中心为无强化的低信号区。如行DWI检查,乳腺脓肿与良性肿瘤或囊肿表现不同,脓液ADC值较低。

2. 肿块型乳腺癌 乳腺癌多表现为形态不规则,边缘毛刺,临床以无痛性肿块为主要表现。在动态增强MRI,乳腺癌多为快速明显增高且快速减低,强化方式多由边缘向中心渗透,呈向心样强化。而脓肿呈环状强化,壁较厚,中心为无强化的低信号区。

【专家指点】

在MRI,典型乳腺脓肿的病变内部呈液体信号,壁较厚且厚度大致均匀。增强检查脓肿壁呈厚薄均匀的环状强化,且多表现为延迟强化。如在主病变周围出现影像学表现相似的子病灶,对诊断帮助更大。

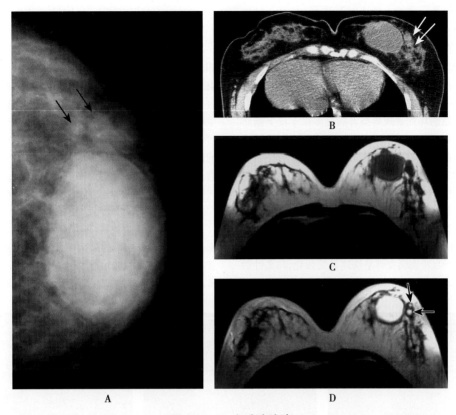

图 6-3-4-1　左乳腺脓肿

37 岁,女性。A. 左乳 X 线头尾位片,显示左乳内上高密度肿物,肿物大部分边缘清晰、规则,部分后缘显示模糊,其内未见钙化,该肿物外侧尚可见两个小结节(黑箭),密度与腺体密度相近,边缘尚光滑;B. CT 平扫,显示左乳内侧肿物,边界清楚,其内部 CT 值为 11. 4HU,肿物壁密度稍高且较厚,其外侧亦可见两个小结节(白箭),边界清楚;C. MRI 横轴面平扫 T_1WI;D. MRI 横轴面平扫 T_2WI,左乳内侧见一个类圆形肿物,肿物于 T_1WI 呈低信号,T_2WI 呈高信号,表现为液体信号特征,边界清楚,肿物周边的壁厚度大致均匀,内壁光滑整齐。该肿物外侧亦可见两个信号与之相同的小结节(黑箭),边界清楚

五、乳腺脂肪坏死

(一) 临床表现与病理特征

乳腺脂肪坏死(fat necrosis of the breast)常为外伤或医源性损伤导致局部脂肪细胞坏死液化后引起的非化脓性无菌性炎症反应。虽然乳腺内含有大量的脂肪组织,但发生脂肪坏死者并不多见。根据病因可将乳腺脂肪坏死分为原发性和继发性两种。绝大多数为原发性脂肪坏死,由外伤后引起,外伤多为钝器伤,尽管有些患者主诉无明显外伤史,但一些较轻的钝器伤(如桌边等的碰撞)也可使乳腺脂肪组织直接受到挤压而发生坏死。继发性乳腺脂肪坏死可由于导管内容物淤积并侵蚀导管上皮,使具有刺激性的导管内残屑溢出到周围的脂肪组织内,导致

脂肪坏死,也可由于手术、炎症等原因引起。

脂肪坏死的病理变化随病期而异。最早表现为一局限出血区,脂肪组织稍变硬。镜下可见脂肪细胞浑浊及脂肪细胞坏死崩解,融合成较大的脂滴。3~4 周后形成一个圆形硬结,表面为黄灰色,并有散在暗红区,切面见油囊形成,囊大小不一,其中含油样液或暗褐色的血样液及坏死物质。后期纤维化,病变呈坚实灰黄色肿块,切面为放射状瘢痕样组织,内有含铁血黄素及钙盐沉积。

脂肪坏死多发生在巨大脂肪型乳腺患者。发病年龄可从 14 岁至 80 岁,但多数发生在中、老年。约半数患者有外伤史,病变常位于乳腺表浅部位的脂肪层内,少数可发生于乳腺任何部位。最初表现为病变处黄色或棕黄色瘀斑,随着病变的发展,局部出现肿块,界限多不清楚,质地硬韧,有压痛,与周围组

织有轻度粘连。后期由于大量纤维组织增生,肿块纤维样变,使其边界较清楚。纤维化后可有牵拉征,如皮肤凹陷、乳头内陷等,应注意与乳腺癌鉴别。部分患者肿块最后可缩小、消失。少数患者由于炎症的刺激可伴有同侧腋窝淋巴结肿大。

(二) MRI 表现

乳腺脂肪坏死表现典型者病变多位于皮下脂肪层表浅部位(图 6-3-5-1),当脂肪坏死发生在乳腺较深部位与腺体重叠而表现为边缘欠清的肿块性病变时易误诊为乳腺癌。病变早期,若皮肤有红肿、瘀斑,则可显示非特异性的皮肤局限增厚与皮下脂肪层致密混浊。在 MRI 上较早期的脂肪坏死表现为形状不规则,边界不清楚,病变在 T_1WI 上表现为低信号,在 T_2WI 上表现为高信号,内部信号不均匀。

动态增强检查病变可呈快速显著强化,与恶性肿瘤鉴别困难。病变后期纤维化后,动态增强检查有助于脂肪坏死的诊断,其强化方式呈轻度渐进性表现。

(三) 鉴别诊断

本病应与乳腺癌鉴别。发生在皮下脂肪层表浅部位的乳腺脂肪坏死诊断不难。对于无明显外伤史,脂肪坏死又发生在乳腺较深部位且与腺体重叠时,与乳腺癌较难鉴别。临床病史方面,通常乳腺癌呈进行性增大,而脂肪坏死大多有逐渐缩小趋势。对于较早期的脂肪坏死,单纯依靠 MRI 动态增强后的曲线类型与乳腺癌鉴别困难。病变后期纤维化后,动态增强检查有助于脂肪坏死的诊断,其强化方式缺乏典型恶性病变具有的快进快出特点。

【专家指点】

1. 典型病例多有外伤、手术或炎症史,病变常发生在乳腺表浅部位的脂肪层内,病变初期较大,随着时间的推移,病灶逐渐变小,呈斑片状或星芒状。根据临床病史及多种影像检查结果,多可正确诊断。

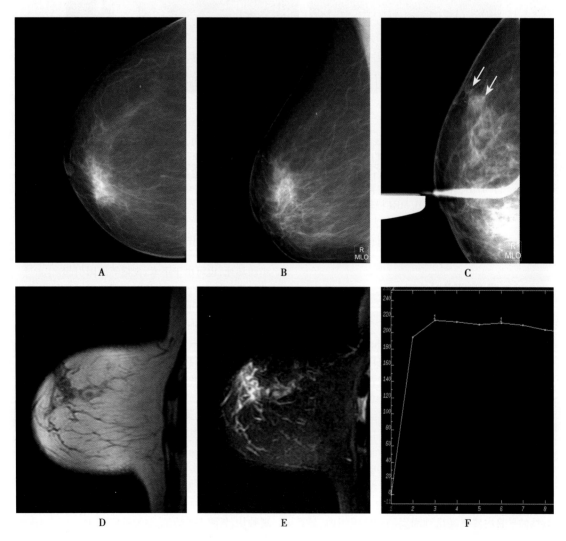

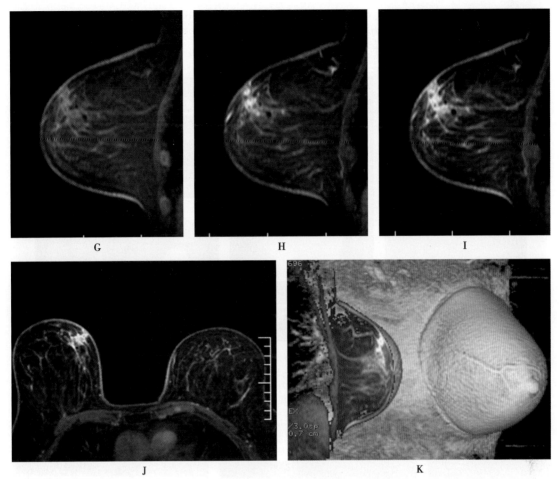

图 6-3-5-1 右乳脂肪坏死

63 岁,女性,2 个月前右乳曾有自行车车把撞过外伤史。A. 右乳 X 线头尾位片;B. 右乳 X 线内外斜位片;C. 右乳病变切线位局部加压片,显示右乳内上方皮下脂肪层及邻近腺体表层局限致密,边界不清(箭),密度中等;D. 右乳 MRI 矢状面平扫 T₁WI;E. 右乳矢状面脂肪抑制 T₂WI;F. 动态增强后病变时间-信号强度曲线图;G、H、I. 分别为脂肪抑制平扫 T₁WI 及动态增强后 1、8 分钟 T₁WI;J. 增强后延迟时相轴面 T₁WI;K. VR 重组图,右乳内上方皮下脂肪层及邻近腺体表层见局限片状异常信号,边界欠清,于 T₁WI 呈较低信号,T₂WI 呈稍高信号,动态增强后病变明显不均匀强化,时间-信号强度曲线呈平台型,局部皮肤增厚

2. 对于发生在乳腺腺体层内的脂肪坏死,影像表现缺乏特异性,确诊需要病理学检查。

六、乳腺积乳囊肿

(一) 临床表现与病理特征

积乳囊肿(galactocele)比较少见,其形成与妊娠及哺乳有关。在泌乳期时,若一支或多支输乳管排乳不畅或发生阻塞,引起乳汁淤积而形成囊肿。因其内容物为乳汁或乳酪样物而不同于一般的囊肿。肉眼看,积乳囊肿为灰白色,可为单房或多房性,内含乳汁或乳酪样物。囊壁从内向外由坏死层、圆细胞浸润层及结缔组织层组成,并可见到一支或数支闭塞的导管。

临床上,患者多为 40 岁以下曾哺乳的妇女,多在产后 1～5 年内发现,偶可在 10 余年后才发现。由于囊肿较柔软,临床上可摸不到肿块而由 X 线或超声检查意外发现,或可触到光滑、活动肿块。若囊壁纤维层较厚,则肿块亦可表现为较坚硬。如发生继发感染,则可有红肿、疼痛等炎症表现。少数积乳囊肿病例亦可自行性吸收消散。

(二) MRI 表现

MRI 具有多参数成像特点,结合病变在不同成像序列上的信号表现,一般诊断不难。在 MRI,积乳囊肿内水分含量较多时可呈典型液体信号特征,即在 T₁WI 表现为低信号,在 T₂WI 表现为高信号(图 6-3-6-1)。如积乳囊肿内脂肪、蛋白

249

质或脂质含量较高,在 T_1WI 和 T_2WI 则表现为明显高信号,在脂肪抑制序列表现为低信号或仍保持较高信号。如病变内所含成分为水和脂肪的混合物时,于 MRI 反相位上可表现为病变信号明显减低(图6-3-6-2)。增强 MRI 检查时囊壁可有轻至中度强化。

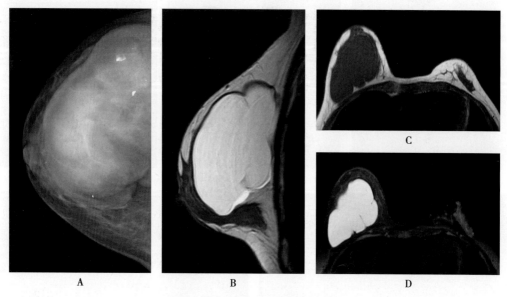

图 6-3-6-1 (右乳腺)积乳囊肿
24 岁,女性。A. 右乳 X 线头尾位片,显示右乳内 8cm×11cm 肿块,边界清楚,外形轻度分叶,密度与腺体接近,其内可见不规则粗颗粒状钙化;B. MRI 矢状面 T_2WI;C. 轴面平扫 T_1WI;D. 轴面脂肪抑制 T_2WI,显示右乳内 6.0cm×8.2cm 肿块,边界清楚,外形轻度分叶,病变于 T_1WI 呈低信号,T_2WI 呈高信号,脂肪抑制后病变仍为高信号,其内可见分隔

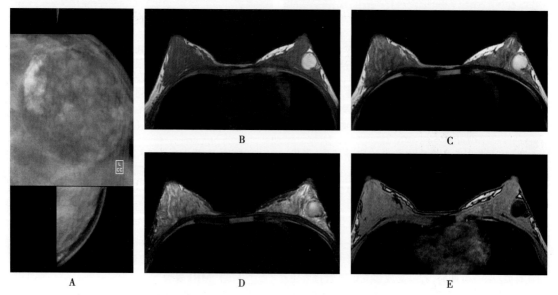

图 6-3-6-2 (左乳腺)积乳囊肿伴慢性炎症
24 岁,女性。A. 左乳 X 线头尾位病变局部放大片,显示左乳外侧卵圆形肿物,边界清晰,肿物内部密度明显不均匀,可见类似脂肪组织的低密度,其内散在颗粒及斑片状较高密度;B. MRI 轴面平扫 T_1WI;C. 轴面 T_2WI;D. 轴面脂肪抑制 T_2WI;E. 轴面反相位 T_1WI,左乳外侧类圆形肿块,边界清楚,病变于 T_1WI 和 T_2WI 均呈高信号,脂肪抑制 T_2WI 上病变信号略有降低,于反相位 T_1WI 上病变信号明显减低

（三）鉴别诊断

1. 致密结节型积乳囊肿的 X 线表现与其他良性肿瘤不易鉴别，需结合临床病史及体检加以区别。

2. X 线上透亮型积乳囊肿需与脂肪瘤和错构瘤鉴别 一般脂肪瘤较积乳囊肿大，外形常呈轻度分叶状，肿瘤内可有纤细的纤维分隔。错构瘤特点为混杂密度，包括斑片状低密度的脂肪组织及中等密度的纤维腺样组织，包膜纤细。透亮型积乳囊肿呈圆形或卵圆形，表现为部分或全部高度透亮的结构；囊壁光滑整齐，一般较脂肪瘤和错构瘤的壁厚，MRI 增强检查时囊壁可有轻至中度强化。

【专家指点】

临床病史很重要，积乳囊肿多与哺乳有关。病变形态具有良性肿物特征。MRI 具有多参数成像特点，一般诊断不难。

七、乳腺脂肪瘤

（一）临床表现与病理特征

乳腺脂肪瘤（lipoma of the breast）不多见。患者多为中年以上的妇女，一般无症状。脂肪瘤生长缓慢，触诊时表现为柔软、光滑、可活动的肿块，界限清晰。在大体病理上，脂肪瘤与正常脂肪组织类似，但色泽更黄，周围有纤细的完整包膜。镜下观察脂肪瘤由分化成熟的脂肪细胞构成，其间有纤维组织分隔。

（二）MRI 表现

脂肪瘤由脂肪组织和包膜组成，通常乳腺 X 线检查能够做出诊断，因此不需进行 MRI 检查，一般多由于其他原因行乳腺 MRI 检查而发现。脂肪瘤在 T_1WI 和 T_2WI 呈高信号，在脂肪抑制序列上呈低信号，其内有时可见纤细的纤维分隔但无正常的导管、腺体和血管结构，边界清楚。增强后脂肪瘤无强化（图 6-3-7-1）。

（三）鉴别诊断

1. 错构瘤 脂肪瘤内不含纤维腺样组织，在高信号的脂肪组织内常可见纤细的纤维分隔；而错构瘤包括脂肪组织及纤维腺样组织，MRI 特点为混杂信号。

2. 透亮型积乳囊肿 积乳囊肿常发生在哺乳期妇女，脂肪瘤多系中、老年妇女；X 线上，脂肪瘤的体积常较积乳囊肿大；脂肪瘤的周围围有纤细而致密的包膜，形态可为分叶状，而积乳囊肿多为圆形，且囊壁较厚；脂肪瘤的透亮区内可见纤细的纤维分隔，而积乳囊肿则无；积乳囊肿增强扫描后其壁可有强化，而脂肪瘤无强化。

3. 正常乳腺内局限脂肪岛 X 线上，脂肪瘤具有完整纤细而致密的包膜，而正常乳腺内局限脂肪岛在不同透照位置上观察缺乏完整边缘。

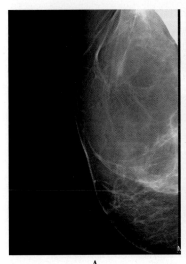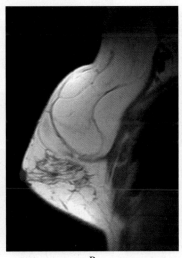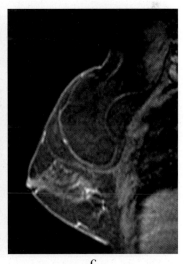

| A | B | C |

图 6-3-7-1 （右乳腺）巨大脂肪瘤

64 岁，女性。A. 右乳 X 线内外斜位片，显示右乳腺上方巨大肿物，该肿物前下缘边界清晰，上及后缘未包括全，密度与脂肪组织相近，内部密度欠均匀，可见分隔；B. 右乳 MRI 矢状面平扫 T_1WI；C. 右乳矢状面脂肪抑制增强 T_1WI，右乳腺上方巨大肿物于 T_1WI 呈高信号，行脂肪抑制后呈低信号，肿物内部有分隔，增强扫描时肿物无强化表现

【专家指点】

乳腺 X 线检查通常可诊断脂肪瘤,因此无需 MRI 检查。一般多为其他原因行乳腺 MRI 检查时意外发现。脂肪瘤的诊断要点是肿瘤呈脂肪组织信号特征,内部可见纤细的纤维分隔,周围包绕较纤细的包膜。

八、乳腺错构瘤

(一) 临床表现与病理特征

乳腺错构瘤(hamartoma of the breast)为正常的乳腺组织异常排列组合而形成的一种少见的瘤样病变,并非真性肿瘤。多数患者无任何症状。触诊肿物时质地软或软硬不一,呈圆形、卵圆形、活动,无皮肤粘连受累征象。妊娠期及哺乳期肿物迅速增大为本病特点。

病理上,病变主要由脂肪组织组成,脂肪成分可占病变的 80%,混杂有不同比例的腺体和纤维组织。大体观察错构瘤呈圆形或卵圆形,有薄而完整的包膜,大小不一,质地软。错构瘤内若含有多量纤

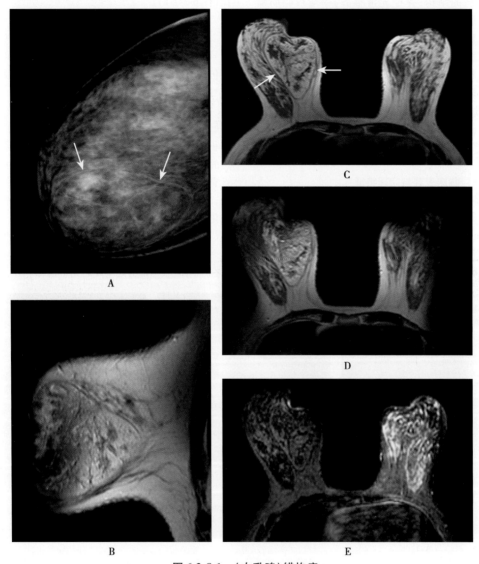

图 6-3-8-1 (右乳腺) 错构瘤

42 岁,女性。A. 右乳 X 线头尾位片,显示右乳内侧高、低混杂密度肿物(箭),具有明确的边界,肿物内可见斑片状类似脂肪组织的低密度和与腺体呈等密度影,肿物周围腺体呈推挤、受压改变;B. 右乳 MRI 矢状面 T_2WI;C. 双乳 MRI 轴面 T_1WI;D. 双乳轴面 T_2WI;E. 双乳轴面脂肪抑制 T_2WI,于 T_1WI 和 T_2WI 显示右乳内侧较大混杂信号肿物(箭),边缘清晰,肿物内部可见斑片状高信号(与皮下脂肪等信号)和中等信号影,高信号影在脂肪抑制序列上呈低信号

维组织时,大体标本很像纤维腺瘤,若含有多量脂肪组织则像脂肪瘤。

（二）MRI 表现

错构瘤一般多由于其他原因行乳腺 MRI 检查而发现。瘤体通常主要由脂肪组织组成,其中混有结节状纤维和腺体增生。组织学上,这三种组织可以某一种为主,以不同比例组成。乳腺错构瘤多呈圆形或卵圆形,大小可从 1～20cm 不等,边缘光整,在 T_1WI 和 T_2WI 上信号强度表现依据肿瘤内成分含量不同而不同,如以脂肪组织为主,则呈高信号表现,其中可见低或中等信号区;如以腺体和纤维组织为主,则信号强度低,并在其中可见高信号区,呈高

信号表现的脂肪组织在脂肪抑制序列上呈低信号(图 6-3-8-1)。增强扫描时病变一般无强化或轻度强化(图 6-3-8-2)。

（三）鉴别诊断

1. 脂肪瘤　鉴别要点见乳腺脂肪瘤。
2. 纤维腺瘤　鉴别要点见乳腺纤维腺瘤。
3. 积乳囊肿　鉴别要点见乳腺积乳囊肿。

【专家指点】

错构瘤包括脂肪组织及纤维腺样组织,且多以脂肪组织为主,肿瘤具有明确的边界。影像表现特点为混杂密度或信号。

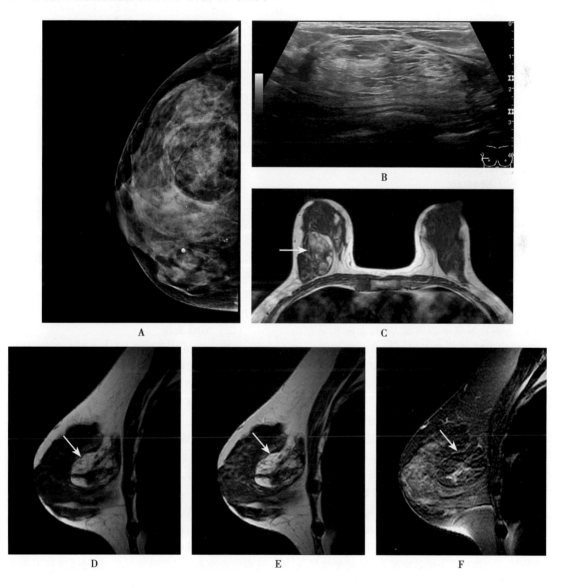

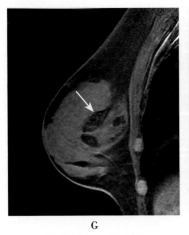
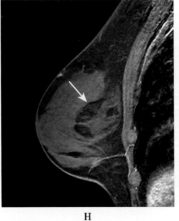
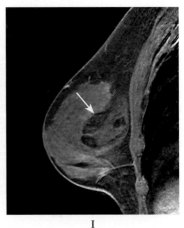

G   H   I

图 6-3-8-2　（右乳腺）错构瘤

51 岁,女性。A. 右乳 X 线头尾位,右乳外上方混杂密度肿物,形态呈卵圆形,边界清楚,边缘光滑;
B. 右乳肿物超声二维图像,显示右乳强弱不等混杂回声肿物,边界清楚,内部回声部分与脂肪、部分
与腺体组织呈等回声;C. MRI 横断面平扫 T_1WI;D. MRI 矢状面平扫 T_1WI;E. 矢状面 T_2WI;F. 矢状面
脂肪抑制 T_2WI;G、H、I. 脂肪抑制平扫 T_1WI 及动态增强后 1、8 分钟 T_1WI,显示右乳外上象限卵圆形
肿物,边界清楚,于平扫肿物内部呈混杂信号,其中部分区域于 T_1WI 和 T_2WI 上可见斑片状高信号和
中等信号影,其中高信号影在脂肪抑制 T_2WI 上呈低信号,增强扫描病变区未见异常强化表现

九、乳腺癌

乳腺恶性肿瘤中约 98% 为乳腺癌(breast carci-noma),我国乳腺癌发病率较欧美国家为低,但近年来在大城市中的发病率正呈逐渐上升趋势,已成为女性首位或第二位常见的恶性肿瘤。乳腺癌的五年生存率在原位癌为 100% ,Ⅰ 期为84% ~100% ,Ⅱ 期为 76% ~87% ,Ⅲ 期为38% ~77%,表明乳腺癌早期发现、早期诊断和早期治疗是改善预后的重要因素。目前在乳腺癌一级预防尚无良策的阶段,乳腺癌的早期诊断具有举足轻重的作用,而影像检查更是早期检出、早期诊断的重中之重。

乳腺 X 线和超声检查为乳腺癌的主要影像检查方法,尤其是乳腺 X 线检查对显示钙化非常敏感。MRI 在以下几个方面优于其他检查方法:①观察致密型乳腺内瘤灶、乳腺癌术后局部复发、乳房假体后方乳腺组织内癌瘤;②检出多灶、多中心性病变;③显示胸壁侵犯和胸骨后、纵隔、腋窝淋巴结转移。这对乳腺癌的诊断、术前分期及临床选择恰当的治疗方案非常有价值。此外,MRI 不仅可观察病变形态,还可通过动态增强检查了解血流灌注情况,有助于鉴别乳腺癌与其他病变,并间接评估肿瘤生物学行为及其预后。

(一) 临床表现与病理特征

乳腺癌好发于绝经期前后的 40~60 岁妇女,临床症状常为乳房肿块、伴或不伴疼痛,也可有乳头回缩、乳头溢血等。肿瘤广泛浸润时可出现整个乳腺质地坚硬、固定,腋窝及锁骨上触及肿大淋巴结。

乳腺癌常见的病理类型包括非特殊型浸润性导管癌和导管原位癌等。病理上根据腺管形成,细胞核大小、形状及染色质是否规则,以及染色质增多及核分裂象情况,将浸润性导管癌分成 Ⅰ、Ⅱ、Ⅲ 级。

(二) MRI 表现

乳腺癌在 MRI 平扫 T_1WI 上表现为低信号,当其周围由高信号脂肪组织围绕时,则轮廓清楚;若病变周围为与之信号强度类似的腺体组织,则轮廓不清楚。肿块边缘多不规则,可见毛刺或呈蟹足状改变。在 T_2WI 上,其信号通常不均且信号强度取决于肿瘤内部成分,成胶原纤维所占比例越大则信号强度越低,细胞和水含量高则信号强度亦高。MRI 对病变内钙化的显示不直观,特别是当钙化较小且数目较少时。

增强 MRI 检查是乳腺癌诊断及鉴别诊断必不可少的步骤,不仅使病灶显示较平扫更为清楚,且可发现平扫上未能检出的肿瘤。动态增强 MRI 检查,乳腺癌边缘多不规则呈蟹足状,信号强度趋于快速明显增高且快速减低即时间-信号强度曲线呈流出型(图 6-3-9-1),强化方式多由边缘强化向中心渗透

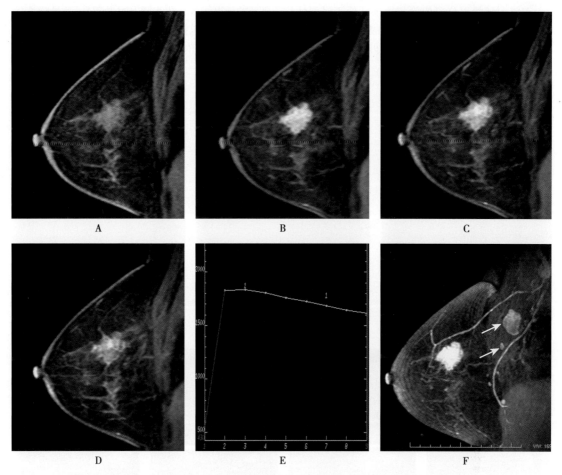

图 6-3-9-1 （右乳腺）非特殊型浸润性导管癌伴右腋下多发淋巴结转移

71 岁，女性。A. MRI 脂肪抑制平扫 T_1WI；B、C、D. 增强扫描后 1、2、8 分钟 T_1WI；E. 动态增强病变区时间-信号强度曲线图；F. MIP 重组图，右乳外上方见不规则肿块，边缘分叶及蟹足状浸润，动态增强后肿块明显强化，时间-信号强度曲线呈"快进快出"流出型，右腋下相当于胸外侧动脉周围可见多个淋巴结（箭）

呈向心样强化趋势（见图 6-2-2-1）。

实际上 MRI 对比剂 Gd-DTPA 对乳腺肿瘤并无生物学特异性，其强化方式并不取决于良、恶性，而与微血管的数量及分布有关，因此，良、恶性病变在强化表现上亦存在一定的重叠，某些良性病变可表现为类似恶性肿瘤的强化方式，反之亦然。MRI 表现类似于恶性的良性病变常包括：①少数纤维腺瘤，特别是发生在年轻妇女的细胞及水分含量多的黏液性及腺性纤维腺瘤；②少数乳腺增生性病变，特别是严重的乳腺增生性病变的强化表现可类似乳腺恶性病变；③乳腺炎症；④手术后时间小于 6 个月或放疗后时间小于 9 个月的新鲜瘢痕组织，由于炎症和术后反应，强化 MRI 表现可类似于乳腺癌；⑤新鲜的脂肪坏死；⑥部分导管乳头状瘤。MRI 表现类似于良性的恶性病变包括：①部分以纤维成分为主的小叶癌及导管癌；②部分缺乏血供的恶性病变；③导管内及小叶内原位癌等。因此，对于强化表现存在一定重叠的少数不典型的乳腺良、恶性病变的 MRI 诊断须结合其相应形态学表现以及 DWI 和 MRS 进行综合分析，以提高对乳腺病变诊断的特异性。

乳腺癌通常在 DWI 上呈高信号，ADC 值降低，而乳腺良性病变 ADC 值较高，良、恶性病变的 ADC 值差异具有统计学意义，根据病变 ADC 值鉴别乳腺肿瘤良、恶性具有较高的特异性。值得注意的是，部分乳腺病变于 DWI 上呈高信号，但所测得的 ADC 值较高，因此要考虑到在 DWI 上部分病变呈高信号为 T_2 透射效应所致，而并非扩散能力降低。在 ^{1}H-MRS 上乳腺癌在 3.2ppm 处可出现胆碱峰（见图 6-2-2-3），但目前 ^{1}H-MRS 成像技术仍受到诸多因素的制约和影响（如磁场均匀度和病变大小等）。

MRI 对导管原位癌的检测敏感性低于浸润性癌,仅 50% 的原位癌具恶性病变典型的快速明显、不规则灶性强化表现(图 6-3-9-2),另一部分则呈不典型的延迟缓慢强化表现。对乳腺良、恶性病变的诊断标准通常包括两方面,一方面依据病变形态学表现,另一方面依据病变动态增强后血流动力学表

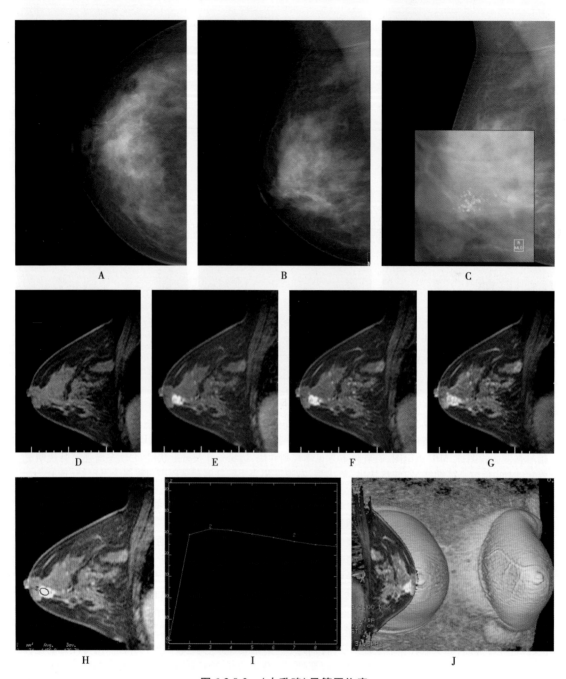

图 6-3-9-2 (右乳腺)导管原位癌

41 岁,女性。A. 右乳 X 线头尾位片;B. 右乳 X 线内外斜位片;C. 右乳病变局部放大片,显示右乳晕后方局限性多发细小钙化,成簇分布;D. MRI 脂肪抑制平扫 T_1WI;E、F、G. 动态增强后 1、2、8 分钟 T_1WI;H. 动态增强后肿物兴趣区测量;I. 病变区时间-信号强度曲线图;J. VR 重组图,右乳晕后下方见不规则异常强化肿物,动态增强后时间-信号强度曲线呈流出型

现特征,而对于非浸润性的 DCIS 而言,由于其发生部位、少血供、多发生钙化等特点,形态学评价的权重往往大于动态增强后血流动力学表现,如形态学表现为沿导管走行方向不连续的点、线状或段性强化,并伴有周围结构紊乱,即使动态增强曲线类型不呈恶性特征亦应考虑恶性可能(图 6-3-9-3)。

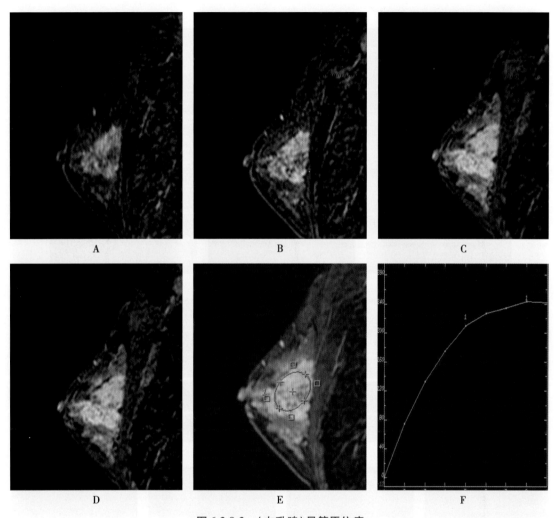

图 6-3-9-3　(左乳腺)导管原位癌

39 岁,女性。A、B、C、D. 分别为 MRI 动态增强后 1、2、3、8 分钟 T_1WI 与增强前 T_1WI 的减影图像;E、F. 病变兴趣区测量及动态增强时间-信号强度曲线图,左乳腺内见局限段性分布的异常强化,尖端指向乳头,病变区时间-信号强度曲线呈渐增型

另外,特殊类型的浸润性癌如乳腺黏液腺癌,影像表现不同于乳腺最常见的非特殊型浸润性导管癌,颇具特殊性。黏液腺癌在 MRI 平扫 T_1WI 呈低信号,T_2WI 呈高或明显高信号,其形态学表现多无典型乳腺癌的毛刺及浸润征象。在动态增强 MRI 检查,黏液腺癌于动态增强早期时相多表现为边缘明显强化,而肿瘤内部结构呈渐进性强化,强化方式呈由边缘环状强化向中心渗透趋势,当测量感兴趣区放置于整个肿块时,时间-信号强度曲线多呈渐增型;部分黏液腺癌也可表现为不十分均匀的渐进性强化或轻微强化,对于表现为轻微强化的黏液腺癌,可因肿瘤周围腺体组织延迟强化,病变反而显示不如平扫 T_2WI 和 DWI 明显。在 DWI 上,黏液腺癌呈明显高信号,但 ADC 值不减低,反而较高,明显高于其他常见病理类型乳腺癌的 ADC 值,甚至高于正常腺体的 ADC 值(图 6-3-9-4)。乳腺黏液腺癌在 T_2WI 上明显高信号以及在 DWI 上较高的 ADC 值与其本身特殊的病理组织成分有关。

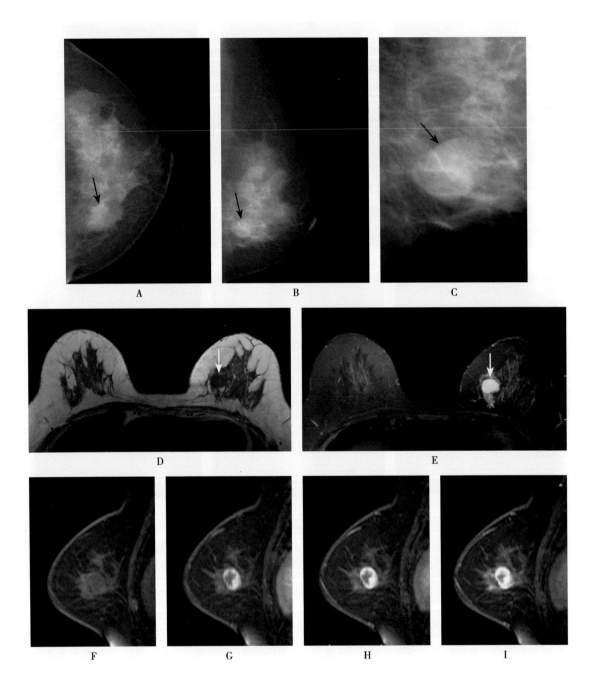

A　　　　　　　　　B　　　　　　　　　C

D　　　　　　　　　　　　　　　　E

F　　　　　　　G　　　　　　　H　　　　　　　I

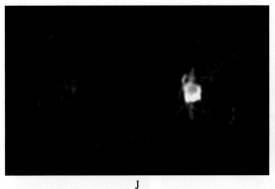
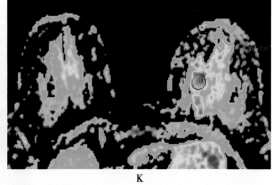

| J | K |

图 6-3-9-4　（左乳腺）黏液腺癌

49 岁，女性。A. 左乳 X 线头尾位片；B. 左乳 X 线内外斜位片；C. 左乳肿物局部放大片，显示左乳内侧密度中等类圆形肿物，大部分边缘光滑，周围可见透亮环；D. MRI 轴面平扫 T_1WI；E. 轴面脂肪抑制 T_2WI；F. 脂肪抑制平扫 T_1WI；G、H、I. 动态增强后 1、2、8 分钟 T_1WI；J. DWI 图；K. ADC 图，左乳类圆形肿物于 T_1WI 呈较低信号，T_2WI 呈高信号，边界清楚，动态增强后肿物明显不均匀强化，边缘带强化表现较明显，对应 DWI 图病变呈稍高信号，ADC 值较高

（三）鉴别诊断

1. 影像学上表现为肿块型乳腺癌需与纤维腺瘤鉴别。形态学上，纤维腺瘤表现为类圆形肿块，边缘光滑、锐利，有时可见粗颗粒状钙化；特征性 MRI 表现是肿瘤在 T_2WI 可见低信号分隔；MRI 动态增强检查时，大多数纤维腺瘤呈渐进性强化，时间-信号强度曲线呈渐增型，强化方式有由中心向外围扩散的离心样强化趋势；ADC 值无明显减低。少数纤维腺瘤（如黏液性及腺性纤维腺瘤）可快速显著强化，其强化类型与乳腺癌不易鉴别，诊断需结合病变形态表现，必要时结合 DWI 和 MRS 检查。

2. 影像学上表现为非肿块型乳腺癌，需与乳腺增生性病变，特别是增生程度明显的良性病变鉴别。应观察强化分布、内部强化特征和两侧病变是否对称，如呈导管性或段性强化常提示恶性病变，尤其是 DCIS；区域性、多发区域性或弥漫性强化多提示良性增生性改变；多发的斑点状强化常提示正常乳腺实质或纤维囊性改变；而双侧乳腺对称性强化多提示良性。

【专家指点】

1. 通常对乳腺良、恶性病变的诊断标准要包括两方面，一方面依据病变形态学表现，另一方面依据病变动态增强后血流动力学表现特征。乳腺癌患者多有临床症状，病变形态多不规则，边缘呈蟹足状。动态增强 MRI，乳腺癌的时间-信号强度曲线呈流出型，强化方式由边缘向中心渗透，呈向心样强化。ADC 值减低。

2. MRI 诊断常见的浸润性导管癌准确性较高。但少数良、恶性病变的强化表现存在一定的重叠，MRI 表现

不典型。应结合形态表现、DWI 和 MRS 综合分析。

3. 对于 DCIS，由于其发生部位、少血供和多发生钙化等特点，强化表现形态学评价的权重往往大于动态增强后血流动力学表现。如形态学表现为沿导管方向走行，呈不连续的点、线状或段性强化，并伴有周围结构紊乱，即使动态增强曲线不呈恶性特征亦应考虑恶性可能。

4. 乳腺癌常见的 X 线表现有钙化、肿块、肿块伴钙化、结构扭曲或结构扭曲伴钙化等。各种病理类型的乳腺癌均可出现这些改变，但不同病理类型的 X 线表现并不完全相同。

十、乳腺叶状肿瘤

乳腺叶状肿瘤（phyllodes tumors of the breast）临床少见，占乳腺肿瘤的 0.3%～1.0%，占纤维腺瘤的 2%～3%。该肿瘤首先由 Müller 于 1938 年描述并命名，并被认为属于良性，以后有些学者根据细胞分化程度及临床表现发现本病并非完全良性，并就该病的生物学特性和影像表现做了总结报道。乳腺叶状肿瘤属于乳腺纤维上皮型肿瘤，是一种临界性或低度恶性的肿瘤。由于组织学表现多样，且与临床过程无规律性关系，生物学行为难以预测，因此对该病的命名繁多，例如，分叶状囊肉瘤、假性肉瘤样腺瘤、腺黏液瘤、癌肉瘤、乳头状囊肉瘤、巨大乳腺黏液瘤、乳腺混合瘤等。世界卫生组织（WHO）于 1981 年对乳腺疾病进行统一分类时，将其命名为叶状肿瘤。叶状肿瘤病因不明，有作者认为，叶状肿瘤是纤

维腺瘤的一种特殊类型的纤维组织增生或者是由乳腺纤维腺瘤演变而来,并且有人认为与雌激素有关。

（一）临床表现与病理特征

乳腺叶状肿瘤临床少见,可发生于任何年龄的妇女,但以中年妇女居多,平均年龄45岁左右。最

常见的临床表现为无痛性肿块,少数伴局部轻度疼痛。肿瘤增长缓慢,病程较长,多数有一个较长时间的无特殊不适的乳房肿块,可在短期内突然增大。肿块边界多清楚,活动。在大体病理上,叶状肿瘤多较巨大,外形常呈分叶状,质地韧,界限清楚,多有较

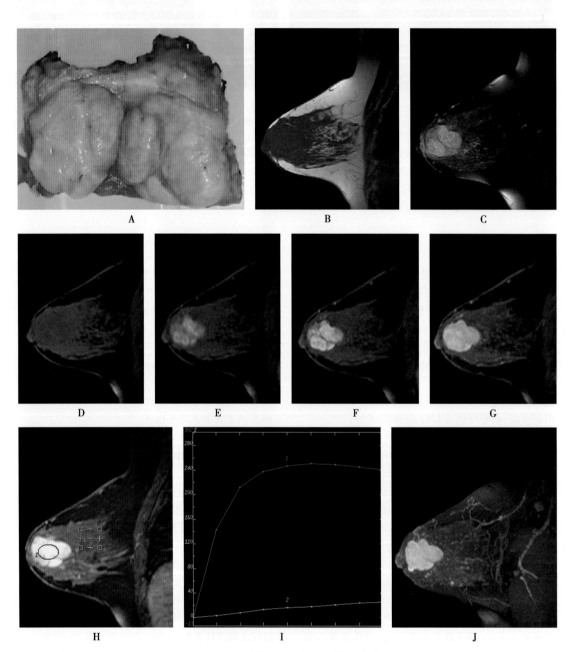

图 6-3-10-1 （右乳腺）低度恶性叶状肿瘤

49岁,女性。A. 右乳肿物大体标本图像;B. MRI 矢状面平扫 T_1WI;C. 矢状面脂肪抑制 T_2WI;D. 脂肪抑制平扫 T_1WI;E、F、G. 动态增强后1、2、8分钟 T_1WI;H. 动态增强后肿物及正常组织兴趣区测量;I. 动态增强后时间-信号强度曲线图;J. 增强后右乳 MIP 重组图,右乳晕后方见分叶状肿物,边界清楚,T_1WI 呈较低信号,T_2WI 呈稍高信号,内部信号不均匀,可见分隔,动态增强后病变渐进性强化,动态增强早期时相见肿物内部分隔

完整的包膜。小的肿瘤多为实性,大的肿瘤内时有囊腔,内可含棕色液、清亮液、血块或胶冻样物。根据叶状肿瘤间质细胞丰富及密度、细胞异型和核分裂多少,分为良性(Ⅰ级)、交界性(Ⅱ级)及恶性(Ⅲ级)。无论良性还是恶性,叶状肿瘤都易复发。叶状肿瘤主要是发生血行转移,腋淋巴结转移者甚少。

（二）MRI 表现

在 MRI 平扫,多数叶状肿瘤表现为边缘清楚的类圆形或分叶状肿块,T_1WI 上多表现为不均匀低信号;T_2WI 上表现为不均匀较高信号,当叶状肿瘤内有出血、坏死或黏液样变时,其信号相应发生变化。肿瘤巨大时,可见整个乳腺被肿瘤占据,邻近结构呈受压改变,皮下脂肪层仍较完整。存在囊腔时,肿瘤内部信号常不均匀。增强扫描肿瘤多呈明显强化,时间-信号强度曲线多为渐增及平台型,囊腔和分隔显示更加明显,有作者认为囊腔的存在是叶状肿瘤较为特征性表现(图 6-3-10-1)。

（三）鉴别诊断

1. 小的叶状肿瘤与纤维腺瘤或其他良性肿瘤难以区别　大的叶状肿瘤可根据明显的分叶状外形,边缘光滑锐利,以及无皮肤增厚等影像特征而做出正确诊断。超声或 MRI 检查可显示肿瘤内的囊腔,有助于鉴别诊断。

2. 乳腺癌　边缘多不整齐,有毛刺或浸润,皮肤亦常受累。

3. 叶状肿瘤与其他乳腺肉瘤　可有相似表现,如边缘较光滑、锐利,但其他乳腺肉瘤分叶状表现不如叶状肿瘤显著。

【专家指点】

1. 乳腺叶状肿瘤的诊断要点　明显分叶状外形为其形态学特征,边缘光滑、锐利,密度较高,血供增多明显,无皮肤增厚,尤其是多数患者具有短期内肿物迅速增大的病史特点;超声或 MRI 检查,可显示肿瘤内的囊腔,有重要的鉴别诊断价值。

2. 不典型的叶状肿瘤影像表现与其他病变鉴别困难。确诊需要病理学检查。

十一、乳腺恶性淋巴瘤

乳腺恶性淋巴瘤(malignant lymphoma of the breast)罕见,包括原发性和继发性两类,后者为全身淋巴瘤的一部分,或作为其他器官淋巴瘤的一个受累部位。

（一）临床表现与病理特征

原发性乳腺恶性淋巴瘤的发生率远比乳腺癌低,大多数为非霍奇金淋巴瘤(non-Hodgkin lymphoma,

NHL)。文献报道发生率占乳腺所有恶性肿瘤的 0.04% ~0.74%,高者可达 1.1%。原发性乳腺淋巴瘤患者大多数为女性。发病年龄范围广,可为 13 ~88 岁,平均 55 岁。多数患者是单侧乳腺受累,诊断时双侧乳腺同时受累者约占 10% 左右,但在疾病过程中可累及对侧乳腺,故双侧受累的发生率可高至 20% ~25%。

临床主要表现为单侧或双侧乳房无痛性肿块,生长较迅速。肿块多为单个孤立性,也可呈多结节,少数患者呈弥漫浸润使乳房变硬,局部皮肤受累,可因伴有炎症改变而与炎性乳腺癌表现相似。约有 30% ~50% 患者伴同侧腋下淋巴结肿大。原发性乳腺恶性淋巴瘤在病理检查前通常不易确诊,不典型的症状及体征一般多误诊为乳腺癌或良性病变。对于乳腺淋巴瘤的治疗方案,目前大多数学者主张采用综合治疗,对早、中期患者应以局部手术为主,结合放疗及化疗等综合治疗;而对晚期患者则进行局部放疗和化疗。有些患者由于病理误诊为癌而做了根治术。乳腺淋巴瘤的预后比乳腺癌差。

病理学上,Wiseman 等学者于 1972 年首先提出诊断原发性乳腺恶性淋巴瘤应具有的条件包括:①有足够的材料供检查;②淋巴瘤和乳腺组织关系密切;③既往无乳腺外淋巴瘤病史,乳腺作为临床首发部位;④镜下可见瘤细胞对乳腺小叶及导管浸润而乳腺上皮无恶变证据。以后多数文献报道将病变首发并局限在乳腺内,或可同时伴有相应侧腋下淋巴结肿大,但无乳腺外淋巴瘤病史者,归为原发性乳腺淋巴瘤。原发性乳腺恶性淋巴瘤大多数为 NHL,B 细胞来源,而 T 细胞性或组织细胞性罕见。

病理诊断乳腺淋巴瘤时可因多种因素而误诊。这些因素包括供病理诊断的材料不足、标本切片制作不佳、对组织形态分析偏差、或诊断时根本未考虑到淋巴瘤。尤其是冷冻切片诊断中,绝大多数患者不能被正确诊断,而细针吸细胞学检查的准确性高于冰冻检查,因为在细胞学涂片上可进行抗淋巴细胞的特异性单克隆抗体检测,可提高乳腺淋巴瘤诊断准确性并评价免疫表型。而在常规石蜡切片诊断时,可因淋巴瘤出现的一些特殊形态变化而导致误诊。

（二）MRI 表现

乳腺淋巴瘤影像表现大致可分为结节或肿块型及致密浸润型。表现为结节或肿块型者,可为单乳单发或多发,亦可为双乳多发,肿块边缘多清楚,表现为部分边缘不清者多为与周围腺体重叠,而周围浸润少,无毛刺、细小钙化或漏斗征及皮肤凹陷征等乳腺癌典型征象。表现为致密浸润型者,病灶较弥漫,常累及乳房体积的1/4以上,界限多不清,多数伴有皮肤的弥漫水肿、增厚。乳腺恶性淋巴瘤患者常合并有腋淋巴结的肿大。

乳腺淋巴瘤的MRI形态学表现与X线片基本相同,表现为结节或肿块型者,肿块边缘多清楚,周围浸润少,无毛刺及乳头、皮肤受累等乳腺癌典型征象。表现为致密浸润型者,显示界限多不清,多数伴有皮肤的弥漫水肿、增厚。病变在T_1WI常呈低信号,T_2WI呈稍高信号,因内部较少出现液化坏死,信号较均匀,增强后病变呈中等或明显强化(图6-3-11-1)。原发性乳腺淋巴瘤的临床及影像表现缺乏特异性,在术前很难与乳腺其他良、恶性病变区分,最后诊断需依靠病理学确诊。

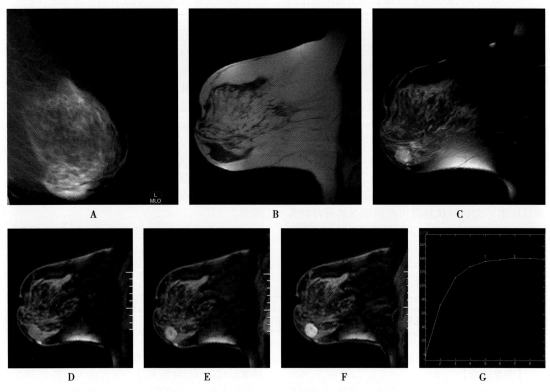

图6-3-11-1 (左乳腺)弥漫性大B细胞淋巴瘤

63岁,女性。A. 左乳X线内外斜位片,显示左乳下方局限致密,结构紊乱;B. MRI矢状面平扫T_1WI;C. 矢状面脂肪抑制T_2WI;D. 脂肪抑制平扫T_1WI;E、F. 动态增强后1、8分钟T_1WI;G. 动态增强后肿物时间-信号强度曲线图,左乳下方见一个类圆形肿物,边界清楚,T_1WI呈较低信号,T_2WI呈稍高信号,动态增强后病变呈明显渐进性强化

(三)鉴别诊断

1. 乳腺淋巴瘤肿块边缘光滑清楚时,需要与良性纤维腺瘤、不典型髓样癌等鉴别;淋巴瘤肿块边缘不清楚时,需要与乳腺癌鉴别。

2. 致密浸润型淋巴瘤多表现为大片状密度增高伴皮肤增厚,需与乳腺炎症或炎性乳腺癌区别。

【专家指点】

1. 原发性乳腺恶性淋巴瘤的发生率远低于乳腺癌,临床及影像表现缺乏特异性,在术前很难与乳腺的其他良、恶性病变区分,确诊需要病理学检查。

2. 如果临床乳腺检查考虑恶性且伴有腋下淋巴结肿大,而影像征象呈良性或不典型乳腺癌时,应考虑不典型髓样癌或淋巴瘤可能。可针吸或切取活检,明确诊断,这有利于临床选取恰当的治疗方案。

第四节 乳腺MRI检查的临床应用价值和限度

为了使乳腺MRI检查在临床得到更加合理的应用,既能最大限度地发挥其特有的优势,又能避免由于不正确或不恰当的使用给临床诊疗带来困惑,节省资源,医师需要在充分了解乳腺MRI应用价值

和限度的基础上,严格掌握适应证。目前乳腺 MRI 主要应用于以下方面:

1. 适用于乳腺 X 线和超声检查对病变检出或确诊困难的患者。对致密型乳腺以及乳腺 X 线和超声检查不能明确诊断的病变,MRI 可为检出病变和定性诊断提供有价值的依据,避免漏诊和不必要的活检。

2. 适用于对腋下淋巴结转移者评价乳腺内是否存在隐性乳腺癌。约有 0.3% ~0.8% 的乳腺癌仅表现为腋下淋巴结肿大,而临床和 X 线检查阴性,对于仅有腋下淋巴结肿大的患者,MRI 有助于发现乳腺内原发肿瘤,约 80% 的病例可通过 MRI 检出乳腺内原发癌灶。

3. 适用于乳腺癌术前分期。对于已诊断乳腺癌的患者来说,确定病变范围、明确有无多灶或多中心性癌对外科医生选择合适的治疗方案至关重要,MRI 可为临床能否进行保乳手术提供可靠依据。首先在观察乳腺癌病变范围方面特别对浸润性较强的癌如浸润性小叶癌,临床触诊和 X 线检查对病变范围常常低估,乳腺 MRI 检查优于临床触诊和 X 线检查。

多灶或多中心性乳腺癌发生率为 14% ~47%。在检出多灶或多中心性肿瘤方面,文献报道在保乳手术前接受动态增强 MRI 检查的病例中,11% ~19.3% 的病例因发现多灶或多中心性病变而改变了原来的治疗方案,由局部切除术改为全乳腺切除术,动态增强 MRI、X 线和超声三种影像检查方法对于多灶、多中心性乳腺癌诊断的准确性分别是 85% ~100%、13% ~66% 和 38% ~79%。

对一侧已诊断为乳腺癌的患者,MRI 尚可成为诊断对侧是否存在隐性乳腺癌的一种有效检查方法。已有研究表明,双侧同时性发生乳腺癌的几率为 1% ~3%,而非同时性对侧乳腺癌的发生几率更高,随着乳腺 MRI 检查对乳腺癌术前分期应用的增多,在对病侧乳腺检查的同时,对侧乳腺癌 MRI 检出率为 4% ~9%。

4. 适用于乳腺术后或放疗后患者。乳腺肿块切除术后或放疗后常常出现进行性纤维化和瘢痕,引起乳腺正常结构的变形,在以后的随访中可导致临床触诊和 X 线检查的误诊。通常在手术后时间大于 6 个月或放疗后时间大于 9 个月,MRI 对术后或放疗后的纤维瘢痕与肿瘤复发的鉴别诊断有很大价值。

5. 适用于乳腺癌高危人群普查。乳腺 MRI 检查已被公认为对于乳腺癌检出具有很高的敏感性,因此,可作为乳腺癌高危妇女的筛查方法,MRI 检查可以发现临床触诊、X 线或超声检查不能发现的恶性病变。乳腺癌高危人群包括 *BRCA1* 或 *BRCA2* 基因突变携带者、乳腺癌家族史、曾有一侧乳腺癌病史、接受过胸部斗篷野放疗(通常为 10 ~30 岁之间因霍奇金病接受放疗)。

6. 适用于乳房成形术后患者。乳腺 MRI 检查能准确分辨乳腺假体与其周围乳腺实质的结构,观察其位置、有无破裂等并发症以及后方乳腺组织内有无癌瘤等,并被认为是评价乳腺假体植入术后最佳的影像学方法。

7. 适用于评价乳腺癌新辅助化疗效果。乳腺癌新辅助化疗(neoadjuvant chemotherapy)最初是指对局部晚期乳腺癌患者进行手术治疗之前所进行的全身性辅助化疗,目前已将该治疗范围扩展至肿瘤较大的乳腺癌,降低乳腺癌的分期,增加临床保乳手术治疗的机会。与术后辅助化疗相比,新辅助化疗可以缩小肿瘤及淋巴结体积,使原发肿瘤及淋巴结降期,提高保乳率;另外可评价体内肿瘤对化疗药物的敏感程度,及时更改对肿瘤不敏感的药物,使患者及临床医生选择更有效的术前和术后化疗方案。

临床评价化疗疗效的传统方法有触诊、X 线和超声检查。这些方法主要通过对肿瘤的形态及大小变化判断疗效,但单纯的肿瘤形态与大小改变不能完全反映实际情况,如化疗后残余病变与纤维化的鉴别、微小残余病变的检出方面存在明显的限度,有些肿瘤体积虽无变化但肿瘤细胞活性已减弱或丧失,因此,术前对残余病变病理反应状态的准确评估成为临床需要解决的问题。

MRI 动态增强检查、DWI 及 MRS 可以同时评价肿瘤的形态学及功能代谢改变,近年来通过 MRI 监测乳腺癌新辅助化疗反应的临床应用逐渐增多。MRI 对化疗反应的评价与病理组织学评价的总体一致性较高,显示的病变范围与组织学病变范围最为接近,优于临床触诊、X 线和超声检查。如化疗有效,MRI 表现为肿瘤体积缩小,强化程度减低,时间-信号强度曲线类型发生变化,由流出型或平台型转变为渐增型(降级),DWI 表观扩散系数(ADC)值升高,MRS 总胆碱化合物峰下降。

乳腺 MRI 检查的限度在于:①对微小钙化显示不直观,特别当钙化数目较少时,因此,乳腺 MRI 诊断有时需要结合 X 线检查;②良、恶性病变的 MRI 表现存在一定比例的重叠,对 MRI 表现不典型的病变需要通过组织活检诊断;③MRI 检查时间较长,费用较高。

(刘佩芳)

参 考 文 献

1. American College of Radiology（ACR）. ACR BI-RADS® -Magnetic Resonance Imaging. First Edition. In：ACR Breast Imaging Reporting and Data System, Breast Imaging Atlas. Reston, VA. American College of Radiology,2003

2. 刘佩芳. 乳腺影像诊断必读. 北京：人民军医出版社,2007

3. Schnall MD, Blume J, Bluemke DA, et al. Diagnostic architectural and dynamic features at breast MR imaging：multicenter study. Radiology, 2006, 238（1）：42-53

4. Huang W, Fisher PR, Dulaimy K, et al. Detection of breast malignancy：diagnostic MR protocol for improved specificity. Radiology, 2004, 232（3）：585-591

5. Sarica O, Uluc F, Tasmali D. Magnetic resonance imaging features of papillary breast lesions. Eur J Radiol,2014；83；524-530

6. Kim JA, Son EJ, Youk JH, et al. MRI findings of pure ductal carcinoma in situ：kinetic characteristics compared according to lesion type and histopathologic factors. AJR Am J Roentgenol 2011；196（6）：1450-1456

7. Erdem G, Karakaş HM, Işık B, et al. Advanced MRI findings in patients with breast hamartomas. Diagn Interv Radiol,2011；17：33-37

8. Matsubayashi RN, Inoue Y, Okamura S, et al. MR imaging of malignant primary breast lymohoma；including diffusion-weighted imaging, histologic features, and a literature review. Jpn J Radiol,2013；31；668-676

9. Tozaki M, Fukuda K. High-spatial-resolution MRI of non-masslike breast lesions：interpretation model based on BI-RADS MRI descriptors. AJR,2006,187（2）：330-337

10. Sinha S, Lucas-Quesada FA, Sinha U, et al. In vivo diffusion-weighted MRI of the breast：potential for lesion characterization. J Magn Reson Imaging, 2002,15（6）：693-704

11. Glunde K, Jie C, Bhujwalla ZM. Molecular causes of the abberant choline phospholipid metabolism in breast cancer. Cancer Research, 2004, 64（12）：4270-4276

12. Kuhl CK, Schrading S, Bieling HB, et al. MRI for diagnosis of pure ductal carcinoma in situ：a prospective observational study. Lancet, 2007, 370：485-492

13. Rausch DR, Hendrick RE. How to optimize clinical breast MR imaging practices and techniques on your 1. 5-T system. Radiographics, 2006, 26（5）：1469-1484

14. Macura KJ, Ouwerkerk R, Jacobs MA, et al. Patterns of enhancement on breast MR images：interpretation and imaging pitfalls. Radiographics, 2006,26（6）：1719-1734

第七章 肝脏疾病MRI诊断

肝脏的影像学方法在近 40 年间有飞快的发展。肝脏的最佳检查方法没有统一的定论,检查方法的选择通常决定于现有的检查设备、影像医师的经验及临床医师对各种影像检查的认识和喜好。肝脏 MRI 检查能够提供综合的和高精度的诊断信息,具有很高的软组织分辨率和独特的成像能力,能反映分子生物学和组织学特征。多数情况下,MRI 在发现病灶和对其定性诊断方面较 US 和 CT 更敏感、更准确,如对肝癌癌前病变、少血供肝细胞癌、肝硬化(再生结节)等局灶性和弥漫性病变诊断。以前,MRI 被习惯性地认为是最后解决问题的方式,因为其检查费用昂贵;目前,随着价格被人们接受,MRI 已成为临床一线的诊断手段。但 MRI 仍存在一些不足之处,如对部分病例定性诊断困难,对钙化灶不敏感等。临床医师了解、掌握 MRI 相关的诊断知识较少,也是不容忽视的事实。本章将分别论述肝脏 MRI 检查方法、正常 MRI 解剖、常见的良性和恶性疾病 MRI 表现,以及鉴别诊断要点。

第一节　MRI 检查方法和特点

肝脏 MRI 检查以横轴面扫描为主,首选呼吸触发脂肪抑制 FSE T_2WI 和屏气的梯度回波 T_1WI,应常规采用化学位移成像技术判断肝内病变有无脂质沉积或脂肪肝。MRI 平扫怀疑或发现病变后,一般应进行脂肪抑制下的多时相动态增强扫描,应用快速扫描序列成像。增强扫描动脉期主要用于检测富血供肿瘤;门脉期肝实质明显强化,主要用于显示乏血供病灶;延迟期扫描可显示肝血管瘤、胆管细胞癌和局灶性结节增生等病灶的延迟强化。与 CT 增强扫描不同,肝脏 MRI 采用多层成像技术。所有层面同时激励,因此不存在扫描层面之间时间上的差别。MRI 对比剂应用剂量少,团注效果优于 CT。由于磁共振的组织特异性高于 CT,所以肝脏 MRI 动态增强扫描的延迟时间可短于 CT 增强扫描。

肝脏动态增强扫描时,需要应用对比剂形成肝实质的人工对比。目前常用细胞外间隙对比剂 Gd-DTPA,如马根维显、磁显葡胺、欧乃影等。通常的注射速率 1.5～4ml/s,剂量 0.1mmol/kg。定时选择动脉期 15～20 秒,门脉期 40～50 秒,延迟期扫描一般在 90 秒后进行。根据鉴别诊断的需要,还可选用磁共振特异性对比剂,包括肝细胞特异性对比剂(如泰乐影 Mn-DPDP),单核-吞噬细胞系统(Kupffer 细胞)特异性对比剂(如菲立磁 Feredex、内二显 Resovist)等。超顺磁性氧化铁(SPIO)为组织特异性对比剂之一,对 SPIO 的摄取可反映单核-吞噬细胞系统的活性,其作为对比剂可应用于局灶性结节增生、肝细胞腺瘤、低度肝细胞癌、血管瘤、异形结节的诊断。超小超顺磁氧化铁(USPIO)微粒更小,更具备细胞外对比剂、组织特异性对比剂及血池对比剂的作用;快速注射时早期成像与 Gd-DTPA 功能相似,而后由单核-吞噬细胞系统所摄取、清除,可用于缺乏单核-吞噬细胞系统库普弗细胞的病变中。肝脏内库普弗细胞摄取 SPIO 对比剂后,T_2^*WI 或 T_2WI 上肝脏组织信号丢失,表现为明显低信号,使肝脏背景黑化(而恶性肿瘤信号不变),从而造成肝脏-肿瘤对比增强,表现为黑肝背景上的明显高信号,这有利于临床对肝脏新生物的检出以及对病灶的定性。根据诊断需要,除可选择上述各种 MRI 检查外,还可申请磁共振胰胆管成像检查(MRCP)。

肝脏具有不同于其他脏器的解剖和生理特点,这些因素对肝脏的 MRI 检查和图像判读构成影响。具体包括:①存在呼吸运动伪影;②距离心脏大血管较近,生理性搏动会影响图像质量;③低场强、高场强、超高场强下正常肝组织的 T_1、T_2 值不同;④正常肝组织包含脂类物质,慢性肝病时肝内脂质含量增多;⑤肝脏具有双重供血,这使肝脏的 MRI 检查相对复杂,工作中应根据设备、患者情况和临床需要解决的问题合理选择检查技术。

第二节　正常 MRI 解剖

肝脏为人体内最大的单个器官,位于右上腹部。随着肝胆外科的进展,近年来用斜裂(中裂或胆囊裂)将肝脏分为左、右叶,此裂在膈面,自胆囊窝的中部(或胆囊切迹)向上延至下腔静脉左前壁(左肝静脉注入下腔静脉处),在脏面自胆囊窝中部经过尾叶的乳头突与尾状突之间的切迹,至下腔静脉左前壁,该裂可考虑为自下腔静脉左前壁至胆囊窝中部的假想线,该线从功能上将肝脏分为左、右叶。

1. 肝段划分原则　Couinaud 及 Bismuth 根据肝内血管特点将肝脏分为 8 段,即将上述左、右叶各再分为 4 个段,共 8 个段。划分方法是以右、中、左肝静脉从纵的方向,右、左肝门蒂(门静脉、肝动脉、肝胆管)从横的方向,将肝脏依次划分为,Ⅰ:尾叶;Ⅱ:左叶外上段;Ⅲ:左叶外下段;Ⅳ:左叶内侧段或方叶;Ⅴ:右叶前下段;Ⅵ:右叶后下段;Ⅶ:右叶后上段;Ⅷ:右叶前上段。新的分段有利于非出血性肝段切除技术的应用,对于多发、孤立、位于肝外围的肿瘤,可行多段或次段楔形切除,可切除肝实质达到 80%。对于不能切除的肝癌,经肝动脉栓塞、化疗或注射无水酒精治疗,也可获得较为满意的疗效。实施这些治疗方案的前提是要在术前清晰显示并确切了解肝脏肿瘤的数目、大小与累及的肝段等信息。

2. 相关结构　镰状韧带为腹膜皱褶,含两层腹膜和条状纤维组织,侧面观似镰刀,其前缘呈圆弧形附着于横膈和前腹壁。后缘分为上下两部。上部附着在肝的顶面和前面,下部游离缘内有圆韧带。正面观,镰状韧带上与膈肌相连,其两叶间容纳圆韧带。圆韧带裂及纵裂,位于方叶和左叶之间。圆韧带为胎儿期脐静脉闭锁后的残留物,为起自脐部的纤维条索,某些肝脏病变,该韧带中残存的脐旁静脉可扩张。镰状韧带和圆韧带通过其膈肌和前腹壁的附着起着固定肝脏的作用。

前面观肝脏为楔形,镰状韧带经过前面处形成一切迹。后面观尾叶位于下腔静脉和肝门之间,尾叶引流静脉不经过肝静脉,直接入下腔静脉,这种分开的引流特点在肝静脉阻塞引起的肝硬化时,尾叶可不受累,可出现代偿性肥大。胃、十二指肠、结肠肝曲、右肾和肾上腺与肝脏下面相贴,并可形成切迹;肝动脉、门脉、胆管进出的肝门亦位于肝脏的下面。

3. 肝血管和胆管　肝内有 4 套管道系统:门静脉、肝静脉、肝动脉和肝内胆管。右、中、左 3 个肝静脉主干在肝的圆顶部注入下腔静脉(此处又称第二肝门),这些肝静脉均位于肝叶和肝段之间,右肝静脉主干位于右叶的前、后段之间,中肝静脉主干位于肝斜裂的上半部,左肝静脉主干位于左段间裂内。左、中肝静脉常合成一共同干引流入下腔静脉。在(第一)肝门部门静脉与相应的肝动脉和胆管出或入肝。门静脉入肝后分为右、左两个主干,右门静脉是门脉主干直接延续,进入右叶后再分出背、腹支分别进入右叶的后、前段;左门静脉横向走向左侧后再向前进入圆韧带裂,成为左门静脉脐部。右、左肝动脉与相应的门静脉伴行,肝脏系接受门静脉和肝动脉双重血供的器官,与相应肝动脉密切相伴的右、左肝管合并形成肝总管。

肝的淋巴引流注入下述 4 组淋巴结:肝门组、腹腔动脉组,膈上下腔静脉旁组和膈上胸骨后组。

4. 在 MRI 划分肝叶肝段　第一肝门和 3 条裂把肝分为 4 叶:左叶、方叶、尾叶和右叶。斜裂将肝脏分为左、右叶,其左前方为方叶,右后侧为右叶。纵裂或圆韧带裂多数位于身体中线右侧,少数在左侧,该裂轻度向右倾斜,裂内含有脂肪,该裂将左叶分为内、外段,左内段的下部又称方叶。横裂或静脉韧带裂的位置偏上,偏后,表现为肝左侧 1 条自左后向右前的裂隙,裂内也含有脂肪,该裂将尾叶与其前方的左叶内、外段分开。

5. 肝脏 MRI 信号特点　肝实质在 MRI 表现为均匀信号。因脾的 T_1、T_2 比肝长,肝实质信号强度在 T_1WI 较脾高,在质子密度加权像略低于脾,在 T_2WI 明显低于脾。纵、横裂中因含有较多的脂肪,于

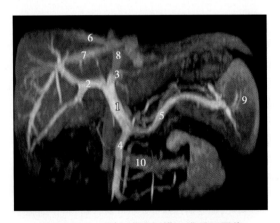

图 7-2-0-1　MRI 增强扫描三维重组图像

1. 门静脉主干;2. 门静脉右支;3. 门静脉左支;4. 肠系膜上静脉;5. 脾静脉;6. 肝右静脉;7. 肝中静脉;8. 门静脉左支前部;9. 脾;10. 左肾静脉

T_1WI 和 N(H)加权像常显示为高信号,但在脂肪抑制序列呈低信号。

在横轴面、矢状面和冠状面,门静脉主干由于流空效应,通常表现为低信号,和肝实质形成明显对比。在脂肪抑制 FSE T_2WI,部分层面的门静脉血管呈高信号。门静脉主干,左、右分支,多数的段分支均可显示。右、中肝静脉显示率为100%,左肝静脉98%。门静脉及肝静脉主干由于管径粗,从其不同的位置和走向,MRI 易于区分,并可区分和主干相连的门、肝静脉分支。增强扫描的磁共振血管成像(MRA),可以通过二维图像和三维重组图像(图 7-2-0-1),显示细小的血管。肝动脉和正常肝内胆管,由于管径较细,

需要对比剂增强扫描显示。

6. 扫描序列和扫描层面 在 SE 的双回波序列,偶回波图像可使肝静脉和门静脉均表现为高信号。在 FSE 序列 T_1WI 和 T_2WI,肝静脉和门静脉由于血管流空效应多表现为低信号。在梯度回波快速成像序列(如 FIESTA),肝静脉、门静脉、下腔静脉和腹主动脉均表现为相当高的信号。在横轴面进行多层面成像时,垂直于层面的腹主动脉和下腔静脉根据血流方向不同,可分别在第一个层面和最后一个层面出现流入增强现象。肝脏横轴面、矢状面、冠状面 MRI 可显示上述分段标志的解剖结构。代表性层面的 MRI 解剖见图 7-2-0-2 ~ 图 7-2-0-5。

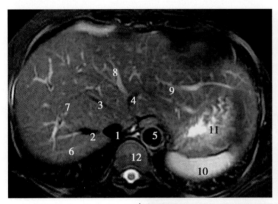
A

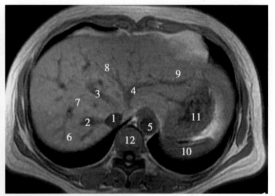
B

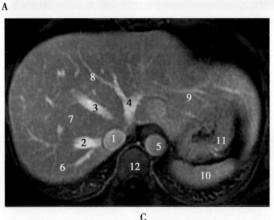
C

图 7-2-0-2 第二肝门水平 MRI 解剖
A. T_2WI;B. T_1WI;C. 增强 LAVA;1. 下腔静脉;2. 肝右静脉;3. 肝中静脉;4. 肝左静脉;5. 腹主动脉;6. 肝右后叶;7. 肝右前叶;8. 肝左内叶;9. 肝左外叶;10. 脾脏;11. 胃;12. 胸椎

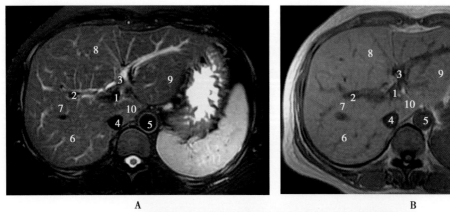

A

B

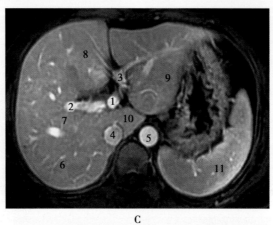

C

图 7-2-0-3　第一肝门水平 MRI 解剖

A. T₂WI；B. T₁WI；C. 增强 LAVA；1. 门静脉；2. 门静脉右支；3. 门静脉左支；4. 下腔静脉；5. 腹主动脉；6. 肝右后叶；7. 肝右前叶；8. 肝左内叶；9. 肝左外叶；10. 肝尾叶；11. 脾脏

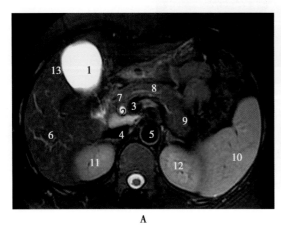

A

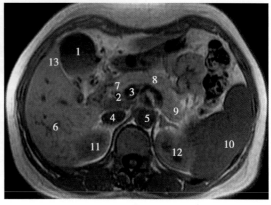

B

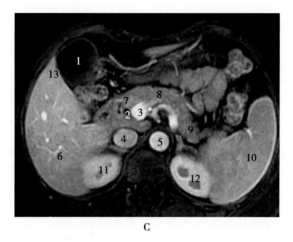

C

图 7-2-0-4 胆囊窝层面 MRI 解剖

A. T$_2$WI；B. T$_1$WI；C. 增强 LAVA；1. 胆囊；2. 胆总管；
3. 门静脉；4. 下腔静脉；5. 腹主动脉；6. 肝右叶；7. 胰头；
8. 胰体；9. 胰尾；10. 脾脏；11. 右肾；12 左肾；13. 胆囊窝

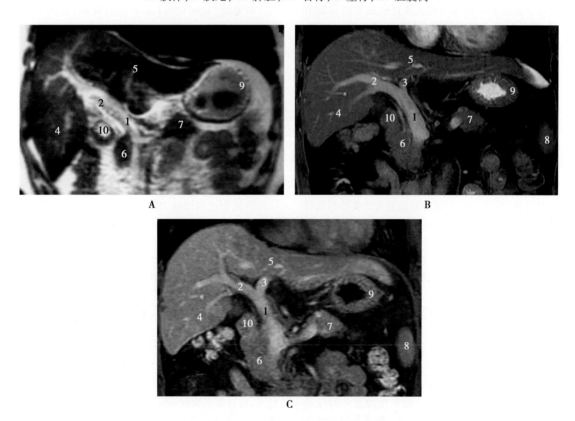

图 7-2-0-5 肝门冠状面 MRI 解剖

A. 冠状面 T$_2$WI；B. FIESTA 序列；C. LAVA 图像；1. 门静脉；2. 门
静脉右支；3. 门静脉左支；4. 肝右叶；5. 肝左叶；6. 胰头；7. 胰体；
8. 脾脏；9. 胃；10. 十二指肠

269

第三节　肝脏肿块 MRI 诊断

因可疑的或已知的肝脏肿块接受 MRI 检查和诊断的患者逐年增多。在 MRI 检查中，可以观察到一些特定类型的肝脏肿块，并以此对其分类。MRI 检查的主要目的是评估：①肝脏异常改变的数目和大小；②异常改变的部位与肝血管的关系；③病变的性质，即鉴别良恶性；④病变的起源，如原发与继发。

人们还不知道良性肝脏肿块的确切患病率，可能超过 20%。有研究显示，在那些已知恶性肿瘤的患者中，CT 显示小于 15mm 的肝脏病灶中超过 80% 是良性的。随着多排螺旋 CT 和薄层准直器的应用，更多的肝脏病灶将被发现。为了了解病灶的特征，需要其他的成像方法进行印证，如磁共振成像。

良性病变与转移瘤和原发恶性病变的鉴别诊断非常重要。一些恶性肿瘤，如乳腺、胰腺以及结直肠恶性肿瘤易于转移到肝脏。结直肠癌常转移到肝脏，死者中超过 50% 可能有肝脏转移。另一方面，在结直肠癌肝转移的患者中，仅 10% 到 25% 适合外科手术切除。5 年生存率如下：孤立结直肠癌肝转移切除术高达 38%，不做任何治疗 5 年生存率不到 1%；剩余 75%～90% 的结直肠癌肝转移者不适合做外科手术。欣慰的是，一些新的放化疗手段已经比较成熟。人群中硬化性肝癌的发病率为 1%～2%，积极治疗可使 5 年生存率高达 75%，未经治疗者 5 年生存率不足 5%。

本节将描述在目前 MRI 技术和扫描序列条件下肝脏肿块的特点。肝脏肿块被分为非实性与实性两类。非实性病灶包括囊肿、胆管错构瘤和血管瘤，实性病灶包括肝转移瘤和肝原发病变，如局灶性结节增生、肝腺瘤和肝细胞性肝癌。第三部分讨论 MRI 与其他影像方法的比较。

一、非实性肝脏肿块

在大体病理上具有非实性特征的肝内疾病很多，包括被认定为囊性病变并全由囊液成分构成的肿块，称"纯囊性"病变，如单纯性肝囊肿；也包括部分囊性，部分为非囊性组成，以囊性为主的肿块称"囊实性"病变，如少见的肝母细胞腺瘤和肝血管肉瘤。囊性病变的形成和发展也不同：有以囊性病变作为疾病基本形式，全部病例均呈囊性表现，如单纯性肝囊肿；有疾病中仅部分病例表现为囊性，组成（囊性）亚型，如间叶性错构瘤中以囊性为主者；有来自黏液性腺癌的肝囊性转移；以及在特定条件（坏死）下出现囊性表现者，称坏死液化、囊性变，如肝细胞腺癌中因肿瘤坏死形成的囊性变或作局部治疗（射频消融）后呈现的囊性或部分囊性，被称为囊性肝细胞癌，又如较大的海绵状血管瘤可因其生长超过其血供后坏死成为囊性病变者。

肝内非实性病变涉及的疾病很多，按其病理性质可分为：①先天发育异常性：单纯性肝囊肿，多囊性（成人型）肝脏疾病，纤毛性肝前肠囊肿，卡罗利病/卡罗利综合征，胆管错构瘤。②肿瘤性：胆管囊腺瘤/囊腺癌，海绵状血管瘤，间充质（间叶）错构瘤——以囊性为主，囊性肝细胞性肝癌，囊性转移——富血管性转移伴坏死和囊性变或囊性转移（如黏液腺癌），未分化胚胎性肉瘤。③感染性：脓肿（化脓性、阿米巴性、真菌性），棘球蚴病（包虫病）。④其他（创伤性）：肝血肿，胆汁瘤，胰外假性囊肿。

I　肝囊肿

（一）临床表现与病理特征

肝囊肿（liver cysts）是常见的疾病，分为单房（95%）和多房。肝囊肿的发病机制尚不清楚，有先天性和后天性假说。病理上肝囊肿内壁衬以单层立方柱状上皮，被覆上皮依附于潜在的纤维间质。

（二）MRI 表现

磁共振成像时，囊肿在 T_1WI 上呈低信号，在 T_2WI 上呈高信号，并且在长回波时间（大于 120 毫秒）的 T_2WI 仍保持高信号强度。在钆对比剂增强扫描时，囊肿不强化。延迟增强扫描（超过 5 分钟）有助于鉴别诊断囊肿与乏血供逐渐增强的转移瘤（图 7-3-1-1）。

在钆对比剂增强 MRI 诊断囊肿优于 CT 图像，囊肿几乎没有 MR 信号，而囊肿在增强 CT 图像呈低密度。单脉冲屏气 T_2WI（如单次激发 FES 序列）显示囊肿非常有效。在病灶比较小，且已知患者患有原发恶性肿瘤时肝脏 MRI 检查价值更大，可鉴别囊肿、转移瘤与原发肿瘤。出血性囊肿或含蛋白质囊肿可能在 T_1WI 呈高信号，T_2WI 呈低信号，但增强扫描表现与单纯囊肿相同。否则应被视为复杂囊肿或囊性恶性肿瘤。

（三）鉴别诊断

1. MRI 有较高的软组织分辨率和独特的成像技术，容易鉴别囊肿、转移瘤与原发肿瘤。有些囊性病变（如出血性囊肿或含蛋白质囊肿）可能在 T_1WI 呈高信号，T_2WI 呈低信号，但增强扫描表现与单纯囊肿相同，鉴别诊断不难。

2. 当囊肿的 T_2WI 信号和增强扫描信号不典型时，应考虑复杂囊肿或囊性恶性肿瘤可能，囊壁无强化是单纯囊肿的特点。

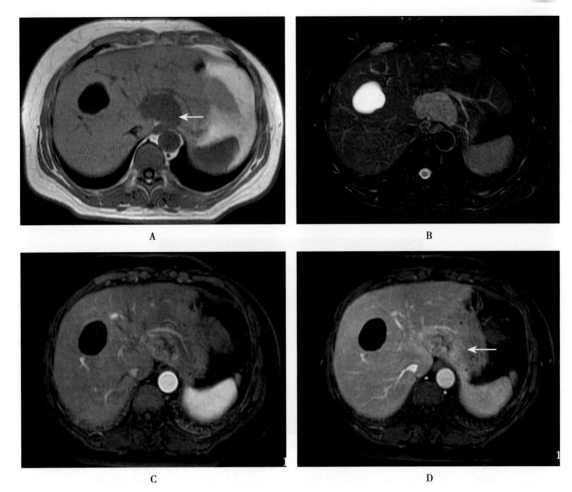

图 7-3-1-1　典型的肝囊肿

A. 轴面 T_1WI,肝右叶圆形低信号,边缘锐利,第二个病灶(箭)在肝左叶外侧段主动脉前方,为稍低信号的转移瘤;B. 轴面脂肪抑制 FSE T_2WI,囊肿呈高信号且边缘锐利,左叶转移瘤为稍高信号;C. T_1WI 薄层(4mm)动态增强扫描动脉期,肝囊肿未见强化,边缘锐利。左叶转移瘤呈现厚薄不均的环状强化;D. 延迟期显示肝囊肿仍无强化,转移瘤呈现不均匀强化(箭),容易鉴别

【专家指点】

1. T_1WI 低信号,T_2WI 高信号,囊壁光滑,无囊壁强化是囊肿的典型表现。显示囊壁、厚度和强化表现是鉴别囊性病变时观察的重点。

2. 结合 FSE 重 T_2WI 和 GRE 序列 T_1WI 增强扫描,MRI 在显示小病灶方面有一定优势。

Ⅱ　胆管错构瘤

（一）临床表现与病理特征

胆管错构瘤(biliary hamartomas)是一种良性胆管畸形,属于肝脏纤维息肉类疾病,患病率约 3%。胆管错构瘤由嵌入的纤维间质和异常胆管组成,包含少量血管通道。病变区胆管狭窄与扩张并存、形态不规则或呈分叉状。一些扩张的管腔内含浓缩胆汁。胆管错构瘤可单发,也可多发。多发时呈弥漫性分布。

（二）MRI 表现

在 MRI 和 MRCP,胆管错构瘤单个病灶较小,直径通常小于 1cm,容易辨认。由于含有较多的液性成分,这些病灶在 T_1WI 呈低信号,T_2WI 呈高信号,边界清楚。在重 T_2WI,病灶信号可进一步增高,接近脑脊液信号。在 MRCP,病灶呈现肝区多发高信号小囊病变,散在分布,与引流胆汁的胆管树无交通,较大的肝内胆管和肝外胆管无发育异常。在钆增强扫描的早期及延迟期几乎不强化。这些表现与单纯囊肿相似,但胆管错构瘤在钆增强早期及延迟期扫描中出现薄壁(图 7-3-1-2)。胆管错构瘤的环形薄壁强化与组织病理学上病灶边缘受压的肝实质有关。相反,转移瘤边缘的环形增强在组织病理学上反映了肿块最外层血管形成的部分。

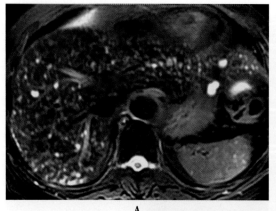
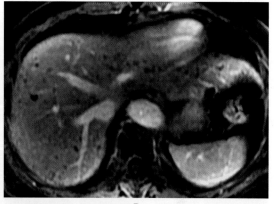

A   B

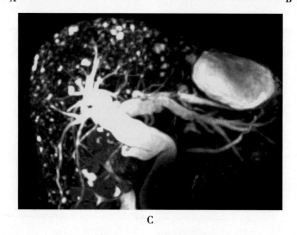

C

图 7-3-1-2　胆管错构瘤

A. 脂肪抑制 T_2WI 显示肝区多发高信号囊灶。肝右叶病灶更明显，一些病灶呈粗细不匀管状。肝左叶直径 5cm 大囊性病变为单纯肝囊肿；B. 钆对比剂增强扫描延迟期，部分病灶周边出现稍高信号薄壁强化；C. MRCP 显示病灶弥漫分布于肝实质内和肝叶边缘，外形呈圆形、卵圆形或不规则管形。胆囊已切除，胆囊管残留，肝总管直径 14mm

（三）鉴别诊断

1. 单纯肝囊肿鉴别要点是胆管错构瘤在钆增强早期及延迟期扫描中可出现薄壁。

2. 肝脓肿和肝转移瘤有时不易鉴别。应结合临床病史分析，或追随病灶的大小变化。

3. 肝胆管囊腺瘤囊壁上常可见结节，病灶较大；囊内出血时，T_1WI 可见明显高于纯黏膜液或胆汁成分的高信号；T_2WI 瘤内分隔呈低信号。

【专家指点】

1. MRI 检查是诊断本病的金标准。与肝实质比较，胆管错构瘤呈长 T_1、长 T_2 信号；MRCP 可多角度观察病变，获得丰富的形态和空间信息，有助于认识和正确诊断。

2. 潜在的诊断错误主要发生在病变不典型时，病灶可出现"晕环征"而类似于转移瘤。因为病灶周边强化也常见于一些转移瘤（我们将在下一节介绍）。

Ⅲ　肝血管瘤

（一）临床表现与病理特征

血管瘤（hemangiomas）是常见的肝脏新生物，尸检发生率在 0.4% 到 20% 之间。女性发生率高于男性。这些良性血管病变绝大多数是海绵状血管瘤，大体病理见肿瘤大小不一，最大径由数毫米至巨大。多呈卵圆形，柔软，红至紫红或蓝色，有纤维性假包膜与周围的肝实质区分，肿瘤内可有不同程度的纤维化、透明变形、钙化或囊性变，组织学见肿瘤有单层内皮细胞覆衬的多个血管腔和血窦组成。由纤维间隙支撑与分隔，有广泛的纤维化和透明变形者，血管腔可有明显狭窄或闭塞，称硬化性血管瘤。本病可与局灶性结节增生（FNH）共存，特别在 FNH 多发时。

（二）MRI 表现

肝血管瘤呈长 T_1、长 T_2 信号改变，即在 T_1WI 呈低信号,在 T_2WI 呈高信号,并在长回波时间 T_2WI(TE>120ms)保持高信号。血管瘤呈圆形或分叶状,边界清楚。典型时小病灶呈圆形,大的病灶呈分叶状,T_2 值低于囊肿。在 MRI 对比剂动态增强扫描中,典型血管瘤表现为边缘结节状强化(图 7-3-1-3)。强化过程常是缓慢的、逐步的,在 10 分钟延迟

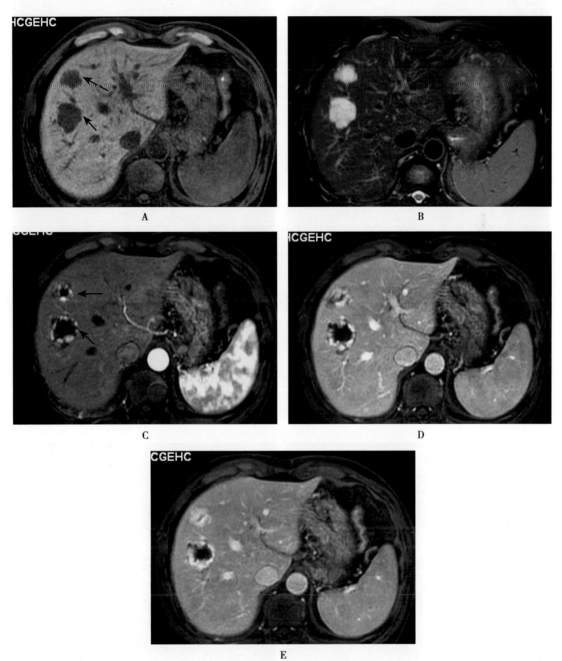

图 7-3-1-3　中等大小的肝血管瘤

A. 梯度回波序列轴面压脂 T_1WI 显示两个肝内血管瘤病灶(箭头),呈浅分叶、边界清楚低信号。血管瘤信号强度低于脾脏;B. 轴面脂肪抑制 FSE 序列 T_2WI 显示肝内血管瘤呈分叶状、边界清楚的高信号(与水信号相似)病灶,信号强度明显高于脾脏。说明病灶内水含量较高和非实性病灶的本质;C. 三维扰相梯度回波轴面薄层(4mm)钆对比剂动态增强 T_1WI 动脉期(此时肝静脉未见强化,脾脏花斑样强化),病灶边缘可见细小结节状强化改变(箭头)。这种边缘的灶性强化是典型的血管瘤强化模式;D～E. 门静脉期和延迟期扫描显示血管瘤逐渐填充和几乎全部强化。说明在对比剂注射后几分钟时对比剂停留在病灶内大的血管间隙内使病灶持续强化

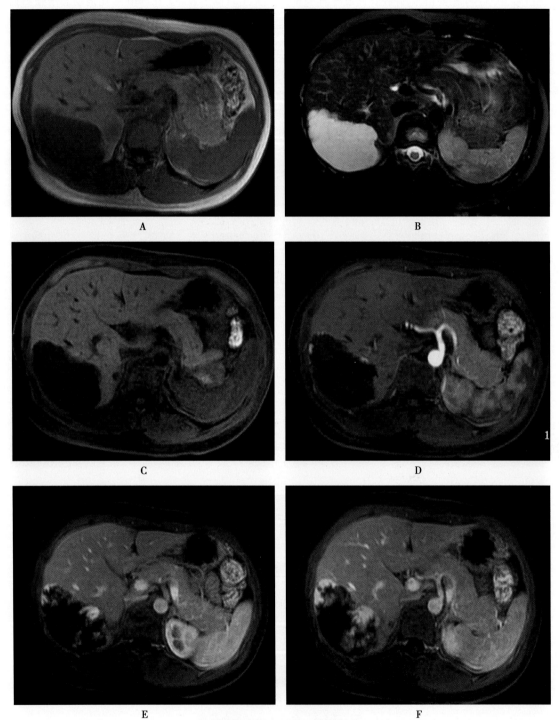

图 7-3-1-4　巨大肝血管瘤

A. 轴面无脂肪抑制的梯度回波 T_1WI,肝右叶后下段见一巨大长 T_2 信号病变,大小为 8.6cm×5.3cm× 9.6cm,边缘光滑,轻度分叶状,与周围肝实质分界清晰,病灶内信号较均匀;B. 轴面脂肪抑制 FSE T_2WI,病变呈轻度混杂信号,内部似有低信号索条;C ~ F. 三维扰相梯度回波钆对比剂动态增强 T_1WI,注射对比剂前(C)、注射对比剂后动脉期(D)、门静脉期(E)、延迟期(F)可见结节状及团状强化改变,自病变边缘逐渐向中心填充趋势

扫描时,完全或几乎完全填充整个病灶。强化的特征性表现是强化结节的扩大和融合。

肝血管瘤按大小分为小病灶($<1.5cm$)、中等病灶($1.5\sim5.0cm$)和大病灶($>5.0cm$)。所有病灶在 T_2WI 均呈高信号。强化类型有如下三种:第一种类型,动脉期均匀强化;第二种类型,边缘结节状强化,随时间向中央逐渐填充,后期成为均匀高信号;第三种类型,边缘结节样强化呈高信号,中心始终无明显强化,呈低信号区,可能与血管瘤中央有囊性变、透明变性或坏死有关。第一种强化类型仅见于较小病灶,第二种和第三种强化类型在所有的病灶均见到。较小血管瘤常显示第二种类型增强,典型者边缘强化结节较小。在很多医疗机构,动态增强检查时延迟扫描通常在注射对比剂 $2\sim3$ 分钟后进行。如果在动脉期和门静脉期出现典型的边缘强化,等待完全填充对诊断血管瘤意义不大。

巨大血管瘤常有中央瘢痕,且呈第三种类型的强化(边缘结节状强化,逐渐向心性填充,中央瘢痕多无强化)。中央瘢痕缺失时应考虑其他病变的可能性。较大的血管瘤在 T_2WI 常呈轻度混杂信号,内部可出现低信号条索(图 7-3-1-4)。后者在组织学上为病灶内部的纤维网状结构。在一些病例中,巨大肝血管瘤可压迫周围门静脉,导致病变周围肝实质在动脉期出现短暂性一过性强化。这是由于肝脏血流自动调整,局部动脉供血增多所致。

(三)鉴别诊断

1. 高血供恶性肿瘤(如平滑肌肉瘤和胰岛细胞瘤)　高血供肿瘤和黏液性转移瘤同样有较长的 T_2 值,在 T_2WI 呈较高信号。MRI 动态增强扫描时,血管瘤有早期边缘强化,且强化持续时间长;而肝癌在门静脉期或实质期多呈低信号。肝癌可见包膜,而血管瘤多不显示。在重 T_2WI,如果肿瘤信号更强,则血管瘤的可能性增大。

2. 转移瘤　动脉期肿瘤边缘肝实质一过性强化也许反映病灶边缘存在高输出的静脉血流。这个征象也可见于转移瘤,尤其是结肠癌肝转移。在 T_2WI,血管瘤具有边缘平滑和分叶改变,以及 T_2 值高(平均 140ms)的特点,并可借此与转移瘤鉴别。这适用于大多数患者。但应注意,单凭 T_2WI 不能确诊小血管瘤,通过 T_2WI 表现鉴别血管瘤与高血供的转移瘤并不十分可靠。

3. 有较大中心瘢痕的血管瘤,与恶性肿瘤鉴别困难时,动态增强扫描出现边缘结节样强化,较长延迟扫描时强化向中心扩展,重 T_2WI 呈高信号,有助于血管瘤诊断。

【专家指点】

1. 血管瘤多表现边缘清楚地长 T_1、长 T_2 信号,重 T_2WI 为高信号,动态增强扫描表现为对比剂"快进慢出",边缘的结节样强化逐渐扩大,为主要诊断要点。对血管瘤的诊断,结合 T_2WI 高信号和边缘结节状强化就已经足够,一般不需要完全填满整个病灶。

2. MRI 显示的血管瘤与神经内分泌肿瘤、乳腺癌和精原细胞瘤肝转移的鉴别诊断特异性达 98%,准确性达 99%。主要利用 T_2WI 和钆对比剂动态增强扫描的病灶信号特点来鉴别。

3. 在 GRE 序列钆对比剂动态增强扫描时,肝脏肿瘤的强化表现是鉴别良性与恶性病变的有效手段。

4. 注射钆对比剂后即刻扫描,病变边缘出现不连续的结节状环状强化是血管瘤的特征。

Ⅳ　成人多囊肝

(一)临床表现与病理特征

多囊肝(polycystic liver disease,PCLD)是一种少见病,是肝实质内多囊形成。PCLD 可单独或与多囊肾(autosomal dominant polycystic kidney disease,ADP-KD)相伴发生。多囊肝合并多囊肾也称肝肾多囊病,属于先天性疾病,该病是常染色体显性遗传疾病。病理学特点是充满液体的囊肿在整个肝脏、肾脏分散生长,囊腔被覆扁平或立方上皮。多囊肝的症状大多由于肿大的囊肿对肝脏产生机械性压迫所致。患者通常 $40\sim50$ 岁时出现临床症状,包括腹部不适或触及腹部包块,右上腹痛和气短均可出现。由于肝代偿再生能力强,故肝功能衰竭很少见。主要并发症有门静脉高压、肝静脉流出道梗阻、梗阻性黄疸、囊肿合并感染、囊肿合并颅内动脉瘤等。

(二)MRI 表现

肝脏体积弥漫增大,肝内多发大小不一的长 T_1、长 T_2 水样信号结节影,增强后未见强化。囊肿大小差别可以很大,从针尖大小到巨大囊肿。肝实质信号及强化未见明显异常。多伴有多囊肾表现。

(三)鉴别诊断

多发肝囊肿:肝脏体积无明显增大,囊肿数量相对较少。双肾表现多正常。

Ⅴ　肝棘球蚴病

(一)临床表现与病理特征

肝棘球蚴病又称肝包虫病(hepatic hydatid disease),是由绦虫引起的寄生虫病,它又是在畜牧地区广为流行的地方病。感染者由于吞服了含有绦虫卵的食物而致病,绦虫卵进入胃腔后卵壳被胃酸溶解后孵化为蚴,绝大部分蚴虫穿越肠壁经门静脉入肝,少数蚴虫随肝静脉进入下腔静脉而引起肺棘球蚴和其他部位的棘球蚴囊肿。人类常见的感染有由细粒棘球蚴引起的单室性棘球蚴病，以及较少见的由多房棘球蚴引起的泡状棘球蚴病，后者更具侵袭性，还可侵犯肺、脾、肾、骨和中枢神经系统。

（二）MRI表现

单房型棘球蚴囊肿呈边缘光滑的圆形或类圆形病灶，MRI囊液T_1呈低信号，T_2呈高信号；囊壁薄，T_1为稍高于囊液的等低信号，T_2为明显低信号；囊腔周围无晕环，周围肝组织信号正常。多房型者，囊肿内可见多个子囊间隔和不同程度的基质，基质呈长T_1、长T_2信号特征，子囊T_1信号更低，T_2信号更高，整个囊肿形态呈车轮状、多边形或玫瑰花瓣状，具有特征性。棘球蚴囊壁和（或）实质钙化者MRI见钙化部分T_1WI和T_2WI呈双低信号影，囊壁为弧形完整或不完整钙化；实质钙化者，囊内容物呈片状或条索状钙化。囊肿破裂表现为内囊或外囊壁的完全或部分剥离，仅内囊破裂者可表现"飘带征"。

（三）鉴别诊断

单房型棘球蚴囊肿与单纯肝囊肿相似而须进行鉴别，囊壁的显示为其主要鉴别点，肝棘球蚴囊肿可见"双壁征"，而单纯肝囊肿囊壁往往显示不清；另外，肝棘球蚴囊肿因其囊液内含有蛋白质等成分在T_1WI上信号高于单纯肝囊肿也可作为二者鉴别诊断的参考。多房型棘球蚴囊肿表现特殊，棘球蚴囊肿内可见多个子囊呈车轮状、多边形或玫瑰花瓣样排列等多种形态，为肝棘球蚴病的特征性表现。

【专家指点】

诊断需结合流行病史。

Ⅵ 肝脓肿

（一）临床表现与病理特征

化脓性肝脓肿（pyogenic abscess），简称肝脓肿，其感染途径有：①胆管上行性感染：来自良、恶性胆管阻塞性病变；②门静脉：来自肠道炎症性病变；③肝动脉：由体循环扩散而来的感染；④邻近器官的直接扩散以及外伤。胆源性感染者脓肿常多发，90%侵犯左、右两叶肝脏。门静脉源性脓肿常单发，顺血流多发于肝右叶（65%）。而由肝动脉血行感染者常多表现为肝内弥漫散布的多发小脓肿。约50%的致病菌为厌氧菌或厌氧菌和有氧菌混合。以梭状芽胞杆菌、大肠杆菌、葡萄球菌和链球菌常见。

（二）MRI表现

平扫表现为圆形或分叶状、中央坏死的长T_1、长T_2肿块影，信号不均。多数为单发、少数多发，单房或伴有间隔的多房。脓肿周边可出现T_2WI等或稍高信号的环状缘，少数脓肿周围尚可见呈中间信号的移行水肿带，使脓肿周围形成"双环状"影。脓

腔内有时可出现液-气或液-液界面。肝内微小脓肿有时可聚集成簇，增强后呈特殊形态的多囊或蜂窝状结构，称"簇状"征，可能是肝脓肿的早期阶段，进而可融合成多房，甚至单房脓腔，这是肝脓肿的一个特征性表现。动态增强动脉期有时可见动脉-门静脉分流现象，在脓肿周围肝实质内显示"楔形"的暂时性增强，称一过性肝信号强度差，其机制可能因脓肿引起门静脉分支阻塞后所继发。增强后，脓腔中央坏死区不强化，T_1WI仍呈低信号，脓肿壁呈环状强化（图7-3-1-5），其外侧有不强化的水肿带围绕，有时水肿带外受压、充血的肝组织强化更明显，使脓肿形成"三环状"影或称作"双靶征"。这也有助于肝脓肿的鉴别诊断。

（三）鉴别诊断

1. 囊性转移瘤　临床有肿瘤病史，无明显发热、疼痛症状，增强后周边可见轻度强化，周围的肝实质表现基本正常。

2. 肝癌肉瘤　肝脏少见的恶性肿瘤，临床症状较轻，平扫病灶T_1WI信号较脓肿高，T_2WI信号较脓肿低，增强后呈轻度强化，周边强化较明显；邻近肝实质无明显异常。

Ⅶ 肝卡罗利病

（一）临床表现与病理特征

卡罗利病（Caroli disease）为肝内小胆管的先天性囊状扩张，又称交通性海绵状胆管扩张症。1958年Caroli首先报道此病。本病属常染色体隐性遗传性疾病，可发生于任何年龄，主要见于儿童和青年，以男性为多，本病临床上无并发症发生时，一般无任何异常表现，常不被发现或因其他原因被偶然发现，本病的发生与门脉血管分支周围的肝内胆管胚芽结构发育不良有关，胆管由实心向空心演变时组织增殖快慢不均，部分节段发育慢，表现为狭窄，其远端因阻塞而扩张，阻塞愈则扩张愈大，从而形成大小不一囊样病变。Caroli病分为Ⅰ、Ⅱ两型，Ⅰ型为单纯性肝内胆管扩张常伴有肝内胆管结石和胆管炎，无合并肝硬化及门脉高压征；Ⅱ型为肝内胆管扩张并伴有肝硬化和门脉高压征，常合并胆管炎，较少合并肝内胆管结石；Ⅱ型较Ⅰ型更少见。

（二）MRI表现

肝内胆管节段性扩张，呈多发囊状、柱状影，大小不一，分布以外周和右叶为主，近肝门区胆管和肝外胆管不扩张；囊状影与轻度扩张的柱状小胆管影（囊状影之间）相连通，MRI True Fisp T_2WI序列能全面清晰显示此征象，MRCP序列亦能全面清晰显示此征象，病灶沿胆管树影呈珊瑚枝状分布，MRCP原始图像经3D MIP重建后可多方旋转及多角度观

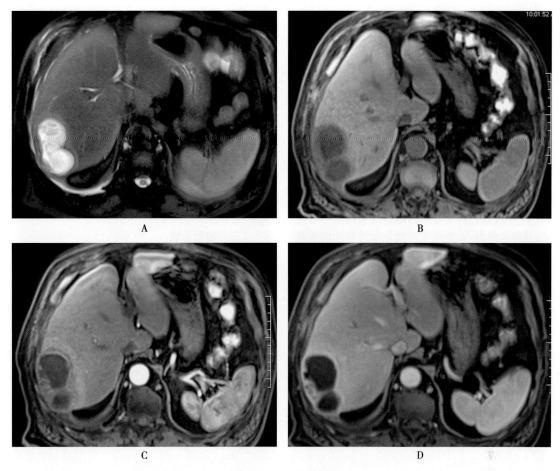

图 7-3-1-5 肝脓肿

A. T_2WI 显示肝右叶类圆形高信号结节,边缘清晰,内可见分隔,邻近肝实质可见薄带状 T_2 略高信号; B. T_1WI 肝右叶长 T_1 信号结节,内呈水样信号,壁较厚,境界不清;C. 增强后动脉期示典型的"三环影",即脓肿壁明显强化,周围为不强化的水肿带,再外侧为受压、充血的肝组织;脓肿内分隔亦可见明显强化,坏死液化的成分不强化,呈明显低信号;D. 增强后延时期,脓肿壁仍可见明显强化,周围肝实质密度趋于正常

察,清晰、直观、准确,无需增强扫描。MRI True Fisp 及 MRCP 序列可作为诊断本病的最佳影像学检查方法。MRI 扫描于囊状影中见点状流空血管信号影。

（三）鉴别诊断

1. 肝内多发囊肿 其囊性病灶与肝内胆管影均无相通,肝内胆管均无扩张。

2. 胆管梗阻性病变 影像学显示为扩张的胆管于近肝门部明显,逐渐向外围变细,并呈连续性,无肝内小胆管节段性扩张。

3. 肝内胆管囊腺瘤和囊腺癌 罕见,囊性病灶与肝内胆管影无相通;囊腺瘤壁薄,无壁结节,囊腺瘤可恶变为囊腺癌;囊腺癌壁厚薄不均,可有壁结节,进展快。

4. 原发性硬化性胆管炎 肝内外胆管节段性

不规则狭窄和扩张,部分胆管呈串珠状,胆管扩张程度较轻,无囊状扩张。

二、实性肝脏肿块

I 肝转移瘤

肝转移瘤(liver metastases)是较常见的肝脏恶性肿瘤,表现为孤立或多发的结节状病灶,较少出现相互融合。病变可伴有中央坏死和液化。乳腺癌、胰腺癌、结直肠恶性肿瘤喜好转移至肝脏。MRI 检查可以检出病变,并显示灶性病变的特征。

i 结直肠转移瘤

（一）临床表现与病理特征

结直肠癌与其他类型的癌不同,出现远处转移不影响根治疗法。结直肠癌肝转移（colorectal metastases）患者中，10%～25%有机会做外科切除手术；剩余75%～90%的患者不适合手术切除，可进行放疗、化疗和射频消融等微创治疗。大约25%的结直肠癌肝转移患者没有其他部位的远处转移。MRI序列组合、相控阵线圈、组织特异性对比剂等的应用使其诊断能力远超CT。

（二）MRI表现

大部分结直肠癌转移瘤的MRI表现具有典型征象（图7-3-2-1）。病变在T₁WI呈低信号，肿瘤内部解剖不易观察。在压脂T₂WI，转移瘤呈中等高信号强度（通常与脾脏比较）。在T₂WI，中等大小到巨大结直肠癌转移瘤的内部解剖结构呈环形靶征，具体表现为：①病灶中央因为凝固坏死信号最高，②病灶外带因为成纤维反应表现为较低的信号，成纤维反应促进了肿瘤细胞带生长，而且形成肿瘤基质，③病灶最外层为稍高信号，是由含有较多血管和较少结缔组织所组成的致密肿瘤组织。最外层厚仅几毫米，为转移瘤的生长边缘。病灶周围可有受压的肝组织及水肿。在钆对比剂动态增

强扫描中，大部分结直肠癌转移瘤在动脉期呈不规则的、连续的、环形强化。这种环形强化显示肿瘤的生长边缘，与血管瘤不连续的、结节状强化不同。在门静脉期及延迟期扫描，转移瘤常显示外带的流出效应和中央的逐渐强化。较大病灶可出现菜花样强化。小的转移瘤中央多缺乏凝固性坏死和液性信号。

结直肠癌和胰腺导管癌的转移瘤在病灶周围和节段性强化方面有所不同。典型结肠癌的周边强化是环周的，具有不确定性，而胰腺导管癌常是边界清楚的楔形强化。显微镜下观察发现，肝脏转移瘤的周围组织成分变化多样，由受压的肝实质、结缔组织增生、炎性浸润等构成。

（三）鉴别诊断

1. 少数血供丰富的转移瘤和存在瘤内坏死时，T₂WI可呈明显的高信号。与肝血管瘤T₂WI表现相似。增强扫描尤其是动态加上延迟扫描有助于鉴别肝转移瘤、肝血管瘤和肝癌。临床有无炎症反应、甲胎蛋白是否升高，以及短期追随病变变化有助于鉴别肝脓肿和肝癌。

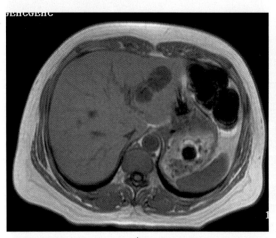

A

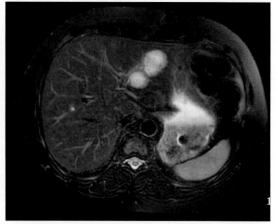

B

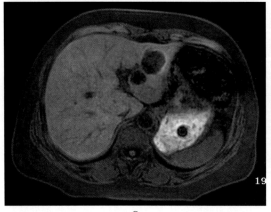

C

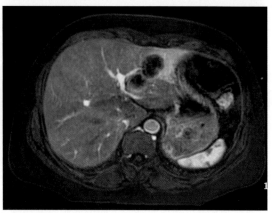

D

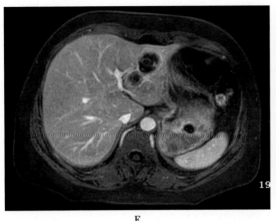

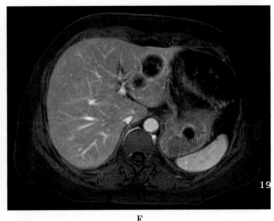

E　　　　　　　　　　　　　　　　　　　　　　F

图 7-3-2-1　结直肠癌肝转移

A. 轴面屏气 FSPGR，转移瘤（箭）呈低信号，边界清楚；B. 轴面脂肪抑制 FSE T_2WI 显示外带中度高信号，中央液性高信号的靶环样结构；C. 轴面 T_1WI 平扫，转移瘤呈低信号；D. 动态增强扫描动脉期，转移瘤显示连续的不规则环形强化。这种强化模式提示转移瘤病灶外带或外围生长带血供丰富；E、F. 延迟扫描显示对比剂缓慢向病灶内填充。这种强化模式提示病灶中央血供少，对比剂填充需要更长时间

2. 与肉芽肿性疾病鉴别时，应仔细询问病史，也可抗炎后短期随诊，观察其影像表现的变化。利用重 T_2WI，可鉴别小的转移瘤与肝内小囊性病灶。

【专家指点】

1. 结直肠癌的肝脏检查多是为了肿瘤分期和观察疗效。早期检出单发肝转移瘤可以手术切除，以提高患者的生存率。检出有脂肪肝背景的转移瘤时 MRI 有明显优势。脂肪肝背景下的肝岛和局限性肝脂肪浸润也是肝转移瘤的鉴别诊断之一。

2. MRI 对有钙化转移表现的结直肠癌不敏感。以脂肪抑制 T_2WI 和 MRI 动态增强扫描检出肝转移瘤的数目多于 CT。

3. 转移瘤有别于良性病变，前者在 T_1WI 和 T_2WI 显示出多变的信号强度、强化模式和强化范围。动态增强扫描动脉期显示短暂肿瘤染色常见于小的（2cm）高血供转移瘤。

4. 整体而言，肝脏 MRI 检查优于 CT，尤其对小的肝脏转移瘤。

ⅱ 其他类型转移瘤

肝内其他类型的转移瘤在 T_1WI 和 T_2WI 多表现为实性信号改变，在 T_1WI 上呈中等低信号，在 T_2WI 上呈中等高信号。边界常不清楚或清楚，病变形态不规则或规则，呈圆形或椭圆形。一些转移瘤，特别是高血供转移瘤，如胰岛细胞瘤、平滑肌肉瘤、嗜铬细胞瘤、肾细胞瘤、卵巢癌的转移瘤病变常发生坏死，或形成囊性转移瘤，在 T_2WI 呈高信号。有时与血管瘤鉴别困难。

大的转移瘤可能表现为均匀强化。然而，在没有肝硬化的患者，这种强化模式也可见于肝腺瘤和局灶性结节增生。钆对比剂增强扫描时，这类转移瘤最常见的强化特点是初期外带环形强化，后期呈逐渐填充或流出效应（图 7-3-2-2）。

在 T_1WI 和 T_2WI，黑色素瘤呈高、低混杂信号，是黑色素的超顺磁效应所致。黑色素瘤肝转移多是高血供的，在动脉期明显强化（图 7-3-2-3）。因为高分化的黑色素瘤有顺磁效应，所以黑色素瘤肝转移必须有高的色素含量，才有顺磁效应。无黑色素的囊状恶性黑色素瘤和低分化的黑色素瘤无顺磁效应，在 T_1WI 呈轻度低信号，在 T_2WI 呈轻度高信号。

卵巢癌、胰腺黏液性囊腺癌等产生黏液蛋白的转移瘤，由于含有蛋白质，转移瘤病灶在 T_1WI 呈高信号。能够产生活性蛋白质（如酶和激素）的转移瘤，由于瘤体内蛋白浓度较高，在 T_1WI 也可表现为高信号，如类癌（图 7-3-2-4）。

对有脂肪肝背景的患者，MRI 的反相位序列 T_1WI 信号减低，低于脾、肌肉及正常肝实质，有助于区别正常肝岛、转移瘤与局灶性脂肪肝。肝岛和转移瘤在反相位序列信号强度较高，但在 T_2WI 转移瘤病变呈高信号，肝岛则不易显示。脂肪抑制 T_2WI 能更清楚显示转移瘤。

乳腺癌、肺癌、胰腺癌、肾癌有时沿门静脉周围弥漫性播散转移。影像表现为肝脏弥漫增大，超声成像时回声不均，CT 扫描及 MRI 也不能检出具体结节。有时，MRI 仅显示肝脏弥漫性信号增高。对有

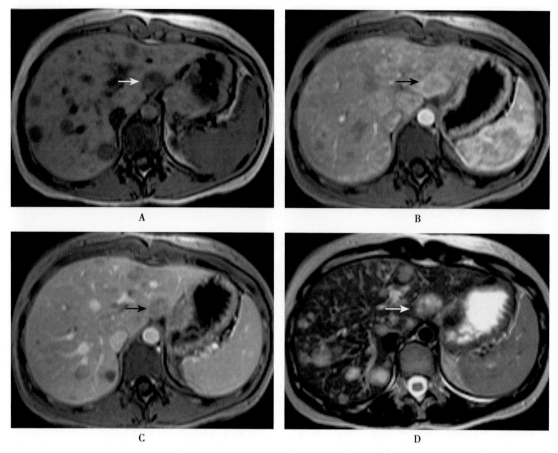

图 7-3-2-2　多发性神经内分泌肿瘤肝转移

A. 梯度回波序列轴面 T_1WI 显示多发低信号转移瘤；B. 轴面 T_1WI 动态增强扫描动脉期显示连续的不规则环形强化（箭）；C. 延迟期扫描显示转移瘤的流出效应；D. FSE 轴面 T_2WI 显示转移瘤多发，大小不等，边界清楚，中高信号。注意比较 C 图的低信号与 D 图的高信号（箭）

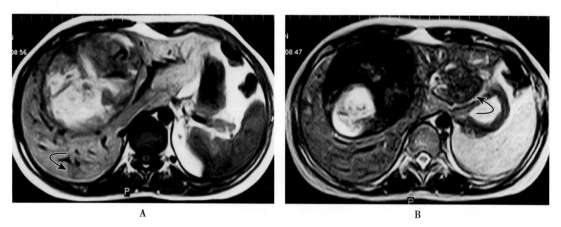

图 7-3-2-3　黑色素瘤肝转移

A. T_1WI 显示高低混杂信号大肿块，边界清楚。右后叶上段另见一低信号小病灶，边界不清（弯箭）；
B. T_2WI 显示大肿块以低信号为主，后部有小片高信号区。左叶外侧段另见一中等大小肿块，呈中低信号（弯箭）。外科手术发现肝内多发转移瘤

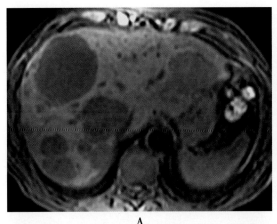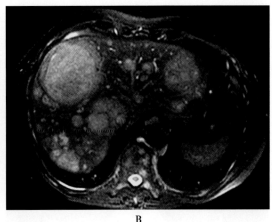

A   B

图 7-3-2-4 类癌肝转移

A. 梯度回波轴面压脂 T_1WI 平扫,肝脏可见多发病灶,大小不等,呈低信号(与脾脏相比);B. 轴面 T_2WI 显示更多病灶,呈中等高信号强度(病灶的实性成分信号低于脑脊液,高于周围肝脏)。病灶内有灶状更高信号,为典型类癌表现

肿瘤病史的患者,上述表现应警惕肝转移瘤。

Ⅱ 肝结节

肝实质的多种病变可导致肝炎、肝纤维化、甚至肝硬化。硬化的肝脏包含再生结节(RN),也可包含发育不良结节(DN)和原发性肝癌。

(一) 临床表现与病理特征

除局灶性结节性增生(FNH)发生于肝脏损害之前外,肝脏结节多发生于肝脏损害之后。肝脏损害可能由以下几个因素造成:①地方病,在非洲和亚洲,黄曲霉菌产生的黄曲霉素是导致肝癌的重要原因;②代谢性或遗传性疾病,如血色病(hemochromatosis)、肝豆状核变性、α_1-抗胰蛋白酶缺乏;③饮食、肥胖、糖尿病(Ⅱ型)、酒精中毒肝脏的脂肪浸润(脂肪变性),脂肪性肝炎和肝硬化;④病毒,如乙肝病毒和丙肝病毒引起的病毒性肝炎。

1995 年后,一种改良的肝结节分类命名法将肝结节(hepatic nodules)分为两类:再生性病变和发育不良性或肿瘤性病变(dysplastic or neoplastic lesions)。再生结节(regenerative nodules, RN)由肝细胞和起支撑作用的间质局灶性增生而成。再生性病变包括再生结节、硬化性结节、叶或段的超常增生、局灶性结节性增生。发育不良性或肿瘤性病变是由组织学上异常生长的肝细胞形成。一些假设的或已被证明的基因改变导致肝细胞异常生长。这些病变包括腺瘤样增生、巨大再生结节、结节性增生、发育不良结节(dysplastic nodules, DN)或肿瘤性结节、肝细胞癌(HCC)等。发育不良性病变的相关名词繁多而复杂,使不少研究结果之间无法比较。最

近文献统一命名为 DN,是指发生于有肝硬化或无肝硬化背景下的肝内肿瘤性病变。

(二) MRI 表现

1. 再生结节(RN) RN 是在肝硬化基础上由肝组织灶性增生而形成的肝实质小岛。大部分结节直径在 0.3~1.0cm。在 MRI 上,RN 在 T_1WI 和 T_2WI 多呈等~高信号;有些结节在 T_1WI 呈稍高信号,在 T_2WI 呈低信号。T_2WI 低信号可能与含铁血黄素沉着,或周围的纤维间隔有关。含铁血黄素能有效缩短 T_2,降低 T_2 信号,使 RN 呈低信号;纤维间隔则由于炎性反应或血管扩张,使其含水量增加而形成小环形或网状高信号,而使 RN 呈相对低信号。在钆对比剂动态增强扫描时,动脉期再生结节不强化(图 7-3-2-5)。

有些 RN 因含有铁离子,在 T_1WI 和 T_2WI 呈低信号。这些含铁结节在 T_2^* 序列上呈现磁敏感效应,发生肝细胞癌的危险性较不含铁结节高。

2. 发育不良结节(DN) DN 是一种较 RN 大的结节,直径常大于 1.0cm,无真正包膜,被认为是一种癌前病变,可见于 15%~25% 的肝硬化患者中。组织学上,低度 DN(low grade)含有肝细胞,无细胞异型性或细胞结节,但大量细胞发育不良,轻度异常。而高度 DN(high grade)有局灶或广泛结构异常,有细胞异型性。

DN 在 T_1WI 呈高或等信号,在 T_2WI 呈等或低信号,这两种信号结合被认为是 DN 的特征性表现(图 7-3-2-6)。DN 的 MR 信号特征与小肝细胞癌(<2.0cm)部分重叠或相似。两者均可表现为 T_1WI

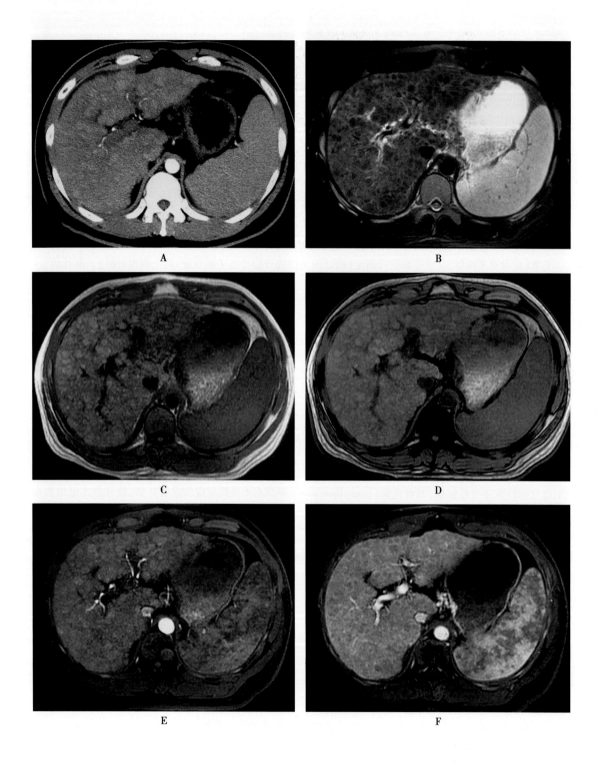

A

B

C

D

E

F

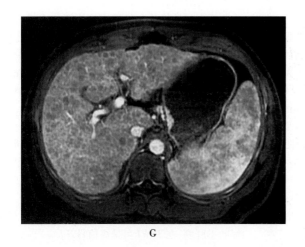

G

图 7-3-2-5 肝再生结节

A. CT 增强扫描动脉期见肝实质多发结节影;B. 轴面 T_2WI,多发肝硬化结节呈低信号,大部分结节周围环绕高信号分隔;C、D. 梯度回波序列同反相位图像显示肝内多发高信号结节,肝脏外形不规则,第 Ⅲ 和 Ⅳ 肝段萎缩导致肝裂增宽。脾脏增大提示门静脉高压;E、F. 轴面二维梯度回波序列动态增强扫描 T_1WI,动脉期显示结节未强化;G. 延迟扫描显示典型肝硬化改变,分隔强化

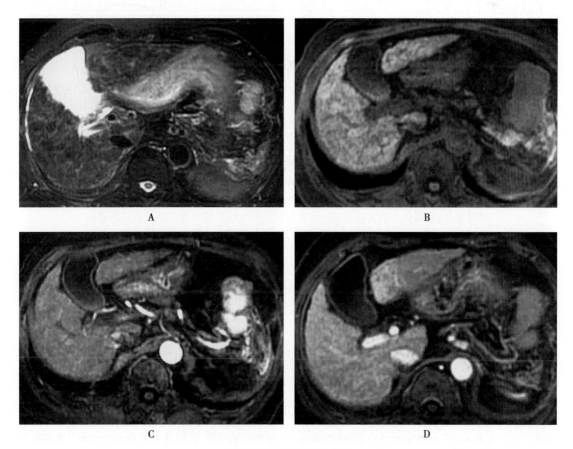

图 7-3-2-6 发育不良结节

A. 脂肪抑制 FSE T_2WI,肝右叶见多发低信号结节。肝硬化背景,脾切除病史;B. LAVA 蒙片为高信号和等信号;C、D. 钆增强 LAVA 扫描动脉期和延迟期结节均为等信号

高信号,T_2WI 低信号。在 T_2WI 呈稍高信号为肝细胞癌的特征性表现。DN 与肝细胞癌的区别在于其在 T_2WI 几乎不呈高信号,也无真正包膜。

DN 中含有肝细胞癌结节灶时,其倍增时间<3个月。当癌灶仅在显微镜下可见时,无论在活体或离体组织标本上,MRI 常难以显示。当癌灶增大时,MRI 出现典型的"结中结"征象,即在 T_2WI 低信号结节中出现灶性高信号。有时在慢性门脉纤维化时亦可出现假性"结中结"征。因此,一旦发现"结中结"征象,即使血液检查或细胞学穿刺检查呈阴性,也应及时治疗或追踪观察。

此外,肝硬化再生结节和良性退变结节中含有Kupffer 细胞,能吞噬超顺磁性氧化铁 Feridex(SPIO)。SPIO 缩短 T_2,使结节在 T_2WI 呈低信号。而肝细胞癌无库普弗细胞,或其吞噬功能降低,在

T_2WI 呈高信号。由此,肝硬化再生结节和良性退变结节可与肝细胞癌鉴别。

根据病灶体积和细胞密度逐渐增大情况,可对肝细胞癌分级:依序是 RN、DN、小肝癌和大肝癌(图7-3-2-7)。根据这种途径,RN 中局部肝细胞突变、增多,形成小灶状小肝癌,再生长为大肝癌。肿瘤血管生成对原发性肝细胞癌的生长很重要,也有利于早期影像检出。

(三) 鉴别诊断

肝硬化再生结节在 MRI 上能较好地与肝细胞癌鉴别,但较难与 DN 鉴别。在 T_2WI,DN 不呈高信号,而肝细胞癌可呈高信号,以此区别二者不难。此外,良性 DN 在菲立磁增强的 T_2WI 呈低信号。大部分高级别 DN(如前面提到的腺瘤样增生)和分化较好的小肝癌,在 T_1WI 可呈高信号。

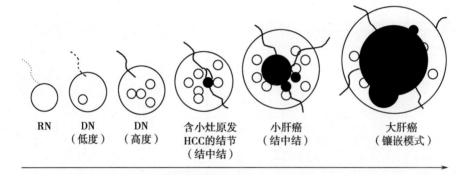

图 7-3-2-7　肝癌逐渐形成过程示意图

图中包括结节大小、细胞构成、血管生成等因素。肝脏存在潜在的疾病,如肝炎、肝纤维化、肝硬化。原发性肝癌的形成过程是再生结节到发育不良结节到肝癌的渐进发展过程。在这个过程中肿瘤血管生成(图中曲线)起重要作用。RN. 再生结节;DN. 发育不良结节;HCC. 肝细胞癌

【专家指点】

从再生结节到肝细胞癌的逐级变化,肝结节内的肝细胞经历了数目和血液供应的变化。尽管其MRI 信号强度尚未表现出明显差别,但变化已经发生。因此,目前的磁共振成像序列可能尚无法准确鉴别 RN 和 DN。

Ⅲ 局灶性结节增生

局灶性结节增生(focal nodular hyperplasia,FNH)是一种肝脏少见的良性占位病变。病因不明,无恶变倾向及并发症。影像表现虽有特征,但缺乏特异性。临床确诊率不高。

(一) 临床表现与病理特征

FNH 主要发生于育龄期女性,偶见于男性和儿童。常在影像检查时意外发现,大部分不需要治疗。但需要与其他的肝内局限性病变鉴别,如原发性肝细胞癌、肝细胞腺瘤和富血供转移瘤。

FNH 呈分叶状,好发于肝包膜下。虽无包膜但边界清楚。大体病理的特异性表现是中央有放射状的隔膜样瘢痕。这些瘢痕将病灶分为多个异常肝细胞结节,周围环绕正常肝细胞。中央瘢痕含有厚壁肝动脉血管,给病灶提供丰富的动脉血。直径>3.0cm 的 FNH 均有典型的中央瘢痕。组织学上,典型 FNH 的特征是出现异常的结节、畸形的血管和胆小管的增生。非典型 FNH 常缺少异常结节和畸形血管中的一项,但往往会有胆小管增生。库普弗细胞依然存在。超过 20% 的 FNH 含有脂肪。

(二) MRI 表现

FNH 在 T_1WI 呈略低信号,T_2WI 呈略高信号。有时在 T_1WI 和 T_2WI 均呈等信号。不像肝腺瘤,FNH 的信号强度在 T_1WI 很少高于肝脏。中央瘢

痕在 T_2WI 常呈高信号。在 Gd-DTPA 增强扫描时，动脉期 FNH 呈明显同步强化，中央瘢痕和放射状间隔呈延迟强化（图 7-3-2-8）。强化模式以"快进慢出"为特点，与肝癌的"快进快出"不同，其中以动脉期瘢痕显著均匀强化为特征。经门脉期至延迟期，信号仍等于或略高于肝实质，中央瘢痕明显强化。动脉期病灶中央或周边出现明显增粗迂曲

的血管（供血动脉）亦是 FNH 的特征，但并不多见。特异性对比剂，如 SPIO 和锰剂分别作用于库普弗细胞和肝细胞，可证实病灶的肝细胞起源。库普弗细胞摄取 SPIO 后，病灶和正常肝实质在 T_2WI 和 T_2^*WI 呈低信号；中央瘢痕呈相对高信号。MRI 诊断 FNH 的敏感性（70%）和特异性（98%）高于 B 超和 CT。

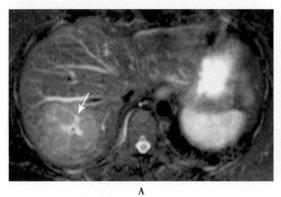
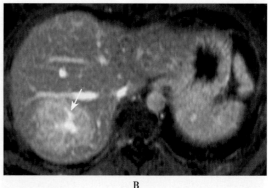

A　　　　　　　　　　　　　　　　　B

图 7-3-2-8　局灶性结节增生
A. 轴面 T_2WI 显示稍高信号病灶，高信号中央有瘢痕和分隔（箭）；B. 二维梯度回波增强
扫描轴面 T_1WI 静脉期显示病灶均匀强化，中央瘢痕延迟明显强化（箭）

FNH 的非典型表现有：动脉期强化不显著而低于肝实质；动脉期出现动脉-门脉、动脉-静脉分流；门脉期及延迟期呈低信号和（或）中央瘢痕不强化；中央瘢痕不显示；延迟期出现包膜样强化。不典型征象导致术前确诊率不高。

（三）鉴别诊断

表现不典型的 FNH 需与原发性肝癌、肝血管瘤（<3.0cm）以及肝腺瘤鉴别。判断良恶性最关键。FNH 存在库普弗细胞，有吞噬胶体的功能，所以核素标记胶体肝脏显像可用于鉴别 FNH、肝腺瘤和肝癌。[18]FDG PET 是肿瘤阳性显像，肿瘤病变因高代谢而表现异常放射性浓聚。FNH 的肝细胞无异型性，[18]FDG PET 显像时无异常放射性浓聚。但高分化肝癌的[18]FDG PET 显像也往往表现为阴性，鉴别二者需要借助于[11]C-乙酸肝脏显像。

【专家指点】

对肝结节，首先应区分良恶性。要结合临床病史和实验室检查，如 AFP。注意观察病变的信号强度、边缘有无包膜、中央有无瘢痕和瘢痕强化、动态强化表现等。MRI 检出中央瘢痕优于 CT。

Ⅳ 肝细胞腺瘤

肝细胞腺瘤（hepatocellular adenomas）是一种良性新生物，好发于有口服避孕药史的年轻女性。偶

见于应用雄性激素或促同化激素的男性，或有淀粉沉积疾病的患者。

（一）临床表现与病理特征

通常无临床症状，肝功能正常。大病灶常出现疼痛和出血。肝细胞腺瘤由类似于正常肝细胞的细胞团所组成。与 FNH 不同，肝细胞腺瘤缺少中央瘢痕和放射状分隔。出血和坏死常导致疼痛。有人认为肝细胞腺瘤是癌前病变，有潜在的恶性。大的腺瘤（>5cm）首选外科手术治疗。

70%～80% 的肝腺瘤为单发。组织学见肿瘤由良性可分泌胆汁的肝细胞组成，排列成片状，内含丰富的脂肪和糖原。瘤内有胆汁淤积及局灶出血、坏死，有时可压迫周围肝组织形成假包膜，也可有薄的纤维包膜。周围的肝实质也可脂肪变。肿瘤由肝动脉供血，血供丰富。可有库普弗细胞，但数量常少于正常肝实质。腺瘤中没有胆管和门管结构。

（二）MRI 表现

在 T_1WI 和 T_2WI，典型的腺瘤与周围肝实质信号差别不明显。病灶在 T_1WI 呈中等低信号至中等高信号，T_2WI 呈中等高信号。动态增强扫描时，动脉期即早期强化，呈均匀强化（强化程度常弱于典型FNH）；在门脉期强化减退，呈等信号；延迟期与肝脏

信号几乎相等。在脂肪抑制 T_1WI 和 T_2WI,腺瘤与肝脏相比可呈高信号。腺瘤在 T_1WI 呈高信号,部分原因为含有脂肪。在脂肪抑制 T_2WI,在较严重的脂

肪肝,肝脏信号的压低较腺瘤明显,使腺瘤呈高信号。瘤内出血时, T_1WI 和 T_2WI 呈高、低混杂信号(图 7-3-2-9)。

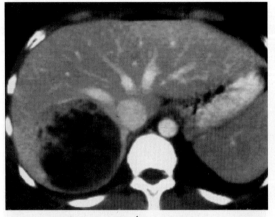

A

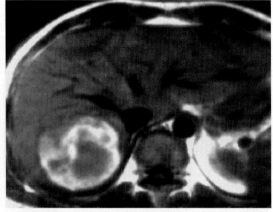

B

C

图 7-3-2-9　肝细胞腺瘤
A. CT 增强扫描门静脉期肿块边缘少许强化,中央大部为低密度,无明确出血表现;
B. T_1WI,肿块内见散在高信号,提示瘤内出血;C. T_2WI,肿块呈不均匀混杂信号

有时,在腺瘤边缘显示完整或不完整的假包膜,通常较薄,在 T_1WI 呈低信号。在 T_2WI,假包膜较肝细胞癌的真性纤维包膜信号高。

【专家指点】

无肝硬化背景的肝内占位病变,与肝实质信号相仿。动态增强扫描动脉期均匀强化,门脉期呈等信号。瘤体较大时,有出血、坏死, T_1WI、 T_2WI 呈高信号。与 FNH 鉴别较难。

V　肝血管平滑肌脂肪瘤

（一）临床表现与病理特征

肝血管平滑肌脂肪瘤(hepatic angioleiomyolipoma, HAML)是含有脂肪组织的肝脏良性肿瘤(脂肪瘤、血管平滑肌脂肪瘤、髓质脂肪瘤和血管髓质脂肪瘤)之一。肝脂肪类肿瘤通常发生于非硬化肝脏,呈单发、境界清楚的圆形病灶。约 10% 可伴有结节性硬

化症和肾血管平滑肌脂肪瘤。发病年龄范围较宽(30~70 岁),常无临床症状,但可因出血而引起腹痛。

（二）MRI 表现

肝血管平滑肌脂肪瘤有较多的脂肪成分,MR T_1WI 和 T_2WI 上均呈高信号;MRI 脂肪抑制序列影像上则呈低信号。肝血管平滑肌脂肪瘤的脂肪区内血管丰富,MRI 上早期强化并持续时间较长(图 7-3-2-10)。

（三）鉴别诊断

1. 肝细胞癌　①HCC 常含有脂肪成分,两者都于动脉期强化,但肝血管平滑肌脂肪瘤的峰值出现较晚;②肝血管平滑肌脂肪瘤的脂肪区内血管丰富,MRI 上早期强化并延长,而 HCC 的脂肪沉积区常是无(或少)血管,强化均不明显;③HCC 常有被膜,而

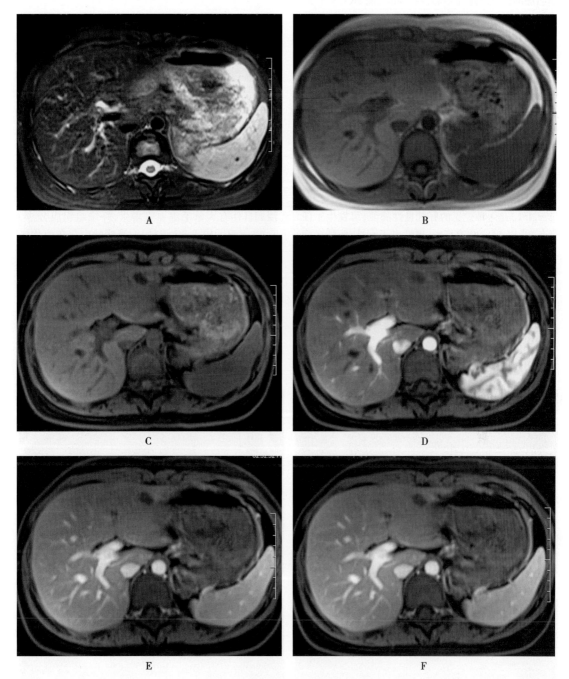

图 7-3-2-10 肝血管平滑肌脂肪瘤

A. T_2WI 压制序列示肝左叶低信号结节,边界显示欠清;B. 同一层面 T_1WI 示肝左叶略高信号结节,提示可能含有脂肪成分;C~F. LAVA 动态增强扫描系列,C 为平扫,D~F 依次为动脉期、静脉期及延时期,显示肝左叶结节平扫呈明显低信号,增强后早期强化不明显,延时轻度强化。该例血管成分较少,乏血供,是非典型血管平滑肌脂肪瘤

肝血管平滑肌脂肪瘤中则见不到；④肝血管平滑肌脂肪瘤的供应动脉在中心（央）部位，而 HCC 则在周围部位；⑤较大的肝血管平滑肌脂肪瘤内可见大肿瘤内血管，称"巨动脉瘤（macroaneurysms）"，此为本病的特征性表现。

2. 假脂肪瘤（pseudolipoma） 肝内其他局灶性脂肪病变尚有肝局灶性脂肪变和假性脂肪瘤。后者常是由在格利森被膜（Glisson's capsule）内迷走的脂肪形成，它代表了被附着或被包埋在肝实质内的网膜附件。

Ⅵ 肝脏炎性假瘤

（一）临床表现与病理特征

肝脏炎性假瘤（inflammatory pseudotumor of the liver, IPL）是一种少见的肝脏良性病变，可发生于任何年龄，以 40~70 岁高发，男性多于女性，病灶多为单发，但是有 20% 的病例可为多发病灶。患者临床症状无特殊性，一般表现为右上腹痛、恶心、纳差以及低热，约 44% 的患者无明显临床症状，故而诊断不易明确。该病的发病机制仍不十分清楚，目前临床较为支持的观点有：①微生物感染肝细胞和胆管上皮细胞，产生急性渗出性炎症，进而发生不典型性增生，形成黄色肉芽肿。②门静脉感染形成炎性肿块，常并发血栓性静脉炎。③假瘤样肝脓肿，即肝脓肿病灶边缘巨噬细胞聚集，进而发生纤维化和透明样变，表现为炎性假瘤。④反复发生胆汁淤积、感染、钙化，引起胆管壁坏死，进而出现周边坏死和肉芽肿形成。病理学特点是病变处肝组织结构破坏消失，由不同数量的成纤维细胞所代替，其间可见有浆细胞、淋巴细胞及少量的嗜酸性粒细胞等慢性炎性细胞浸润。不同的组织学特征反映了病变不同时期的变化，有时单一病变中可见几种不同的病理组织学改变。

（二）MRI 表现

T_1WI 上表现为低信号和等信号，且信号欠均匀，T_2WI 则表现多样，结合病理发现信号的变化与病灶所处病理阶段有关，活动期病变由于炎性细胞浸润且伴有大量毛细血管增生，纤维组织成分少，T_1WI 上显示较 T_2WI 清楚，而当病灶内存在液化坏死时，T_2WI 上则表现出斑片状高信号。增强扫描时，由于炎性假瘤病灶内血供较少，故而在动脉期无明显强化，而在门脉期及平衡期则有不同程度强化，内有凝固性坏死的病灶于增强扫描时呈现边缘不规则强化，而坏死区表现出均匀的极低信号。坏死病灶中夹杂有细胞成分的则表现出不均匀的低信号（图 7-3-2-11）。

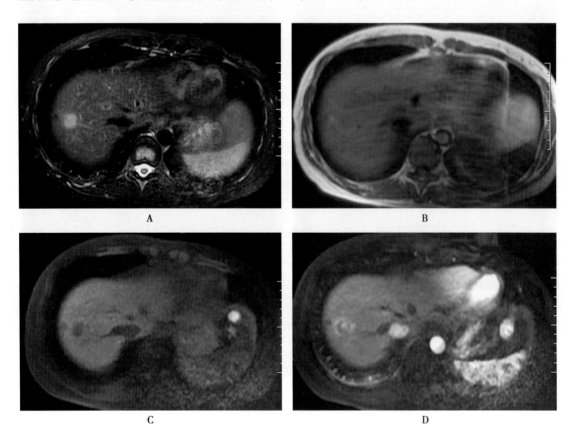

A

B

C

D

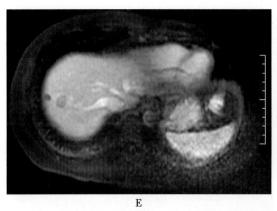
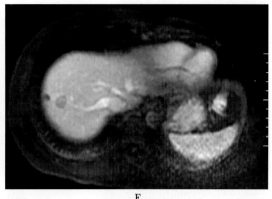

E   F

图 7-3-2-11 肝脏炎性假瘤

A. T_2WI 压制序列示肝右叶高信号结节,边界清晰;B. 同一层面 T_1WI 示肝右叶结节呈低信号,边界显示欠清;C ~ F. LAVA 动态增强扫描序列,C 为平扫,D ~ F 依次为动脉期、静脉期及延时期,显示肝右叶结节平扫呈低信号,边界清晰,增强后早期强化结节中央呈结节状强化,静脉期及延时期强化程度减低,强化趋于均匀。(外侧肝被膜下小结节为脂肪瘤)

（三）鉴别诊断

IPL 主要应与肝细胞癌鉴别,以下几点有助于 IPL 的诊断:①病程较长,症状较轻,全身情况好,或有不明原因发热的肝脏占位病变;②无肝炎病史,HBsAg 阴性,无肝硬化背景,肝功能正常;③AFP 阴性;④影像学检查为肝占位病变,有血管通过或包绕病灶,其管壁增厚,管腔狭窄。

Ⅷ 肝细胞癌

肝细胞癌（hepatocellular carcinoma,HCC）是由肝细胞分化而来的恶性新生物。

（一）临床表现与病理特征

早期常无症状。小肝癌的定义为肿瘤直径小于 2cm。在病理学上,鉴别小肝癌和高级别不典型增生的标准尚无明确的界定。偏向于恶性的所见包括:①细胞核明显的异型性;②高的核浆比例,两倍于正常的细胞核密度;③三倍或更高的细胞浓度,有大量无伴随动脉;④中等数量的核分裂相;⑤间质或门脉系统受侵袭。很多小肝癌和不典型增生在组织学上无法鉴别。

（二）MRI 表现

相对于正常肝实质,小肝癌病灶在 T_2WI 呈小片高信号或略高信号,T_1WI 信号多变,可为等信号、低信号或高信号。钆对比剂动态增强扫描时,动脉期明显强化(不均匀或均匀),门脉期和延迟期呈流出效应(图 7-3-2-12)。有时出现"结中结"征象,特

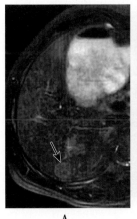
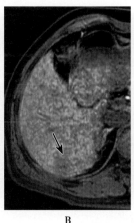
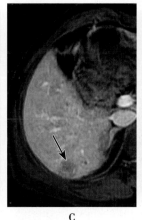
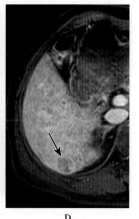

A   B   C   D

图 7-3-2-12 小肝癌

A. 轴面 T_2WI 显示肝右叶后下段稍高信号结节(箭);B. 轴面二维梯度回波增强扫描 T_1WI 动脉期显示结节不均匀强化;C. 门静脉期显示肝内结节强化;D. 延迟期显示肿瘤周围包膜强化(箭)。随访患者 7 个月后,肿物增大至 9.6cm

别在铁质沉着的增生结节中发生的点状小肝癌。

大肝癌（直径>2cm）可能出现附加的特征，如镶嵌征、肿瘤包膜、卫星灶、包膜外浸润、血管侵犯、淋巴结和远处转移等肝外播散。

镶嵌征是由薄层间隔和肿瘤内坏死组织分隔的

小结节融合形成。这种表现很可能反映肝细胞癌的组织病理学特点和增殖模式。大于 2cm 的肝癌88% 出现镶嵌征。有镶嵌征的病灶在 T_1WI 和 T_2WI 信号多变，在动态增强扫描动脉期和延迟期呈不均匀强化（图 7-3-2-13）。

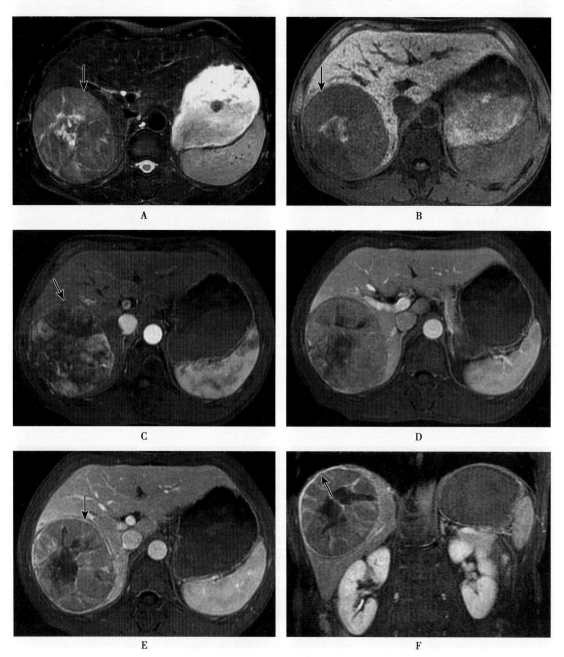

图 7-3-2-13　大肝癌

A. 轴面 T_2WI 显示病灶大部分为高信号，局部为低信号，病灶边缘为低信号肿瘤包膜（箭）。T_2WI 低信号提示由纤维组织构成，与良性病变的假包膜不同；B. 梯度回波 T_1WI 显示大的圆形病灶，大部分呈低信号，病灶边缘为低信号肿瘤包膜（箭）；C. 梯度回波轴面 T_1WI 动脉期显示整个病灶明显不均匀强化，呈镶嵌样改变（箭）；D ~ F. 轴面和冠状面 T_1WI 延迟期扫描，肿瘤强化呈流出效应，肿瘤包膜强化（箭），中央无强化

肿瘤包膜是（大）肝细胞癌的一个特点,见于60% ~82%的病例。有报道 72 例肝细胞癌中,56 例在组织学上出现肿瘤包膜,75%肿瘤包膜病灶大于2cm。随着瘤体增大,肿瘤包膜逐渐变厚。肿瘤包膜在 T_1WI 和 T_2WI 呈低信号。肿瘤包膜外侵犯指形成局部放射状或紧贴病灶的卫星灶,见于43% ~77%肝细胞癌。

　　门静脉和肝静脉血管侵犯也常见。在梯度回波序列 T_1WI 和流动补偿 FSE T_2WI 表现为流空消失,动态增强扫描 T_1WI 表现为动脉期异常强化,晚期呈充盈缺损。

　　不合并肝硬化的肝细胞癌:在西方社会,超过40%的肝癌患者无肝硬化。而在东南亚地区,地方性病毒性肝炎多发,仅 10%的肝细胞癌患者无肝硬化。但不合并肝硬化和其他潜在肝病的肝细胞癌患者,确诊时常已是晚期。病灶较大,肿瘤直径的中位数是 8.8cm,常单发并有中央瘢痕(图 7-3-2-14)。这些患者更适合外科手术,且预后较好。

　　（三）鉴别诊断

　　不合并肝硬化的肝细胞癌应与腺瘤、FNH、肝内胆管癌、纤维板层型癌和高血供转移瘤鉴别。合并肝硬化的肝细胞癌需与所谓的“肝脏早期强化病灶”（EHLs）鉴别。

　　1. 肝内胆管癌占胆管癌的 10%,表现为大的团块,伴肝内胆管扩张,脐凹征(肿瘤被膜收缩形成),强化模式与巨大结直肠转移瘤和肝细胞癌有部分重叠。也可出现肝细胞癌和肝内胆管癌的混合型病灶,影像表现与肝细胞癌不易鉴别。

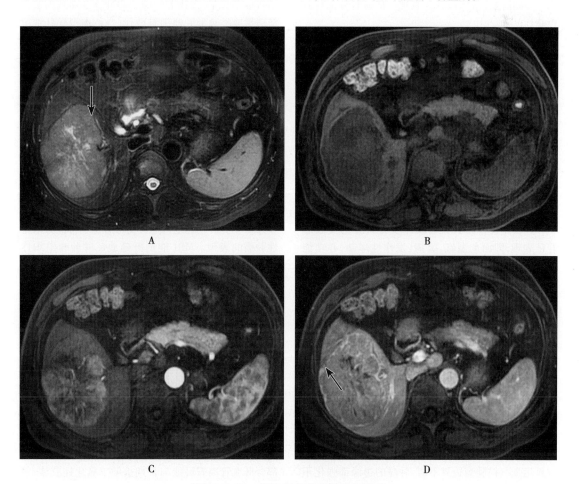

图 7-3-2-14　非肝硬化患者的肝细胞癌

A. 轴面 FSE 序列 T_2WI 显示肝内巨大病灶,病灶大部分呈条索状中高信号,中心呈高信号,由厚的肿瘤包膜包绕(箭);B. 二维梯度回波轴面 T_1WI 肿瘤呈低信号;C. 轴面 T_1WI 增强扫描动脉期,病灶明显不均匀强化;D. 延迟期,病灶强化呈流出效应,而肿瘤包膜明显强化(箭)。本例肝脏轮廓光滑,肝实质强化均匀,脾脏不大。病灶切除后病理证实为纤维板层肝细胞癌

2. 纤维板层型肝癌与常规肝细胞癌的临床表现和病理存在差别，故被认为是一种单独病变。组织学上，瘤体较大，由排列成层状、束状、柱状的巨大嗜酸性细胞、多边形赘生性细胞、平行层状排列的纤维分隔组成。在 T_1WI 呈低信号，T_2WI 呈高信号，强化不均匀。中央的纤维瘢痕在 T_1WI 和 T_2WI 均呈低信号。

3. FNH 中央瘢痕在 T_2WI 多为高信号，但仅依据中央瘢痕在 T_1WI 和 T_2WI 的表现不足以判断肿瘤的良、恶性。少数肝癌也见纤维瘢痕，可因炎症而在 T_2WI 呈高信号。

4. EHLs 多数呈圆形或椭圆形，也可呈楔形、地图形或三角形。这类病灶应除外高级别 DN 和小肝癌。无间隔生长的小 EHLs 表现类似血管分流和假性病灶。

5. Budd-Chiari 综合征的结节多发，在动脉期明显均匀强化，在晚期几乎与周围肝实质等信号。

【专家指点】

肝癌鉴别诊断是肝肿瘤的重点。T_2WI 稍高信号、动态增强扫描快进快出、包膜征、镶嵌征等是肝癌诊断要点。

Ⅷ 肝脏其他少见类型的恶性肿瘤

1. 肝类癌（hepatic carcinoid tumor, HCT）　可分为原发性和转移性，以前者多见。原发性肝类癌病因不明，发病无明显的性别和地区差异，临床缺少症状和体征。转移性肝类癌临床多有典型的类癌综合征表现，即面色潮红、腹泻、发作性哮喘，心功能不全等。一般无肝炎肝硬化背景，血清 AFP 值阴性。肿瘤病灶往往偏大，发现时肿瘤的平均直径约 8cm 大小。MRI T_1WI 肿瘤表现为不均匀低信号，大部分边缘比较清楚，中心部可见不规则形更低信号区；T_2WI 病灶呈稍高-高信号，中心可见不规则低信号，边界仍较清楚。增强 MRI 动脉期可见肿瘤的边缘轻-中度强化，部分呈明显强化，而肿瘤的中心部可见不规则形无强化的低信号区，病灶边缘比较清楚。静脉期病灶强化不明显或轻度强化，肿瘤的边缘多不太清楚，病变中心仍可见不同程度的无强化低信号区域，但范围较动脉期缩小。平衡期或延迟期扫描肿瘤边界不清，肿瘤的边缘部强化不明显呈等甚至相对低信号，而偏中心部的信号相对增高，原动脉期和静脉期不强化的中心低信号区域范围明显缩小甚至消失，表现为中心延迟强化的特点。

2. 外生性肝细胞癌　指肝癌组织向肝外生长并突出于肝脏表面的肝恶性肿瘤。外生性肝细胞癌的发生机制很复杂，至今不明，目前比较一致的认为来源于异位的肝组织、肝副叶、肝包膜下 Glisson 鞘内迷走的肝组织、肝硬化向外突出的肝组织和边缘部肝癌的直接向外生长等。根据肝细胞癌组织向肝外突出的程度，可将外生性肝细胞癌分为三型。Ⅰ型：整个瘤体位于肝外，有蒂与肝缘相连；Ⅱ型：瘤体向肝外突出大于 1/2；Ⅲ型：瘤体向肝外突出小于 1/2。外生性肝细胞癌的 MRI 表现特点基本同肝细胞癌（HCC）。诊断外生性肝细胞癌主要是根据肿瘤病灶与肝脏之间的关系，尤其两者之间有无蒂、基底宽度、瘤体与肝缘之间的夹角等。

3. 肝细胞癌肉瘤（sarcomatoid hepatocellular carcinoma, SHC）　是指肿瘤的一部分或全部被肉瘤样纺锤形或类圆形肿瘤细胞替代，也称肉瘤样肝细胞癌。本病少见，约占肝癌尸检的 4%～9%。近年来随着介入性肝动脉栓塞术（TAE）和穿刺放射性粒子肿瘤内植入术等普及，肝细胞癌肉瘤样变的发生率呈上升趋势。其发生机制：①肿瘤血管阻断而导致缺血性坏死；②抗癌剂的作用，引起肿瘤细胞的异变；③属于偶然的组合。肝细胞癌肉瘤样变好发于 50～60 岁年龄，男性发生率明显高于女性，男女之比约 5:1。由于病变生长快，恶性度高，很容易侵犯周围组织器官、发生肝外远处转移和腹膜种植等。实验室检查 46% 可见 AFP 值升高，但多数不超过 $400\mu g/ml$。肝细胞癌肉瘤样变的影像学特征为缺血性肿瘤的表现。MRI 能更准确地反映肿瘤组织性状，T_1WI 肿瘤呈低信号，中心常有更低信号区，T_2WI 肿瘤大部分呈稍高-高信号，增强 MRI 动脉期可见肿瘤的边缘部实质及中心不规则隔壁强化，中心部一般不强化，静脉期肿瘤周边部信号明显减低呈轻度强化，中心无延迟强化呈低信号。

4. 原发性肝肉瘤（primary hepatic carcinoma）约占肝脏原发性恶性肿瘤的 1%～2%，本病多见于男性，平均发病年龄 47 岁，与肝细胞肝癌平均发病年龄相仿。肝肉瘤种类繁多，包括血管肉瘤、平滑肌肉瘤、恶性纤维组织细胞瘤、横纹肌肉瘤、未分化肉瘤、上皮样血管内皮瘤、脂肪肉瘤和纤维肉瘤等。除部分肝血管肉瘤可能与长期接触二氧化钍胶体、氯乙烯或砷剂有关外，大多数原发性肝肉瘤病因不详。原发性肝肉瘤一般无肝炎肝硬化背景，小的肝肉瘤可无明显临床表现，巨大肝肉瘤可表现为右上腹不适、腹痛、消瘦、乏力、发热，实验室检查中血清碱性磷酸酶、谷氨酰转肽酶可升高，AFP、CA199 水平多正常。大部分肝肉瘤缺乏特征性影像学表现,虽然影像学均可发现肝内占位,但原发性肝癌有时较难鉴别。肝血管肉瘤常表现为肝内完全均匀实质性占位,增强扫描后可有轻度实质强化,需与小肝癌和肝血管瘤鉴别。肝脏平滑肌肉瘤,恶性纤维组织细胞瘤,未分化肉瘤常表现为肝内巨大囊性占位,需与巨块型肝癌相鉴别,后者可以有坏死,但囊性改变很少见,根据有无肝硬化病史,以及 AFP 是否持续阳性可作出鉴别。

5. 原发性肝淋巴瘤(primary hepatic lymphoma, PHL) 原发性肝脏恶性淋巴瘤罕见,发病率约占肝脏恶性肿瘤的 0.1%,占淋巴结外淋巴瘤的 0.4%,肿瘤组织可能起源于肝脏汇管区的淋巴组织。原发性肝脏恶性淋巴瘤诊断标准:病变在肝内,临床症状与肝内病灶有关,临床体检和影像学检查未发现肿大淋巴结,无外周血及骨髓检查异常。MRI 成像上呈 T_1WI 低信号,T_2WI 略高信号,较均匀,DWI 为明显高信号,动态增强后动脉期病灶为轻至中度强化,门静脉期病灶轮廓显示得最清楚,病灶内可见基本正常血管穿行有一定提示价值,肝内管道结构未见侵犯表现。

6. 血管内皮细胞瘤(hemangioendothelioma) 发生于儿童的肝脏血管增生性疾病,包括婴儿血管内皮细胞瘤、血管肉瘤和上皮样血管内皮细胞瘤(epithelioidhemangioendothelioma,EHE),其中尤以婴儿性与上皮样血管内皮瘤重要,两者的临床处理和转归显著不同,必须加以区别。

婴儿血管内皮细胞瘤(infantile hemangioendothelioma,IHE)是在胚胎期发生但在婴儿期发病的常见的血管良性肿瘤,它是一种内皮细胞增生活跃的肝脏肿瘤,以具有细胞快速增生期和随之发生的

消退期(肿瘤自发缩小,甚至消失)为特征。单发病变多见,常较大,但也可见多发的小病变,约50% 病灶内可见钙化点或钙化斑,肿瘤可坏死、破裂引起腹腔内出血。典型的临床特点:①发生于肝脏,50% 患者伴有皮肤和其他器官血管瘤;②发生率占小儿肝脏肿瘤的 12% 以上;③发病年龄大多为婴儿 2~6 个月,仅 5%>1 岁者;④女孩较男孩多见,女:男 ≈2∶1;⑤病理表现为良性肿瘤;⑥病变常表现为单发巨大占位,多发者结节可遍及全肝;⑦临床表现为肝肿大(腹块);由于血管分流,10% 患儿可伴有高排出性心力衰竭;生长停滞、贫血、血小板减少,呼吸窘迫;⑧大部分患者不经治疗(数月后)可自发消退。典型的 MRI 表现:①平扫描 T_1WI 呈略不均匀的低信号,出血区为高信号;T_2WI 呈不均匀的高信号;弥漫性多发小病灶则多呈圆形或卵圆形(似葡萄状),T_1WI 上病灶呈低信号,T_2WI 呈高信号。②增强扫描动脉期呈周边强化,以后逐渐向中央蔓延,呈均质性强化,唯增强信号强度与正常肝实质者相仿;出血、坏死和钙化区不强化。如出现血管分流(因肿瘤内血管阻力低,其供血动脉和引流静脉常较粗大),在增强 MRI 和 MRA 可见肿瘤内血管流空现象,在动脉期可同时显示增粗的供血动脉和引流静脉。

上皮样血管内皮细胞瘤(epithelioidhemangioendothelioma,EHE)表现为:①发生于肝脏、肺脏;②较少见;③典型的发病年龄为 10~20 岁,也见于成人;④女性好发;⑤病理呈潜在恶性,恶性程度介于婴儿型与肝血管肉瘤之间;⑥病灶以多灶性、多中心为主,且不会自行消亡;⑦可出现脾肿大、腹水和门静脉高压等临床表现;⑧27%~45% 患者出现转移(图7-3-2-15)。

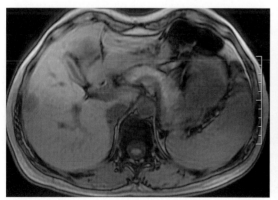

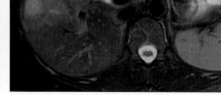

A

B

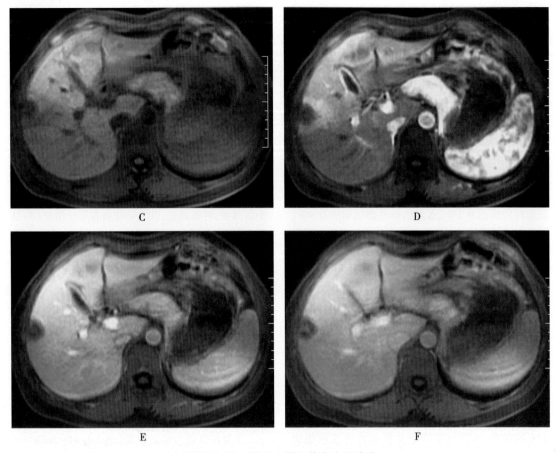

图 7-3-2-15　肝上皮样血管内皮细胞瘤

A. T_1WI 显示肝右叶类圆形长 T_1 信号结节影,边缘模糊,结节壁信号略高,周围肝实质信号略低;

B. T_2WI 显示肝右叶结节呈高信号,信号不均,壁信号较低,周围肝实质 T_2 信号略高,类似"晕征";

C~F. LAVA 动态增强扫描系列,C 为平扫,D~F 依次为动脉期、静脉期及延时期,显示肝右叶结节早期强化不明显,延时扫描病灶中央可见强化结节影。周围的肝实质发生炎性改变

三、MRI 与其他影像的比较

对当前文献的系统回顾提示,MRI 诊断肝脏局限性病灶的敏感度是 80%~100%,CT 动脉期和门脉期增强扫描的敏感度是 87%~100%。MRI 和 CT 的特异度相当(高于 96%)。假性病灶和良性病变是假阳性诊断的主要原因。评价肝脏 MRI 应根据 T_1WI、T_2WI 以及三维或二维的梯度回波序列钆对比剂动态增强扫描。特异性对比剂应选择性用于特殊病例。有研究认为 SPIO 增强扫描好于 CT,但对于肝脏局限性病灶(包括小肝癌),钆对比剂增强扫描好于 SPIO 增强扫描。与 MRI 和 CT 相比,PET 的对比度较低,常用于排除肝外病变。

总之,MRI 对肝脏肿块的诊断效果优于包括 CT

的其他检查方法。新的 MRI 序列、相控阵线圈和组织特异性对比剂的应用,将提高 MRI 的诊断能力。

第四节　肝脏弥漫性病变 MRI 诊断

MRI 能够评价肝脏的正常解剖或变异。静脉注射对比剂扫描能提供血流灌注和异常组织血供来源、血管大小与数目、血管壁完整性等更多信息。MRI 也是不断发展的解剖和分子影像工具,是一种有可能实现非侵袭性病理目标的技术。

常规 MRI 检查由 FSE T_2WI 或单次激发 T_2WI、屏气 T_1WI 以及钆对比剂多期增强扫描组成。T_1WI 同、反相位图像可以评估肝内脂肪和铁的含量。钆对比剂增强 T_1WI 动脉期图像,对显示急性肝炎非常重

要,静脉期和平衡期则可证实急性肝炎或纤维化,发现扭曲的异常血管。在肝硬化患者,钆对比剂增强扫描对于 RN、DN 和肝细胞癌的检出和定性非常重要。

肝脏弥漫性病变包括脂肪代谢异常疾病、铁沉积疾病、灌注异常导致的肝炎与纤维化、血管闭塞导致的梗死或出血等。根据病灶分布和 MR 信号强弱,可将其分为 4 种类型:均匀型、节段型、结节型和血管周围型。

一、均匀型弥漫病变

包括肝细胞本身及单核-吞噬细胞系统的病变。肝实质信号在 T_1WI 或 T_2WI 表现为均匀增高,或均匀降低。

1. 铁沉积病 铁元素通过两种机制沉积于肝脏:即通过正常的代谢螯合机制沉积在肝细胞内,或通过单核-吞噬细胞系统的库普弗细胞吞噬作用,沉积在单核-吞噬细胞细胞内。原发性血色病是一种相对常见的遗传性疾病,因不适当的调节使小肠摄取铁过多,导致全身铁沉积。85% ~ 95% 的遗传性血色病患者纯合子发生点突变(282 位密码子的酪

氨酸突变为胱氨酸)。继发性血色病的铁沉积机制不同于原发性血色病,是由于单核-吞噬细胞系统吸收衰老或异常的红细胞增加,导致血红素中的铁被过多吸收。与原发性血色病相比,继发性血色病的典型表现是胰腺不沉积铁。血色病的临床意义是很多患者发展为肝硬化,约 25% 的患者发展为肝细胞癌。这个过程可由肝脏 MRI 评价。

MRI 对肝内铁浓度敏感。铁有顺磁性,影响 T_1 和 $T_2{}^*$ 弛豫,导致单次激发屏气 T_2WI 和屏气 SPGR 序列 T_1WI 信号减低。在 SPGR 序列和 SE 序列测量 T_2 和 $T_2{}^*$ 值,可定量研究肝内铁含量。在轴面 T_2WI,扫描野肝脏、脾脏和腰大肌可在同一层面显示,肝脏 MRI 信号强度通常在低信号肌肉和高信号脾脏之间。在铁沉积超负荷者,肝脏信号可与骨骼肌相同或低于骨骼肌。GRE 序列 $T_2{}^*WI$ 对磁敏感效应更敏感。肝脏铁浓度增加时,在 T_1WI 肝实质信号通常降低。较长回波时间(TE = 4.4ms)的肝脏信号低于较短回波时间(TE = 2.2ms)的肝脏信号(图 7-4-1-1)。在继发性铁沉积超负荷时,脾脏信号同样变暗。骨髓信号异常也可发生,如骨髓纤维化。正常骨髓脂肪的高信号被低信号的增生骨髓细胞和硬化取代。

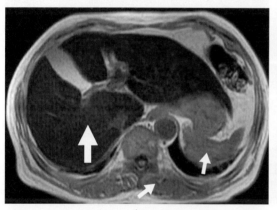

A

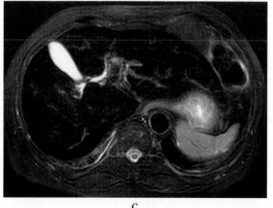

C

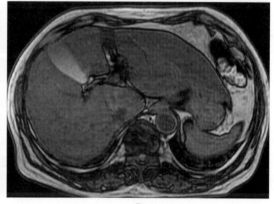

B

图 7-4-1-1 肝铁沉积

女,78 岁,营养性巨幼红细胞性贫血。有反复输血史。A. GRE 序列同相位,肝脏信号(大箭)均匀降低,低于脾信号(小箭)和竖脊肌信号(小箭);B. GRE 序列反相位,肝脏信号高于同相位肝脏信号;C. 脂肪抑制 T_2WI,肝脏信号低于脾信号和竖脊肌信号。脾信号正常

2. 脂肪肝　肝细胞内脂肪聚集是继发于多种病因的肝功能损害。非酒精性脂肪肝由炎症反应引起,患者无酗酒史,无肥胖、糖尿病、高脂血症及神经性厌食。该病有时与急性肝衰竭相关,少数发展为肝硬化。肝组织学表现为弥漫性脂肪浸润、肝实质炎症伴纤维化和 Mallory 小体。肝内脂肪沉积可是弥漫性、弥漫性与局灶性并存或局灶性。MRI 能够检出肝内脂肪异常聚集,比较 SPGR 序列同相位与反相位图像的肝脏信号,就能发现异常脂肪信号。在 T_1WI,肝脏信号均匀增高。在脂肪抑制图像,信号均匀降低。炎性病理改变并不影响 MRI 表现。

常规 SE 序列和 GRE 序列不能区别水与脂肪的质子共振频率,诊断脂肪肝较难。通过脂肪饱和 MRI 技术检测脂肪成像时间长,扫描层数少,对磁场、射频场不均匀较敏感。GRE 化学位移 MRI 利用 Dixon 的相位位移原理抑制脂肪,结合快速成像技术,实现水和脂肪质子信号相互叠加或抵销,获得水和脂肪的同相位和反相位图像。同相位的效果是水和脂肪信号之和,而反相位的效果是二者信号之差。对比二者,反相位序列脂肪的信号强度减低。与脂肪饱和成像技术比较,GRE 化学位移技术可更有效显示混有脂肪和水组织信号强度的减低,更适合检测脂肪肝的脂肪含量。脾脏没有脂肪沉积,因此可作为反相位肝脏信号减低的参照。铁沉积也可改变脾脏信号。所以,肾脏和骨骼肌的信号能更可靠地评估肝脏信号在同、反相位的改变。

对脂肪肝鼠模型研究发现,当肝组织脂肪含量超过 18% 时,同、反相位的信号强度差值随着脂肪含量的增加而增加。临床研究证实脂肪肝在 MRI 反相位的信号强度较同相位明显下降。肝脂肪变 MRI 指标与病理活检脂肪变分级呈正相关($r = 0.84$),脂肪含量>20% 者可明确诊断。但是,脂肪饱和 SE 图像较 GRE 反相位图像对肝脂肪定量,尤其是肝硬化患者的脂肪定量更准确(图 7-4-1-2)。

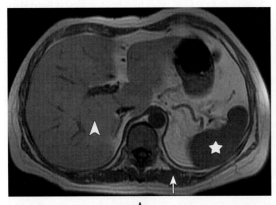
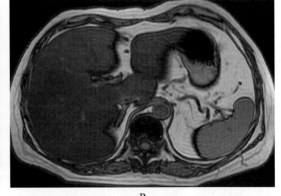
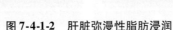

图 7-4-1-2　肝脏弥漫性脂肪浸润

A. 梯度回波序列同相位,肝脏信号(白箭头)高于脾脏(星号)和肌肉(白箭);B. 梯度回波序列反相位,与同相位图像相比,肝脏信号弥漫性减低,低于脾脏和肌肉信号。而正常肝脏信号应介于脾脏和肌肉之间

MRS 检查为精确量化脂肪肝提供了广阔前景。活体 ^{1}H-MRS 检测到的最强信号是水和脂肪的信号,因此,可用于对水和脂肪量化测定。MRS 诊断脂肪肝的敏感度为 100% ,特异度为 83% ,准确度为 86% 。MRS 脂水比值随着肝脂肪变程度的增加而增高。健康志愿者、1 级、2 级、3 级非酒精性脂肪肝患者的脂水比值依次为 $0.11±0.06$、$4.3±2.9$、$13±1.7$、$35±5$。也可利用 DWI 的 ADC 值量化研究肝脏病变。脂肪肝的 ADC 值是 $(1.37±0.32)×10^3 mm^2/s$,与肝硬化等疾病的 ADC 值不同($P<0.05$)。

二、节段型弥漫病变

节段型弥漫病变包括节段型脂肪肝、亚急性肝炎和局灶性纤维化融合。

1. 脂肪肝　节段型脂肪肝的特点是脂肪浸润呈节段分布,与肝灌注有关。肝细胞脂肪变出现在糖尿病、肥胖、营养过剩、肝移植、酗酒及化学中毒的患者。典型的局灶型脂肪聚集发生在镰状韧带、胆囊窝或下腔静脉旁(图7-4-2-1)。SE 序列 T_1WI 上,由于节段脂肪浸润,肝脏局部区域信号轻度增高。

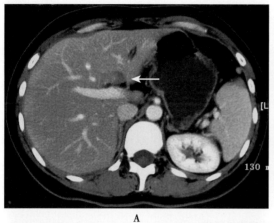

A

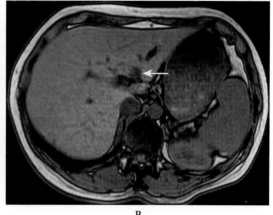

B

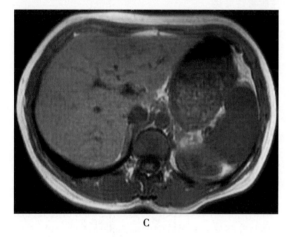

C

图7-4-2-1 肝脏局灶性脂肪浸润
A. 增强 CT 示肝左叶内侧段近胆囊窝处 1cm 大小的稍低密度影,边界不清(箭);B. 同一患者 MRI 扫描反相位图像,近肝门部可见 1cm 大小的低信号区(箭);C. 同相位图像,相应部位呈等信号。MRI 动态增强扫描时局部有轻度强化,脂肪抑制 T_2WI 显示该部位信号与肝实质信号相同(图片未展示)

GRE 化学位移同相位像上,正常肝实质和脂肪浸润区的信号相似,反相位像显示病变区的信号强度减低。用脂肪抑制技术观察脂肪浸润引起的低信号最有效。

2. 急性和亚急性肝炎　肝脏炎性疾病由许多病因引起,包括原发性、药物性、病毒性、酒精性以及结石造成的胆管阻塞。肝损害严重时,肝实质信号在 T_1WI 减低,在 T_2WI 增高。另外,节段性肝萎缩可表现为轻度信号异常。

MRI 检查是了解急性肝炎的方法之一,但应用经验不多。最敏感的序列是屏气 GRE 钆对比剂动态增强扫描动脉期成像(图7-4-2-2)。动脉期扫描时间的精确性决定其对轻度急性肝炎的敏感性。在门静脉填满而肝静脉未填充对比剂时,能显示肝脏不规则强化。这种异常强化具有标志性,可保持到静脉期和延迟期,并随病情加重而加重,随病情缓解而缓解。对于大多数患者,最佳动脉期扫描时间是在肘前静脉给药后 18～22 秒之间,注射速度 2ml/s,20ml 生理盐水冲洗。目前没有其他影像技术对急

性肝炎更敏感。MRI 是唯一可评价轻度肝炎的影像方法。

急性肝炎时肝实质不均匀强化的机制不明。动脉期相对高信号的区域可能代表异常。门静脉炎性改变可能降低门脉肝内分支的压力,导致相应节段的肝动脉优先供血。炎症也可能改变血管的调节作用,使血管扩张,相应区域的肝动脉血流增加。对比剂动态增强 MRI 有独特的优势,所显示包括血流动力学在内的病理生理学改变是病理组织学检查难以完全揭示的。

3. 放射后肝纤维化　当放射治疗的视野包含肝脏时,就有发生放射后纤维化的危险。急性期伴随炎症和水肿,慢性期病变包括纤维化和组织萎缩。影像特点是异常的肝脏信号沿着外照射轮廓分布,而不是按照解剖叶段分布。急性期 T_2WI 信号升高,T_1WI 信号降低。钆对比剂扫描时动脉期强化,延迟期扫描时强化持续或强化更明显。门静脉分支对放射性纤维化、萎缩和闭塞更敏感,导致受累肝组织肝动脉优先供血。肝静脉也优先受累,导致钆对比剂

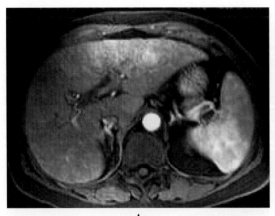
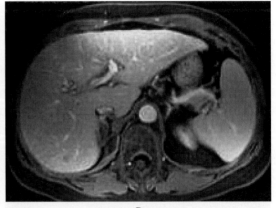

A   B

图 7-4-2-2 急性病毒性肝炎

A. SPGR 增强扫描 20 秒动脉期显示肝动脉灌注区域不规则斑片状强化；B. 60 秒门静脉期显示不规则强化斑片与周围组织融合,肝实质强化趋于均匀

流出延迟。此外,由于纤维化组织血管通透性增加,组织间隙内钆对比剂也增多。这两种因素促成延迟期明显强化。

三、结节型弥漫病变

结节型弥漫病变的特征为肝内出现多发的结节状异常信号灶,包括肝硬化、Willson 病、肝结节病和布-加综合征等疾病。

1. 病毒感染后肝硬化   肝硬化是肝细胞反复损害所致的一种慢性反应,以再生和纤维化为特征。常见病因有酗酒及乙型、丙型肝炎病毒感染。肝细胞再生形成满布肝内的结节。

伴随肝硬化的纤维化病变的 MRI 特征是在延迟扫描时逐步强化。这是钆对比剂由血管内进入纤维化区域的细胞间隙所致。肝硬化的典型强化模式为由细网状和粗线状纤维带勾画出再生结节的轮廓(图 7-4-3-1)。如果出现活动性肝炎,纤维组织带发生水肿,并在 T_2WI 呈高信号;肝组织在动脉期多呈不规则斑片状不均匀强化。门静脉扩张和食管胃底静脉丛曲张提示门脉高压征。

RN 发生在肝硬化基础上,内含相对更多的肝实质,主要由门脉系统供血。这些结节直径常小于 1cm,在门脉期达到强化高峰。RN 聚集铁,在 GRE T_1WI 和单次激发脂肪饱和 FSE T_2WI 呈低信号,在钆对比剂增强扫描时轻度强化。

DN 是癌前病变,其发育不良有逐渐升级可能性,最终发展成肝细胞癌。典型的 DN 大于 RN,几周或几个月后会增大。DN 的 MRI 表现与肝细胞癌重叠,也会轻度升高 T_1WI 信号和降低 T_2WI 信号。肝细胞癌的特点是 T_2WI 信号增高、标志性的动脉期快进快出强化、静脉期及平衡期边缘强化、直径常大于 2~3cm。高级别 DN 与肝细胞癌的重叠率可能更高,且有快速转变为肝细胞癌的潜力(图 7-4-3-2)。

2. Willson 病   发病机制为体内铜经过胆汁排泄减少,导致铜在肝脏、大脑、角膜蓄积中毒。铜在肝内门脉周围区域及肝血窦周围沉积,引起炎性反应与肝硬化。铜在肝细胞内与蛋白质结合,故无顺磁性效应。Willson 病最常见的表现是肝硬化。因 RN 内铁沉积,T_2WI 表现为全肝小结节影,弥漫分布,信号强度与病毒感染所致肝硬化相似。

3. 结节病   为一种常见的系统性肉芽肿病变。偶见于肝、脾和膈下淋巴结。周边纤维化的非干酪性上皮样肉芽肿发生于门脉及其周围区域。肝脾肿大,伴有或不伴有大量微小结节。在 T_2WI 结节信号低于肝实质,注射 Gd-DTPA 后强化。

4. 布-加综合征(Budd-Chiari 综合征)   是一种由于肝静脉或下腔静脉阻塞导致的临床综合征。临床表现无特征性,但有潜在致命性。原发的布-加综合征由急性肝静脉血栓形成。现在,布-加综合征被用来描述任何形式的病理为肝静脉或下腔静脉血栓形成的疾病。肝静脉内血栓形成常源于高凝状态,多发生于女性,特别在怀孕、产后状态、狼疮、败血症、红细胞增多症、新生物,如肝细胞癌的基础之上。

肝静脉流出受阻导致充血和局部缺血。时间过长导致萎缩和纤维化,形成肝弥漫性再生结节(nodular regenerative hyperplasia, NRH)。未累及肝

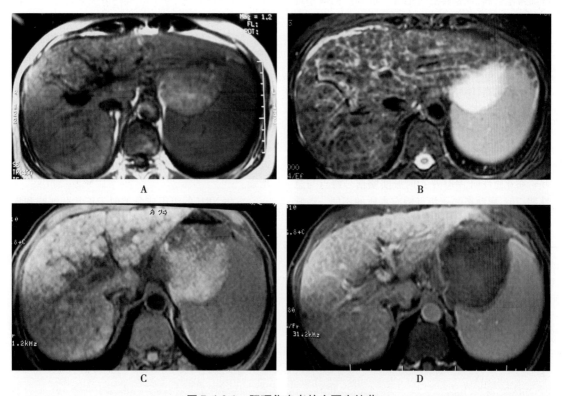

图 7-4-3-1　肝硬化患者的小再生结节
A. 肝脏 SE T_1WI,肝内见散在高信号结节;B. 脂肪抑制 FSE T_2WI,肝内见散在低信号结节,并见不规则线状、网格状高信号带弥漫分布;C. 梯度回波屏气扫描 T_1WI,肝脏信号明显不均匀;D. 动态增强扫描延迟期显示肝内渐进性强化的粗条和细网格状结构,很多直径 3 ~ 4mm 的小结节轻度强化

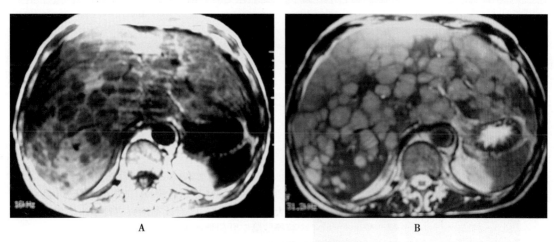

图 7-4-3-2　弥漫的结节型肝癌
A. 轴面 T_1WI 显示肝大,肝内多发低信号结节;B. 轴面 T_2WI 显示肝内高信号结节,弥漫分布

叶代偿性肥大。尾叶的血液直接汇入下腔静脉,尾叶通常不受累,代偿性肥大明显。肝静脉回流是可变的,其他肝叶通常备用,故代偿性肥大的区域可变。

在布-加综合征急性期,缺乏肝内和肝外血管的侧支代偿。肝静脉阻塞后,肝组织继发性充血水肿、区域压力增高,使肝动脉和门静脉血供减少,但尾叶和中心区肝实质受累相对较轻。在 T₂WI,急性期外周区域的肝实质信号不均匀增高;在 MRI 增强扫描动脉期强化程度减低,且强化不均匀,反映肝组织局部血流减少。

在亚急性期,MRI 平扫时肝实质信号特点与急性期相似,而动态强化特点则有本质的不同。动脉期肝实质外周区的强化表现较尾叶和中心区明显;延迟期全肝强化渐均匀,仅周边不均匀轻度强化。肝实质外周区的早期强化可能反映了肝内静脉侧支血管形成。屏气 GRE 静脉期和延迟期显示急性期

和亚急性期肝静脉血栓最佳(图 7-4-3-3)。

在慢性期,由于肝动脉和门静脉之间交通,门静脉的血液反流以及肝内、肝外小静脉侧支形成,血液向外分流,肝组织压力逐渐恢复正常,尾叶和中心区肝实质与外周区肝实质在 MRI 平扫和增强扫描时的信号差别均减少。另外,逐渐形成的肝实质纤维化使 T₂WI 信号减低。所以,T₂信号可以反映急性期水肿和慢性期纤维化的程度。此期在 MRI 很少能见到直观的肝静脉血栓。但尾叶代偿性肥大具有特征性,其他未受累肝叶也同样代偿性肥大。受累肝叶萎缩、纤维化。纤维化区域在延迟期强化并逐渐增强。

本病 NRH 的组织成分类似于正常肝细胞和库普弗细胞,故 MRI 不易显示。通常在 T₁WI 呈高信号,在 T₂WI 呈等~低信号(与腺瘤类似),GRE 钆增强扫描时动脉-静脉期明显强化。应与肝细胞癌鉴别。由肿瘤直接侵犯形成的肝静脉栓塞,最常见于

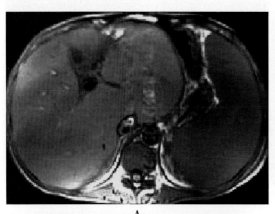

A

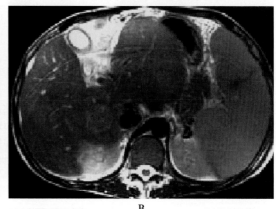

B

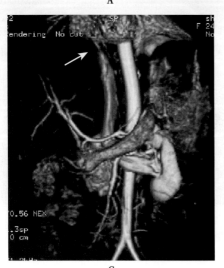

C

图 7-4-3-3 布-加综合征
A. 屏气轴面 T₁WI 显示巨脾;B. FSE 轴面 T₂WI 见肝叶增大,信号异常;C. 钆对比剂增强三维重组图像显示下腔静脉第二肝门处明显狭窄(箭)

肝细胞癌。GRE屏气T_1WI钆对比剂增强扫描时，如栓子呈软组织强化，提示肿瘤栓塞。

四、血管周围型病变

肝血管周围型病变发生于门静脉周围淋巴管及肝纤维囊。肝淤血常引起门静脉周围的肝组织信号增高，日本血吸虫则累及肝纤维囊，纤维囊和分隔在T_2WI呈高信号。

1. 肝淤血　肝淤血是由于肝实质内静脉血淤滞而致静脉引流代偿。它是充血性心力衰竭、缩窄性心包炎及由于肺癌肺动脉栓塞导致的右心衰竭表现。病理学改变呈"肉豆蔻肝"。在慢性病例，一些患者发展成肝硬化。肝充血MRI可出现肝脏增大、肝静脉扩张、肝病性水肿和肝脏不均匀强化。T_2WI显示门脉周围高信号，可能为血管周围淋巴水肿所致。增强扫描时肝实质强化不均匀，斑片状网状交织。肝硬化时延迟期出现或粗或细的网格状、线性强化。

2. 日本血吸虫病　日本血吸虫感染可导致严重的肝脏病变。血吸虫生活在肠腔中，并在肠系膜内产卵。虫卵钻进静脉血管内，随血流到门静脉并阻塞其末支，引起血管压力增高，激发肉芽肿反应。炎性反应导致虫卵的纤维化及肝脏的弥漫性纤维化。虫卵死亡后钙化，CT可见门脉周围及肝纤维囊周围分隔的特征性钙化，即所谓"龟背"样钙化，钙化与非钙化区均可强化。钙化的分隔常见于肝右叶的膈下部，CT表现为线条样异常密度。纤维分隔在T_1WI呈低信号，T_2WI呈高信号。

（蒋涛　杨开颜）

参 考 文 献

1. 石木兰.肿瘤影像学.北京:科学出版社,2003
2. 杨正汉,冯逢,王霄英.磁共振成像技术指南-检查规范、临床策略及新技术应用.北京:人民军医出版社,2007
3. 靳二虎,梁宇霆,张澍田,等.胆管错构瘤的CT和MRI表现.中国医学影像技术,2008,24（7）:1142-1143
4. Hussain SM,Semelka RC,Mitchell DG. MR imaging of hepatocellular carcinoma. Magn Reson Imaging Clin N Am,2002,10（1）:31-35
5. Hussain SM, Terkivatan T, Zondervan PE, et al. Focal nodular hyperplasia:a spectrum of findings at the state-of-the-art MR imaging, ultrasound, CT and pathology. Radiographics,2004,24（1）:3-19
6. Jeong MG, Yu JS, Kim KW. Hepatic cavernous hemangioma:temporal peritumoral enhancement during multiphase dynamic MR imaging. Radiology, 2000, 21（6）:692-697
7. Semelka RC, Martin DR, Balci C, et al. Focal liver lesions:comparison of dual-phase CT and multi-sequence multiplanar MR imaging including dynamic gadolinium enhancement. J Magn Reson Imaging, 2001,13（2）:397-401
8. Siegelman ES, Mitchell DG, Semelka RC. Abdominal iron deposition:metabolism,MR findings and clinical importance. Radiology,1996,199（1）:13-22
9. Tani I,Kurihara Y,Kawaguchi A,et al. MR imaging of diffuse liver disease. AJR,2000,174（4）:965-971
10. Rha SE,Lee MC,Lee YS,et al. Nodular regenerative hyper-plasia of the liver in the Budd-Chiari syndrome:CT and MR features. Abdom Imaging,2000, 25（3）:255-258
11. Yonem O, Bayraktar Y. Clinical characteristics of Caroli's disease. World J Gastroenterol, 2007, 13（13）:1930-1933
12. 王延庆,张丹瑛,董玲,等.Caroli病11例诊治分析.中华消化杂志,2011,31（1）:54-56
13. 王振平,万玉珍,焦鑫明,等.肝包虫病的MRI诊断.临床放射学杂志,2004,23（9）:784-786
14. 刘岘,刘波,谭四平,等.肝脏炎性假瘤的动态增强CT及MR扫描（附17例分析）.中国临床医学影像杂志,2005,16（7）:390-393
15. Zeng JP,Dong JH,Zhang WZ,et al. Hepatic angiomyolipoma:a clinical experience in diagnosis and treatment. Dig Dis Sci,2010,55（11）:3235-3240
16. Eom DW, Huh JR, Kang YK, et al. Clinicopathological features of eight Korean cases of primary hepatic lymphoma. PathoInt,2004,54（4）:830-836

第八章 胰腺疾病MRI诊断

胰腺疾病是腹部常见病和多发病。由于正常胰腺体积较小且位置深,通过影像检查对其评价有一定难度。MRI 可用于评估各种胰腺疾病,具有临床诊断价值。在下列情况下,MRI 显示胰腺病变较敏感:①脂肪抑制 T_1WI 和动态增强扰相 GRE 成像检查慢性胰腺炎、胰管腺癌、胰岛细胞瘤;②脂肪抑制 T_2WI 和屏气 T_2WI 检查胰岛细胞瘤;③屏气扰相 GRE 平扫检查急性胰腺炎。在 MRI,急性胰腺炎、慢性胰腺炎、胰腺癌、胰岛素瘤、胃泌素瘤、胰高血糖素瘤、微囊性腺瘤、大囊性腺瘤和实性假乳头状瘤均有相对特异的形态和信号强度。对于大多数病例,MRI 能区分正常胰腺和慢性胰腺炎,以及有局灶性增大的慢性胰腺炎和胰腺肿瘤。

遇有下述临床情况,应考虑选用 MRI 检查:①血清肌酐升高,碘对比剂过敏或有其他增强扫描禁忌证的患者;②CT 扫描发现胰腺局灶性增大但未见明确肿物的患者;③临床病史提示肿瘤而 CT 检查结果不能明确诊断的患者;④需要区别慢性胰腺炎局灶性增大和胰腺肿瘤。鉴于 MRI 检测胰岛细胞瘤的高敏感性,并能确定是否存在转移灶,故对有生化检查证据的、临床可疑的胰岛细胞瘤病人,应该首选 MRI 检查。

第一节 检查方法、扫描序列和图像特征

随着扫描速度加快,新的 MRI 技术可以减少腹部成像伪影,提高胰腺 MRI 的图像质量,拓宽了发现胰腺病变和确定病变特征的能力。屏气 GRE T_1WI,FSE T_2WI,脂肪抑制技术,2D/3D 梯度回波成像,静脉注射钆对比剂后动态增强扫描等技术,能够全面显示胰腺弥漫性病变的程度,并分辨直径 1cm 以下的胰腺肿物。

标准的胰腺扫描方案包括脂肪抑制梯度回波 T_1WI 和增强扫描,后者包括动脉期(增强后即刻扫描)、胰腺期和延迟期(增强 1~10 分钟后扫描)。

1. 脂肪抑制 T_1WI 在高场强(≥1.0T)MRI 系统检查胰腺,图像信噪比合适,成像最佳。由于脂肪-水频率差加大,使用化学法预饱和选择性脉冲,结合屏气成像技术,可进行扰相脂肪抑制成像。化学选择性脂肪抑制 T_1WI 和屏气梯度回波 T_1WI 序列是显示胰腺实质病变的有效方法。由于胰腺富含蛋白质成分,正常胰腺在脂肪抑制 T_1WI 呈高信号强度。了解这一特点有助于判断胰腺异常的部位。如左肾切除术后,胰尾部落入肾隐窝中,CT 检查可能误诊为疾病复发。但在 T_1WI,正常的胰腺呈高信号强度,容易识别。

在非脂肪抑制 T_1WI,脂肪组织表现为均匀高信号。有时,在脂肪高信号的背景衬托下,胰腺病变对周围结构的轻微浸润(低信号)得以清晰显示,效果优于脂肪抑制 T_1WI。老年人胰腺的信号强度可能降低,并且低于肝脏信号强度,这可能是随年龄增长而发生的纤维化改变。

2. 脂肪抑制 T_2WI 自旋回波序列回波链 T_2WI,如半傅立叶采集单次激发快速自旋回波序列 T_2WI,能在冠状面和横断面清晰显示胆管和胰管的解剖形态。脂肪抑制 T_2WI 有利于显示肝脏转移病灶和胰岛细胞瘤。对有胰腺假性囊肿的病人,T_2WI 还可为分析复杂的囊液成分提供有用信息,而液体成分能反映胰腺炎的并发症,如局部坏死或感染。胰腺周围富含脂肪组织,故通常在 T_1WI 和 T_2WI 施加脂肪抑制技术。

3. 磁共振胰胆管水成像(MRCP)可提供高质量的胆管和胰管解剖图像,准确评价胆胰管梗阻、扩张和其他管道异常。在斜冠状面 MRCP,可获得与胰管平面相适应的投影图像,描绘出连续的胰管分段。MRCP 结合应用组织成像序列 T_1WI 和 T_2WI,可为评价胰腺病变的范围和信号特征提供全面的信息。

4. 增强扫描 T_1WI 静脉注射钆对比剂增强扫描时,在动脉期,胰腺实质强化均匀,信号略高于肝脏、邻近的肠管及周围脂肪组织;注射钆对比剂后 1 分钟后扫描,胰腺和脂肪强化的信号强度接近或相同;2 分钟后成像,胰腺信号强度低于周围脂肪。因动脉期胰腺实质的强化程度高于肠管,十二指肠处的胰头部容易被识别。

胰腺增强扫描 T_1WI 可采用二维 SPGR 序列。如果 MRI 系统条件允许,建议采用带有容积内插技术的三维 SPGR 序列,如 LAVA、FAME、VIBE、THRIVE。三维 SPGR 动态增强扫描是一种功能强大的成像技术,具有如下优势:①能获得更薄(3mm)的扫描层面,2DSPGR 序列层厚为 5mm;②无镜像伪影,而主动脉成像产生的镜像伪影是 2DSPGR 序列长久以来难以解决的问题。

5. DWI 序列由于其对病变区域的高敏感性,成为辅助判断肿瘤病变良恶性的有效方法。但胰腺周围受胃肠道气体影响,磁场均匀性不佳,DWI 图像常会产生变形,信噪比低。作为其升级版的 eDWI 序列,可在一次扫描中施加最多 40 个 b 值,并可保证高 b 值图像稳定。并且不同 b 值的弥散图像可提供不同的信息。经过后处理可得到 slow ADC、fast ADC。其中 slow ADC 为真实水分子弥散系数,fast ADC 则反映血流灌注情况,与毛细血管平均长度和血液流速有关。这两种数据相结合可更准确地判断肿瘤的良恶性。

综合应用 T_1WI、T_2WI、早期和晚期增强扫描、脂肪抑制、MRCP、MRA、DWI 等磁共振成像技术,就可获得正常和病变胰腺的全面信息,为排除病变和诊断病变提供依据。

第二节　正常 MRI 解剖

胰腺处于腹膜后间隙,为一狭长、柔软、稍呈浅分叶状的腺体器官。胰体尾的长轴斜行,从最外侧和上方的脾门处,向身体中线延伸,并抵达门静脉(肠系膜上静脉与脾静脉汇合而成)的前方。在此处,胰腺转向下行,直至形成最下方的钩突。

主胰管(Wirsung 管)由胰尾开始,走行于胰实

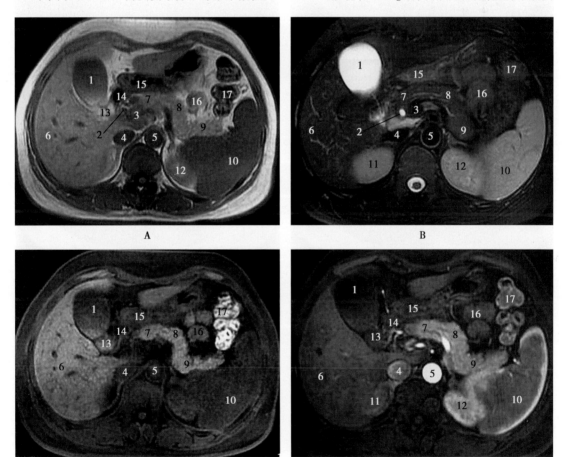

图 8-2-0-1　正常胰腺 MRI 解剖

A. 屏气 GRE T_1WI;B. 脂肪抑制 FSE T_2WI;C. LAVA 蒙片;D. 脂肪抑制 T_1WI 动态增强扫描动脉期;
1. 胆囊体,2. 胆总管,3. 门静脉,4. 下腔静脉,5. 腹主动脉,6. 肝右叶,7. 胰头,8. 胰体,9. 胰尾,
10. 脾脏,11. 右肾,12. 左肾,13. 胆囊颈,14. 十二指肠,15. 胃窦,16. 小肠,17. 结肠

质内偏后侧。其管径从胰尾到胰头逐渐增粗,宽约0.1～0.3cm,开口于十二指肠内侧壁的大乳头。在约1/3或稍多的正常人,主胰管可分开引流,背侧胰管通常开口于大乳头近端,形成小乳头。正常胰腺表面仅覆盖一层稀疏的结缔组织被膜。因此,胰腺疾病容易突破被膜,在胰周和腹膜后间隙广泛扩散与蔓延。胰腺组织的 MRI 信号强度与肝脏基本一致,在 T_2WI 呈中等信号强度。但在不同序列和对比度的 T_1WI,胰腺可呈高信号或稍高信号强度(图8-2-0-1)。

正常的胰腺在横轴面 MRI 上可以呈现不同的形态(图8-2-0-2)。基本分3种类型:①逐渐变细

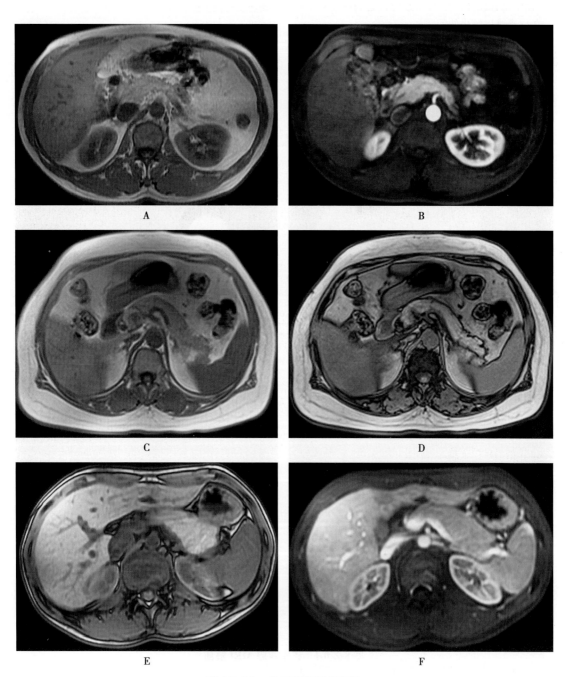

图8-2-0-2　常见胰腺形态变异
A、B. 逐渐变细型;C、D. 体尾一致型;E、F. 胰尾膨大型

型:胰腺头部最厚,向体、尾部腺体逐渐变薄、变细,胰腺外形呈蝌蚪状,此型最常见。②体尾一致型:在同一扫描层面上胰体、尾的厚度基本相同,胰尾指向脾门。此型胰腺需与自身免疫性胰腺炎所致的胰腺肿大鉴别,此型胰腺内部和边缘的腺体细微结构是鉴别点。③胰尾膨大型:胰体相对较薄,而胰腺在胰尾处均衡增厚,甚至有时可呈球形膨大,此型最少见,需要与病理性胰尾肿人鉴别。

第三节　胰腺炎性病变 MRI 表现

一、急性胰腺炎

对于无合并症的轻度急性胰腺炎(acute pancre-

atitis),胰腺的信号强度往往与正常胰腺组织相似。在脂肪抑制 T_1WI 平扫,胰腺呈中等高信号。在 Gd-DTPA 动态增强扫描早期,胰腺实质均匀强化,提示正常的毛细血管分布。实际上,MRI 诊断急性胰腺炎更多的是基于形态学改变。

发生急性胰腺炎时,胰腺体积出现局灶或弥漫性增大。胰腺肿大可显著,有时轻微。胰腺的边界模糊,胰腺周围常见液体渗出。屏气的单次激发(SSFSE)脂肪抑制 T_2WI 显示少量积液最灵敏,此序列上脂肪为低信号的背景,胰腺为中等信号或低信号强度,积液为高信号。在非脂肪抑制 T_1WI,脂肪呈高信号背景,渗出液体表现为低信号条索或积液。MRI 可显示急性胰腺炎所致的微小改变,特别是轻微的胰腺周边炎性改变。有急性胰腺炎临床症状的患者中,15%～30% CT 检查正常,MRI 的敏感性显然超过 CT。这说明 MRI 用于评价疑似急性胰腺炎

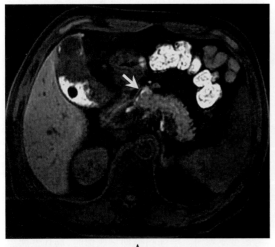

A

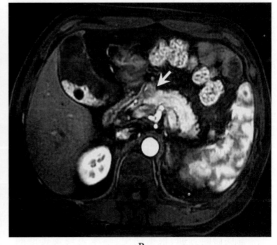

B

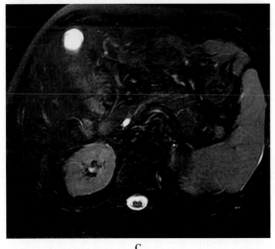

C

图 8-3-1-1　胰腺假性囊肿形成

患者既往有急性胰腺炎病史,A. 轴位 FSPGR 序列 T_1WI,胰颈与胰体交界处可见等、高混合信号病灶(箭头);B. LAVA 增强扫描动脉期 T_1WI,胰腺实质明显均匀强化,病灶未见强化(箭头);C. 脂肪抑制 T_2WI,假性囊肿病灶呈低信号。本例胆囊内可见高、低混杂信号结石

和 CT 检查阴性结果患者的价值。

随着胰腺炎的病变程度加重,胰腺实质在平扫 T_1WI 出现不均匀信号改变,动态增强扫描动脉期可见不均匀强化,且强化程度减弱。对急性胰腺炎患者,坏死胰腺组织所占的百分比是评价病人预后的一个重要指标。MRI 显示坏死胰腺组织比较敏感,GRE 序列 Gd-DTPA 动态增强检查是显示坏死组织的可靠方法。

MRI 还可显示急性胰腺炎的并发症,如出血、假性囊肿或脓肿(图 8-3-1-1)。对出血的显示,MRI 优于 CT。包裹性积液在脂肪抑制 T_1WI 可呈低信号或高信号。在平扫脂肪抑制 SPGR T_1WI,高信号与出血范围相关,也与急性胰腺炎的严重程度相关;单纯假性囊肿呈低信号强度。在高信号强度脂肪组织对比下,屏气梯度回波序列可清晰显示胰腺外的假性囊肿,并通过多层面图像准确定位假性囊肿与周围多个器官的关系。假性囊肿的囊壁在增强扫描早期图像可轻度强化,并在 5 分钟延迟期扫描时明显强化,这符合纤维组织的强化过程。

单纯性假性囊肿在 T_2WI 呈相对的均匀高信号。合并坏死、出血或感染的假性囊肿在 T_2WI 上呈不均匀信号,或分层状低信号。这是因为囊内包含由较多蛋白质等组成的浓缩液体。假性囊肿中的坏死组织形态不规则,通常呈低信号强度,这提供了治疗和预后的信息。此时单纯的经皮穿刺引流术,可能对含坏死组织的假性囊肿无效,而是需要开放清创术。无需屏气的 T_2WI,如 SSFSE 序列在评价假性囊肿方面十分有益。它不仅可以提示积液的复杂成分,而且可以在这些病人身体状况差、不能配合屏气动作的情况下,完成 MRI 检查。

鉴别诊断方面,根据病史、临床表现及典型的 MRI 表现,本病易于确诊,无需 MRI 鉴别。

【专家指点】

1. MRI 诊断急性水肿型胰腺炎主要是基于形态改变。可疑该病时,应注意胰腺体积是否弥漫性增大,有无胰周结构模糊。胰周渗出或积液在 T_1WI 呈条状或包裹性低信号,在脂肪抑制 T_2WI 呈高信号。

2. 注射对比剂后动态增强 GRE 序列扫描可准确显示胰腺坏死组织,评价预后。

3. 假性囊肿的壁逐渐缓慢强化,延迟期信号较高;假性囊肿出血或感染后,T_2WI 可呈不均匀信号强度。

二、慢性胰腺炎

目前,CT 检查仍然是临床评估慢性胰腺炎

(chronic pancreatitis)的主要方法之一,尤其在观察胰腺组织钙化方面。一项基于动态增强 CT 的研究结果表明,慢性胰腺炎患者中存在主胰管扩张占 66%,胰腺实质萎缩 54%,胰腺钙化 50%,假性囊肿 34%,病灶局部胰腺体积增大 32%,胆总管扩张 29%,胰周脂肪或筋膜密度改变 16%,而患者胰腺正常占 7%。MRI 评价慢性胰腺炎病变可能优于 CT。这是因为它不仅能发现病变形态变化,还能检测胰腺实质的纤维化。慢性胰腺炎的 MRI 特征是,在脂肪抑制 T_1WI 和 SPGR 动态增强成像时,整个胰腺表现为弥漫性低信号强度,包括局部体积增大处。MRCP 检查可显示胰管的扩张状态(图 8-3-2-1)。

在脂肪抑制 T_1WI,胰腺纤维化后信号强度变弱,而且在 GRE 动态增强扫描时呈不均匀轻度强化。脂肪抑制 T_1WI 的低信号强度反映了胰腺腺体中蛋白质的丢失,微血管期的轻度强化则反映了慢性炎症所致的正常毛细血管床破坏和纤维组织增多。许多慢性胰腺炎病例,在增强扫描 5 分钟后,胰腺实质显示进展性强化,这是纤维组织强化的特点。一项对 13 名慢性钙化性胰腺炎和 9 名急性复发型胰腺炎患者进行的 MRI 研究,证实这两组患者在脂肪抑制 T_1WI 和 GRE 快速增强成像的表现不同。所有 CT 检查发现胰腺钙化的病人,在脂肪抑制 T_1WI 信号强度减弱,并在即刻增强的 GRE 序列强化减弱。而急性复发型胰腺炎患者的胰腺信号强度和正常胰腺相似。

慢性胰腺炎有时表现为胰头体积增大,在 CT 上可能与癌变区分困难。MRI 在鉴别两者方面有较高的可靠性。在脂肪抑制 T_1WI 平扫和 T_2WI,慢性胰腺炎和胰腺癌在胰腺局灶性增大处信号类似,一般在 T_1WI 轻度信号减弱,在 T_2WI 轻度信号增高,信号改变不均匀。增强扫描即刻成像时,局灶性胰腺炎呈均匀强化,边缘模糊不清,其内的囊肿及钙化无信号。肿瘤病变则微微强化,其强化程度远小于邻近胰腺实质。肿瘤最重要的诊断标准是确定肿块。慢性胰腺炎局部体积增大的部分通常与剩余胰腺类似。而在胰腺癌中,局部体积增大的肿瘤组织失去了胰腺解剖学上的细节特征。

慢性胰腺炎常伴假性囊肿。在 T_2WI,假性囊肿多呈高信号强度。根据囊液内出血、蛋白质成分、感染、坏死组织的多寡,囊肿的信号强度可发生相应变化。在脂肪抑制动态增强扫描 T_1WI,假性囊肿呈类圆形无信号结构,囊壁在早期轻度强化,在 5 分钟后进展性逐渐强化。

极少数情况下,慢性胰腺炎可能仅累及局部体积增大处,而其他部位的胰腺实质没有炎症变化。在这些病例中,慢性胰腺炎常被误诊为胰腺导管细胞癌。炎症过程可能严重损害胰腺组织,致其失去

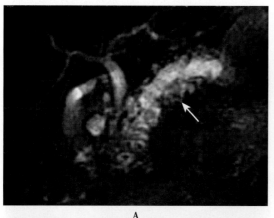

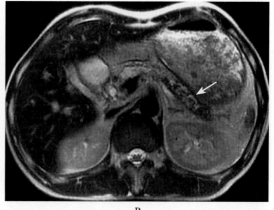

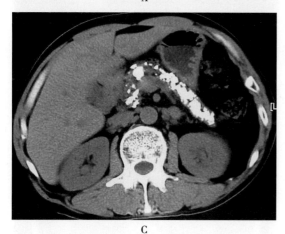

图 8-3-2-1　慢性胰腺炎

A. MRCP 显示主胰管与分支胰管扩张,管腔粗细不均匀(箭);B. FSE T_2WI 显示胰腺实质萎缩及多个成串排列的灶性高信号,主胰管内见多个低信号结石(箭);C. 平扫 CT 可见胰腺头体尾实质内全程多灶钙化

间质,在这种情况下,仅能通过外科手术切除和组织病理学检查证实有无恶性肿瘤。

总之,形成肿块的局灶性慢性胰腺炎需与胰腺癌鉴别。应综合分析多种影像检查结果和临床化验指标。MRCP 检查时,85% 的炎症肿块无胰管梗阻,96% 的胰腺癌有胰管梗阻或不规则狭窄。

【专家指点】

局灶性慢性胰腺炎无论在 MRI 平扫或动态增强成像均难与胰腺癌鉴别。MRCP 对鉴别诊断有一定帮助。一般的慢性胰腺炎表现为整个胰腺组织低信号、胰管扩张、假性囊肿等改变,结合病史和临床表现,MRI 多可确诊。

三、自身免疫性胰腺炎

自身免疫性胰腺炎(autoimmune pancreatitis,AIP)是由于自身免疫机制导致的一类特殊的慢性胰腺炎。与常见原因的慢性胰腺炎比较,AIP 具有相对典型的表现:没有急性胰腺炎表现而出现阻塞性黄疸的老年患者,有高丙种球蛋白血症和血清 IgG4 水平升高,自身抗体阳性,不规则胰管狭窄和胰腺弥漫性肿大,病理提示为纤维化伴显著的 T 淋巴细胞、浆细胞等慢性炎性细胞浸润。AIP 对于激素治疗有效且胰腺形态和功能是可恢复的。

AIP 有三种类型:弥漫性、局灶性、多灶性。弥漫性是最常见的类型,胰腺呈弥漫性肿大、腊肠样、边缘光滑锐利,小叶轮廓消失,在成像时看不到胰腺裂。局灶性病灶相对少见,表现为局部肿块,常侵犯胰头,外观与胰腺恶性肿瘤相似,病变范围往往是相对较容易划分的。局限性病变的主胰管上游管腔相对于胰腺癌患者扩张较温和,胰腺体部、尾部受侵时不出现梗阻性黄疸。多灶性受侵也可能存在。

在 AIP 中,急性重型胰腺炎的典型胰周改变较罕见。胰腺钙化和假性囊肿也很罕见,通常出现在慢性酒精性胰腺炎患者身上。有助于诊断 AIP 的特征包括:很少或没有胰周浸润,缺乏胰周脂肪坏死,存在封套征。

AIP 病理上为弥漫性淋巴浆细胞浸润、纤维化和阻塞性静脉炎以及大量 IgG4 阳性的浆细胞浸润。AIP 患者通常存在"封套征",是渗出的液体、蜂窝织

炎或纤维组织。AIP患者主胰管受累部分通常不规则狭窄(图8-3-3-1)

局限性自身免疫性胰腺炎表现为胰腺局限性肿

大和节段性主胰管狭窄,且一般以黄疸为首发症状,多见于老年男性,甚至CA199也可明显升高,这些表现与胰腺癌相似,当累及胰头及钩突部位,更易与

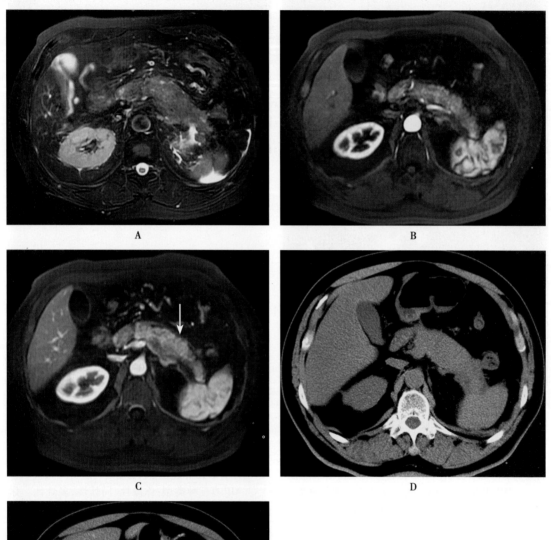

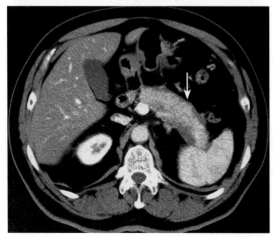

图8-3-3-1 自身免疫性胰腺炎

A. FSE FS T_2WI显示胰腺实质弥漫性肿胀,呈略高信号;B、C. 脂肪抑制动态增强扫描 T_1WI动脉期和静脉期,病变区胰腺实质缓慢均匀强化,胰腺周围可见封套征(箭);D. 轴面CT平扫,胰腺呈腊肠样弥漫性肿胀,密度减低;E. CT动态增强扫描静脉期可见明显的胰周封套征(箭)

胰腺癌混淆、难以鉴别。胰腺癌当病变较大时可出现液化、出血、坏死等表现，信号可不均匀，近端的胰腺实质可轻度萎缩，邻近狭窄段的主胰管明显扩张，胰周大血管受侵，淋巴结肿大。自身免疫性胰腺炎信号均匀，无胰周大血管受侵征象。当显示主胰管狭窄时，狭窄远端胰管更细，狭窄段更长，则高度提示自身免疫性胰腺炎。患者胆管受累的病理学基础是管壁周围大量淋巴浆细胞浸润和纤维组织增生，致使胆总段下段变窄和管壁增厚，有别于胰腺癌所致的胆总管下段浸润性狭窄。

弥漫性自身免疫性胰腺炎可见胰腺弥漫性增大，较局灶性增大多见。胰腺的弥漫性增大可以是胰腺恶性淋巴瘤、浆细胞瘤、转移、弥漫浸润型的胰腺癌，但以上病变大部分密度不均匀，胰腺外形也有改变，与自身免疫性胰腺炎不同。弥漫型典型表现是胰腺增大，香肠状，信号均匀，延迟强化，边界清晰，缺乏正常的胰腺裂口，周围有包膜。在甾体药物治疗后恢复正常。另外还需与酒精性慢性胰腺炎鉴别。酒精性慢性胰腺炎患者一般年龄较轻，临床症状较重，主胰管明显扩张，胰腺实质萎缩，常伴胰腺钙化、结石和假性囊肿，自身抗体多阴性，血清球蛋白、IgG多正常。当然AIP的正确诊断还应结合血清学及临床表现。

第四节　胰腺肿瘤性疾病MRI表现

一、胰腺癌

胰腺导管腺癌(pancreatic ductal adenocarcinoma)占胰腺恶性肿瘤的95%，预后较差，5年生存率仅5%。SPGR序列早期增强扫描是检出癌灶的最好方法。它能区分肿瘤和正常胰腺组织，并显示胰腺其他部位的肿瘤。

脂肪抑制T_1WI平扫可清晰显示小肿瘤或胰尾部的肿瘤，而不易显示胰头部的肿瘤。传统的SE序列成像在检测胰腺癌方面作用有限。在FSE T_2WI，肿瘤病灶和正常胰腺相比，信号差别不大，因此很难辨别二者。一项研究比较了不同磁共振成像序列显示胰腺肿瘤的重要性，包括脂肪抑制SE T_1WI平扫和GRE即刻增强扫描，用于检测或除外螺旋CT不能确诊的16名疑似胰腺肿瘤的患者。结果发现，GRE即刻增强扫描检测胰腺癌最敏感，特别是胰头肿瘤；脂肪抑制SE T_1WI平扫在除外癌灶上也有一定优势。这两种MRI的作用均优于螺旋CT检查。

由于胰腺癌组织有丰富的纤维间质成分和相对稀疏的供血血管，胰腺癌病灶在增强扫描早期的强化程度弱于周围的正常胰腺组织。根据这一特点，在MRI增强扫描时早期采集数据(即刻毛细血管期成像)是关键所在(图8-4-1-1)。在注射对比剂1分钟后增强扫描(间质期成像)，癌灶的强化表现即有所不同。间质期的肿瘤强化反映了病变区细胞外间隙容积和静脉排空状况。总体而言，在延迟期较大的胰腺癌仍呈低信号强度，而小肿瘤则可呈轻微强化到明显强化。

在脂肪抑制T_1WI平扫，胰腺癌肿物呈低信号强度，与呈高信号强度的正常胰腺组织有别(图8-4-1-2)。胰腺癌病灶远侧胰腺组织的信号强度通常低于正常胰腺组织。这可能与肿瘤相关的胰腺炎有关，这种胰腺炎源于胰管梗阻，发生在肿瘤的远侧组织。胰腺存在慢性炎症时，胰腺组织萎缩，胰腺实质进行性纤维化，腺泡液体中的蛋白成分减少。在这种情况下，脂肪抑制T_1WI平扫往往难以发现癌灶，而SPGR序列增强扫描早期成像可显示阻塞胰管的肿物大小和范围。胰腺癌常有肿瘤周边胰腺的强化，特别是胰头癌。这种强化是确定病变为局灶性的重要影像学特征。在轻度强化的慢性炎症性胰腺的衬托下，这些肿瘤呈低信号强度。大的肿瘤通常能引起周围的慢性胰腺炎改变，此时，诊断相对容易了。在侵及胰尾的肿瘤中，邻近肿瘤而未受累的胰腺实质在脂肪抑制T_1WI呈高信号强度。这与侵及胰头部的肿瘤不同。胰头癌阻塞主胰管，引发慢性胰腺炎，导致胰腺组织信号降低。

区分胰腺癌和慢性胰腺炎的另一个影像学要点是，胰腺癌破坏胰腺小叶结构，而慢性胰腺炎虽然也存在胰腺体积局部增大，但胰腺的固有结构是完好的，即在MRI胰腺小叶结构呈羽毛状外观。SPGR序列增强扫描早期成像时，胰腺癌内部结构不清，强化较弱，信号强度较低，且形态不规则，而慢性胰腺炎虽然强化有所减弱，但胰腺结构大部分完好。

增强扫描早期成像时，胰腺癌通常表现为可识别的局灶性肿物，易与邻近未受累的胰腺区分。未受累的胰腺区强化更显著。胰腺癌有时呈浸润性生长，边缘模糊，在这种情况下，肿瘤难以确定，并且在增强扫描早期成像时强化程度下降，在动态增强2分钟后出现轻度强化。这种现象通常发生于经过化疗和放疗的胰腺癌病人，也可见于初发者。相关的临床病史(如疼痛、黄疸)有助于区分慢性胰腺炎和胰腺癌。

关于肿瘤分期，T_1WI能评估局灶性肿瘤范围和淋巴管受累程度。在高信号强度脂肪对比下，低信号强度的肿瘤可清晰显示。在脂肪抑制SPGR延迟期(增强1~10分钟后扫描)，肿瘤组织呈中等信号

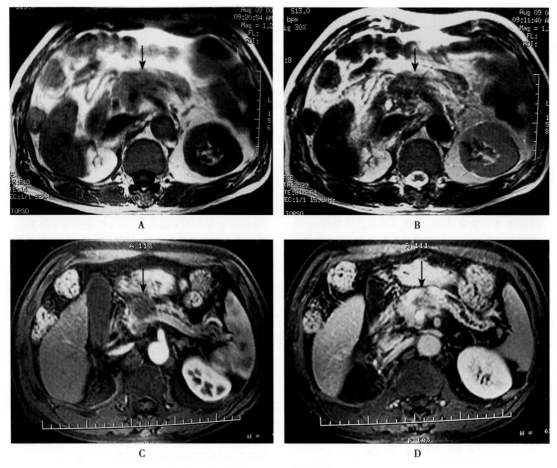

图 8-4-1-1 胰颈部癌

A. 轴面 T_1WI,胰腺头、体相接部可见稍低信号肿物,边缘不清(箭);B. 轴面 T_2WI,肿物呈稍高信号(箭),体尾部胰腺萎缩,胰管扩张;C. 屏气动态增强扫描动脉期,胰腺实质明显强化,肿物强化较弱呈相对低信号(箭);D. 在门静脉期,肿物进一步强化,呈不均匀强化(箭),肿物远侧体尾部胰管扩张。本例同时可见肿瘤向后侵犯脾静脉与门静脉起始部

强度,有时浸润低信号强度的脂肪组织。在脂肪抑制 T_1WI 平扫,低信号的肿瘤和处于被抑制的脂肪信号相比,信号强度差别较小(图 8-4-1-2)。应用多种 MR 序列,包括 T_1WI 平扫和脂肪抑制动态增强 T_1WI 间质期采集,能够清楚显示侵及胰体尾和邻近脏器(如左肾上腺)的胰腺肿瘤。

薄层采集也十分必要。2D SPGR 成像具有高对比分辨率,层厚可薄至 8mm,可以发现小于 1cm 的肿瘤。采用相位阵列表面线圈,即使层厚为 5mm,也有合适的信噪比。近年来,高级的超导 MRI 系统配置了 3D SPGR 序列,提高了 MRI 检测小胰腺肿瘤的能力。3D SPGR 横断面薄层原始图像能清晰显示肿瘤中血管嵌入,并可进行冠状面重组。冠状面图像可直观显示肿瘤、门静脉和肠系膜上静脉的关系。

SPGR 动态增强扫描时,早期成像有助于动脉显影,而 45 秒后成像有利于静脉显影。

腹膜局部增厚或小结节提示恶性病变或腹膜转移可能性。脂肪抑制动态增强序列间质期成像可显示病变,效果优于 CT。如果不使用这种技术,MRI 在肿瘤局部分期上效果不佳。在脂肪抑制的暗色背景下,腹膜转移灶呈中高信号,甚至能发现很小或线状的腹膜病灶。

T_1WI 和脂肪抑制 T_2WI 可显示淋巴结转移。在脂肪抑制 T_2WI,低信号背景下的淋巴结呈中高信号强度,肝实质呈中低信号强度,二者可以区别。SPGR 脂肪抑制动态增强扫描门脉期成像时,淋巴结和肝实质均有中等强化,肝门处的淋巴结不易分辨。一些邻近肝脏的淋巴结,在脂肪抑制 T_2WI 可表现

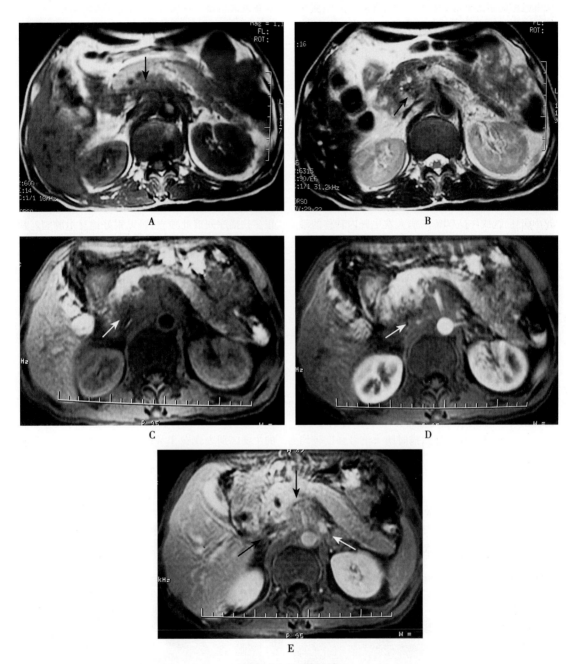

图 8-4-1-2　胰头癌

A. SE T_1WI,胰腺钩突后方显示形态不规则肿物,呈低信号(箭);B. FSE T_2WI,肿物呈高、低混杂信号(箭),边界不清;C. 2D SPGR 脂肪抑制 T_1WI 平扫,肿物位于主动脉前方(箭),边界不清;D. 动态增强 T_1WI 动脉期,胰腺实质明显强化,肿物强化较弱呈相对低信号(箭)。同时可见肿物包裹腹主动脉、肾动脉及肠系膜上动脉;E. 延迟期扫描,肿物缓慢强化,呈中等信号(箭)。经开腹手术证实,肿物已无法切除

为潜在的小高信号灶,如在增强 T_1WI 发现其为类似淋巴结的圆形形态,有助于明确诊断。冠状面和轴面 T_1WI 显示腹膜后或肠系膜淋巴结效果最佳,在高信号的脂肪背景下,淋巴结呈局灶性低信号结节。

胰腺癌可发生肝脏转移。这些转移瘤的特点是液性成分少,供应血管少,形态不规则,在常规或脂肪抑制 T_1WI 呈低信号;在 T_2WI 呈稍高信号;在 SPGR 增强扫描动脉期,边缘不规则强化且边界模糊,中心的低信号强度反映了纤维结缔组织生长的特性。与结肠癌肝转移比较,肝脏边缘楔形强化在胰腺癌肝转移更明显。常位于肝被膜下,病变较小,血供丰富。超过80%的胰腺癌病人于肝被膜下有较小病灶,这或许是20%的病人发生肝内转移的唯一形式。

在下述情况时,建议通过 MRI 检查评价胰腺癌:①肿瘤的外形规整;②对肿瘤定位,影像引导下穿刺活检;③了解血管受侵;④确定和定性相关的肝内病灶;⑤肾功能减退及碘对比剂过敏。胰头体积增大 CT 不能确诊时,MRI 能提供有价值的发现。

胰腺癌的鉴别诊断包括壶腹癌、胆总管下段癌和慢性胰腺炎。壶腹癌位置更低,扩张的胆总管在胰头内穿行较长距离,有时见息肉样肿物突入十二指肠腔内。胆总管下段癌时,胰头区胆总管壁增厚,且延迟强化。SPGR 增强扫描时胰头信号强度较均匀有助于慢性胰腺炎的诊断。MRCP 可为鉴别诊断提供丰富的形态信息。

【专家指点】

胰头癌常累及胆总管远端,出现梗阻性黄疸。动态增强扫描观察胆总管壁强化,及其周围胰腺不同的强化,有助于鉴别胆总管癌和胰腺癌。胰腺癌通常阻塞主胰管,导致胰管扩张。发现局限性胰管扩张及其近端的肿物时,应高度警惕胰腺癌。

二、胰岛细胞瘤

功能性胰岛细胞瘤(islet-cell tumors)通常单发,多有完整包膜,血供丰富。无功能的胰岛细胞瘤体积较大,在临床上无明显症状,常发生坏死、囊变,检出肿瘤时肝内常见高血供的转移瘤。良恶性胰岛细胞瘤目前尚无形态学的诊断指标。

在胰岛细胞瘤 MRI 诊断中,扫描序列包括脂肪抑制 T_1WI 平扫、SPGR 增强扫描动脉期成像、脂肪抑制 T_2WI 或屏气 T_2WI。MRI 技术的优点之一就是很多扫描序列彼此独立,可以很好地显示肿瘤。胰岛细胞瘤在脂肪抑制 T_1WI 呈低信号,在 SPGR 增强扫描动脉期呈环状均匀强化或弥漫性不均匀强化,在脂肪抑制 T_2WI 呈高信号,极少阻塞胰管(图8-4-2-1)。功能性胰岛细胞瘤的体积通常较小,小于 2cm 占90%,小于 1.3cm 占50%,多数为富血供肿瘤。体积较大的无功能性胰岛细胞瘤常形成坏死,实性部分仍可明显强化(图8-4-2-2)。在个别病例,胰岛细胞瘤中结缔组织成分较多,在 T_2WI 可呈低信号,且无明显强化,此时的胰岛细胞瘤所见和胰腺癌类似。

鉴别诊断方面,大多数胰岛细胞瘤与胰腺腺癌的主要区别表现在 T_2WI 高信号强度,动脉期明显均匀强化,以及富血供的肝内转移灶。在脂肪抑制 T_1WI 高信号胰腺背景的衬托下,大多数肿瘤呈低信号。与胰腺腺癌不同,胰岛细胞瘤不包绕血管,不会引起胰管梗阻。胰腺癌频发血管栓塞,而胰岛细胞瘤很少形成瘤栓。腹膜转移或局部淋巴结增大在胰腺腺癌常见,在胰岛细胞瘤则少见。

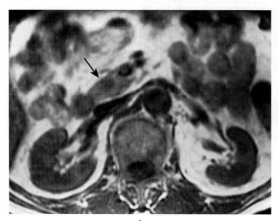

A

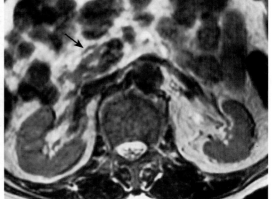

B

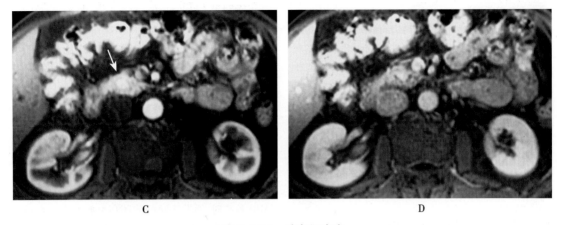

图 8-4-2-1　胰岛细胞瘤

A. SE T_1WI,胰头处可见低信号小灶(箭);B. FSE T_2WI,病灶呈混杂高信号(箭);C. 动态增强扫描 T_1WI 动脉期,病灶明显结节状强化,呈高信号(箭);D. T_1WI 延迟期扫描,病灶持续强化,呈稍高信号

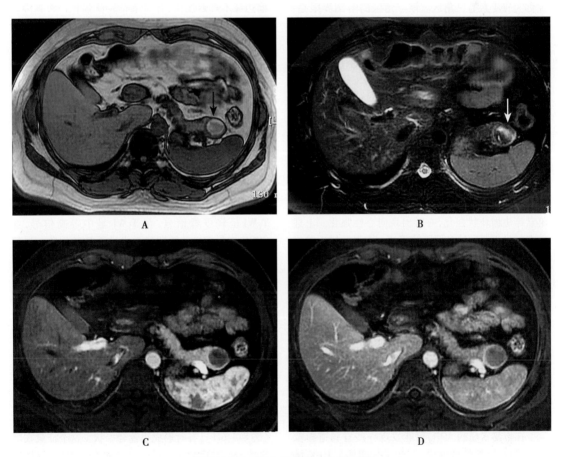

图 8-4-2-2　高分化神经内分泌肿瘤

A. FSPGR 序列 T_1WI,胰尾处可见高低混杂信号病灶(箭),大小 1.4×1.0cm,边界清楚;B. 脂肪抑制 FSE T_2WI,病灶呈高、低混杂信号(箭);C. 动态增强扫描 T_1WI 动脉期,病灶无明显强化,呈低信号; D. T_1WI延迟期扫描,病灶缓慢强化,呈中等信号

【专家指点】

1. 在SPGR序列动态增强扫描动脉期，胰岛细胞瘤较小时呈均匀强化，直径超过2cm时多呈环状强化。同样地，其肝转移瘤通常表现为环状强化，根据供血血管多少，强化带可厚可薄。小的转移灶通常在毛细血管期呈短暂均匀强化，在注射对比剂1分钟后强化消失。

2. 胰岛细胞瘤肝转移和血管瘤的区别在于强化方式不同。前者在动脉期均匀环状强化，但随时间延长强化减弱；后者在动脉期不连续结节状强化，且随时间向中心进展。

三、胃泌素瘤（G-细胞瘤）

胃泌素瘤（gastrinoma）多局限于胰头区，包括胰头本身，十二指肠，胃壁以及区域淋巴结，这些部位被称为胃泌素瘤三角区。该三角区的解剖界限是：肝门是三角区的上界，下界是十二指肠的第二段和第三段。胃泌素瘤多为单发，也可多发，特别在多发内分泌肿瘤（Ⅰ型）的情况下。在这种条件下，病人往往在胰腺和十二指肠有多发的胰岛细胞肿瘤。

胃泌素瘤和胰岛素瘤（insulinoma）不同在于它血供少。胃泌素瘤平均大小是4cm，CT能容易发现直径大于3cm的肿瘤。肿瘤较小时，CT显示困难。MRI能发现直径小于1cm的肿瘤，但普通的SE序列成像在检出胃泌素瘤时可能作用有限。

胃泌素瘤在脂肪抑制T₁WI呈低信号，在脂肪抑制T₂WI呈高信号，在SPGR动态增强扫描时，胃泌素瘤边缘环状强化，有时出现向心性强化。上述特点可见于原发灶和肝脏转移灶。增强扫描后肿瘤内的低信号强度表示内部的低血供。病灶偶尔是囊性的。原发肿瘤的线状强化，本质上是厚度的变化，肿瘤边缘的厚度反映了肿瘤血流供应的程度。如果边缘强化较薄，由于和周围胰腺实质相似的增强程度，肿瘤边缘的强化就会很轻微。胃泌素瘤可能发生在胰腺外，脂肪抑制T₂WI检出肿瘤非常有效，在此序列上肿瘤在抑制脂肪的背景下呈高信号强度。多发的胃泌素瘤可能遍布胰腺，通常体积较小。检出此类肿瘤时，屏气的FSE T₂WI最有效。呼吸平均的T₂WI可能使影像模糊，进而掩盖小肿瘤。

在胃泌素瘤病人中，可能发现一些胃肠道影像变化，包括胃黏膜皱襞增大（肥大性胃病），GRE增强早期胃黏膜明显强化，食管明显强化，以及近侧小肠的异常强化或增厚。这些特征反映了胃泌素导致的消化性溃疡相关炎症改变和胃部腺体的超常性增生。

胃泌素瘤肝内转移灶通常大小、形态相对均匀，肝动脉供血丰富。在SPGR动脉期，转移瘤边缘可见明显的均匀强化，且常有周边流出现象；在脂肪抑制T₂WI呈高信号，边缘清晰，应与肝血管瘤鉴别。

四、胰高血糖素瘤

胰高血糖素瘤（glucagonoma）、生长激素抑制素瘤（somatostatinoma）、血管活性肠肽瘤（VIPoma）等胰岛细胞肿瘤比胃泌素瘤或胰岛素瘤少见。它们通常是恶性的，并且在明确诊断时多有肝脏转移。MRI检查时，原发于胰腺的胰高血糖素瘤和生长激素抑制素瘤体积巨大，实质不均匀。它们在脂肪抑制T₁WI呈低信号，在脂肪抑制T₂WI呈高信号，在增强扫描动脉期不均匀强化。肝内的转移灶通常大小不等，形态不一。在SPGR增强扫描动脉期，转移瘤边缘不规则强化，有时呈车轮状强化。脾脏内转移并不少见。原发的血管活性肠肽瘤较小，但它的肝内转移瘤体积大，数目多。曾有报道发现肝脏的原发性血管活性肠肽肿瘤，而胰腺上未发现原发灶。这可能因为胰腺原发灶太小而难以被发现。SPGR增强扫描动脉期显示血供丰富的肝内转移灶最佳，效果优于CT检查。

五、类癌

类癌（carcinoid tumors）通常体积巨大，常伴肝内转移。MRI显示胰腺局灶和弥漫性受侵。肿瘤在T₁WI呈轻度低信号，在T₂WI呈中等高信号，在SPGR增强扫描动脉期呈弥漫性不均匀强化。尽管原发部位的肿瘤强化较弱，而肝内转移灶强化显著。总之，类癌肝转移瘤的MRI表现与胰高血糖素瘤和生长激素抑制素瘤的肝转移类似，大小多样，强化明显。

六、胰腺囊性肿瘤

1. 浆液性囊腺瘤　浆液性囊腺瘤（serous cystadenoma）在MRI显示清楚，一般无脂肪组织和邻近器官浸润。在T₂WI，小囊肿呈高信号，其间有分隔（图8-4-6-1），有时形成小葡萄串状。这个征象在屏气的SSFSE序列显示最佳。在非屏气序列，扫描时间较长，薄的分隔显示模糊。胰腺囊性肿瘤中，如果单个囊泡的直径小于1cm，可能是微囊腺瘤（microcysticcystadenoma），或是分支胰管型导管内乳头状黏液瘤（IPMT），二者鉴别诊断很难。如MRCP显示

314

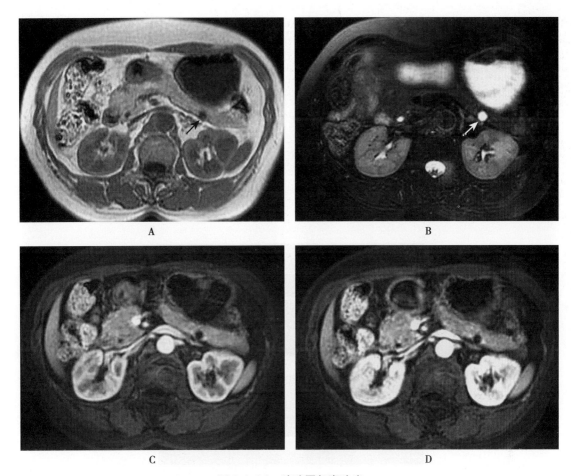

图 8-4-6-1　胰腺尾部囊腺瘤

A. FSPGR 序列 T_1WI,胰尾部可见低信号小病灶,边界清楚(箭)。病灶内部似见分隔结构;B. 脂肪抑制 FRFSE T_2WI,病灶呈高信号(箭);C. 动态增强扫描 T_1WI 动脉期,病灶无强化,呈低信号;D. 延迟期扫描,病灶内可见厚薄不均分隔,轻度强化

肿瘤囊泡与胰管相通,则支持诊断分支型 IPMT。有时,浆液性囊腺瘤表现为单房或无分隔的大囊(囊肿直径 1~8cm)。单房或大囊的浆液性囊腺瘤与微小囊肿性病变的大体病理特征明显不同,这增加了影像和病理诊断的难度。相关病人常被误诊为黏液性囊性肿瘤、假性囊肿或潴留性囊肿(图 8-4-6-2)。胰腺的微囊性和大囊性浆液性肿瘤属于良性病变,是同一种胰腺良性肿瘤的形态学变异。分隔相对薄而均匀,邻近器官和结构无浸润(图 8-4-6-3),是浆液性囊腺瘤区别于浆液性囊腺癌的特征。肿瘤分隔通常在动态增强早期和门脉期轻微强化,有时在增强早期中度强化。对于较大肿瘤,可有中央瘢痕延迟强化,代表纤维组织结构。中央瘢痕可能由肿瘤中心的多个囊肿壁受压而成,这是区分本病与分支型 IPMT 的要点。

2. 黏液性囊腺瘤　黏液性囊腺瘤(mucinous cystadenoma)在病理组织学上是交界性的,其上皮细胞存在中等程度发育不良,具有潜在恶性。肿瘤体积通常较大,但不侵犯邻近组织结构。在脂肪抑制增强扫描 T_1WI 可见大而不规则的囊腔,其间有厚的分隔。病变边界清楚(图 8-4-6-4),无转移征象。黏液性囊腺癌常见局部侵犯征象,广泛累及邻近组织和器官,但未显示周围组织受侵也不能除外其恶性。MRI 的软组织对比度高,可清晰分辨囊肿的大小、边缘、形态,明确区别微囊性囊腺瘤和大囊性腺瘤。屏气 T_2WI 是显示此类囊肿的理想序列(图 8-4-6-5)。

黏液性肿瘤由于产生黏蛋白,使其原发灶和转移灶在 T_1WI 和 T_2WI 均可呈高信号强度。肝内转移灶通常血供丰富,在增强扫描动脉期呈环状强化。

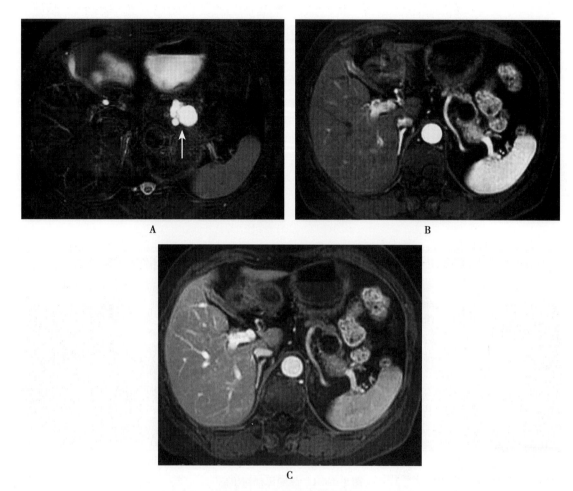

图 8-4-6-2 胰腺潴留性囊肿

A. 脂肪抑制 T_2WI,胰腺体尾部可见数个高信号灶(箭),大小不等,边界清楚;B. 动态增强
扫描 T_1WI 动脉期;C. 门静脉期,病灶无强化,呈低信号

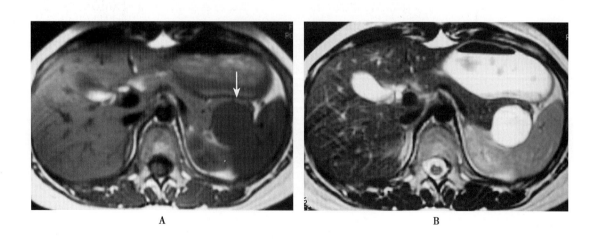

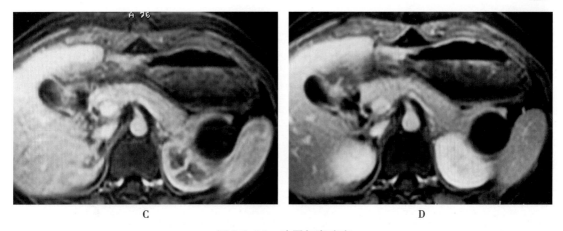

图 8-4-6-3　胰尾部囊腺瘤
A. 屏气 SPGR 序列 T_1WI，胰腺尾部可见低信号肿物（箭），信号均匀；B. FSE T_2WI，病灶呈均匀高信号，边缘光滑；C. 动态增强扫描 T_1WI 动脉期；D. 延迟期，病灶均未见明显强化，囊壁光整

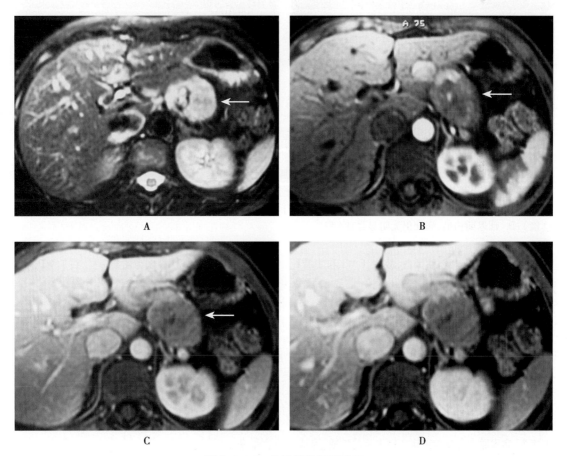

图 8-4-6-4　胰腺黏液性囊腺瘤
A. FSE T_2WI，胰体部病灶呈高信号，边缘锐利，大小约 4×3.5×2.5cm，肿物信号不均，内部镶嵌短 T_1、长 T_2 信号结构（箭），呈"8"形；B. 动态增强扫描 T_1WI 动脉期，肿物周边不均匀早期强化（箭）；C、D. 延迟期扫描，肿物强化不明显，边界光整

317

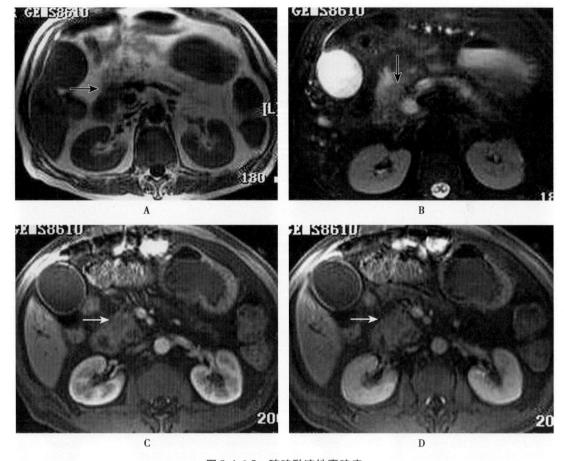

图 8-4-6-5 胰腺黏液性囊腺瘤

A. 轴面 SE T_1WI,胰头钩突似见稍低信号灶(箭);B. 脂肪抑制 FSE T_2WI,病灶呈稍高信号(箭),病灶右前方大片高信号结构为肠管与肠液;C. 动态增强扫描 T_1WI 动脉期,病灶未见明显强化,呈相对低信号(箭);D. 延迟期扫描,病灶仍无明显强化(箭)

转移灶多呈囊性,内含黏蛋白,故在 T_1WI 和 T_2WI 常呈高、低混杂信号。

3. 导管内乳头状黏液瘤　胰腺导管内乳头状黏液瘤(intraductal papillary mucinous tumor, IPMT)可分为主胰管型和分支胰管型两种。

主胰管型:在 T_2WI 和 MRCP 可见主胰管明显扩张、膨大。Gd-DTPA 增强扫描时,围绕胰管上皮的软组织不规则强化,提示胰管扩张的原因是肿瘤病变(图 8-4-6-6)。

分支胰管型:大多数的分支胰管型 IPMT 局限于胰头,病程通常为良性。病变损害胰腺实质,形成

灶性囊性肿物。MRI 表现为葡萄串样,在 T_1WI 呈低信号,在 T_2WI 呈高信号,其内常见分隔(图 8-4-6-7)。在多数情况下,MRCP 可显示囊性肿瘤和主胰管相连。与前述微囊性腺瘤不同,IPMT 没有囊泡挤压形成的中央瘢痕。

【专家指点】

囊腺瘤的囊腔较大时,需与胰腺假性囊肿鉴别。假性囊肿占胰腺囊性病变的 70% ~ 90%,常有胰腺炎史,可为多发囊肿,但无多房表现,无囊内分隔或囊壁结节,缺乏血供,边缘清楚或模糊,65% 与胰管相通。

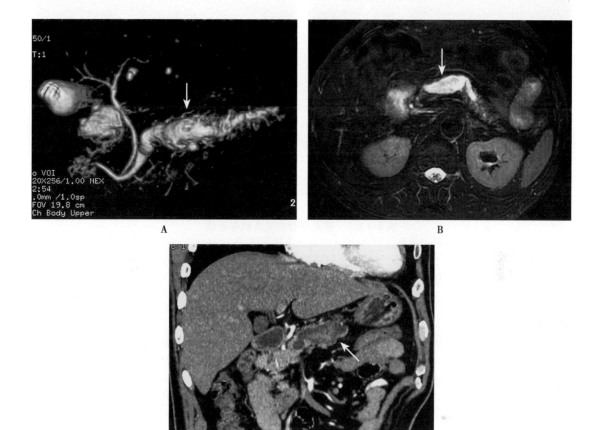

A

B

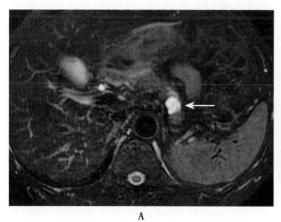

C

图 8-4-6-6　胰腺导管内乳头状黏液瘤

A. MRCP 容积演示主胰管和分支胰管全程扩张,以胰体段胰管扩张明显,并见结节状充盈缺损结构(箭);B. 脂肪抑制 FSE T_2WI,扩张胰管内可见不规则充盈缺损,后者呈高、低混杂信号(箭);C. CT 冠状面重组 MPR 显示主胰管扩张,其内密度不均(箭)

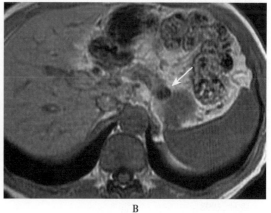

A

B

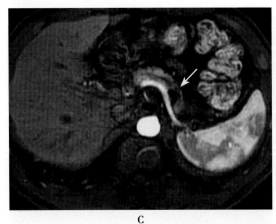
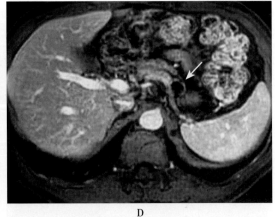

C   D

图 8-4-6-7　胰尾导管内乳头状黏液瘤
A. FSE FS T_2WI,胰尾部可见高信号病灶,其内有低信号分隔,边缘有分叶(箭);B. SE T_1WI,病灶呈低信号,边缘似有小结节(箭);C. 动态增强扫描 T_1WI 动脉期,病灶形态欠规则,无明显强化,呈低信号;D. 延迟期扫描,病灶仍未见强化

七、转移瘤

　　胰腺转移瘤(metastases)在 T_1WI 呈低信号强度,在 T_2WI 上呈高信号强度。在 SPGR 增强扫描动脉期,小的转移瘤(直径小于1cm)多均匀强化,而大转移瘤则环形强化。这种表现类似于肝内血供丰富的转移瘤,并且反映出原发肿瘤血供的病理生理学特征。肾脏肿瘤胰腺转移的表现类似胰岛细胞瘤。肾癌的临床病史,无论其远近,对做出正确诊断均有帮助。来自其他原发肿瘤的转移灶通常表现为胰腺局部肿物,在 T_1WI 呈轻度低信号,在脂肪抑制 T_1WI 呈中度低信号,在 T_2WI 呈轻度高信号。胰腺的转移瘤通常环状强化,类似于肝转移瘤。它们的强化程度通常由原发肿瘤的血管形成特性决定。转移瘤梗阻胰管少见,即使是大的转移瘤,这与胰腺腺癌不同。由于不存在继发于胰管梗阻的慢性胰腺炎,因此在脂肪抑制 T_1WI 平扫时,低信号的转移瘤可在中等高信号强度的胰腺背景上清晰显示。由于黑色素具有顺磁特性,黑色素瘤转移在 T_1WI 呈高信号强度。瘤体多为局灶性,边界清晰。

(蒋涛　彭朋)

参 考 文 献

1. 石木兰.肿瘤影像学.北京:科学出版社,2003
2. 陈炽贤.实用放射学.第 2 版.北京:人民卫生出版社,1998
3. 章瑜,靳二虎.磁共振胰胆管成像形态学分析对慢性胰腺炎与胰腺癌的诊断价值.实用放射学杂志,2008,24(7):919-922
4. 靳二虎,张洁,马大庆.胰腺解剖变异和脂肪沉积的 MRI 表现.磁共振成像,2012,3(3):213-221
5. Semelka RC,Ascher SM. MRI of the pancreas:state of the art. Radiology,1993,108(2):593-602
6. Semelka RC,Kroeker MA,Shoenut JP,et al. Pancreatic disease:prospective comparison of CT,ERCP and 1.5T MR imaging with dynamic gadoliniumenhancement and fat suppression. Radiology,1991,181(2):785-791
7. Takebara Y,lchijoK,Tooyama N,et al. Breathhold MR cholangiopancreatography with a long echo-time fast spin-echo sequence and a surfacecoil in chronic pancreatitis. Radiology,1994,192(1):73-78
8. Semelka RC,Simm FC,Recht M,et al. MRI of the pancreas at high field strength:a comparison of six-sequences. J Comput Assist Tomogr,1991,15(4):966-971
9. Matos C,Cappeliez O,Winant C,et al. MR imaging of the pancreas:a pictorial tour. RadioGraphics,2002,22(1):302-308
10. Kamisawa T,Egawa N,Nakajima H,et al. Clinical difficulties in the differentiation of autoimmune pancreatitis and pancreatic carcinoma. Am J Gastroenterol,2003,98(12):2694-2699
11. Kamisawa T,Egawa N,Shimizu M,et al. Autoimmune dorsal pancreatitis. Pancreas,2005,30(1):94-95

第九章 泌尿系统、肾上腺与腹膜后疾病MRI诊断

近年来随着 MRI 硬件和软件的不断完善,尤其是快速成像和其他一些功能成像序列的开发利用,MRI 在泌尿系统中的应用越来越广泛。MRI 具有良好的软组织对比和三维成像能力,可以清晰地显示肾上腺解剖,确定病变起源及其与周围组织的关系,并可对不同的病变做组织成分分析,提高诊断的准确性。MRI 已成为肾上腺影像检查的一个重要方法。

腹膜后间隙位置深在,解剖复杂,内部和周围器官多,病变定位、定性诊断困难。MRI 断层成像的特点,尤其大范围冠状面、矢状面扫描,使其显示腹膜后解剖结构和各种病变更清楚,定位更准确,定性诊断更可靠。

第一节 检查方法、扫描序列和图像特征

泌尿系统 MRI 检查时患者采用仰卧位,使用相控线圈或体线圈,以前者为佳。膀胱也可使用直肠腔内表面线圈。扫描时使用呼吸补偿或呼吸门控技术,患者平静呼吸即可;使用快速自旋回波成像,扫描时患者需要深呼吸后屏气。

1. 肾脏、输尿管 MRI 检查 常用位置有轴面自旋回波 T_1WI,快速自旋回波 T_2WI 及脂肪抑制 T_2WI,有时辅以矢状面和冠状面 T_2WI。膀胱检查常用的位置有矢状面、轴面自旋回波 T_1WI,快速自旋回波 T_2WI 及脂肪抑制 T_2WI,有时辅以冠状面 T_2WI。根据情况还可应用梯度回波序列(GRE)及质子加权序列(PDWI)成像。各种序列均结合空间预饱和技术。

检查时首先通过快速扫描技术获得冠状面 T_2WI 作为定位图像。冠状面 T_2WI 扫描范围大,可以大致评估泌尿系统的解剖结构和疾病情况。在冠状面基础上,进行轴面扫描定位。轴面肾脏扫描范围从膈顶到肾下极,输尿管从肾上极到耻骨联合,膀胱从膀胱顶到耻骨联合。基于轴面 T_2WI 所见,设计矢状面和冠状面 MRI 扫描。

泌尿系统 MRI 增强扫描时,需要静脉注入 Gd-DTPA 对比剂,剂量为 0.1mmol/kg。注射对比剂后扫描常用自旋回波 T_1WI 序列或快速梯度回波序列

成像,后者在高档 MRI 扫描机应用更普遍。肾脏动态增强扫描主要用于了解肾实质病变的血液供应情况和肾脏的分泌功能,可设计单层或多层动态扫描,观察兴趣区(ROI)在不同时相(如动脉期、静脉期、髓质期或实质期、分泌期)对比剂信号强度的变化。

常规 T_1WI 和 T_2WI 成像的具体参数,根据检查目的和 MRI 设备性能而定。一般常用以下参数:层厚 5~8mm,层间隔 1~2mm,矩阵(256~512),频率方向(192~256),FOV 320~360mm。TR/TE = 400~700ms/10~30ms(SE T_1WI),TR/TE = 3000~4000ms/100~120ms(FSE T_2WI)。

2. 肾上腺 MRI 检查 先用快速自旋回波 T_2WI 行上腹部冠状面扫描,然后行常规序列轴面 T_1WI 和 T_2WI 检查,酌情辅以矢状面 T_2WI,以更好地显示病变起源和周围结构的关系。一般层厚 3~5mm,间隔 1mm。肾上腺病变 MRI 增强检查时,对比剂用法和扫描序列大致同肾脏检查,但层厚较薄。

在脂肪抑制 T_2WI,肾上腺呈高信号,周围脂肪信号被抑制为低信号。对比观察梯度回波序列的同相位和反相位图像,有助于确定病变内部是否含有相当比例的脂质,对肾上腺腺瘤的诊断有提示意义。

3. 腹膜后病变 MRI 检查 先用快速自旋回波 T_2WI 行上腹部冠状定位,然后行常规轴面 T_1WI、T_2WI 检查,根据轴面表现,再进一步选择冠状面和矢状面 T_2WI。梯度回波序列成像主要用于显示腹膜后大血管病变,区别生理活动性伪影与血栓。一般 TR/TE = 40ms/13ms,翻转角度小于 40°。MRI 增强扫描有助于判断肿瘤的良恶性,静脉注射 Gd-DTPA 后,常用自旋回波 T_1WI 序列。如果患者较瘦,也可使用胸腰椎线圈成像,以提高信噪比。

4. 肾动脉 MRA 目前有时间飞跃法、相位对比法和对比增强 MRA 三种方法。时间飞跃法主要利用血液的流动增强效应,未被饱和的血流流入已经被饱和的静态组织区,二者产生对比,流动的血流呈高信号,静态组织为低信号。相位对比法利用血流与周围静态组织的相位差别效应,血流呈高信号。对比增强 MRA 需要通过静脉团注 Gd-DTPA,使得血

流与周围静态组织产生良好对比。

5. 磁共振尿路成像（MRU） 为无创检查方法，可多角度显示尿路解剖形态以及病变部位和特性，尤其在显示有无尿路梗阻、明确梗阻水平方面。三维 MRU 成像时，扫描范围应包括双肾上极至耻骨联合。一般进行冠状面扫描，使用快速自旋回波重 T$_2$ 序列，结合脂肪抑制技术及呼吸门控技术。该扫描序列突出显示尿路中的水信号或尿液信号，尿液周围的软组织信号则被抑制。将采集到的原始图像进行后处理，采用最大信号强度投影技术三维重组，多角度旋转，即得到立体 MRU 图像。常用扫描参数：FOV 450mm，TR/TE = 1800ms/700ms，翻转角 90°，激发次数 6，矩阵 256×256，层厚 2mm，层数 30～50，3D 扫描时层间多有重叠。成像时间 3～4 分钟。

二维 MRU 成像通常需在高档 MRI 扫描机进行，扫描后直接获得一幅 MRU 图像，无需重组后处理。层厚 50～70mm，单层扫描时间不足 1 秒，应在不同角度扫描 5～8 层。由于是屏气扫描，图像清晰度高，伪影干扰少。多用于观察尿路畸形或梗阻性病变的外部形态。由于没有薄层原始图像，对显示病变区内部结构效果较差。通常情况下，为明确诊断，在 MRU 显示病变的局部区域，需要进一步扫描轴面 T$_1$WI 和 T$_2$WI，可疑肿瘤病变时，尚需 MRI 增强扫描。

第二节　正常 MRI 解剖

一、泌尿系统

（一）肾脏

肾脏位于肾周间隙内的脊柱两侧，第 12 胸椎和第 3 腰椎之间，长度约为 12cm，宽约 6cm，厚约 5cm。肾的被膜由内到外分为纤维膜、脂肪囊、肾筋膜三层。肾纤维膜紧贴肾实质的表面，正常时不能被影像学检查显示。只有纤维膜下方出现病变时，可显示由其勾勒出的病变外缘。肾脂肪囊 MRI 检查 T$_1$WI、T$_2$WI 均为高信号，肾筋膜一般不容易分辨，在脂肪丰富者或肾前间隙积液或肾筋膜因为炎症增厚时才能显示为线样低信号。

肾实质分为皮质和髓质，集合系统包括肾盏和肾盂。肾脏 MRI 检查时，在轴面层面，肾为圆形或椭圆形，边缘光滑锐利。在 T$_1$WI 像，肾皮质信号较高，肾髓质信号较低。脂肪抑制像上，肾皮质、髓质信号差别更为显著。在 T$_2$WI 像，肾皮质、髓质信号均较高，不易分辨（图 9-2-1-1）。肾窦脂肪在 T$_1$WI、T$_2$WI 上均为高信号。肾盂和肾盏 T$_1$WI 为均匀低信号、T$_2$WI 为均匀高信号，反映了其内尿液的特点。肾动脉、静脉由于流空效应而无信号，在梯度回波序列为高信号，其自肾门分别走行于腹主动脉和下腔静脉，肾动脉位置较肾静脉偏后。静脉注入 Gd-DTPA 对比剂后动态增强检查时，1 分钟左右肾血管、肾皮质信号明显增高，2 分钟左右髓质明显强化，3～5 分钟后对比剂进入肾盂（图 9-2-1-2）。

磁共振尿路成像时，正常含尿液的肾盏、肾盂、输尿管和膀胱等皆为高信号，而背景结构除含水的胆管、肠道等，其他都为低信号。

（二）输尿管

输尿管是连接肾盂和膀胱的肌性管道，长约 25～35cm，自肾盂起始后，在腰大肌前外缘下行，在髂总动脉分叉处进入骨盆腔，沿骨盆壁向后外方下

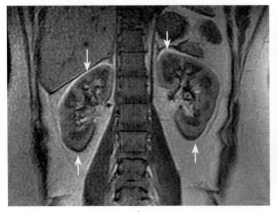

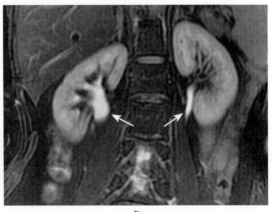

A　　　　　　　　　　　　　　　　　B

图 9-2-1-1　正常肾脏冠状面 MRI 表现

A. 冠状面 T$_1$WI，肾皮质呈较高信号，肾髓质呈较低信号，皮髓质分辨（CMD）清楚，肾周可见因化学位移形成的黑白线样伪影（箭）；B. 冠状面脂肪抑制 T$_2$WI，肾盂和输尿管呈高信号（箭），CMD 显示不清

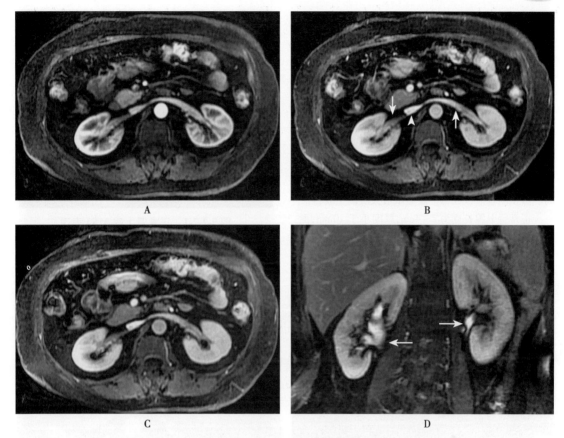

图 9-2-1-2　正常肾脏 FSPGR 序列脂肪抑制动态增强扫描表现

A. 轴面动脉期,肾皮质明显强化;B. 轴面静脉期,肾髓质开始强化,下腔静脉(箭头)和肾静脉(箭)清楚
显示;C. 轴面实质期,肾实质均匀强化;D. 冠状面分泌期扫描,肾实质信号下降,对比剂进入肾盂(箭)

行,呈弧形进入膀胱。

MRI 轴面检查时,输尿管自肾盂连续向下追踪,在周围高信号的脂肪组织的衬托下,有可能识别出正常腹段输尿管上、中部分,呈点状软组织信号,位于腰大肌前缘,而正常盆段输尿管常难以识别。增强检查,注入 Gd-DTPA 对比剂 10 分钟之后延迟扫描,自肾盂连续向下追踪,常能观察输尿管全段,直到输尿管膀胱入口处。

正常输尿管在 MRU 不能完整显影,呈断续的细线状或波浪状,粗细不等,宽度不超过 4mm。

(三)膀胱

膀胱为一肌性器官,分为体、底、顶、颈。其为腹膜间位器官,位于骨盆前、耻骨联合的后方。男性膀胱底的下外侧与精囊相邻,膀胱颈与前列腺底相连,膀胱后为直肠,膀胱与直肠之间有膀胱直肠陷窝。女性膀胱后附着于子宫颈及阴道,膀胱颈与尿道相邻,膀胱与子宫之间有子宫膀胱陷窝。男性膀胱底可被前列腺压迫。男、女均可见直肠、乙状结肠、肛

提肌对膀胱的压迹。

膀胱壁由四层结构构成:黏膜层、黏膜下层、肌层和外膜。膀胱壁在膀胱腔内尿液和周围脂肪的衬托下呈低到稍高信号,各层结构不能区分,增强扫描黏膜层可发生强化。

正常膀胱形态与充盈程度有关。空虚的膀胱近似锥形、扁圆形,充盈的膀胱在轴面呈圆形、椭圆形或类方形,矢状面为类三角形。膀胱内为均匀长 T_1、长 T_2 液性信号。膀胱壁厚薄均匀,信号与肌肉相似。膀胱周围有脂肪组织,在 T_1WI 为高信号,T_2WI 为中等信号。膀胱周围淋巴结有时也可显示,呈椭圆形等 T_1、等 T_2 信号,以 T_1WI 显示佳,直径一般不超过 10mm。

二、肾上腺

肾上腺位于第 11 ~ 12 胸椎水平,有完整的包膜。右肾上腺位于右肾上极前内方,右膈脚外方和

肝右叶后段内侧之间,前方毗邻下腔静脉。左肾上腺位于左肾上极前内方,前外侧毗邻胰体、尾和脾静脉,内侧为左膈肌脚,前内侧为腹主动脉。肾上腺周围有丰富的脂肪组织,对肾上腺起固定作用。

肾上腺形态因人而异,分为一个位于前内侧的体部和两个位于后部与后外侧的肢体。双侧肾上腺呈倒 V 或 Y 形,左侧肾上腺也可为三角形,右肾上腺也可为线状。肾上腺大小包括径线、面积测量。径线测量包括长度和厚度。长度即肾上腺头尾侧距离。厚度为侧肢与体部汇合处与长轴垂直最大距离。面积测量应该在肾上腺显示最大层面上获得。

正常肾上腺长度为 2~4cm,厚度小于 10mm,面积小于 $150mm^2$。在 T_1WI、T_2WI 像上,肾上腺信号强度类似于肝脏(图 9-2-2-1)。Gd-DTPA 增强检查时,正常肾上腺在增强早期明显强化,随后强化程度缓慢降低(图 9-2-2-2)。

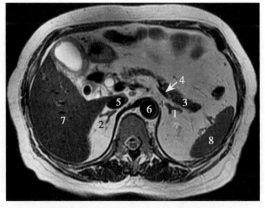

图 9-2-2-1　正常肾上腺 MRI 表现
轴面 T_2WI,左肾上腺呈 Y 形,位于胰腺后脾静脉后方;右肾上腺呈 V 形,位于下腔静脉后方;肾上腺信号强度与肝脏类似;1. 左肾上腺,2. 右肾上腺,3. 胰腺,4. 脾静脉,5. 下腔静脉,6. 腹主动脉,7. 肝脏,8. 脾脏

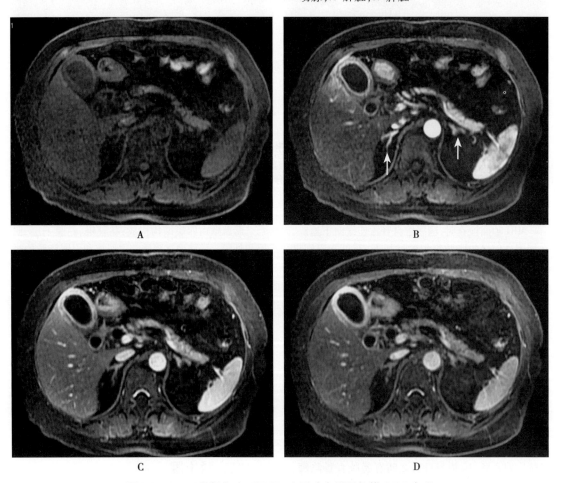

图 9-2-2-2　正常肾上腺 FSPGR 序列动态增强扫描 MRI 表现
A. 注射对比剂前扫描(蒙片);B. 轴面动脉期;C. 轴面静脉期;D. 轴面实质期扫描。正常肾上腺呈均匀强化,早期强化更明显(箭)

三、腹膜后间隙

腹膜后为充满脂肪的潜在间隙,约占腹部后方的1/3。其前界为壁腹膜,后界为腹横筋膜,两侧为侧锥筋膜,上至膈下,下达盆腔入口。

腹膜后间隙(retroperitoneal space)以肾筋膜为界分为三个间隙,即肾前间隙、肾周间隙和肾后间隙。肾前间隙位于壁层后腹膜与肾前筋膜之间,含有胰腺、十二指肠2～4段、肠系膜血管、淋巴结和肝、胰、脾的血管,位置相对固定,形态易于识别。肾前筋膜一般不容易分辨,在脂肪丰富者或肾前间隙积液或肾筋膜因为炎症增厚时才能显示。肾周间隙位于肾前、后筋膜之间,有肾、肾近侧收集系统、肾血管、肾周脂肪和肾上腺,MRI检查各种结构均能显示清楚。肾后间隙位于肾后筋膜和腹横筋膜之间,内无器官,仅含脂肪、血管、淋巴结。MRI检查,肾后间隙主要为脂肪性信号。

腹部大血管包括腹主动脉及其分支和下腔静脉及其属支,腹主动脉自膈肌腹主动脉裂孔向下,沿腰椎腹侧缘略偏左侧走行,至腰4水平分为左、右髂总动脉。下腔静脉由左、右髂静脉于腰5水平汇合而成,沿脊柱右前方上行。MRI检查时,由于流空效应,正常腹主动脉及其分支和下腔静脉及其属支腔内血流无信号,在T_1WI和T_2WI上与周围高信号脂肪组织形成鲜明对比,易于识别。MRA检查时,腹主动脉及其分支和下腔静脉及其属支表现为高信号,边缘光滑,分支或属支逐渐变细。

第三节　泌尿系统常见疾病MRI表现

一、肾脏先天性发育异常

Ⅰ 肾缺如

肾缺如(renal agenesis)是由于输尿管芽穿过后肾中胚层时失败,导致早期肾收集小管不能正常建立而形成肾单位缺如所致。分为单侧和双侧肾缺如,以单侧为多见,单侧肾缺如又称为孤立肾(solitary kidney),是指一侧肾脏包括其血管、输尿管等完全缺如。

(一) 临床表现与病理特征

肾缺如常合并其他畸形,如同侧肾上腺缺如,同侧的膀胱三角区也可不发育。本病多见于男性,如果对侧肾脏正常时可无临床症状,也可因为对侧肾脏代偿性肥大而就诊。双侧肾脏肾缺如罕见,一般在新生儿期死亡。

(二) MRI表现

MRI检查主要表现为肾窝内无肾组织结构信号,亦无肾动、静脉。空肾窝内多代之为胰腺、肠管结构或脂肪信号,单侧肾缺如同时伴有对侧肾代偿性肥大。

(三) 鉴别诊断

肾缺如必须先除外先天性位置异常,包括游走肾(wandering kidney)和异位肾(renal ectopic)。

1. 游走肾　系由于具有较长的肾异常血管,因而在腹腔内有较大的活动度。MRI检查可见腹腔内异常位置的肾脏及有可能并发的肾盂积水,变化体位检查可显示肾在腹腔内有很大的活动范围,同时具有上下及左右方向的活动。MRU可显示其输尿管正常。

2. 异位肾　MRI检查盆腔、下腹部、膈下或胸腔内可见肿块影,其有肾窦及皮、髓质分界,信号及增强时强化形式和程度与正常肾相同。空肾窝内常被结肠占据。MRU可显示其输尿管可过长或过短。

游走肾和异位肾都没有对侧肾代偿性肥大。

【专家指点】

MRI检查肾缺如的优势在于矢状面和冠状面的大视野,在和游走肾和异位肾的鉴别诊断中比CT更有价值。

Ⅱ 肾发育不全

肾发育不全(renal hypoplasia)是由于胚胎期输尿管芽分支和后肾基数量不足,肾叶数量和每叶所含肾单元数量减少而肾单元及管分化正常,导致肾实质总量小,体积比正常小。

(一) 临床表现与病理特征

肾发育不全又称为侏儒肾(pygmean kidney),一般为单侧,可位于正常肾窝或盆腔内,常伴有输尿管异位开口。可因对侧肾代偿性增大而维持正常肾功能,不出现明显临床症状。如伴有输尿管异位开口可有尿失禁、感染等症状。

(二) MRI表现

MRI检查可见肾窝内或盆腔内小肾结构,小肾轮廓光整,肾盏、肾乳头数量少于5个,肾盂发育不良,同时伴有肾动脉、静脉显示细小,与肾脏体积缩小成比例。对侧肾代偿性肥大。

(三) 鉴别诊断

1. 后天性萎缩　如慢性萎缩性肾盂肾炎,其肾轮廓凹凸不平,肾动脉、静脉相对比较粗,与肾脏体积缩小不成比例,肾功能较差。肾发育不全,肾脏外形及功能尚正常,肾血管与肾实质体积为一致性改变。

2. 先天性肾动脉狭窄　肾轮廓光整,体积较小,但程度不及肾发育不良,肾盏、肾乳头数量无明显减少,肾动脉明显狭窄,临床常有高血压,内科治疗效果不佳。

【专家指点】

肾脏发育不良血管造影可以显示与肾脏体积缩小成比例的肾动脉、静脉细小,MRA 亦可清楚显示。

Ⅲ 肾融合畸形

肾融合畸形(fused kidney)是由于早期肾胚上升时发生异常融合所致,常合并肾旋转异常。

(一) 临床表现与病理特征

肾融合畸形是指两个或多个肾脏互相连接、融合。马蹄肾(horse-shoe kidney)是融合畸形中最常见类型,其特点为两侧肾脏上或下极于脊柱前方通过纤维桥或肾实质相连,肾轴向尾侧集中,肾盂仍位于腹侧。马蹄肾可压迫血管,容易造成肾盂积水,并发结石和感染。

(二) MRI 表现

MRI 检查可清楚显示马蹄肾形态及构造,尤其是连接部。两肾上极距离可正常,下极融合,其位于腹部大血管前方,且信号与正常肾实质信号相同(图9-3-1-1)。肾脏交叉异位伴融合畸形是指一侧肾脏越过中线,与另一侧肾脏相互融合,异位肾脏的输尿管也同时越过中线到对侧,常伴有不同程度的旋转异常。MRI 检查可清楚显示旋转异常。

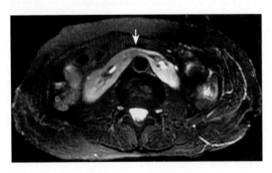

图 9-3-1-1　马蹄肾
轴面脂肪抑制 T_2WI,双肾下极融合
(箭),连接部位于腹主动脉前方

(三) 鉴别诊断

马蹄肾常合并肾旋转不良,需和单纯肾旋转异常鉴别。前者旋转不良的双肾上或下极于脊柱前方通过纤维桥或肾实质相连。

【专家指点】

马蹄肾静脉肾盂造影可见双肾下极靠近中线,但其不能显示连接部,MRI 检查可清楚显示,尤以冠

状面为佳。

二、输尿管先天性异常

Ⅰ 肾盂输尿管重复畸形

肾盂输尿管重复畸形即重复肾(duplication of kidney),是由于胚胎期输尿管芽分支过早形成所致。

(一) 临床表现与病理特征

肾盂输尿管重复畸形以女孩多见,为一个肾脏分为上下两个部分,各有一套肾盂输尿管,上段肾体积多较小,常伴积水和发育不良。重复输尿管分为不完全型和完全型,以不完全型输尿管多见。肾盂输尿管重复畸形因引流不畅可造成尿路梗阻扩张,易并发感染。

(二) MRI 表现

MRI 检查有时可见重复肾上下两个部分之间的浅沟及重复的输尿管,由肾盂移行出的输尿管如扩张可追寻到膀胱,以判断输尿管的重复是完全还是不完全性的。MRU 则能很好地显示这一畸形,可显示重复肾全貌和尿路梗阻扩张情况。

(三) 鉴别诊断

当上肾盂发育不良,而下肾盂发育较好,并向外下方移位,同时肾盏数量无明显减少时,常不能除外肾上部占位或肾外占位压迫上部,结合 MRU 可以明确诊断。

【专家指点】

当上肾盂发育不良,静脉肾盂造影隐约可见上肾盂显影淡薄模糊,重复输尿管有时显影不清楚,过去常用逆行性尿路造影能较清楚显示双肾盂双输尿管畸形,现在 MRU 逐步取而代之。

Ⅱ 输尿管囊肿

输尿管囊肿(ureterocele)又称膀胱内输尿管囊肿或输尿管膨出,是由于输尿管开口处结缔组织和肌肉结构发育不全或先天性狭窄,造成输尿管壁内段突入膀胱形成囊性扩张所致。

(一) 临床表现与病理特征

输尿管囊肿外层为膀胱黏膜覆盖,内层为输尿管黏膜,其间有肌纤维和结缔组织。常伴有其他发育异常,如重复肾盂输尿管、输尿管异位开口。女性多见,大部分患者无明显的临床表现,部分患者合并上尿路扩张、积水。

(二) MRI 表现

MRI 检查膀胱三角区内可见薄壁圆形结构,其内为尿液信号,而壁的信号特征类似于膀胱壁。增强检查后可见囊肿在充满对比剂的膀胱内形成充盈

缺损。MRU 可显示充满尿液的囊肿与扩张的输尿管相连,并且可以显示膀胱颈部的梗阻,也可显示积水的肾盂、肾盏。

（三）鉴别诊断

1. 膀胱良性肿瘤边缘不如输尿管囊肿光滑完整,膀胱恶性肿瘤边缘不规则,癌浸润常使膀胱壁僵硬。与上述肿瘤病变相比,输尿管囊肿边缘光滑完整,多伴有肾盂输尿管重复畸形,临床多以尿路梗阻、感染为主,而膀胱恶性肿瘤多以血尿为主。

2. 膀胱阴性结石也显示膀胱内充盈缺损,但结石不与膀胱后壁相连,变化体位可以移动。

【专家指点】

1. 静脉尿路造影显示膀胱三角区呈圆形或椭圆形充盈缺损,边缘光滑,囊壁显示典型的"光晕"征,加之输尿管下端扩张,全程输尿管充盈时酷似头向下潜入膀胱内的"眼镜蛇"状,此为尿路造影时的典型 X 线征象。其显示膀胱内边缘光滑的充盈缺损,有时与膀胱内良性肿瘤相似,但 CT、MRI 可以明确显示含有尿液的囊肿。

2. 女性患者输尿管囊肿较大时,可突入膀胱且向尿道内脱垂,致尿道阻塞,出现排尿困难及尿流阻断。

Ⅲ　先天性输尿管狭窄

先天性输尿管狭窄是小儿泌尿道最常见的先天性疾病,在临床上均表现为肾积水。

（一）临床表现与病理特征

先天性输尿管狭窄常累及两侧,但多为一侧较严重。常见于肾盂输尿管移行处和输尿管膀胱连接处,中段极少见。狭窄是由于该处肌肉的增厚和纤维组织增生所致,还可见于迷走血管压迫以及神经肌肉先天发育缺陷。临床上常由于肾盂积水产生腹部包块而就诊,同时可有腹痛、泌尿系统感染。

（二）MRI 表现

MRI 检查可以清楚地显示肾盂输尿管移行处或输尿管膀胱连接处梗阻的形态,梗阻端呈锥形。梗阻以上肾盂、肾盏明显积水扩张,以肾盂扩张更为显著,严重时为囊袋状扩张。极度扩张的肾盂可以掩盖肾盂输尿管移行处或输尿管膀胱连接处梗阻端。长期的梗阻扩张压迫肾实质导致肾实质萎缩。

MRU 可见细线状高信号尿液通过输尿管以及肾积水。

（三）鉴别诊断

1. 先天性输尿管狭窄与外在的压迫不同,后者可见外在性条状或弧形压迫影。

2. 输尿管痉挛引起的狭窄段的长短和形态都不均匀,其上段尿路积水多较轻。

【专家指点】

1. 输尿管狭窄、先天性巨输尿管以及膀胱-输尿管反流都可表现为输尿管下段或全段扩张,但膀胱-输尿管反流在排泄性尿路造影时,透视下可以显示对比剂从膀胱反流至输尿管。

2. 先天性输尿管狭窄常见原因有输尿管局部纤维肌肉发育不良、输尿管瓣膜和迷走血管压迫,静脉肾盂造影可见输尿管局部纤维肌肉发育不良形成的横形或斜形黏膜皱襞所形成的充盈缺损,血管造影可很好显示迷走肾动脉压迫造成的狭窄,而 CT、MRI 只能显示扩张的肾盂、肾盏和输尿管,不能明确狭窄原因。

Ⅳ　先天性巨输尿管症

本病又称原发性巨输尿管(primary megaureter)或先天性功能性输尿管末端梗阻,是一种先天性输尿管扩张。

（一）临床表现与病理特征

先天性巨输尿管症是在无输尿管膀胱出口以下的机械性梗阻及反流,膀胱及膀胱三角正常的前提下的扩张,可能是由于输尿管远端节段性神经节缺乏,引起输尿管远端蠕动消失及近端输尿管异常扩张所致。一般可分为儿童型和成人型,儿童型易合并尿路感染、发热等,成人型主要是腰痛等症状,有时可有尿急、血尿等。

（二）MRI 表现

MRI 检查输尿管明显扩张和肾积水。MRU 见输尿管明显扩张,邻近膀胱的输尿管呈漏斗样移行,逐渐变窄如鸟嘴状,有时输尿管全程扩张,邻近膀胱的输尿管下端不显影。肾盂肾盏扩张,但不如输尿管扩张明显。

（三）鉴别诊断

梗阻性巨输尿管可见输尿管较为伸长和扭曲,可见明显狭窄段,扩张一直延伸到输尿管开口,输尿管扩张比较轻,与肾积水成比例,输尿管蠕动减弱或消失。而先天性巨输尿管症其输尿管扩张呈广泛性,扩张一直终止于输尿管膀胱区上方,其末端呈锥形,与并存的肾积水不成比例,且有蠕动。

【专家指点】

先天性巨输尿管症必须除外以下器质或功能性疾病方可诊断,如下尿路梗阻性病变,膀胱输尿管反流,神经性膀胱功能紊乱。

三、膀胱先天性异常

Ⅰ　膀胱重复畸形

膀胱重复畸形(bladder duplication)分为完全性

重复和不完全重复两种。

（一）临床表现与病理特征

膀胱重复畸形为胚胎 5~7 周膀胱开始发育时，黏膜皱襞过多并融合所致。重复的膀胱都有正常的膀胱壁结构。完全性重复膀胱同时有两个膀胱及两个尿道。不完全重复膀胱被一隔分为两个腔，其远端相互交通并合并为一个尿道。膀胱重复常合并其他尿路畸形，也可能继发感染或结石。

（二）MRI 表现

MRI 及 MRU 检查充满尿液的膀胱为长 T_1、长 T_2 信号，完全性重复，两个膀胱完全分开，有两个尿道。不完全重复，膀胱中部变窄为葫芦状，内可见分隔，远端只有一个尿道。

（三）鉴别诊断

膀胱憩室有时和不完全重复畸形不易鉴别，二者都有膀胱变形，排尿过程膀胱缩小而憩室增大有助于区别膀胱憩室。

【专家指点】

MRI 软组织分辨率好，膀胱不完全重复畸形的分隔能较好显示。

Ⅱ 膀胱憩室

膀胱憩室（bladder diverticulum）是由于先天或获得性原因引起的膀胱壁薄弱或黏膜自逼尿肌纤维之间向外突出而形成。

（一）临床表现与病理特征

膀胱憩室可分为真憩室和假憩室，真憩室是由于膀胱壁全层膨出所致，假憩室是膀胱黏膜通过肌层而形成的突出。膀胱憩室可并发结石、感染或肿瘤。临床表现为膀胱刺激症状或血尿。

（二）MRI 表现

MRI 显示膀胱局限性向腔外突出的囊袋影，呈乳头状或葫芦状，其信号与膀胱内信号一致。憩室内合并结石时，在 T_1WI、T_2WI 都为低信号。合并肿瘤时，可见软组织信号影。

（三）鉴别诊断

1. 先天性和获得性膀胱憩室原因不同，后者多由梗阻造成，多伴有膀胱小梁增生。

2. 当脐尿管闭合不全时，其膀胱侧残端与膀胱顶部相连，形成憩室样改变，其发病部位与膀胱憩室可以鉴别。

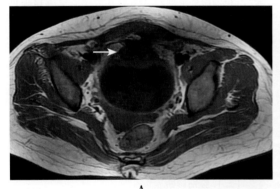
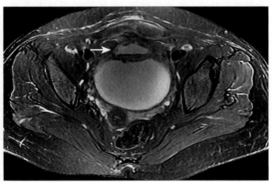

A   B

C

图 9-3-3-1 脐尿管囊肿并感染

A. 轴面 T_1WI，膀胱中线前方可见囊性病灶，囊壁较厚，呈等信号，囊液呈低信号（箭）；B. 轴面脂肪抑制 T_2WI，囊壁呈略高信号，囊液呈高信号（箭）；C. FSPGR 增强扫描，囊壁明显强化（箭）

【专家指点】

女性膀胱在充盈不佳时,两侧可出现袋状突起,多对称出现,同时充盈饱满时即为正常的椭圆形,勿认为是膀胱憩室。

Ⅲ 脐尿管囊肿

脐尿管为胚胎时期尿囊与膀胱之间的连接管道,出生后应该完全闭合,如闭合不全可导致脐尿管先天畸形,如脐尿管憩室、脐尿管窦、脐尿管囊肿(urachal cyst)、脐尿管开放等。

(一)临床表现与病理特征

脐尿管囊肿两端闭合、中段开放,由管壁上皮分泌液积储扩张而成。其位于脐下正中的腹壁深处,多发生脐尿管下端邻近膀胱处。囊肿小时无症状,较大时脐下可触及包块并压迫腹部器官,继发感染时,可出现腹痛、发热等。

(二)MRI 表现

MRI 检查尤其是矢状面成像可明确显示囊肿部位、大小。囊肿常位于脐下前中线部位,向脐部扩展,甚至贴于前腹壁,可压迫膀胱顶部形成弧形压迹。囊肿 T_1WI 为均匀低信号,T_2WI 为均匀高信号。囊肿壁光滑,增强后无强化,与膀胱不相通;合并感染时囊肿壁可增厚,并强化(图 9-3-3-1)。

(三)鉴别诊断

脐尿管囊肿有时需要和盆腔内其他囊性包块鉴别,如腹腔内包裹积液、膀胱巨大憩室。脐尿管囊肿发病部位特殊,可资鉴别。腹腔内包裹积液壁更厚些,有时可有强化。与膀胱巨大憩室鉴别困难时,需行逆行膀胱造影,脐尿管囊肿不与膀胱相通。

【专家指点】

脐尿管先天畸形包括脐尿管憩室、脐尿管窦、脐尿管囊肿、脐尿管开放等,其中脐尿管憩室、脐尿管窦、脐尿管开放等诊断以瘘管造影或膀胱造影为主。

四、肾盂肾炎

肾盂肾炎(pyelonephritis)是肾脏最常见的疾病,是由细菌侵犯肾盂、髓质、皮质引起的一种肾间质性炎症。

(一)临床表现与病理特征

肾盂肾炎有两种感染途径,一种是上行性感染,细菌经尿路进入肾盂,再进入肾髓质、皮质。另一种为血行感染。

肾盂肾炎分为急性和慢性两种类型。急性肾盂肾炎肾脏有不同程度的肿大,皮、髓质分界不清,其内有白细胞浸润,肾实质可见小脓肿出现,进一步发展为肾脓肿。患者常有发热、腹部及肾区疼痛、脓尿

和菌尿等,还可以合并膀胱炎,引起尿频和排尿困难。

慢性肾盂肾炎主要包括肾间质纤维化、间质炎性细胞浸润,肾小管萎缩和肾小球硬化,不规则分布的纤维瘢痕伴残留的肾组织增生,导致肾脏萎缩和变形,并可最终导致慢性肾衰竭。慢性肾盂肾炎发作时可有乏力、低热、食欲不振和体重减轻等,泌尿系可有腰部酸痛不适、间歇性尿频、排尿不适,当肾实质严重受损时,则可有面部、眼睑这些部位水肿等肾功能不全的表现。

(二)MRI 表现

急性肾盂肾炎 MRI 检查可见肾体积增大,实质增厚,皮髓质分界不清楚,肾实质内感染区呈单发或多发楔形或圆形长 T_1、长 T_2 信号,肾周脂肪水肿,肾筋膜增厚。肾周间隙炎性积液,肾盂可见非梗阻性积水扩张。

慢性肾盂肾炎肾体积缩小,轮廓凹凸不平,肾实质不规则变薄,集合系统扩张,瘢痕组织在 T_1WI、T_2WI 均为低信号。增强扫描可见肾内瘢痕与萎缩凹陷的肾皮质缘相连,瘢痕内残留的肾组织可增生呈"假肿瘤"状。

(三)鉴别诊断

1. 慢性肾盂肾炎影像学表现需与肾发育不全、其他原因引起的肾体积缩小鉴别。肾发育不全肾外形更小,但边缘光滑规则。肾盂、输尿管呈同比例的细小。肾血管狭窄引起的肾萎缩多为单侧,临床有明显的高血压,肾动脉造影可明确诊断。

2. 肾结核也可引起肾萎缩,但其可发现肾小盏边缘有虫蚀样破坏,还可见空洞、钙化。

【专家指点】

肾盂肾炎诊断主要依靠临床表现和实验室检查,一部分患者可以出现影像学异常,但这些改变缺乏特异性,影像学检查主要价值在于协助检查出病因、潜在病变、动态观察病变的转归过程和肾功能状况评价等。

五、肾脓肿

肾脓肿(renal abscess)常继发于体内的感染病灶,是一种化脓性炎症。

(一)临床表现与病理特征

肾脓肿最常见的是金黄色葡萄球菌感染,细菌经血循环进入血液,早期微小脓肿局限于肾皮质,后融合成较大脓肿,如破入肾被膜可累及肾周组织则形成肾周脓肿。患者有寒战、高热或菌血症,尿液内可发现脓细胞。

（二）MRI 表现

患肾增大，局部突出肾轮廓外，肾脏皮、髓质边界不清，整个肾脏 T_1WI 信号减低，T_2WI 信号增高，进一步可形成多发的小坏死灶，后融合成较大脓肿。肾脓肿边界尚清楚，为长 T_1、长 T_2 信号，中央为坏死灶，呈更长 T_2 信号。DWI 示脓液呈高信号，脓肿壁为等 T_1、等或短 T_2 信号。肾周筋膜增厚，T_1WI、T_2WI 均为低信号。肾脓肿可延伸到周围组织，形成肾周脓肿。如果脓肿中可见 T_1WI、T_2WI 均为极低信号的气体影，则可明确诊断。增强检查肾脓肿壁明显强化，中央坏死不强化。

（三）鉴别诊断

1. 肾肿瘤有时也可见中央坏死，和肾脓肿不易鉴别。肾脓肿可延伸到周围组织，形成肾周脓肿，经过治疗后的肾脓肿病灶多有吸收和纤维化，病灶周围组织增生，最后形成厚壁脓肿。

2. 复杂性肾囊肿是指囊肿合并感染或出血，但肾囊肿常为多发，壁虽然也有增厚，但和肾脓肿相比，肾囊肿壁仍然比较薄，临床症状也不如肾囊肿明显。

【专家指点】

脑脓肿、肝脓肿等全身各部位的脓肿，如果其内有气体影或气液平面，对脓肿的诊断价值很高，只是该征象的出现比例比较低。

六、泌尿系统结核

泌尿系统结核（urinary tract tuberculosis）多由肺结核血行播散而来。

（一）临床表现与病理特征

泌尿系统结核多见于青壮年，以男性多见，主要表现为两方面：一为实质感染，引起实质内脓肿、空洞、肉芽肿、钙化等改变；二为集合系统、输尿管和膀胱感染，导致肾盂、肾盏、输尿管狭窄和积水。结核分枝杆菌多经血行播散到肾小球周围毛细血管，常先在皮质形成结核结节，可自愈。当患者抵抗力下降时，病灶扩大，甚至延伸到乳头和髓质，发生干酪样坏死，进入肾盂、肾盏、输尿管和膀胱，坏死物排出后形成空洞。

输尿管结核起初表现为多发黏膜结节和溃疡，继而管壁纤维化，使之僵硬、狭窄，并可引起肾盂积水。病变广泛时可引起输尿管缩短、僵硬、狭窄和钙化。

膀胱结核最初也为黏膜充血、水肿、结核结节形成，然后发生溃疡、肉芽肿、纤维化，严重者病变可深达肌层，导致纤维组织增生、瘢痕收缩或膀胱挛缩。

病变严重可引起膀胱阴道瘘或膀胱直肠瘘。

临床上，肾结核早期发病缓慢，多无明显症状，当感染波及肾盂、输尿管和膀胱时，出现尿频、尿痛、脓尿和血尿。此外，还可伴有全身症状，如消瘦、乏力、低热等。

（二）MRI 表现

MRI 显示肾内结核浸润的早期病变很敏感，表现为局灶或弥漫性长 T_1、长 T_2 信号。随着病情的发展，结核干酪性病变多发生于肾外围部位，为边缘模糊的长 T_1、长 T_2 信号，与之相连的肾盏出现不同程度的变形。干酪性病变坏死形成空洞，空洞为长 T_1、长 T_2 液体性信号，洞壁呈等 T_1、等或短 T_2 信号。洞壁钙化多为短 T_1、短 T_2 信号。病变突破肾脏被膜时，可见肾周脂肪层信号变化，肾周筋膜增厚。若有肾积水存在，MRU 则可见扩张的肾盂、肾盏及输尿管（图 9-3-6-1）。晚期肾体积变小，肾皮质菲薄。

MRI 对输尿管结核显示不良，有时可见输尿管管壁增厚及其周围的渗出。当合并集合系统和输尿管狭窄、积水时，水成像可以显示输尿管僵硬、不规则，呈多发相间的狭窄和扩张，还可以显示积水的部位和程度。

膀胱结核可见膀胱壁内缘不规则，并可见膀胱壁增厚和膀胱腔变小。

（三）鉴别诊断

1. 肾结核有时需要和肾肿瘤鉴别诊断　肾肿瘤除肾小盏破坏外，还可以肾盏变形移位，肾小盏破坏的边界多较结核清楚。

2. 晚期肾结核需要和先天性肾发育不良鉴别　后者边缘光滑且规则，肾盏与肾大小成比例细小，而肾结核可见肾盏、肾盂牵拉变形。

3. 输尿管结核需要和囊型输尿管炎鉴别　囊型输尿管炎主要是由慢性炎症引起，输尿管内可见小圆形的充盈缺损，若病变较小时，输尿管边缘的轮廓呈虫蚀样，与输尿管结核不易鉴别，若输尿管管腔内出现多发小气泡影，可资鉴别。

4. 膀胱结核需要和非特异性炎症鉴别诊断　膀胱炎症急性期黏膜充血、水肿、出血和溃疡，溃疡一般比较小。慢性期肌层有不同程度的增生和纤维化，膀胱容量减小，但程度一般不如结核严重。

【专家指点】

泌尿系统结核有时和炎症、肿瘤不易鉴别，但是输尿管、膀胱结核经常是由于肾结核坏死物下行而引起，一般都伴有肺结核，这点在鉴别诊断中有一定价值。

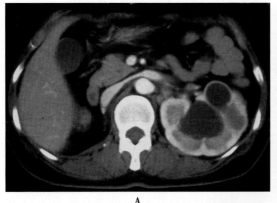

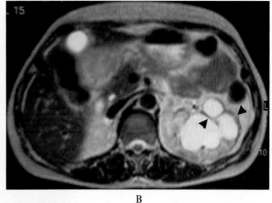

A　　　　　　　　　　　　　　　　　　B

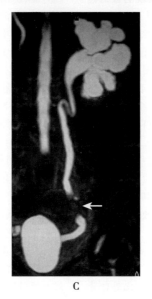

C

图 9-3-6-1　左肾结核 MRI 和 MRU 表现

女,45 岁,右肾结核手术切除后 4 年,因血尿、尿频、尿痛就诊;A. 增强 CT 显示左肾多发类圆形低密度囊性病灶,边界清楚;B. 轴面 T_2WI 显示左肾多发类圆形高信号病灶,边界清楚,囊壁呈低信号(箭头),肾皮质变薄;C. MRU,左侧肾盏破坏、扩大、积水,形态失常,边缘毛糙,肾盂、输尿管扩张。输尿管下段局部中断(箭)为子宫内金属节育环的磁化率伪影造成,右肾已切除,肾盂输尿管未显示

七、泌尿系统结石

泌尿系统结石(urinary tract calculus)是引起尿路梗阻的最常见原因,包括肾、输尿管、膀胱及尿道结石。结石一般在肾和膀胱内形成,输尿管和尿道内的结石绝大多数是结石排出过程中停留其内所致。

(一)　临床表现与病理特征

泌尿系统结石的形成与全身代谢性因素和泌尿系统局部因素(感染、尿路淤滞、多囊性病变、肾盏憩室)有关。

结石位于肾乳头者,称为肾实质结石。位于集合系统者,称为肾结石。结石可引起肾盂肾盏损伤、感染和梗阻。最常见于 20 ~ 40 岁青壮年,男性多于女性。多数患者有典型的肾绞痛、血尿、脓尿、晶体尿等表现,若合并有发热、腹部或是肾区疼痛,说明可能合并肾盂肾炎。

输尿管结石大多数为肾结石落入输尿管后不能顺利下行所致。少数在输尿管内形成。自肾脱落的较大结石常停留在输尿管上段,较小的结石常停留在输尿管中下段,更小的结石则多位于输尿管膀胱入口处。三个生理狭窄区是输尿管结石常发生的部位。输尿管结石的形状多呈长圆形或梭形,其长轴与输尿管走行相一致。病理上为输尿管梗阻,黏膜擦伤出血,局部水肿感染,肾积水及肾实质损伤。主要症状为疼痛和血尿。

膀胱结石多见于男性,主要症状为疼痛、排尿中断、血尿及膀胱刺激征。疼痛常向阴茎和会阴部放射。病理上为继发性炎症、溃疡及出血,长期阻塞出口可致膀胱小梁形成。

(二) MRI 表现

MRI 对肾盏的小结石常显示不清楚。肾盂的较大结石,多表现为长 T_1、短 T_2 信号,尤其以脂肪抑制序列显示清楚。肾盏、肾盂积水扩张表现为长 T_1、长 T_2 信号。

输尿管、膀胱结石 T_1WI、T_2WI 都表现为极低信号。T_1WI 由于与尿液信号相近,常显示不清楚。T_2WI 尿液为高信号,可以显示低信号的结石影。

MRU 对大多数泌尿系统结石的部位和结石上下的尿路梗阻扩张情况可进行诊断。MRU 显示集合系统全貌,结石为低或无信号病灶,结石上端扩张的尿路含有尿液,在结石顶端或周围包绕形成高信号区显示输尿管梗阻和扩张,梗阻端呈杯口状。

(三) 鉴别诊断

泌尿系结石需要和钙化鉴别。髓质海绵肾钙质沉着于扩张的肾收集管的乳头尖。输尿管结石常位于狭窄处,输尿管结核也有钙化,但同时合并输尿管管壁僵硬、不规则。膀胱结石随体位改变而移动。

【专家指点】

MRU 尽管对结石本身显示不佳,但可以清楚显示肾盏、肾盂、输尿管、膀胱有无狭窄或扩张,并能准确定位,尤其对输尿管狭窄和扩张的显示,比静脉肾盂造影、CT 更清楚、直接。但小的结石,输尿管梗阻

不严重,尿路显示不清,MRU 无法诊断。

八、肾脏囊性疾病

肾脏囊性病变是由于肾实质内各段肾小管及集合管发育异常,继而发生扩张造成的。

I 单纯性肾囊肿

单纯性肾囊肿(renal simple cyst)是最常见的肾脏囊性病变,可能为肾实质内继发性肾小管阻塞扩张或肾盏憩室阻塞所致,也可为退行性改变。

(一) 临床表现与病理特征

单纯性肾囊肿多位于皮质,囊菲薄,囊内含有透明浆液,浆液内可含有蛋白,外周有被囊与肾实质分隔,如有感染,囊壁可增厚、纤维化或钙化。多见于中老年人,多无明显症状。囊肿较大时可以压迫邻近的脏器引起相应的症状。囊肿破裂可以出现血尿、腹痛及腹部包块。

(二) MRI 表现

肾囊肿的表现与囊液成分有关。一般呈圆形或椭圆形均匀长 T_1、长 T_2 信号,与尿液信号相同,肾实质界面光滑锐利(图 9-3-8-1)。当囊肿突出于肾轮廓外,其壁显示不清楚。合并出血的肾囊肿 T_1WI 可以为高信号,T_2WI 有时可因为其内部的含铁血黄素而边缘为低信号。单纯性囊肿无强化,当有感染时可有壁强化。

(三) 鉴别诊断

囊性肾癌与正常肾分界不清,壁多不规则,明显较肾囊肿厚,囊变区有不规则的分隔或囊内有实质成分存在,在增强扫描时更为明显。若能发现假膜,

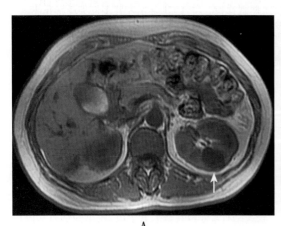
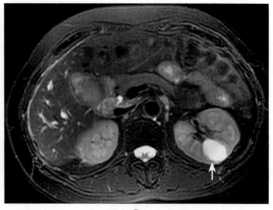

|A|B|

图 9-3-8-1 左肾单纯囊肿

A. FSPGR 序列同相位 T_1WI,左肾皮质区见圆形低信号(箭),边界清晰;B. 轴面脂肪抑制 T_2WI,左肾皮质区见圆形高信号(箭)

即可诊断肾癌。肾囊肿壁薄且光滑,且多为弧形。

【专家指点】

当囊肿中有出血、感染或钙化时,即为复杂性肾囊肿。需要和囊性肾癌鉴别,判断内部是否有血流极为重要。复杂性肾囊肿合并感染可见壁强化,囊性肾癌内部有强化。

Ⅱ 多囊肾

多囊肾(polycystic kidney disease)属于染色体遗传性肾脏疾病,分成婴儿型和成人型,以成人型多见。

(一)临床表现与病理特征

多囊肾表现为双肾不对称性增大,肾皮、髓质布满大小不等的囊性病灶,囊肿之间为正常肾组织。肾实质受压萎缩。本病常合并肝脏、胰腺、脾、肺的先天性囊肿以及颅内血管瘤。多见于 40~60 岁,儿童少见。临床上可出现腹痛、腹部肿块及无痛性血尿。可合并感染、结石、肿瘤及破裂出血。部分有高血压及肾功能不全表现。

(二)MRI 表现

多囊肾肾脏形态早期正常,双肾布满大小不等的圆形或卵圆形囊性病灶,呈长 T_1、长 T_2 液性信号。随着病变进展,囊肿增大且数量增多,甚至突出到肾外。肾的体积增大,边缘呈分叶状(图 9-3-8-2)。有时囊肿信号不均匀,T_1WI 为高信号,还可在囊肿内

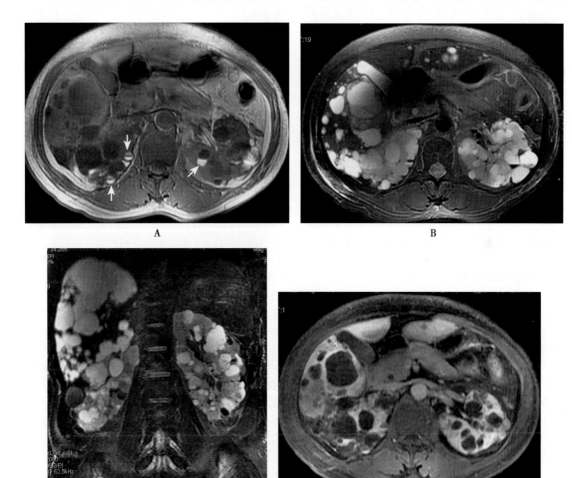

图 9-3-8-2 多囊肝多囊肾

A. 轴面 T_1WI,双侧肾区多发低信号囊肿病变,部分囊肿内有出血高信号(箭);B. 轴面脂肪抑制 T_2WI,肝肾区多发高信号囊肿病变;C. 冠状面脂肪抑制 T_2WI,多囊肝多囊肾清晰显示。双肾体积增大,囊性病灶大小不一,信号高低混杂,部分囊性病灶突出肾外;D. FSPGR 增强扫描实质期图像,囊性病灶未见强化,残存肾实质不均匀强化

形成液—液平面,为囊内出血或感染。增强检查病变无强化,合并感染时可有壁强化。

(三)鉴别诊断

1. 与多房性肾囊肿鉴别　多房性肾囊肿是肾脏发育畸形的一种疾病。病变常为多房囊性,残余肾组织在囊肿包膜外,其结构基本正常,囊肿间隔无分泌成熟的肾组织,而多囊肾囊肿之间为正常肾组织。

2. 与多发性单纯性肾囊肿鉴别　多囊肾常伴有肾外的囊性病变或颅内血管瘤。

【专家指点】

成人型多囊肾的肾外表现为囊性或非囊性的两类。囊肿还可出现在肝脏、胰腺、脾、肺。非囊性表现为二尖瓣脱垂、结肠憩室和颅内血管瘤。颅内血管瘤在 MRI 的图像上表现为球状的流空血管影。多囊肾患者有条件建议做头部 MRI 或 MRA。

Ⅲ 髓质海绵肾

髓质海绵肾(medullary sponge kidney)是一种先天性的肾髓质囊性病变,其特征为肾锥体乳头及集合管呈梭形或囊状扩张。

(一)临床表现与病理特征

髓质海绵肾患肾明显缩小,表面凹凸不平,在髓质内出现多发小囊肿,肾皮质均匀变薄,出现逐渐加重的肾小球硬化、肾小管萎缩及肾间质纤维化。本病以女性多见,发病多见于 40～60 岁,多数患者早期无症状或症状轻微,部分伴发感染和尿路结石形成,晚期有肾功能不全的表现。

(二)MRI 表现

MRI 检查对集合管的囊状扩张能作出明确诊断,还可显示髓质海绵肾常见的并发症如感染、阻塞、结石等。MRI 检查 T_1WI、T_2WI 结石都为低信号,但敏感性不高。

(三)鉴别诊断

1. 肾钙盐沉积症　为肾集合管内及其周围弥漫性钙盐沉积,病变广泛,但不伴有集合管扩张,常见于肾小管酸中毒、甲旁亢、特发性高尿酸钙等。

2. 肾结核病变　不局限于肾乳头部,累及范围广,病灶不规则,可见肾盏虫噬样改变。

3. 肾盏内散在小结石与不典型髓质海绵肾鉴别　海绵肾小结石位于肾乳头内,很少大于 5mm,位置固定,集合管囊状扩张。肾盏内散在小结石一般没有肾锥体乳头及集合管扩张。

【专家指点】

髓质海绵肾腹部平片肾髓质近乳头部有大小、数量不等的砂粒状小结石,静脉肾盂造影可显示肾脏大小正常或轻度增大,对比剂在乳头或扩张集合

管呈放射条纹状、花束状,有确诊价值。CT、MRI 对集合管的囊状扩张能作出明确诊断,还可显示髓质海绵肾常见的并发症如感染和阻塞等。

九、肾脏血管平滑肌脂肪瘤

肾脏血管平滑肌脂肪瘤(angiomyolipoma,AML)为一种错构瘤,是肾脏最常见的良性肿瘤。

(一)临床表现与病理特征

肾脏 AML 内有不同比例的脂肪、肌肉和血管组织三种成分,含量差别很大,多数以脂肪成分为主,少数以平滑肌为主。肿瘤呈膨胀性生长,肾盂肾盏常受压移位,肿瘤内或肾周围常有出血。可发生于任何年龄,以年轻女性多见,部分可合并结节性硬化。临床一般无症状,常于影像学检查而偶然发现。

(二)MRI 表现

肾脏 AML 常位于肾脏包膜下或突出于肾周围,呈圆形、椭圆形或不规则分叶状,边界清楚。肿瘤MRI 表现取决于其内脂肪与非脂肪成分的比例。MRI 检查对肿瘤内的脂肪成分非常敏感,若肿瘤内脂肪成分较高时,在 T_1WI 呈不均匀高信号,T_2WI 呈高或等信号(图 9-3-9-1)。若肿瘤成分以血管平滑肌为主时,很难发现脂肪信号,在 T_1WI、T_2WI 均呈混杂信号,其 MRI 与其他的肾脏实质肿瘤不易鉴别(图 9-3-9-2)。有时瘤内可见出血,其随时间演变呈不同的信号特点。脂肪抑制序列肿瘤内的脂肪成分被抑制为低信号,对本病诊断具有特征性,也有利于和肿瘤内出血鉴别。增强检查脂肪成分不强化,血管平滑肌成分于皮质期明显不均匀强化,髓质期及延迟期强化程度减退,与明显强化的肾实质分界清楚。

(三)鉴别诊断

肾脏 AML 主要与肾癌相鉴别。前者肿瘤较小时位于肾实质轮廓线内,肿瘤较大时,肿瘤主体的三分之一甚或二分之一位于轮廓线外,而肾癌一般大部分位于肾轮廓线之内。肾脏 AML 轮廓光整,和肾实质交界面显示清晰,部分病例与肾实质交界平直,而肾癌则常呈较完整的圆形或类圆形。肾脏 AML 无液化坏死,肾癌则常发生液化坏死。肾脏 AML 脂肪抑制 T_2WI 时呈低信号,这是区别于肾癌最具特征性的征象,而肾癌通常呈不均匀高信号。

【专家指点】

1. 伴结节性硬化的患者,其患肾脏 AML 常呈双侧多发性,肿瘤大小不一,肾脏体积增大,形态不规则,常合并出血。

2. 肾脏 AML 如果瘤体中脂肪成分很少,可以

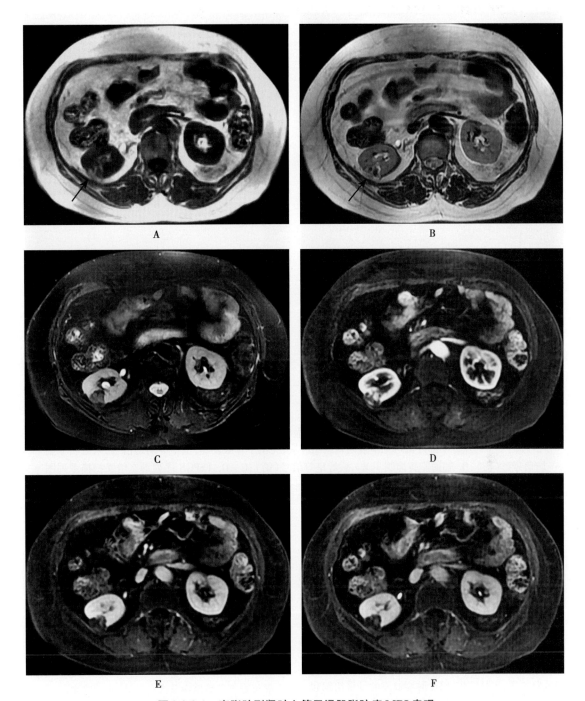

图 9-3-9-1　富脂肪型肾脏血管平滑肌脂肪瘤 MRI 表现

A. 轴面 T_1WI,右肾下部后外侧可见类圆形软组织肿块,突出于肾脏轮廓外,呈不均匀高信号(箭);
B. 轴面 T_2WI,病灶呈不均匀高信号,边界清晰(箭);C. 轴面脂肪抑制 T_2WI,病灶信号明显降低,低于肾实质信号;D ~ F. FSPGR 序列动态增强扫描系列图像;D. 皮质期,病灶明显不均匀强化;E. 髓质期,病灶强化信号下降,低于肾实质;F. 分泌期,病灶强化信号明显下降,边界清楚

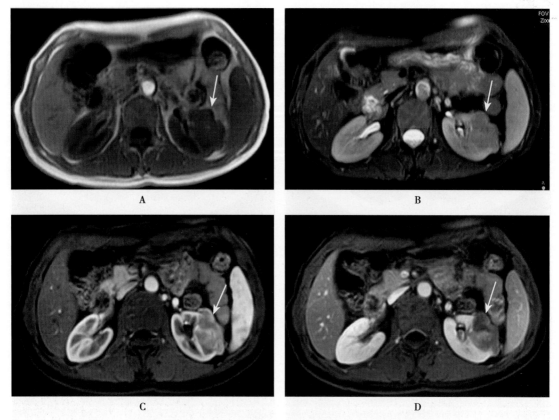

图 9-3-9-2　少脂肪型肾脏血管平滑肌脂肪瘤 MRI 表现
A. 轴面 T_1WI，左肾中部外侧可见不规则软组织肿块，突出于肾脏轮廓，呈中等均匀信号，未见明显脂肪信号影（箭）；B. 轴面脂肪抑制 T_2WI，病灶呈等信号（箭）；C ~ D. FSPGR 序列动态增强扫描系列图像；C. 皮质期，病灶明显不均匀强化；D. 髓质期，病灶强化信号下降，低于肾实质

采用 MRI 同反相位来发现微小脂质，从而提高正确诊断的可能。

十、肾脏腺瘤

肾脏腺瘤（renal adenoma）是肾脏发病第二位的良性肿瘤，仅次于 AML。

（一）临床表现与病理特征

肾脏腺瘤常为多发结节性病灶，位于靠近肾包膜的肾实质，生长缓慢，整个肿瘤被厚的纤维组织包绕。部分病变中央有纤维化或瘢痕。绝大多数的腺瘤体积小，没有明显症状。有时可表现为腹部肿物。具有潜在恶性倾向，偶尔可发生转移。

（二）MRI 表现

MRI 表现等 T_1、等或稍高 T_2 信号，边缘光滑，轮廓清楚，常位于靠近肾包膜的肾皮质。肿瘤中心瘢痕在 T_2WI 上为低信号。瘤内钙化呈明显低信号。

合并出血及坏死时，则呈不均匀信号。增强检查，强化不明显。

（三）鉴别诊断

与小肾癌鉴别很困难，但一般认为如果皮质期增强扫描肿瘤强化不明显，则更多倾向于腺瘤。动态增强有助于腺瘤和转移瘤的鉴别，转移瘤强化明显且对比剂消退慢。

【专家指点】

少数肾脏腺瘤血供丰富，与实质性肾癌相似。血管造影可见腺瘤血管走行较直，无肿瘤湖。

十一、肾细胞癌

肾细胞癌（renal cell carcinoma）又叫肾脏腺癌、肾癌，占肾脏恶性肿瘤第一位。

（一）临床表现与病理特征

肾细胞癌来源于肾小管上皮细胞，多位于肾上极或上极区域,瘤体大小不一,呈圆形、椭圆形。生长缓慢的肿瘤周围常有纤维包膜,生长较快的肿瘤内部多数伴有出血、坏死和纤维化斑块,可侵犯肾静脉、下腔静脉,易远处转移。其病理分型有十余种亚型,以富血供的透明细胞型最多见(>70%),乏血供的乳头状细胞型次之(10%~15%),血供介于两者之间的嫌色细胞型少见(<5%),其他类型罕见。囊性肾癌是肾癌的一种特殊类型,其形成机制为肿瘤内部多房或单房囊型生长、肿瘤发生坏死囊变或肿瘤起源于单纯性囊肿的囊壁。肾细胞癌发病年龄多在 40 岁以上,男性多见。临床表现为血尿、肿物和疼痛,此外还可有发热、高血压、贫血、高钙血症以及内分泌失调。

(二) MRI 表现

MRI 检查可见圆形、椭圆形或不规则形肾实质肿块,呈浸润性生长,肾盂、肾盏甚至输尿管受累。由于肿瘤内部常有坏死、出血、囊变,使得信号变化很大。与肾皮质相比,T_1WI 为低、等信号,T_2WI 为等、高信号,合并出血,T_1WI 可呈高信号。

肾癌周边 T_1WI 和 T_2WI 均为低信号阴影称为假包膜征(pseudocapsular sign),被公认为肾癌 MRI 特征之一。由于化学位移伪影的存在,假包膜征在肿瘤内缘显示清楚,外缘难以辨认。MRI 增强扫描,富血供的透明细胞型肾癌于皮质期明显不均匀强化,于髓质期及延迟期强化程度减退(图 9-3-11-1),而乏血供的乳头状细胞型及嫌色细胞型肾癌在各期强化程度较低。

囊性肾癌表现为不规则增厚的囊壁及附壁结节,或囊内分隔粗大,也可见囊内出血(图 9-3-11-2)。

MRI 检查可直接显示肿瘤对肾脏周围脂肪的侵犯和肾静脉、下腔静脉的瘤栓,发生瘤栓时,血管内流空信号消失。但 MRI 检查显示肿瘤内钙化的能力较差。

(三) 鉴别诊断

1. 含脂肪少的肾脏 AML,在 T_2WI 与邻近肾组织界面无线状假包膜,而肾细胞癌却常见假包膜。

2. 与复杂性囊肿(囊肿伴出血或感染等)不易区分,但肾细胞癌常有包膜。

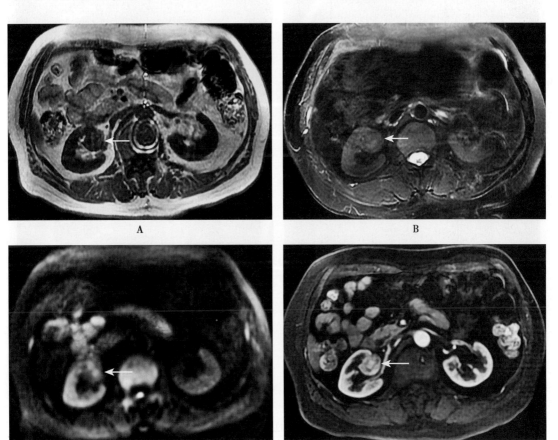

A

B

C

D

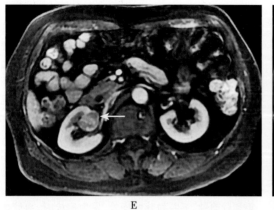

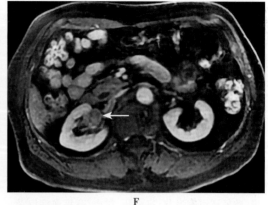

E F

图 9-3-11-1 透明细胞型肾癌 MRI 表现

A. 轴面 T_1WI,右肾可见类圆形等信号结节(箭);B. 轴面脂肪抑制 T_2WI,病灶呈不均匀高信号,外缘可见低信号假包膜(箭);C. 轴面 DWI,病灶呈混杂稍高信号(箭);D～F. FSPGR 序列动态增强扫描系列图像,D. 皮质期,病灶明显不均匀强化(箭);E. 髓质期,病灶内部强化程度减退,低于肾实质(箭);F. 分泌期,病灶强化程度进一步减退,周边可见假包膜强化(箭)

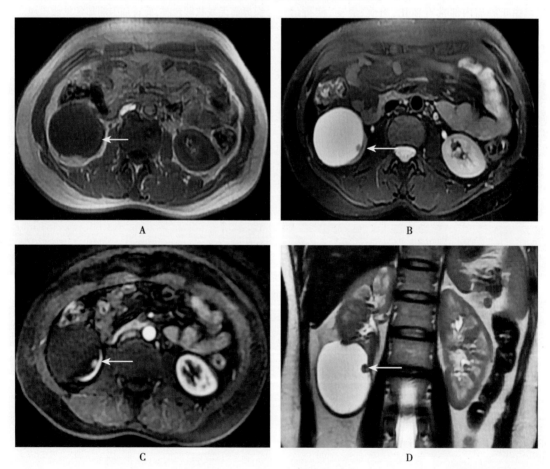

A B

C D

图 9-3-11-2 囊性肾癌 MRI 表现

A. 轴面 T_1WI,右肾下极可见类圆形囊性占位,囊液呈低信号(箭);B. 轴面脂肪抑制 T_2WI,囊液呈高信号,囊壁可见等信号结节(箭);C. FSPGR 序列增强扫描,壁结节明显强化(箭);D. 冠状面 T_2WI,右肾下极病灶囊壁厚薄不均,附壁结节呈等信号(箭)

3. 晚期肾细胞癌可侵犯肾盂,需要和肾盂移行细胞癌鉴别　肾细胞癌血供比肾盂移行细胞癌丰富,因此强化更明显。肾细胞癌更容易造成肾形态异常,肿瘤更容易坏死。

【专家指点】

1. 假包膜征产生的病理基础是癌周纤维包膜和受压致密的肾组织,其在 T_2WI 显示率高,T_1WI 显示率低。假包膜征有助于判断肾细胞癌的分化程度,即假包膜征显示清楚且较宽,肿瘤的分化程度可能较高;假包膜征未显示或显示极不清楚,则肿瘤的分化程度可能较低。

2. MRI 检查肾细胞癌有时为等信号,极易漏诊,需要注意肾脏的形态改变,肿瘤可以突出肾轮廓之外,或局部皮、髓质显示不清楚,邻近肾盂肾盏受压。

十二、肾母细胞瘤

肾母细胞瘤又称为肾胚胎瘤(renal embryoma)或 Wilms 瘤,是一种恶性胚胎性混合瘤。

(一)临床表现与病理特征

肾母细胞瘤(nephroblastoma)大多数始于肾包膜下实质。肿瘤呈不规则结节状生长,体积较大,早期就可以出现中央出血坏死,部分瘤内部可有钙化,周围可见假包膜。肿瘤周围正常的肾实质常因为压迫而萎缩。肾脏周围脂肪可受侵犯,肾静脉、下腔静脉可见瘤栓。常合并其他先天性异常,如泌尿生殖系统畸形、神经纤维瘤病。

肾母细胞瘤为儿童腹部最常见的肿瘤,主要见于 7 岁以下儿童,尤其 6 个月~3 岁儿童多见。偶见于成年人。主要临床表现为腹部肿块,早期肿块位于上腹部一侧,肿瘤可迅速长大,甚至越过中线使腹部膨隆,还可出现气促、畏食、恶病质、腹痛,晚期可见血尿。

(二)MRI 表现

MRI 检查肿瘤体积较大,导致患肾体积也增大。肿瘤呈圆形或类圆形,T_1WI 低信号、T_2WI 高信号,内部可出血、坏死、囊变和钙化,致使信号不均匀。周围可见假包膜为长 T_1、长 T_2 信号影。有时可见腹膜后淋巴结肿大,肾静脉、下腔静脉的瘤栓。

(三)鉴别诊断

肾母细胞瘤主要和神经母细胞瘤鉴别。肾母细胞瘤为肾脏肿瘤,肿瘤中心在肾内,内部信号不均匀。肺转移多见。神经母细胞瘤患儿年龄较大,肾脏外肿瘤,肿瘤中心靠近脊柱,内部信号较均匀,大多数肿瘤内部有钙化,纵隔转移多见。

【专家指点】

肾母细胞瘤偶尔可见成年人,很容易诊断为肾癌,一般来说,肾母细胞瘤肿瘤更大些,发病年龄也比肾癌大些。

十三、泌尿系统移行细胞癌

尿路上皮肿瘤主要分布在肾盂、肾盏、输尿管、膀胱及尿道,多数为移行细胞癌,少数为鳞癌,腺癌最少见。

(一)临床表现与病理特征

肾盂、输尿管、膀胱移行细胞癌(transitional cell carcinoma)发病年龄以中老年多见,男性多于女性。病理有多中心发病的特点,分为乳头状上皮癌和非乳头状上皮癌两种。非乳头状上皮癌更具有侵犯性。

肾盂移行细胞癌起源于肾盂、肾盏黏膜,大多数肿瘤生长缓慢,有反复发作的无痛性血尿,部分患者伴有腹痛或腰痛。当发生或累及肾盂、输尿管时,引起尿路梗阻,可继发肾积水。尿液标本中可检出恶性细胞,或逆行活检时找到肿瘤细胞。

输尿管移行细胞癌大部分位于输尿管下段,可以多发或孤立存在,或者由肾盂肿瘤蔓延或种植形成,也可由膀胱肿瘤向上蔓延而来。输尿管壁有丰富的淋巴管及毛细血管网,管壁薄,有利于癌肿腹膜后扩散和转移。

膀胱移行细胞癌以膀胱三角区和两侧壁多见,主要症状是无痛性肉眼血尿,合并感染可有尿频、尿急和尿痛等膀胱刺激症状。如血块阻塞膀胱出口,则出现排尿困难。后期由于肿瘤引起肾积水,还可出现耻骨上方疼痛和腹痛。膀胱癌确诊依靠膀胱镜及活检,影像检查是其补充。

(二)MRI 表现

肾盂移行细胞癌的影像学常表现为肾盂浸润型、肾盂壁增厚和肾盂内肿块。当肾盂移行细胞癌肿瘤较小时,MRI 检查直接显示肿瘤比较困难,部分患者可有肾盂、肾盏积水。当肿瘤较大时,可直接显示肿瘤,表现为肾窦区肿块,T_1WI 信号强度略高于尿液,T_2WI 信号强度则低于尿液。肿块周围肾窦受压,病灶大者可致其完全消失,肿物侵入肾实质。增强扫描肿块轻度强化,延迟扫描到肾盂、肾盏被造影剂充盈时,能清楚显示肿瘤造成的充盈缺损(图 9-3-13-1)。MRU 能够显示肿瘤本身及肾盂内充盈缺损,梗阻端的改变及肾盂肾盏扩张程度。

肾脏动态增强扫描,肾实质期显示病变的能力要明显优于肾动脉早期,排泄期的延迟扫描可根据

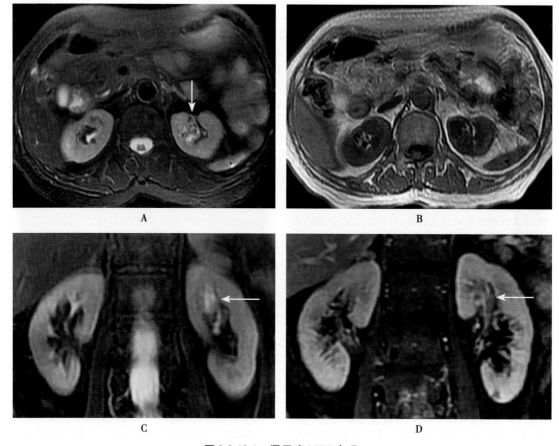

图 9-3-13-1　肾盂癌 MRI 表现

女,67 岁,无痛性肉眼血尿 1 个月。A. 轴面 FSE FS T_2WI 显示左肾盂肿物,信号不均匀(箭);B. 轴面
FSPGR T_1WI,左肾盂肿物的信号强度与肾实质接近,不易辨认,但比较发现两肾上部结构不对称,左
侧肾窦内脂肪信号被部分取代;C. 冠状面 FSE FS T_2WI,左肾盂肿物呈稍高信号(箭);D. 轴面
FSPGR FS T_1WI 增强扫描,左肾盂肿物中等程度异常强化(箭)

肾盂内充盈缺损、周围对比剂的分布情况判断有无
肾盂外、肾实质受累及更清楚显示肾盂、肾盏内
肿瘤。

　　输尿管移行细胞癌 MRI 检查可见输尿管突然
梗阻截断,在梗阻部位发现输尿管腔内或突出腔外
软组织肿块,肿物在 T_1WI 为等信号、T_2WI 为等或
稍高信号,并可以发现输尿管壁增厚以及有无输尿
管周围侵犯。输尿管远端癌常蔓延至膀胱入口,表
现为膀胱壁不规则充盈缺损。增强检查肿块轻度
强化。MRI 检查可以清楚显示肿瘤有无淋巴结
转移。

　　在膀胱周围脂肪信号和腔内尿液的对比下,膀
胱癌可清楚显示,表现为病变处自膀胱壁突向腔内
肿块和(或)膀胱壁局限性不规则增厚,常位于膀胱
侧壁和三角区,T_1WI 肿瘤的信号强度类似于正常膀

胱壁,低于周围脂肪信号,肿瘤在 T_2WI 为中到高信
号,明显高于正常膀胱壁。当膀胱癌发生壁外侵犯
时,表现病变处膀胱壁外缘不清楚,周围脂肪信号不
均匀。肿瘤还可进一步侵犯周围器官:精囊受累时,
精囊角消失,受累精囊增大;侵犯前列腺时使之变
形;肿块还可包绕子宫和直肠。MRI 还可以清楚显
示肿瘤有无盆腔和腹主动脉周围淋巴结转移。Gd-
DTPA 增强检查,肿瘤强化且强化程度明显高于正
常膀胱壁,可以进一步明确肿瘤的范围和侵犯程度
以及协助肿瘤分期。

　　MRU 可显示集合系统全貌及肿瘤致输尿管充
盈缺损和梗阻。梗阻段表现多样,典型征象为不规
则虫蚀样充盈缺损,伴有软组织肿块影。梗阻段以
上输尿管明显扩张。癌肿可沿集合系统延伸,表现
为较长的弥漫性充盈缺损。

（三）鉴别诊断

1. 输尿管梗阻如果为腔内堵塞,应与常见的凝血块、阴性结石、息肉鉴别　肿瘤与前两者的鉴别,增强扫描有很大帮助,结石、凝血块不增强,而肿瘤明显增强。息肉常多发,边缘光滑,MRU 表现为边缘清楚光滑的多个或单个充盈缺损,增强扫描有明显增强,与局限于腔内的肿瘤鉴别非常困难。

2. 不同组织类型的输尿管肿瘤影像鉴别困难,但移行细胞癌最多见,且有多发倾向,对泌尿系多发肿瘤,特别是伴有膀胱或肾盂肿瘤者,应首先考虑尿路移行细胞癌。

3. 输尿管炎症造成的狭窄段比较长,与正常的输尿管呈移行性。

4. 慢性膀胱炎可见膀胱壁弥漫性增厚,有时膀胱内见到气体及气液平面,化验可见白细胞增高。

【专家指点】

1. 正常输尿管在 MRU 上不能完整显影,呈断续的细线状或波浪状,粗细不等,宽度不超过 4mm。若输尿管管径超过 5mm 或肾小盏正常杯口消失呈模糊的圆形或圆球形,则认为有尿路梗阻存在。

2. MRI 检查能清楚显示泌尿系统移行细胞癌,以及肾内有无侵犯、肾周围及邻近器官、区域淋巴结有无转移,并能进行准确分期,但其难于取得连续性影像,而 MRU 具有可观察连续性泌尿系统全貌的优点,尤其是多器官发病的尿路上皮肿瘤理想的检查手段。

十四、泌尿系统创伤

肾脏解剖位置深在,周围结构保护良好,一般不易伤及。当猛烈的外界暴力,可伤及肾脏,大多数为复合伤。病肾,尤其是肾积水往往比健康的肾脏更易损伤。输尿管损伤比较少见,最常见因素是医源性损伤,外伤性最易损伤部位为肾盂输尿管移行处。膀胱损伤多由直接暴力或骨折刺破所致,膀胱充满尿液时,下腹部直接暴力会引起膀胱破裂。

（一）临床表现与病理特征

泌尿系统创伤包括挫伤和破裂伤,以钝伤多见。肾脏外伤(renal injuries)主要临床表现为镜下或肉眼血尿,肾区及腹部疼痛,可放射到腹股沟区。严重者可有血压下降、休克,少数患者可有肠梗阻。输尿管损伤尿液在腹膜后间隙形成尿瘤,多位于输尿管或肾盂周围,也可合并感染,如尿性腹膜炎。膀胱损伤可有血尿、尿痛或无尿。

（二）MRI 表现

肾脏挫伤时体积增大,呈弥漫性长 T_1、长 T_2 信号,皮髓质界限不清楚,肾脏破裂伤表现实质连续性中断并且肾内或肾周围血肿,其信号与出血时间有关。如果累及收集系统可见尿液外渗。

MRI 检查不易直接显示输尿管损伤,但对尿外渗观察更为准确,表现为长 T_1、长 T_2 信号,尿瘤壁薄,增强无强化。漏出的尿液如果混有血液,MRI 表现为混杂信号或尿液中可见液平。

膀胱挫伤表现为膀胱壁增厚,T_2WI 信号增高,有时也可见膀胱壁内出血。膀胱破裂伤在 MRI 可看到膀胱的低信号环中断,尿液进入盆腔或腹腔。

（三）鉴别诊断

肾内肿瘤出血多伴有假包膜,肾脏亚急性出血则没有。

【专家指点】

MRI 对泌尿系统挫伤或亚急性出血以及腹腔积液比 CT 更敏感。

十五、肾脏血管性疾病

肾脏血管性疾病(renal vascular diseases)主要是指肾动脉、静脉的病变。肾动脉狭窄为最常见的肾脏血管性疾病。

（一）临床表现与病理特征

肾动脉狭窄是指大动脉炎、动脉粥样硬化及纤维结构发育不良等原因引起的肾动脉起始部、肾动脉主干或其分支的狭窄。患者血压明显升高,尤其是舒张压明显增高。

肾动脉瘤是由于动脉壁的中层或弹力层缺陷所致。常分为真性和假性两种。真性动脉瘤有动脉壁,假性动脉瘤则无动脉壁,其壁由动脉周围组织和机化的血肿形成。动脉瘤破裂可形成大出血。

肾静脉血栓形成是由于肾静脉主干及分支内的血液凝固形成血栓,造成肾静脉狭窄或阻塞。儿童多因为重度脱水引起血液浓缩所致,成人多为血液凝固障碍病变、产后、肾病综合征等引起。早期肾静脉血栓形成,但管腔仍通畅,可为蛋白尿。后期肾静脉阻塞,可出现腹痛、蛋白尿、少尿、血尿等。

肾梗死是指肾动脉或肾段动脉阻塞,肾脏血流中断,肾实质因缺血而发生的坏死。梗死早期由于血液灌注减少,主要表现为肾小管缺血性损伤,进一步实质缺血坏死,可合并出血。晚期主要表现为梗死区纤维化、瘢痕形成,肾体积减小。常见原因有血管内栓子、局部血栓形成,肾动脉夹层。肾梗死范围较小时,患者可以无明显症状。肾梗死范围较大时,可出现腰痛、血尿和高血压等症状,严重时可出现急性肾衰竭。

（二）MRI 表现

肾动脉狭窄 MRI 检查可清楚显示肾动脉狭窄后缺血性肾萎缩，表现为肾脏体积变小，肾皮质变薄，但肾形态基本正常。皮、髓质分界清楚，各加权像无异常信号。MRA 可见双侧肾动脉主干及分支狭窄。

肾动脉瘤 MRI 检查可见肾动脉局限性扩张，肾动脉瘤相对应的肾实质萎缩。MRA 可见肾动脉瘤瘤体多为囊状，膨出于肾动脉管壁之外，其边缘光滑，瘤体远侧的血管变细。

肾静脉血栓形成 MRI 检查肾静脉或下腔静脉流空信号消失，腔内血栓表现为等或短 T_1、等或长 T_2 信号，管腔增粗，血栓引起急性肾静脉闭塞，导致实质水肿呈长 T_1、长 T_2 信号，体积增大。增强及 MRA 可见肾静脉或下腔静脉血栓形成的充盈缺损。

肾梗死由于缺乏血液灌注，T_1WI、T_2WI 均表现为低信号，T_1WI 也可以为等信号，皮髓质界限不清楚，梗死区呈尖向内、底靠肾表面的楔形。少数患者合并出血，T_1WI、T_2WI 均表现为高信号。增强扫描梗死区无强化。残留的肾实质比对侧肾实质强化明显。MRA 可见肾动脉或分支呈完全或不完全截断或充盈缺损，远侧肾动脉不显影。

（三）鉴别诊断

1. 肾动脉狭窄导致的肾萎缩需要和其他原因引起的肾萎缩鉴别　如高血压性、肾结核性及尿路梗阻性肾萎缩，血管造影有决定意义。

2. 肾脓肿和肾多发小梗死灶相鉴别　前者多见于青壮年，有发热史，病灶形态多为圆形，动态检查肿块减小或消失。

3. 较大的肾动脉瘤合并血栓时有时和肿瘤不易区分，动态增强可以明确诊断。

【专家指点】

1. 肾动脉狭窄增强检查有时可见肾皮质边缘明显强化，即皮质边缘征，为肾缺血后肾包膜血管侧支供血的表现。

2. 弥散成像可以反映水分子的运动变化，肾动脉狭窄引起皮质血流灌注减少，表现为表面弥散系数下降。

3. 肾动脉造影可以明确血管性疾病诊断，但是肾动脉造影检查需要使用对比剂，这会加重肾功能不良，所以应该慎重使用。

第四节　肾上腺常见疾病 MRI 表现

肾上腺是人体重要内分泌腺，由皮质、髓质和基质构成。肾上腺皮质分泌醛固酮、皮质醇，髓质则分泌儿茶酚胺。肾上腺病变分为三种类型即肾上腺亢进性疾病、功能低下性疾病和非功能病变。其中肾上腺功能亢进性疾病最为常见，其包括 Cushing 综合征，原发性醛固酮增多症和嗜铬细胞瘤。

一、Cushing 综合征

Cushing 综合征又称皮质醇增多症（cortical hyperplasia），是最常见的肾上腺疾病，是由于多种病因致使肾上腺皮质长期分泌过量皮质醇引起。

（一）临床表现与病理特征

Cushing 综合征根据病因分为三种类型：垂体性、异位性和肾上腺性。前两者是由于垂体肿瘤、增生或其他部位肿瘤分泌过多促肾上腺皮质激素所致，造成双侧肾上腺增生，后者包括肾上腺皮质增生、腺瘤和皮质癌。Cushing 综合征最常见于中年女性。典型症状为向心性肥胖，满月脸，还有多毛、高血压、月经不规律及骨质疏松。

（二）MRI 表现

肾上腺皮质增生多为双侧性，分为肾上腺弥漫性增生和肾上腺结节性增生，前者多见，显示双侧肾上腺弥漫性增大，侧肢厚度大于 10mm 和（或）面积大于 150mm^2。增大的肾上腺边缘光滑并保持正常形态，增生的肾上腺 T_1WI 呈等信号，T_2WI 呈稍高信号，脂肪抑制呈稍高信号。结节性增生除弥漫性增生所示双侧肾上腺增大，还可显示增大肾上腺边缘有一些小结节。MRI 增强扫描时可表现为一定程度的均匀强化（图 9-4-1-1）。

肾上腺皮质腺瘤多表现为肾上腺孤立肿块，其长轴与肾上腺长轴或侧肢走行方向一致，T_1WI 呈等信号，T_2WI 呈稍低信号，且信号均匀，呈类圆形或椭圆形，边界清楚，有完整包膜。包膜 T_1WI、T_2WI 均呈环形低信号。肿块同侧残存肾上腺及对侧肾上腺萎缩性改变。增强检查肿块有轻到中度强化。肾上腺皮质腺瘤最重要的特征为细胞内脂肪的存在，因此化学位移法成为肾上腺瘤诊断的可靠技术，表现为在反相位图像信号明显降低（图 9-4-1-2）。

肾上腺皮质癌 MRI 检查表现为肾上腺区较大肿块，冠状面和矢状面有利于确定其为肾上腺来源，肿块呈圆形、类圆形或不规则形，信号不均匀，若瘤内有出血，则其信号强度随时间而异。对侧肾上腺萎缩性改变。增强检查肿块不均匀强化。当肿块侵犯下腔静脉时，其内流空信号影消失。MRI 可较早期发现腹膜后和脊柱、肝脏等转移灶。

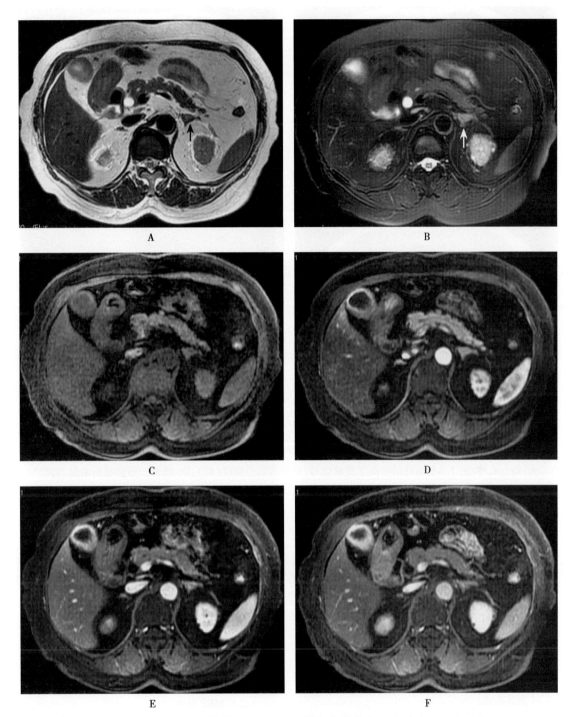

图 9-4-1-1 肾上腺增生 MRI 表现

A. 轴面 T_2WI,左侧肾上腺体部弥漫性增厚,呈均匀稍低信号(箭);B. 轴面脂肪抑制 T_2WI,增生病灶呈稍高信号(箭);C ~ F. FSPGR 序列轴面动态增强扫描系列图像;C. 蒙片;D. 动脉期,增生的肾上腺明显强化,信号均匀;E. 静脉期,增生的肾上腺中等程度强化;F. 分泌期,增生的肾上腺强化信号减低

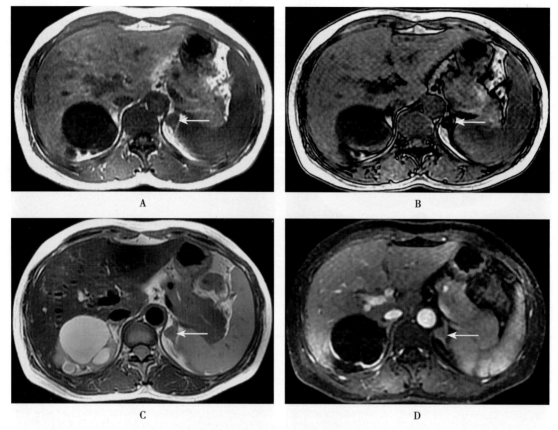

图 9-4-1-2　肾上腺腺瘤 MRI 表现
A. 同相位 T_1WI,病灶内可见结节状稍低信号,边界清晰(箭);B. 反相位 T_1WI,病灶信号强度明显降低(箭);C. 轴面 T_2WI,病灶信号高于肝脏信号,呈中等信号强度(箭);D. 增强扫描静脉期轴面,病灶呈中等均匀强化(箭)

（三）鉴别诊断

1. 肾上腺结节性皮质增生　在双侧肾上腺增大的基础上在一侧或双侧腺体上多发结节,结节一般小于1cm,无包膜。肾上腺皮质腺瘤有完整包膜,一般为单发,体积比增生结节大。肿块同侧残存肾上腺及对侧肾上腺萎缩性改变。

2. 肾上腺皮质癌　病变较大,边界不规则,常有出血、坏死,其内脂肪很少或不含脂肪,可侵犯周围结构或远处转移。肾上腺皮质腺瘤多较小,信号基本均匀,其内脂肪较多。

【专家指点】

1. 肾上腺皮质腺瘤和皮质癌由于肿瘤自主分泌皮质醇,从而反馈性抑制促肾上腺皮质激素的分泌,造成非肿瘤部位肾上腺萎缩。

2. 肾上腺皮质腺瘤几乎所有患者均合并肝脏脂肪浸润。

二、原发性醛固酮增多症

原发性醛固酮增多症又称为 Conn 综合征,是体内醛固酮分泌增多引起肾素分泌增加的综合征。

（一）临床表现与病理特征

原发性醛固酮增多症原因多为肾上腺皮质原醛腺瘤,少数是原醛性皮质增生。醛固酮和肾素常升高,可造成水钠潴留和血容量增加,临床表现为高血压、低血钾、肌无力和夜尿增多。

（二）MRI 表现

肾上腺皮质原醛腺瘤的 MRI 检查可见肾上腺小肿块,边界清楚,有包膜。其信号类似肝脏,内可见脂肪信号。增强检查,肿块发生强化,且常出现环形强化,中心部位强化比较弱。梯度回波序列的同相位和反相位成像技术,由于肿块含有脂质,反相位时其信号强度明显减低。

肾上腺原醛性皮质增生可为弥漫性或结节性，以弥漫性为多见，增生的腺体较大，外缘膨隆，肢体较粗。

（三）鉴别诊断

1. 原发性醛固酮增多症和皮质醇腺瘤相比，瘤体较小，直径多在 1cm 左右。皮质醇腺瘤相对略大，同侧残存肾上腺及对侧肾上腺萎缩性改变。

2. 肾上腺原醛性皮质增生和 Cushing 综合征的肾上腺皮质增生影像学较难鉴别，主要依靠临床和实验室资料，一般来说，肾上腺原醛性皮质增生其内脂肪较 Cushing 综合征的肾上腺皮质增生多，肾上腺原醛性皮质增生多见于儿童。

【专家指点】

1. 肾上腺皮质原醛腺瘤 CT 值比较低，平扫有时和囊肿不易区分，MRI 可以较好区分，并且 Conn 综合征增强后有强化，囊肿无强化。

2. 肾上腺皮质原醛腺瘤一般都很小，因此最好用薄层 MRI 检查。

三、嗜铬细胞瘤

嗜铬细胞瘤（adrenal pheochromocytoma）是一种产生儿茶酚胺的肿瘤，起源于肾上腺、交感神经节或其他部位的嗜铬细胞。

（一）临床表现与病理特征

嗜铬细胞瘤 90% 发生在肾上腺的髓质。嗜铬细胞瘤多为良性，血运丰富，肿瘤体积大，常有出血，以 20~40 岁多见。典型临床表现为高血压和代谢性改变。化验检查尿中香草基扁桃酸及 3-甲氧基肾上腺素的测定有诊断意义，常有血糖升高、甲状腺功能亢进等内分泌改变。

（二）MRI 表现

嗜铬细胞瘤瘤体较大，MRI 检查表现颇具特征性，T_1WI 上信号强度类似肌肉，比肝脏低，T_2WI 由于富含水分和血窦呈明显高信号，强度甚至可高于脂肪。肿瘤内部容易囊变、坏死，肿瘤内不含脂肪。增强检查时肿瘤实体部分发生明显强化，早期呈网格状或多房样强化，延迟扫描信号逐步升高趋于均匀，坏死、囊变不强化。

（三）鉴别诊断

1. 肾上腺腺瘤　有包膜，同侧残存肾上腺及对侧肾上腺萎缩性改变，嗜铬细胞瘤体较大，有坏死、囊变、出血，T_2WI 呈特异性高信号。

2. 肾上腺皮质癌　瘤体积大，也可有坏死、囊变，但强化程度不如嗜铬细胞瘤。

【专家指点】

1. MRI 检查肿瘤 T_2WI 明显高信号是嗜铬细胞瘤特征性表现。

2. 肾上腺髓质多由肾上腺头部发生，故早期髓质肿瘤未受累的尾部（由皮质构成）仍保持原有的火角形状，而皮质肿瘤早期主要累及体部或尾部。

四、肾上腺功能低下

（一）临床表现与病理特征

肾上腺功能低下（adrenal insufficiency diseases）分为急性和慢性。急性肾上腺功能低下多由肾上腺出血所致。可造成肾上腺功能衰竭死亡，常见原因是应激状态，如手术、外伤或烧伤。临床表现为腹痛、呕吐、出汗、无力或低血压。

慢性肾上腺功能低下根据病因又分为肾上腺型和垂体型。肾上腺型的主要病因为自身免疫性疾病，主要病理改变是皮质纤维化，双侧肾上腺萎缩，即侧肢厚度和面积均变小，但仍维持正常肾上腺形态信号，其次为肾上腺结核。垂体型是由于垂体腺叶功能低下所致。最常见的原因是产后大出血。此外还可见于垂体肿瘤、下丘脑附近肿瘤、脑膜炎和颅脑外伤等。慢性肾上腺功能低下临床表现体重减轻，皮肤发黑。

（二）MRI 表现

急性肾上腺功能低下肾上腺出血表现为肿块，其信号强度取决于出血时间，随诊可见病变逐渐减小。

慢性肾上腺功能低下早期双侧肾上腺增大，边界不清楚，中央坏死，增强检查边界强化，晚期肾上腺萎缩，即侧肢厚度和面积均变小，但仍维持正常肾上腺形态信号。由肾上腺结核引起可见肾上腺皮髓质皆受累，主要表现为结核结节或干酪样坏死，干酪样表现为双侧肾上腺肿块，形态常不规则，信号不均匀，T_1WI、T_2WI 主要为低信号，钙化为极低信号。

垂体型肾上腺功能低下如果由鞍区产后大出血引起，可见空蝶鞍，垂体高度变扁，低于正常值。垂体或鞍区肿瘤所致者可见蝶鞍扩大和（或）鞍内鞍上肿块。

（三）鉴别诊断

一些慢性消耗性疾病也可见肾上腺萎缩，主要依靠实验室检查。影像学检查有时可以发现引起肾上腺萎缩的病因。

【专家指点】

肾上腺功能低下化验检查起非常重要的作用，而 MRI 检查最常见的原因是临床和化验检查已怀疑或确定肾上腺功能低下性病变，检查目的是进一步明确病变的位置、大小。

五、神经母细胞瘤

神经母细胞瘤（neuroblastoma）是由未分化的交感神经母细胞构成的一种肿瘤，居儿童肾上腺恶性肿瘤的首位。

（一）临床表现与病理特征

神经母细胞瘤绝大多数起源于肾上腺髓质。肿瘤体积较大而软，可有出血、坏死或钙化。其高度恶性，生长快转移早，多见于肝、骨、颅、淋巴结等多部位转移。本病多发于 4 岁以下的儿童。临床症状主要为发热、贫血、腹块。部分肿瘤有分泌儿茶酚胺的功能，患者可有高血压、心悸等表现。

（二）MRI 表现

肿瘤一般较大，呈圆形或不规则形，境界尚清晰，易越过中线生长，不仅压迫还包绕周围血管，易发生出血、坏死、钙化及囊变，在 T_2WI 为混杂信号。增强扫描呈不规则强化。转移多见于骨、肝、颅、淋巴结，而肺转移较少见。

（三）鉴别诊断

1. 肾母细胞瘤伴肾脏结构异常 瘤体可位于肾脏的任何部位，神经母细胞瘤则肾脏正常，可推挤移位。

2. 肝母细胞瘤 可使肾脏向下推移，但程度相对较轻，瘤体与肝脏紧密相连。

【专家指点】

神经母细胞瘤包绕血管生长的特点与其他腹膜后肿瘤仅压迫血管的生长方式不同。

六、肾上腺骨髓脂肪瘤

肾上腺骨髓脂肪瘤（adrenal myelolipoma），又称为肾上腺髓质脂肪瘤，可能是由于皮质单核-吞噬细胞化生或迷位的胚胎残基的异常发育所致。

（一）临床表现与病理特征

肾上腺骨髓脂肪瘤由脂肪组织和不同比例的岛状骨髓样造血组织共同构成，大部分肿瘤有假包膜，系肿瘤被残存的肾上腺皮质和肾上腺包膜包绕而成。肿瘤恶变极少，较大肿瘤常有出血、钙化或骨化等改变。临床多无症状，当肿瘤较大时压迫邻近器官可引起腰背痛。

（二）MRI 表现

MRI 检查可见肾上腺圆形或类圆形边界清晰的肿块，肿块信号不均，其内脂肪组织在 T_1WI、T_2WI 均为高信号，依脂肪与骨髓等组织成分的比例不同，显示不同的 T_1WI 高、等混杂信号，于 T_2WI 扫描时肿瘤内脂肪信号与腹内及皮下脂肪相同，较 T_1WI 信号有所下降，应用脂肪抑制技术可降低瘤内脂肪组织的信号强度。增强检查非脂肪信号呈中等强化（图 9-4-6-1）。

（三）鉴别诊断

巨大的肾上腺骨髓脂肪瘤有时需要和肾脏 AML 或腹膜后的脂肪肉瘤、畸胎瘤相鉴别，关键在于定位。

【专家指点】

肾上腺骨髓脂肪瘤一般内分泌无异常，是一种无功能性良性肿瘤。

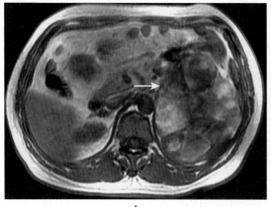
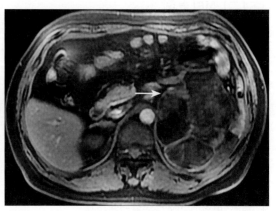

A B

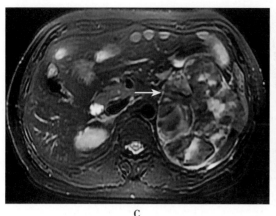 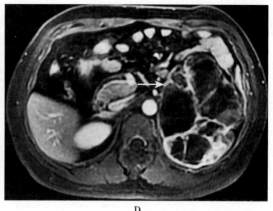

C   D

图 9-4-6-1　肾上腺骨髓脂肪瘤 MRI 表现

A. 轴面 T_1WI，左侧肾上腺区可见混杂高信号肿块，边界清晰（箭）；B. 轴面脂肪抑制 T_1WI，左侧肾上腺区病灶信号明显减低，考虑病灶含有脂肪成分，其内可见不规则分隔（箭）；C. 轴面脂肪抑制 T_2WI，病灶呈混杂高信号（箭）；D. FSPGR 序列增强扫描，病灶明显不均分强化，可见分隔样强化（箭）

第五节　腹膜后常见疾病 MRI 表现

腹膜后腔脂肪组织丰富，有良好的自然对比度。MRI 软组织对比度好，可以直接获取多方位成像，可清楚地显示腹膜后正常结构和病变的大小、范围及毗邻关系，对判断病变起源有较大帮助，也可进行较为准确的术前评估，帮助临床分期和判断预后，还可以作为手术后随访的手段，对穿刺活检途径的确定也有指导意义。

一、腹膜后脓肿

（一）临床表现与病理特征

腹膜后脓肿（retroperitoneal abscess）多继发于周围组织器官的感染，如腹膜炎症、十二指肠穿孔、椎体脊髓炎、阑尾炎、出血性胰腺炎、十二指肠溃疡、胃溃疡等，病变破入腹膜后间隙直接扩散形成脓肿。临床表现为下腹部、腰背部、大腿等部位疼痛以及发热、白细胞增多等等。

（二）MRI 表现

脓肿壁 T_1WI 信号稍微低于肌肉，脓液呈更低信号，T_2WI 可见脓液为明显高信号。脓肿壁外受累组织水肿，T_2WI 为较高信号。脓肿腔内若有气体则可见气液平面，增强扫描肉芽组织壁可以强化。

MRI 检查有时可以发现引起脓肿的原发病的改变，如急性坏死性胰腺炎的胰腺弥漫性坏死区。

（三）鉴别诊断

腹膜后脓肿需要和腹膜后结核鉴别，后者常有椎体、椎间盘破坏。

【专家指点】

腹膜后脓肿腔内部如果出现气体，则对诊断有很大意义。MRI 对少量气体不敏感，CT 却很敏感，但 MRI 可早期发现病灶，故诊断腹膜后脓肿方面，MRI、CT 各有优点。

二、腹膜后纤维化

腹膜后纤维化（retroperitoneal fibrosis，RPF）根据病因分为特发性和非特发性，根据病理分为良性和恶性。

（一）临床表现与病理特征

RPF 大多病因不明。病变早期为不成熟纤维化过程，可见腹膜后大量纤维组织增生和多种炎性细胞浸润，晚期则为成熟期，纤维化组织包绕局部器官，以输尿管和下腔静脉常见，一般不侵犯器官壁。

RPF 好发年龄为 50～60 岁，男性略多于女性。临床症状取决于病变影响输尿管、下腔静脉、腹主动脉后所产生的一系列症状，累及输尿管时可有尿路梗阻症状。

（二）MRI 表现

RPF 病变多位于腹主动脉、下腔静脉和输尿管周围，并对其包绕。病灶早期肉芽组织内含液体、细胞较多，MRI 检查病变在 T_1WI 为低信号、T_2WI 为高信号，增强检查强化较明显。晚期纤维成分较多，

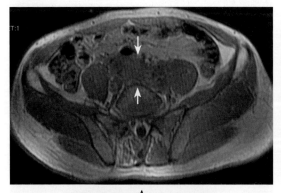

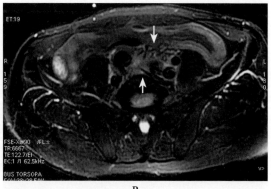

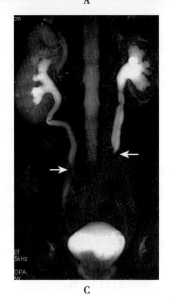

图 9-5-2-1　腹膜后纤维化 MRI 表现

A. 轴面 T_1WI，椎体前方、髂腰肌之间可见不规则等信号病变（箭），与大血管及左侧髂腰肌分界不清；B. 轴面脂肪抑制 T_2WI，病变呈稍高信号，形态不规则（箭），病变区域的大血管流空低信号清晰可见；C. MRU，双侧肾盂积水，上段输尿管扩张，中下段输尿管狭窄、中断（箭）；左侧扩张输尿管内线样低信号，以及膀胱内球形高信号为医用导尿装置

T_1WI、T_2WI 均为低信号。增强检查强化不明显，延迟后有轻度强化。MRU 可以显示输尿管狭窄和肾盂输尿管积水（图 9-5-2-1）。

（三）鉴别诊断

RPF 主要和腹膜后淋巴结转移鉴别。典型的 RPF 斑块大，范围广，呈连续状分布于脊柱前方的大血管周围，表现为较均匀的信号，主动脉及下腔静脉被病变包绕，但无明显移位，输尿管受侵狭窄明显，常引起肾盂输尿管的积水。病变部位的骨组织不出现破坏。病变不超过肾门水平。而腹膜后淋巴结转移为增大淋巴结融合，在主动脉及下腔静脉周围形成分叶状团块影，造成主动脉和下腔静脉受压移位抬高。腹膜后淋巴结转移引起的输尿管狭窄少见，有时还可见到局部骨组织的破坏改变。

【专家指点】

1. 肾盂输尿管积水为 RPF 最常见的间接征象，甚至可为本病的首发临床症状。典型表现为下腰部至骶骨上部范围的单侧或双侧输尿管外压性狭窄，梗阻端呈良性狭窄的特征，如锥形狭窄、管腔粗细不均和断断续续的较长的狭窄段。狭窄段以上肾盏、肾盂及输尿管轻、中度扩张积水，很少出现重度扩张。

2. RPF 激素治疗可减轻或好转，这在鉴别诊断中有一定意义。

三、腹膜后肿瘤

腹膜后肿瘤（retroperitoneal neoplasm）包括原发腹膜后肿瘤和转移瘤。原发腹膜后肿瘤指来自腹膜后间隙组织如脂肪、肌肉、纤维和神经等组织的肿瘤，不包括腹膜后各器官所发生的肿瘤。原发腹膜后恶性肿瘤较多见。

I 脂肪肉瘤

脂肪肉瘤是最常见的原发腹膜后恶性肿瘤，起源于间叶组织。肿瘤呈侵袭性生长,可进入各个间隙内。

(一) 临床表现与病理特征

腹膜后脂肪肉瘤组织学上根据脂肪细胞的分化程度及纤维组织或黏液混合程度分为脂肪性、黏液性和纤维性。其中黏液性最常见,脂肪性含有大量脂肪组织。脂肪肉瘤极少是由脂肪瘤恶变而来,而是一开始即是恶性。脂肪肉瘤多见于 50 岁以上成年人,男性多见。临床多以腹部肿块、腹痛、腰痛等症状就诊。

(二) MRI 表现

MRI 检查脂肪肉瘤肿瘤体积较大,呈圆形、椭圆形、不规则形或呈分叶状,境界清晰。脂肪肉瘤的组织学分化程度,是决定 MRI 信号的关键。分化良好的脂肪肉瘤显示典型脂肪信号,T_1WI 高信号,T_2WI 中高信号,脂肪抑制序列显低信号。因脂肪肉瘤中可伴有其他成分,在脂肪信号内可见有低信号分隔,增强扫描其可强化,但脂肪组织不强化。分化差的黏液性及纤维成分较多的实体脂肪肉瘤 MRI 信号缺乏特异性,肿瘤为肌肉信号,且不均匀。增强显示肿瘤边缘及内部不均匀强化。

(三) 鉴别诊断

1. 脂肪瘤 病理、影像上都难与分化良好的脂肪肉瘤鉴别,但脂肪瘤很少发生于腹膜后,肉瘤发生于腹膜后多见,易形成较大的肿块。

2. 肾上腺髓质脂肪瘤 瘤内有不同成分的脂肪,但位置在肾上腺,且肿瘤一般较小。

3. 肾脏 AML 本身为肾脏病变,肿瘤内同样有脂肪组织,与正常肾组织分界明显,常并有颅内结节性硬化的特征。脂肪肉瘤通常不侵犯肾实质,肾脏、输尿管可被挤压移位。

4. 腹膜后畸胎瘤 少数脂肪肉瘤内可有钙化发生,畸胎瘤尽管也有脂肪,但钙化为不规则状,甚至含毛发、牙齿、骨骼成分。

【专家指点】

MRI 对脂肪性脂肪肉瘤诊断价值比较高,对于黏液性和纤维性脂肪肉瘤缺乏特异性,只能做定位诊断,主要依靠穿刺活检诊断。

Ⅱ 平滑肌肉瘤

平滑肌肉瘤(leiomyosarcoma)常起源于消化、生殖系统、后腹膜,在所有后腹膜恶性肿瘤发病率仅次于脂肪肉瘤。

(一) 临床表现与病理特征

平滑肌肉瘤为富血供,一般体积较大,呈圆形或不规则肿块,边界清楚,但呈浸润生长,部分有假包膜,可有囊变、坏死,偶见出血。女性多见,大多数患者由于腹膜后间隙较大,结构疏松,组织间阻力小而无明显症状。

(二) MRI 表现

MRI 检查可见腹膜后类圆形或分叶状巨大肿块,T_1WI、T_2WI 多为混杂信号,边界清晰,病变中心多有不规则的坏死与囊变,若合并出血则可见 T_1WI 高信号病灶,外周有一圈低信号环。可推移、压迫输尿管引起尿路梗阻。增强检查实质部分可见不均匀明显强化,也可呈不规则环状强化。肝脏是转移最常见的部位。

(三) 鉴别诊断

平滑肌肉瘤巨大肿瘤伴中央坏死,常需要和恶性纤维组织细胞瘤、横纹肌肉瘤鉴别。恶性纤维组织细胞瘤常有钙化,而横纹肌肉瘤多发生于儿童或青少年。

【专家指点】

平滑肌肉瘤容易转移,肝脏是最常见的部位,典型表现为牛眼征。这是平滑肌肉瘤相对特异的一个特点。

Ⅲ 恶性纤维组织细胞瘤

恶性纤维组织细胞瘤(malignant fibrosis histiocytoma,MFH)为高度恶性肿瘤,发病部位以四肢多见,腹膜后也是好发部位。

(一) 临床表现与病理特征

MFH 为高度恶性肿瘤,发病部位以四肢多见,腹膜后次之。肿瘤组织成分复杂。病变呈不规则形或类分叶状,体积较大,边界清晰,可有包膜,也可弥漫性生长,如与邻近器官粘连,则境界模糊不清。患者以中老年多见,临床症状为腹部疼痛、腹部包块进行性增大。

(二) MRI 表现

MFH 肿瘤体积多较大,多为圆形、类圆形或分叶状,边缘多较清楚,T_1WI 为不均匀低信号,T_2WI 明显高信号。内部可见囊变、坏死、出血或钙化。可对邻近器官产生压迫移位或可侵犯周围组织。增强检查可见均一强化。

(三) 鉴别诊断

腹膜后巨大肿块、中心坏死伴钙化,则 MFH 可能性较大。如果没有钙化,不易与其他肿瘤鉴别,但其中央坏死区不如平滑肌肉瘤广泛,平滑肌肉瘤更容易肝脏转移。

【专家指点】

钙化是 MFH 的一个重要特点。CT 或平片检查可以确定有无钙化。

Ⅳ 神经源性肿瘤

神经源性肿瘤(neurogenic tumor)最常见为神经

纤维瘤和神经鞘瘤。

（一）临床表现与病理特征

神经纤维瘤（neurofibroma）和神经鞘瘤（neurilemmoma）分为良性和恶性，常靠近中线沿脊柱两侧分布。神经纤维瘤可单发或多发，多发患者常合并神经纤维瘤病1型，以中青年女性多见。神经鞘瘤起源于神经鞘膜，多见于中老年人。神经纤维瘤和神经鞘瘤常无明显症状，肿瘤增大时，可有局部压迫其他器官的症状。

（二）MRI表现

神经纤维瘤多位于脊柱两侧腹膜后间隙，良性病变肿瘤体积较小，边缘光滑，周围结构呈推移改变，恶性病变直径多大于10cm，肿瘤呈不规则结节，可见钙化，有侵犯邻近结构征象。肿瘤一般T_1WI为低信号，T_2WI为高信号。增强内部及周边不规则强化。

神经鞘瘤多位于脊柱两侧，呈圆形或类圆形。肿瘤在T_1WI多为稍低或等信号，信号较均匀，T_2WI为不均匀性高信号，有时病灶中心可呈更高信号，与肿瘤囊变、坏死有关。其内有低信号条斑，代表结缔组织及钙化灶。增强可见不均匀强化，囊变、坏死不强化。

（三）鉴别诊断

良、恶性神经源性肿瘤需要和腹膜后其他良、恶性肿瘤鉴别。神经源性肿瘤多位于脊柱两侧，神经纤维瘤有时为多发，神经鞘瘤可见囊变。

【专家指点】

神经源性肿瘤有良、恶性之分，形态不规则，分叶、囊变、出血、坏死越明显，则恶性可能性越大。

V 畸胎瘤

畸胎瘤是最常见的生殖细胞源性肿瘤，是由残留在体腔的胚芽细胞分化而来，可分化为三个胚层的结构。腹部的畸胎瘤多发生于腹膜后，少数发生于腹腔。

（一）临床表现与病理特征

畸胎瘤（teratoma）大多在腹膜后间隙的上部，脊柱附近，多为良性，少数可恶变。肿瘤为多房或单房，表面光滑，囊壁厚薄不均，囊壁可见结节。囊内含黄色油脂样物与毛发，有时有牙齿与骨组织。腹膜后畸胎瘤多见于婴儿与儿童，成人少见，女性多于男性。临床多有腹部包块及腹痛、背痛等。

（二）MRI表现

MRI检查可以显示较大不均质肿块，边界光整，信号混杂，可见实性、囊性成分、脂肪成分以及球状

或团状毛发，有时毛发可漂浮在脂液表面上。囊性肿瘤囊内主要由液体组成，T_1WI为低信号，T_2WI为不均匀性高信号。囊实性者，主要由脂质或脂肪组成，T_1WI可见高信号。囊壁可见形态不同、大小不一的壁结节突向囊内，壁结节为实性成分。实性者，脂质或脂肪成分较少，主要由实质成分组成，T_1WI、T_2WI为混杂信号。以上几种均可见壁有连续或不连续钙化或骨化，但MRI检查对钙化不敏感。增强扫描可见其实质部分有一定程度之强化。

（三）鉴别诊断

1. 畸胎瘤主要和脂肪肉瘤鉴别　二者瘤内都可有脂肪，但脂肪肉瘤可呈侵袭性生长，却很少有钙化，畸胎瘤多见蛋壳样钙化，以囊实性多见。

2. 良、恶性畸胎瘤相比　恶性畸胎瘤以实性为主，边缘模糊，可有腹水或转移，临床生长迅速。良性畸胎瘤多以囊性或囊实性为主，但当囊性畸胎瘤破裂时也可有腹水。

【专家指点】

1. 畸胎瘤内部有脂肪，囊内液体和脂质因为重力关系可形成不同密度的液平面。

2. 畸胎瘤壁MRI检查由于脂肪信号可见化学位移伪影，是一个相对特征性的征象。

3. 恶性畸胎瘤AFP阳性，可以为鉴别诊断良恶性畸胎瘤提供一定帮助。

第六节　MRI检查与诊断注意事项

MRI检查的器官不同，检查部位不同，检查目的不同，疾病的性质不同（与临床拟诊有很大关系），MRI检查时的扫描方案和观察重点也就不同。但一般应该兼顾以下几个方面。

（一）对于泌尿系统疾病，MRI和MRU检查和诊断时应注意

1. 泌尿系统MRI检查时，除常规准备外，检查输尿管或膀胱时，于检查前2小时饮适量水，以使检查时尿路处于充盈状态。

2. MRU检查前也可用呋塞米增加尿量，长T_2的尿液给予集合系统自然的对比度。

3. 肾外缘偶可见多发切迹，即所谓胎儿性分叶肾，有时也可见局部肾实质突起，称为驼峰肾。还可见Bertin柱肥大及卷曲畸形，系从皮质延续到肾盂的在肾锥体之间的皮质柱，有时可肥大增生成卷曲畸形易被误认为肿瘤。肾窦内可见脂肪信号。有时

脂肪组织过多可引起肾盂变形可误诊。上述皆属于变异。

4. 梯度回波序列的磁场敏感度高,对早期出血特别敏感,对于创伤的患者有利于病变的检查。肾脏良性肿瘤如AML,其内脂肪与瘤内出血在信号强度上容易混淆,采用梯度回波有利于鉴别。

5. 肾癌下腔静脉瘤栓形成,用MRA技术非常清楚地显示了瘤栓的全貌。在梯度回波中,瘤栓呈低信号与高信号之血流信号形成对比。造影增强也有助于瘤栓的判断。

6. 肾脏和膀胱的周围有高信号的脂肪,有时在肾或膀胱壁一侧可见线状高信号,而在对侧膀胱壁则出现线状低信号,这是由于化学位移产生的伪影。

（二）对于肾上腺疾病,MRI检查和诊断时应注意

1. 肾上腺腺瘤和结节样增生均含有大量脂肪,而转移瘤和嗜铬细胞瘤不含或含极少脂肪,可以使用同相位和反相位的梯度回波化学位移来鉴别,与不含脂肪的组织相比,含脂肪的组织在反相位图像上表现为低信号。

2. MRI三维成像发现和寻找异位嗜铬细胞瘤比CT优越,若临床高度怀疑嗜铬细胞瘤,而肾上腺区未见占位,应该向膈下、膀胱或后纵隔等处扫描。

3. 肾上腺皮质原醛腺瘤一般比较小,其内脂肪比较多,由于肾周围脂肪的存在,故显示直径小于1cm的病灶不如CT,T_1WI脂肪抑制序列可提高检出率。

4. 以脂肪组织为主的肾上腺骨髓脂肪瘤大多在增强时强化不明显或仅轻微的局部少量"雾状"强化,但在含骨髓样组织比例较多的瘤体内,增强时可见明显强化及边缘模糊征象。

5. 肾上腺骨髓脂肪瘤在化学位移图像上无反相位信号丢失,这是因为水和脂肪比例大致相同时才会丢失信号,而骨髓脂肪瘤中脂肪成分过多。

6. 肾上腺增生和腺瘤的鉴别诊断是非常重要的,肾上腺增生的治疗方法是药物治疗,而腺瘤常通过手术来治疗。不过任何影像检查手段认为肾上腺无肾上腺增生或腺瘤,也不能否定肾上腺增生或腺瘤的存在。

（三）对于腹膜后间隙病变,MRI检查和诊断时应注意

1. 分化成熟的脂肪肉瘤信号,呈典型的脂肪信号特征,T_1WI、T_2WI均为高信号,随回波时间的延长而递减,脂肪抑制技术也可使脂肪的短T_1信号变为

等T_1信号。

2. 原发性腹膜后肿瘤首先应同腹膜后器官肿瘤鉴别 囊性肿瘤应同肾、胰尾及附件囊肿鉴别,实质性肿瘤应同肝、肾、肾上腺和胰腺肿瘤鉴别。以下几点可判断肿瘤定位于腹膜后:①肿瘤推压十二指肠、胰腺和肾脏前移;②肿瘤位于腰大肌前,腰大肌前肾周脂肪影消失;③肿瘤推压肝叶后缘的脂肪影前移;④肿瘤推压升结肠前移;⑤肿瘤位于骶尾椎前,与相邻盆壁肌肉脂肪间隔消失;⑥肿瘤包裹腹主动脉或下腔静脉,致血管向前及向对侧移位。还可以密切结合临床表现,腹膜后器官肿瘤常有相应症状和实验室检查的改变,且出现早。

3. 腹膜后肿瘤定性诊断比较困难。脂肪肉瘤是腹膜后肿瘤较常见的一种,其影像表现与脂肪细胞分化程度、纤维组织或黏液样组织混合程度相关,但见到脂肪成分即可帮助定性。巨大肿瘤内见大片坏死区,以平滑肌肉瘤多见。畸胎瘤可呈囊性、混合性或实性,见牙齿或骨骼为其特征,但亦可呈斑块状钙化或无钙化。瘤体内钙化还可见于恶性纤维组织细胞瘤、神经母细胞瘤及海绵状血管瘤等。恶性纤维组织细胞瘤多见于成人,神经母细胞瘤多见于儿童。神经源性肿瘤好发于脊柱旁,通常表现为边界清楚的囊实性肿块或实性肿块,良性者多见。主动脉旁肿块,伴尿香草基扁桃酸和儿茶酚胺增高,提示为异位嗜铬细胞瘤。血管瘤血供丰富,强化显著。

（谭艳 王效春 张辉）

参 考 文 献

1. 李松年. 中华影像医学:泌尿生殖影像诊断学. 北京:人民卫生出版社,2002

2. 周康荣. 体部磁共振成像. 上海:上海医科大学出版社,2000

3. 白人驹. 内分泌疾病影像学诊断. 北京:人民卫生出版社,2003

4. 陈敏,欧阳汉,全冠民,等. 体部磁共振诊断学. 福建:福建科学技术出版社,2010

5. 连世东,谭晓天,徐哲,等. 肾透明细胞癌的MRI分析. 中国临床医学影像杂志,2010,21（1）:64-66

6. 王栋,林悦川,李文,等. 原发性输尿管癌影像学诊断方法的评估. 临床泌尿外科杂志,2002,17（2）:62-64

7. 唐光建,许燕. 肾血管平滑肌脂肪瘤与肾癌的CT鉴别诊断. 中华放射学杂志,2004,38（6）:

1090-1093

8. 卢延,陆立,洪闻,等. MR 泌尿造影对肾和输尿管移行细胞癌的诊断. 中华放射学杂志,2000,34(3):534-537

9. 安宁豫,江波. 原发性输尿管癌的 MRI 诊断并与其他影像诊断方法的比较. 中华放射学杂志,2004,38(3):811-815

10. Strotzer M, Lehner KB, Becker K. Detecting of fat in a renal cell carcinoma mimicking angiomyolipoma. Radiology,1993,188(2):427-428

11. Zielonko J, Studniarek M. MR urography of obstructive uropathy:diagnostic value of the method in select clinical groups. Eur Radiol, 2003, 13(4):802-806

第十章　男性盆腔疾病MRI诊断

男性盆腔主要包括男性生殖系统。男性生殖系统分为两个部分：一部分为内生殖器官，包括生殖腺、管道和附属腺体。生殖腺为睾丸，管道包括附睾、输精管、射精管和尿道，附属腺体包括精囊、前列腺和尿道球腺；另一部分为外生殖器官，包括阴囊和阴茎。前列腺、精囊影像学具有较高的诊断价值，不但能发现病变，还能明确病变的性质、范围，尤其可以协助恶性肿瘤的分期，从而有利于临床治疗。阴囊、阴茎、睾丸及附睾位置表浅，临床上易于检查，影像检查应用较少。

第一节　检查方法、扫描序列和图像特征

前列腺、精囊病变患者检查前膀胱适当充盈，除去身上的金属异物。患者取仰卧位，平静呼吸，应用体线圈、盆腔相控阵线圈或直肠内线圈检查，联合应用直肠内、外相控阵线圈可明显提高图像质量。常规用 T_1WI 轴面和 T_2WI 轴面、冠状面和矢状面成像。扫描序列 T_1WI 用自旋回波，TR/TE 600ms/20ms；T_2WI 用快速自旋回波，TR/TE 3800~5500ms/80~100ms，视野（FOV）16~24cm，层厚 3~4mm，间隔 0.1mm，矩阵 256×256，激发次数 2~4，上下预饱和。根据具体情况采用或不采用脂肪抑制技术。

睾丸、附睾、阴囊及阴茎均位于体表，很少采用 MRI 检查。若要检查，务必注意扫描方式和体位的固定。阴茎的检查，确保将阴茎固定于正中矢状面，再行矢状面 T_1WI、T_2WI 扫描。睾丸、附睾、阴囊，可用轴面 T_1WI 和轴面、矢状面和冠状面 T_2WI 检查。应用表面线圈或盆腔相控阵线圈。患者检查时应用呼吸补偿技术。采用脂肪抑制技术以鉴别病变是出血还是脂肪。扫描参数借鉴前列腺、精囊扫描参数。

前列腺 MRS 是利用不同化合物中氢质子具有不同的共振频率，以检测正常组织和病变的代谢产物，从而进行疾病诊断的方法。

前列腺 DWI 是检测活体组织中水分子扩散运动的最理想方法，DWI 有助于前列腺癌的诊断、分期、鉴别诊断及疗效评价。多数前列腺癌病灶在高 b 值 DWI 上呈高信号，而前列腺炎多呈现等信号。前列腺癌的平均 ADC 值低于前列腺炎。

第二节　正常 MRI 解剖

一、前列腺

前列腺（prostate）为倒锥形结构，左右对称，位于膀胱颈和尿生殖膈之间。前方为耻骨后间隙的疏松结缔组织，内含丰富的前列腺静脉丛和耻骨前列腺韧带，后方为前列腺会阴腱膜与直肠相隔，外侧为肛提肌。前列腺分为底、体、尖三部分。底部宽大，且朝向上，紧贴膀胱下壁。尖端向下，与尿道外括约肌相连，形成部分泌尿生殖膈。

小儿前列腺体积很小，主要由肌组织和结缔组织组成，腺组织不发达。青春期前列腺迅速发育增大，特别是腺组织。

成熟前列腺为外分泌腺体，由腺体和非腺体组织组成。腺体组织分为三带，边缘带、移行带和中央带，边缘带又叫周围带，面积最大。非腺体组织包括尿道前部的纤维肌肉带及尿道。在尿道周围也有小面积的腺体。前列腺 30 岁以下前后径平均 2.3cm，左右径平均 3.1cm，上下径平均 3.0cm。

成熟前列腺 T_1WI 为一均匀中等信号强度，类似于肌肉信号，带状结构不清晰。前列腺周围是高信号的脂肪组织，其中可见低信号的静脉丛。T_2WI 自内向外前列腺各带因为各组织结构和含水量差异而能被很好显示（图 10-2-1-1）。中央带起于精阜水平，向头侧扩展，直径逐渐增大，是前列腺基底部的主要构成成分。中央带内部含有较多致密的平滑肌组织，信号比较低。移行带位于尿道的前、外侧，从精阜水平伸到膀胱颈，在轴面呈马蹄形。周围带构成前列腺的后外侧部和前列腺尖部，为高信号。前纤维肌肉带构成前列腺的前表面，T_1WI、T_2WI 均为低信号。前列腺包膜位于前列腺周围，将前列腺和邻近的脂肪、静脉丛分隔开来。包膜由纤维肌肉组织构成，约 1mm 厚，T_1WI、T_2WI 为线样低信号。

MRS 检查,前列腺组织内部含有高浓度的枸橼酸盐(Cit),为腺体组织产生和分泌。此外,前列腺组织内部也含有中等量的胆碱化合物(Cho)和肌酸(Cre)。由于前列腺的腺休组织在周围带、中央带、移行带含量不同,致使正常前列腺各带 Cho+Cre/Cit 比值不同(图 10-2-1-2)。

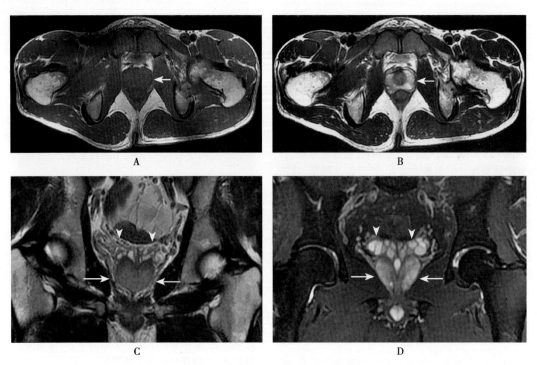

图 10-2-1-1   正常前列腺 MRI 表现

A. 轴面 T_1WI,前列腺呈均匀中等信号;B. 轴面 T_2WI,前列腺周围带呈均匀高信号,移行带和中央带呈均匀稍低信号,前列腺包膜在 T_1WI、T_2WI 均呈低信号(箭);C. 冠状面普通 T_2WI;D. 冠状面脂肪抑制 T_2WI,清楚显示前列腺(箭)与双侧精囊腺结构(箭头)

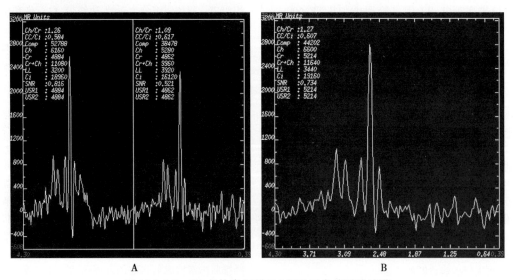

图 10-2-1-2   3D 多体素氢质子 MRS 正常前列腺波谱

A. 中央带正常波谱,2.68ppm 处出现高大的 Cit 峰,3.0～3.2ppm 处出现 Cho、Cre 峰,Cho+Cre/Cit 值为 0.607;B. 双侧外周带正常波谱,峰值图基本对称,2.6～2.7ppm 处出现高大的 Cit 峰,3.0～3.2ppm 处出现 Cho、Cre 峰,Cho+Cre/Cit 值分别为 0.584、0.617

二、精囊

精囊是一对迂曲的管状结构,表面凹凸不平。左右各一,长 4~6cm,横径 1.5~2cm。两侧精囊向外上斜行,两侧尖端部相距约 7~8cm,汇合点与水平面形成 50°~60°角。精囊位于前列腺后上方,输精管壶腹的外侧,紧贴膀胱,后邻直肠。精囊上端游离,略膨大为精囊底,下端变细与输精管末端会合成射精管而开口于尿道嵴上。

由于精囊内部含有的精囊液的弛豫时间较尿液短,所以整个精囊腺在 T_1WI 上呈中等信号,T_2WI 为高信号(图 10-2-2-1)。两侧精囊的信号基本一致。精囊内液体较多时,可衬托显示低信号的管壁。正常的精囊内偶尔也会有钙化的阴影,在 T_1WI、T_2WI 均为低信号。

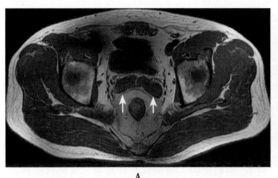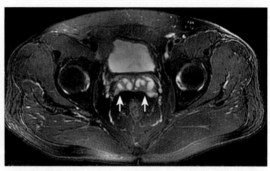

A   B

图 10-2-2-1　正常精囊腺 MRI 表现
A. 轴面 T_1WI;B. 轴面脂肪抑制 T_2WI,精囊腺在 T_1WI 呈均匀中等信号,在 T_2WI 呈高信号,左右对称(箭)

三、尿道与其他结构

阴囊是皮肤囊袋样结构,由皮肤和肉膜组成。肉膜在中线向深部发出中隔将阴囊分成左右两个部分,分别容纳睾丸、附睾和精索的一部分。正常睾丸(testis)呈卵圆形结构,内侧面与阴囊隔相贴;外侧面贴附于阴囊外侧壁;前缘突起而游离;后缘平坦,与附睾和精索下部接触。10~12 条睾丸的输出管由睾丸网进入附睾,输精管为附睾管的延续部分。睾丸在 T_1WI 表现为均匀中等信号,与尿道海绵体的信号相仿,在 T_2WI 为明显高信号,与脂肪相似。覆盖在睾丸表面的白膜在 T_1WI、T_2WI 均为线状低信号。正常鞘膜腔内少量液体在 T_1WI 为低信号,T_2WI 为高信号。

附睾(epididymis)为一对细长稍扁平的器官,主要由附睾管构成。形态变化较大,分为头、体、尾三部分,附睾上端膨大而圆钝为附睾头,下端较细为附睾尾,附睾头与尾之间的部分呈圆柱状为附睾体,以疏松结缔组织连接于睾丸后缘。附睾在 T_1WI 表现等信号或比睾丸信号稍低,但在 T_2WI 其信号强度明显低于睾丸实质。

精索(spermatic cord)是由输精管、进出睾丸的血管、淋巴管、神经和鞘韧带等包以被膜形成的圆索状结构。精索始于腹股沟管腹环,经腹股沟管及其皮下环,入阴囊终于睾丸后缘。精索的走行及其一些组成成分在 MRI 上能被显示。

阴茎主要由两个阴茎海绵体和尿道海绵体组成,外面包以筋膜和皮肤。阴茎海绵体左右各一,为两端细的圆柱体,位于阴茎的背侧。尿道海绵体位于阴茎海绵体的腹侧,尿道贯穿于全长。男性尿道自膀胱颈部至尿道口,可分为球部、膜部和前列腺部。尿道有三个解剖上的狭窄部,分别位于外口、膜部和内口。有两个生理性弯曲,呈 S 型。第一个弯曲在尿道球部,称为耻骨下弯曲;第二个弯曲在尿道膜部,称为耻骨前弯曲。海绵体 T_1WI 为等信号,T_2WI 为高信号,MRI 可清晰分辨出海绵体、尿道内膜及阴茎皮下结构。

第三节　常见疾病 MRI 表现

一、前列腺囊肿

(一)临床表现与病理特征

前列腺囊肿(prostate cyst)分为先天性和后天性两种。前者也称副中肾管囊肿,常见于中年,位于中线。常合并其他生殖系统异常。后天性前列腺囊肿主要指前列腺潴留囊肿。

前列腺囊肿症状类似良性前列腺肥大,尿急、尿频、排尿困难、尿流变细、残余尿及尿潴留。先天性前列腺囊肿常伴有尿道下裂、隐睾、肾发育不良或不发育。

（二）MRI 表现

前列腺囊肿局限于前列腺内，也可突向膀胱。较大的囊肿可使前列腺局部增大，形态失常。囊肿大多数为单房，边缘锐利，壁菲薄，MRI 不易显示，囊肿直径多在 0.5~3cm 之间。囊肿大多 T_1WI 为均匀低信号，T_2WI 为均匀高信号，与尿液信号强度相似。囊腔内部含黏液时，可为短 T_1 信号。增强检查无强化。

（三）鉴别诊断

精囊囊肿多位于前列腺基底部的两侧，轮廓大部分位于精囊内，与前列腺有较厚的包膜相隔，邻近的前列腺受压改变。

【专家指点】

前列腺囊肿主要包括真性前列腺囊肿、苗勒管囊肿、潴留性囊肿以及射精管囊肿。

先天性前列腺囊肿多位于中线处。苗勒管囊肿和真性前列腺囊肿的区别是胚胎的起源不同，苗勒管囊肿多位于精阜水平以上，可向上超出前列腺的轮廓。潴留性囊肿多发生于前列腺的外侧部。射精管囊肿位于前列腺中央带尿道附近，体积多较小。

二、前列腺炎

由于前列腺解剖生理的特殊所在，各种原因引起前列腺充血，使潜在的病原体繁殖而诱发前列腺炎（prostatitis）。病原体可通过直接蔓延、血行和淋巴等途径而感染，尤以直接蔓延最为常见。

（一）临床表现与病理特征

前列腺炎分为细菌性前列腺炎和非细菌性前列腺炎，细菌性前列腺炎又分为急性和慢性前列腺炎。急性细菌性前列腺炎是细菌所致前列腺腺体和腺管的急性炎症，分为充血期、小泡期和实质期三个阶段。临床可有突然发热、寒战、会阴痛伴尿频、尿痛、夜尿。前列腺脓肿（prostatic abscess）是急性细菌性前列腺炎最常见的并发症。脓肿可扩散到前列腺周围、膀胱前间隙、坐骨肛门窝及会阴。

慢性前列腺炎多由急性细菌性前列腺炎迁延而来，可以急性发作。慢性前列腺炎轻者可无症状，有症状者常为早起时尿道外口被分泌物黏合，排尿不适或烧灼感、尿痛、尿急。

（二）MRI 表现

急性细菌性前列腺炎表现为前列腺弥漫增大，T_1WI、T_2WI 信号不均匀，在 T_2WI 高信号内部可见更长 T_2 信号，代表假脓肿形成。T_2WI 外周带可见不均匀低信号。部分患者可出现钙化，小的钙化不容易显示，较大钙化为低信号。

前列腺脓肿表现为前列腺局部增大，T_1WI 可见等信号或低信号，T_2WI 脓肿区域可为高信号，其信号强度较周围带高，病变可以向周围组织浸润。DWI 脓液呈高信号。增强扫描脓肿壁可强化。

慢性前列腺炎表现前列腺可增大或正常，包膜完整，边缘模糊，T_1WI、T_2WI 信号不均匀，以 T_2WI 更为明显。

（三）鉴别诊断

前列腺炎有时需要和前列腺结核鉴别，前列腺结核以液化、坏死为主，边界不清楚，信号不均匀。

【专家指点】

MRI 对小脓肿检出率不如超声或 CT 敏感。因为前列腺周围带 MRI 信号高，难以显示脓肿。

三、前列腺结核

前列腺结核（tuberculosis of prostate）多继发于肾结核及其他泌尿生殖系结核。

（一）临床表现与病理特征

前列腺结核结节融合形成干酪变性或空洞及纤维化，最后形成一硬的坏死纤维块。前列腺结核多见于 20~40 岁，局部肿痛，发展缓慢，合并精囊结核可出现血精及精液减少，如果继发感染，则出现局部红肿，破溃可形成瘘管。

（二）MRI 表现

前列腺结核病变较小时，其形态、大小可无异常，病变较大时前列腺不规则肿大，T_1WI 为低信号，T_2WI 为高信号。内部出现干酪样变，空洞形成和纤维化时，为混杂信号，与正常组织分界不清。干酪样变在 T_1WI 呈高信号。纤维化在 T_2WI 呈不规则低信号。增强后病灶呈不规则较明显强化。

（三）鉴别诊断

1. 前列腺结核以液化、坏死为主，边界不清楚，信号不均匀。前列腺癌边界较清楚，以浸润生长为主，信号比结核均匀。

2. 前列腺结核钙化多位于外周带，呈斑点状。而前列腺结石多位于移行带，呈弧形。

【专家指点】

临床症状最明显的男性生殖系结核是附睾结核，但从病理来看，最常见为前列腺结核。

四、前列腺增生

前列腺增生（prostatic hypertrophy）是老年人常见疾病，是男性膀胱流出道阻塞的主要原因。

（一）临床表现与病理特征

前列腺由腺体和平滑肌组成。前列腺增生主要是移行带和尿道周围的腺体增殖，逐渐增大占据中央带，导致前列腺体积增大，外周带受压萎缩，形成包膜样改变。增大的前列腺部分可突入膀胱基底，严重时可引起膀胱颈梗阻，并继发感染、结石，甚至造成输尿管反流，肾积水和肾功能损害。

（二）MRI 表现

前列腺增生表现为前列腺对称性体积增大，轮廓光整，前列腺横径大于 5cm，或前列腺上界超过耻骨联合上缘 2～3cm，可凸向膀胱、压迫精囊。T_1WI 上增大的前列腺呈均匀低信号，T_2WI 上增大的前列腺的周围带仍维持正常较高信号，并显示受压变薄，而中央带和移行带明显增大。

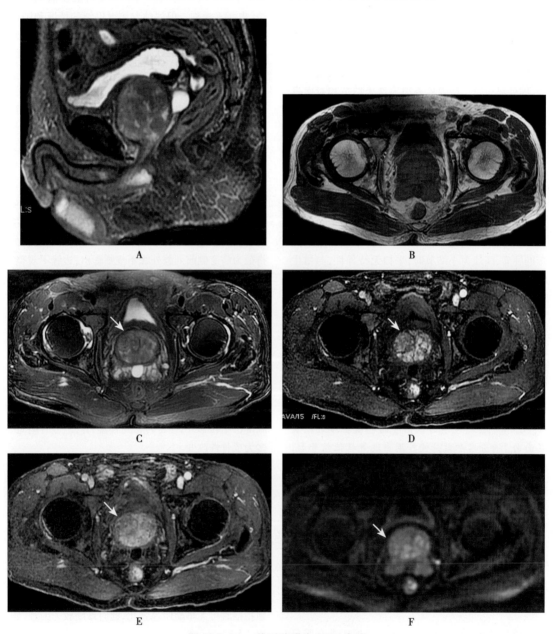

图 10-3-4-1　前列腺增生 MRI 表现

A. 矢状面脂肪抑制 T_2WI，前列腺体积明显增大，信号欠均匀，尿道和膀胱受压、移位；B. 轴面 T_1WI，前列腺增大，呈中等信号，增生结节不易分辨；C. 轴面脂肪抑制 T_2WI，前列腺信号不均匀，较大增生结节呈等信号，外周可见纤维假包膜形成的低信号环（箭）；D. 动态增强扫描早期，增生结节轻度不均匀强化，纤维假包膜显示清晰（箭）；E. 增强扫描延迟期，增生结节进一步强化，呈中等程度强化信号（箭），与周围前列腺组织信号趋于一致；F. DWI（b = 1000s/mm²），增生结节呈相对低信号（箭）

冠状面和矢状面观察前列腺增生的形态最有利,并可显示膀胱出口受压情况。增生结节 T_1WI 为稍微低信号。由于结节内部的组织成分不同,T_2WI 信号为多样性,以腺体为主要成分,表现为高信号,以基质为主要成分则为低信号。两种成分的混合型一般为不均匀的中等信号。临床以混合型多见。增生结节周围可见光滑的低信号环,是纤维组织构成的假包膜。结节病灶也可融合并逐渐增大,使中央带体积增大,而外周带受压变薄,甚至形成包膜样改变,即外科包膜。增强检查因为增生结节相对血供丰富,一般强化明显,但多不均匀,动态增强检查延迟趋于均匀。在高 b 值 DWI,增生结节呈中低信号(图 10-3-4-1)。

前列腺增生突向膀胱时膀胱壁一般无不规则增厚,精囊受压也无异常信号改变。

(三) 鉴别诊断

大多数前列腺癌起源于周围带,而增生结节发生在中央带,且周围带信号正常。少数起源于中央带的肿瘤,病灶为小结节时,平扫无特异性,与增生结节无法区分。当结节增大,可突出轮廓外或出现坏死,累及外周带和周围组织时,则前列腺癌可能性大。如果中央带病灶向膀胱内部呈明显不规则隆起;精囊内部出现非出血的异常信号,考虑前列腺癌侵袭的可能。增强扫描对鉴别发生在中央带的前列腺癌较平扫有意义。前列腺癌中央带结节病灶呈弥漫均匀强化,而不同于增生结节的不均匀强化。

【专家指点】

1. 前列腺增生有时低信号的包膜在接近精囊层面由于部分容积效应使外周出现带状低信号影,尤其在体位不对称而在一侧出现时,不要误认为肿瘤。

2. 前列腺外科假包膜不是一个真正的解剖结构,而是代表移行带和周围带之间的边缘,当前列腺增生所致移行带明显增大时,外科假包膜很明显被显示出来。

五、前列腺癌

前列腺癌(carcinoma of prostate)近年来有明显增长的趋势,多见于老年人。

(一) 临床表现与病理特征

前列腺癌通常发生在周围带,多发生在腺体的被膜下。早期症状类似前列腺增生,肿瘤增大时压迫膀胱颈或尿道,出现下尿路梗阻的症状,若出现血尿则多为晚期。晚期还会发生膀胱和会阴部位疼痛等转移体征,绝大多数为骨转移。

前列腺癌的诊断常需要临床检查和组织学检查确诊。直肠指诊和经超声穿刺活检是诊断前列腺癌的重要检查方法。直肠指诊可触及前列腺硬结,表面不规则。但评估盆腔淋巴结的情况和肿瘤对周围组织的侵袭程度仍需要影像学检查。此外前列腺特异抗原(PSA)的检测有利于前列腺癌的早期诊断。

(二) MRI 表现

前列腺癌的显示主要依靠 T_2WI,表现为周围带有低信号缺损区,和正常高信号的周围带有明显差异。T_1WI 癌组织与正常前列腺信号相近(图 10-3-5-1),无法发现局限于前列腺内部的肿瘤。癌结节在 DWI 为高信号,ADC 值下降。

当肿瘤局限于前列腺内部,前列腺的外缘完整。前列腺的包膜在 T_2WI 为线样低信号。MRI 能直接观察前列腺癌是否穿破包膜,前列腺癌侵犯包膜的指征为病变侧前列腺外缘不规则膨出,边缘不规整,双侧神经血管丛不对称。肿瘤侵犯前列腺周围脂肪在 T_1WI 观察最好,显示肿瘤穿破包膜,进入周围高信号的脂肪区,神经血管丛或前列腺直肠窝内部的脂肪消失等征象。

MRI 对显示前列腺癌侵犯精囊敏感,低信号的肿瘤从前列腺基底部进入和包绕精囊腺,导致正常 T_2WI 高信号的精囊内部出现低信号灶以及前列腺精囊角消失(图 10-3-5-2)。前列腺癌转移较常见,除淋巴结转移外,还常转移到骨盆、脊柱、股骨附近,多为成骨性改变。

注射对比剂后 MRI 增强扫描时,前列腺癌为血供不丰富肿瘤,但病灶仍比周围带正常组织强化明显。动态增强检查有利于前列腺癌的检出、定性和分期。大多数肿瘤病灶在增强早期强化明显,边界较清;中期仍强化明显,但此时周围正常组织也强化明显,病变与正常组织分界不清;晚期及延迟扫描病灶信号下降,部分为低信号。出现此种强化模式时诊断较为容易。但是,有些前列腺癌病灶在动态增强扫描时可无早期明显强化,此时诊断较为困难(图 10-3-5-3)。

MRS 对早期前列腺癌的诊断有比较大的帮助。前列腺癌 MRS 上表现为较高的 Cho 峰,同时其标志性 Cit 峰明显减低(图 10-3-5-4),Cho+Cre/Cit 比值明显增高。MRI 与三维 MRS 结合是目前最为理想的影像检查方法。

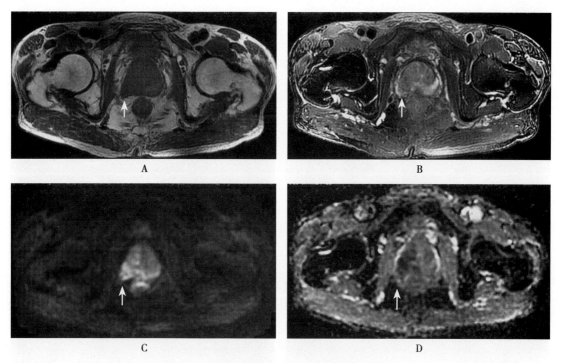

A B

C D

图 10-3-5-1 前列腺癌

A. 轴面 T_1WI,右侧前列腺外周带结节状外突,呈稍低信号(箭),病变与正常前列腺组织分界欠清;B. 轴面脂肪抑制 T_2WI,前列腺右侧外周带正常高信号消失,变为稍低信号(箭);左侧外周带正常高信号残存;C. DWI($b=1000s/mm^2$),癌灶区呈高信号(箭);D. 灰阶 ADC 图,癌灶区呈低信号(箭),提示局部水分子弥散受限

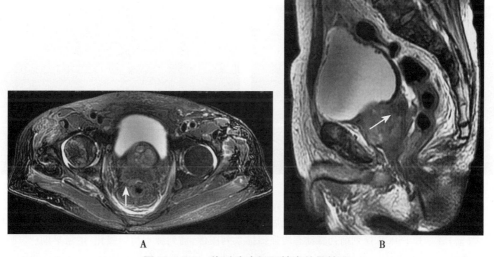

A B

图 10-3-5-2 前列腺癌侵犯精囊并骨转移

男,83 岁,血 TPSA 升高 1 年伴排尿困难;A. 轴面脂肪抑制 T_2WI,双侧精囊腺区呈片状低信号,以右侧为著(箭),双侧精囊角消失;B. 矢状面普通 T_2WI,精囊腺区可见结节状低信号(箭);右侧股骨头、髂骨、耻骨和腰骶椎正常信号消失,可见大片不均匀低信号,提示骨转移

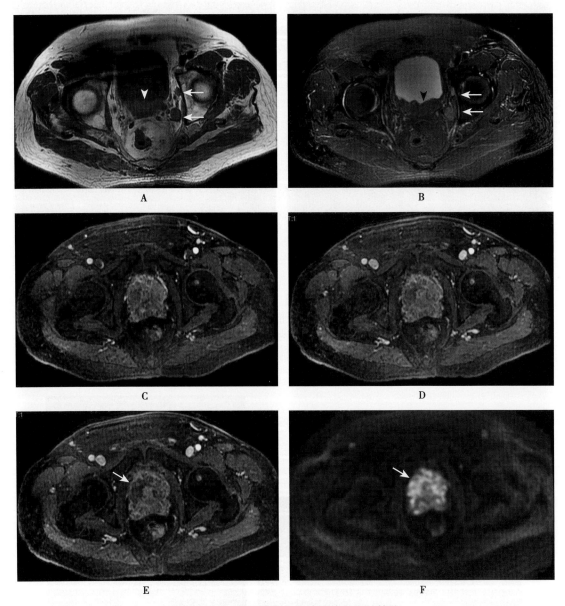

图 10-3-5-3　前列腺癌侵犯膀胱伴淋巴结转移

A. 轴面 T_1WI；B. 轴面脂肪抑制 T_2WI，膀胱后壁局部增厚，呈均匀中等信号（箭头），盆腔左侧淋巴结
增大（箭）；C ~ E. FSPGR 序列前列腺动态增强扫描系列图像，前列腺不均匀强化：增强早期（C）肿瘤
病灶强化不明显；增强中期（D）肿瘤仍无明显强化，而此时周围前列腺组织明显强化；延迟期增强扫
描（E）肿瘤病灶呈相对低信号（箭）；F. DWI（b = 1000s/mm²），前列腺右侧肿瘤组织呈高信号（箭）

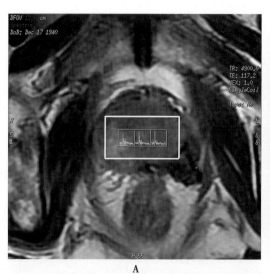

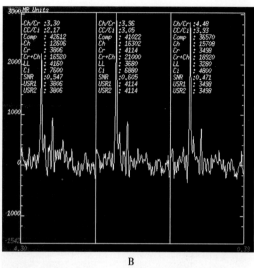

图 10-3-5-4 前列腺癌 MRS

A. 多体素 MRS 检查感兴趣区定位图;B. 感兴趣区代谢物 MRS 波谱图,可见三个区域 Cho 峰值均明显升高,Cit 峰值降低,Cho+Cre/Cit 比值自左向右分别为 2.17、3.05、3.93(正常比值小于 0.75)

(三) 鉴别诊断

1. **良性前列腺增生** 局部不规则增生结节多发生于中央带,与发生于中央的前列腺癌平扫影像相似,难以鉴别。当中央带的肿瘤侵犯外周带精囊时才能根据影像进行诊断。临床的测定和动态增强对两者的鉴别有一定帮助。增强早期增生结节呈不均匀强化,不同于前列腺癌弥漫较均匀的强化,前列腺癌测定 PSA 明显高于前列腺增生。此外,前列腺增生时精囊只是受压推移,而无肿瘤侵犯征象。

2. **膀胱癌侵犯前列腺** 前列腺与膀胱底关系密切,任何一方的癌都很容易侵犯另一方。甚至膀胱和前列腺癌合并发生。但膀胱癌侵犯前列腺时肿块大部分位于膀胱,周围的膀胱壁也不规则增厚,前列腺与膀胱分界消失。矢状及冠状面能观察肿瘤形态及侵犯的整体表现对判断起源有帮助,动态增强也有助于进一步判断。

3. **发生于周边带的良性病变** 有些发生于周边带的良性病变也表现为低信号,如局限性前列腺炎、肉芽肿性病变。动态增强容易鉴别,动态增强早期前列腺癌常有强化,炎症通常为片状,一般延迟强化。前列腺活检后出血也可出现低信号灶,但一般为高信号。

【专家指点】

前列腺癌 MRI 检查应在活检手术前进行,否则活检后的出血可造成诊断上的混淆。

六、精囊先天性畸形

精囊先天性畸形包括精囊不发育和精囊囊肿等。

(一) 临床表现与病理特征

精囊不发育可为一侧或双侧,单侧精囊不发育常合并同侧肾脏不发育及输精管缺如,双侧精囊不发育可导致不育。

精囊囊肿分为先天性和后天性囊肿,绝大多数是先天性。先天性精囊囊肿是由于精囊导管远端畸形,引起射精管闭锁或堵塞,形成先天性囊肿。后天性囊肿是炎症后遗留改变,常含有棕色液体,内部含有精子,常见出血,囊壁厚,有时钙化。

30～40 岁时,精囊囊肿开始有症状,出现腹腔、盆腔或会阴痛以及尿痛、射精痛,可伴有附睾炎或前列腺炎。囊肿也可合并感染。

(二) MRI 表现

精囊不发育可为一侧或双侧,单侧多见,常伴有同侧的输尿管和(或)肾脏的发育异常。MRI 检查可以明确诊断。

精囊囊肿可为多房或单房。单纯性囊肿 T_1WI 为低信号,T_2WI 为高信号。复杂性囊肿其信号改变依囊肿内部液体成分的不同而定,囊肿内部常合并出血。

（三）鉴别诊断

精囊囊肿有时容易和小输尿管囊肿或膀胱憩室混淆，膀胱造影或 MRU 可以鉴别。

【专家指点】

精囊不发育常合并肾发育不全，因此需要增加肾检查。

七、精囊炎

精囊炎（gonecystitis）往往是从前列腺炎蔓延而来或合并附睾炎。

（一）临床表现与病理特征

精囊与前列腺共同开口于后尿道，关系密切，故精囊炎常与前列腺炎同时发生。精囊炎主要由尿道或前列腺炎蔓延而致，可有尿潴留，少数为血行感染。

急性精囊炎，精囊黏膜充血水肿，精囊肿大，进而可形成脓肿，触之有波动感和压痛，甚至可破溃到精囊周围。慢性精囊炎表现与慢性前列腺炎相似，有时可出现积液，部分可有血精。慢性精囊炎可以引起憩室或囊肿形成。

（二）MRI 表现

急性精囊炎表现为精囊对称性增大，其张力增加，可近似椭圆形。精囊内部迂曲的管状结构明显扩张。急性精囊炎 T_1WI 为等信号或低信号，T_2WI 为较高信号。合并出血时 T_1WI 呈高信号（图 10-3-7-1），有纤维组织增生可出现低信号。精囊与周围脂肪组织的界面模糊。

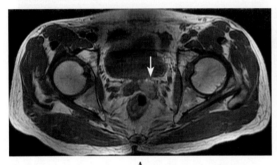
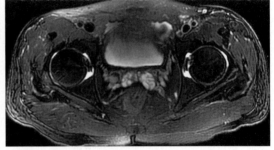

图 10-3-7-1　左侧精囊炎合并出血

男，45 岁，血精 3 个月，超声提示左侧精囊强回声；A. 轴面 T_1WI，双侧精囊形态对称，左侧精囊呈高信号（箭）；B. 轴面脂肪抑制 T_2WI，双侧精囊信号无明显异常

精囊脓肿常由急性精囊炎演变而来，T_1WI 表现为局灶低信号，T_2WI 为高信号，病灶可以浸润至邻近的精囊周围脂肪。

慢性精囊炎主要表现为精囊萎缩，精囊腺管壁增厚，精囊内液体明显减少，T_2WI 信号减低。

（三）鉴别诊断

慢性精囊炎有时不容易和肿瘤鉴别，结合病史或邻近组织情况，才有可能正确诊断。

【专家指点】

正常状态下射精后两侧精囊对称性缩小。超声可对比射精前后精囊形态变化，如果射精后精囊不收缩或仅一侧缩小，可提示炎症的程度及其对精液功能的影响。

八、精囊癌

（一）临床表现与病理特征

精囊原发性恶性肿瘤发病率低，最常见者为腺癌，常发生在 60～80 岁。可出现会阴部疼痛、尿痛、排尿困难、血精、血尿，最后形成尿路梗阻。

（二）MRI 表现

MRI 检查精囊明显增大，形态不整齐，信号不均匀，T_2WI 上正常高信号的精囊腺组织消失，被不均匀的低信号灶所代替，边缘不规则。其内部可见坏死囊变区。晚期肿瘤可侵犯盆腔壁、前列腺、膀胱及直肠。

（三）鉴别诊断

与前列腺肿瘤侵犯精囊鉴别困难，但精囊明显增大，形态不整齐，肿块的最大径位于精囊内部。

【专家指点】

精囊肿瘤可阻塞精囊管，形成精囊囊肿。

九、隐睾

正常睾丸在胚胎第 7 个月时下降到腹股沟管，再从腹股沟管内环经腹股沟管出环而进入阴囊底部,1 岁时大多数已正常下降。

（一）临床表现与病理特征

位于正常下降途径的睾丸为真正的隐睾（cryptorchidism），分为三类：腹部内隐睾，在肾下极与腹股沟管内环之间；腹股沟管隐睾，位于内外腹股沟环之间；阴囊前隐睾，位于阴囊顶，在腹股沟管下方，阴囊上方。

未降入阴囊内部的睾丸常有不同程度的发育不全，可单侧或双侧，以单侧多见。其后果是生育能力下降或不生育，也可以恶变成睾丸肿瘤，最常见为精原细胞瘤。临床大多数无明显症状。隐睾侧阴囊空虚，未能触及睾丸。

临床上手触及不清楚的睾丸除隐睾外，还可见其他原因，如睾丸未发育或发育不全，睾丸下降不全和继发性睾丸萎缩。

（二）MRI 表现

MRI 能确诊隐睾，能准确显示隐睾的位置。沿睾丸沉降路径扫描，冠状面显示隐睾较好，表现为睾丸下降途径中的一圆形或椭圆形影，与腹股沟管长轴一致，没有萎缩的隐睾与正常睾丸信号相同，萎缩后发生纤维化 T_2WI 信号降低。

隐睾的大小和信号强度随患者的年龄而变化。儿童隐睾大小和信号强度较正常睾丸减低。

如果睾丸的下降通道范围未发现睾丸，就应该考虑异位睾丸的可能，应该注意检查前腹壁、股三角、腹膜与阴茎根部。

（三）鉴别诊断

1. 腹股沟淋巴结　多为圆形，位于腹股沟韧带的下方，靠近股或髂血管，但淋巴结 T_2WI 信号明显低于脂肪，而隐睾常高于脂肪。

2. 腹股沟疝　一般体积比较大，T_1WI 因为肠道内部所含脂肪为高信号与隐睾信号不同。

【专家指点】

1. 有时睾丸引带在 T_1WI、T_2WI 都为低信号，不要误认为纤维化的隐睾。

2. 对 35 岁以下双侧无睾丸的患者，临床可通过内分泌检查而确诊。35 岁以上的患者内分泌检查不可靠，即使腹部有睾丸存在，也会发生严重的萎缩，从而阻止了激素的分泌，但一个睾丸缺如的患者激素水平也可以正常。必须通过影像学确定另一侧睾丸是否存在及存在位置和状态。

十、睾丸原发性肿瘤

睾丸肿瘤可分为原发性和继发性，一般是原发性，继发性罕见。

（一）临床表现与病理特征

睾丸原发性肿瘤多为恶性。原发性肿瘤又分为生殖细胞瘤和非生殖细胞瘤。生殖细胞瘤又分为精原细胞瘤（seminoma）和非精原细胞瘤。精原细胞瘤占睾丸肿瘤的 95%，非精原细胞瘤有胚胎瘤、畸胎瘤等。非生殖细胞瘤有纤维瘤、血管瘤、淋巴瘤。

精原细胞瘤最常见于 25～40 岁，畸胎瘤最常见于儿童，生长缓慢，肿瘤内部有不同上皮细胞团、腺体、囊肿、骨、软骨以及神经等。畸胎癌是由于畸胎瘤所包含的各种组织分化不良所致。淋巴瘤多见于50 岁以上。

睾丸肿瘤最常见症状为睾丸无痛性肿大，如果有出血或坏死，可引起急性睾丸肿大及疼痛。如果转移至其他组织、器官，可有相应的表现。

（二）MRI 表现

精原细胞瘤单侧睾丸明显增大，信号均匀。T_1WI 与正常睾丸相近，T_2WI 低于正常睾丸，并可见低信号的纤维假包膜，若低信号的纤维假包膜消失或中断，常提示肿瘤向睾丸外侵犯。

胚胎瘤表现为睾丸不规则增大，T_1WI 呈不均匀等、略低信号，T_2WI 呈高或低信号，多以低信号为主，有时可见低信号的包膜显示。畸胎癌恶性程度高，往往侵犯睾丸筋膜并累及附睾。

大多数睾丸淋巴瘤为全身淋巴瘤的一部分，但也可以原发于睾丸，该病以双侧多见，与正常睾丸组织分界不清楚，T_1WI、T_2WI 均为均匀或不均匀的低信号，有时可以为等信号。

（三）鉴别诊断

1. 急性睾丸炎　表现为睾丸肿大，信号均匀，结合其有急性感染史，睾丸肿痛以及抗感染治疗有效等表现。

2. 睾丸结核　表现为睾丸肿大，信号不均匀，但其常继发于泌尿生殖系结核，常与附睾结核并存。

3. 睾丸淋巴瘤　多发于老年人，以双侧多见；精原细胞瘤主要发生在青壮年，很少双侧受累。

【专家指点】

睾丸精原细胞瘤质地均匀，很少有坏死或出血。非精原细胞瘤类的肿瘤含有不同成分，易出血或坏死。二者临床治疗方法完全不同，精原细胞瘤以放疗为主，非精原细胞瘤以化疗为主。

十一、鞘膜积液

（一）临床表现与病理特征

鞘膜积液是由于睾丸周围的鞘膜囊内部集聚的液体异常增多而形成。其中以睾丸鞘膜积液最常见,其次为精索鞘膜积液、交通性鞘膜积液以及婴儿型鞘膜积液。鞘膜积液量少时,一般无明显症状。当大量积液时,囊内张力增高可有下坠感。

(二) MRI 表现

睾丸侧方或上方呈圆形、椭圆形或梨形囊状病灶,T_1WI 为低信号,T_2WI 为高信号,液体集聚可以是单房或多房,其中多房囊肿内部纤维间隔在 T_2WI 为低信号。鞘膜积液与睾丸信号相似,但睾丸的白膜 T_2WI 仍为低信号能区分睾丸内外的病变。感染性或血性积液信号多不均匀。

(三) 鉴别诊断

腹股沟疝可见阴囊疝入的肠系膜脂肪和小肠内部气体被明显显示,伴有同侧腹股沟管增宽,而且肠管可以回复到腹腔,增加腹压或站立后又复出现。

【专家指点】

睾丸鞘膜积液在睾丸一侧壁,精索鞘膜积液沿精索分布,交通性鞘膜积液和婴儿型鞘膜积液包绕睾丸,向精索延伸。

十二、睾丸及附睾炎症

(一) 临床表现与病理特征

睾丸炎(testitis)和附睾炎(epididymitis)多发生于 35 岁以上有性生活史的患者。致病菌通过输精管进入附睾或通过淋巴系统入侵至附睾、睾丸。附睾炎早期是蜂窝织炎,有小脓肿,鞘膜分泌脓液,精索增厚。后期附睾管纤维化可使管腔阻塞。如为双侧附睾炎,可发生男性不育。附睾炎进一步发展累及睾丸。临床局部疼痛,附睾肿大,局部压痛,阴囊肿大,继发鞘膜积液。

(二) MRI 表现

MRI 检查表现附睾和(或)睾丸弥漫性不对称增大,邻近阴囊皮肤增厚和水肿。附睾和(或)睾丸在 T_2WI 常为均匀或不均匀高信号,常合并鞘膜积液。慢性期在 T_2WI 常为低信号,精索内部大量的精子蛋白可使血管扭曲、扩张和睾丸变形。若有脓肿形成,附睾、睾丸形态不规则,局部肿胀,在 T_1WI 常为低信号,在 T_2WI 常高低信号并存,且信号不均匀,增强可见脓肿周边不同程度强化。慢性改变与病理改变有关,纤维增生所致附睾、睾丸硬化使 T_2WI 信号降低。

(三) 鉴别诊断

睾丸、附睾弥漫性肿大有助于睾丸肿瘤的鉴别。

十三、附睾及睾丸结核

(一) 临床表现与病理特征

睾丸结核(tuberculosis of testis) 常继发于肾结核。附睾结核(tuberculosis of epididymis)早期病变位于尾部,可沿输精管蔓延到附睾尾,最后波及整个附睾,阴囊皮肤可有炎性浸润与附睾粘连。病变主要是干酪样变和纤维化,结核侵犯输精管时管壁增厚、变粗呈串珠状。睾丸结核继发于附睾结核,临床有阴囊疼痛、肿胀,附睾、睾丸变硬。

(二) MRI 表现

附睾结核表现取决于病变的成分。病变由肉芽组织、纤维组织和干酪成分构成。附睾、睾丸明显增大,轮廓不规则,在 T_1WI 为低信号,在 T_2WI 病变主体仍呈低信号,但内部信号不均匀,可见斑点状高信号灶。当病变比较大时,睾丸有轻度受压改变。病变一侧常有鞘膜积液。增强检查病变周边呈不规则环形强化。

(三) 鉴别诊断

睾丸、附睾结核如果有钙化,可以和肿瘤鉴别。一般肿瘤信号更均匀些。

十四、睾丸精索扭转

(一) 临床表现与病理特征

当精索扭转时,精索静脉引流堵塞形成水肿、出血,由于阴囊无侧支循环、睾丸动脉流通受阻,睾丸出血坏死。大多数见于青年男性,急性可有外阴痛、肿胀、恶心、呕吐、休克等症状。

(二) MRI 表现

MRI 检查在急性期精索扭转的睾丸仅仅体积增大,信号无明显改变;中期,精索扭转的睾丸有弥漫性亚急性出血,在 T_1WI、T_2WI 均呈高信号;慢性期,精索扭转的睾丸在 T_2WI 信号减低。

【专家指点】

临床上有一部分睾丸精索扭转难与附睾炎症相鉴别,故影像学检查有助于明确诊断。尤其超声睾丸精索扭转可见内部血流减少。

十五、精索静脉曲张

(一) 临床表现与病理特征

精索静脉曲张(varicocele)是指精索蔓状静脉丛的伸长、扩张和迂曲,常发生于左侧。其可以是原发的或继发于腹部病变压迫睾丸静脉所致。精索静脉急性曲张多为肾脏或后腹膜肿瘤压迫所致。部分患者可有不育症。

（二）MRI 表现

MRI 能连续清晰显示腹股沟管至睾丸的精索结构，表现在睾丸的后外侧，邻近睾丸头一堆曲张的静脉，并延伸到精索。曲张的静脉有流空现象，表现为无信号区。当曲张的静脉血流缓慢，常常没有流空现象，表现 T_1WI 为中等信号，T_2WI 为高信号。增强 MRI 可见强化迂曲的血管结构。

【专家指点】

1. 正常人精索静脉宽度不超过 2mm。

2. 精索静脉曲张的患者，睾丸可有不同程度的萎缩，但睾丸内部信号无明显差别。

十六、腹股沟疝

腹股沟疝是最常见的婴幼儿先天性异常，是由于腹膜袋未闭，因此存在腹膜腔与鞘膜间通道。由于绞锁可有急性症状，如外阴疼痛、呕吐等。腹股沟疝通常由临床诊断，很少需要影像诊断。MRI 检查表现根据疝入阴囊内容物的不同而异，如疝入的肠系膜脂肪和小肠内部气体能被明显显示，伴有同侧腹股沟管增宽。

第四节　MRI 检查与诊断注意事项

1. 由于 CT 检查对睾丸具有放射性损伤，可能造成不育，所以一般常采用超声和 MRI。

2. 前列腺的纤维包膜在常规体线圈中发现率比较低，应用直肠线圈有所改善。

3. 前列腺外科假包膜，它实际上不是一个真正的解剖结构，而是代表移行带和周围带之间的边缘。当前列腺良性增生所致移行带明显增大时，外科假包膜就可以很明显地被显示出来。

4. 目前直肠指诊和血清 PSA 检查是诊断前列腺癌的首选方法，超声引导下行前列腺穿刺活检是前列腺癌的确诊方法。MRI 是对前列腺癌分期的一种最有效的影像手段。经直肠内线圈的应用已使

MRI 对前列腺癌分期的准确度高于经直肠超声，最重要的特点是它对前列腺癌是否有包膜浸润和精囊侵犯判断的准确度更高。

5. 前列腺癌在 T_2WI 比正常组织更低信号的特征是由于正常前列腺周围带组织富含水，T_2 弛豫时间更长所致。

6. 前列腺癌肿瘤侵犯前列腺周围脂肪在 T_1WI 显示最佳，也可以在脂肪抑制 T_2WI 显示。另外，边缘不齐或有条纹状异常信号在 T_2WI 出现时，提示肿瘤侵犯周围脂肪。

7. MRI 征象在区分何种睾丸肿瘤时，有一定的鉴别诊断价值，如果肿块信号明显不均匀且伴有脂肪信号，应该考虑恶性畸胎瘤；无脂肪信号而肿块信号明显不均匀以及强化程度较明显，应该考虑胚胎性癌；肿块信号较均匀且强化程度不明显，应该考虑精原细胞瘤。

（谭艳　王效春　张辉）

参 考 文 献

1. 李吉昌. 泌尿男性生殖系统影像诊断学. 山东：科学技术出版社，2000

2. 叶滨宾. 泌尿生殖系统影像鉴别诊断指南. 北京：人民军医出版社，2005

3. 韦嘉瑚. 泌尿生殖系统疾病影像学. 北京：科学出版社，2004

4. 李松年. 中华影像医学：泌尿生殖影像诊断学. 北京：人民卫生出版社，2002

5. 王霄英，周良平，蒋学祥，等. 前列腺三维磁共振波谱成像的初步研究. 中国医学影像技术，2002，18(11)：1154-1157

6. 陈敏，欧阳汉，全冠民，等. 体部磁共振诊断学. 福建：福建科学技术出版社，2010

7. Kwock LA. Tuning in tumor activity with proton MR spectroscopy. AJNR，2001，22(3)：807-811

8. Zakian KL, Eberhardt S, Hricak H, et al. Transition zone prostate cancer: metabolic characteristics at MR spectroscopic imaging-initial results. Radiology，2003，229(4)：241-249

第十一章　女性盆腔疾病MRI诊断

近年来 MRI 检查在诊断女性盆腔疾病方面的应用明显增多。与 CT 检查比较,MRI 的优势可概括为:①软组织对比度好,分辨力高,可提供多平面影像,这有利于清晰显示生殖器官的解剖形态和组织构造,如子宫的带状解剖;②多序列、多参数扫描形成不同的加权像,可以根据正常或病变组织的 MR 信号强度变化对其定性分析,如液体、出血、脂质等;③可以不注射血管内对比剂,利用自旋回波的流空效应直接显示较大的动脉和静脉结构;④无 X 线辐射,对孕妇相对安全。但是,在临床实践中 MRI 检查受到很多因素的制约。目前妨碍 MRI 普及应用的因素有:①MRI 系统设备昂贵,难以普及;②预约及检查时间较长,应用不方便;③检查费用较高,增加诊疗成本;④对其诊断价值的研究相对不足,诊断特异性有待提高;⑤有禁忌证。

目前,妇科超声检查仍然是诊断女性盆腔疾病的首选。当超声检查不能满意显示子宫和附件结构或异常时,可申请 MRI 检查。在显示先天性子宫发育异常和诊断大多数获得性妇科疾病方面,尤其是在治疗前评估子宫恶性肿瘤以及对附件肿物定性诊断时,MRI 已成为主要的影像学检查方法之一。本章将分别论述女性盆腔 MRI 检查技术、正常 MRI 解剖、常见疾病 MRI 表现以及鉴别诊断要点。

第一节　检查方法、扫描序列和图像特征

MRI 检查女性盆腔时,有许多扫描序列可供选择。由于女性盆腔脏器在解剖结构和生理变化等方面与男性明显不同,因此两者的扫描方案也不相同。如何选择和合理应用扫描序列,取决于临床要求解决的具体问题、现有 MRI 系统性能以及专家(如 MRI 室的技术员、接诊医师、临床医师)的经验。这可以理解为什么放射科要求临床医师在填写申请单时提供详细病史、初步诊断、检查目的等信息。随着 MR 扫描机的软件和硬件更新换代,女性盆腔器官的 MRI 检查技术也在不断改进。例如,高场 MR 扫描机可以进行屏气快速 T_2WI、双回波 T_1WI、高 b 值 DWI 和多期多层面动态增强 T_1WI 检查。目前,国内外尚未形成一个统一的女性盆腔疾病 MRI 检查规范,各医疗单位一般根据自己的经验开展工作。通常的做法是,在随机预置扫描序列的基础上,MRI 室的工作人员根据患者病情和检查目的,选择 3～5 个脉冲序列并适当调整参数(如层厚、层数、矩阵、视野、断层方向、频率与相位编码方向等)后执行扫描。这里仅介绍一些常用的检查方法、脉冲序列及其图像特点。

一、扫描序列和图像特征

1. 盆腔大视野冠状面 T_2WI　首先,应通过快速扫描序列获得一个大视野(FOV)的冠状面 T_2WI,用以预览或大体评估盆腔脏器解剖结构,并筛查肾脏与输尿管有无先天性异常和积水(图 11-1-1-1A)。扫描序列可采用快速梯度回波(GRE),如 FISP、FI-ESTA 序列,一次屏气完成扫描。参数:TR 3.5ms,TE 1.5ms,FA 45 度,层厚 6～8mm,BH 13 秒,扫描 12 层。子宫内膜、卵泡液、肾盂输尿管膀胱内尿液、椎管内脑脊液以及血液在此序列呈高信号。也可以选择单次激发快速自旋回波序列(SSFSE、SSTSE、HASTE)进行扫描。与 GRE 序列比较,这种图像的优点是磁敏感伪影小,流动的血液表现为低信号;与 SE 及 FSE 序列比较,优点是成像速度更快,可以屏气扫描,图像中运动伪影小,缺点是图像清晰度差,分辨力较低,难以显示实性器官内部的小肿瘤病灶。参数:TR 一般取 1420～1750ms,TE 40～90ms。短 TE(40～60ms)扫描时图像信噪比较好,较长 TE 扫描则有利于突出液体的高信号。如果扫描菜单中没有以上快速成像序列,可浏览盆腔 MRI 的定位扫描图像(图 11-1-1-1C)以及普通冠状面 FSE T_2WI(图 11-1-1-1D),以达到类似的评估效果。观察定位扫描图像可在操作台或工作站的屏幕上进行。为减少费用,胶片中通常不包括定位图像。

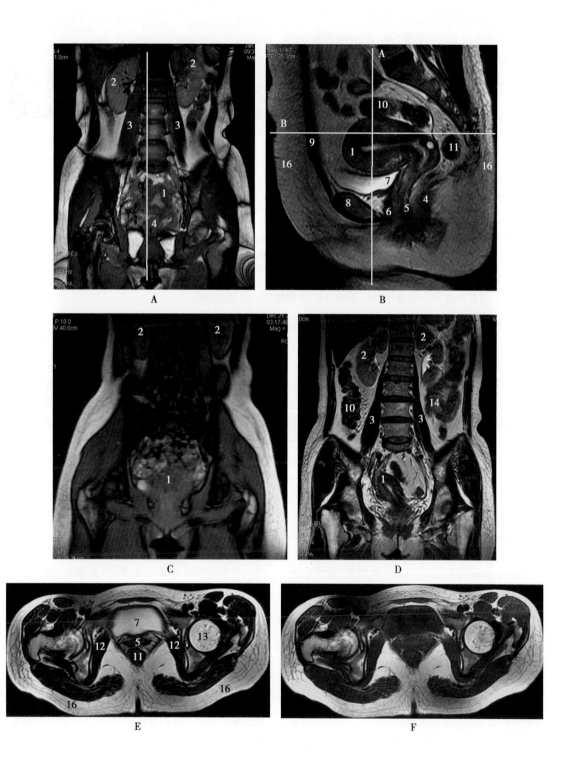

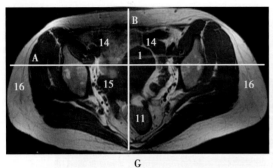

G

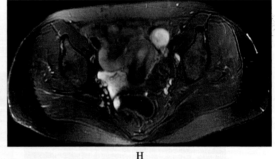

H

图 11-1-1-1　女性盆腔 MRI 检查方法和常用扫描序列

A. 41 岁,大视野冠状面 FIESTA 序列预览图像,屏气扫描 13 秒,可见子宫与双侧肾脏结构正常;图中竖线为矢状面扫描定位线;B. 46 岁,矢状面 FSE T_2WI,AT 2 分钟;子宫呈前倾前屈位,宫体、宫颈和阴道清晰可见;图中竖线(A 线)为盆腔冠状面扫描定位线,横线(B 线)为盆腔轴面扫描定位线;C. 16 岁,由快速梯度回波序列采集的定位图像,AT 11 秒,可见肾脏和宫颈结构;D. 56 岁,大视野冠状面 FSE T_2WI,自由呼吸状态下呼吸门控扫描,AT 2 分钟,可见宫体和双侧肾脏;E、F. 25 岁,膀胱水平轴面 FSE T_2WI、T_1WI,膀胱、阴道和直肠清晰可见;脂肪组织呈高信号,肌肉组织呈中等信号,尿液呈长 T_1、长 T_2 信号;G、H. 45 岁,卵巢水平轴面 FSE T_1WI、抑脂 T_2WI,可见子宫、卵巢和直肠,宫体向左前方倾斜;图中横线(A 线)为盆腔冠状面扫描定位线,竖线(B 线)为盆腔矢状面扫描定位线。1. 子宫;2. 肾脏;3. 腰大肌;4. 肛门括约肌;5. 阴道;6. 尿道;7. 膀胱;8. 耻骨;9. 腹直肌;10. 结肠;11. 直肠;12. 闭孔内肌;13. 股骨头;14. 小肠;15. 右侧附件;16. 皮下脂肪

2. 盆腔轴面、矢状面 T_1WI 和 T_2WI　在冠状面 T_2WI 的基础上,可设计盆腔轴面和(或)矢状面 FSE T_1WI 和 T_2WI 扫描(图 11-1-1-1B、E～H),分别显示盆腔轴面和矢状面断层解剖。一般取层厚 5～8mm,自由呼吸状态下通过门控技术完成扫描。T_1WI 优势为图像对比度好,缺点是扫描时间较长,运动伪影不易消除。参数:TR 小于 500ms,TE 7～15ms,ETL=3。T_1WI 主要用以观察盆腔器官的解剖形态和位置,不易显示器官的内部结构和病变。T_2WI 优势为图像的对比噪声比好,缺点是扫描时间较长,运动伪影降低图像质量,如盆腔内小肠蠕动伪影。参数:TR 2000～5000ms,TE 90～130ms,ETL 8～16。T_2WI 能提供盆腔器官丰富的解剖和病变信息,如子宫的带状解剖、卵巢内卵泡大小和分布特征、盆腔积液等。呼吸门控触发或导航技术有助于消除呼吸运动伪影。

3. 子宫体和宫颈的长轴(矢状面、冠状面)及短轴面图像　盆腔内子宫体纵轴与身体纵轴朝向不一致时,子宫形成前、后、左、右的倾斜关系。加之宫体纵轴与宫颈纵轴朝向不同形成的子宫前屈位、后屈位,使得盆腔的轴面、矢状面和冠状面图像一般不能准确反映宫体与宫颈的断层解剖特征。故当可疑宫体或宫颈病变时,应有针对性地采集宫体或宫颈的长轴与短轴面图像。可根据图 11-1-1-1 所提供的宫体和宫颈倾斜方向及子宫屈度,合理设计扫描层面,

以获得真正的宫体或宫颈矢状面、冠状面及短轴面图像,尤其是 T_2WI。这样做的目的是充分显示子宫内膜和子宫颈管的形态与信号,为发现病变和评估病变范围奠定基础。具体方法如下:先根据宫体和宫颈的倾斜角度设计倾斜矢状面 T_2WI,使扫描层面平行于子宫内膜或子宫颈管方向,获得对应的长轴矢状面 T_2WI(图 11-1-1-2)。由此(倾斜)矢状面 T_2WI,再计划平行和垂直于子宫内膜或子宫颈管的(倾斜)冠状面和轴面 T_2WI,以分别获得对应宫体(子宫内膜)或宫颈(子宫颈管)的长轴冠状面和短轴面图像(图 11-1-1-3)。需要指出,合理选用脉冲序列,再根据宫体或宫颈等病变部位设计个性化扫描层面,是 MRI 诊断子宫内膜及宫颈病变的基本要求。为提高空间分辨力,T_2WI 可采用小 FOV(20～40cm)和薄层扫描(层厚 5～6mm),以清晰显示宫体、宫颈、卵巢的带状解剖以及女性尿道的精细结构。

合适的子宫体长轴冠状面或倾斜冠状面 T_2WI 是观察子宫发育异常的关键,还可评价孕妇的宫内胎儿解剖和发育状况。为了获得清晰的图像,尽可能减轻胎儿活动对图像质量的影响,观察胎儿解剖时一般采用超快速扫描序列,例如,单次激发快速自旋回波 T_2WI(包括 SSFSE、RARE、HASTE),或是稳态自由进动快速梯度回波 T_2WI(包括 true FISP、FIESTA、FFE)。

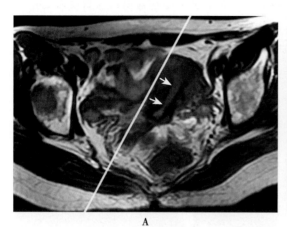

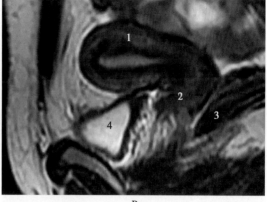

图 11-1-1-2　盆腔 MRI 宫体长轴矢状面 T₂WI 扫描设计

25 岁,月经后第 4 天。A. 盆腔轴面 FSE T₂WI 显示子宫向左前方倾斜,设计宫体矢状面扫描时应使扫描层面(图中斜线方向)平行子宫内膜长轴(双箭头所指),以获得宫体长轴图像;B. 宫体矢状面 FSE T₂WI,子宫体全貌和三层带状解剖清晰显示。1. 子宫体;2. 子宫颈;3. 直肠;4. 膀胱

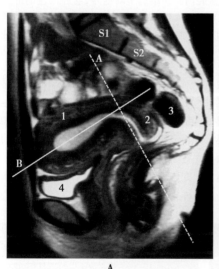

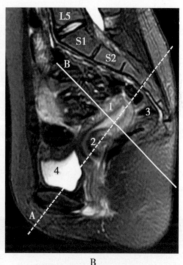

图 11-1-1-3　宫体和宫颈的长轴冠状面及短轴面 MRI 扫描设计

A. 子宫矢状面 FSE T₂WI,子宫呈前倾前屈位;B. 子宫矢状面抑脂 FSE T₂WI,子宫呈前倾后屈位;A 图和 B 图中子宫内膜、宫颈管和阴道完整显示,是理想的长轴矢状面图像;在此矢状面 T₂WI 可分别设计宫体和宫颈的冠状面和轴面扫描,即使扫描层面平行或垂直于子宫内膜和宫颈管。A 图中斜线分别代表宫体(B 线)和宫颈(A 线)的长轴冠状面图像,B 图中斜线分别表示子宫体(B 线)和宫颈(A 线)的短轴面图像;由此扫描示意图可见,个体间子宫位置变异范围很大,宫体或宫颈矢状面、冠状面和轴面图像的扫描层面设计与一般的盆腔扫描可能完全不同。1. 子宫体;2. 子宫颈;3. 直肠;4. 膀胱

4. 脂肪抑制 T_2WI 和 T_1WI 脂肪抑制简称抑脂。以 FSE/TSE T_2WI 和 T_1WI 扫描时,可以选择脂肪抑制或非脂肪抑制。选择脂肪抑制扫描时,扫描野内的脂肪高信号均匀降低,变为低信号。脂肪抑制 T_2WI 使脂肪高信号变为低信号,而含水或液体丰富的组织仍保持高信号(图 11-1-1-4),这不仅有助于鉴别盆腔内含脂性病变和出血,还可突出子宫和卵巢的形态,也使大多数病变更容易暴露(高信号病变在低信号背景中容易被发现)。

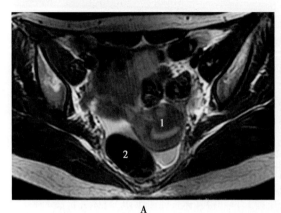
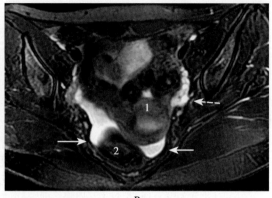

图 11-1-1-4　非脂肪抑制与脂肪抑制 T_2WI

A. 轴面 FSE T_2WI,子宫、直肠轮廓清晰,盆壁与盆腔内脂肪组织呈高信号,盆腔两侧的静脉丛呈点状或条形流空信号(黑色);B. 同层面抑脂 FSE T_2WI,与 A 图比较,脂肪的高信号被均匀抑制,呈低信号;子宫直肠间少量腹水的高信号(箭)清晰可见,但直肠和小肠的轮廓不易分辨;盆腔静脉丛呈高信号(虚箭)。1. 子宫;2. 直肠

脂肪抑制 T_1WI 在保持组织 T_1 特性的同时,使脂肪高信号变为低信号(图 11-1-1-5),这有助于观察注射 Gd-DTPA 后病变组织的强化表现和程度,因此,脂肪抑制技术对增强 T_1WI 扫描至关重要。如果可疑子宫内膜异位症,脂肪抑制平扫 T_1WI 可以敏感而直观地显示小的内膜出血病灶(高信号),并与盆腔内含脂性病变鉴别。

脂肪抑制 T_2WI 和 T_1WI 的不足是:图像背景变暗,信噪比相对较低,图像中组织结构层次减少,一些结构可能难以辨认,这不利于判断肿瘤或炎性病变是否浸润其周围的脂肪组织及器官(图 11-1-1-6)。可见,脂肪抑制图像有助于暴露被脂肪高信号掩盖的病变信号和鉴别诊断,但不利于显示含脂性病变(如皮样囊肿)以及脂肪组织内低信号结构或病变。

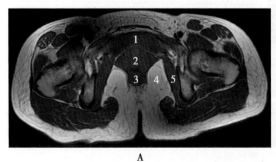
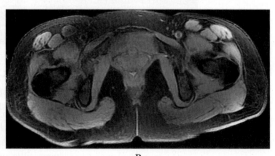

图 11-1-1-5　非脂肪抑制与脂肪抑制 T_1WI

A. 股骨颈水平轴面 FSE T_1WI,盆壁和盆腔内脂肪组织呈高信号,其他软组织结构呈低或中等信号;B. 抑脂轴面 FSE T_1WI,与 A 图比较,脂肪的高信号被均匀抑制,呈低信号。1. 膀胱;2. 阴道;3. 肛管;4. 坐骨肛门窝;5. 闭孔内肌

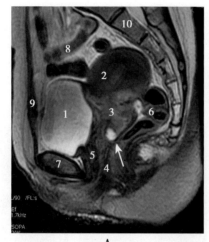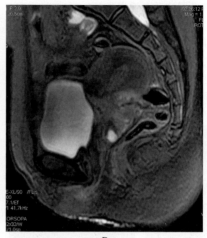

图 11-1-1-6　非脂肪抑制与脂肪抑制 T₂WI

45 岁宫颈癌患者。A. 矢状面 FSE T₂WI,膀胱、子宫及直肠结构清晰可见,宫颈的稍高信号区为肿瘤病变,宫颈口纳氏囊肿呈明显高信号(箭);B. 同层面抑脂 FSE T₂WI,与 A 图比较,盆壁和盆腔内脂肪组织的高信号被均匀抑制,呈低信号;膀胱内尿液、肠管内液体、椎管内脑脊液以及宫颈肿瘤的高信号凸显,但膀胱壁、宫颈与直肠的边界不易分辨。1. 膀胱;2. 子宫体;3. 子宫颈;4. 阴道;5. 尿道壁;6. 直肠;7. 耻骨;8. 小肠;9. 腹直肌;10. 骶骨

5. 梯度回波同相位和反相位 T₁WI　不仅可提供 T₁ 加权性质的断面解剖图像,还可通过观察同层面不同相位图像中 MR 信号强度的变化,鉴别脂肪和出血性病变。其机理是,脂质或脂肪在同相位 T₁WI 呈高信号而在反相位 T₁WI 信号强度降低。可以采用 GRE 双回波序列,一次屏气完成对应层面的同相位和反相位扫描。也可以分两次屏气,分别完成同相位和反相位成像。两次屏气时呼吸幅度应尽可能一致,以便同相位和反相位图像层面对应。

同反相位成像多采用快速二维毁损梯度回波技术(FSPGR,FLASH,T₁FFE)。图像的优点是成像时间短,无呼吸运动伪影,小肠蠕动伪影较 FSE T₁WI

有所减轻,可以在同一层面对照观察兴趣区信号变化。缺点是图像的信噪比不及自旋回波图像,磁敏感伪影较明显,扫描时需要患者屏气。扫描参数:同相位和反相位成像的 TR 相同,一般取 100～150ms。同相位时,TE 为 4～4.5ms(3T≈2.1ms);反相位时,TE 为 1.9～2.3ms(3T≈1.1ms)。FA 70°～80°,层厚 5～8mm。单次屏气时间 16～18 秒。超高场设备扫描时,反相位的 TE 时间可能位于同相位的 TE 时间之后(图 11-1-1-7)。此时,反相位的 TE 较同相位长 1 倍。这种反相位图像可能或多或少加重组织的 T₂ 信号特征,例如,水或脑脊液可呈稍高信号而非低信号。

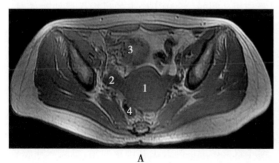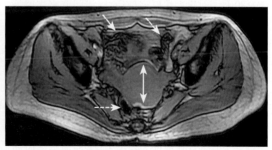

图 11-1-1-7　梯度回波同相位和反相位 T₁WI

A. 同相位 T₁WI(TR 224ms,TE 2.5ms,FA 80°);B. 同层面反相位 T₁WI(TR 224ms,TE 5.8ms,FA 80°);与 A 图比较,B 图中部分区域脂肪的信号强度降低,但因 TE 时间较长,子宫边缘出现明显的化学位移伪影(双箭),含气肠管周围出现磁敏感伪影(虚箭)。1. 子宫;2. 附件;3. 回肠;4. 直肠

6. 快速梯度回波动态增强 T_1WI　在扫描方案的最后，静脉注射 Gd-DTPA 后进行动态增强 T_1WI 扫描（通常兼用脂肪抑制技术），可以观察盆腔肿瘤性病变的血供多寡和强化特征，例如，了解子宫内膜癌和宫颈癌浸润范围，鉴别卵巢囊性和实性肿物，显示肿物内部异常强化的壁结节或分隔。子宫肌瘤栓

塞治疗后，动态增强扫描可提供治疗前、后肿瘤血供的变化与消融过程。扫描层面可选择轴面、矢状面或冠状面，层厚 2～6mm，一次屏气完成一个时相（phase）扫描，共扫描 3～4 个时相，通常包括注药前（蒙片）和注药后动脉期、静脉期及延迟期强化扫描（图 11-1-1-8）。

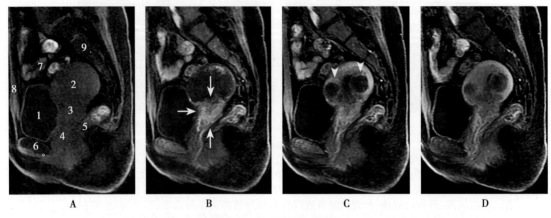

图 11-1-1-8　快速梯度回波子宫矢状面屏气 3D 动态增强扫描

45 岁宫颈癌患者。A. 蒙片，膀胱内尿液呈低信号；盆壁和盆腔内脂肪信号被均匀抑制，呈低信号；宫体、宫颈和阴道呈稍低信号；B. 动脉期，宫颈肿物明显强化（箭），部分子宫平滑肌和阴道黏膜也强化；C. 静脉期，子宫肌层和阴道黏膜强化持续进展，信号强度接近宫颈肿瘤信号；子宫体前后壁见 2 个子宫肌瘤（箭头）；D. 延迟期，宫颈肿物强化减弱，呈相对低信号，未侵犯膀胱和直肠；子宫肌瘤的强化不及周围的肌层；宫体与宫颈的纵轴接近平行，子宫平直。本例动态增强检查显示了不同组织的强化特征，明确了肿瘤的范围。注意，蒙片中正常的肠管内容物可呈高信号。1. 膀胱；2. 子宫体；3. 子宫颈；4. 阴道；5. 直肠；6. 耻骨；7. 小肠；8. 腹直肌；9. 骶骨

通常的做法是采用双管高压注射器，经肘静脉团注 Gd-DTPA，一般剂量 0.2ml/kg 体重（每 1ml 钆喷酸葡胺注射液含 469mg≈0.5mmol 钆喷酸二葡甲胺），流率 2ml/s，于启动对比剂注射后 30、70、240 秒（延迟时间）分别采集动脉期、静脉期和延迟期图像。为缩短检查时间，可将延迟时间分别设为 30、60、180 秒。对比剂注射完毕后，以相同流率注射等量生理盐水，冲洗血管，可有效避免局部静脉红肿、硬结反应。扫描采用屏气三维（3D）快速梯度回波技术，如 LAVA、VIBE 序列。优点是成像时间短，扫描层厚薄，时间及空间分辨力高。因体素大小为各向同性，故可在工作站对扫描数据进行任何层面以及任何层厚的重组。蒙片的缺点是信噪比低，因而仅用作与同层面的强化扫描图像对照观察，以评估组织有无强化及其程度。一次 3D 多期加多层面动态增强扫描可产生数百甚至近千幅图像，医师阅片的工作量大增，作出 MRI 诊断也需要较长时间。参数：TR<5ms，TE<2ms，FA15°。单次扫描的屏气时间 8～10 秒。

二、扫描序列和层面选择原则

前文所述 MRI 的扫描层面（轴面、矢状面、冠状面、斜矢状面以及斜冠状面）和扫描序列（T_1WI、T_2WI、脂肪抑制以及动态增强扫描）可根据具体情况酌情选择应用。例如，当 MRI 检查的目标是评估附件时，扫描层面设计就应该针对整个盆腔（包括卵巢），而不是子宫本身；当需要明确组织的高信号为脂肪或出血时，如果患者能够合作，可选择屏气下脂肪抑制快速梯度回波序列（如 FSPGR）扫描，当患者不能配合屏气时，如病重、手术后或一些老年患者，则应在自由呼吸状态下进行呼吸门控触发的脂肪抑制 FSE T_2WI 和（或）T_1WI 扫描。工作人员在制定扫描方案时不仅要考虑诊断要求和图像质量，也应兼顾患者的合作和耐受程度。

一般情况下，对于良性疾病，为了缩短检查时间和增加患者流通，一个屏气扫描序列就能够提供基本的诊断信息。如果是评价恶性肿瘤，通常还需要

DWI 和动态增强 T_1WI 扫描,检查时间往往较长。在操作室内,工作人员设定或修改一个扫描序列的具体参数时,如 TR、TE、FOV、层厚、层间隔、层数、频率编码方向、扫描百分比、激发次数等,应明白这些参数变动对图像信噪比、空间与时间分辨力、化学位移方向、运动伪影方向、扫描时间等要素的综合影响。这既是 MRI 复杂性的体现,也对从事 MRI 检查和诊断的医技人员提出了更高要求。

MRI 扫描技术应用不当将影响图像质量和疾病诊断。就某一疾病而言,目前尚无统一的 MRI 扫描方案。实际工作中,应遵循能解决问题就好这一原则,具体问题具体分析,合理选择扫描序列和扫描层面,适当控制扫描时间,制定个性化扫描方案。目前,一个患者接受一次盆腔常规 MRI 检查的时间约为 20～30 分钟,这包括患者进出扫描室、患者上下床、调节患者体位、训练屏气、工作人员摆放线圈、选择序列和层面、注射对比剂、设置延迟时间、扫描机扫描、图像重建、选图拍片等过程。

MRI 检查前患者应禁食约 3～4 小时,以避免当仰卧于狭小的扫描孔内时出现不适及呕吐。膀胱内宜保留少量尿液(勿排空),以便子宫自然伏于其上并形成对比。但如果是评估膀胱病变,则应使膀胱适度充盈,并至少使一个扫描层面垂直于病变区(如肿块)与邻近的膀胱壁界面,以准确显示病变范围及其毗邻关系。扫描时一般要求患者长时间仰卧于检查床上,对妊娠晚期妇女可采用俯卧位,以减轻下腔静脉受压。与体线圈成像比较,相位阵列线圈或相控阵线圈的成像范围有限,但图像质量明显提高,应尽可能使用。

第二节 正常 MRI 解剖

MRI 解剖是 MR 脉冲序列作用于人体器官的产物,它与大体解剖既有相同也有不同之处。MRI 可提供盆腔及其脏器结构的轴面、矢状面或冠状面断层图像,MR 脉冲序列决定组织的信号表现。因此,MRI 解剖与脉冲序列直接相关。通常,矢状面 T_2WI 是观察子宫带状解剖及其与膀胱、直肠关系最重要的序列,再结合轴面或冠状面 T_2WI 所见,就可对女性盆腔结构作出整体评价。普通 T_1WI 不能显示子宫和卵巢的带状解剖,但可清晰显示盆腔器官旁的脂肪及病变淋巴结分布。抑脂 T_1WI 有助于鉴别脂肪与出血成分。熟悉女性生殖器官的正常 MRI 解剖以及周期性生理变化过程,是建立 MRI 诊断的前提。子宫、子宫附件(包括输卵管和卵巢)和阴道构成女性内生殖器官,是本章介绍的主要内容。

一、子宫

子宫位于盆腔中央,处于膀胱和直肠之间,其下端连接阴道。子宫大小个体变异较大,与营养、年龄、生育状况等因素相关。一般情况,长约 7～8cm,宽 4～5cm,厚 2～3cm。但对于影像诊断,观察子宫形态似乎比大小更重要。子宫分为子宫体、子宫峡部和子宫颈。宫体与宫颈纵轴朝向不同可形成各种大小的交叉角度,决定着不同的子宫屈度。多数情况下,子宫在矢状面 T_2WI 呈前倾前屈位,少部分呈后倾后屈位,同时可向左或向右倾斜。

1. T_2WI 子宫带状解剖 子宫体的组织学构造以平滑肌为主,称为子宫肌层。宫腔内面覆盖子宫内膜,肌层外面包绕浆膜层(脏腹膜)。正常子宫的 MR 信号表现与年龄、卵巢卵泡的成熟过程和排卵后变化有关。在生育年龄的妇女,子宫体部在 T_2WI 呈带状解剖,具体表现为三层结构:子宫中央的长条形高信号代表子宫内膜;中间的低信号环绕内膜,称为结合带,代表子宫壁内侧的深部肌层;最外侧较厚的中等信号结构代表外侧肌层,其内可见多条高或低信号的细小血管。子宫体部三层结构的 T_2 信号强度排序,由高到低依次为,内膜>肌层>结合带(图 11-2-1-1)。有时,浆膜下可见薄层带状、

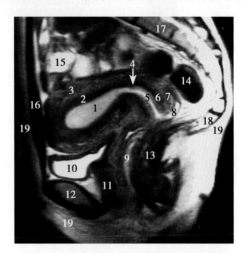

图 11-2-1-1 正常子宫 T_2WI

子宫矢状面 FSE T_2WI 显示宫体、宫颈和峡部(箭);内膜居中,呈均匀高信号;结合带环绕内膜,呈低信号;外侧肌层呈稍高信号。1. 子宫内膜;2. 结合带;3. 肌层;4. 子宫峡部;5. 宫颈管内黏液和宫颈内膜;6. 宫颈间质;7. 平滑肌层;8. 阴道后穹窿;9. 阴道黏膜;10. 膀胱内尿液;11. 尿道壁;12. 耻骨;13. 肛管;14. 直肠;15. 小肠;16. 腹直肌;17. 骶骨;18. 尾骨;19. 皮下脂肪

片状低信号,代表局部的平滑肌组织(结构类似结合带)。

2. T$_2$WI子宫内膜厚度变化 子宫内膜的厚度受自身体内激素状态的影响,与年龄和月经周期有关,与卵巢周期性的卵泡期和黄体期变化相对应。在MRI检查女性盆腔时,应记录受检者的月经周期信息和具体月经日期,以使阅片者能够结合临床信息对MRI所见作出正确判断。测量内膜厚度应在子宫正中矢状面T$_2$WI进行,测量位置通常选择子宫底部,将测量点分别置于高信号的子宫内膜边缘,测量距离应为横跨子宫内膜的最大前后径线(双层内膜厚度)。在T$_1$WI子宫内膜信号往往与肌层相同,因而不能评估其厚度。正常情况下,T$_2$WI显示子宫内膜厚度在月经结束后1~2日为1~2mm。在增殖期,内膜逐渐增厚,一般为5~8mm,在增殖晚期有时可达11mm;在分泌期,内膜进一步增厚,一般生育年龄妇女可达8~15mm(双层内膜厚度)。子宫内膜前、后两层之间的腔隙(宫腔积液或积血除外)通常不能在MRI显示,但可能在妇科超声检查时显示。在月经周期分析子宫内膜的形态和厚度变化(图11-2-1-2),可在某种程度上反映卵巢的功能状态。子宫内膜的厚度变化可通过超声检查或T$_2$WI动态观察。在口服避孕药的妇女,子宫内膜在增殖期往往无增厚表现,子宫内膜和结合带的实际厚度也比正常月经周期的人小很多,而肌层的MR信号强度往往较高。肥胖者的内膜厚度可稍大于体瘦者。需要注意的是,正常和异常子宫内膜(如子宫内膜增生)的MRI表现存在一定的重叠。故子宫内膜厚度的测量值仅可作为一个参考指标,其实际的临床意义需要结合患者症状和内膜的组织学结构特性综合分析。

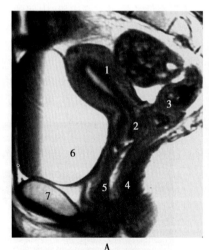
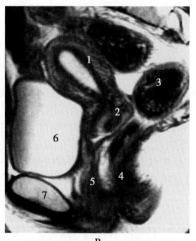

图11-2-1-2 月经周期子宫形态变化

子宫矢状面FSE T$_2$WI,A. 增殖期(月经周期第6天),子宫内膜较薄,肌层信号强度较低;B. 分泌期(月经周期第21天),内膜变厚,肌层信号强度升高。1. 宫体;2. 宫颈;3. 直肠;4. 肛管;5. 阴道;6. 膀胱;7. 耻骨

妇女绝经后,子宫内膜逐渐萎缩、变薄,但MR信号均匀、边缘规则、光滑,无局部突起或充盈缺损,双层内膜最大厚度一般不超过5mm。在月经期以及刮宫术后进行MRI检查时,于T$_1$WI和T$_2$WI可见宫腔内各种信号强度的血性物质,有时夹杂少量低信号气体。了解下述子宫内膜的周期性生理变化有助于加深对正常子宫MRI表现的认识。

正常子宫内膜的组织学构造与周期性变化:子宫体内膜结构分两层,上为功能层,下为基底层,厚度1~8mm。基底层毗邻结合带,能再生月经期剥脱的内膜功能层。受卵巢产生的雌激素和孕激素影响,子宫内膜的结构和功能呈周期性变化,即月经周期。自月经的第1天到下次月经来潮前称为1个周期,包括月经期、增殖期(第4~14天)和分泌期(第15~28天)。出血的第1天即周期的第1天,月经期持续1~2天。增殖期又名卵泡期,在雌激素作用下内膜增厚、卵泡成长,其中第4~7天为增殖早期,内膜厚约0.5mm;第8~10天为增殖中期,内膜厚约 2mm;第 11～14 天为增殖晚期,内膜厚约 4mm。分泌期又名黄体期,为排卵后的子宫内膜状态。在孕激素作用下内膜出现分泌样变化,子宫对催产素作用的敏感性降低,子宫平滑肌收缩减缓。分泌早期主要是内膜腺上皮细胞的形态和成分发生变化;第 20～23 天为分泌中期,间质出现水肿;第 24～28 天为分泌晚期,内膜厚约 5～6mm。内膜变化在第 24～25 天达到高峰,厚度可达 8mm 或更厚,此时如未受孕,月经黄体开始退化,内膜发生皱缩与退变。内膜厚度的上述周期性变化可作为选择 MRI 检查日期以及判断内膜功能状态的参考依据。

3. T_2WI 子宫结合带形态变化　在 T_2WI 结合带厚度平均为 2～8mm,超过 12mm 时可考虑子宫腺肌病。应注意的是,结合带的 T_2WI 表现也与月经周期有一定关系。在月经结束后 1～2 日,结合带的边界可能模糊不清,在内膜增殖期逐渐明朗,在分泌期呈边界清晰的低信号。结合带呈低信号的原因可能是,与(外侧)肌层相比,深部肌层的平滑肌排列更致密,因而细胞成分较多,水含量相对较少。

4. T_2WI 子宫肌层信号变化　在 T_2WI 子宫(外侧)肌层的信号强度通常高于横纹肌,且随月经周期变化。在月经结束后 1～2 日呈相对低信号,之后信号强度徐徐升高,在分泌期达到较高的强度。妇女口服避孕药时,T_2WI 上肌层信号强度可稍有增高。

子宫收缩运动与一过性肌层低信号区:子宫收缩是一种子宫的生理性运动,快速的运动可能使其影像模糊。子宫平滑肌收缩时,运动区域局部的血液被挤出,肌层在 T_2WI 可出现与结合带连接的局限性低信号区(图 11-2-1-3),边界模糊。同时,子宫内膜轻度弯曲、变形,状似香蕉。切勿将这种低信号误认为子宫肌瘤等病变。多层面、多序列对比观察同一部位子宫形态和 MR 信号的变化有助于作出正确判断。

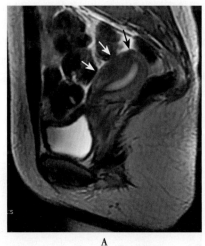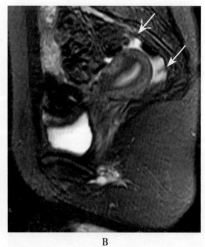

A　　　　　　　　　　B

图 11-2-1-3　生理性子宫收缩

A. 矢状面 FSE T_2WI,宫体前壁见大片低信号(箭),内膜弯曲;B. 8 分钟后抑脂 T_2WI,宫体前壁低信号大部消失,肌层恢复为稍高信号;Douglas 窝有少量高信号腹水(箭)

在小儿和绝经后妇女,子宫体部(相对于宫颈)往往较小,T_2WI 上内膜较薄且 MR 信号较低,带状解剖的三层结构模糊不清(图 11-2-1-4)。妇女在闭经后如果接受激素补充治疗,子宫的 MRI 表现可类似育龄妇女。但是,对子宫内膜厚度超过 8mm 的绝经后妇女,临床上仍建议宫腔镜活检或随访。

5. 静脉注射对比剂前、后 T_1WI 子宫表现　在常规平扫 FSE T_1WI 和 GRE T_1WI,与横纹肌信号强度比较,子宫表现为均匀的稍低信号或中等信号,反映带状解剖的三层结构不能分辨(图 11-2-1-5)。有时,正常的子宫内膜(相对于肌层)呈轻微高信号强度(图 11-2-1-6),这可能与内膜组织腺体中黏蛋白和糖原含量增多有关,故多见于分泌期子宫内膜。

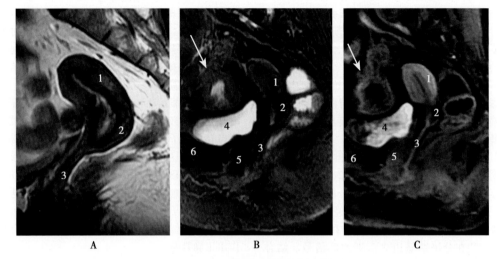

图 11-2-1-4　绝经后子宫 MRI 表现

A. 54 岁，已闭经 3 年，40 岁时剖宫产 1 胎，因尾骨疼痛行 MRI 检查。矢状面 T_2WI 显示子宫较小，内膜很薄，结合带模糊；B、C. 63 岁，因结肠癌行 MRI 检查，抑脂 $T_2WI(B)$ 显示子宫较小，内膜菲薄，带状解剖不清；增强 T_1WI 延迟期（C）见内膜强化不明显（中央的条形低信号），结合带轻度强化并使其信号强度介于肌层与内膜之间，子宫三层结构尚可分辨；膀胱上方的结肠肿物不均匀强化（箭）。1. 宫体；2. 宫颈；3. 阴道；4. 膀胱；5. 尿道壁；6. 耻骨

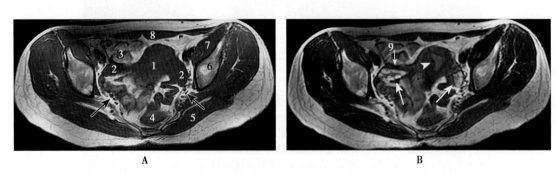

图 11-2-1-5　正常子宫 T_1WI 和 T_2WI 表现

A. 轴面 FSE T_1WI（TR 500ms，TE 7.7ms，AT 2.57 分钟，相位编码方向为左右），子宫与双侧附件呈稍低信号，宫体有小肠运动伪影，盆腔两侧见许多血管的流空信号（箭）；B. 同层面 FSE T_2WI（TR 4000ms，TE 125ms，AT 2 分钟），内膜呈倒置三角形高信号（箭头），双侧卵巢可见多个高信号卵泡（箭）。1. 子宫；2. 卵巢；3. 回肠；4. 直肠；5. 臀大肌；6. 髂骨体；7. 髂腰肌；8. 腹直肌；9. 子宫阔韧带

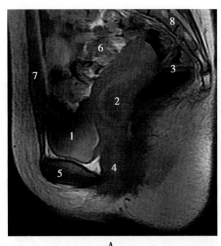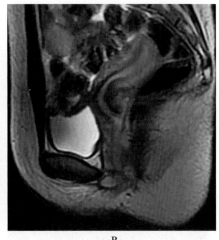

图 11-2-1-6　正常子宫

A. 矢状面 GRE T_1WI，子宫内膜和宫颈内膜呈轻微高信号；B. 同层面 FSE T_2WI，子宫内
膜和宫颈内膜呈稍高信号强度，子宫带状解剖可见，膀胱内尿液呈高信号。1. 膀胱；
2. 子宫；3. 直肠；4. 阴道；5. 耻骨；6. 肠内容物；7. 腹直肌；8. 第 3 骶骨

静脉注射 Gd-DTPA 对比剂后动态增强 T_1WI 扫描（通常兼用脂肪抑制技术）时，子宫的强化表现取决于获取图像的时相。在动脉期和静脉期，子宫肌层快速明显强化，一般呈不均匀高信号，而子宫内膜则缓慢强化，表现为清晰的低信号强度。此时，结合带轻度强化，信号强度介于（外侧）肌层与子宫内膜之间，子宫体带状解剖的三层结构可能被显示，但清晰度不及 T_2WI。在延迟期图像，外侧肌层与结合带通常呈均匀高信号，两者不能分辨；子宫内膜相对于肌层多呈稍低信号强度（图 11-2-1-7）。有时，延迟期正常人子宫内膜的强化信号可稍高于肌层，但

MR 信号强度均匀，无局部突出或结节状改变。

6. 子宫颈部 MRI 表现　宫颈在 T_2WI 一般表现为四层结构：中心的线条形（矢状面）或圆点状（轴面）高信号代表宫颈管内黏液，环绕其周边的高信号代表宫颈内膜或上皮（可形成纵行黏膜皱襞结构）。宫颈内膜再被低信号的纤维间质层包绕，后者延续于子宫体部的结合带。宫颈纤维间质与宫体结合带的区别是，前者主要由弹力纤维和少量平滑肌组成，厚度更厚，MR 信号强度更低（因纤维成分为主）。纤维间质之外结构为中等信号强度的平滑肌（图 11-2-1-8），它延续于宫体的外侧肌层，但其厚度通常不及宫

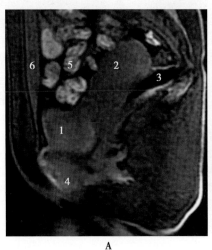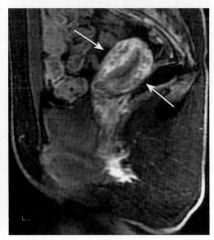

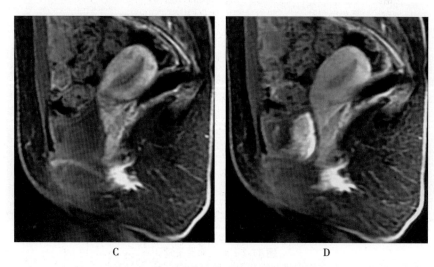

C   D

图 11-2-1-7　正常宫体动态增强 T_1WI 表现

快速 GRE 序列矢状面多期动态增强扫描：A. 蒙片，子宫呈均匀稍低信号；B. 动
脉期，子宫肌层明显强化，呈不均匀高信号（箭）；C. 静脉期，子宫肌层仍明显强
化，强化分布趋于均匀；子宫内膜轻度强化，表现为相对低信号强度；D. 延迟期，
子宫肌层均匀强化，表现为均匀高信号；子宫内膜缓慢强化，呈稍低信号；部分对
比剂已排入膀胱内。1. 膀胱；2. 宫体；3. 直肠；4. 耻骨；5. 肠内容物；6. 腹直肌

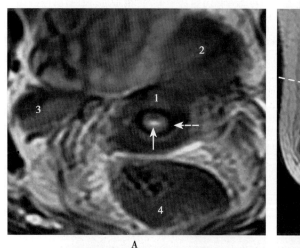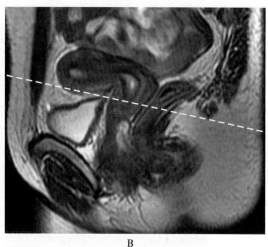

A   B

图 11-2-1-8　正常宫颈 T_2WI 表现

A. 宫颈轴面 FSE T_2WI（TR 4000ms，TE 125ms，AT 2 分钟）显示带状解剖，中心的高信号圆点为宫颈
管内黏液（箭），黏液周边的稍高信号为宫颈内膜，内膜周边的环形低信号为宫颈间质（虚箭），最外围
较厚的中等信号为肌层；宫颈两侧高信号脂肪组织内的低信号索条为静脉丛；B. 宫体倾斜矢状面
FSE T_2WI，子宫与膀胱之间的斜线代表宫颈的横断扫描层面（即 A 图宫颈短轴像实际扫描线）。
1. 宫颈肌层；2. 宫体前壁；3. 右侧卵巢；4. 直肠

体。在女性不同年龄段和生理周期,宫颈的间质厚度和宫体的外侧肌层厚度比例可有不同。育龄妇女宫颈内膜的厚度也可随着月经周期变化,但变化幅度不及子宫内膜显著。有时,宫颈中心的高信号圆点不能明确显示,宫颈在 T_2WI 可表现为三层结构。

在子宫矢状面 T_2WI,多数情况下可凭借子宫形态及信号的变化辨认宫体和宫颈的连接处,即峡部。该部位的 MRI 解剖特点是 MR 信号逐渐移行、过渡。认识子宫峡部具有重要的临床意义。子宫体和子宫颈的比例在婴儿期为 1:2,青春期 1:1,生育期 2:1,老年期复原为 1:1。正常的成年妇女未生育时子宫

颈长约 2.5～3cm。由于宫骶韧带的牵拉作用,宫颈下部往往稍向后倾斜,故多数情况下子宫保持前倾位。如果子宫位置变异较大,尤其是向左或向右倾斜明显时,合适的倾斜矢状面扫描就会成为充分暴露峡部的前提。

在常规平扫 T_1WI,宫颈多呈稍低信号,信号强度均匀,带状解剖不能分辨。有时,宫颈内膜及宫颈管内黏液可表现为稍高信号。静脉注射对比剂后动态增强 T_1WI 扫描时,与邻近的子宫肌层信号比较,正常宫颈的强化进程更缓慢且不均匀(图 11-2-1-9)。这与宫颈癌的早期明显强化模式不同。在延迟期,正

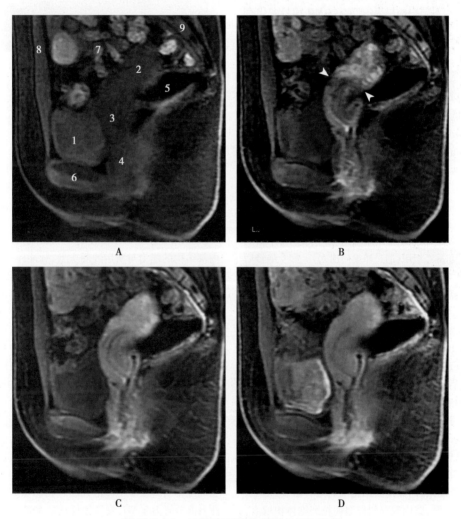

图 11-2-1-9　正常宫颈动态增强 T_1WI 表现

快速 GRE 序列矢状面多期动态增强扫描:A. 蒙片,宫体、宫颈和阴道壁呈稍低信号;B. 动脉期,宫体部平滑肌和阴道黏膜明显强化,宫颈部组织轻度强化,宫颈、宫体出现分界(箭头);C. 静脉期,宫体肌层持续强化,阴道壁肌层明显强化,宫颈部组织中等程度强化,宫颈仍呈相对低信号;D. 延迟期,宫体、宫颈和阴道壁的强化程度接近,不同部位组织的强度表现趋于均匀;部分对比剂已排入膀胱内。1. 膀胱;2. 宫体;3. 宫颈;4. 阴道;5. 直肠;6. 耻骨;7. 小肠;8. 腹直肌;9. 骶骨

常宫颈可呈轻度的不均匀强化和相对的低信号表现,勿将其误诊为癌灶或其他病变。综合分析相应部位在增强扫描早期的强化以及在其他脉冲序列的MR信号表现有助于作出正确判断。

由于盆腔脏器周围的小静脉内血流缓慢,宫颈两侧的静脉丛在自旋回波脉冲序列除表现低信号(流空效应)外,在 FSE T_2WI(尤其脂肪抑制 T_2WI)有时呈高信号(反映液体成分),在 FSE T_1WI 可呈中等或稍低信号。T_1WI 增强扫描时静脉丛明显强化,表现为边界清晰的圆点或条形高信号,勿将其误认为淋巴结或血管病变。综合分析目标血管在多个脉冲序列和不同扫描层面的形态与 MR 信号变化有助于作出正确判断。

二、附件

卵巢是产生卵子和激素(雌激素、孕激素、雄激素)的器官,呈扁平椭圆形,左右各一。它们通常位于小骨盆腔上部,子宫两侧,邻近骨盆的左、右侧壁,髂内、外动静脉之间的卵巢窝内,但其位置和大小变异较大。卵巢间质(stroma)由皮质和髓质构成。生育期卵巢长 2~3.5cm,宽 1~1.9cm,厚 0.5~1cm。皮质层位于卵巢白膜下方,其内有处于不同发育与成熟阶段的卵泡(图 11-2-2-1)、黄体、白体及纤维体;髓质部分位于中心区,体积相对狭小,由较疏松的结缔组织构成,内含丰富的厚壁血管与神经组织(通过卵巢门出入)。妇女绝经后卵泡数目减少,皮质变薄,髓质相对增大,卵巢体积总体变小。卵巢 MRI 表现不仅与年龄有关,也随月经周期变化。为了能较好地理解本节内容,在此有必要回顾卵泡的生理发育过程。

1. 卵泡发育与黄体形成 卵泡主要分布于皮质浅层,经过原始卵泡、初级卵泡、次级卵泡的发育过程,最后形成较大的成熟卵泡。在次级卵泡阶段出现卵泡腔和卵泡液。成熟卵泡的卵泡腔进一步增大,直径可达 1.5~2.5cm。随着卵泡腔内压升高,卵泡壁变薄,直至破裂,卵泡液与浮游在其中的卵细胞一起缓慢流出,进入腹腔,称为排卵(通常发生在月经周期的第 13~15 天)。排卵后卵泡腔内压下降,卵泡壁塌陷,内卵泡膜细胞层的血管破裂、出血,形成腔内血肿;壁内残存的卵泡颗粒细胞体积增大,演化成黄体细胞,与此同时发生毛细血管和结缔组织增生,由纤维结缔组织构成的卵泡外膜将其包绕,形成黄体。黄体逐渐增大,在月经周期的第 22~26 天(排卵后 7~10 天)直径可达 1~2cm。如果排出的卵细胞未受精,黄体存在 9~11 天后快速退化;若卵细胞受精,则黄体继续发育,直至妊娠第 3 个月,

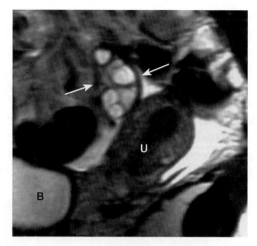

图 11-2-2-1　卵巢的解剖结构

盆腔旁矢状面 T_2WI,卵巢位于子宫(U)一侧之前上方,呈椭圆形。卵巢内可见大小不等的高信号卵泡,卵巢周边可见低信号的卵巢被膜(箭)。卵巢门位于卵巢前部。B 代表膀胱

直径可达 5cm。黄体退化时,其内血管减少,周围的纤维结缔组织侵入,随后黄体发生纤维化,最终形成瘢痕组织,称为白体。

2. 卵巢表现与年龄变化 MRI 显示卵巢及其内部结构的能力与所用线圈类型、脉冲序列、扫描层厚及图像的分辨力有关。在绝经前妇女,95% 以上的正常卵巢可在普通 T_2WI 和(或)T_1WI 显示。如果在初次阅片时未发现卵巢,建议沿着圆韧带或性腺血管的行程搜索,找到卵巢不难。

在 T_2WI 卵巢的表现具有多样性,其中最重要的特征是皮质内卵泡大小和出血信号随月经周期的时间变迁而消长(图 11-2-2-2),这些表现与患者的年龄和停经状态也有一定关系。卵巢髓质一般占据卵巢中央区域,在 T_2WI 表现为稍高信号或中等信号,许多较小的高信号卵泡以及大小不等的功能性囊肿通常排列在其周边(图 11-2-2-3)。有时,可通过辨认成簇的高信号卵泡确定卵巢的位置,或通过辨认附件肿物周围排列的成串小卵泡判断肿物源于卵巢。在薄层及高分辨力 T_2WI,女性绝经前的大部分卵巢具有带状解剖特征,即卵巢髓质呈稍高信号或等信号(相对于子宫肌层信号),皮质呈低信号,表现为皮髓分辨(CMD)。在育龄女性,卵巢门处常见血管进出,皮质的低信号在此局部中断。绝经后卵巢变小,卵泡变小、变少,或卵泡缺失,髓质信号降低,间质信号趋于均匀,带状解剖特征消失,MRI 显示卵巢困难。

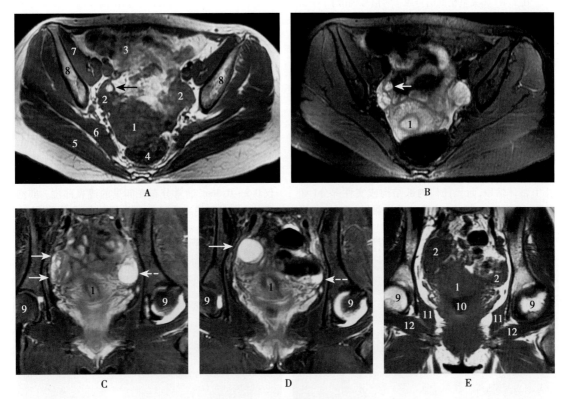

图 11-2-2-2　正常卵巢 MRI 表现
A. 轴面 FSE T₁WI,右侧卵巢前部可见灶性高信号(箭);左侧卵巢呈均匀中等信号;小肠运动伪影影响子宫清晰度;B. 同层面抑脂 T₂WI,右侧卵巢前部仍见高信号小灶(箭),提示黄体内出血,其后方见数个高信号小卵泡;C. 冠状面抑脂 T₂WI 显示右侧卵巢内数个高信号小卵泡(箭),左侧卵巢内见一个较大卵泡,直径 2.7cm(虚箭);D、E. 7 个月后 MRI 复查,D. 冠状面抑脂 T₂WI,与同层面 C 图相比,右侧卵巢增大(大小 4.3cm×3.0cm×2.6cm),其内见一个成熟卵泡,直径 2.8cm(箭);左侧卵巢变小(虚箭);E. 同层面 T₁WI 显示双侧卵巢呈中等信号,边界清晰。1. 子宫(内膜);2. 卵巢;3. 回肠;4. 直肠;5. 臀大肌;6. 梨状肌;7. 髂肌;8. 髂骨翼;9. 股骨头;10. 膀胱;11. 闭孔内肌;12. 闭孔外肌

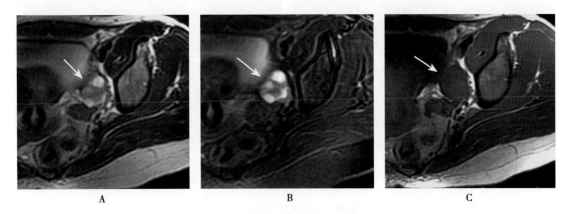

图 11-2-2-3　正常卵巢 MRI 表现
A、B. 盆腔轴面 FSE T₂WI、抑脂 T₂WI,左侧卵巢皮质内可见多个高信号卵泡(箭),中央的髓质呈中等信号;C. FSE T₁WI,卵巢呈中等信号(箭)

在 T_1WI 卵巢呈稍低信号或中等信号(相对于子宫肌层),信号强度可均匀或不均匀。静脉注射 Gd-DTPA 后增强扫描时,正常卵巢间质多表现为均匀强化,皮髓分辨不易显示。但是,大部分受检者卵巢间质的强化程度不及子宫肌层,停经后和少部分育龄妇女间质的强化程度接近子宫肌层,这与年龄不同及停经状态下卵巢间质中结缔组织的疏松性和血管化程度有关。

3. 卵巢功能性囊肿　卵巢囊肿指发生于卵巢内部,囊内充满液体或半液体物质,且具有薄壁结构的一种囊状组织形态。女性盆腔 MRI 检查时,在卵巢中常见各种囊肿信号。单纯性囊肿指仅有长 T_1、长 T_2 液体信号,而无任何内部结构或实性部分(如分隔、壁结节、血凝块)的薄壁单房囊肿,例如,卵泡

囊肿。复杂性囊肿指囊内容物由液体和实性成分两部分组成,尽管其中半数以上可以自发消退,但应高度警惕肿瘤可能性。卵巢功能性囊肿主要包括卵泡囊肿和黄体囊肿,是伴随育龄女性排卵活动的一种生理性改变,故又称卵巢生理性囊肿。

盆腔 MRI 检查后育龄妇女的卵巢中常见多个囊性卵泡或卵泡囊肿,平均数目约为 9 个,直径大小各不相同,提示这些卵泡处于不同的发育阶段(图 11-2-2-4)。成熟卵泡或主卵泡的直径一般不超过 2.5cm,偶尔可达 3.0cm 或更大,不成熟卵泡一般小于 1.0cm,趋于成熟时达到 1.0~1.5cm。初级卵泡大小仅 0.2~0.3cm,通常分布在卵巢的浅表部位。卵泡囊肿也可见于绝经后妇女,但数目较少,往往单发。

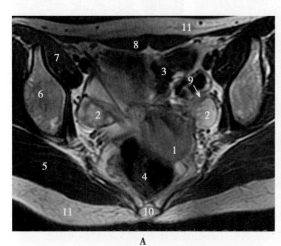

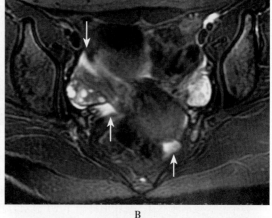

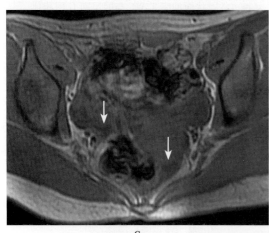

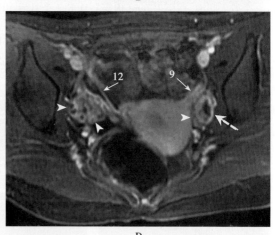

图 11-2-2-4　正常卵泡和黄体囊肿 MRI 表现

A. 轴面 FSE T_2WI,右侧卵巢内见数个小圆形高信号卵泡,大小不等,左侧卵巢呈不均匀高信号;B. 同层面抑脂 T_2WI,卵巢区高信号更易观察,右侧附件周边和 Douglas 窝可见少量高信号腹水(箭);C. GRE T_1WI,双侧卵巢和子宫呈中等信号,卵巢边界不如 A 图清晰,生理性腹水呈低信号(箭);D. 动态增强 T_1WI 延迟像,卵巢间质的强化程度不及子宫肌层,卵巢周边的卵泡壁明显强化(箭头);左侧卵巢的黄体囊肿明显强化,壁厚且不规则(虚箭)。1. 子宫;2. 卵巢;3. 回肠;4. 直肠;5. 臀大肌;6. 髂骨体;7. 髂腰肌;8. 腹直肌;9. 子宫阔韧带;10. 骶骨;11. 皮下脂肪;12. 圆韧带

卵泡液或囊液的 MR 信号强度类似单纯液体，在 T_1WI 呈低信号或中等信号（受容积效应或内容物成分影响），在 T_2WI 呈明显高信号。囊壁薄而光滑，在 T_1WI 呈等信号或稍高信号，在 T_2WI 呈低信号或等信号（相对于间质信号）。主卵泡的囊壁厚度通常不超过 3mm，多数情况下仅为

1～2mm，故平扫 MRI 不易显示。静脉注射对比剂后 T_1WI 增强扫描时，囊壁在动脉期轻微强化，静脉期和延迟期中等程度均匀强化，强化程度往往超过间质，不难辨认。体积较大的功能性囊肿可占据卵巢的大部分空间，如成熟卵泡（图 11-2-2-5）。

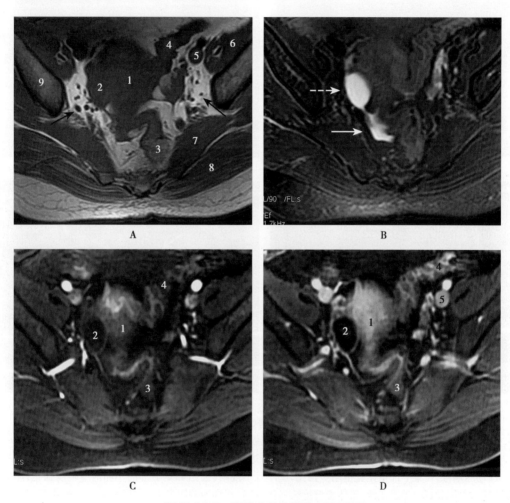

图 11-2-2-5　卵巢功能性囊肿 MRI 表现
A. 轴面 T_1WI，卵巢、子宫与小肠呈稍低信号，辨认卵巢困难，盆腔两侧见许多血管流空信号（箭）；
B. 抑脂 T_2WI，右侧附件区见一高信号卵泡（虚箭），子宫直肠右侧见小片长 T_1、长 T_2 腹水信号（箭）；
C. 动态增强 T_1WI 早期像，卵泡之囊壁轻度强化，子宫肌层和小肠黏膜不均匀强化；D. 延迟像，囊壁均匀强化，厚度一致，形态光滑，子宫肌层均匀强化。1. 子宫；2. 右侧成熟卵泡；3. 直肠；4. 回肠；5. 髂外静脉；6. 髂肌；7. 梨状肌；8. 臀大肌；9. 髂骨翼

排卵后，卵泡囊肿演变为黄体囊肿。后者囊壁较厚且不规则，血管结构丰富，静脉注射 Gd-DTPA 对比剂后在动脉期出现明显强化，静脉期和延迟期仍持续强化（图 11-2-2-6）。有时，常规 T_1WI 和 T_2WI 可显示黄体囊肿的出血改变。这些血液多是在黄体形成过程的血管形成期由囊壁破入囊腔，可自发吸收、消散。相对于单纯液体的 MR 信号强度，含血液或血凝块的囊液多呈短 T_1 和短 T_2 信号，即在 T_1WI 呈高信号，在 T_2WI 呈低信号。血液自血管溢出后血红蛋白将经历一系列演变，根据出血量以及出血发生到 MRI 检查

之间的时间不同,囊内出血在 T_2WI 也可表现为小灶高信号或高低混杂信号,或与体位相关的较低信号分层现象。黄体囊肿与卵巢囊性肿瘤有时鉴别困难,必要时应定期复查或随访观察。

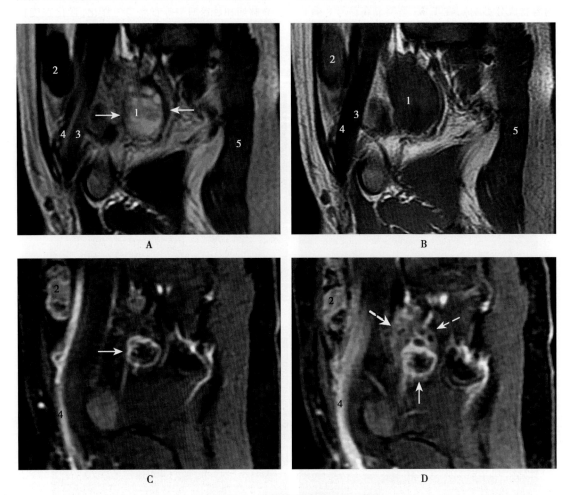

图 11-2-2-6　卵巢黄体囊肿 MRI 表现

A. 矢状面 T_2WI,卵巢呈不均匀高信号,上部可见数个卵泡高信号,卵巢周边见低信号被膜(箭);B. 同层面 T_1WI,卵巢呈椭圆形中等信号,其后下方边界清晰,前上方与回肠信号重叠;C. 动态增强 T_1WI 动脉期像,卵巢下部黄体囊壁明显强化,壁厚且不规则(箭),卵巢上部的小卵泡壁轻度强化,卵巢间质未见强化;D. 延迟期像,黄体囊壁持续强化(箭),小卵泡壁明显强化(虚箭),间质呈中等程度强化。1. 卵巢;2. 回肠;3. 髂腰肌;4. 髂外血管;5. 臀大肌

卵巢出血性囊肿是一种复杂性囊肿,临床上常见于黄体囊肿(图 11-2-2-7)和子宫内膜异位症,故它可能是生理性、也可能是病理性的。发生于卵巢的异位内膜囊肿(巧克力囊肿)通常在 T_1WI 呈明显高信号,在 T_2WI 呈低信号或不均匀高低混杂信号(相对于子宫肌层信号),患者多有周期性下腹痛病史。一些单房性异位内膜囊肿的 MR 信号强度与黄体囊肿类似,应注意鉴别。

4. 输卵管和生理性腹水　正常情况下,MRI 不易显示输卵管。当输卵管积水、扩张,或有大量腹水

衬托时,行程蜿蜒的输卵管在 T_2WI 表现为介于子宫和卵巢之间的管状高信号,管壁薄而光滑。有时,在育龄妇女的 Douglas 窝可见少量生理性腹水,后者在 T_1WI 呈小片低信号,在 T_2WI 和抑脂 T_2WI 呈小片高信号,应注意与其他原因的腹水区别。圆韧带由平滑肌和结缔组织构成,表现为介于子宫角和腹股沟管之间的低信号索条。阔韧带由腹膜折叠形成,从子宫两侧向外伸展至左、右盆腔侧壁,正常时 MRI 可以显示。子宫动脉和静脉走行于阔韧带内,也可作为识别后者的标志。

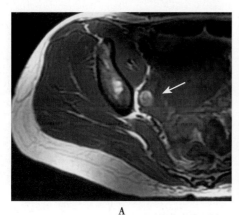

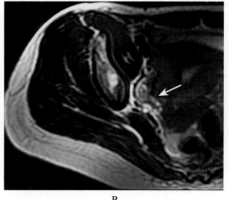

图 11-2-2-7　卵巢出血性囊肿 MRI 表现

A. 盆腔轴面 T_1WI，出血的黄体囊肿位于右侧卵巢前部，呈圆形高信号小灶（箭）；B. 同层面 T_2WI，含血的黄体囊肿呈高低混杂信号，多个较小的高信号卵泡排列在其后方（箭）

三、阴道与女性尿道

阴道在轴面及矢状面 T_2WI 可呈三层结构：中央的高信号强度代表阴道黏膜和液体，其外环绕的低信号强度代表黏膜下层和肌层，最外层的高信号强度由阴道静脉丛形成，内有缓慢流动的静脉血液（图 11-2-3-1）。在 T_1WI，阴道呈均匀的中等信号或稍低信号，其内有时见少量气体。静脉注射 Gd-DTPA 后增强 T_1WI 扫描时，阴道壁在早期显著强化。

在轴面 T_2WI 和静脉注射对比剂后增强 T_1WI 扫描时，女性尿道可表现为靶征（牛眼征）。其中，尿道外侧的环形低信号代表外肌层，中间的环形高信号代表血供丰富的黏膜下层，中央的低信号区代表黏膜结构。有时，低信号黏膜中心在 T_2WI 可出现由尿液或黏液形成的点状高信号。在静脉注射 Gd-DTPA 后增强 T_1WI 观察，与女性尿道其他结构比较，中间的黏膜下层明显强化，在轴面 T_1WI 呈完整的环形高信号（图 11-2-3-2）。

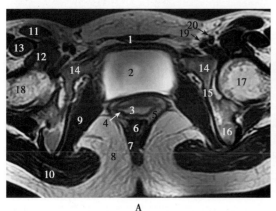

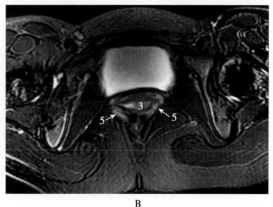

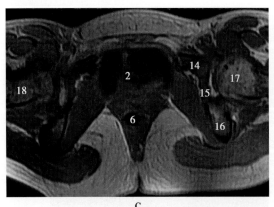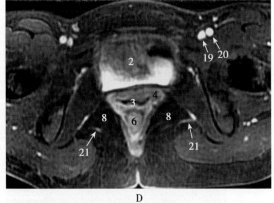

C   D

图 11-2-3-1　正常阴道 MRI 表现

A. 轴面 FSE T_2WI，阴道三层结构清晰显示；B. 同层面抑脂 T_2WI，与普通 T_2WI 比较，脂肪呈均匀低信号，液体或含水丰富的组织呈高信号；C. GRE T_1WI，膀胱、阴道和直肠壁呈中等信号，三者边界难以分辨；D. 增强 T_1WI 延迟像，阴道和直肠壁均匀强化，盆壁动静脉血管呈高信号（箭），膀胱内有对比剂进入。1. 腹直肌；2. 膀胱；3. 阴道黏膜和液体；4. 阴道肌层；5. 静脉丛；6. 直肠；7. 肛提肌；8. 坐骨肛门窝内脂肪组织；9. 闭孔内肌；10. 臀大肌；11. 缝匠肌；12. 髂腰肌；13. 股直肌；14. 耻骨体；15. 髋臼；16. 坐骨体；17. 股骨头；18. 股骨颈；19. 股静脉；20. 股动脉；21. 阴部内动静脉

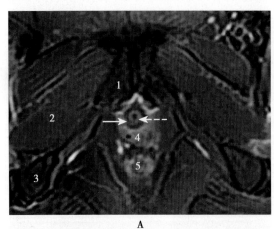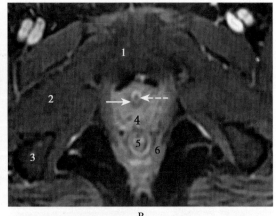

A   B

图 11-2-3-2　正常女性尿道 MRI 表现

A. 抑脂轴面 T_2WI，尿道外侧肌层呈环形低信号（箭），黏膜下层呈环形高信号（虚箭），中心的黏膜呈点状低信号；B. 同层面抑脂增强 T_1WI，黏膜下层明显环状强化（虚箭），外侧肌层（箭）和中心的黏膜呈相对低信号。1. 耻骨联合；2. 闭孔外肌；3. 坐骨结节；4. 阴道；5. 肛管；6. 肛提肌

第三节　常见疾病 MRI 表现

一、先天性子宫发育异常

正常情况下，女性胚胎发育至第 10～12 周时，两侧的副中肾管不断生长且向内侧移行，在中线融合形成子宫。融合初期形成双腔结构，其间有隔膜或中隔（septum）。稍后中隔消失，形成单腔结构，即子宫雏形。由于融合缺陷、中隔吸收不良、管道形成不全、先天萎缩等原因，可造成各种子宫发育异常，如双子宫、双角子宫、双阴道、单角子宫、纵隔子宫、子宫发育不全以及子宫缺如。这些异常可单独发生，也可并存，后者形成复杂畸形。主要的诊断手段

包括子宫输卵管造影、妇科超声、宫腔镜和 MRI 检查。MRI 诊断准确性超过子宫输卵管造影和超声检查。

(一) 临床表现与病理特征

子宫发育异常的发病率不足女性人群的 1%。但有生育问题的妇女中，本病相当多见。此外，子宫发育异常还可造成原发性无月经、月经紊乱、习惯性流产、早产及胎儿宫内生长迟缓。在各种子宫畸形中，纵隔子宫最常见。

在胚胎的两个副中肾管融合、子宫形成的过程中，如果双腔之间的隔膜吸收不良，即纵隔子宫，又称中隔子宫。中隔膜由(子宫)平滑肌和纤维成分组成，通常位于宫腔中央，起自子宫底部，下缘抵达宫颈内口之下(完全型中隔)，或宫颈内口之上(部分型中隔)，将宫腔分为两个相对独立的腔室。多数患者不孕，或经常流产。有些患者可在一侧宫腔内妊娠并正常分娩。

(二) MRI 表现

子宫大小和外形大致正常。子宫底部隆起或轻微凹陷(深度<1cm)。在子宫冠状面和轴面 T_2WI 可见宫腔内纵行的低信号隔膜，后者将子宫体腔(子宫内膜腔)分隔为大小相同或不同的左、右两部分，其内子宫内膜信号正常(图 11-3-1-1)。两个子宫角之间的距离正常(2~4cm)。

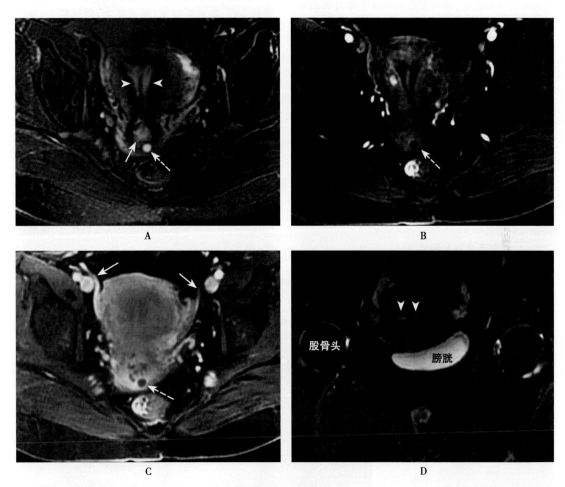

图 11-3-1-1 纵隔子宫

A. 子宫冠状面抑脂 T_2WI，子宫带状解剖清晰可见，宫腔内纵行的低信号隔膜接近宫颈内口，将宫腔分为左右两部分，大小相等；子宫内膜(箭头)和宫颈内膜(箭)呈高信号；宫颈后部间质内可见高信号纳氏囊肿(虚箭)；子宫底部外缘正常隆起；B. 增强 T_1WI 动脉期，子宫中隔明显强化，呈高信号；子宫肌层不均匀强化，纳氏囊肿无强化(虚箭)；C. 增强 T_1WI 延迟期，子宫中隔和肌层明显强化，中隔两侧的内膜呈相对低信号，子宫圆韧带(箭)及纳氏囊肿壁(虚箭)明显强化；D. 宫体轴面抑脂 T_2WI，子宫内膜(双箭头)中部被低信号隔膜垂直分割

（三）鉴别诊断

本病需与双角子宫鉴别。这两种异常子宫的内部构造有相似之处，但子宫底的外部形态不同。双角子宫的宫腔在宫底部被平滑肌和纤维性中隔分开，形成 2 个腔室；宫腔内其他部分的中隔消失；子宫底部有切迹，凹陷深度>1cm；病变轻微者仅见宫底中部弧形凹陷，称鞍状子宫。纵隔子宫的宫底部隆起或相对平坦。测量子宫角之间的距离，双角子宫的两个子宫角呈分叉状，两者间距>4cm，纵隔子宫的子宫角间距正常。

【专家指点】

1. *层面选择*　*真正的宫体冠状面和轴面 T_2WI 是发现异常的关键，诊断医师应知道子宫冠状面与盆腔冠状面 T_2WI 的不同之处。*

2. *治疗选择*　*纵隔子宫和双角子宫的治疗方法不同，正确诊断非常重要。对纵隔子宫，可经宫腔镜切除中隔膜；对双角子宫，试图通过宫腔镜行中隔成形术可能导致子宫穿孔，后果严重。*

二、子宫肌瘤

子宫肌瘤（leiomyomas）是妇科最常见的良性肿瘤，好发于育龄女性，绝经后可变小或消失。故推测本病发生与性激素水平有关。MRI 检查在发现病变、定性诊断、显示血供、评估疗效及并发症方面能提供可靠信息。

（一）临床表现与病理特征

大部分患者无症状。少数有阴道出血、下腹疼痛、不孕、妊娠期第 2～3 个月时流产、子宫张力障碍等表现。妊娠期肌瘤易形成静脉栓塞、血供障碍及红色（出血）变性，此时因剧烈腹痛和瘤体增大，多以急腹症就诊。偶见子宫肌瘤蒂扭转、感染、肉瘤样变等并发症。

病理上，子宫肌瘤主要由梭形平滑肌细胞和数量不等的纤维结缔组织构成。多发或单发，90% 位于子宫体，少数位于子宫颈和腹膜。根据肌瘤在子宫肌壁的位置，一般将其分为肌壁间肌瘤、浆膜下肌瘤和黏膜下肌瘤。后两种悬垂于子宫肌壁外并通过蒂与肌壁连接时，称为带蒂肌瘤。子宫肌瘤常继发各种变性，如玻璃样变、黏液样变、肉瘤样变、囊性变、红色变性、钙化等。

（二）MRI 表现

绝大多数子宫肌瘤的 MRI 表现具有特征性，无论其位于子宫壁内，或是悬垂于子宫壁外，通常不会与其他的子宫肿瘤混淆。在 T_2WI，肌瘤主要表现为低信号，边缘锐利，与周围子宫肌层分界清晰（图 11-3-2-1）。有些肌瘤在 T_2WI 呈中等信号或稍高信号（与正常外肌层信号强度比较），这与肌瘤的细胞密度较高有关，这种肌瘤生长更快，对激素治疗反应更好。有时，T_2WI 显示肌瘤边缘有薄层高信号，肌瘤内部有散在小灶高信号。前者代表肌瘤与假包膜之间疏松网状间隙的液体，后者反映玻璃样变、黏液样变、囊变等继发改变。

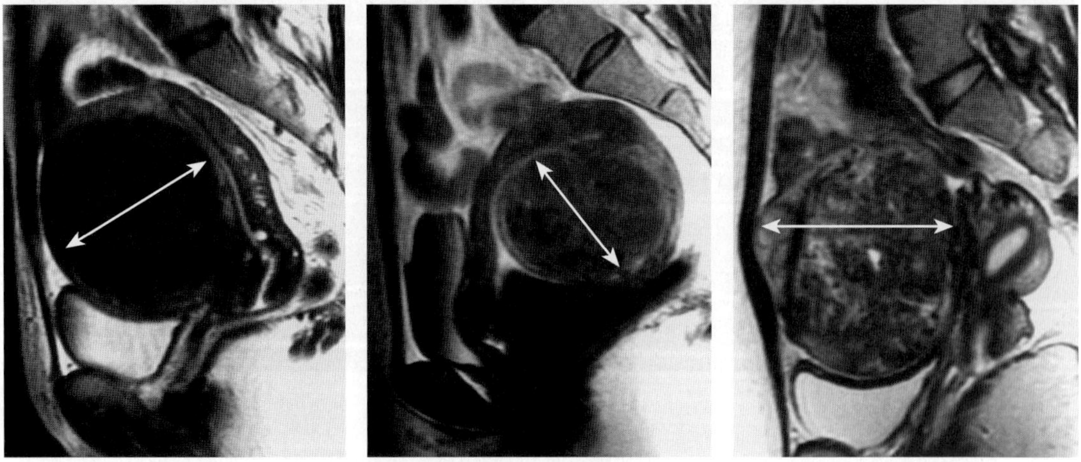

图 11-3-2-1　子宫肌瘤

A. 肌壁间肌瘤：矢状面 FSE T_2WI 显示宫体前壁圆形低信号，边界清晰（箭）；B. 黏膜下肌瘤：矢状面 T_2WI 显示子宫腔内中等信号肿物，形态规则，边缘光滑，肿物上部连接宫底部肌层，其他部分由高信号的内膜环绕（箭）；C. 浆膜下肌瘤变性：矢状面 T_2WI 显示膀胱上方巨大肿物，呈不均匀高低混杂信号（箭），与肿物连接的子宫前壁形态不整，肌层内可见迂曲、增粗的血管流空信号

在 T_1WI,肌瘤通常呈等信号(与正常外肌层信号强度比较),但当发生出血性退变时,肌瘤内可见高信号。静脉注射 Gd-DTPA 增强扫描时,肌瘤通常呈轻度强化。但细胞密度较高的肌瘤血供丰富,在增强 T_1WI 呈明显强化(图 11-3-2-2)。

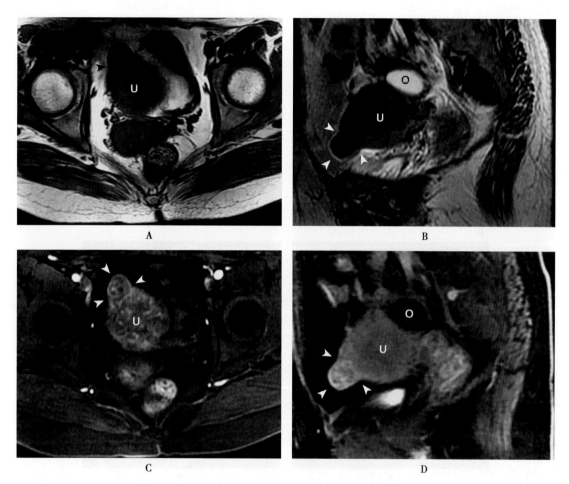

图 11-3-2-2　浆膜下子宫肌瘤伴宫颈癌
A. 轴面 FSE T_1WI,宫底部见中等信号的结节样凸起,边缘光滑(箭头),宫体后方为肿大的宫颈;B. 矢状面 FSE T_2WI,宫底部结节突入腹腔,呈均匀低信号,边缘清晰;C. 轴面动态增强 T_1WI 动脉期,结节明显强化;D. 延迟 5 分钟后矢状面扫描,结节仍呈高信号,强化程度高于肌层。U:子宫体部;O:右侧卵巢

如果绝经后妇女的子宫肌瘤体积较大或生长迅速,肌瘤边界模糊不清,应考虑子宫肌瘤肉瘤样变。

(三) 鉴别诊断

1. 子宫纤维瘤　在 T_2WI 可呈均匀低信号到不均匀高信号的各种信号强度,静脉注射对比剂后可无强化表现。

2. 附件肿物　需与带蒂的浆膜下肌瘤鉴别。子宫肌瘤有典型信号和形态特征。

3. 子宫内膜病变　需与带蒂的黏膜下肌瘤鉴别。子宫肌瘤有典型信号和形态特征。

4. 子宫腺肌病　病变在 T_2WI 表现为累及子宫肌层和(或)结合带的低信号区,边界不清,内部常见多发的斑点状高信号。痛经明显。

5. 子宫平滑肌肉瘤　变性的肌瘤在 T_2WI 可呈多种高低混杂信号,注射对比剂后 T_1WI 增强扫描时可有多种强化表现。但子宫肌瘤边界清晰,由血供不畅引起的变性改变在瘤体边缘部更明显。肉瘤体积更大,边界不清。

【专家指点】

1. 影像比较　MRI 诊断子宫肌瘤的准确性高于超声和 CT 检查。

2. 治疗选择　对于有症状患者,可选择的治疗包括应用激素类药物、子宫切除、肌瘤切除以及子宫肌瘤供血动脉栓塞。治疗前 MRI 检查可为选择治疗方案提供依据,例如,当注射对比剂后肿瘤无或弱强化时,子宫动脉栓塞就难以产生显著的反应。治疗后MRI检查可监测病情变化,客观评估疗效,尤其是对那些希望保留宫的患者。

3. 肌瘤变性 典型子宫肌瘤在 T_2WI 呈边界清楚的低信号,诊断不难。但肌瘤可发生各种变性,此时,需与平滑肌肉瘤鉴别。

三、子宫腺肌病

子宫腺肌病(adenomyosis)又称子宫腺肌症、子宫腺肌瘤及子宫内膜异位症宫内型,是由于子宫内膜间质和腺体深入子宫肌层而形成的一种良性病变。发病机制可能与子宫内膜基底层细胞向邻近肌层浸润性生长有关。患者多为30~50岁的经产妇或有多次刮宫病史,发病率超过50%。主要治疗方法是子宫切除术,目前尚无其他长期或持久有效的治疗技术。本病半数以上合并子宫肌瘤,少数合并盆腔子宫内膜异位症。

(一)临床表现与病理特征

临床上本病较常见。主要症状包括痛经、月经过多以及因子宫增大引起的下腹隆起感和压迫症状。痛经一般进行性加重,可能与子宫肌层内异位内膜组织的功能性活动(增殖性与分泌性变化)有关。异位内膜组织与月经周期同步变化,即随着雌激素水平升高而增生、增大,在孕激素作用下发生出血。也有人认为异位的内膜腺体相对不受激素刺激的影响。

本病的病理特点是子宫肌层内出现异位的子宫内膜组织,伴有病变周围子宫平滑肌反应性增生与肥厚,无包膜或假包膜形成。异位的内膜可继发出血、血肿及坏死,断面观察标本可见大小不等的出血小腔或海绵样改变。

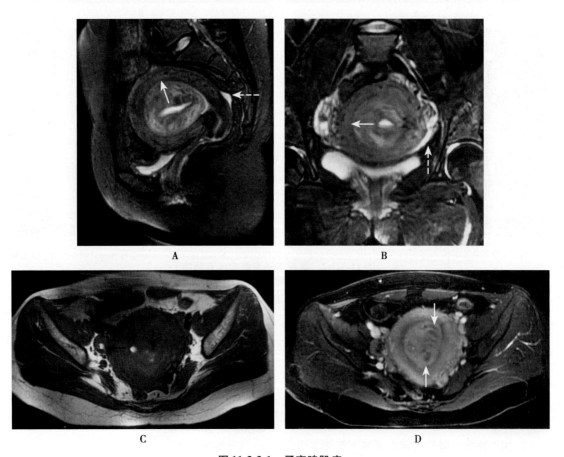

A   B

C   D

图 11-3-3-1 子宫腺肌病

A、B. 矢状面、冠状面抑脂 FSE T_2WI,子宫球形增大;结合带弥漫性增厚达 2.5~2.9cm(箭),呈不均匀高低混杂信号,病变左侧与肌层分界不清;子宫内膜居中,呈均匀高信号(箭尾);宫颈信号正常,Douglas窝有少量腹水(虚箭);C. 轴面 FSE T_1WI,病变区可见数个高信号的出血灶(垂直箭),右侧卵巢也见小出血灶(水平箭);D. 动态增强 T_1WI,病变区缓慢强化,延迟期可见多个不规则低信号小囊(箭)

本病分为弥漫型和局限型两种。前者多见,子宫肌层内异位的内膜组织弥漫性分布,子宫呈均匀性或球形增大;后者子宫肌层内异位的内膜局灶性分布,表现为肌壁内单个或多个结节灶。一般认为,当子宫壁内异位的内膜较弥漫,又有较明显的平滑肌增生时,称子宫腺肌病;当病变较局限,并形成边界相对清楚的肿块或结节时,称腺肌瘤。有报道本病偶可发生恶变。

(二) MRI 表现

子宫腺肌病首先累及结合带,因而其病变部位与结合带关系密切。在 T_2WI,结合带增厚是最明显的异常,厚度常大于 12mm(图 11-3-3-1)。增厚的结合带边界不清或局部边界不清,有时呈分叶状。就 MR 信号表现而言,在低信号的病变区出现多发的小斑点状高信号是本病特征(图 11-3-3-2,图 11-3-3-3)。由于长期反复出血导致含铁血黄素形成和沉积,有时在病变区可见散在的低信号腔隙小灶。

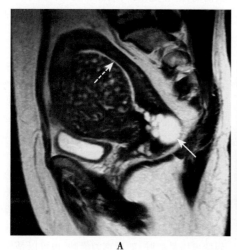
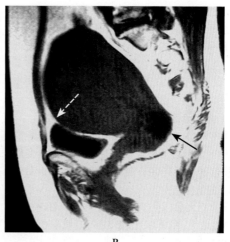

图 11-3-3-2　子宫腺肌病

A. 矢状面 FSE T_2WI,子宫前壁见低信号占位性病变,边界不清,内部混杂多发斑点状高信号;子宫内膜受压、后移(虚箭);宫颈口见纳氏囊肿形成的多个高信号灶(箭);B. 矢状面 FSE T_1WI,宫体部前凸(虚箭),病变区呈均匀中等信号,未见出血灶,纳氏囊肿呈低信号(箭)

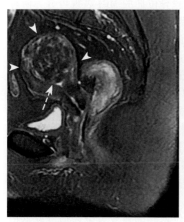
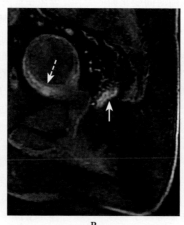
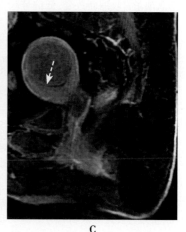

图 11-3-3-3　子宫腺肌病伴直肠癌

A. 矢状面抑脂 FSE T_2WI,宫底部见椭圆形低信号肿物(箭头),内部混杂多发斑点状高信号;B、C. 动态增强 T_1WI 动脉期、延迟期,肿物缓慢强化,信号强度逐渐增高,但始终低于邻近肌层信号;肿物内部在延迟期可见腔隙状小囊;内膜(虚箭)受压、移位;宫颈后方可见直肠溃疡型高分化腺癌病灶(箭)

在 T_1WI,本病呈等信号和稍低信号强度(相对于正常子宫肌层信号)。如病变区在 T_1WI 显示多发的高信号小灶(提示灶性出血),则进一步支持诊断。动态增强 T_1WI 扫描时,本病相对于正常子宫肌层缓慢强化,呈低信号,尤其在增强早期。在延迟期病变的强化程度可接近外侧肌层,其内常见多发的不规则低信号小囊腔,提示囊变病灶。本病大量出血后可形成囊性子宫腺肌病,后者在 MRI 表现为子宫肌层内边界清楚的囊性病变,囊内含有各种演变状态的血性物质。

总之,子宫腺肌病的 T_2WI 特征包括:病变边界不清;外形呈椭圆形或分叶状,而非圆形;病变与低信号的结合带相连;子宫内膜的肿块效应轻微;多条线形或条纹状高信号自子宫内膜向子宫肌层方向辐射分布。

(三) 鉴别诊断

1. 子宫肌瘤　T_2WI 显示子宫壁内边界清楚的低信号病变,内部可有较大缺血性坏死区。病变周边可有假包膜。不典型子宫腺肌病的边界相对清楚,类似子宫肌瘤。

2. 子宫肥大症　见于经产妇,无痛经表现。子宫呈均匀性增大,肌层厚度>2.5cm,但肌层信号均匀,无出血灶及小囊腔改变。

3. 子宫收缩　子宫矢状面 T_2WI 显示肌层局限性低信号,多为一过性。由子宫平滑肌收缩造成。低信号区可与结合带连接,其内无点状高信号。对比观察同层面不同序列图像可见子宫肌层与内膜的形态随子宫收缩而改变,低信号区也随时间变化而迁移,不难鉴别。

【专家指点】

1. 结合带厚度　在符合宫体扫描层面的 T_2WI 测量,结合带厚度>12mm 提示子宫腺肌病,8 ~ 12mm 时不能完全排除诊断。有些患者无症状,在 MRI 检查时偶然发现。

2. 宫体矢状面 T_2WI　对诊断本病最有价值。典型病变表现为源于肌层和(或)结合带的低信号占位性改变,边界不清,内部混杂多发斑点状高信号。这与子宫肌瘤不同。

3. T_1WI 显示出血灶　在异位的子宫内膜区域,出血形成斑点状高信号。这一征象有助于确诊本病,但出现概率不高。

4. 患者症状和子宫大小与质地随月经周期改变　在月经期,子宫或病变区明显增大且信号不均;月经过后,子宫变小,症状缓解。

5. 局限型子宫腺肌病　MRI 表现有时类似子宫肌瘤,鉴别困难。但两者治疗方案不同,应予以注意。

四、盆腔子宫内膜异位症

盆腔子宫内膜异位症(pelvic endometriosis)指具有生长功能的子宫内膜组织出现在宫腔和宫壁肌层以外的部位,如卵巢、阔韧带、宫骶韧带、Douglas 窝、子宫浆膜层、脏腹膜、膀胱、直肠等。生长于卵巢皮质内的异位内膜因周期性出血,可形成单个或多个含咖啡色黏稠液体的囊肿,俗称巧克力囊肿。近年来本病发病率有上升趋势。

(一) 临床表现与病理特征

本病是育龄妇女常见病之一,多见于 25 ~ 45 岁之间。主要症状包括痛经、慢性盆腔痛、性交痛、月经量多、经期长以及不孕。较大的异位内膜囊肿破裂时,囊内液体进入盆腔可引发急性剧痛,疼痛持续时间较长,且伴有恶心、呕吐、发热、坠肛等异常,患者多以急腹症就诊。

由于异位种植的子宫内膜在卵巢激素的作用下发生周期性出血,局部血肿反复的刺激和吸收过程导致纤维组织增生和粘连,最终形成各种瘢痕结节(病变局部呈结节状、息肉状)或囊肿。继发的囊性病变可以是血肿,如巧克力囊肿,也可以是异位内膜腺体扩张形成的囊肿。病理组织学检查可见子宫内膜型间质与腺体结构,常伴出血、坏死及纤维化结节改变。

(二) MRI 表现

盆腔子宫内膜异位症的 MRI 表现可分为两种情况,即异位内膜囊肿型病变和非囊肿型病变。

囊肿型病变的 MRI 表现多种多样。在 T_1WI,异位内膜的囊肿往往呈均匀高信号,尤其在脂肪信号被抑制的黑色背景衬托下,这些囊肿高信号犹如电灯泡般明亮(图 11-3-4-1)。病灶常多发,大小不等。由于新、旧出血成分重叠,囊内各种血液退变物质(从巧克力样到水样液体)产生的信号高低有别,使得多发性内膜囊肿的信号强度之间存在差异。静脉注射 Gd-DTPA 增强扫描时,在延迟期可见囊壁环状强化,较厚但均匀光滑,而病变中心部分无强化,是本病特征性表现。

在 T_2WI,异位内膜的囊肿可呈高信号或低信号,而低信号对诊断本病更具特征(图 11-3-4-2)。形成低信号的原因是囊肿本身的高信号被内部的低信号强度掩盖,这与囊内反复出血、短 T_2 血液代谢物质(如含铁血黄素)积累有关。本病囊壁在普通 T_1WI 和 T_2WI 均呈环形低信号,可能与大量纤维组织和含铁血黄素有关。

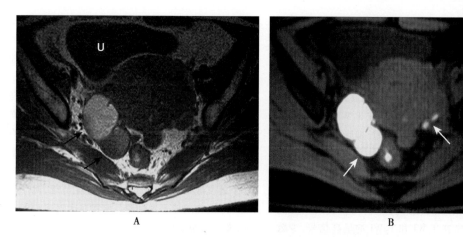

图 11-3-4-1　卵巢异位内膜囊肿伴子宫腺肌病

A. 盆腔轴面 FSE T$_1$WI,右侧附件区可见多个高信号,病灶间信号强度存在差异(箭);B. 同层面抑脂 T$_1$WI,脂肪组织呈低信号,两侧附件区见更多高信号病灶(箭);子宫后壁肌层内可见数个高信号小灶,提示存在子宫腺肌病。U:膀胱内尿液

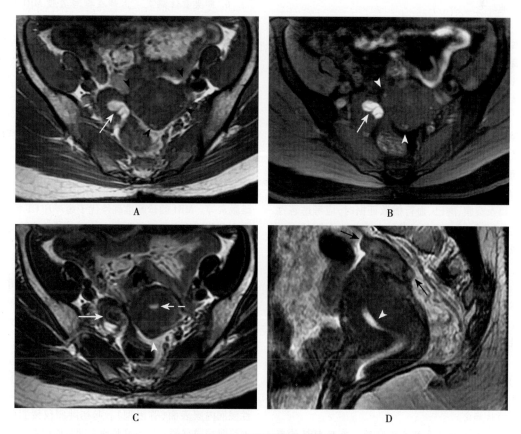

图 11-3-4-2　盆腔子宫内膜异位症

右侧卵巢巧克力囊肿破裂手术后 3 年,因下腹痛反复发生于月经后第 5 天行 MRI 检查。A. 轴面 FSE T$_1$WI,右侧附件区可见小片高信号(箭),子宫壁边缘似见数个小灶高信号(黑箭头);B. 轴面抑脂 T$_1$WI,脂肪呈低信号,子宫周边见多个小灶高信号(白箭头),提示出血;C. 同层面 FSE T$_2$WI,内膜呈高信号(虚箭),右侧附件区(箭)和子宫周边部分出血灶呈低信号(白箭头);D. 矢状面 FSE T$_2$WI,子宫内膜受压、弧形前凸(箭头);子宫后壁较厚,上部与左侧卵巢(黑箭)连接;本例子宫应为前屈位,但宫底上举、后仰,宫体后缘轮廓不整,提示子宫与盆腔腹膜严重粘连、变形

对发生于盆腔实性脏器内部的较大子宫内膜囊肿，MRI的诊断敏感性较高。而对于一些微小的异位内膜囊肿或非囊肿型病变，如发生于腹膜或脏器表面的微小结节、纤维性粘连及瘢痕，MRI的敏感性不及腹腔镜检查。原因是病灶内大量致密的纤维组织成分使T2WI信号降低，病灶在T2WI和T1WI不易显示。当结节性病变内出血时，抑脂T1WI显示细小高信号病灶，可提示诊断。

（三）鉴别诊断

1. 卵巢功能性囊肿出血（如黄体囊肿）　需鉴别发生于卵巢的单发（房）性子宫内膜囊肿。功能性囊肿出血通常在T1WI和T2WI均呈高信号，少数在T2WI呈低信号。有时，单凭MRI表现鉴别困难，需要结合临床病史或组织学检查。多发（房）性子宫内膜囊肿在T1WI和T2WI信号表现丰富多彩，诊断不难。

2. 卵巢透明细胞癌、子宫内膜样癌　这些肿瘤可起源于卵巢的异位子宫内膜组织，病变囊壁上可有瘤（壁）结节。有人认为这属于异位的子宫内膜恶性变，罕见。在增强T1WI观察壁结节有无强化，以区别附着于囊壁的血凝块（一般无强化）。

3. 卵巢囊腺瘤和囊腺癌　好发于50~60岁中老年人，均可表现为卵巢囊性肿物合并内部出血。但肿物较大，内部多有分隔、软组织壁结节或乳头样突起。当附件囊性肿物的直径>4cm，内部分隔较厚或>3mm，瘤体实性部分较大，出现壁结节，或有局部侵犯以及腹膜、淋巴、血行播散证据时，应考虑恶性肿瘤。增强T1WI可显示壁结节和囊内分隔的形态与血供特征。

【专家指点】

1. 激素依赖　本病有激素依赖性。绝经或切除双侧卵巢后，异位的内膜组织萎缩、变小，直至消失。妊娠或应用性激素抑制卵巢功能时，可中止病变进展。

2. 显示出血　脂肪抑制T1WI是观察出血（血肿）的敏感序列，还可鉴别局部高信号为出血或脂肪。增强T1WI有助于分析囊壁结构和血供特征，鉴别肿瘤性病变。

3. 卵巢出血性囊肿鉴别诊断　本病MRI诊断原则是，盆腔T1WI显示两个以上高信号病灶，或一个囊肿在T1WI呈高信号而在T2WI呈相对低信号。如果卵巢异位内膜囊肿在T1WI和T2WI均呈高信号，则无特异性，应与其他的出血性囊肿鉴别。

4. 卵巢单纯性囊肿鉴别诊断　在育龄妇女首先考虑卵泡囊肿。个别单纯性囊肿，尤其体积较大，或发生于绝经后妇女（直径>1cm），不能排除浆液性囊腺瘤。单纯性囊肿的直径>7.5cm时，不能排除卵巢癌。

5. 卵巢囊肿处置　狭义的卵巢囊肿是指与卵巢功能有关的潴留性囊肿，可是生理性（如成熟卵泡、黄体囊肿），也可是病理性（如巧克力囊肿、白体囊肿、较大的单纯性囊肿）。如果一时不能确定囊肿的性质，建议在专科医师指导下随访患者，也可酌情给予适当治疗。功能性囊肿可自发消退，对于年轻女性应慎重选择手术切除。囊肿较大时可引起下腹痛，囊肿破裂、出血时引起急腹症。即便对直径>3cm的卵泡囊肿和黄体囊肿，大多数也可在2~3个月的随访中消失，如果持续存在或进行性增大，提示肿瘤可能性。

6. 卵巢囊性病变　医师在撰写盆腔MRI报告时，应避免将那些发生于卵巢且征象典型的皮样囊肿、囊腺瘤、囊腺癌等肿瘤性囊性病变描述为"卵巢囊肿"，以区别这些囊性病变的肿瘤属性。

五、子宫内膜癌

子宫内膜癌（endometrial carcinoma）又称子宫体癌，好发于绝经期或绝经后妇女，发病高峰年龄为60岁。相关危险因素包括糖尿病、高血压、肥胖、未产妇、不孕症、雌激素分泌性肿瘤、长期应用外源性雌激素等。MRI的诊断准确性优于超声和CT检查，能为术前评估病变进展程度和治疗后评估疗效提供有价值的信息。

（一）临床表现与病理特征

本病常见临床表现有绝经后阴道出血、阴道排液、下腹部或腰骶部疼痛以及围绝经期月经不规律或月经增多。病变早期可无临床症状。晚期病例常见子宫增大。

子宫内膜癌发生自内膜上皮，宫底居多，约90%为腺癌。肿瘤通常在子宫内膜腔内生长，形成息肉样肿物（局限型），肿瘤也可多病灶发生或弥漫性浸润内膜表面（弥漫型）。起初肿瘤仅侵犯内膜下浅肌层或宫颈管。当盆腔或主动脉周围淋巴结转移或腹膜转移时，提示晚期肿瘤。显微镜下有时见附件或阴道转移。

子宫内膜癌的肿瘤分期采用国际妇产科联盟（FIGO,2009年）修订的手术-病理分期方案（表11-3-5-1）。分期结果有助于合理处置患者及判断预后。

表 11-3-5-1　子宫内膜癌手术-病理分期
与病变范围关系

Ⅰ期　肿瘤局限于子宫体部
　Ⅰ A　肿瘤浸润肌层厚度<1/2
　Ⅰ B　肿瘤浸润肌层厚度≥1/2
Ⅱ期　肿瘤侵犯宫颈间质,但无子宫外蔓延
Ⅲ期　肿瘤局部和(或)区域扩散,肌层以外结构
　　　受累
　Ⅲ A　肿瘤累及子宫浆膜层和(或)附件
　Ⅲ B　阴道和(或)宫旁受累
　Ⅲ C　盆腔淋巴结和(或)腹主动脉旁淋巴结
　　　转移
Ⅳ期　肿瘤侵犯膀胱和(或)直肠黏膜,或盆腔外
　　　转移
　Ⅳ A　肿瘤侵及膀胱和(或)直肠黏膜
　Ⅳ B　远处转移,包括腹腔内和(或)腹股沟淋
　　　巴结转移

(二) MRI 表现

在 T_2WI,内膜癌瘤本身呈稍高信号(信号强度高于结合带和肌层,低于正常内膜)。肿物较小时与邻近的正常内膜不易区别。但绝经后内膜厚度大于 8mm 且不规则时,提示诊断。瘤体较大时,常见显著的局限性(图 11-3-5-1)或弥漫性内膜增厚(图 11-3-5-2)。同时由于瘤内坏死、出血、宫腔引

流不畅等因素,肿物往往呈高低信号混杂的占位性病变。

T_2WI 上肿瘤侵犯肌层的征象包括低信号的结合带中断、肿瘤-肌层界面不规则及肌层局部变薄。当 T_2WI 显示稍高信号的肿瘤生长至宫颈管,或宫颈间质的低信号带破坏、中断时,提示宫颈组织受侵。当 T_2WI 显示子宫肌层信号横贯性中断、浆膜面不规则以及阴道、膀胱和直肠壁的肌层低信号中断时,提示子宫外肿瘤浸润。

在高 b 值 DWI($b = 1000s/mm^2$),内膜癌灶呈高信号,ADC 值降低明显,平均数为 $(0.86 \pm 0.31) \times 10^{-3} mm^2/s$,而良性内膜病变的平均 ADC 值为 $(1.28 \pm 0.22) \times 10^{-3} mm^2/s$ 。

在 T_1WI,内膜癌灶通常呈稍低或等信号(相对于肌层)。动态增强 T_1WI 有助于显示肿瘤局部浸润范围,其基础是内膜癌缓慢渐进性强化,其强化程度通常不及子宫肌层。在动脉期,正常肌层的强化表现不均匀,但其信号强度大多高于癌灶;在延迟期,内膜癌灶的强化表现仍不及周围肌层,但因肌层强化趋于均匀、肿瘤与肌层分界清晰,故肿瘤浸润肌层范围更易于判断(图 11-3-5-3)。尽管不同病理类型及分化程度的内膜癌瘤强化表现存在一定差异,但与 T_2WI 比较,肿瘤-肌层界面不规则或局部肌层变薄在增强 T_1WI 更加清晰、可靠(图 11-3-5-4)。增强 T_1WI 还可鉴别宫腔内占位性病变为实性肿物(有强化)或是坏死组织与积液(无强化)。

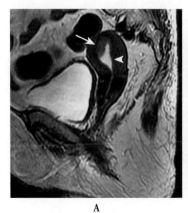
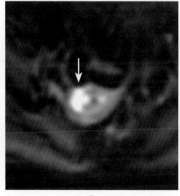
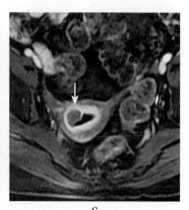

　　　A　　　　　　　　　　　B　　　　　　　　　　　C

图 11-3-5-1　局限型子宫内膜癌Ⅰ B 期

A. 矢状面 FSE T_2WI,宫底见稍高信号癌灶,大小 2.4cm×1.8cm(箭),宫腔积液呈均匀高信号(箭头);B. 轴面 DWI,内膜癌灶呈明显高信号,浸润深肌层(箭);C. 抑脂增强 T_1WI 延迟期图像,内膜肿瘤强化较弱,呈相对低信号(箭)。分段诊刮术后病理:子宫内膜低分化乳头状癌

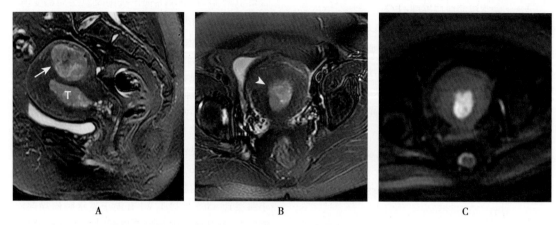

图 11-3-5-2 弥漫型子宫内膜癌ⅠA 期

A. 子宫矢状面抑脂 FSE T$_2$WI,子宫内膜弥漫性增厚(T),厚度达 2cm,宫底肌壁间平滑肌瘤(箭)呈稍高信号;B. 轴面抑脂 T$_2$WI,内膜癌瘤呈稍高信号,子宫前壁肿瘤-肌层界面不规则(箭头);C. 轴面 DWI,内膜癌灶呈明显高信号。子宫次全切术后病理:宫腔内充满烂肉样肿物,为弥漫型内膜中分化腺癌,癌瘤浸润浅肌层(约 1/3),未累及双侧子宫角与宫颈内口

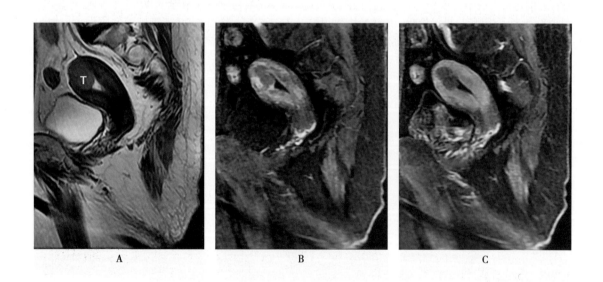

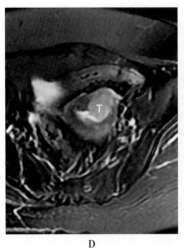
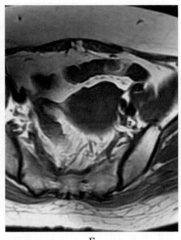
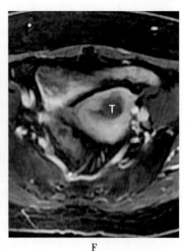

D   E   F

图 11-3-5-3　局限型子宫内膜癌ⅠB 期

A. 矢状面 FSE T_2WI,宫底病变呈稍高信号(T),局部结合带中断;B、C. 分别为抑脂动态增强 T_1WI 动脉期、延迟期图像,内膜肿瘤的信号强度低于肌层,肿瘤-肌层界面清晰可见;D. 轴面抑脂 FSE T_2WI,内膜癌灶位于宫底左侧,呈稍高信号(T);E. 轴面 FSE T_1WI,癌灶呈等信号;F. 轴面增强 T_1WI,癌灶呈相对低信号(T)。子宫全切术后病理:宫底宫腔见菜花样肿物,大小 2cm×2.5cm×3cm,为局限型低分化子宫内膜样腺癌,癌瘤侵犯肌壁厚度>1/2,未侵及双侧子宫角与宫颈内口

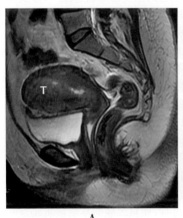
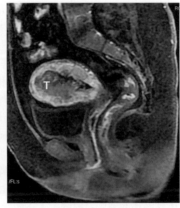
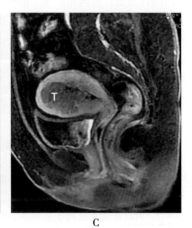

A   B   C

图 11-3-5-4　弥漫型子宫内膜癌ⅠB 期

A. 矢状面 FSE T_2WI,子宫内膜形态不整,宫腔内稍高信号的病变(T)边界不清;B、C. 分别为抑脂动态增强 T_1WI 动脉期、延迟期图像,内膜癌瘤(T)的强化程度不及肌层,肿瘤-肌层界面清晰可见。子宫全切术后病理:宫底、体部宫腔内膜弥漫性增厚,大小 7cm×6cm,为高分化子宫内膜样腺癌,伴部分鳞状上皮分化,癌瘤侵及深肌层及双侧子宫角,未累及宫颈内口

　　诊断淋巴结转移主要取决于淋巴结大小。正常主动脉旁、闭孔肌和髂血管周围淋巴结直径一般小于 10mm,而子宫旁淋巴结直径不超过 5mm。淋巴结直径大于 10mm 时应考虑转移。平扫 T_1WI 和抑脂增强 T_1WI 可显示淋巴结异常,但对较小的淋巴结,T_2WI 上信号强度变化对诊断帮助不大。

　　子宫内膜癌患者 MRI 检查的适应证包括晚期肿瘤以及刮宫组织病理分级提示的高级别肿瘤。MRI 的作用有:①宫颈活检后组织学诊断腺癌时,MRI 可明确肿瘤起源于宫体内膜(内膜癌)或宫颈黏膜（宫颈癌）；②因患者体型或纤维瘤等影响，妇科超声检查困难或观察不满意时，通过 MRI 获得影像资料；③观察肿瘤浸润深度，评估淋巴结转移可能性和患者预后，即肿瘤仅浸润邻近宫腔的浅表肌层时，淋巴结转移发生率为 3%；肿瘤浸润肌层厚度超过 1/2 时，淋巴结转移发生率为 40%。需要强调的是，测量内膜厚度和肿瘤浸润肌层深度时，应在宫体的矢状面和轴面影像（T_2WI 和增强 T_1WI）进行，而不应基于盆腔的矢状面和轴面影像作出判断。

（三）鉴别诊断

1. 子宫内膜增生　绝经后内膜增生时，内膜厚度通常>8mm，但形态较为规则。T_2WI 显示增生的内膜呈高信号，类似 I 期子宫内膜癌表现。这些病变均属雌激素依赖，有时共存。一些内膜癌可由内膜增生或内膜息肉恶变而来。DWI 显示病变区高信号以及 ADC 值降低时，提示内膜癌。MRI 鉴别诊断困难时，应考虑宫腔镜及刮宫检查。

2. 子宫内膜息肉　是常见的子宫内膜良性病变，多在妇科超声体检时发现内膜增厚以及宫腔内高回声肿物。与宫体的大多数病变一样，患者多有口服他莫昔芬（tamoxifen，一种雌激素受体调节剂）历史。息肉由间质（包括平滑肌和致密纤维组织）和增生的内膜腺体（可形成囊性结构）组成，结节样突入内膜腔，在 T_2WI 可呈相对低信号、大片高信号或多个灶性高信号，与内膜癌不易鉴别。当肿物连接低信号长蒂时提示诊断，宽基底者定性困难。本病可见于中青年女性，结合带无浸润表现。必要时 DWI 扫描及 ADC 值分析。

3. 黏膜下子宫肌瘤　见于育龄妇女。肌瘤常多部位发生，典型者在 T_2WI 呈低信号，边界清楚，形态较规则。肌瘤较小时 MRI 鉴别诊断困难。

【专家指点】

1. 内膜癌首先侵犯子宫肌层，而通过淋巴和血行播散较晚，此与宫颈癌不同。当肿物的异常信号延伸至宫壁肌层厚度的外 1/2 时，淋巴结转移的可能性增大。

2. 子宫肌层浸润深度与手术分期、淋巴结转移和预后密切相关。结合带局部中断是肌层受累最可靠的 MRI 征象。但正常情况下，并非所有绝经后妇女的结合带能在 T_2WI 显示。故 T_2WI 未显示结合带不应一概被视为子宫肌层受侵，应结合患者具体情况和其他征象，如增强 T_1WI 所见，综合分析。

3. 增强 T_1WI 诊断肌层受侵的准确性通常高于 T_2WI 和 DWI。无论 T_2WI 是否清晰显示结合带，动态增强 T_1WI 能区分子宫肌层与癌灶以及判断肿瘤

局部浸润范围。尤其在动脉期，正常肌层快速、显著强化，而内膜腺癌呈局部弱强化，两者对比明显。

4. 正常情况下，育龄妇女月经中期的内膜厚度一般为 5～8mm；绝经后内膜厚度应≤5mm，>5mm 时建议随访，或刮宫检查明确诊断。

5. 子宫内膜增厚或宫腔增大是内膜癌最常见 MRI 征象，可由肿瘤本身或相关的宫腔积液与积血所致。早期内膜癌 MRI 表现类似正常子宫内膜，故小癌灶或内膜浅表的癌灶常难以显示，MRI 漏诊达 15%～19%。

6. 子宫矢状面 T_2WI 是显示肌层和宫颈受累的基本序列，盆腔轴面 T_1WI 显示淋巴结增大。但 MRI 诊断淋巴结转移特异性较低。有时，淋巴结中央坏死比大小更具特异性。

六、宫颈癌

宫颈癌（cervical carcinoma）是妇科最常见的恶性肿瘤。发病年龄跨度较大，原位癌多见于 30～35 岁，浸润癌多见于 50～55 岁，65～80 岁也有发病。MRI 直观显示宫颈病变范围及盆腔淋巴结肿大，目前已成为评价宫颈癌的主要影像检查之一，诊断价值优于超声和 CT 检查。

（一）临床表现与病理特征

患者可有不规则阴道出血、接触性出血、阴道排液以及周围器官受侵表现，如下腹部疼痛、便秘、尿频尿急、输尿管积水等异常。病变早期可无症状。

病理组织学方面，宫颈上皮往往经历一系列渐进性转变，由逐步严重的间变或不典型增生发展为原位癌（carcinoma in situ，CIS）。当癌细胞突破上皮下的基底膜、浸润间质时，形成浸润癌。镜下分类，宫颈癌 85% 为鳞癌，其余为腺癌、腺鳞癌及未分化癌。近年来，通过宫颈刮片细胞筛查和组织活检及时提示上述病变过程，使宫颈癌的早期诊断成为可能，患者的死亡率显著下降。目前美国发现的 CIS 大约是浸润癌的 4 倍，发病年龄高峰在 30 岁左右，比浸润癌早 10～15 年。浸润癌可直接侵犯邻近器官，如阴道、盆壁、膀胱和直肠。淋巴结转移的范围通常局限于盆腔淋巴结，约 29% 的患者累及主动脉旁淋巴结。局部进展性肿瘤也可经腹膜播散。

宫颈癌肿瘤的临床分期一般采用 2009 年 FIGO 标准（表 11-3-6-1），分期结果对于评估患者预后和选择治疗方式起决定性作用。但与外科分期比较，FIGO 临床分期的局限性是不包括淋巴结评价。MRI 有助于发现宫颈内病变和可疑的宫旁浸润，显示淋巴结肿大，提高早期癌治疗前分期的准确性。

如果患者是孕妇,通过 MRI 进行肿瘤分期更为有利。总之,与膀胱镜、钡剂灌肠、静脉肾盂造影等检查比较,MRI 具有更好的费用-效益比。

表 11-3-6-1　宫颈癌临床分期与病变范围关系

Ⅰ期　肿瘤局限于子宫颈(扩展至宫体可被忽略)
　ⅠA 镜下浸润癌,肉眼不可见肿瘤
　　　浸润间质深度<5mm,宽度≤7mm
　ⅠD 肉眼可见肿瘤,或镜下癌灶超过ⅠA范围
　　　肿瘤≤4cm(ⅠB1);肿瘤>4cm(ⅠB2)
Ⅱ期　肿瘤超越子宫,但未达阴道下 1/3 或骨盆壁
　ⅡA 肿瘤侵犯阴道上 2/3,无明显宫旁浸润
　ⅡB 有宫旁浸润,间质低信号带中断
Ⅲ期　肿瘤累及阴道下 1/3 和(或)骨盆壁
　ⅢA 肿瘤累及阴道下 1/3,但未达骨盆壁
　ⅢB 肿瘤累及盆壁、骨骼肌,或引起肾盂积水
Ⅳ期　肿瘤侵犯膀胱、直肠,或真骨盆外播散
　ⅣA 邻近的盆腔器官受侵,如膀胱、直肠黏膜
　ⅣB 远处转移

（二）MRI 表现

在 FSE T_2WI,宫颈癌病变表现为低信号的宫颈间质内出现局灶或大片高信号,肿物信号均匀或不均匀(内部的凝固性坏死小灶可呈较低信号)。在 DWI(b = 800 ~ 1000s/mm²),由于癌组织内水分子自由弥散运动受限,宫颈癌灶一般呈高信号(图 11-3-6-1)。有效化疗后,肿瘤在 T_2WI 和 DWI 的信号强度明显降低。放射治疗后,依据肿瘤内部的病理改变不同,其 MR 信号可有多种表现。

在 FSE T_1WI,宫颈癌组织通常呈等信号。由于宫颈正常组织和肿瘤的信号对比不明显,癌灶不易显示。动态扫描增强 T_1WI 检查时,癌灶于 30 ~ 60 秒明显强化,呈相对高信号,较大肿瘤的边缘部分强化往往更明显(图 11-3-6-2)。在延迟期,癌组织强化减弱,多呈相对低信号。宫颈癌的这些强化特征有助于明确肿瘤浸润范围,准确测量肿瘤体积,提高肿瘤分期准确性。通过动态增强 T_1WI 观察肿瘤的强化程度还有利于评估预后,因为高灌注肿瘤对放疗反应更明显。利用宫颈癌早期快速强化的特点,可以鉴别肿瘤复发与瘢痕组织。宫颈癌可合并子宫积血(图 11-3-6-3),多因癌瘤使宫颈管梗阻或放疗后宫颈管狭窄所致。

宫颈癌的蔓延方式以直接侵犯和淋巴转移为主,血行转移少见。MRI 可为术前肿瘤分期提供依据,准确性达 76% ~ 90%。如果肿瘤周边的环形低信号(代表正常宫颈间质)完整,提示病变局限在宫颈,宫旁结构未受侵;如果环形低信号中断或消失,则不能排除肿瘤宫旁播散。病变较大的ⅠB期肿瘤可使宫旁静脉丛向外侧移位,但无侵犯。位置较高或宫颈前部的肿瘤更易直接侵犯宫旁组织。当 MRI 显示宫旁脂肪内有索条结构或异常软组织信号,或宫颈旁静脉丛受侵时,提示肿瘤宫旁播散(ⅡB 期)。宫颈唇部的肿瘤向后外侧生长时,可突入阴道穹隆。当 T_2WI 显示阴道壁的薄层低信号带中断时,提示阴道受侵。同样,如果膀胱和直肠的肌层低信号带局部中断,提示肿瘤侵犯可能性。晚期肿瘤可沿宫骶韧带和主韧带浸润盆壁。DWI 显示肿瘤浸润或转移敏感性较高,特异性较低。

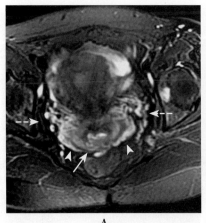
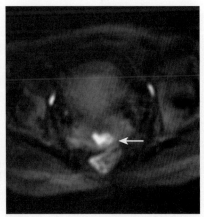

A　　　　　　　　　　　　　　　　B

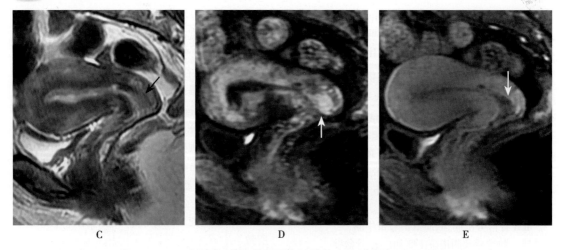

图 11-3-6-1 宫颈癌(非角化型浸润性鳞状上皮细胞癌,ⅠB1 期)

A. 轴面抑脂 FSE T₂WI,宫颈后部的正常低信号带中断,代之以灶性高信号(箭),宫颈侧后方可见部分阴道后穹隆组织(箭头),宫颈两侧可见多个点状及条形血管断面的高信号(虚箭);B. 轴面 DWI,肿物呈不规则高信号(箭);C. 矢状面 FSE T₂WI,宫颈后部间质内可见灶性高信号(箭);D. 动态增强 T₁WI动脉期,肿物明显强化,呈高信号(箭);E. 在延迟期,肿瘤强化减弱,呈相对低信号(箭);肿物在静脉期图像呈等信号(图片未展示),与周围结构不能区别。手术切除子宫后病理检查:宫颈后唇和宫颈管内可见癌灶,大小范围 2.5cm×1.7cm,浸润深度 8mm,至浅肌层,未侵犯宫颈内口;盆腔淋巴结未见癌转移

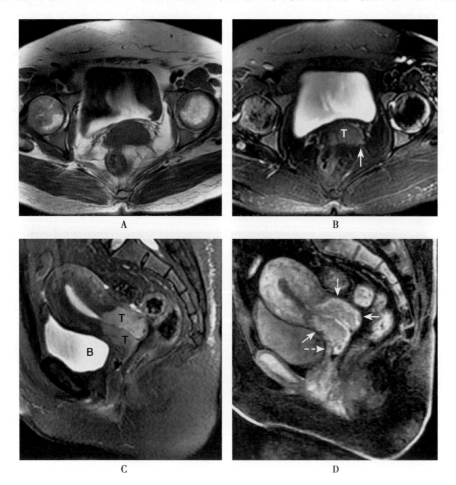

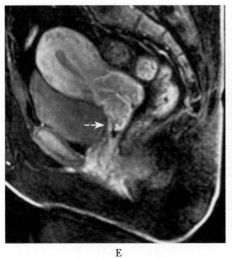
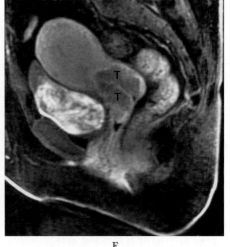

图 11-3-6-2　宫颈癌（非角化型浸润性鳞状上皮细胞癌，ⅢB 期）

A. 轴面 FSE T$_1$WI，宫颈形态圆隆，呈均匀中等信号；B. 相应层面抑脂 FSE T$_2$WI，宫颈带状解剖消失，肿瘤（T）呈稍高信号，宫旁静脉丛向外侧移位（箭）；C. 矢状面抑脂 FSE T$_2$WI，肿瘤（T）浸润宫颈各层组织，与膀胱（B）毗邻；D、E、F. 分别为动态增强 T$_1$WI 动脉期、静脉期和延迟期，肿瘤在早期显著强化，且边缘部分强化更明显（箭），大小 4.5cm×4.5cm×3.5cm，前穹隆阴道壁可见不规则增厚及异常强化（虚箭）；在延迟期，肿瘤强化减弱，呈相对低信号（T）。本例双侧股骨头、髋臼、耻骨及腰骶椎骨均见异常信号及早期显著强化，均提示骨盆壁肿瘤转移

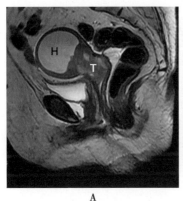
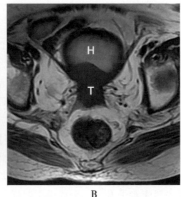
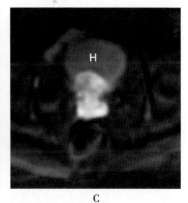

图 11-3-6-3　宫颈肿瘤引起宫腔积血（ⅠB2 期）

A. 矢状面 FSE T$_2$WI，宫颈及宫体下部正常结构消失，代之以大片不均匀的高、低混杂信号（T），宫腔内充满高信号血性物质（H）；B. 轴面 FSE T$_1$WI，宫颈肿物呈均匀等信号（T），宫腔内积血仍呈高信号（H）；C. 轴面 DWI，宫颈癌瘤呈不均匀高信号区，大小 4.5cm×4.1cm×3.6cm，宫腔内积血（H）呈稍高信号

（三）鉴别诊断

1. 宫颈良性病变　如宫颈炎、息肉、宫颈结核、黏膜下肌瘤、宫颈管肌瘤、宫颈乳头瘤等，应结合患者临床表现和妇科检查所见，综合分析。

2. 宫颈其他恶性肿瘤　如淋巴瘤、肉瘤、子宫内膜癌或阴道癌浸润宫颈等，MRI 定性诊断作用有限。应结合活检组织的病理检查结果明确诊断。

【专家指点】

1. 宫颈癌侵犯宫旁组织时，为了准确分辨肿瘤组织、宫旁静脉丛和脂肪信号，阅片时应在同层面对比分析 T_1WI 和 T_2WI。肿瘤和脂肪在 T_2WI 的信号强度有时不易区别。

2. 为全面评价宫颈癌的病变范围和程度，扫描范围应包括肾动脉以下的主动脉旁淋巴结和髂淋巴结区域。当主动脉旁淋巴结转移时，肿瘤分期高，患者预后差。与 CT 类似，MRI 基于淋巴结大小判断有无转移（直径>10mm 考虑转移），故敏感性和特异性不高。需要针刺抽吸活检明确诊断。

3. 宫颈矢状面和轴面 T_2WI 能较好显示肿瘤范围。与盆腔轴面图像比较，扫描层面垂直于宫颈管的短轴面 T_1WI 和 T_2WI 可提高诊断准确性。

4. 较小的癌灶通常局限于宫颈管内。一般认为，MRI 对瘤体>2cm 的 ⅠB 期患者有益，而对瘤体<2cm 的 ⅠB 期患者不然。医疗保健水平提高和宫颈癌普查开展使绝大多数患者在早期被发现并有效治疗。但目前 MRI 尚不能显示 ⅠA 期宫颈癌和 CIS 病变，对这些患者而言，MRI 的作用有限。

七、多囊卵巢病

多囊卵巢病（polycystic ovarian disease）是由于女性体内雄激素分泌过多而形成的一种多囊性卵巢病变，多见于年龄在 16～46 岁之间的育龄女性。MRI 检查能明确卵巢病变情况，为临床诊断提供可靠依据。

（一）临床表现与病理特征

患者可有月经失调（稀发或闭经）、不育、妇女多毛症、肥胖、乳房萎缩、男性化等症状，称为多囊卵巢综合征。少数患者月经正常，可以妊娠，但易流产。本病多毛症出现率在美国人为 70%，日本人为 10%～20%。多毛受体内雄激素和游离睾酮水平升高影响，表现为阴毛浓密，并延伸至大腿内侧及肛周，下肢汗毛浓黑。一些患者呈男性化体毛分布，如浓密粗长黑毛分布于乳头旁、脐下腹中线、四肢等。因患者体内雄激素过多、雌激素减少，卵泡不能正常发育与成熟，退化为闭锁卵泡，进而导致排卵受阻，形成持续性无排卵状态。实验室检查提示多项内分泌激素指标异常。

病理检查可见双侧卵巢对称性增大，可达正常人 2～5 倍。也可单侧卵巢增大。卵巢白膜纤维性增厚，皮质增宽，髓质明显增生并水肿。白膜下皮

质内可见许多不同发育阶段的卵泡，后者形成的多发性囊泡（直径 2.5～6.0mm）颇具特征。罕见黄体。少数患者卵巢大小正常。子宫内膜多呈增殖期表现。

（二）MRI 表现

卵巢增大，测量径线通常大于 4cm。轴面和冠状面薄层 T_2WI 可见无数的高信号小卵泡排列在卵巢边缘。这些卵泡大小相对一致，直径小于 1cm，在每个卵巢的数目通常超过 10 个（图 11-3-7-1）。卵巢中央的间质呈低信号，有时在低信号区见片状、条形高信号。卵巢表面被膜增厚，呈低信号（低于卵巢皮质的信号）。

在常规 T_1WI，病变卵巢往往呈均匀的中等信号，诊断价值有限。静脉注射 Gd-DTPA 后动态增强 T_1WI 扫描时，卵巢间质和卵泡壁呈缓慢的渐进式强化，卵泡壁的强化表现更为明显，提示存在一定程度的血供。

（三）鉴别诊断

1. 正常卵泡　本病的卵泡体积较小，大小相对一致，在 T_2WI 呈均匀高信号，T_1WI 呈中等或低信号。这种信号特征持续时间较长，而不发生出血性改变。此与正常卵泡的周期性发育成熟过程不同。可通过超声检查和薄层 T_2WI 动态观察卵泡生长、变化。另一方面，正常人和本病患者的卵巢 MRI 表现存在一定程度的重叠。故诊断多囊卵巢病时应结合临床表现和实验室的激素检测结果。

2. 其他原因的不排卵、药物刺激性排卵和阴道发育不全　T_2WI 也显示多发的高信号小卵泡排列于卵巢边缘。应密切结合临床资料作出判断。

【专家指点】

1. 多囊卵巢病 MRI 表现缺乏特异性。对临床表现典型的患者，如果卵巢 MRI 显示相关的异常，支持临床诊断。

2. 多囊卵巢综合征又称 Stein-Leventhal 综合征，是对一组疾病的总称。诊断本病应密切结合临床表现和实验室检查结果。临床特点为体内激素水平紊乱导致的多毛症、不排卵、闭经和不育。MRI 可见卵巢周边排列成串的小卵泡，卵巢被膜增厚。

3. 妇科（经阴道）超声仍是发现和诊断多囊卵巢病最常用的影像检查。当超声检查有困难或卵巢显示不满意时，如处女和肥胖患者，可申请 MRI 检查。

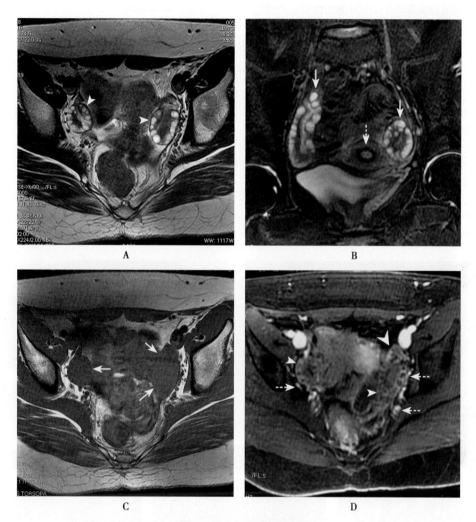

图 11-3-7-1　多囊卵巢病

盆腔 MRI 显示皮下脂肪增厚(35mm),两侧卵巢大小、形态异常。A. 轴面 FSE T$_2$WI,增厚的卵巢被膜呈低信号(箭头),许多高信号卵泡(最大者直径 8mm)排列于被膜下,卵巢中央间质内可见条片状异常高信号;B. 冠状面抑脂 T$_2$WI,高信号卵泡大小接近,串珠样排列于卵巢周边部(箭),右侧卵巢增大呈长茄子形(上下径 62mm),宫体下部(近峡部)见带状解剖(虚箭);C. 轴面 T$_1$WI,双侧卵巢呈均匀中等信号(箭);D. 动态增强 T$_1$WI 延迟期,卵泡壁明显强化,呈圆形高信号(箭头);卵巢间质轻度强化,信号不均匀;卵巢外侧的血管明显强化(虚箭)

八、卵巢恶性肿瘤

卵巢恶性肿瘤(malignant ovarian neoplasms)是女性生殖器三大恶性肿瘤之一,由其导致的死亡人数超过盆腔其他恶性肿瘤的两倍。影像检查方面,超声是发现和诊断卵巢恶性肿瘤的首选,CT 可用于术前评估肿瘤腹膜种植、淋巴结肿大及远处转移,MRI 在术前肿瘤分期方面并无明显优势。

(一)临床表现与病理特征

卵巢原发性肿瘤的组织学类型繁杂,根据其起源大致可分为三类,即上皮性肿瘤、生殖细胞肿瘤和性索间质肿瘤。上皮性肿瘤起源于卵巢表面生发上皮,占卵巢肿瘤的 60% 左右,其中以浆液性和黏液性肿瘤居多,透明细胞癌和移行细胞癌较少。大多数卵巢癌患者的 CA125 水平高于正常。生殖细胞肿瘤来源于胚胎性腺的原始生殖细胞,约占卵巢肿瘤的 30%,根据其细胞分化程度和组织结构可分为无性细胞瘤、卵黄囊瘤(内胚窦瘤)、胚胎癌、畸胎瘤等。性索间质肿瘤来源于原始性腺的性索及间质组织，约占卵巢肿瘤的 5%，包括颗粒细胞瘤、卵泡膜细胞瘤、纤维瘤等。卵巢的转移性肿瘤统称库肯勃瘤（Krukenberg tumor），主要来自胃癌和结肠癌（肿瘤细胞产生黏液，形成印戒细胞），少部分来自乳腺癌、肺癌、胰腺癌及子宫内膜癌。

卵巢肿瘤可见于各个年龄阶段。自 30~70 岁，上皮性卵巢癌的发病率随年龄增长逐步增高。生殖细胞肿瘤好发于年轻女性，约占 20 岁以下卵巢恶性肿瘤的 1/4。性索间质肿瘤多见于中年女性。卵巢位于盆腔深处，肿瘤较小时患者无症状，常在体检时意外发现。肿瘤较大时可出现腹胀、腹水、盆腔肿块等异常，多属晚期。肿瘤压迫膀胱与直肠时出现尿频及便秘，累及盆腔血管与神经时出现下肢水肿及疼痛症状。

（二）MRI 表现

上皮性卵巢癌约占卵巢恶性肿瘤的 85%。其中，浆液性囊腺癌约 50% 是双侧发病，黏液性囊腺癌多为单侧发病。MRI 显示瘤体较大，由不同比例的囊性和实性部分混合而成（图 11-3-8-1），常见出血、坏死。肿瘤多种成分并存时，囊性部分可有不同的 MR 信号强度。如黏液性肿瘤，可在 T_1WI 呈高信号，在 T_2WI 呈中等信号，这与黏液蛋白含量、细胞碎屑及出血多寡有关。同理，不同个体或同一黏液性肿瘤不同囊腔的 MR 信号强度也可不同。在 DWI，恶性肿瘤的实性部分一般呈高信号，而坏死液化部分和囊液往往呈低信号。增强 T_1WI 能区别肿瘤实性部分（有强化）和坏死区（无强化），并可显示瘤内分隔的厚度、壁结节（赘生物或乳头状突起）、液体小囊结构以及腹膜种植。

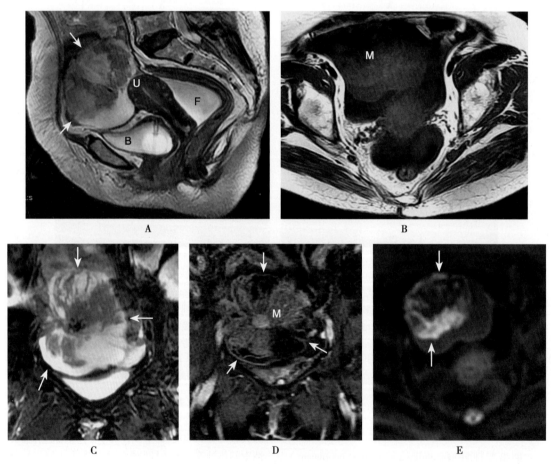

图 11-3-8-1　卵巢移行细胞癌（Ⅱ级）
A. 矢状面 FSE T_2WI，于子宫（U）和膀胱（B）前上方见一囊实性肿物，大小 11cm×7cm×6cm，边界清晰（箭），Douglas 窝有大片长 T_2 信号腹水（F）；B. 轴面 FSE T_1WI，肿物（M）呈不均匀稍低信号；C. 冠状面抑脂 T_2WI，肿物囊壁厚薄不均，囊液呈长 T_1、长 T_2 信号（箭）；D. 冠状面增强 T_1WI 延迟期，肿物囊壁（箭）和实性部分（M）中等程度强化，中心瘢痕结节显著强化；E. 轴面 DWI（b=1000s/mm²），肿物实性部分呈高信号（箭），囊液及腹水呈低信号。手术切除卵巢与子宫后病理所见：右侧卵巢被一肿物取代，表面光滑，包膜完整，切面可见大小不一多个囊腔，直径 3~10mm；子宫内膜呈老年性改变，未见癌细胞浸润

其他细胞类型的恶性肿瘤,如生殖细胞肿瘤与性索间质肿瘤,瘤体的实性部分比例更大,结构和信号更趋不均。在 T_2WI,实性部分如纤维成分为主,信号偏低;如水肿明显,则信号较高。在 T_1WI,瘤内出血可呈片状高信号。生殖细胞肿瘤常由多结节融合,结节间分隔在 T_2WI 表现为低信号,表面多为分叶状。卵黄囊瘤的血供丰富,瘤内出血、坏死常见。此外,卵黄囊瘤可产生甲胎蛋白(AFP),患者血清 AFP 升高。

卵巢恶性肿瘤最常见的转移方式是腹膜播散,瘤细胞广泛种植于大网膜、肝表面、横膈等部位。其次为经淋巴管转移,累及髂血管周围和腹主动脉旁淋巴结。MRI 不能显示细小的腹膜播散病灶(显微镜可见),但可显示较大的腹膜种植结节(实性或囊性)。当网膜形态不规则或出现索条及结节状异常信号时,提示网膜浸润或网膜饼形成。

总之,卵巢恶性肿瘤 MRI 表现可概括为:①肿瘤大小多超过 4cm;②肿瘤内部有坏死区;③肿瘤呈囊性和实性混合构造时,瘤体的实性部分较大或不规则;④肿瘤呈囊性时,囊壁和(或)内部分隔的厚度>3mm;⑤囊壁出现结节、乳头状突起或赘生物;⑥周围局部侵犯或腹膜、淋巴及血行转移,如腹水、网膜饼。一般认为,囊腔内赘生物和腹水对诊断恶性病变价值较大。但腹水为非特异性征象,确诊有赖于细胞学检查。增强 T_1WI 有助于提高 MRI 诊断准确性。

(三)鉴别诊断

1. 子宫内膜异位囊肿 卵巢恶性肿瘤内部出血时,应与巧克力囊肿鉴别。前者在 T_1WI 呈不均匀高信号,肿物强化表现具有中央性、结节性、不规则性。后者在 T_1WI 呈明显高信号(灯泡样明亮),囊壁强化光滑。

2. 皮样囊肿 畸胎瘤可见于任何年龄,由多胚层组织成分构成,包括成熟或不成熟组织。瘤体构成可是囊性、实性或囊实性。其中,成熟囊性畸胎瘤又称皮样囊肿,约占所有卵巢肿瘤的 20%。肿瘤中等大小,圆形或卵圆形,囊壁光滑,边界清楚。由于囊腔内充填油脂成分(可混杂毛发、牙齿、骨骼),MRI 诊断相对容易。这些油脂可是液化的成分,也可能代表附着于囊壁的脂肪组织或结节。油脂与脂肪组织的 MR 信号强度类似,但不完全一致。在抑脂 T_1WI 和 T_2WI,肿物内油脂呈低信号,借此可基本上排除恶性肿瘤可能。未成熟畸胎瘤主要由原始神经组织构成,瘤体为实性或囊实性,多见于 20 岁以下年轻患者。

3. 良性浆液性和黏液性肿瘤 良性囊性肿瘤

的特点是单侧发病,生长缓慢,囊为单腔或囊内分隔轻微,囊壁薄而光滑,边界清晰,囊液呈均匀长 T_1 和长 T_2 信号,无壁结节。与浆液性肿瘤比较,黏液性肿瘤体积更大,囊为多腔或囊内分隔更明显。根据囊液中蛋白含量、黏液成分及出血改变,黏液性肿瘤的 MR 信号强度多样化。

4. 纤维瘤 为较常见的良性肿瘤,由大量纤维组织和卵泡膜细胞(胞浆富含脂质)混合而成,多见于绝经后和中年妇女。瘤体中等大小,圆形或分叶状,边界清楚。在 T_1WI,纤维瘤呈均匀的中等或低信号。在 T_2WI,肿瘤呈明显低信号(类似浆膜下子宫肌瘤),瘤内可有散在高信号区(反映瘤内水肿或囊变)。T_2WI 低信号与瘤内胶原成分丰富有关,是纤维瘤特征性 MRI 表现(图 11-3-8-2)。纤维瘤血供贫乏,在增强 T_1WI 强化轻微。40% 的纤维瘤合并腹水,少数患者合并胸腔积液,称梅格斯综合征(Meigs syndrome)。

5. 转移性肿瘤 约占卵巢肿瘤 5%。倾向于多中心生长和融合,可双侧发生,形成各种 MRI 表现。在 T_2WI,转移瘤可呈低信号,这与转移瘤引起的卵巢间质反应有关。在增强 T_1WI,瘤体实性部分可有多种强化表现,可能与瘤内纤维结缔组织的构成比例有关。有时,转移的胃癌、结肠癌与卵巢原发性肿瘤(如卵巢黏液性肿瘤、纤维瘤)不易区别。如患者无消化道等部位的原发肿瘤病史,诊断更难。

【专家指点】

1. 与子宫内膜癌和宫颈癌不同,卵巢癌被发现时多数患者已不适合外科手术切除,仅 30% 可手术治愈。明确有无腹腔内播散是影像检查的重点。因卵巢癌发生显微镜下腹膜种植的几率较高,故 CT 和 MRI 术前分期的准确性和应用价值受到影响。

2. 与 CT 比较,MRI 在术前评估卵巢病变范围方面并无优势。但 MRI 能凭借某些组织的特征性信号,提示病变为可疑良性或良性,甚至排除恶性可能。例如,对于皮样囊肿、子宫内膜异位囊肿、纤维瘤等病变,MRI 通常可明确诊断。

3. 不同细胞或组织学类型卵巢恶性肿瘤的影像表现有一定重叠。因此,试图通过 MRI 表现预测肿瘤的组织学类型仍有困难。最后确诊需要组织病理学检查。

4. 卵巢良性肿瘤有恶变倾向。卵巢肿瘤一旦确诊,尤其当囊性或实性肿瘤的直径>5cm 时,应及早手术切除。恶变提示:肿瘤生长迅速,形态不规则,瘤体为实性或实性成分为主,瘤内坏死及出血,囊性病变内壁结节,囊内分隔明显,腹水,双侧卵巢发病,患者绝经或年龄较大,CA125 升高,或出现消瘦、贫血等恶病质表现。

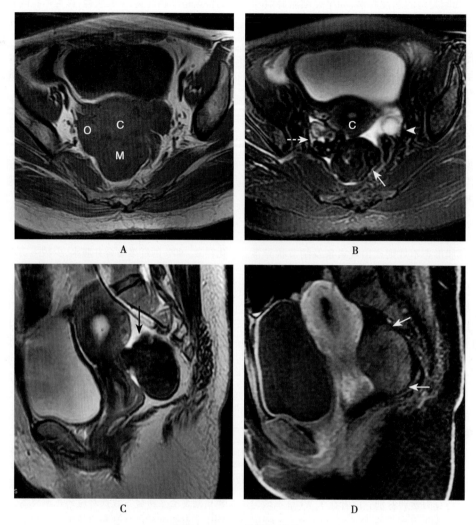

图 11-3-8-2　卵巢纤维瘤

A. 轴面 FSE T_1WI,子宫后方、直肠右侧肿物(M)呈中等信号,与宫颈(C)和右侧卵巢(O)分界不清;B. 抑脂 T_2WI,肿物呈低信号(箭),内部夹杂小灶高信号,与右侧卵巢(虚箭)连接,宫颈和左侧卵巢正常(箭头),Douglas 窝见少量长 T_2 信号腹水;C. 矢状面 FSE T_2WI,肿物呈低信号,边缘有分叶(箭);D. 动态增强 T_1WI 延迟像,肿物轻微强化(箭),子宫明显强化

九、胎盘滞留与胎盘植入

胎盘异常是产后出血(postpartum hemorrhage)常见的原因之一。胎儿娩出后,胎盘通常在 10 ~ 15 分钟内排出体外。如胎盘未排出,并伴有大量阴道出血,应考虑胎盘异常。胎盘滞留指胎盘自子宫肌层完全剥离或部分剥离后,由于宫缩乏力等因素,胎盘不能顺利排出而滞留在子宫内。胎盘植入是指胎

盘绒毛向内生长,并进入子宫肌层的异常状态。

(一)临床表现与病理特征

产后出血指胎儿娩出后 24 小时内阴道出血量超过 500 毫升,其原因包括子宫收缩乏力、胎盘异常、软产道裂伤和凝血功能障碍。胎盘滞留和胎盘植入导致的产后出血主要表现为,胎儿娩出数分钟后阴道开始流出暗红色血液,且胎盘不能正常娩出。如失血严重,可伴有休克、贫血等并发症。为保全子宫并挽救患者生命,介入放射科医师在 X 线导引

下,通过股动脉或腘动脉进行选择性双侧子宫动脉插管,或髂内动脉插管,而后注入小块明胶海绵以栓塞子宫供血动脉,可迅速而有效地止血。

病理检查植入胎盘时可见胎盘母体面因有缺损而不完整。缺损可较局限,也可较广泛。子宫肌层内有胎盘绒毛进入(胎盘植入)。根据胎盘植入深度可分为Ⅰ度、Ⅱ度和Ⅲ度,分别代表绒毛进入肌层1/3以内,达肌层2/3和宫壁全层。有时,胎盘绒毛可穿透子宫浆膜层,并侵犯邻近的膀胱和肠管。胎盘部分植入或部分粘连时,胎儿娩出后可因非植入或非粘连部分的胎盘面剥离,导致子宫壁血窦开放,出血不止。又因胎盘滞留影响子宫平滑肌正常收缩,使胎盘剥离后宫壁血窦不能关闭,出血难以停止,造成产后出血。

(二) MRI 表现

病例介绍:28 岁,自然分娩后胎盘未排出已 3 小时,阴道出血 400ml 入院。曾于产后 36 分钟手取胎盘,取出部分胎盘组织 3cm×10cm×2cm。而后,在静脉全麻下再取,未能取出残存胎盘。产后 48 小时 MRI 检查,见子宫明显增大,呈产后状态。于宫颈下部和阴道上部可见较大胎盘样物,T_1WI 呈中等信号,T_2WI 呈高低混杂信号。未见明确血肿。静脉注射对比剂后动态增强 T_1WI 扫描时,子宫肌层在动脉期和静脉期明显强化但不均匀,在延迟期强化趋于均匀;宫颈及阴道内物无强化(图 11-3-9-1),提示为剥离后无血供的胎盘。MRI 检查后患者返回病房,5 个小时后感觉阵发性下腹痛,并娩出 12cm×10cm×2cm 大小胎盘组织,阴道无出血。

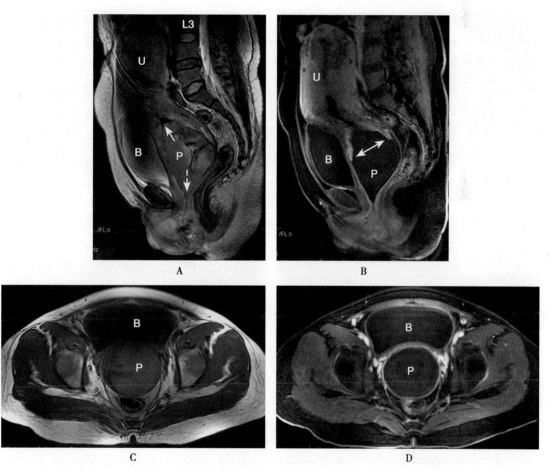

图 11-3-9-1 胎盘滞留

A. 大视野矢状面 FSE T_2WI,产后子宫(U)高度越过肚脐,于宫颈下部(实箭)和阴道上部(虚箭)可见不均匀高信号的软组织物(胎盘,P),膀胱(B)内尿液呈高信号;B. 动态增强 T_1WI 静脉期,子宫壁(U)明显强化,宫颈口张开(箭),宫颈和阴道内胎盘无强化,呈均匀低信号;C. 阴道上部轴面 FSE T_1WI,阴道内可见中等信号的胎盘;D. 与 C 图同层面增强 T_1WI 延迟期,阴道内容物(P)无强化,阴道壁均匀强化

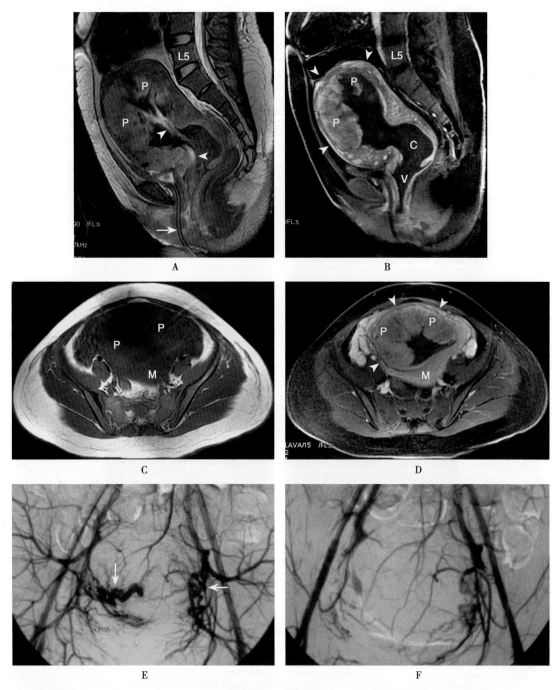

图 11-3-9-2　胎盘植入

A. 大视野矢状面 FSE T$_2$WI，产后子宫底位于第 5 腰椎水平，宫腔内可见不均匀高信号软组织物（胎盘，P），宫腔中央高信号索条为残留脐带（箭头），尿道内导尿管（箭）先端位于含少量尿液的膀胱；B. 动态增强 T$_1$WI 静脉期，宫腔内胎盘（P）明显强化，与其连接的肌层显著变薄（箭头），宫颈（C）和阴道（V）内容物无强化；C. 宫体轴面 FSE T$_1$WI，肌层（M）与胎盘（P）呈中等信号，不易分辨；D. 与 C 图同层面增强 T$_1$WI 延迟期，肌层和胎盘强化程度接近，与胎盘（P）连接的右前壁肌层显著变薄（箭头）；E. 髂内动脉栓塞前，DSA 造影显示双侧子宫动脉增粗、迂曲（箭）；F. 双侧髂内动脉栓塞（止血）术后，再次 DSA 造影显示迂曲的子宫动脉已闭，未见对比剂外漏

病例介绍:24 岁,经药物引产术娩出胎儿(死胎)后胎盘未排出 12 小时,阴道出血 1000ml 入院。入院第 2 日 MRI 检查,见子宫产后状态,宫腔内填充较大软组织信号物,T_1WI 呈低到中等信号,T_2WI 呈不均匀高信号(相对于肌层)。静脉注射对比剂后动态增强 T_1WI 扫描时,宫腔内物在动脉期和静脉期呈显著不均匀强化,强化程度高于肌层,在延迟期呈较均匀中等程度强化,与其相邻的宫体前壁及右侧壁肌层明显变薄(图 11-3-9-2),考虑胎盘植入。为保留子宫,经对症治疗以及宫腔内注射 MTX 等处置,阴道出血停止但胎盘仍未排出,患者出院。回家后第 53 天,再因阴道出血 3 小时、出血量 1200ml 入院。在介入放射科行急诊右侧股动脉插管和双侧髂内动脉 DSA 检查,见双侧子宫动脉增粗、迂曲,子宫区有异常血管染色和对比剂外漏,延迟期摄影提示子宫区对比剂斑片状残留。医师多次尝试微导管进入子宫动脉失败,遂通过导管注入明胶海绵小条行双侧髂内动脉栓塞术。术毕,患者阴道出血停止,安返病房。栓塞术后 32 小时,患者在 B 超监视下接受宫腔镜检查术和钳刮术,医师以卵圆钳分次钳夹出陈旧及机化的胎盘组织约 120g,宫腔镜检查提示宫腔内未见占位性病变,左右输卵管口均无异常。

(三) 鉴别诊断

1. 胎盘粘连　指胎盘与子宫肌层相互粘连,不能在胎儿娩出后自行剥离的状态。造成粘连的常见原因有多次人工流产、剖宫产史、子宫内膜炎、前置胎盘以及蜕膜发育不良(蜕膜减少)。因临床和影像表现与胎盘植入类似,在体内鉴别诊断困难。

2. 胎盘残留　指部分胎盘小叶碎片或副胎盘残留在宫腔内,是产后出血原因之一。胎盘娩出后应仔细察看其完整性,如发现胎盘部分缺失,应立即检查宫腔并清除胎盘碎片。部分胎膜残留也可妨碍宫缩并导致产后出血,故应同时察看胎膜是否完整。MRI 诊断应密切结合临床。

【专家指点】

1. 超声检查方便、快捷、价廉、普及,它在评价产后出血方面占据主导作用。更为重要的是,如在妊娠期间诊断胎盘植入,就可在分娩前采取预防性措施,制定可行的自然分娩或剖宫产方案。MRI 在这方面应用报道不多。MRI 可多体位显示产后子宫形态,明确胎盘与子宫关系,增强 T_1WI 能提供胎盘有无血供的信息。

2. 产前评价妊娠子宫时,首选超声。MRI 仅用于某些特定情况,如对异位妊娠或胎盘位置的超声检查结果存在争议。SSFSE、HASTE 等单次激发快速成像序列可减轻胎儿运动伪影,获得清晰的胎儿和胎盘图像。有报道 MRI 显示胎儿发育异常,如脑发育异常、膈疝等。

3. MRI 在产科的其他应用　在妊娠期间发现盆腔肿物时,如果超声检查不能明确诊断,可考虑MRI。妊娠期间的附件肿物多为良性,恶性肿瘤发生率仅为非妊娠妇女的十分之一。MRI 可明确有无卵巢肿物,鉴别皮样囊肿与子宫肌瘤,评估肿物对分娩过程的可能影响。

十、剖宫产瘢痕妊娠

剖宫产瘢痕妊娠(cesarean scar pregnancy,CSP)是一种特殊的异位妊娠,指胚胎组织生长于子宫切口的瘢痕处而非子宫体腔内。近年来患者数明显增多,是剖宫产远期并发症之一。CSP 一旦确诊,应尽快终止妊娠。治疗方法可根据患者病情不同而选择药物治疗(甲氨蝶呤)、子宫动脉栓塞术、人流清宫术、剖腹或宫腔镜下妊娠物切除术以及子宫次全切除术。

(一) 临床表现与病理特征

常见临床症状为闭经和阴道出血,近半数患者表现为妊娠早期少量出血及下腹隐痛,约 1/3 患者在人工流产或清宫术后发生大出血或反复出血。

CSP 发生的病理基础是子宫内膜与肌层局部破坏以及子宫切口愈合不良,尤其是以单层缝合方式处置的切口。受精卵进入瘢痕的微小缝隙或在瘢痕凹陷处着床,之后胎盘绒毛随着胚胎发育而深入子宫肌层。因剖宫产切口多在子宫下段,随着产后子宫复旧,该段恢复为子宫峡部,即瘢痕形成于此,故 CSP 实际上位于子宫峡部,这与子宫颈妊娠不同。手术后瘢痕局部的纤维组织多但肌层薄弱,故CSP 容易发生子宫破裂及大出血,甚至危及孕妇生命。

(二) MRI 表现

孕囊较小时子宫可无增大。矢状面 T_2WI 可见子宫前壁下段肌层的 MR 信号连续性缺失或中断,代之以横贯肌层的低信号和(或)高信号带,提示瘢痕形成;有时可见圆形或卵圆形的高信号孕囊镶嵌于峡部瘢痕组织内(图 11-3-10-1)。较大的妊娠物常突入宫腔下部,其 MR 信号多不均匀,一般表现为长 T_2、稍长 T_1 混杂信号,局部宫腔扩大。

平扫 T_1WI 的诊断价值相对有限,当伴有宫腔内出血(积血)时,T_1WI 可显示局部高信号(短 T_1 信号)改变。静脉注射 Gd-DTPA 后动态增强 T_1WI 可见孕囊周围的肌层明显强化,瘢痕组织因无强化(早期像)或弱强化(晚期像)呈相对低信号,肌层与瘢痕分界清楚(图 11-3-10-2)。孕囊壁及囊内胚芽在不同扫描时相可有不同程度强化,一般表现为早期明显强化。

MRI 可清晰显示子宫腔、宫颈管、瘢痕及孕囊的关系。CSP 根据种植深度分为宫壁内型、宫腔内型两种。前者指孕囊种植于瘢痕深部并在宫壁内生长,其周边被子宫肌层及纤维组织包绕,妊娠囊较大时可部分突入宫腔内或自宫壁突出,患者往往在妊娠早期出现症状;后者指妊娠物附着于瘢痕浅表处且主要朝向宫腔内生长,易形成胎盘前置或胎盘植入。

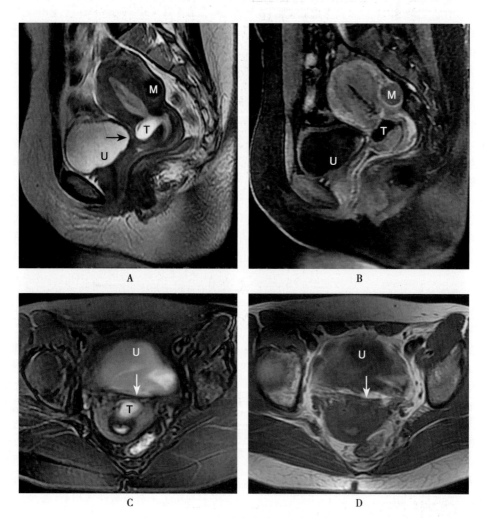

图 11-3-10-1 剖宫产瘢痕妊娠宫壁内型

女,36 岁。剖宫产术后 4 年,停经 67 天,近来阴道少量出血,无腹痛。A. 矢状面 FSE T_2WI 见子宫复旧如常,孕囊(T)位于子宫峡部瘢痕内,其与膀胱(U)之间的宫壁薄弱(箭),子宫后壁可见低信号肌瘤(M);B. 矢状面增强 T_1WI,孕囊将宫颈与宫体前壁组织大部分分隔,肌层连续性中断,宫腔及宫颈管均无扩大;C. 轴面抑脂 T_2WI,孕囊距膀胱后壁仅 3mm(箭);D. 轴面平扫 FSE T_1WI,孕囊呈稍低信号,突向膀胱(箭)。患者行剖腹子宫下段妊娠物清除术+瘢痕切除术及修补术,术中见子宫下段膀胱腹膜折返处充血、外凸,膀胱与峡部粘连,暴露并切开菲薄之瘢痕,即见孕囊等妊娠物涌出,术后病理检查见不规则平滑肌、纤维结缔组织、胚芽及绒毛等物

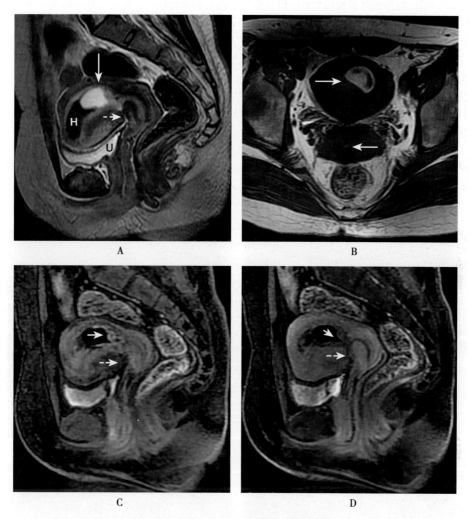

图 11-3-10-2　剖宫产瘢痕妊娠宫腔内型

女,30 岁。剖宫产术后 5 年,停经 45 天,近来阴道少量出血伴轻微下腹痛。A. 矢状面 FSE T$_2$WI,宫腔下段见高信号胎囊(箭),宫腔内积血(H)呈低信号,子宫前壁下段肌层 MR 信号横贯性中断(虚箭),膀胱内尿液呈高信号(U);B. 轴面 FSE T$_1$WI,宫腔和宫颈管内积血呈高信号(箭);C. 增强 T$_1$WI 动脉期,胎囊壁及胚芽明显强化(箭),瘢痕无强化(虚箭);D. 增强 T$_1$WI 延迟期,瘢痕的低信号带(虚箭)介于宫颈与宫体前壁肌层之间,胎囊系于瘢痕处(箭),宫腔扩大但宫颈管不大。患者行超声引导下清宫术,术后病理检查见胎盘绒毛、羊膜、蜕膜及血凝块等物

(三) 鉴别诊断

本病需与宫颈妊娠鉴别。后者指受精卵于宫颈部着床和发育,MRI 见宫颈膨大,宫颈管内有孕囊,子宫体腔内无妊娠物。鉴别不难。

【专家指点】

1. 诊断 CSP 主要依据停经史、剖宫产史、血 β-HCG 水平升高、宫腔镜及超声检查。

2. 影像检查方面,妇科超声或经阴道超声是首选,MRI 可用于复杂 CSP 的诊断和疗效评价。

十一、其他病变

1. 宫颈腺体囊肿　又称纳氏囊肿,临床较常见。正常宫颈内膜的上皮下间质中存在分支状腺体,并与表面的柱状上皮相连。如上皮发生鳞状化生,或因宫颈慢性炎性病变,将腺体出口堵塞,腺体

内分泌物排出受阻,则形成潴留囊肿。MRI 显示宫颈间质长 T_1、长 T_2 囊性病灶,信号强度均匀,轮廓规整,边界清晰。囊肿常多发,有时在 T_1WI 呈中等或高信号。在增强 T_1WI 囊肿无异常强化,但周边组织可有不同程度强化。如果 T_2WI 显示宫颈部多发囊肿,且周围组织有边界模糊的异常高信号,则应结合临床,排除宫颈癌。纳氏囊肿周围的间质通常无受侵征象,借此可与宫颈恶性肿瘤鉴别。

2. 盆腔炎性疾病 输卵管卵巢脓肿(附件脓肿)是盆腔炎性疾病的并发症之一。急性化脓性输卵管炎发生时,患者常有发热、下腹痛、腹胀、便秘、腹泻等症状,腹部 X 线平片可见麻痹性肠管扩张。

随着脓液沿输卵管蔓延、播散,间隔 1～2 周超声复查盆腔时,脓肿的大小、形态与位置往往有所改变。炎症导致盆腔粘连时,脓液移动受限,形成脓肿。这些脓肿常邻近卵巢,或累及卵巢。MRI 表现为单腔或多腔的囊性肿物,与功能性卵巢囊肿比较,囊壁通常较厚。脓腔内液体在 T_2WI 呈高信号,在 T_1WI 多呈低信号(图 11-3-11-1),有时呈稍高信号(与液体的蛋白含量有关)。静脉注射对比剂后 T_1WI 增强扫描时,急性炎性囊壁及分隔在早期呈明显强化(提示血供丰富),囊壁内侧光滑,外侧毛糙。炎性肿物周围的脂肪组织内可见索条样异常信号(水肿),此与恶性肿瘤浸润周围脂肪的表现不易区别。

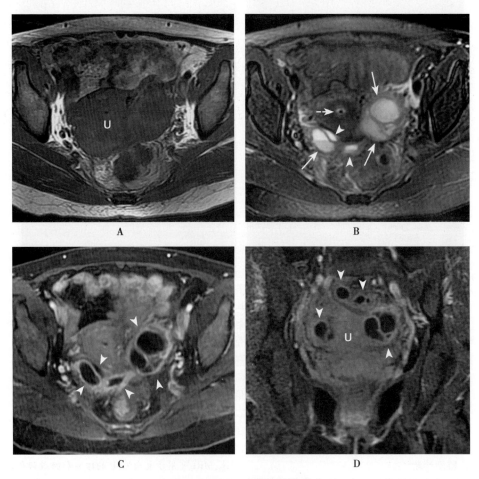

图 11-3-11-1 双侧附件脓肿

A. 轴面 FSE T_1WI,子宫(U)轮廓模糊,两侧可见不均匀稍低信号病变;B. 抑脂 FSE T_2WI,两侧附件区可见多发的囊性病变(箭),子宫右后方可见扩张的输卵管(箭头),囊液呈高信号;宫腔内膜(水平虚箭)中央可见由 IUD 形成的低信号;C. 轴面动态增强 T_1WI 静脉期,病变区可见多个囊腔,囊壁(箭头)及分隔明显强化,厚薄不均,厚度范围 2～5mm,囊壁内缘较为光滑,囊内液体无强化;D. 冠状面增强 T_1WI 延迟期,子宫周边形成多发脓肿,病变囊壁(箭头)持续强化

急性或慢性盆腔炎过程中的渗出和粘连常导致输卵管积水与扩张。后者在 MRI 表现为子宫旁多个囊性病灶，囊腔大小、形态各不相同（部分与扫描层面有关）；囊液在 T_1WI 呈低或稍高信号，在 T_2WI 呈高信号；囊壁由输卵管壁构成，通常薄而光滑（图 11-3-11-2）。输卵管壁折叠处在 MRI 可类似囊内分隔。如折叠处管壁炎性增厚，

MRI 表现类似新生物或小的壁结节。在多个扫描层面综合分析这些病变的整体形态，如发现病变并非源于卵巢或具有管状特征，可提示本病诊断。但是，输卵管积水患者多无临床症状，加之扩张和迂曲的输卵管包绕与挤压卵巢，局部严重粘连造成解剖结构模糊，这些因素使本病与卵巢囊肿或囊腺瘤鉴别的难度增加。

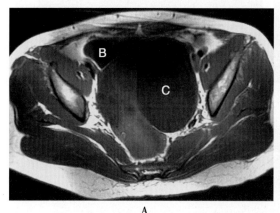
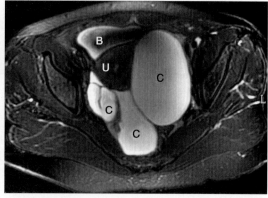

图 11-3-11-2　双侧输卵管积水

A. 轴面 FSE T_1WI，盆腔内可见大片低信号（C）和稍高信号病变；B. 抑脂 FSE T_2WI，子宫（U）两侧与后方见多个高信号囊性病变（C），形态各异。膀胱内尿液（B）呈长 T_1、长 T_2 信号

慢性宫颈炎为常见的临床和病理诊断。MRI 主要表现为伴随慢性炎症的纳氏囊肿。当子宫脱垂伴随显著的炎性病变时，子宫颈部可在 T_2WI 呈弥漫性高信号，此与宫颈癌鉴别困难。应结合动态增强 T_1WI 表现以及临床和病理检查结果，综合分析 MRI 表现。

产褥期卵巢静脉血栓性静脉炎是产后子宫内膜炎的一种并发症，较少见。临床表现为产褥期发生子宫内膜炎时，虽经抗生素初步试验性治疗，但患者发热持续，发热时间延长。约 80% 病变发生于右侧盆腔，受累的性腺静脉增粗，在其周围组织见索条样异常信号（炎性改变）。典型的血栓在 T_1WI 呈稍高信号，在 T_2WI 呈高信号。血栓可延伸至下腔静脉。与 CT 相比，MRI 诊断本病有一定优势。自旋回波图像可提示受累静脉缺乏血液流动（流空）。

3. 手术后并发症　MRI 检查能显示和诊断盆腔手术后常见的并发症，如血肿、脓肿、瘘管、静脉血栓、淋巴管囊肿等。血肿的 MR 信号具有特征，即 T_1WI 显示液体积聚，在其周边可见高信号（环征）。脓肿可在 MRI 呈肿块样病变，在应用 Gd-DTPA 增强扫描时，大部分的术后脓肿不同程度强化，特点是其

中央的液体部分无强化，而脓肿边缘可见浸润征象。手术后直肠阴道瘘或膀胱阴道瘘较少见。瘘管在 T_2WI 表现为索条状或不规则高信号，后者可能代表瘘管内和（或）瘘管旁滞留的液体（图 11-3-11-3），而瘘管周围的肉芽组织和纤维化病变多呈低信号。在增强 T_1WI，瘘管本身无强化，但其周围的肉芽组织有强化表现，可借此了解瘘管的形态及范围。淋巴管囊肿见于淋巴结切除术后，MRI 表现为沿淋巴管行程分布的囊性肿物，呈长 T_1、长 T_2 液体信号，边界清晰。

4. 放射治疗后改变　外照射治疗可引起盆腔正常组织发生一系列改变。MRI 能显示这些变化，如筋膜和肌肉水肿，直肠、膀胱及阴道壁水肿和增厚，骨髓脂肪浸润等。MRI 表现取决于放射剂量以及放射治疗后的时间长短。在 T_2WI，组织信号增高通常提示放疗后急性或亚急性改变，这种改变具有一过性和可恢复性。请勿将这种组织信号增高与肿瘤复发混淆。在一定程度上，膀胱和直肠的黏膜改变与放射治疗引起的放射性膀胱炎和直肠炎有关。对较大的妇科肿瘤放射治疗后，也可能形成瘘管。

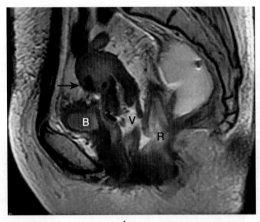 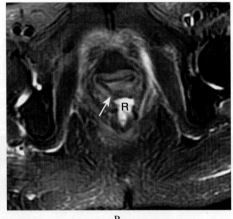

A   B

图 11-3-11-3　直肠阴道瘘

A. 矢状面 FSE T_2WI，子宫呈老年性改变，宫体前壁可见低信号小肌瘤（箭）；阴道上部及其前、后穹隆潴留大片高信号液体（V），后者（V）通过斜跨阴道后壁之高信号管道连接直肠内液体（R）；膀胱内有少量尿液（B）；B. 尿道水平轴面抑脂 FSE T_2WI，阴道后壁的肌层低信号带中断（箭），其后方有大片高信号液体（R）；盆腔脂肪组织广泛肿胀，表现为索条样高信号

5. 肿瘤复发　手术切除盆腔肿瘤后随访患者过程中，区别肿瘤复发与手术后纤维化是临床常见的问题，MRI 在解决这一问题方面具有优势。宫颈癌和子宫内膜癌术后肿瘤复发的常见部位是外科手术切缘，或术后阴道断端以及盆腔侧壁。如手术切口处形态规则、轮廓清晰，在 T_2WI 均匀低信号，而且其周围的脂肪层或邻近器官无浸润征象，提示无肿瘤复发（图 11-3-11-4）。

肿瘤复发通常形成肿块或结节，可单发或多发。相对于纤维化病变的低信号，复发的肿瘤在 T_2WI 呈稍高信号，且肿瘤周围的脂肪层或邻近器官常见浸润征象（图 11-3-11-5）。无明确肿块的浸润性复发少见。与陈旧的纤维化病变（1 年以上）比较，不足 6 个月的纤维瘢痕可在 T_2WI 呈稍高信号，这与多数肿瘤的 MR 信号强度重叠。静脉注射 Gd-DTPA 后动态增强 T_1WI 可显示肿瘤的血供特征，有助于鉴别诊断。肿瘤复发率高低与放射治疗的方式有一定关系。MRI 诊断宫颈癌复发的敏感性、特异性和准确性可分别达到 80% 左右。

6. 盆底松弛症　本病由分娩或其他的创伤造成，常见于经产妇。临床症状包括压力性尿失禁、大便失禁以及宫颈与子宫脱垂。MRI 能评价病变部位及严重程度，如盆底肌肉损伤、膀胱突出、子宫脱垂、直肠膨出、肠疝等。正中矢状面是最常用的扫描层面，可定量分析膀胱、子宫和直肠的下移幅度。如果下移距离超过耻骨尾骨连线下方 2cm，则有诊断意

义。MRI 检查时通常需要在静息腹压和增压状态下，分别进行 T_2WI 和 T_1WI 扫描，条件允许时以快速扫描技术行电影成像。在不同腹压下行同层面动态 T_2WI 能发现静息图像不易显示的器官脱垂。轴面高分辨力 T_2WI 可显示盆底肌肉的细微结构和病变信号。

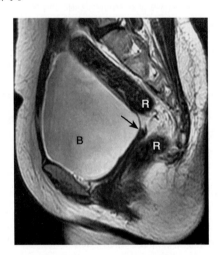

图 11-3-11-4　宫颈癌术后随访

全子宫及附件切除术后 1 年 MRI 检查。矢状面 FSE T_2WI 显示手术切缘规则、整齐（箭），呈均匀低信号（与阴道肌壁的信号接近），周围脂肪无浸润表现，膀胱（B）、直肠（R）与手术断端分界清晰

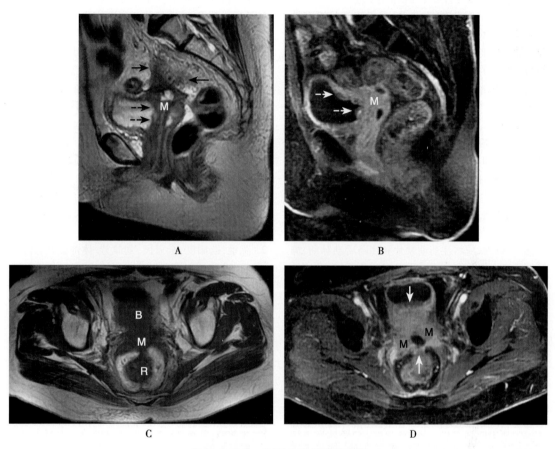

A　　　　　　　　　　　　B

C　　　　　　　　　　　　D

图 11-3-11-5　宫颈癌术后肿瘤复发

宫颈癌手术切除后 1 年,感觉小便频、大便不畅近半年。A. 矢状面 FSE T_2WI,手术切缘见不均匀高信号肿物(M),形态不规则,边缘欠光滑,周围脂肪组织内可见小片及索条状低信号(箭),阴道与膀胱壁(虚箭)分界模糊;B. 同层面增强 T_1WI,肿物(M)明显强化,与膀胱后壁融合,形成结节状改变(虚箭);C. 轴面 FSE T_1WI,复发的肿瘤(M)呈稍低信号,与膀胱(B)和直肠(R)分界不清;D. 与 C 图同层面增强 T_1WI 延迟期,肿物(M)形态不规则,强化表现不均匀,侵犯膀胱和直肠(箭)

第四节　MRI 检查与诊断注意事项

1. 原则上,MRI 检查前患者应在妇产科进行相关检查。患者年龄、临床症状、实验室检查结果、末次月经日期、月经周期、有无药物治疗、生活环境、职业、性活动、有无 IUD 等,诊断医师应心中有数。MRI 检查时,建议患者携带既往影像资料,以作对照。

2. 子宫和卵巢的 MRI 表现与年龄、月经周期、应用激素类药物等因素有关。判断个体的 MRI 表现有无异常时,需要密切结合临床,切勿将子宫和附件的生理性变化解释为病变,如子宫收缩、内膜更迭、功能性卵泡等。此外,MRI 对较小病变的诊断有局限性。例如,对ⅠA 期宫颈癌(显微镜可见的浸润癌小灶)和微小的子宫内膜异位囊肿及非囊肿型病变,MRI 显示困难。

3. 根据检查目的,设计个性化的扫描方案对暴露病变至关重要,内容包括选择扫描序列、计划扫描层面(调节层数、层厚及层面倾斜度)、是否进行脂肪抑制、是否需要增强扫描以及如何增强扫描,如设定对比剂注射方式、延迟时间、扫描时相等。对一个患者而言,并非扫描序列越多越好,扫描时间越长越好。正确的做法是,在满足诊断和图像质控的前提下,尽可能缩短检查时间。对于随访患者,可以省略一些对分析病变可有可无的扫描序列。

4. 普通 FSE T_1WI 和 T_2WI 是发现和诊断女性盆腔疾病最基本的扫描序列,矢状面 T_2WI 是观察子宫带状解剖的最佳层面。一般而言,平扫 T_1WI 显示盆腔器官的大体解剖形态和位置较好,但不易分辨器官内部的结构;T_2WI 显示子宫和卵巢的带状解剖较好,对病变显示也较敏感。如果需要鉴别脂肪或出血形成的高信号(如卵巢皮样囊肿与子宫内膜异位囊肿),应用带有抑脂技术的扫描序列即可。在抑脂 T_1WI 和 T_2WI,如果先前的高信号消失或变为低信号,提示存在脂肪或脂类物质。

5. 对于女性盆腔的肿瘤性病变,静脉注射 Gd-DTPA 后以快速梯度回波序列进行动态增强扫描可以提供肿物内部结构和血供多寡的信息。观察动态增强 T_1WI 时,应将注药前蒙片和注药后动脉期、静脉期及延迟期图像在同一层面对照分析,通过比较病变局部与周围正常组织 MR 信号强度的差异以及在不同扫描时相病变局部 MR 信号强度的相对高低,全面评价病变的强化特征。肠腔内容物和血肿可在平扫 T_1WI 呈高信号,切勿解释为强化表现。

6. 小肠蠕动可能形成运动伪影,影响子宫与附件图像的清晰度。MRI 检查前应用一些抗痉挛药物(如胰高血糖素),可以减轻运动伪影。MRI 检查时阴道内填充医用凝胶体,可以暂时性扩充阴道,有利于清晰显示阴道解剖(尤其是穹隆)以及评价宫颈和阴道的病变程度,如宫颈癌浸润范围。阴道内放置填充物应由专业医师完成,在 MRI 检查后及时取出。

7. MRI 诊断女性盆腔疾病的过程,从了解申请单提出的检查目的开始,必要时亲自询问患者病情有无变化,合理设计扫描方案,MRI 检查结束后分析图像,最终写出 MRI 诊断报告,是一个系统工程。为保证一次 MRI 检查能够满足最后的诊断要求,在可能的条件下,应该有一位专业知识相对全面的放射科医师对这一过程进行监管,如设立接诊医师工作制度。在进行 MRI 诊断时常遇到这样的情况,如果在 MRI 检查时增加某个扫描序列和(或)扫描层面,就能对明确诊断提供关键信息。完成这个序列扫描可能只需要十几秒(梯度回波序列屏气扫描)或是 2~3 分钟(快速自旋回波序列)。

8. 与妇科超声和 CT 检查比较,先天性子宫发育异常、子宫肌瘤、子宫腺肌病、子宫内膜异常、卵巢功能性囊肿以及成熟的囊性畸胎瘤在 MRI 较容易显示。医师对 MRI 表现作出正确诊断还需要了解 MRI 成像技术、熟悉相关疾病影像诊断标准以及具备良好的临床判断能力。

9. 妊娠妇女接受 MRI 检查时,目前尚无医用 MR 扫描机的强磁场引起胎儿不良反应的报道,但在这方面也缺乏表明 MRI 安全性的多中心大样本研究报道。通常的建议是,妊娠 3 个月以内的妇女应避免进入强磁场环境的 MRI 扫描室,避免接受 MRI 检查。

(靳二虎)

参 考 文 献

1. 丰有吉,沈铿. 妇产科学. 北京:人民卫生出版社,2005

2. 陈敏,欧阳汉,全冠民,刘佩芳. 体部磁共振诊断学. 福州:福建科学技术出版社,2010

3. 陈乐真. 妇产科诊断病理学. 北京:人民军医出版社,2002

4. 靳二虎,马大庆. 卵巢囊肿与非肿瘤性囊性病变的 MRI 表现,国际医学放射学杂志,2011,34(1):65-69

5. 刘颖,孙浩然,白人驹. MRI 在宫颈癌诊断和治疗效果评估中的应用价值. 国际医学放射学杂志,2008,31(1):53-57

6. 李彩霞,常慧贤,金艳. MRI 对剖宫产术后子宫瘢痕妊娠的诊断价值. 中国医学影像学杂志,2013,21(7):552-554

7. Brown MA, Sirlin CB. Female pelvis. Magnetic Resonance Imaging Clinics of North America, 2005, 13(2):381-395

8. Nalaboff KM, Pellerito JS, Ben-Levi E. Imaging the endometrium: Disease and normal variants. Radiographics, 2001, 21(6):1409-1424

9. Outwater EK, Mitchell DG. Normal ovaries and functional cysts: MR appearance. Radiology, 1996, 198(2):397-402

10. Stany MP, Maxwell GL, Rose GS. Clinical decision making using ovarian cancer risk assessment. AJR, 2010, 194(2):337-342

11. Shen SH, Chiou YY, Wang JH, et al. Diffusion-weighted single-shot echo-planar imaging with parallel technique in assessment of endometrial cancer. AJR, 2008, 190(2):481-488

第十二章 肌肉骨骼系统疾病MRI诊断

MRI是一种无创性检查方法,可以随意选择扫描平面,软组织对比好,因此广泛用于诊断肌肉骨骼系统疾病。呼吸运动对胸部和腹部的MRI检查影响较大,而四肢的MRI检查通常不存在此类问题。MRI的检查目的包括详细评价解剖结构,精确评价病变的病理改变,有时则为了解功能方面的信息,如弥散加权成像、波谱成像。理想的MRI检查应该图像质量高,没有明显限制,如检查费用、检查持续的时间及方便性。临床上,目前应用于肌肉骨骼系统的MRI一般为0.2～1.5T。低场MRI系统主要应用于一些基层医院的日常工作,1.0～1.5T的高场MRI系统是评价大多数肌肉骨骼系统解剖和病变的主流产品。

目前,肌肉骨骼系统疾病的首选影像检查方法仍然是X线平片。当X线平片显示病变、需要确定病变的范围时,可申请MRI检查。患者外伤后,如果考虑存在韧带、肌腱、半月板及关节软骨损伤时,MRI检查也是必要的。实际上,MRI已成为关节损伤的主要影像检查方法。MRI还适用于对肌肉骨骼系统的恶性肿瘤进行治疗前评估。对于良性肿瘤,MRI能够显示病变内部的细微病理改变,有助于鉴别诊断。本章将分别论述现阶段的MRI检查技术、正常MRI解剖,以及软组织与骨关节系统的外伤、炎症、结核、肿瘤、无菌坏死、退变等常见病的MRI表现和鉴别诊断要点。

第一节 检查方法、扫描序列和图像特征

MRI已成为骨骼肌肉系统疾病的主要检查方法之一。但是,骨骼肌肉系统解剖部分多,解剖结构复杂,病种繁多,因此,正确选择扫描方式成为MRI检查中最为重要的环节。为了获得高质量的MRI图像和充分显示病变的特征,MRI检查前需要确定患者的扫描体位、所用线圈、脉冲序列等因素,以及是否需要静脉或关节内注射对比剂。

对患者进行MRI检查时,选择体位应根据患者的身高、体重、检查部位、目标器官结构及预期的检查时间而定。选择线圈时,应使用最能与患者紧密匹配的线圈,即能覆盖解剖部位的最小线圈,以获得最大的信噪比和最佳的空间分辨率。

MRI检查可应用很多脉冲序列,如自旋回波、快速自旋回波、短TI翻转恢复序列及GRE序列。如何选择合适的脉冲序列,优化扫描程序,对于提高成像质量及显示病变非常重要。在此分部位论述一些临床上常用的较大关节的MRI检查方法。

一、髋关节

(一)患者体位和线圈的选择

患者取仰卧位,尽可能摆好患者的体位,使患者的双髋关节处于同一高度上。双侧大腿内旋,两蹑趾相互并拢。为使患者舒适,患者的膝关节下方可以垫高。可根据病变的范围、年龄、体重,选择不同的线圈,可以使用腹部相控阵表面线圈、体线圈。对于婴儿和儿童,可使用两端开放的头线圈。如果怀疑髋臼唇损伤,只进行单侧髋关节成像,可采用信噪比较高的小表面线圈。

(二)成像平面的选择

对于绝大多数髋关节病变,MRI检查不需要特殊的扫描层面或方位。一般选择标准的横断面、冠状面及矢状面扫描,视野应包括关节及周围的软组织结构。冠状面扫描时,常使用通过双髋关节的轴面图像作为定位像,设计扫描层面,层厚4～5mm(表12-1-1-1)。

表 12-1-1-1　髋关节 MRI 常规扫描方案

方位	序列	TR/TE（ms）	层厚/间隔（mm）	FOV	矩阵	NEX	注
横断面	T_1WI	450/11	4/1	38	448×224	2	无
冠状面	T_1WI	450/11	4/1	38	448×224	2	无
冠状面	T_2WI	3200/102	4/1	38	448×224	2	无
冠状面	STIR	3800/68	4/1	38	320×224	4	TI 150ms
冠状面	STIR	3800/68	4/1	38	320×224	4	TI 150ms
横断面	GRE	500/11	4/1	38	320×224	2	FA 20°

（三）扫描序列及参数的选择

1. SE 或 FSE T_1WI　是髋关节检查中最重要的序列,不但能够提供高信噪比的解剖图像,其对骨髓病变也具有相当高的敏感性,这一点对早期股骨头坏死的诊断非常重要。

2. FSE T_2WI　该序列最大的缺点在于骨髓信号增高,从而降低了显示骨髓充血、水肿,以及增生的血管肉芽组织的能力,而这些恰恰是早期股骨头缺血坏死的重要征象。因此,FSE T_2WI 应该常规和脂肪抑制技术并用,以增强对骨髓病变的诊断能力。

3. STIR　也是髋关节扫描中常用的序列,显示骨髓病变及微小损伤敏感性高,不受 MRI 扫描机场强高低的影响。缺点是扫描时间长,信噪比相对较低。因此,高场强 MRI 系统一般不用 STIR 技术,而用脂肪饱和技术。如果扫描视野（FOV）较大时,脂肪饱和技术的脂肪抑制通常不太均匀。因此,STIR 是替代脂肪饱和技术的最好序列。

4. 2D 或 3D GRE　主要用于观察髋臼唇和髋关节软骨的病变。脂肪饱和的 FSPGR 或 FLASH 常用于显示关节软骨的形态和信号改变。显示髋臼唇通常采用 $T_2{}^*WI$ 扫描。

二、膝关节

（一）患者体位和线圈的选择

膝关节 MRI 检查时,应采用膝关节专用线圈。患者通常取仰卧位,将受检膝关节置于匹配线圈内。摆位时,应使膝关节外旋15°～20°,以便于矢状面图像上显示交叉韧带;使膝关节屈曲5°～10°,以更易于评价髌骨和髌股关节间隙。

（二）成像平面的选择

1. 矢状面　矢状面图像是膝关节扫描最重要的层面,常规取垂直于两股骨髁后缘的连线（图12-1-2-1）。有些学者推荐使用斜矢状面,即使扫描层面与双侧股骨髁切线的垂线呈15°～20°。斜矢状面有利于显示交叉韧带,但也使半月板的切面变形,可能影响观察半月板形态。矢状面 MRI 能够清晰显示内、外侧半月板,前、后交叉韧带,及关节软骨情况,可用于诊断半月板和前、后交叉韧带损伤。

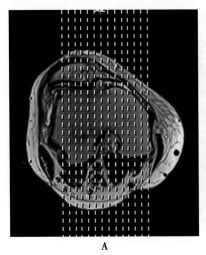
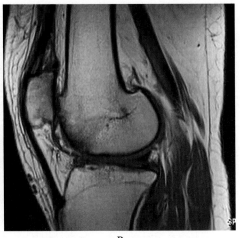

A　　　　　　　　　　B

图 12-1-2-1　膝关节 MRI 矢状面扫描

A. 矢状面扫描定位像;B. 矢状面 FSE T_1WI

2. 冠状面　冠状面扫描也非常重要,常规扫描层面应该平行于股骨内外髁后缘连线(图12-1-2-2)。它是诊断内、外侧副韧带病变的主要依据,对于评价前交叉韧带近端和中部撕裂也非常有益,也可辅助诊断半月板和关节软骨的病变。

3. 横断面　横断面对于全面诊断必不可少。它是评价髌骨后缘软骨的最好层面,同时也能很好显示各种韧带与肌腱病变(图12-1-2-3)。

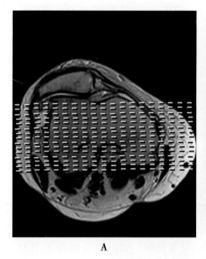
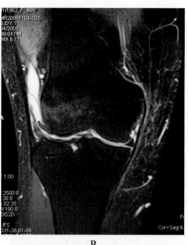

图 12-1-2-2　膝关节 MRI 冠状面扫描
A. 冠状面扫描定位像;B. 冠状面脂肪抑制 FSE T_2WI

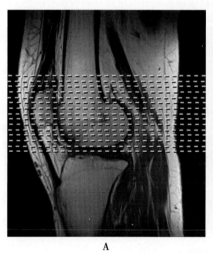
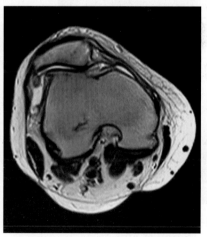

图 12-1-2-3　膝关节 MRI 横断面扫描
A. 扫描定位像;B. 横断面 FSE T_2WI

(三) 扫描序列及参数的选择

1. SE 或 FSE T_1WI　优点是信噪比高、显示解剖好、扫描时间相对较短,而且对于骨髓病变比较敏感,因而广泛应用(表12-1-2-1)。但 T_1WI 对半月板和韧带病变、关节积液及关节软骨的显示均欠佳。

2. SE 或 FSE T_2WI　是诊断膝关节各种韧带断裂的主要序列,而且也是很多非创伤性关节病变的主要定性手段。T_2WI 常与脂肪抑制技术并用。

419

3. PDWI 及脂肪抑制技术　对半月板及软骨病变的显示非常有益。而且,图像信噪比高于对应的T_2WI。

4. STIR　主要用于骨髓病变及关节软骨病变的检查,有利于骨髓水肿、关节积液及周围软组织水肿的显示。

表 12-1-2-1　膝关节 MRI 常规扫描方案

方位	序列	TR/TE（ms）	层厚/间隔（mm）	FOV	矩阵	NEX	注
矢状面	T_1WI	400/11	4/1	18	320×224	2	无
矢状面	T_2WI	3200/102	4/1	18	320×224	2	无
矢状面	GRE	500/11	4/1	18	320×192	2	FA 20°
矢状面	STIR	3800/68	4/1	18	320×224	4	TI 150ms
冠状面	GRE	500/11	4/1	18	320×192	2	FA 20°
横断面	T_2WI	3200/102	4/1	16	320×224	2	无
矢状面	PDWI	2500/30	4/1	18	320×224	4	无

5. GRE T_2^*WI　主要用于显示半月板病变和关节软骨病变(图 12-1-2-4),对于显示韧带病变及骨髓病变较差。

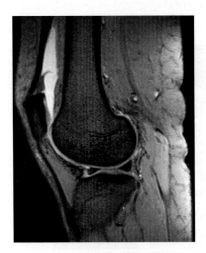

图 12-1-2-4　膝关节矢状面
GRE T_2^*WI

三、踝关节

（一）患者体位和线圈的选择

踝关节 MRI 检查时,依据检查目的,可以采用多种体位。临床上患者仰卧最常用,足跖屈约20°。跖屈有三个原因,减少魔角效应;使腓骨长短肌腱间的脂肪显示更为清晰,有助于显示两个肌腱;跟

腓韧带显示更清晰。如扫描单侧踝关节,可使用膝关节线圈。如扫描双侧踝关节时,可应用正交头线圈。

（二）成像平面的选择

1. 横断面　被认为是最重要的层面,因为它能提供最多的有关肌腱和韧带诊断信息。踝关节横断面扫描通常在冠状定位像上进行定位(图 12-1-3-1),平行于胫距关节进行扫描,向上应包括下胫腓关节、向下应至跟骨下缘水平。

2. 冠状面　扫描层面平行于内、外踝连线,是诊断胫距关节软骨病变的最佳方位(图 12-1-3-2)。同时,对诊断关节的韧带性病变也有一定帮助。

3. 矢状面　扫描层面垂直于内、外踝连线。它不利于显示各种韧带病变,但是,跟腱显示更为清晰,有利于诊断跟腱病变(图 12-1-3-3)。

（三）扫描序列及参数的选择

1. SE 或 FSE T_1WI　优点是信噪比高、显示解剖好、扫描时间相对较短,对显示骨髓病变比较敏感。但显示肌腱、韧带病变、关节积液及关节软骨均欠佳。

2. SE 或 FSE T_2WI　是诊断踝关节各种韧带断裂的主要序列,T_2WI 经常与脂肪抑脂技术并用(表 12-1-3-1)。

3. PDWI 及脂肪抑制技术　显示软骨病变好,而且,图像信噪比高于相应的 T_2WI。

4. STIR　主要用于诊断骨髓病变及关节软骨病变,有利于显示骨髓水肿、关节积液及周围软组织水肿。

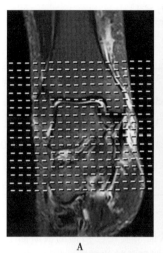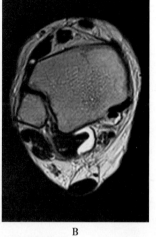

图 **12-1-3-1**　踝关节 **MRI** 横断
面扫描
A. 冠状面脂肪抑制 FSE T_2WI
（定位像）；B. 横断面 FSE T_2WI

A　　　　　　　　　　B

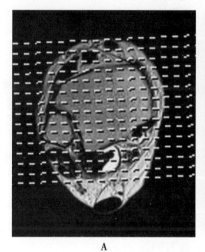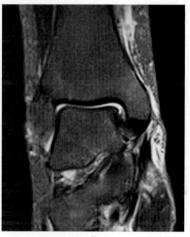

A　　　　　　　　　　B

图 **12-1-3-2**　踝关节 **MRI** 冠状面扫描
A. 定位像；B. 冠状面脂肪抑制 FSE T_2WI

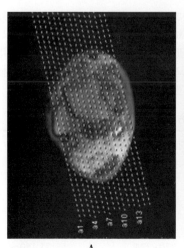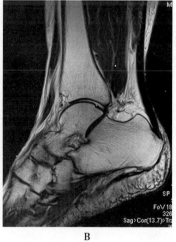

图 **12-1-3-3**　踝关节
MRI 矢状面扫描
A. 定位像；B. 矢状面 FSE T_2WI

A　　　　　　　　　　B

421

表 12-1-3-1　踝关节 MRI 常规扫描方案

方位	序列	TR/TE （ms）	层厚/间隔 （mm）	FOV	矩阵	NEX	注
横断面	T_2WI	3000/102	3/1	16	320×224	2	无
矢状面	T_1WI	400/11	3/1	16	320×224	2	无
矢/冠状面	T_2WI	3000/102	3/1	16	320×224	2	无
矢/冠状面	STIR	3800/68	3/1	16	320×192	4	TI 150ms
矢/冠状面	PDWI	2500/30	3/1	16	320×192	4	无
矢状面	GRE	500/11	3/1	16	320×192	2	FA 20°

5. GRE T_2^*WI　主要针对关节软骨的病变，对于韧带病变及骨髓病变的诊断能力较差。

四、肩关节

（一）患者体位和线圈的选择

肩关节 MRI 检查时，应使用肩关节专用线圈。患者通常取仰卧中立位，即患者的上肢自然伸直于体侧，掌心面对躯体，大拇指朝上。有时也采用仰卧外旋位，但要避免仰卧内旋位。以内旋位置扫描时可能造成冈上、冈下肌腱的重叠，导致部分容积效应，可能影响显示肩袖和诊断病变的准确性。摆位的过程中，应使患侧的肩关节尽量靠近主磁场的中心，一方面可以增加图像的信噪比，另一方面可以使脂肪抑制技术更为有效。

（二）成像平面的选择

1. 横断面　肩关节 MRI 检查中，推荐首先进行水平横断面扫描，其扫描范围应从肩锁关节上缘水平到关节盂下缘。横断面图像有利于诊断关节盂唇病变，并有助于显示肩胛下肌腱和冈下肌腱病变。

2. 斜冠状面　应在已扫描的横断面上定位。选择显示冈上肌腱长轴的横断面层面，平行于冈上肌腱长轴设计扫描层面，即可获得肩关节的冠状面图像。斜冠状面有利于显示冈上肌腱、上方盂唇病变。

3. 斜矢状面　应在已扫描的横断面上定位。选择显示冈上肌腱长轴的横断面层面，垂直于冈上肌腱长轴进行扫描，即可获得肩关节的矢状面图像。斜矢状面图像有利于显示喙肩弓及同时显示肩袖的 4 个部分。

（三）扫描序列及参数的选择

1. SE 或 FSE T_1WI　优点是信噪比高、解剖显示好、扫描时间相对较短，而且对于骨髓病变比较敏感，但是对于肩袖病变、关节积液及关节软骨的显示均欠佳。

2. SE 或 FSE T_2WI　是诊断肩关节各种韧带断裂的主要序列，T_2WI 经常与脂肪抑制技术并用（表12-1-4-1）。

3. PDWI 及脂肪抑制技术　对软骨、盂唇病变的显示非常有益，而且图像信噪比高于相应的 T_2WI。

4. STIR　主要用于诊断骨髓病变及关节软骨病变，有利于骨髓水肿、关节积液及周围软组织水肿的显示。

5. GRE T_2^*WI 主要用于观察盂唇和关节软骨的病变。脂肪饱和的 FSPGR 或 FLASH 常用于显示关节软骨的形态和信号改变，T_2^*WI 扫描通常用于显示盂唇。与 FSE T_2WI 比较，T_2^*WI 显示肩袖病变的敏感性更高，但特异性低。

表 12-1-4-1　肩关节 MRI 常规扫描方案

方位	序列	TR/TE （ms）	层厚/间隔 （mm）	FOV	矩阵	NEX	注
斜冠状面	T_2WI	3500/102	4/1	16	320×224	2	无
斜冠状面	STIR	3500/68	4/1	16	320×192	4	TI 150ms
斜矢状面	T_2WI	3500/102	4/1	16	320×224	2	无
斜矢状面	STIR	3500/68	4/1	16	320×224	4	TI 150ms

方位	序列	TR/TE（ms）	层厚/间隔（mm）	FOV	矩阵	NEX	注
横断面	T_2WI	3500/102	4/1	16	320×224	2	无
横断面	STIR	3500/68	4/1	16	320×224	4	TI 150ms
冠状面	GRE	500/11	4/1	16	320×224	2	FA 20°

五、腕关节

（一）患者体位和线圈的选择

腕关节的 MRI 检查可以采用两种体位。一种为仰卧位,上肢伸直于体侧,掌心朝上或朝下,这种体位的最大优点是舒适,但是由于手腕位于主磁场的边缘部位,图像的信噪比将有所下降。另一种为俯卧位,患侧上肢举过头顶,伸直,掌心朝下,这种体位使患侧腕关节位于磁场中心,可增加图像的信噪比,但是患者的舒适度较差,长时间扫描容易出现运动伪影。可采用腕关节专用线圈或柔软表面线圈。如同时扫描双腕关节,患者常俯卧,双手举过头,双手掌朝下,一般采用正交头线圈或 8 通道头线圈,这种检查常用于诊断早期类风湿关节炎。

（二）成像平面的选择

1. 冠状面 能够清晰显示各腕骨的解剖结构。是观察三角纤维软骨复合体和腕骨间韧带最重要的方位。

2. 矢状面 是分析腕关节不稳的主要方位。

3. 横断面 能够清晰显示腕部各肌腱的解剖,主要用于诊断腕管综合征及下尺桡关节不稳。

（三）扫描序列及参数的选择

1. SE 或 FSE T_1WI 优点是信噪比高、显示解剖好、扫描时间相对较短,而且对于骨髓病变比较敏感。但显示三角纤维软骨复合体、关节积液及关节软骨均欠佳。

2. SE 或 FSE T_2WI 由于扫描时间的限制,层厚一般在 3mm 以上,这并不足以显示很多腕关节的结构。T_2WI 经常结合脂肪抑制技术,形成脂肪抑制 T_2WI。

3. STIR 主要用于检查骨髓病变及关节软骨病变,有利于显示骨髓水肿、关节积液及周围软组织水肿(表 12-1-5-1)。缺点是图像信噪比低,扫描时间长。

表 12-1-5-1 腕关节 MRI 常规扫描方案

方位	序列	TR/TE（ms）	层厚/间隔（mm）	FOV	矩阵	NEX	注
冠状面	T_1WI	380/11	2/0.5	12	288×192	4	无
冠状面	T_2WI	3000/99	2/0.5	12	288×192	4	无
冠状面	STIR	3800/68	2/0.5	12	288×192	4	TI 150ms
冠状面	GRE	500/15	2/0.5	12	288×192	4	FA 20°
横断面	T_1WI	380/11	3/1	12	288×192	4	无
横断面	T_2WI	3000/99	3/1	12	288×192	4	无

4. GRE T_2^*WI 在腕关节 MRI 检查中非常重要,尤其是 3D 技术。3D GRE 扫描的优点是,可以获得无间隔薄层图像,这对于显示细小而又复杂的腕关节结构非常有效,而且图像可达到各向同性要求,进而可以多平面重组,显示细微结构,且缩短扫描时间。该序列主要用于观察盂唇和关节软骨病变。脂肪饱和的 FSPGR 或 FLASH 常用于显示关节软骨的形态和信号改变。显示三角纤维软骨通常采用 T_2^*WI。3D GRE 序列的缺点是,磁化率伪影加重,软组织对比度,尤其韧带的对比度不如 SE 和

FSE 序列清晰。

第二节　正常 MRI 解剖

骨关节系统解剖部分众多,解剖结构复杂。篇幅所限,对其 MRI 解剖不能在此一一详述。本节选择五个有代表性,且比较大的关节,描述其正常 MRI 解剖。这些关节也是临床实践中 MRI 检查频率较高的部位。

一、髋关节

髋关节是一个球窝关节,由股骨头和髋臼组成。髋臼由耻骨、髂骨及坐骨组成。与髋关节运动相关的肌肉很多,包括伸肌、屈肌及内收肌群(图 12-2-1-1 ~ 图 12-2-1-4)。这些解剖结构在其他书籍已有详细的描述,本书不再赘述。在此主要论述髋臼唇的 MRI 解剖。

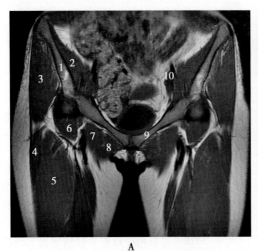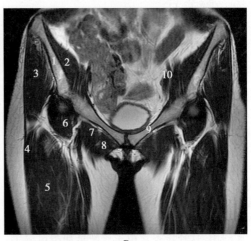

图 12-2-1-1　髋关节冠状面 MRI 表现
A. 冠状面 T_1WI;B. 冠状面 T_2WI。1. 髂骨;2. 髂肌;3. 臀中肌;4. 阔筋膜张肌;5. 股直肌;6. 髂腰肌;7. 耻骨肌;8. 闭孔外肌;9. 耻骨上支;10. 髂血管

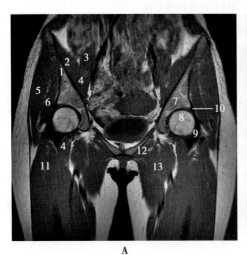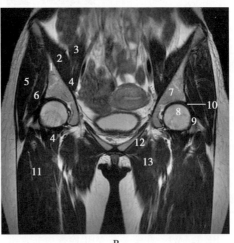

图 12-2-1-2　髋关节冠状面 MRI 表现
A. 冠状面 T_1WI;B. 冠状面 T_2WI。1. 髂骨;2. 髂肌;3. 腰大肌;4. 髂腰肌;5. 臀中肌;6. 臀小肌;7. 髋臼;8. 股骨头;9. 髂股韧带;10. 盂唇;11. 股直肌和骨外侧肌;12. 闭孔外肌;13. 大腿内收肌群

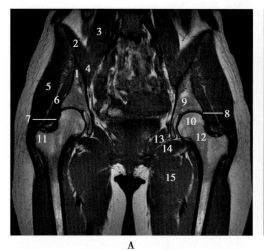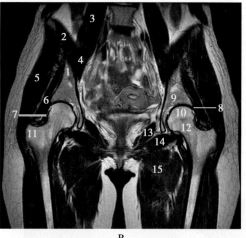

图 12-2-1-3　髋关节冠状面 MRI 表现

A. 冠状面 T_1WI;B. 冠状面 T_2WI。1. 髂骨;2. 髂肌;3. 腰大肌;4. 髂腰肌;5. 臀中肌;6. 臀小肌; 7. 髂股韧带;8. 盂唇;9. 髋臼;10. 股骨头;11. 大粗隆;12. 股骨颈;13. 闭孔内肌;14. 闭孔外肌; 15. 大腿内收肌群

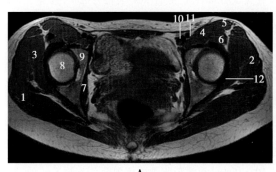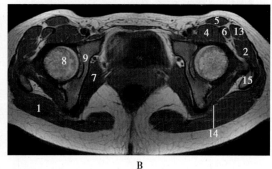

图 12-2-1-4　髋关节横断面 MRI 表现

A. 横断面 T_1WI;B. 稍低层面横断面 T_1WI。1. 臀大肌;2. 臀中肌;3. 臀小肌;4. 髂腰肌;5. 缝匠肌; 6. 股直肌及肌腱;7. 闭孔内肌;8. 股骨头;9. 髋臼;10. 股总静脉;11. 股总动脉;12. 髂股韧带; 13. 阔筋膜张肌;14. 坐骨神经;15. 股骨大粗隆

髋臼缘被髋臼唇所包绕。后者属纤维软骨性结构,在 MRI 图像清晰可辨,但完整显示此结构需要联合应用轴面、冠状面、倾斜面扫描。典型的髋臼唇呈三角形,起源于髋臼缘。髋臼唇前部一般比较薄,后部比较厚。在髋臼唇与关节软骨之间存在沟结构,不要误认为损伤。髋臼唇也可以覆盖在关节软骨上。在髋臼切迹的边缘,髋臼唇和横韧带融合,两者之间会出现一个沟,不要误认为是盂唇损伤。

髋臼唇的 MRI 表现多种多样,有时很难判断这些表现是正常变异(表 12-2-1-1),还是没有出现症状的异常改变。关节造影 MRI 比非造影 MRI 更易于显示髋臼唇的病变。在 MRI,髋臼唇一般表现为均匀一致的三角形低信号(图 12-2-1-5)。髋臼唇的形态变异包括髋臼唇呈圆形或扁平,以及髋臼唇边缘不规则。随着年龄增长,三角形髋臼唇的出现率下降,提示可能存在退变现象。1% ~ 14% 的受检者中没有髋臼唇结构。随着年龄增长,这种比率会不断增高。

表 12-2-1-1　髋臼唇形态变异(%)

髋臼唇形态	Cotton			Lecouvet	Abe
	前	上	后		
三角形	94	88	86[a]	66	80[a,b]
圆形	2	8	2	11	13
扁平	4	4	12	9	–
不规则	–	–	–	–	7
缺乏	10[c]	–	–	14[a]	1

说明:[a]随年龄降低;[b]前到后的位置变异;[c]前上盂唇

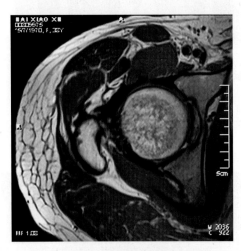

图 12-2-1-5　髋关节横断面质子像
显示髋臼盂唇

二、膝关节

1. 半月板(meniscus)　半月板是位于股骨髁与胫骨平台之间的纤维软骨板,分为前角、后角和体部三部分,三部分间无明确分界线。内侧半月板较大,呈"C"形;外侧半月板较小,近似"O"形。半月板由纤维软骨组成,在所有 MR 序列上呈低信号(图12-2-2-1～图12-2-2-4)。内侧半月板的前角是两个半月板中最小的部分,在矢状面只有后角的1/3;在矢状面,体部为最外两层,呈领结状,厚约3～4mm;在冠状面,前、后角呈带状低信号,体部呈等腰三角形。外侧半月板前、后角大小相似,在矢状面均呈等角三角形;与内侧半月板相似,体部为矢状面上的最外两层,呈领结状,在冠状面呈等边三角形。

2. 后交叉韧带(posterior cruciate ligament,PCL)在一个比较好的 MRI 检查中,矢状面图像的一层或邻近两层可见全程 PCL,而冠状面图像则不能在一个层面显示全程 PCL。正常 PCL 为均一的低信号,股骨附着处可能会显示一些中等信号影,尤其在 T_2WI。正常 PCL 的信号比 ACL 低。正常 PCL 的形态依赖于 ACL 的完整性,和膝关节屈曲的程度。在膝关节伸直或轻度屈曲时,PCL 轻度向后缘凸出;关节屈曲加大时,韧带会被拉紧,轻度变细,轻度的弯曲是正常的。Wrisberg 韧带为斜行的低信号纤维带,从外侧半月板的后角到股骨内侧髁的外侧面。Humphrey 韧带位于 PCL 的前方,其走行与 Wrisberg 韧带相似。

3. 前交叉韧带(anterior cruciate ligament,ACL)在矢状面 MRI,正常的 ACL 表现为带状,或呈扇形,其内可见条纹状结构,大约有 4 条。正常的 ACL 走行比较平直,可有轻度下凹。ACL 呈低～中等信号,信号比 PCL 高。ACL 的远端可有信号增高,主要是由于远端的纤维束分散,韧带退变也是其信号增加的原因之一。在冠状面 MRI,前交叉韧带也常清晰显示,尤其在髁间窝顶的部分。在横断面图像,ACL 位于髁间窝上部外侧,呈椭圆形低信号,在从髁间窝向胫骨止点的移行过程中,由椭圆形逐渐变为马蹄形。

4. 内侧副韧带(MCL)　MCL 长约 8～11cm,宽10～15mm,起源于股骨内侧髁距关节约 5cm 处,胫骨干骺端内侧距关节面 6～7cm 处,在胫骨止点表面由鹅足覆盖。狭义的 MCL 由两层组成,广义的MCL,即膝关节内侧支持结构由三层组成。后者包括:第 1 层或表浅层由深筋膜组成,第 2 层或中间层为狭义 MCL 的表浅层,第 3 层(深层)由关节囊内侧的韧带以及板股韧带和板胫韧带组成。第 2、3 层之间有纤维脂肪组织和小的滑膜囊。第 1、2 层从前面融合,形成髌内侧支持带。第 2、3 层在后面融合,形成后斜韧带。MCL 由两个部分组成,包括前面的纵行部分(第 2 层)和后斜韧带部分(第 2、3 层的融合)。冠状面 MRI 是观察内、外侧的支持结构的最佳平面(图 12-2-2-5),横断和矢状面图像也能提供有用信息。在连续的冠状面图像,MCL 前部的纵行部分和后斜部分都清晰可见。MCL 表现为从股骨内侧髁到胫骨内侧干骺端的薄层线状低信号带,周围被纤维脂肪组织的高信号包绕(图 12-2-2-6)。

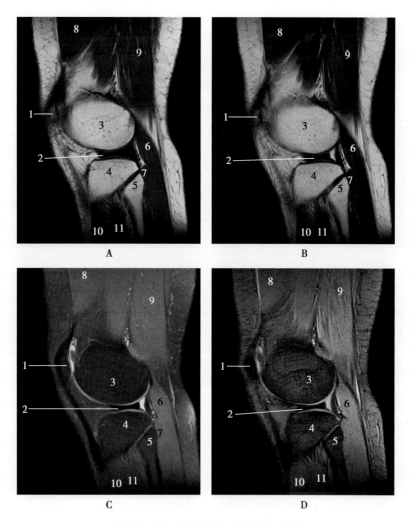

图 12-2-2-1　膝关节矢状面 MRI 表现

A. 矢状面 T_1WI；B. T_2WI；C. 压脂 T_2WI；D. GRE T_1WI。1. 髌骨；2. 外侧半月板体部；3. 股骨外侧髁；4. 胫骨外侧髁；5. 腓骨头；6. 腓肠肌；7. 腘肌；8. 股外侧肌；9. 股二头肌；10. 胫前肌；11. 趾长伸肌

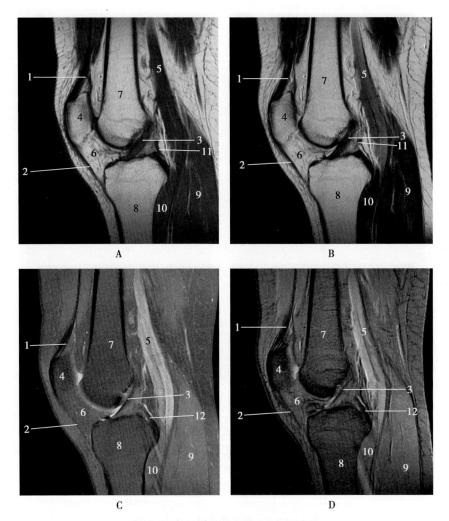

图 12-2-2-2　膝关节矢状面 MRI 表现

A. 矢状面 T_1WI；B. T_2WI；C. 压脂 T_2WI；D. GRE T_1WI。1. 股四头肌腱；2. 髌韧带；
3. 前交叉韧带；4. 髌骨；5. 腘血管；6. 髌下脂肪垫；7. 股骨；8. 胫骨；9. 腓肠肌；
10. 腘肌；11. 板股韧带；12. 后交叉韧带

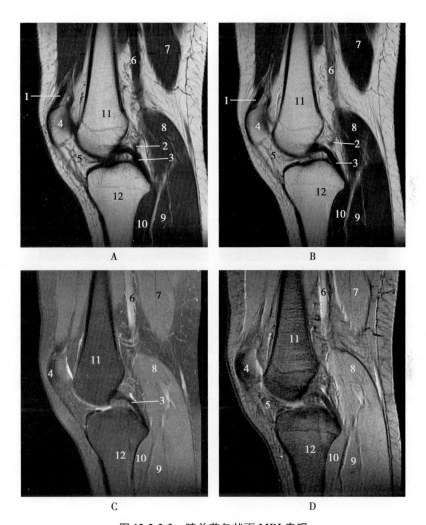

图 12-2-3　膝关节矢状面 MRI 表现

A. 矢状面 T_1WI；B. T_2WI；C. 压脂 T_2WI；D. GRE T_1WI。1. 股四头肌腱；2. 板股韧带；3. 后交叉韧带；4. 髌骨；5. 髌下脂肪垫；6. 腘血管；7. 半膜肌；8. 腓肠肌内侧头；9. 比目鱼肌；10. 腘肌；11. 股骨；12. 胫骨

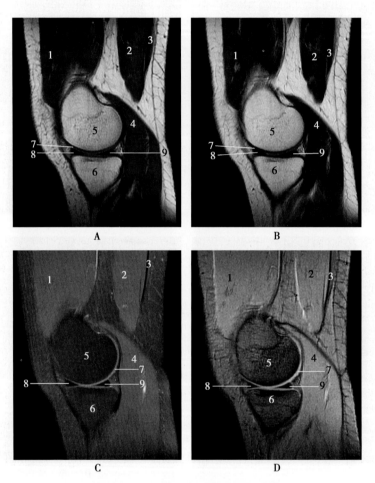

图 12-2-2-4　膝关节矢状面 MRI 表现

A. 矢状面 T_1WI；B. T_2WI；C. 压脂 T_2WI；D. GRE T_1WI。1. 股内侧肌；2. 半膜肌；3. 半腱肌；4. 腓肠肌内侧头；5. 股骨内侧髁；6. 胫骨内侧髁；7. 关节软骨；8. 内侧半月板前角；9. 内侧半月板后角

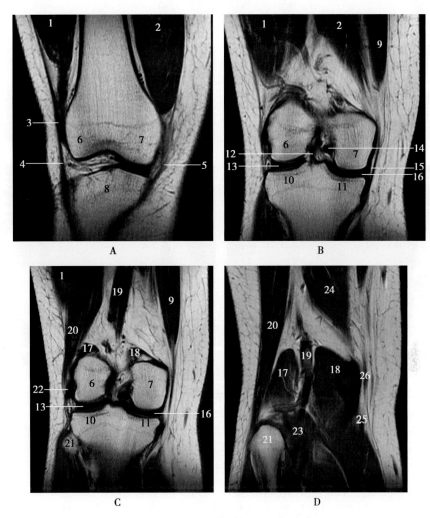

图 12-2-2-5 膝关节冠状面 MRI 表现

A~D. 不同层面的冠状面 T_1WI。1. 股外侧肌;2. 股内侧肌;3. 髂胫束;4. 髌内侧支持带;5. 髌外侧支持带;6. 股骨外侧髁 7. 股骨内侧髁;8. 胫骨平台;9. 缝匠肌;10. 胫骨外侧髁;11. 胫骨内侧髁;12. 前交叉韧带;13. 外侧半月板;14. 后交叉韧带;15. 内侧副韧带;16. 内侧半月板;17. 腓肠肌外侧头;18. 腓肠肌内侧头;19. 腘血管;20. 股二头肌;21. 腓骨头;22. 腘肌腱;23. 腘肌;24. 半膜肌;25. 半腱肌肌腱;26. 股薄肌肌腱

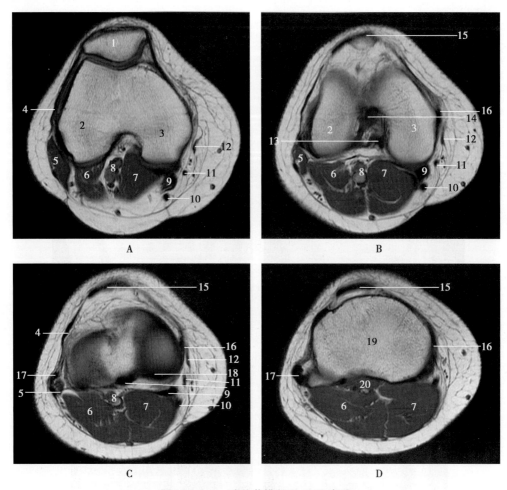

图 12-2-2-6　膝关节横断面 MRI 表现

A ~ D. 不同层面的横断面 T_1 WI。1. 髌骨;2. 股骨外侧髁;3. 股骨内侧髁;4. 髂胫束;5. 股二头肌;
6. 腓肠肌外侧头;7. 腓肠肌内侧头;8. 腘血管;9. 半膜肌;10. 半腱肌肌腱;11. 股薄肌肌腱;12. 缝
匠肌肌腱;13. 后交叉韧带;14. 前交叉韧带;15. 髌韧带;16. 内侧副韧带;17. 外侧副韧带;18. 内侧
半月板;19. 胫骨近端;20. 腘肌

5. 外侧副韧带(LCL)　LCL 包括二层结构,长约5 ~ 7cm,位于关节囊外,与半月板分离。它起源于股骨外上髁,止于腓骨头,与股二头肌肌腱相邻。膝关节外侧的支持结构分为前、中、后三部分,各自也有表浅、中间和深层三层。第 1 层由髂胫束前部和股二头肌后部组成,第 2 层由髌骨韧带前部和LCL 后部组成,第 3 层由关节囊外侧组成,包括外侧半月板附着部和板股韧带及板胫韧带。膝关节外侧的支持结构可进一步分为更多的功能解剖部分,包括 PLC 或后外侧弓形复合体。PLC 包括 LCL、腘肌腱、腓肠肌的外侧头、弓形韧带和腘腓韧带。在冠状面的后部和矢状面的外侧,常常显示 LCL,但弓形腘腓韧带和腓肠豆腓侧韧带不能连续显示。由于 LCL 向后走行,在冠状面图像的某一层面很难看到完整

的 LCL,而特殊冠状图像和层厚 1mm 的矢状面 3D 图像,LCL 可以清晰显示。LCL 表现为从股骨外侧髁到腓骨头的薄层线状低信号带。

6. 腘肌及腘肌腱　起源于胫骨后部的腘肌及腘肌腱,向外上方延伸至 LCL 的深部,止于股骨外侧髁的腘肌腱沟。弓形韧带是关节囊 Y 形增厚的部分,内侧支呈弧形,位于腘肌和腘肌腱上,并与腘斜韧带融合;外侧支在腓肠肌外侧头止点处与关节囊融合。

三、踝关节

踝关节的韧带有三组:韧带复合体由胫腓前后韧带及胫腓骨间韧带组成;外侧韧带由距腓前韧带、距腓后韧带、跟腓韧带组成;三角韧带由 5 个韧带组

成,胫距前后韧带、胫跟韧带、胫舟韧带、胫韧带。在 MRI,韧带一般表现为薄层线状低信号,周围有脂肪组织的高信号(图 12-2-3-1 ～ 图 12-2-3-5)。韧带纤维束之间夹杂的脂肪组织常导致韧带的 MR 信号不均匀,这在胫腓前韧带、胫距韧带比较明显。胫腓前后韧带可见于胫腓关节水平的 MRI 横断面或矢状面的两层或更多层面。在横断面 MRI,韧带常呈条纹状、不连续,主要因韧带纤维束间的脂肪组织造成。在胫腓韧带下面的层面,距腓前韧带、距腓后韧带在横断面图像的一个层面就可以清晰显示。在 T_2WI,关节积液呈高信号,有利于显示距腓前韧带。后者呈薄层拉紧的低信号带,从距骨延伸到腓骨粗隆。距腓后韧带呈扇形,止于腓骨远端,其内 MR 信号不均匀,勿误认为韧带撕裂。

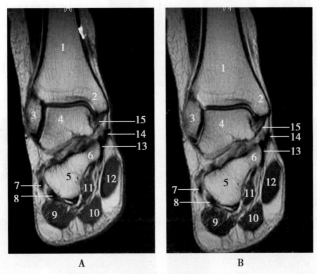

图 12-2-3-1 踝关节冠状面 MRI 表现
A. T_1WI;B. T_2WI。1. 胫骨远端;2. 内踝;3. 外踝;4. 距骨;5. 跟骨;6. 跟骨载距突;7. 腓骨短肌腱;8. 腓骨长肌腱;9. 小趾展肌;10. 趾短屈肌;11. 足底方肌;12. 趾展肌;13. 踇长屈肌;14. 趾长屈肌;15. 胫距韧带

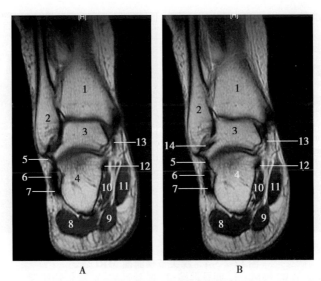

图 12-2-3-2 踝关节冠状面 MRI 表现
A. T_1WI;B. T_2WI。1. 胫骨远端;2. 腓骨远端;3. 距骨;4. 跟骨;5. 跟腓韧带;6. 腓骨短肌腱;7. 腓骨长肌腱;8. 小趾展肌;9. 趾短屈肌;10. 足底方肌;11. 趾展肌;12. 踇长屈肌;13. 趾长屈肌;14. 距腓后韧带

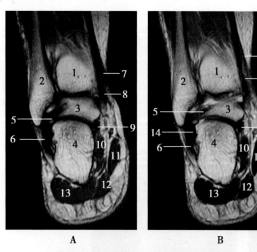

图 12-2-3-3　踝关节冠状面 MRI 表现

A. T₁WI；B. T₂WI。1. 胫骨远端；2. 腓骨远端；3. 距骨；4. 跟骨；5. 距腓后韧带；6. 腓骨短、长肌腱；7. 趾长屈肌腱；8. 胫后肌腱；9. 跗长屈肌；10. 足底方肌；11. 趾展肌；12. 趾短屈肌；13. 小趾展肌；14. 跟腓韧带

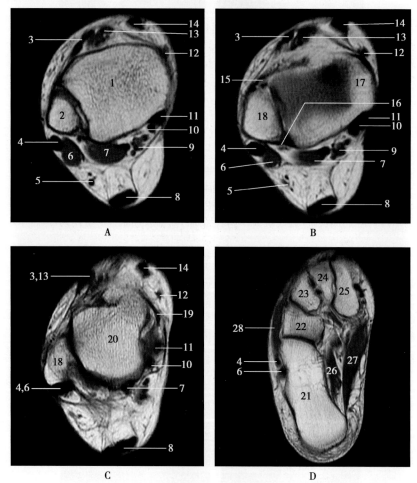

图 12-2-3-4　踝关节横断面 MRI 表现

A~D. 不同层面 T₁WI 解剖。1. 胫骨远端；2. 腓骨远端；3. 趾长伸肌腱；4. 腓骨短肌腱；5. 小隐静脉；6. 腓骨长肌腱；7. 跗长屈肌及肌腱；8. 跟腱；9. 胫后血管；10. 趾长屈肌腱；11. 胫后肌腱；12. 大隐静脉；13. 跗长伸肌腱；14. 胫前肌腱；15. 胫腓前韧带；16. 胫腓后韧带；17. 内踝；18. 外踝；19. 距腓前韧带；20. 距骨；21. 跟骨；22. 骰骨；23. 第三楔状骨；24. 第二楔状骨；25. 第一楔状骨；26. 足底方肌；27. 趾展肌；28. 趾短伸肌

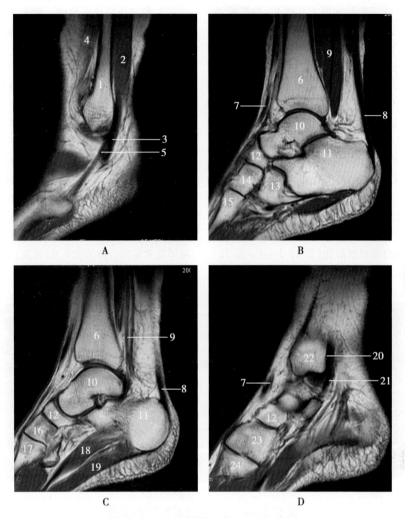

图 12-2-3-5　踝关节矢状面 MRI 表现

A~D. 不同层面 T_1WI 解剖。1. 腓骨远端；2. 腓骨短肌；3. 腓骨长肌腱；4. 趾长伸肌；5. 腓骨短肌肌腱；6. 胫骨远端；7. 胫前肌腱；8. 跟腱；9. 姆长屈肌；10. 距骨；11. 跟骨；12. 舟骨；13. 骰骨；14. 第三楔状骨；15. 第三趾骨；16. 第二楔状骨；17. 第二趾骨；18 足底方肌；19. 小趾展肌；20. 胫后肌腱；21. 趾长屈肌腱；22. 内踝；23. 第一楔状骨；24. 第一趾骨

在常规横断面 MRI，距骨和腓骨远端的形态有助于区分胫腓前、后韧带和距腓前、后韧带。在距骨顶的层面，距骨呈方形，可见胫腓韧带。韧带止于腓骨粗隆窝上方，此层面腓骨的形态为圆形，而距骨的形态为长方形。在距骨窦的层面，可见距腓韧带。腓骨内侧凹陷，为腓骨粗隆窝。

在常规横断面 MRI，跟腓韧带呈带状低信号，与跟骨外侧平行。在冠状面，该韧带呈圆形均匀低信号结构，可见于从腓骨起始部到跟骨止点的连续多个层面。三角韧带由于成分及走行不同，在横断面和冠状面 MRI 均能很好显示。

四、肩关节

1. 肩袖　冈上肌、冈下肌、小圆肌从上向下止于肱骨大节结，肩胛下肌从前方绕过，止于肱骨小节结。在各个序列的 MRI，所有的肌腱均呈低信号。冈上肌位于斜方肌深面，起自肩胛骨的冈上窝，肌束向外经肩峰和喙肩韧带的下方，跨越肩关节，止于肱骨大结节的上部。冠状面 MRI 显示冈上肌腱最好，矢状面也可清晰显示，在横断面显示最差。冈下肌起自冈下窝，肌束向外经肩关节后面，止于肱骨大结节的中部,部分被三角肌和斜方肌覆盖,在横断面MRI显示最好,其次为矢状面。小圆肌位于冈下肌的下方,起自肩胛骨外侧缘背面,止于肱骨大结节的下部。肩胛下肌起自肩胛下窝,肌束向上外经肩关节的前方,止于肱骨小结节,在横面和矢状面MRI显示较好,在冠状面显示较差。

2. 盂唇 是位于骨性关节盂外围的一圈纤维软骨环,截面呈三角形,基底附着于关节盂的边缘,外侧面附着关节囊,内侧面则附于关节透明软骨。作用是加深关节窝,增加肩关节的稳定性。盂唇由纤维软骨组成,在所有的MR扫描序列均呈低信号,类似膝关节的半月板。关节软骨由透明软骨组成,在MRI呈中等信号强度。观察盂唇宜选轴面和斜冠状面,以轴面观察最佳(图12-2-4-1～图12-2-4-6)。

3. 肱二头肌长头肌腱 起自盂上结节和上盂唇,被双层滑膜鞘包绕,走行于关节腔内和结节间沟中。肱二头肌长头肌腱在关节囊位置时,前方被喙肱韧带和盂肱上韧带覆盖,对肱二头肌长头肌腱起稳定作用。肱二头肌长头肌腱以轴面MRI观察较好,呈均匀低信号。

4. 滑囊 肩关节周围滑囊很多,最重要的是肩峰下-三角肌下滑囊。小儿时肩峰下滑囊和三角肌下滑囊互不相通,但在成年人两个滑囊相通,通称为肩峰下-三角肌下滑囊。后者位于肩峰下、冈上肌腱的表面,与肩关节腔互不相通。正常情况下,MRI不能显示肩峰下-三角肌下滑囊。但当肩袖完全撕裂,或肩袖近滑囊侧部分撕裂时,可损伤滑囊,导致内部液体异常蓄积。液体在T_2WI呈高信号,从而有助于诊断肩袖撕裂。

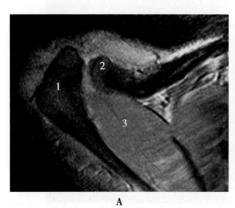
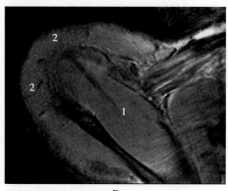

图12-2-4-1 肩关节横断面MRI表现
A. 1. 肩峰;2. 锁骨;3. 冈上肌;B. 1. 冈上肌;2. 三角肌

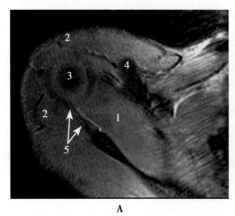
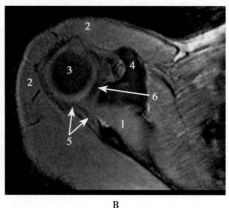

图12-2-4-2 肩关节横断面MRI表现
A. 1. 冈上肌;2. 三角肌;3. 肱骨头;4. 喙突;5. 冈下肌腱;B. 1. 冈上肌;2. 三角肌;3. 肱骨头;4. 喙突;5. 冈下肌腱;6. 上盂唇

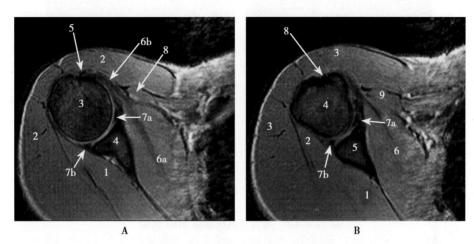

图 12-2-4-3 肩关节横断面 MRI 表现

A. 1. 冈下肌;2. 三角肌;3. 肱骨头;4. 关节盂;5. 肱二头肌长头肌腱;6a. 肩胛下肌;6b. 肩胛下肌腱;7a. 前盂唇;7b. 后盂唇;B. 1. 冈下肌;2. 小圆肌;3. 三角肌;4. 肱骨头;5. 关节盂;6. 肩胛下肌;7a. 前盂唇;7b. 后盂唇;8. 肱二头肌长头肌腱;9. 肱肌和肱二头肌短头

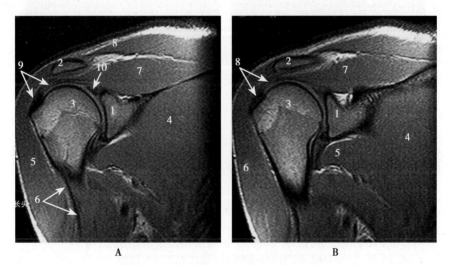

图 12-2-4-4 肩关节斜冠状面 MRI 表现

A. 1. 关节盂;2. 肩峰;3. 肱骨头;4. 肩胛下肌;5. 三角肌;6. 肱二头肌长头肌腱;7. 冈上肌;8. 斜方肌;9. 冈上肌腱;10. 上盂唇;B. 1. 关节盂;2. 肩峰;3. 肱骨头;4. 肩胛下肌;5. 大圆肌;6. 三角肌;7. 冈上肌;8. 冈上肌腱

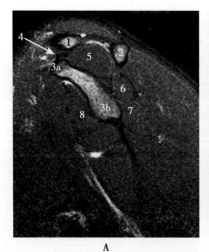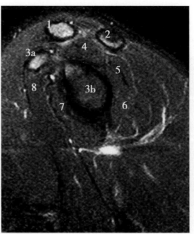

A   B

图 12-2-4-5　肩关节斜矢状面 MRI 表现

A. 1. 锁骨远端;2. 肩峰;3a. 喙突;3b. 关节盂;4. 喙锁韧带;5. 冈上肌;6. 冈下肌;7. 小圆肌;8. 肩胛下肌;B. 1. 锁骨远端;2. 肩峰;3a. 喙突;3b. 关节盂;4. 冈上肌;5. 冈下肌;6. 小圆肌;7. 肩胛下肌;8. 喙肱肌和二头肌短头

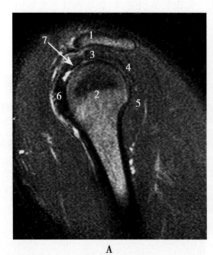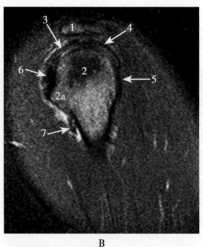

A   B

图 12-2-4-6　肩关节斜矢状面 MRI 表现

A. 1. 肩峰;2. 肱骨头;3. 冈上肌腱;4. 冈下肌腱;5. 小圆肌;6. 肩胛下肌腱;7. 肱二头肌长头肌腱;B. 1. 肩峰;2. 肱骨头;2a. 肱骨小结节;3. 冈上肌腱;4. 冈下肌腱;5. 小圆肌;6. 肩胛下肌腱;7. 肱二头肌长头肌腱

五、腕关节

1. 三角纤维软骨复合体　由三角纤维软骨、尺腕半月板、尺侧韧带、桡尺掌侧韧带等组成。三角软骨基底部附着于桡骨远端关节面的尺侧缘,软骨尖端附着于尺骨茎突基底部,软骨的掌侧缘与背侧缘均与腕关节囊相连。TFC 在冠状面 MRI 最容易显示,呈低信号。掌侧及背侧桡尺韧带在横断面 MRI或 3D 图像最容易显示。

2. 韧带　由于腕关节韧带较多且相对纤薄,其附着情况和纤维方向复杂,在冠状断层 MRI 常不易辨认。桡舟月、桡舟头韧带和舟月韧带掌侧部在桡腕关节掌侧向背侧近 1/5 处扫描层面能较完整显示,显示腕骨间韧带近侧部和三角纤维软骨的最佳层面在桡腕关节中部断面,腕骨间韧带背侧部在桡腕关节掌侧向背侧 3/5 处层面可清楚显示,桡尺韧带背侧部与桡三角韧带在桡腕关节掌侧向背侧近 4/5 处层面显示最佳。

此外,在冠状面 MRI,桡腕关节中桡骨、尺骨、舟骨与月骨可共同作为辨认腕关节重要韧带及三角纤维软骨的标志。当桡腕关节在冠状 MRI 只显示桡骨头及舟骨、月骨时,可观察腕关节掌侧部的大部分韧带或韧带的桡侧附着点,在该层面 MRI 还应注意辨别桡舟月韧带和桡舟头韧带;向背侧,桡骨茎突、尺骨、舟骨和月骨同时显现,即在桡腕关节中部时,可以观察腕骨间韧带近侧部、桡腕关节韧带及三角纤维软骨;当尺骨茎突和月骨消失,此层面附近可观察到桡腕关节的背侧部韧带及桡尺关节韧带;在桡腕关节的背侧仅见桡骨头及尺骨头时,可观察桡三角韧带和背侧腕间韧带。

第三节　常见疾病 MRI 表现

一、软组织与骨关节外伤

Ⅰ 软组织外伤

投身运动职业的人会出现各种各样的肌肉损伤,但是大部分病例具有自限性,加之磁共振检查的费用不菲,接受 MRI 检查的病人并不多。因此,磁共振检查主要用于一些没有明确外伤史而触及肿块的病人,以及外伤后长期疼痛而不能缓解的病人。

(一)临床表现与发病机制

肌肉损伤好发于下肢。股直肌、股二头肌最常见,这主要是因为这些肌肉位置表浅、含二型纤维多、离心性活动、跨过两个关节。半腱肌、内收肌群及比目鱼肌次之。

肌肉损伤可由直接钝性损伤引起,也可由于应力过大所造成的间接损伤造成。根据损伤部位和损伤机制的不同,肌肉损伤可分为三类:肌肉挫伤、肌肉肌腱拉伤、肌腱附着部位撕脱。肌肉挫伤是直接损伤,一般由钝性物体损伤所致,通常出现在深部肌群的肌腹,症状比拉伤轻。肌肉肌腱拉伤是一种间接损伤,通常由于应力过大所造成的间接损伤造成。损伤多出现在肌肉肌腱连接的邻近部位,而非正好在肌肉肌腱连接处。因为在肌肉肌腱连接处细胞膜

的皱褶很多,增加了肌肉肌腱的接触面积,使其接触面的应力减小,而肌肉肌腱连接处附近和肌腱附着处最薄弱,成为拉伤最好发部位。肌肉拉伤与下列因素有关,如二型纤维所占的比例、跨多个关节、离心活动、形状等。

临床上将肌肉拉伤分为三度,一度是挫伤,二度是部分撕裂,三度是完全断裂。一度没有功能异常,二度轻度功能丧失,三度功能完全丧失。撕脱损伤通常由肌腱附着部位强有力的、失平衡的离心性收缩造成,临床症状主要是功能丧失和严重压痛。

(二)MRI 表现

肌肉损伤在 MRI 主要有两个方面的改变,即信号强度和肌肉形态。损伤的程度不同,MR 信号与形态改变也不一样。

1. 一度损伤　只有少量的纤维断裂。在肌束间和周围筋膜内可出现水肿和少量出血。在 T_1WI,MR 信号改变不明显,或只显示小片状高信号,代表亚急性出血;在 T_2WI 或压脂 T_2WI,可见水肿的稍高信号,外观呈沿肌肉纹理走行的羽毛状,但形态改变不明显,可能由于水肿肌肉较对侧饱满,只有通过双侧对比才能发现。

2. 二度损伤　肌纤维部分断裂。其信号改变可类似一度损伤,但在肌纤维断裂处常出现血肿,局部呈长 T_1、长 T_2 信号,其内可见小片状短 T_1 信号。由于水肿、出血,肌肉形态可以膨大,有时在纤维断裂处形成血肿。

3. 三度损伤　肌纤维完全断裂。断裂处组织被出血或液体代替,T_2WI 呈高信号。断端回缩,肌肉空虚。断端两侧肌肉体积膨大,类似肿块。

在亚急性和陈旧性肌肉损伤,瘢痕形成时,于 T_1WI 和 T_2WI 均可见低信号。同时,肌纤维萎缩,肌肉体积减小,脂肪填充。

肌肉内出血或血肿信号可随出血时间不同而改变。在急性期,T_1WI 呈等信号,T_2WI 呈低信号;在亚急性期,T_1WI 呈高信号,T_2WI 呈高信号,信号不均匀;在慢性期,血肿周边出现含铁血黄素,T_2WI 呈低信号。

(三)鉴别诊断

1. 软组织肿瘤　对无明确外伤史而触及肿物的患者,MRI 显示血肿影像时,首先应排除肿瘤。鉴别要点如下:①信号特点,均匀一致的短 T_1、长 T_2 信号常提示血肿,而肿瘤一般为长 T_1、长 T_2 信号,肿瘤内部出血时,信号多不均匀;②病变周围是否出现羽毛状水肿信号,血肿周围往往出现,且范围大,肿瘤

很少出现,除非很大的恶性肿瘤;③增强扫描时,一般血肿由于周边机化,形成假包膜,可在周边出现薄的环状强化,而肿瘤呈均匀或不均匀强化,即使出现边缘强化,厚薄常不均匀;④MRI随访,血肿变小,肿瘤增大或不变。

2. 软组织炎症 肌肉损伤的患者,在MRI有时仅见肌肉内羽毛状水肿表现,需与软组织的炎症鉴别。鉴别主要根据临床症状,炎症患者往往有红肿热痛及白细胞增高,而且病变肌肉内可能存在小脓肿。

【专家指点】

1. 如有明确外伤史,典型的信号表现,即沿肌肉纹理走行的羽毛状长T_1、长T_2信号,肌肉纤维断裂,断端回缩、空虚等特征性表现,即可诊断。

2. 没有明确外伤史的患者出现血肿,应与肿瘤鉴别,要点同上。

3. MRI检查肌肉损伤时,一般需要横断、矢状、冠状三个平面。横断面有利于区分每一块特定肌肉,明确损伤的部位,而冠、矢状面有利于明确病变的范围。

Ⅱ 半月板撕裂

MRI是无创伤性检查,目前已广泛用于诊断膝关节半月板撕裂和退变,成为半月板损伤的首选检查方法。

（一）临床表现与病理特征

半月板损伤的常见临床症状为膝关节疼痛。有时表现为绞锁,这一临床症状常为桶柄状撕裂所致。半月板损伤后,边缘出现纤维蛋白凝块,形成半月板边缘毛细血管丛再生的支架。瘢痕组织转变为类似半月板组织的纤维软骨需要数月或数年。新形成的纤维软骨和成熟的纤维软骨的区别在于是否有细胞增加和血管增加。半月板内的软骨细胞也有愈合反应的能力,甚至在没有血管的区域。

（二）MRI表现

1. 半月板信号异常 正常半月板在所有MR序列都呈低信号。在比较年轻的病人中,有时显示半月板内中等信号影,这可能与此年龄段半月板内血管较多有关。随着年龄的增长,在短TE序列上半月板内可出现中等信号影,这与半月板内的黏液变性有关,但这种中等信号局限于半月板内。如果中等信号或高信号延伸到关节面就不再是单纯的退变,而是合并半月板撕裂(图12-3-1-1)。T_2WI显示游离的液体延伸到半月板撕裂处,是半月板新鲜撕裂的可靠证据。

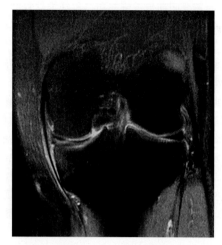

图12-3-1-1 半月板撕裂

冠状面脂肪抑制T_2WI,内侧半月板可见横行的线状高信号影,异常信号延伸至关节面

2. 半月板形态异常 半月板撕裂常见其形态异常,如半月板边缘不规则,在关节面处出现小缺损,或发现半月板碎片。如显示的半月板比正常半月板小,应全面寻找移位的半月板碎片。

3. 半月板损伤分级 Stoller根据不同程度半月板损伤的MRI表现(信号、形态及边缘改变),将半月板损伤分为Ⅰ～Ⅳ级,分述如下:

Ⅰ级:半月板信号弥漫增高,信号模糊且界限不清;或半月板内出现较小的孤立高信号灶,未延伸至半月板各缘。半月板形态无变化,边缘光整,与关节软骨界限锐利。组织学上,此型表现与早期黏液样变性有关。这些病变虽无症状,但已代表半月板对机械应力和负重的反应,导致黏多糖产物增多。

Ⅱ级:半月板内异常高信号影(通常为水平线样),未到达关节面。组织学改变为广泛的条带状黏液样变。大多数学者认为Ⅱ级是Ⅰ级病变的进展。

Ⅲ级:半月板内异常高信号灶(通常为斜形,不规则线样)延伸至半月板关节面缘或游离缘。此级损伤可得到关节镜检查证实。

Ⅳ级:在Ⅲ级病变的基础上,半月板变形更为明显。

4. 半月板损伤分型 一般将半月板损伤病变分为三型,即垂直、斜行和水平撕裂。

（1）垂直撕裂:高信号的方向与胫骨平台垂直,通常由创伤引起。垂直撕裂又可分为放射状撕裂(与半月板长轴垂直)和纵行撕裂(与半月板长轴平行）。

（2）斜行撕裂：高信号的方向与胫骨平台成一定的角度，是最常见的撕裂方式。

（3）水平撕裂：高信号的方向与胫骨平台平行，内缘达关节囊，通常继发于退变。

5. 几种特殊类型半月板损伤的 MRI 表现

（1）放射状撕裂：放射状撕裂沿与半月板长轴垂直的方向延伸，病变范围可是沿半月板游离缘的小损伤，也可是累及整个半月板的大撕裂。在矢状或冠状面 MRI，仅累及半月板游离缘的小放射状撕裂表现为领结状半月板内侧小的局限性缺损。在显示大的放射状撕裂时，应根据损伤部位不同，选择不同的 MR 成像平面。放射状撕裂好发于半月板的内 1/3，且以外侧半月板更多见。外侧半月板后角的撕裂可伴有前交叉韧带的损伤。

（2）纵向撕裂：纵向撕裂沿与半月板长轴的方向延伸，在半月板内可出现沿半月板长轴分布的线状异常信号。单纯的纵向撕裂，撕裂处到关节囊的距离在每个层面上相等。如果撕裂的范围非常大，内面的部分可能移位到髁间窝，形成所谓的桶柄状撕裂。这种类型的撕裂主要累及内侧半月板，如未能发现移位于髁间窝的半月板部分，可能出现漏诊。在矢状面 MRI 可见领结状结构减少和双后交叉韧带征。冠状面 MRI 显示半月板体部截断，可直接看到移位于髁间窝的半月板部分。

（3）斜行撕裂：是一种既有放射状，又有纵形撕裂的撕裂形式，斜行经过半月板。典型者形成一个不稳定的皮瓣。

（4）水平撕裂：水平撕裂沿与胫骨平台平行的方向延伸，在半月板的上面或下面将半月板分离，又称为水平劈开撕裂。这是合并半月板囊肿时最常见的一种撕裂方式。由于撕裂处的活瓣效应，撕裂处出现液体潴留，所形成的半月板囊肿，包括半月板内囊肿和半月板关节囊交界处囊肿。如发现半月板关节囊交界处的囊肿，应仔细观察半月板是否有潜在的撕裂。如果不修复潜在的撕裂，单纯切除囊肿后容易复发。

（5）复杂撕裂：同时存在以上两种或两种以上形态的撕裂。征象包括：①移位撕裂：如上述桶柄状撕裂；②翻转移位：如在其他部位发现多余的半月板组织，很可能是移位的半月板碎片。半月板的一部分损伤后，就会形成一个皮瓣，仅通过一个窄蒂与完整的半月板前角或后角相连，从而导致"翻转移位"，又称双前角或后角征。这种类型的撕裂累及外侧半月板；③水平撕裂后，一部分半月板可能沿关节边缘突入滑膜囊内。最重要的是在 MRI 找到移

位的碎片，因为关节镜检查很容易漏掉此型撕裂；④游离碎片：当一部分半月板没有显示时，除了寻找前述的移位性撕裂外，还应逐一观察膝关节的任何一个凹陷，包括髌上囊，寻找那些远处移位的游离碎片；⑤边缘撕裂：指撕裂发生在半月板的外 1/3。此部位半月板富血供，此类型撕裂经保守或手术治疗后可以治愈。如撕裂发生在内侧白区，需要清除或切除。

（三）鉴别诊断

误判原因多与解剖变异，以及由血流、运动和软件问题产生的伪影有关。这些因素包括板股韧带、板板韧带、膝横韧带、腘肌腱、魔角效应、腘动脉搏动效应、病人移位、钙磷沉积病、关节腔内含铁血黄素沉着、关节真空等。

【专家指点】

1. MRI 诊断半月板损伤时，首先要了解正常半月板的 MRI 解剖特点，以及半月板周围的肌腱、韧带和各种常见伪影。

2. MRI 显示的半月板撕裂改变，也可出现在没有症状的人群中。

3. 仅根据信号改变，无法区分已治愈的半月板损伤与新鲜的半月板损伤。

4. 在 T_2WI 看到游离液体延伸到半月板撕裂处，是诊断半月板新鲜撕裂的一个可靠证据。在有些病例，通过异常信号是否延伸到关节面判断半月板撕裂非常困难。当线形信号非常接近但又不能确定是否到达关节面时，最好仅作一个描述性结论。

5. 除了在半月板撕裂看到典型的线形信号外，在邻近关节面处可见无定形的信号，代表半月板挫伤，经过一段时间可以自愈。遇此情况，建议仅作描述性结论，向临床医师提示可能的病因学。

Ⅲ 盘状半月板

盘状半月板（discoid meniscus，DM）是一种发育异常。由于在膝关节运动时，盘状半月板容易损伤，故在本节对其论述。

（一）临床表现

盘状半月板体积增大，似半月形。常双侧同时出现，但在外侧半月板最常见。外侧盘状半月板的发生率约为 1.4%～15.5%，内侧盘状半月板的发生率约 0.3%。临床上，盘状半月板患者常无症状，或偶有关节疼痛，这与半月板变性及撕裂有关。

（二）MRI 表现

1. 盘状半月板的诊断标准　正常半月板的横径为 10～11mm。在矢状面 MRI，层厚 4～5mm 时，

只有两个层面可显示连续的半月板。盘状半月板的横径增加。如果超过两层仍可看到连续的半月板，而没有出现前角、后角的领结样形态，即可诊断盘状半月板。冠状面 MRI 显示半月板延伸至关节内的真正范围，更有诊断意义。

2. 盘状半月板的分型　盘状半月板分为六型。Ⅰ型盘状半月板，半月板上下缘平行，呈厚板状；Ⅱ型，呈中心部分较厚的厚板状；Ⅲ型，盘状半月板比正常半月板大；Ⅳ型，半月板不对称，其前角比后角更深入关节；Ⅴ型，半月板介于正常和盘状之间；Ⅵ型，上述任一型合并半月板撕裂。

典型的盘状半月板呈较宽的盘状，延伸至关节深部，因此容易撕裂。半月板撕裂的表现见前文描述。

（三）鉴别诊断

1. 膝关节真空现象　不应将真空现象导致的低信号影误认为盘状半月板。最好的鉴别方法是，观察 X 线平片，明确是否有气体密度影。

2. 半月板桶柄状撕裂　发生桶柄状撕裂后，半月板内移。在冠状面 MRI，髁间窝处可见移位的半月板，勿误认为盘状半月板。鉴别要点是，冠状面 MRI 显示半月板撕裂，断裂处被水的信号替代。矢状面 MRI 也有助于鉴别诊断。

Ⅳ 前交叉韧带损伤

前交叉韧带（ACL）损伤在膝关节的韧带损伤中最常见。

（一）临床表现和损伤机制

ACL 损伤的临床诊断通常根据患者的病史、体检或 MRI 所见。关节镜检查是诊断 ACL 损伤的金标准。体检时，前抽屉试验及侧移试验可出现阳性，但 ACL 部分撕裂者体检很难发现。损伤机制：可由多种损伤引起，常常发生于膝关节强力外翻和外旋时。膝关节过伸后外旋、伸展内旋和胫骨前移也可造成 ACL 损伤。

（二）MRI 表现

1. 原发征象　ACL 急性完全撕裂表现为韧带连续性中断，T_2WI 显示信号增高，韧带走行呈水平状或扁平状，或韧带完全消失伴关节腔积液，或韧带呈波浪状（图 12-3-1-2）。急性不全撕裂时，韧带增宽，在 T_2WI 信号增高。慢性撕裂在 MRI 表现为信号正常或呈中等信号，典型病变常伴有韧带松弛和韧带增厚，也可表现为韧带萎缩和瘢痕形成。

2. 继发征象　ACL 不完全撕裂的诊断较困难，

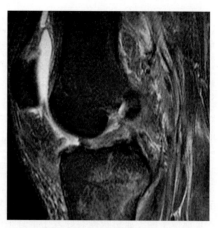

图 12-3-1-2　前交叉韧带完全撕裂
矢状面脂肪抑制 T_2WI 显示前交叉韧带连续性中断、局部信号明显增高、与胫骨交角变小

继发征象可能有助于诊断。

（1）后交叉韧带成角：PCL 夹角小于 105°时提示 ACL 损伤。表现为后交叉韧带走行异常，上部呈锐角，形似问号。

（2）胫骨前移：胫骨前移大于 7mm 时提示 ACL 损伤。测量一般在股骨外侧髁的正中矢状面上进行。

（3）半月板裸露：又称半月板未覆盖征，即通过胫骨皮质后缘的垂直线与外侧半月板相交。

（4）骨挫伤：尤其是发生于股骨外侧髁和胫骨平台的损伤，可合并 ACL 损伤。

（5）深巢征：即股骨外侧髁髌骨沟的深度增加，超过 1.5mm。

其他的继发征象包括关节积液、Segond 骨折、MCL 撕裂、半月板撕裂等。

（三）鉴别诊断

1. ACL 黏液样变性　MRI 显示 ACL 弥漫性增粗，但无液体样高信号，仍能看到 ACL 完整的线状纤维束样结构，表现为条纹状芹菜秆样外观。本病易与 ACL 的间质性撕裂混淆，鉴别主要靠病史、体检时 Lachman 阴性，以及没有 ACL 撕裂的继发征象。

2. ACL 腱鞘囊肿　表现为边界清晰的梭形囊样结构，位于 ACL 内或外。当囊肿较小时，容易误诊为 ACL 部分撕裂。

【专家指点】

1. 患者体位和扫描线的定位对于显示 ACL 损伤至关重要。患者膝关节外旋 15°～20°，平行于

ACL 的斜冠状面扫描有助于提高诊断的准确性。膝关节轻度屈曲 17°～30° 也可提高 ACL 的显示率。动态 MRI 检查有助于提高诊断 ACL 病变的准确性。

2. 如果未在一个层面显示 ACL,而且没有发现水肿、出血等征象,在其他层面 ACL 表现正常,没有 ACL 撕裂的继发征象,通常认为 ACL 是正常的。

3. 如果矢状面 MRI 不能看到正常 ACL,向其他两个扫描层面显示 ACL 表现正常,通常也认为 ACL 是正常的。

4. 在矢状面 MRI,股骨外侧髁的内侧面与 ACL 的近端可形成部分容积效应,这可能被误认为 ACL 损伤。减小层厚,或结合其他扫描层面分析,可避免误判。

5. ACL 损伤是膝关节最常见的韧带损伤。

V 后交叉韧带撕裂

后交叉韧带(PCL)撕裂约占膝关节损伤的 3%～20%。因未能对很多急性损伤做出诊断,实际发生率可能更高。半数以上的 PCL 损伤出现在交通事故中,其他则为运动相关的损伤。单纯性 PCL 损伤少见,多合并其他损伤。合并 ACL 损伤最常见,其次是 MCL、内侧半月板、关节囊后部和 LCL。

(一)临床表现和损伤机制

疼痛是最常见的临床症状,可以是弥漫的,或出现在胫骨或股骨的撕脱骨折部位。可有肿胀和关节积液。患者无法站立提示严重的外伤。有些患者发生单独 PCL 撕裂时,仍可继续活动。体检时,后抽屉试验可呈阳性。

膝关节过屈并受到高速度力的作用,是引起 PCL 撕裂最常见的原因。这种情况常见于摩托车交通事故和足球运动员,导致胫骨相对股骨向后移位。膝关节过伸时,关节囊后部撕裂,可以引起 PCL 撕裂,常伴 ACL 撕裂。外翻或外旋应力也是 PCL 撕裂的常见原因,常伴 MCL 和 ACL 撕裂。膝关节过屈内旋、足过屈或跖屈时,也可引起 PCL 撕裂。有时,ACL 前外侧束受到应力作用撕裂,而后内侧束仍然完整。

PCL 损伤的分类和分级:PCL 损伤分为单纯性损伤和复合伤。单纯性损伤又分为部分撕裂和完全撕裂。根据胫骨后移位的程度,可将 PCL 损伤分为三级:Ⅰ级,胫骨后移 1～5mm;Ⅱ级,胫骨后移 5～10mm;Ⅲ级,胫骨后移大于 10mm。

(二)MRI 表现

1. PCL 韧带内撕裂　韧带内撕裂是间质撕裂,局限于韧带内。由于出血、水肿,在 T_2WI 可见信号增高,但异常信号局限于韧带内,导致韧带信号不均匀。这种损伤可累及韧带全长,导致韧带弥漫性增粗,其外形仍存在。

2. 部分撕裂　韧带内偏心性信号增高。在高信号全韧带某一边的断裂之间,仍存在一些正常的韧带纤维。在残存的正常韧带纤维周围,可出现环状出血和水肿,称为晕征(图 12-3-1-3)。

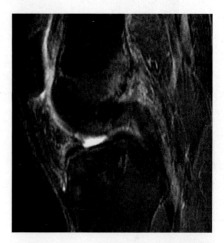

图 12-3-1-3　后交叉韧带部分撕裂
矢状面脂肪抑制 T_2WI 显示后交叉韧带
信号增高,部分韧带纤维连续

3. 完全撕裂　韧带连续性中断,断端回缩迂曲。断端出现水肿和出血,边缘模糊(图 12-3-1-4)。

4. PCL 撕脱损伤　撕脱骨折常常累及胫骨附着处。多伴随骨折碎片,PCL 从附着处回缩。骨折部位常出现骨髓水肿。韧带结构实际上正常(图 12-3-1-5)。相关的表现包括:过度伸直时损伤出现胫骨平台和邻近的股骨髁挫伤;过度屈曲时损伤出现胫骨近端的挫伤。

5. 慢性撕裂　撕裂的 PCL 在 T_2WI 呈中等信号,韧带走行迂曲,外形不规则,屈曲时韧带不能拉近。韧带连续性未见中断,但是被纤维瘢痕所代替。纤维瘢痕与韧带在 MRI 均呈低信号。PCL 虽然在解剖上完整,但功能受损。

(三)鉴别诊断

1. 嗜酸样变性(eosinophilic degeneration,EG)　EG 类似于韧带内撕裂,在 T_1WI 可见韧带内局限性

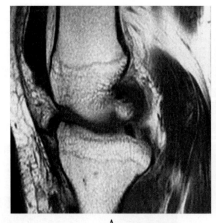
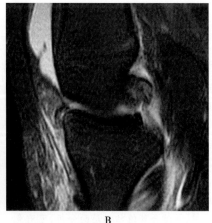

A   B

图 12-3-1-4　后交叉韧带完全撕裂
A. 矢状面 T_1WI 显示后交叉韧带连续性中断,断端回缩迂曲;B. 矢状面脂肪抑制 T_2WI 显示韧带断端高信号水肿,边缘模糊

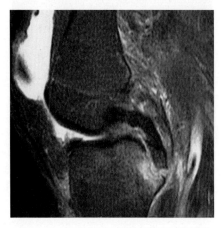

图 12-3-1-5　后交叉韧带胫骨附着点撕脱
矢状面脂肪抑制 T_2WI 显示胫骨平台后部撕脱骨折,局部出现骨髓水肿的高信号,骨折碎片与后交叉韧带相连,韧带结构正常

信号增加,在 T_2WI 信号减低,韧带的外形和轮廓正常。常见于老年人,无明确外伤史。

2. 魔角效应　在短 TE 的 MR 图像,PCL 上部信号增加,类似于撕裂。形成机制主要是韧带的解剖结构与主磁场方向的角度呈55°,可以通过延长 TE 而消除。

3. 腱鞘囊肿　附着于 PCL 的腱鞘囊肿需与 PCL 损伤鉴别。囊肿为边界清晰的水样信号,PCL 完整。

4. 半月板桶柄状撕裂　桶柄状撕裂形成的"双

后交叉韧带征"需与 PCL 损伤鉴别。PCL 走行正常,可见半月板撕裂的征象。

【专家指点】

1. 斜矢状面(与双股骨髁后缘切线呈10°～14°角)是评价 PCL 最敏感的层面。

2. PCL 比较粗大,其 MRI 信号较 ACL 低。因此,PCL 损伤比 ACL 损伤显示更清晰。

3. T_2WI 和脂肪抑制序列诊断 PCL 损伤的敏感性最高,能显示 PCL 内或周围的水肿与出血。

4. PCL 单独损伤较少见,常合并膝关节其他结构的损伤,应注意全面观察。

Ⅵ　侧副韧带损伤

内、外侧副韧带(MCL、LCL)是韧带、深筋膜和肌腱附着处组成的复杂结构。因此,损伤可以是单纯内、外侧副韧带损伤,也可以合并其他多个结构损伤。另外,损伤可以是挫伤、部分撕裂或完全撕裂。MCL 损伤很少单独出现,往往合并其他软组织损伤,如 ACL 和内侧半月板。完全 MCL 撕裂一般见于严重的膝关节外伤,通常伴有 ACL 撕裂,也可伴有半月板关节囊分离和骨挫伤。

(一)　临床表现和损伤机制

MCL 撕裂常为膝关节外侧受到直接暴力后发生,如果是间接损伤机制的话,临床医师应该怀疑伴有交叉韧带损伤。MCL 撕裂可根据体检而分类:1级,膝关节没有松弛,仅有 MCL 部位的压痛;2级,外翻应力时有些松弛,但有明确的终点;3级,松弛明显增加,没有明确的终点。

单纯性 LCL 损伤一般不会听到爆裂声,过伸外翻应力是 LCL 损伤最常见的机制,过伸内旋也是其常见的损伤机制。患者出现膝关节不稳,处于过伸状态,后外侧疼痛。LCL 是关节囊外的结构,因此单纯 LCL 损伤只有轻度肿胀,没有关节积液。与 MCL 比较,外侧副韧带损伤的机会较少。

(二) MRI 表现

1. MCL 急性撕裂　根据损伤程度不同可有如下改变:1 级,韧带厚度正常,连续性未见中断,周围可见不同程度的中等 T_1、长 T_2 信号,提示水肿,韧带与附着处骨皮质仍紧密结合;2 级,韧带增厚,纤维部分断裂,周围可见中等 T_1、长 T_2 信号,提示水肿或出血;3 级,韧带完全断裂,相应部位周围可见出血和水肿信号。

2. MCL 慢性撕裂　MRI 显示韧带增厚,在 T_1WI 和 T_2WI 均呈低信号。有时,MCL 骨化,在其近端可见骨髓信号。

3. LCL 撕裂与 MCL 撕裂不同　很少根据 LCL 撕裂的程度描述其 MRI 表现。LCL 为关节囊外结构,不会出现关节积液,不会如 MCL 撕裂一样在其周围出现长 T_2 信号。与 MCL 撕裂相比,急性 LCL 撕裂一般表现为韧带连续性中断或腓骨头撕脱骨折,韧带松弛、迂曲,而无明显的韧带增厚。如前文所述,LCL 撕裂很少单独出现,多伴有交叉韧带损伤。

4. 内、外侧副韧带损伤的继发征象　包括关节间隙增宽、积液、半月板损伤、交叉韧带撕裂和骨挫伤。

(三) 鉴别诊断

1. 2 级和 3 级 MCL 撕裂　鉴别诊断非常困难。临床上根据外翻松弛有无终点鉴别 2 级和 3 级撕裂非常有帮助,伴有 ACL 撕裂也提示 MCL 完全撕裂。

2. 鹅足滑膜炎/撕脱骨折　横断面 MR 图像可以清晰显示鹅足和 MCL 解剖。

【专家指点】

1. 冠状面是观察内、外侧支持结构的最佳层面,横断和矢状面 MRI 也可提供有用信息。

2. 由于 LCL 向后走行,很难在冠状面的某一层图像显示完整的 LCL。特殊冠状面和层厚 1mm 的矢状面 3D 图像可以清晰显示 LCL 解剖。

3. 勿将 MCL 浅层和深层之间的黏液囊或脂肪信号误认为不完全断裂。

4. 内、外侧副韧带损伤往往也是复合伤,多合并其他结构的损伤,应全面观察。

Ⅶ 肩袖损伤

肩关节疼痛是患者常见的主诉,其原因众多。40 岁以上的患者中,主要原因为肩关节撞击综合征和肩袖撕裂。MRI 作为一种无创伤性检查方法,在诊断肩袖病变方面的重要性日益增加,有助于指导手术。

(一) 临床表现与损伤机制

肩袖疼痛的两个主要原因是机械性原因和生物原因。前者如肩峰下肌腱的撞击作用,后者如滑膜炎。尽管肩袖有神经支配,肩峰下滑囊的末梢神经是肩袖的 20 倍。肩峰下撞击综合征的患者,肩峰下滑囊积液是引起患者疼痛的主要原因。肩关节撞击综合征是一个临床诊断,体格检查很难判断与之相关的肩袖损伤的情况。因此,MRI 检查非常重要。

绝大多数肩袖撕裂表现为慢性病程,少数伴有急性外伤。典型的临床表现为慢性肩关节疼痛,疼痛在肩关节前上外侧,上臂前屈或外展时疼痛加重。因夜间疼痛而影响睡眠是困扰肩袖病变患者的常见问题。体格检查可发现肌力减弱和摩擦音。Neer 和 Hawkins/Jobe 试验可以确定肩袖撞击综合征,肩峰下滑囊注射利多卡因试验可用于诊断肩袖撞击综合征。

肩袖损伤有三个主要机制:肩袖的外压作用,肌腱内部退变,肌肉失平衡。Neer 首次提出肩袖损伤的理论,即尖峰前部、喙肩韧带和肩锁关节外压所致,三者组成喙肩弓。通常将肩袖病变分为三期:Ⅰ期,肩袖特别是冈上肌腱水肿和出血,或表现为肌腱炎或炎性病变,好发于小于 25 岁的青年人;Ⅱ期,炎症进展,形成更多纤维组织,好发于 25～45 岁;Ⅲ期,肩袖撕裂,多发于 45 岁以上。Ⅰ期异常改变是可逆的,故在此阶段发现病变有重要临床意义。肩袖撕裂常发生于距大结节 1cm 处的冈上肌腱,这个危险区域无血管分布,是肌腱撕裂最常见的部位。

(二) MRI 表现

肩袖损伤程度不同,MRI 表现不同,分述如下:0 级,MRI 表现正常,呈均匀一致的低信号;1 级,肩袖形态正常,其内可见弥漫性或线状高信号;2 级,肩袖变薄或不规则,局部信号增高,部分撕裂时在肌腱中可见水样信号,但仅累及部分肌腱(图 12-3-1-6);3 级,异常信号增高累及肌腱全层,肌腱全层撕裂时液体进入肌腱裂隙中,伴有不同程度的肌腱回缩(图 12-3-1-7)。

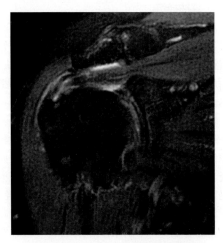

图 12-3-1-6 冈上肌腱部分撕裂
冠状面脂肪抑制 T_2WI 显示冈上肌腱局部
信号增高,部分韧带纤维连续

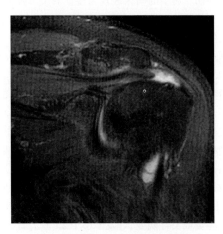

图 12-3-1-7 冈上肌腱全层撕裂
冠状面脂肪抑制 T_2WI 显示冈上肌腱连续
性中断,断端回缩,高信号的液体进入肌腱
裂隙中

肌腱全层撕裂的慢性患者可合并肌肉脂性萎缩。可将部分撕裂分为关节面侧、滑囊面侧和肌腱内部分撕裂。肌腱内部分撕裂可以造成肩关节疼痛,但关节镜检查阴性。关节面侧部分撕裂比滑囊面侧部分撕裂更常见。MRI 诊断部分撕裂比全层撕裂的准确性低。部分撕裂在 MRI 可仅表现为中等信号。

(三) 鉴别诊断

1. 钙化性肌腱炎 肌腱增厚,常伴有局部信号减低,X 线平片检查有助于鉴别诊断。

2. 肌腱退变 常见于老年人,在 T_2WI 信号增高,边界不清。所有的肩袖结构均出现与年龄相关的退变。随年龄增大,肩袖内可能出现小的裂隙,MRI 显示水样信号。这些裂隙如果延伸到肩袖的表面,可能被误诊为撕裂。

3. 肌腱病 是组织学检查可以发现的更小的肩袖退变。肌腱病这一术语有时也被用于年龄相关的肩袖退变,但建议将这一术语用于诊断更为年轻的有症状患者。

【专家指点】

1. 冠状面和矢状面 MRI 通常可以满足诊断要求,但是应观察所有切面的图像。

2. T_2WI 显示撕裂最佳。低信号的肌腱和撕裂裂隙内的高信号液体形成鲜明对比,易于识别。

3. 脂肪抑制 FSE T_2WI,配合高质量的肩关节线圈,是 MRI 诊断肩袖撕裂的关键。

4. 鉴别小的全层撕裂和部分撕裂十分困难,鉴别诊断依赖于肩关节造影检查。

5. 观察 MRI 时可结合 X 线平片。后者可更直观显示骨的继发改变,特别是肩锁关节周围的病变、肱骨头与肩锁关节的位置关系及肩峰的形态。这对诊断肩袖撕裂有重要价值。

6. 对可疑肩袖撕裂的患者,应全面观察肩袖及周围结构,注意裂口大小、肌腱受累范围、肌腱边缘情况、肌肉萎缩和骨骼改变。

Ⅷ 踝关节损伤

踝关节韧带损伤是临床工作中的常见问题之一。其中,外侧副韧带损伤最常见,它包含距腓前韧带、跟腓韧带及距腓后韧带三个组成部分。

(一) 临床表现与病理特征

踝关节扭伤多为内翻内旋性损伤,通常导致距腓前韧带或(和)跟腓韧带断裂。其中,单纯距腓前韧带断裂最多,距腓前韧带和跟腓韧带同时断裂次之,距腓后韧带受损则很少。踝部共有 13 条肌腱通过,除跟腱外,其他所有肌腱均有腱鞘包绕。

(二) MRI 表现

足和踝关节的韧带撕裂与其他部位的韧带损伤表现类似。根据损伤程度,MRI 表现可分为:1 级,撕裂表现为韧带轻度增粗,其内可见小片状高信号,并常出现皮下水肿;2 级,韧带部分撕裂,韧带增粗更为明显,信号强度的变化更为显著;3 级,撕裂为韧带完全断裂,断端分离,断端间出现高信号。这些改变在常规 MRI T_2WI 均可显示。

MRI 诊断距腓前韧带损伤比较容易,而显示跟腓韧带损伤则相对困难。原因可能是,在现有扫描方式下,距腓前韧带通常可以完整的显示在单层横断面图像上,从而容易判断其有无连续性中断。跟腓韧带则不同,不管是横断面还是冠状面图像,通常都不能在单层图像完整显示,仅可断续显示在连续的数个层面。这样,MRI就不易判断跟腓韧带的连续性是否完好,诊断能力下降。为此,MRI检查时应尽可能在单一层面显示所要观察的组织结构,合理摆放患者体位和选择成像平面,或选用3D成像技术显示踝部韧带的复杂解剖。例如,足跖屈40°~50°的横断面,或俯卧位横断面可使跟腓韧带更容易在单层图像完整显示;MRI薄层三维体积成像,尤其是各向同性高分辨率三维扫描,可以获得沿跟腓韧带走行的高质量图像,提高跟腓韧带损伤的诊断可靠性。

(三)鉴别诊断

1. 部分容积效应　在判断复杂韧带解剖、韧带呈扇形附着或多头韧带所致的信号变化时,部分容积效应可造成假象。采用多层面、多方位或薄层3D成像有助于解决这一问题。

2. 魔角效应　小腿部肌腱经内、外踝转至足底时,经常出现"魔角现象"。即在短TE图像肌腱信号增高,但在长TE图像肌腱信号正常。

【专家指点】

1. 诊断踝关节肌腱病变,应该综合分析MRI三个扫描方位的图像。

2. 怀疑肌腱病变时,应使用膝关节线圈,在足中立位时选择矢状面和横断面扫描。过度跖屈会引起肌腱变形,加重部分容积效应。

3. 正常腱鞘内可有少量积液,尤其是屈肌腱鞘中。

4. 踝关节MRI对于常见的韧带、肌腱以及软骨损伤有较大的应用价值,但也存在不足。在踝关节MRI检查时,应该针对这些不足改进扫描技术,合理解释图像结果,以指导临床选择治疗方法。

5. 足和踝关节的韧带和肌腱解剖复杂,这些结构不易在单一层面MRI完全显示,部分容积效应和魔角效应均可导致假阳性诊断。3D MRI薄层检查有助于更准确诊断。

二、骨关节感染性病变

I 骨髓炎

骨髓炎是指细菌性骨感染引起的非特异性炎症,它涉及骨膜、骨密质、骨松质及骨髓组织,"骨髓炎"只是一个沿用的名称。本病较多见于2~10岁儿童,多侵犯长骨,病菌多为金黄色葡萄球菌。近年来抗生素广泛应用,骨髓炎的发病率显著降低,急性骨髓炎也可完全治愈,转为慢性者少见。

(一)临床表现与病理特征

急性期常突然发病,高热、寒战,儿童可有烦躁不安、呕吐与惊厥。重者出现昏迷和感染性休克。早期患肢剧痛,肢体半屈畸形。局部皮温升高,有压痛,肿胀并不明显。数天后出现水肿,压痛更为明显。脓肿穿破骨膜后成为软组织深部脓肿,此时疼痛可减轻,但局部红肿压痛更为明显,触之有波动感。白细胞数增高。成人急性炎症表现可不明显,症状较轻,体温升高不明显,白细胞可仅轻度升高。慢性骨髓炎时,如骨内病灶相对稳定,则全身症状轻微。身体抵抗力低下时可再次急性发作。病变可迁延数年,甚至数十年。

大量的菌栓停留在长骨的干骺端,阻塞小血管,迅速发生骨坏死,并有充血、渗出与白细胞浸润。白细胞释放蛋白溶解酶破坏细菌、坏死骨组织与邻近骨髓组织。渗出物与破坏的碎屑形成小型脓肿并逐渐扩大,使容量不能扩大的骨髓腔内压力增高。其他血管亦受压迫而形成更多的坏死骨组织。脓肿不断扩大,并与邻近的脓肿融合成更大的脓肿。

腔内高压的脓液可以沿哈佛管蔓延至骨膜下间隙,将骨膜掀起,形成骨膜下脓肿。骨皮质外层1/3的血供来自骨膜,骨膜的掀起剥夺了外层骨皮质的血供而形成死骨。骨膜掀起后脓液沿筋膜间隙流注,形成深部脓肿。脓液穿破皮肤,排出体外形成窦道。脓肿也可穿破干骺端的骨皮质,形成骨膜下骨脓肿,再经过骨小管进入骨髓腔。脓液还可沿着骨髓腔蔓延,破坏骨髓组织、松质骨、内层2/3密质骨的血液供应。病变严重时,骨密质的内外面都浸泡在脓液中而失去血液供应,形成大片的死骨。因骨骺板具有屏障作用,脓液进入邻近关节少见。成人骺板已经融合,脓肿可以直接进入关节腔,形成化脓性关节炎。小儿股骨头骨骺位于关节囊内,该处骨髓炎可以直接穿破干骺端骨密质,进入关节。

失去血供的骨组织,将因缺血而坏死。而后,在其周围形成肉芽组织,死骨的边缘逐渐被吸收,使死骨与主骨完全脱离。在死骨形成过程中,病灶周围的骨膜因炎性充血和脓液的刺激,产生新骨,包围在骨干外层,形成骨性包壳。包壳上有数个小孔与皮肤的窦道相通。包壳内有死骨、脓液和炎性肉芽组织,往往引流不畅,成为骨性死腔。死骨内可存留细菌,抗生素不能进入其内,妨碍病变痊愈。小片死骨可以被肉芽组织吸收,或为吞噬细胞清除,或经皮肤窦道排出。大块死骨难以吸收和排出,可长期存留体内,使窦道经久不愈合,病变进入慢性阶段。

（二）**MRI 表现**

MRI 显示骨髓炎和软组织感染的作用优于 X 线和 CT 检查，易于区分髓腔内的炎性浸润与正常黄骨髓，可以确定骨破坏前的早期感染。

1. 急性骨髓炎　骨髓腔内多发类圆形或迂曲不规则的更长 T_1、长 T_2 信号，边缘尚清晰，代表病变内脓肿形成；脓肿周围骨髓腔内可见边界不清的大片状长 T_1、长 T_2 信号，压脂 T_2WI 呈高信号，代表脓肿周围骨髓腔的水肿；病变区可出现死骨，在所有 MRI 序列均表现为低信号，其周围可见环状长 T_1、长 T_2 信号包绕，代表死骨周围的反应性肉芽组织，死骨的显示 CT 优于 MRI；骨膜反应呈与骨皮质平行的细线状高信号，外缘为骨膜化骨的低信号线；周围软组织内可见广泛的长 T_1、长 T_2 信号，为软组织的水肿（图 12-3-2-1）；有时骨膜下及软组织出现不规则长 T_1、长 T_2 信号，边界清晰，代表骨膜下或软组织脓肿形成；在增强检查时，炎性肉芽肿及脓肿壁可有强化，液化坏死区无强化，因此出现环状强化，壁厚薄均匀。

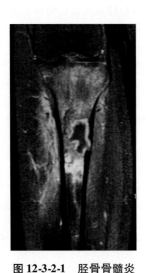

图 12-3-2-1　胫骨骨髓炎
脂肪抑制冠状面 T_2WI，胫骨中上段局限性骨质破坏，周围可见环状高信号，髓内大片水肿，周围肌肉组织明显肿胀

2. 慢性化脓性骨髓炎　典型的影像学特点为骨质增生、骨质破坏及死骨形成，MRI 显示这些病变不如 CT。只有在 X 线和 CT 检查无法与恶性肿瘤鉴别诊断时，MRI 可以提供一定的信息。例如，当 MRI 检查没有发现软组织肿块，而显示病变周围不规则片状长 T_1、长 T_2 水肿信号，病变内部可见多发类圆形长 T_1、长 T_2 信号，边缘强化，提示脓肿可能，对慢性骨髓炎的诊断有一定的帮助。

（三）**鉴别诊断**

1. 骨肉瘤　骨肉瘤的骨质破坏与骨硬化可孤立或混杂出现，而骨髓炎的增生硬化在破坏区的周围。骨肉瘤在破坏区和软组织肿块内有瘤骨出现，周围骨膜反应不成熟，软组织肿块边界较清，局限于骨质破坏周围，而骨髓炎软组织肿胀范围比较广。

2. 尤文肉瘤　尤文肉瘤亦可见局限的软组织肿块，无明确的急性病史，无死骨及骨质增生。MRI 有助于区分软组织肿胀与软组织肿块。

【专家指点】

1. 化脓性骨髓炎的急性炎症病史及白细胞增高等临床情况，对诊断非常有益。

2. 化脓性骨髓炎的首选检查方法仍然是 X 线平片，慢性化脓性骨髓炎的影像学检查主要依靠 X 线平片和 CT 检查。

3. MRI 显示典型的脓肿、广泛骨髓及软组织水肿时，强烈提示化脓性骨髓炎。

4. MRI 增强检查可以区别脓肿与肿块。一般脓肿为边缘环状强化，壁厚薄均匀，而肿瘤呈不均匀强化，中心可以出现不规则坏死。

Ⅱ **化脓性关节炎**

化脓性关节炎是化脓性细菌侵犯关节面引起的急性炎症。大多由金黄色葡萄球菌引起，其次为白色葡萄球菌、肺炎球菌和肠道杆菌。多见于儿童，好发于髋、膝关节。常见的感染途径有血行感染、邻近化脓性病灶直接蔓延、开放性关节损伤感染。

（一）**临床表现与病理特征**

急性期多突然发病，高热、寒战，儿童可有烦躁不安、呕吐与惊厥。病变关节迅速出现疼痛与功能障碍。局部红、肿、热、疼明显。关节常处于屈曲位。

早期为滑膜充血水肿，有白细胞浸润和浆液性渗出物；关节软骨没有破坏，如治疗及时，可不遗留任何功能障碍。病变继续发展，关节液内可见多量的纤维蛋白渗出，其附着于关节软骨上，阻碍软骨的代谢。白细胞释出大量的酶，可以协同对软骨基质进行破坏，使软骨发生断裂、崩溃与塌陷。病变进一步发展，侵犯关节软骨下骨质，关节周围亦有蜂窝织炎。病变修复后关节重度粘连，甚至发生骨性或纤维性强直，遗留严重关节功能障碍。

（二）**MRI 表现**

在出现病变后 1~2 周，X 线没有显示骨质改变之前，MRI 就可显示骨髓的水肿，关节间隙均匀一致性变窄。关节腔内长 T_1、长 T_2 信号，代表关节积液。在 T_1WI，积液信号比其他原因造成的关节积液的信号稍高，原因是关节积脓内含大分子蛋白物质。关节周围骨髓腔内及软组织内可见范围很广的长 T_1、长 T_2 信号,代表骨髓及软组织水肿。关节囊滑膜增厚,MRI 增强扫描时明显强化。

（三）鉴别诊断

1. 关节结核　关节结核进展慢,病程长,破坏从关节边缘开始。如果不合并感染,一般无增生硬化。关节间隙一般为非均匀性狭窄,晚期可出现纤维强直,很少出现骨性强直。

2. 类风湿关节炎　多发生于手足小关节,多关节对称受累,关节周围软组织梭形肿胀。关节面下及关节边缘处出现穿凿样骨质破坏,边缘硬化不明显。

【专家指点】

MRI 显示化脓性关节炎病变比 CT 检查和 X 线平片敏感。

Ⅲ　骨关节结核

骨与关节结核是一种慢性炎性疾病,绝大多数病变继发于体内其他部位的结核,尤其是肺结核。结核杆菌多经血行到骨或关节,停留在血管丰富的骨松质和负重大、活动多的关节滑膜内。脊柱结核发病率最高,占一半以上,其次是四肢关节结核,其他部位结核很少见。本病好发于儿童和青少年。

（一）临床表现与病理特征

病变进程缓慢,临床症状较轻。全身症状有低热、盗汗、乏力、消瘦、食欲不振,血沉增加。早期的局部症状有疼痛、肿胀、功能障碍,无明显的发红、发热。后期可有冷脓肿形成,穿破后形成窦道,并继发

化脓性感染。长期发病可导致发育障碍、骨与关节的畸形和严重的功能障碍。

骨与关节结核的最初病理变化是单纯性滑膜结核或骨结核,以后者多见。在发病最初阶段,关节软骨面完好。如果在早期阶段,结核病变被有效控制,则关节功能不受影响。如病变进一步发展,结核病灶便会破向关节腔,不同程度地损坏关节软骨,称为全关节结核。全关节结核必将后遗各种关节功能障碍。如全关节结核不能被控制,便会出现继发感染,甚至破溃产生瘘管或窦道,此时关节完全毁损。

（二）MRI 表现

1. 长骨干骺端及骨干结核　MRI 主要显示结核性脓肿征象。脓肿周边可见薄层环状低信号,代表薄层硬化缘或包膜;内层为等 T_1、稍长 T_2 的环状信号,增强扫描时有强化,代表脓肿肉芽组织壁;中心区信号根据病变的病理性质不同而不同,大部分呈长 T_1、长 T_2 信号,由于内部为干酪样坏死组织,其在 T_1WI 信号强度高于液体信号,在 T_2WI 信号往往不均匀,甚至出现低信号;周围骨髓腔内及软组织内可见长 T_1、长 T_2 信号,代表水肿;有时邻近关节的病变可导致关节积液。

2. 脊柱结核　MRI 目前已被公认是诊断脊椎结核最有效的检查方法。病变椎体在 T_1WI 呈低信号,在 T_2WI 呈高信号。MRI 显示椎旁脓肿比较清楚,在 T_1WI 呈低信号,T_2WI 呈高信号。脓肿壁呈等 T_1、等 T_2 信号,增强扫描时内部脓液无强化,壁可强化(图 12-3-2-2)。

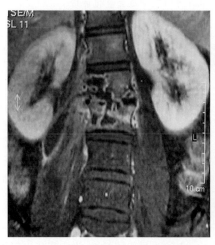
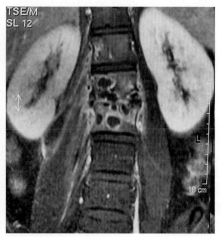

图 12-3-2-2　腰椎结核

脂肪抑制冠状面 T_1WI 增强扫描,椎体内多个低信号病灶,椎间隙破坏、狭窄,右侧腰大肌内可见较大结核性脓肿

（三）鉴别诊断

1. 骨囊肿　好发于骨干干骺之中心，多为卵圆形透亮影，与骨干长轴一致，边缘清晰锐利，内无死骨。易并发病理骨折。无骨折时常无骨膜反应。CT 和 MRI 表现为典型的含液病变。

2. 骨脓肿　硬化比较多，骨膜反应明显，发生于干骺端时极少累及骨骺，可形成窦道。

3. 软骨母细胞瘤　骨骺为发病部位，可累及干骺端，但病变的主体在骨骺。可有软骨钙化，易与骨结核混淆，也可根据钙化的形态鉴别。病变呈等 T_1、混杂长 T_2 信号，增强扫描时病变实性部分强化。

4. 脊柱感染　起病急，临床症状比较重，多为单个椎体受累，破坏进展快，骨修复明显。

5. 脊柱转移瘤　转移瘤好发于椎弓根及椎体后部，椎间隙一般不变窄。可有软组织肿块，一般仅限于破坏椎体的水平，易向后突出压迫脊髓。MRI 增强扫描有助于鉴别软组织肿块与椎旁脓肿。

【专家指点】

1. 长骨干骺端及骨干结核，在 MRI 呈典型的结核性脓肿表现时，诊断并不困难。

2. 短管状骨结核无需 MRI 检查，X 线平片即可明确诊断。

3. 脊柱结核典型表现为椎间隙变窄，椎旁脓肿，软组织水肿。上述征象不难与脊柱感染、转移瘤鉴别。

三、退行性骨关节病

本病又称骨性关节炎，是关节软骨退变引起的慢性骨关节病，分原发和继发两种。前者是原因不明的关节软骨退变，多见于 40 岁以上的成年人，好发于承重关节，如脊柱、膝关节和髋关节等，常为多关节受累。后者多继发于外伤或感染，常累及单一部位，可发生于任何年龄，任何关节。

（一）临床表现与病理特征

常见的症状是局部运动受限，疼痛，关节变形。病理改变早期表现为关节软骨退变，软骨表面不规则，变薄，出现裂隙，最后软骨完全消失，骨性关节面裸露。此时常见软骨下骨变化，表现为骨性关节面模糊、硬化、囊变、边缘骨赘形成。

（二）MRI 表现

退行性骨关节病的首选检查方法为 X 线平片。MRI 可以早期发现关节软骨退变。在此重点讲述关节软骨退变的 MRI 表现。

在 T_2WI，关节软骨内出现灶性高信号是软骨变性的最早征象。软骨信号改变主要由于胶原纤维变性，含水量增多所致。软骨形态和厚度改变也见于退变的早期，主要是软骨体积减少。退变进一步发

展，MRI 表现更为典型，软骨不同程度的变薄，表面毛糙，灶性缺损，碎裂，甚至软骨下骨质裸露。相应部位的软骨下骨在 T_2WI 显示信号增高或减低，信号增高提示水肿或囊变，信号减低提示反应性纤维化或硬化。相关的其他 MRI 表现包括中心或边缘骨赘形成，关节积液及滑膜炎。

按照 Shahriaree 提出的关节软骨病变病理分级标准，可把软骨病变的 MRI 表现分级描述如下：0 级，正常；Ⅰ级，关节软骨内可见局灶性高信号，软骨表面光滑；Ⅱ级，软骨内高信号引起软骨表面不光滑，或软骨变薄、溃疡形成；Ⅲ级，软骨缺损，软骨下骨质裸露。

（三）鉴别诊断

1. 软骨损伤　有明确的外伤史，可见局部软骨变薄或完全缺失。一般缺失的边界清晰锐利，有时发生软骨下骨折。在关节腔内可以找到损伤移位的软骨碎片或软骨碎片。

2. 感染性关节炎　在退行性变晚期，可出现骨髓水肿、关节积液及滑膜增厚等征象，需要与感染性关节炎鉴别。鉴别要点是明确有无感染的临床症状及化验结果；影像学上，感染性滑膜炎时滑膜增厚更明显，关节周围水肿及关节积液更明显，而退行性变时滑膜增厚、水肿及关节积液均相对较轻，但关节相对缘增生明显。

【专家指点】

1. 退行性骨关节病的首选检查方法为 X 线平片，MRI 可用于评价早期软骨退变。

2. 显示软骨结构的 MRI 序列很多，包括 T_1WI、T_2WI、PDWI 及 GRE 等。其中，GRE 的 3D FSPGR 显示软骨最清晰。一些 MRI 定量技术，如 T_1 map 和 T_2 map 可对软骨退变量化评价。

四、骨坏死

骨坏死（osteonecrosis）是指骨的活性成分（骨细胞、骨髓造血细胞及脂肪细胞）的病理死亡。在 19 世纪，骨坏死曾被误认为由感染引起。后来认识到骨坏死并非由细菌感染引起，故称无菌坏死（aseptic necrosis）；此后，人们认识到骨坏死与骨组织缺血有关，故改称无血管坏死（avascular necrosis），习惯称缺血坏死（ischemic osteonecrosis）。根据其发生部位，通常把发生于骨端的坏死称为骨坏死，而发生于干骺端或骨干的坏死称为骨梗死。

（一）临床表现与病理特征

病变发展比较缓慢，临床症状出现较晚。主要是关节疼痛肿胀、活动障碍、肌肉痉挛。最常见的发病部位是股骨头，好发于 30~60 岁的男性，可两侧同时或先后发病。患肢呈屈曲内收畸形，"4"字试

验阳性。骨坏死最好发于股骨头,其次是股骨内外髁、胫骨平台、肱骨头、距骨、跟骨、舟骨。

从血供丧失到骨组织发生坏死的时间不等,数天内可无变化,2~4周内骨细胞不会完全死亡。骨坏死的病理改变为骨陷窝空虚,骨细胞消失。骨细胞坏死后,新生和增生的血管结缔组织或纤维细胞、巨噬细胞向坏死组织伸展,逐渐将其清除。结缔组织中新生的成骨细胞附着在骨小梁表面。软骨发生皱缩和裂缝,偶尔出现斑块状坏死。滑膜增厚,关节腔积液。病变晚期,坏死区的骨结构重建,发生关节退变。

(二)MRI 表现

1. 股骨头坏死 早期股骨头前上方出现异常信号,在 T_1WI 多为一条带状低信号(图 12-3-4-1),T_2WI 多呈内、外伴行的高信号带和低信号带,称之为双线征。偶尔出现三条高、低信号并行的带状异常信号,高信号居中,两边伴行低信号带,称之为三线征。条带状信号影绕的股骨头前上部可见 5 种信号变化:正常骨髓信号,出现率最高,多见于早期病变;短 T_1、长 T_2 信号,罕见,出现于修复早期;长 T_1、长 T_2 信号,见于修复中期;长 T_1、短 T_2 信号,见于修复早期或晚期;混杂信号,以上信号混合出现,多见于病变中晚期。

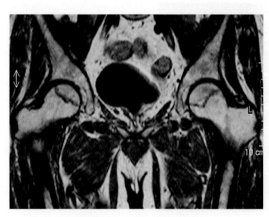

图 12-3-4-1 股骨头坏死
双髋关节 MRI,冠状面 T_1WI 显示双侧股
骨头内线状低信号

2. 膝关节坏死 除病变部位和形状大小外,膝关节坏死 MRI 表现的信号特点与股骨头坏死相似。病变通常在膝关节面下,表现为大小不一的坏死区,线条样异常信号是反应带,常为三角形或楔形,在 T_1WI 呈低信号,而在反应带和关节面之间的坏死区仍表现为脂肪信号,即在 T_1WI 为高信号,在 T_2WI 呈现"双边征",内侧为线状高信号,代表新生肉芽组织,外侧为低信号带,代表反应性新生骨。

3. 肱骨头坏死 MRI 表现与股骨头坏死类似。

4. 跟骨坏死 信号改变与其他部位的缺血坏

死无区别。常发生于跟骨后部,对称性发病比较常见。

5. 距骨坏死 好发于距骨外上方之关节面下,病变分期和影像表现与股骨头坏死相似。

(三)鉴别诊断

1. 一过性骨质疏松 MRI 虽可出现长 T_1、长 T_2 信号,但随诊观察时可恢复正常,不出现典型的双线征。

2. 滑膜疝 多发生于股骨颈前部,内为液体信号。

3. 骨岛 多为孤立的圆形硬化区,CT 密度较高,边缘较光滑。

【专家指点】

1. 各个部位骨坏死的病理过程一样,故 MRI 表现相似,只是好发部位不同而已。

2. 与其他病变的敏感序列是 T_2WI 不同,T_1WI 是骨坏死的 MRI 敏感序列。这是因为骨坏死为骨髓内病变,在骨髓高信号的衬托下,T_1WI 显示反应性肉芽组织的低信号较清晰。

3. MRI 能发现更早期的骨坏死,如 1 期坏死在 MRI 有异常改变,而 X 线平片未显示异常。但是对于 2 期之后的骨坏死,X 线常可显示异常并确诊,无需再行 MRI 随访观察。

五、骨肿瘤

骨肿瘤的首选检查方法为 X 线平片。通过 X 线表现,结合典型的年龄和发病部位,大部分骨肿瘤可以正确诊断。有些病变在 X 线平片呈良性改变,且长期随访无进展,虽不能做出明确诊断,也仅仅需要 X 线平片随访观察。MRI 检查一般只用于侵袭性病变,且不能明确诊断良恶性的患者,或用于已确诊的恶性病变,但需要明确病变的范围及其与周围血管神经的关系。骨肿瘤种类繁多,在此选择临床常见,且有 MRI 特征的几种骨肿瘤,描述如下:

Ⅰ 软骨母细胞瘤

软骨母细胞瘤是一种软骨来源的良性肿瘤,发病率约为 1%~3%,占良性肿瘤的 9%。软骨母细胞瘤好发于青少年或青壮年,发生于 5~25 岁者占 90%,其中约 70% 发生于 20 岁左右。

(一)临床表现与病理特征

与大多数肿瘤一样,本病临床表现无特征。病人可无明显诱因出现疼痛、肿胀、活动受限,或外伤后疼痛。

显微镜下病理观察,软骨母细胞瘤形态变化较大。瘤体由单核细胞及多核巨细胞混合组成,典型的单核瘤细胞界限清晰,胞质粉红色或透亮,核圆形、卵圆形,有纵向核沟。肿瘤内有嗜酸性软骨样基质,内有软骨母细胞,还可见不等量钙化,形成特征性的"窗格样钙化"。

(二) MRI 表现

软骨母细胞瘤多发生于长骨的骨骺内,可通过生长板累及干骺端,表现为分叶状的轻、中度膨胀性改变,边界清楚,有或无较轻的硬化边。在 MRI,肿瘤呈分叶状或无定形结构,内部信号多不均匀。这可能与软骨母细胞瘤含有较多的细胞软骨类基质和钙化,以及病灶内的液体和(或)出血有关。病变在 T_1WI 多为中等和较低信号,在 T_2WI 呈低、中、高信号不均匀混杂,高信号主要由软骨母细胞瘤中含透明软骨基质造成(图 12-3-5-1)。周围骨髓及软组织内可见水肿是软骨母细胞瘤的一个特点。

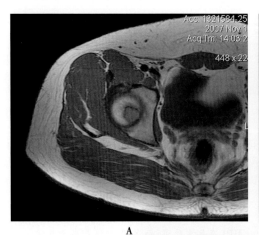
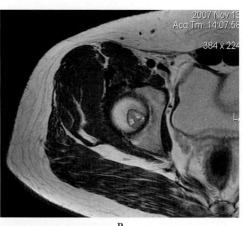
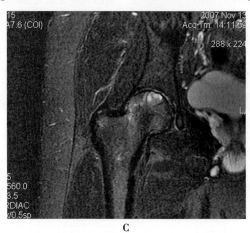

图 12-3-5-1 右股骨头软骨母细胞瘤

20 岁,男性,右髋疼痛,A. 右髋关节轴面 T_1WI,右侧股骨头可见中等信号病灶,边界清晰,内部信号均匀;B. 右髋关节轴面 T_2WI,病灶内中、高信号混杂,高信号为透明软骨基质;C. 右髋关节冠状面 FS T_2WI 可见周围髓腔少量水肿

(三) 鉴别诊断

1. 骨骺干骺端感染 结核好发于干骺端,由干骺端跨骺板累及骨骺,但病变的主体部分在干骺端,周围的硬化缘在 T_1WI 和 T_2WI 呈低信号。骨脓肿好发于干骺端,一般不累及骨骺,在 T_1WI 脓肿壁呈中等信号,脓液呈低信号,可有窦道,MRI 表现也可类似骨结核。

2. 骨巨细胞瘤 好发于 20 ~ 40 岁患者的骨端,根据年龄和部位两者不难鉴别。但是对发生于骨骺已闭合者的软骨母细胞瘤来说,有时易与骨巨细胞瘤混淆。鉴别要点是观察病变内是否有钙化。

3. 动脉瘤样骨囊肿 软骨母细胞瘤继发动脉瘤样骨囊肿时,需与原发动脉瘤样骨囊肿鉴别。前者往往有钙化。

4. 恶性骨肿瘤 发生于不规则骨的软骨母细

胞瘤,生长活跃,有软组织肿块及骨膜反应时,需与恶性肿瘤鉴别。

【专家指点】

1. 根据典型的发病部位(长骨骨骺)、典型的发病年龄(5～25 岁)、典型的 X 线表现(偏心囊状或囊状膨胀性骨质破坏,边缘清晰,有硬化边,内有钙化),可明确软骨母细胞瘤诊断。一般无需 MRI 检查。

2. X 线表现不典型时,MRI 对诊断有一定的帮助。MRI 可以显示未钙化的软骨小叶,提示软骨类肿瘤;如果病变周边出现水肿,可能性更大。

3. GRE 序列显示软骨更为清晰,有助于明确诊断。

Ⅱ 动脉瘤样骨囊肿

动脉瘤样骨囊肿(ABC)约占所有骨肿瘤的 14%,好发于 30 岁以下的青年人,于长骨干骺端和脊柱多见,男女发病为 1.5∶1。本病分为原发和继发两类。

(一)　临床表现与病理特征

本病临床症状轻微,主要为局部肿胀疼痛,呈隐袭性发病。侵犯脊柱者,可引起局部疼痛,压迫神经时出现神经压迫症状。

组织学方面,ABC 似充满血液的海绵,由多个相互融合的海绵状囊腔组成,内部的囊性间隔由成纤维细胞、肌纤维母细胞、破骨细胞巨细胞、类骨质和编织骨构成。

(二)　MRI 表现

长骨干骺端多见,沿骨干长轴生长,病变膨胀明显,一般为偏心生长,边缘清晰,内部几乎为大小不等的囊腔样结构。尽管病变内各个囊腔的影像表现存在很大差异,但其内间隔和液液平面仍能清晰显示(图 12-3-5-2)。ABC 内间隔和壁较薄,呈边缘清晰的低信号,这与其为纤维组织有关。囊腔内可见大小不等的液液平面,在 T_1WI,液平上方的信号低于下方的信号;在 T_2WI,液平上方的信号高于下方的信号。

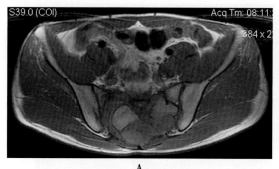
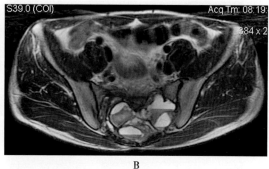

A   B

图 12-3-5-2　动脉瘤样骨囊肿

27 岁,男性,骶尾部疼痛。A. 骶骨 MRI 轴面 T_1WI,骶骨可见多个囊腔,及数个大小不等的液液平面,液平上方信号低于下方;B. 横断面 T_2WI,液平面上方的信号高于下方信号

(三)　鉴别诊断

1. 骨囊肿　发病年龄和发病部位与 ABC 相似。但骨囊肿的膨胀没有 ABC 明显;内部常为均一的长 T_1、长 T_2 信号;除非合并病理骨折,否则内部不会有出血信号。ABC 内部为多发囊腔,常见多发液液平面。

2. 毛细血管扩张型骨肉瘤　肿瘤内部也可见大量的液液平面,而且液液平面占肿瘤体积的 90% 以上,因此需与 ABC 鉴别。鉴别要点是,X 线平片显示前者破坏更严重,进展快,MRI 清晰显示软组织肿块,如 X 线平片或 CT 显示瘤骨形成,提示毛细血管扩张型骨肉瘤可能性更大。

【专家指点】

1. ABC 首选的检查方法是 X 线平片。对发生于青少年长骨干骺端的偏心囊状膨胀性骨质破坏,有经验的放射科大夫在平片即可诊断。但这对于年轻大夫可能有一定难度,因为需要鉴别的病变很多。CT 和 MRI 可以显示液-液平面、囊性分隔、实性成分,有助于明确诊断,MRI 显示病变特征优于 CT。

2. 发生于长骨干骺端的 ABC 根据其发展时期不同,可有不同的影像表现。早期侵袭性较强,硬化边不明显,与恶性肿瘤表现类似时,可申请 MRI 检查。

3. 并非所有存在液-液平面的病变都是 ABC。很多肿瘤,如软骨母细胞瘤、骨纤维异常增殖症、骨巨细胞瘤、骨肉瘤等均可出现液-液平面。只要病变内有囊变区域,且囊内成分不同,就可能出现液-液平面征象。

六、软组织肿瘤

本章节中,软组织定义为除淋巴造血组织、神经胶质、实质器官支持组织外的非上皮性骨外组织,它包括纤维、脂肪、肌肉、脉管、滑膜和间皮等组织。它们均由中胚层衍生而来,故凡是源于上述组织的肿瘤均属于软组织肿瘤。软组织肿瘤的真正发病率不详,但良性软组织肿瘤至少是恶性软组织肿瘤的 10 倍。致病因素有基因、放疗、环境、感染、创伤等。

软组织肿瘤种类繁多,有些肿瘤虽不能确诊病变的病理学类型,但在鉴别良恶性方面有一定作用。主要的鉴别点包括肿瘤是否突破原有间隙的筋膜、肿瘤边界、肿瘤生长速度、肿瘤大小、肿瘤所在部位、肿瘤内部密度或信号的均匀程度(如有无液化坏死、出血、钙化、流空血管)等方面。部分软组织肿瘤有特征性 MRI 表现,诊断不难。在此主要列举一些

MRI 表现具有特征的软组织肿瘤。

Ⅰ 脂肪瘤

脂肪瘤是源于原始间叶组织的肿瘤,是最常见的良性软组织肿瘤。

(一) 临床表现与病理特征

脂肪瘤好发于 30 ~ 50 岁,女性多于男性,皮下表浅部位多见。临床常触及质软包块,一般无临床不适。病理方面,良性脂肪瘤几乎为成熟的脂肪组织,其内可有纤维性间隔,使肿瘤呈小叶状改变。瘤体内偶有灶状脂肪坏死、梗死、钙化。

(二) MRI 表现

瘤体边缘清晰,内部一般呈均匀的短 T_1、长 T_2 信号,在脂肪抑制像呈低信号,与皮下脂肪信号改变相似。瘤内偶有薄的纤维间隔,呈线状低信号,其特点为间隔较薄,且厚薄均匀,没有壁结节(图 12-3-6-1)。增强扫描时病变无强化,间隔结构偶有轻度强化。

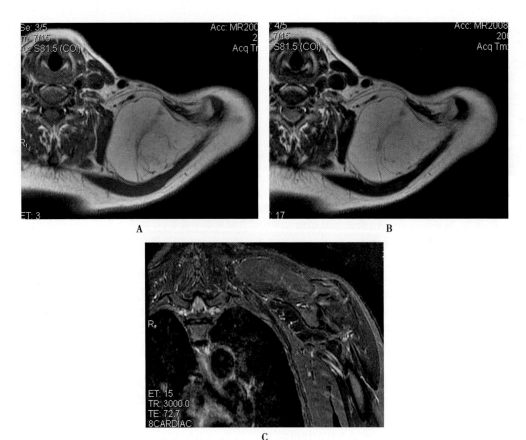

图 12-3-6-1 肩部脂肪瘤

63 岁,女性,发现左肩部包块。A. 左肩部横断面 T_1WI,可见边界清晰的高信号病灶,内部有薄的分隔;B. 左肩部横断面 T_2WI,病变呈均匀高信号;C:左肩部冠状面压脂 T_2WI,病灶呈低信号,与周围脂肪信号改变类似

（三）鉴别诊断

脂肪瘤内存在纤维间隔时，需与高分化脂肪肉瘤鉴别。前者间隔较薄，厚薄均匀，无壁结节，增强扫描时无或仅有轻度强化；后者间隔较厚，厚薄不均，有壁结节，明显强化。

【专家指点】

1. 脂肪瘤有特征性 MRI 信号，与皮下脂肪信号相似，一般诊断不难。

2. 脂肪抑制序列 MRI 在脂肪瘤的诊断中起重要的作用。

Ⅱ　脂肪肉瘤

脂肪肉瘤是起源于脂肪组织的恶性肿瘤，是成人第二位常见的软组织恶性肿瘤。

（一）临床表现与病理特征

脂肪肉瘤多见于 50～60 岁的中老年人，男女比例约为 4：1，好发于大腿及腹膜后部位。临床上常触及肿块，边界不清，有压痛，活动度差，可有疼痛和功能障碍。显微镜下观察，脂肪肉瘤的共同形态学特征是存在脂肪母细胞，因胞浆内含有一个或多个脂肪空泡，故瘤细胞呈印戒状或海绵状。大体病理观察，脂肪肉瘤边界清晰，但无包膜。

（二）MRI 表现

组织分化好的脂肪肉瘤以脂肪成分为主，在 T_1WI 及 T_2WI 均呈高信号，在脂肪抑制图像呈低信号。瘤体内部分隔较多、较厚，且厚薄不均，可有实性结节，增强扫描时可有强化。组织分化不良的脂肪肉瘤，其内含有不同程度的脂肪成分，对诊断脂肪肉瘤具有意义。如果病变不含脂肪成分，诊断脂肪肉瘤将很困难，因为肿瘤与其他软组织恶性肿瘤表现相似，呈长 T_1、长 T_2 信号，信号不均，内部可有更长 T_1、长 T_2 信号，代表病变内坏死区，瘤体边界不清晰，侵蚀邻近骨，增强扫描时病变明显强化，强化一般不均匀。

（三）鉴别诊断

1. 良性脂肪瘤　分化良好的脂肪肉瘤需与脂肪瘤鉴别，鉴别要点见前文描述。

2. 恶性纤维组织细胞瘤　分化不良的脂肪肉瘤，需要与恶性纤维组织细胞瘤鉴别。如 MRI 显示脂肪成分，可提示脂肪肉瘤诊断，如果未发现脂肪成分，则很难与恶性纤维组织细胞瘤鉴别，一般需要病理确诊。

【专家指点】

1. 软组织肿瘤中如含有不同程度的脂肪成分，可提示脂肪肉瘤诊断。

2. 综合观察 T_1WI、T_2WI 及脂肪抑制 T_2WI，有助于发现脂肪成分。

Ⅲ　神经源性肿瘤

神经源性肿瘤是外周神经常见的肿瘤之一，可单发或多发。多发者称为神经纤维瘤病，是一种复杂的疾病，同时累及神经外胚层及中胚层。

（一）临床表现与病理特征

神经鞘瘤可发生于任何年龄，以 20～50 岁常见，男女发病率差别不大，好发于四肢肌间。而神经纤维瘤以 20～30 岁多见，好发于皮下。外周神经源性肿瘤好发于四肢的屈侧和掌侧，下肢多于上肢。临床上常触及无痛性肿块，沿神经长轴分布。伴发神经纤维瘤病时，皮肤可有咖啡斑。

恶性神经源性肿瘤肿块往往较大，有疼痛及神经系统症状，如肌力减弱，感觉丧失等。肿瘤细胞排列成束，内部出血、坏死常见，异形性区域约占 10%～15%，局部可出现成熟的软骨、骨、横纹肌、肉芽组织或上皮成分。大部分恶性神经源性肿瘤为高分化肉瘤。

神经鞘瘤呈梭形，位于神经的一侧，把神经挤压到另一侧，被神经鞘膜包绕。镜下分为 Antoni A、B 两区，A 区瘤细胞丰富，梭形，呈栅栏状排列，或呈器官样结构，B 区以丰富的血管、高度水肿和囊变为特征，两者混杂于肿瘤中，两者的比例在不同患者中也有不同。肿瘤较大时常出现液化、坏死、钙化、纤维化等退行性改变。

神经纤维瘤呈梭形，位于神经鞘膜内，与正常神经混合成一块，无法分离。神经纤维瘤由交织成网状的、比较长的细胞组成，含有大量的胶原纤维，囊变区没有神经鞘瘤明显。

（二）MRI 表现

神经源性肿瘤主要沿神经走行，一般呈梭形。在 T_1WI，瘤体信号多为均匀或是轻微不均匀，信号强度等于或稍低于肌肉。在 T_2WI，瘤体可为中度或明显高信号，信号强度不均匀。良性神经源性肿瘤的信号不均匀（图 12-3-6-2），反映了肿瘤内细胞密集区与细胞稀疏区共存，以及肿瘤内部囊变及出血改变。

神经源性肿瘤有时可见相对特征性的 MRI 表现，即于 T_2WI 出现"靶征"。组织学上，靶边缘区为结构较疏松的黏液样基质，在 T_2WI 呈高信号；靶中心区为肿瘤实质区，含有大量紧密排列的肿瘤细胞及少许纤维和脂肪，在 T_2WI 呈等信号；Gd-DTPA 增强扫描时，靶中心区显著强化，信号强度高于靶边缘区。有时，中心出现不规则强化，而周边出现不规则环状未强化区，这种表现类似"靶征"。不同的是，中心肿瘤实质区不规则，不呈圆形。

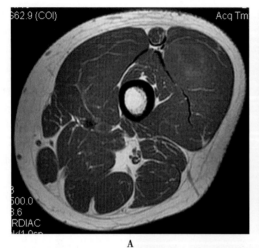

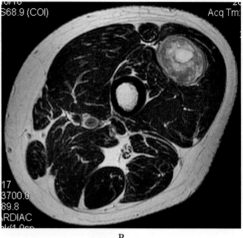

A B

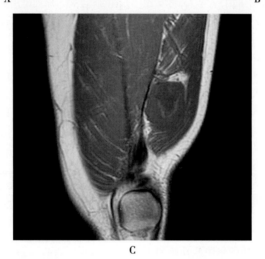

C

图 12-3-6-2　下肢神经源性肿瘤

25 岁,男性,发现左大腿肿物。A. 横断面 T_1WI,瘤体信号强度接近肌肉信号,信号强度稍不均匀;

B. 横断面 T_2WI,病变呈不均匀高信号,可见靶征;C. 冠状面 T_1WI,瘤体中心可见更低信号区

肿瘤多发者可在神经周围簇状分布,或沿神经形成串珠样改变。另外,由于神经源性肿瘤起源于神经,在其两端可见增粗的神经与其相连。后者在脂肪抑制 T_2WI 呈高信号,增强扫描时出现中度强化,这种位于肿瘤两端且增粗的神经称为“鼠尾征”。

(三)　鉴别诊断

1. 神经鞘瘤与神经纤维瘤　单凭 MRI 表现很难鉴别。如果发生于大的神经,可根据病变与神经的关系进行鉴别。神经鞘瘤在神经的一侧偏心生长,而神经纤维瘤与正常神经混杂在一块生长,无法分割。

2. 良性神经源性肿瘤与恶性神经源性肿瘤的鉴别　恶性神经鞘瘤体积更大(大于 5cm),血供更丰富,强化更明显,中心坏死更明显,边界不清,可侵犯邻近骨质,生长迅速。

3. 恶性神经源性肿瘤与其他恶性肿瘤的鉴别主要根据肿瘤与神经的位置关系鉴别。

【专家指点】

1. 根据肿瘤与神经的关系、形态及内部信号特点,神经源性肿瘤诊断不难。

2. T_2WI 是诊断神经源性肿瘤的敏感序列。T_2WI 显示“靶征”,矢状或冠状面 MRI 有助于显示肿瘤与受累神经的关系。

Ⅳ　血管瘤和血管畸形

血管瘤和血管畸形是软组织常见的良性血管疾

病,占软组织良性占位病变的 7% 左右。两者发病机制不清。

（一）临床表现与病理特征

实际上在儿童时期病变已存在。临床表现可为局限性疼痛或压痛,体检可见暗青色软组织肿块,触之柔软如绵状,压之可褪色和缩小。大体病理组织见色灰红、质韧,有小叶状突起,表面光滑,境界清楚,无包膜,切面呈实质状,压迫后不退缩。光镜下可见增殖期血管内皮细胞肥大,不同程度的增生,在增生活跃处无明显血管腔,在增生不活跃处可以看到小的血管腔。它们被纤细的纤维组织分隔,形成小叶状结构。

（二）MRI 表现

局部血管畸形或血管瘤一般位于比较表浅的部位。但也可累及深部结构,如骨骼肌肉系统,深部血管瘤通常位于肌肉内。病灶可单发或多发,呈结节状或弥漫性生长,绝大多数无包膜。在 T_2WI,血管瘤呈葡萄状高信号,这是由于海绵状或囊状血管间隙含静止的血液;间隙内也可出现液液平面;内部可见斑点状或网状低信号,代表纤维组织、快流速的血流或局灶性钙化;血栓区可呈环状低信号,类似静脉石。在 T_1WI,血管瘤呈中等信号,有些血管瘤周边可见高信号,代表病变内脂肪（图 12-3-6-3）。在增强扫描时,血管畸形表现为强弱不等的不均匀强化;血管瘤则强化明显,呈由线状低信号分隔的分块状、片状强化。

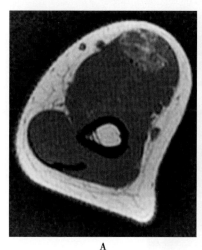
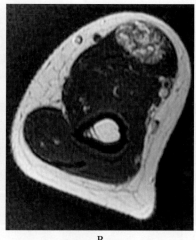
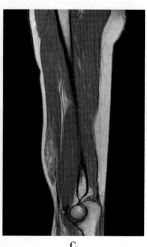

图 12-3-6-3　上肢血管瘤

女性,21 岁,发现右肘关节肿物。A. 右肘关节横断面 T_1WI,皮下软组织内可见中等信号病灶,其内混杂脂肪高信号;B. 右肘关节横断面 T_2WI,病灶呈不均匀高信号;C. 右肘关节冠状面增强扫描 T_1WI,病灶呈不均匀中等程度强化

（三）鉴别诊断

1. 脂肪瘤　血管瘤或血管畸形中可存在脂肪组织,因此需与脂肪瘤鉴别。脂肪瘤形态多规则,圆形或卵圆形,有包膜,在 T_1WI、T_2WI 均呈边界清晰的高信号,其内可有分隔,增强扫描无强化;脂肪抑制像呈低信号,与皮下脂肪同步变化。血管瘤形态多不规则或弥漫生长,无明确分界,脂肪组织弥散分布于病变内。

2. 血管脂肪瘤　好发于青少年,位于皮下,大部分多发,体积比较小,有包膜,边界清晰,内含脂肪组织及小的毛细血管。因此,MRI 信号不均匀,呈短 T_1、长 T_2 信号,内含中等 T_1、长 T_2 信号结构,代表血管成分,这些区域在脂肪抑制 MR 图像呈高信号。

【专家指点】

MRI 检查对血管瘤有诊断意义。

V　硬纤维瘤

硬纤维瘤又称韧带样纤维瘤、促结缔组织增生性纤维瘤。这些命名乃因组织质韧似橡皮而得。本病为良性,但有侵袭性,术后易复发。

（一）临床表现与病理特征

硬纤维瘤可发生于全身各处,多见于腹壁,也可发生于腹腔及骨骼肌内,占软组织肿瘤的 0.03%。病因不明,可能与外伤、手术及全身结缔组织异常有关。患者多为单侧发病,肿瘤生长缓慢,肿物小时可无症状,肿物大时局限性隆起,出现邻近组织压迫症状,深压可触及质韧肿物,活动度差,无压痛。

病理组织学方面,硬纤维瘤通常无完整包膜,易浸润周围组织。肉眼观察,肿物形态不规则,切面灰白,成交错编织状。显微镜下,肿瘤主要由成熟的成纤维细胞,及其所产生的丰富胶原纤维和少量纤维细胞构成。细胞平行排列,无异型性和核分裂象。肿瘤边缘常见被肿瘤细胞包绕的横纹肌小岛。

(二) MRI 表现

MRI 不但可以清晰显示病变的大小、范围、与邻近结构的关系,更为重要的是能显示其内部信号特点。硬纤维瘤一般为中等 T_1 信号。在 T_2WI,根据细胞和胶原纤维含量不同,肿瘤可呈不同程度的高信号。但瘤体内部信号不均匀,可见线状、条状及斑点状的低信号(图 12-3-6-4),尤其在 T_2WI 及 GRE 序列。如平片、CT 排除钙化,可以认为此为胶原纤维显像,对硬纤维瘤有诊断意义。瘤体一般无液化、坏死及出血,增强扫描时中度强化。

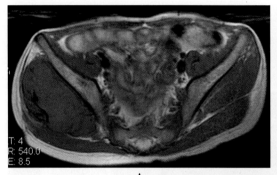

A

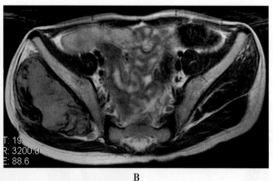

B

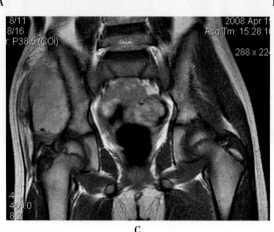

C

图 12-3-6-4　臀部硬纤维瘤

6 岁,男,右臀部肿物。A. 骨盆横断面 T_1WI 显示右臀部中等信号软组织肿物;B. 横断面 T_2WI,肿物边界清晰,内部信号不均匀,在大片高信号中可见线样低信号;C. 冠状面增强扫描 T_1WI,肿物强化呈高信号

(三) 鉴别诊断

本病应与纤维肉瘤鉴别。后者形态多不规则,较大者内部出现液化、坏死及出血,可使 MRI 信号不均匀,表现为不规则片状长 T_1、长 T_2 信号,或短 T_1、长 T_2 信号,增强扫描时不均匀强化。

【专家指点】

1. 硬纤维瘤内含不同程度的胶原纤维,在 MRI 表现为不同程度的条状低信号,这对纤维类肿瘤的诊断有一定的临床意义。

2. T_2WI 及 GRE 图像显示胶原纤维的低信号最清晰。故这两个序列对诊断本病必不可少,尤其是 T_2WI。

3. 硬纤维瘤的组织学改变为良性,但无包膜,更具局部侵袭性,有恶变可能。

Ⅵ 绒毛结节性滑膜炎

色素沉着绒毛结节性滑膜炎(PVNS)是一种侵及关节、腱鞘、黏液滑囊或肌腱组织的良性增生性疾病,病变区域色素沉着是本病特征。

（一）临床表现与病理特征

本病好发于 20～40 岁，女性多于男性，膝、髋、腕、肘、肩等大关节为其好发部位。临床常出现关节肿胀疼痛，关节功能障碍，可触及肿块。有时，临床症状轻，而影像表现重。

PVNS 的病理基础为滑膜肥厚，其表面出现局限性或弥漫性绒毛增生，聚集成海绵垫状。有时绒毛融合成结节样。增生肥厚的滑膜毛细血管丰富，发生反复性出血，吞噬含铁血黄素的巨噬细胞增多。增生引起血供和出血增加，而出血又维持和加剧了增生，形成恶性循环的过程。

（二）MRI 表现

关节腔及周围的滑膜囊内可见长 T_1、长 T_2 信号，代表关节及滑囊积液。MRI 信号具有特点，表现为关节内及关节周围多发的分叶状异常信号，由于含铁血黄素沉着，在 T_2WI 和 T_1WI 均呈低信号。GRE 序列对含铁血黄素更敏感，因而低信号更明显，更清晰，范围更广泛（图 12-3-6-5）。部分病变区在 T_1WI、T_2WI 出现斑点状高信号，是由于巨噬细胞吞噬类脂质后，脂肪信号聚集所致。

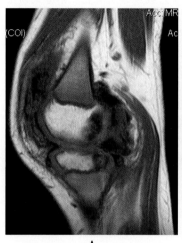
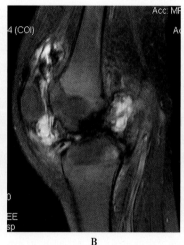
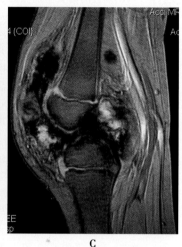

A　　　　　　　　　　B　　　　　　　　　　C

图 12-3-6-5　色素沉着绒毛结节性滑膜炎

8 岁，女，右膝关节肿胀，A. 右膝关节矢状面 T_1WI，可见关节滑膜囊增大、变形，呈中等信号和低信号混杂病变；B. 矢状面脂肪抑制 T_2WI，关节明显肿胀，关节内及关节周围可见弥漫分布的斑片状高信号和低信号；C. GRE T_2^*WI 显示病变区大片低信号，颇具代表性

增生的滑膜对关节软骨及骨皮质压迫、侵蚀，形成凹陷形骨质缺损。后者边缘清晰，内部被滑膜组织充填，在 T_1WI 呈中等稍低信号，在 T_2WI 呈中等稍高信号。增生的滑膜亦可沿滋养血管路径深入骨内，造成压迫性骨萎缩或囊肿样破坏区。增强扫描时，病变区（包括骨内病灶）不均匀强化，代表增生的滑膜和纤维间隔组织。

（三）鉴别诊断

1. 滑膜肉瘤　多见于四肢大关节，以膝关节多见。MRI 表现为关节周围软组织肿胀或肿块，累及骨质表现为侵蚀性、溶骨性骨破坏，邻近病变的正常骨质常出现骨质疏松，可见骨膜反应。无含铁血黄素沉着。

2. 关节结核　早期关节滑膜结核时，X 线表现为周围软组织肿胀。随着病情发展，首先在不承重的关节边缘出现局限性骨质破坏，进而逐渐累及整个关节面及骨端。关节结核早期即可出现骨质疏松。而 PVNS 的骨质破坏是从关节持重面扩展到边缘，多无骨质疏松和死骨，在 MRI 可见含铁血黄素沉着的特征性信号。

3. 类风湿关节炎　好发部位为手足小关节，女性多见。X 线平片显示关节间隙狭窄较 PVNS 明显，关节面下可见小囊变，但一般无硬化边。骨质疏松明显且出现较早。若发生在大关节，骨破坏以关节的非持重点、关节面边缘及肌腱、韧带附着处多见。MR 检查显示增生滑膜中无含铁血黄素沉着。

4. 血友病性关节病　关节内反复出血引起慢性非特异性滑膜炎，MR 检查时病变区内也可见含铁血黄素沉着，主要均匀沉着于关节囊内滑膜内壁，而非结节性改变。此外，X 线平片显示关节组成骨发育加速，关节面变平具有相对特异性。结合性别、病史及实验室血液检查可确诊。

【专家指点】

1. 含铁血黄素沉着是 PVNS 的特征性改变,在 MRI 表现为弥漫低信号,尤其在 T₂WI 和 GRE 序列。

2. 临床症状轻,影像表现重为本病特点之一。

第四节　MRI 检查与诊断注意事项

1. MRI 检查技术复杂,不应视同于 X 线与 CT 检查。为了获得高质量的 MRI 图像,较好地显示病变特征,MRI 检查前需要全面考虑患者体位、线圈、脉冲序列与层面选择,以及静脉或关节腔内注射对比剂等因素。

2. 虽然 MRI 检查有很多优点,并不是所有的患者都需要 MRI 检查,这涉及影像学检查方法的合理选择问题。X 线平片是骨关节系统病变的首选检查方法,无论外伤、感染或肿瘤患者,X 线平片均应是首先选择的检查方法。其作用首先可以排查有无病变,如果平片能够确诊(如明确的骨折、良性肿瘤或感染),就无需 MRI 检查;如果临床怀疑韧带、肌腱、关节软骨及软组织存在病变,则需要 MRI 进一步检查;如果拟诊骨关节系统的恶性肿瘤,也需要进一步 MRI 检查,以确定病变大小、范围、与周围血管神经的关系。

3. 关节一般为滑膜关节,可以活动。因此,MRI 检查时,患者可以处于不同的体位。不同体位可能影响关节韧带和肌腱的观察。例如,为了清晰显示 ACL,摆位时可使患者膝关节外旋 15°～20°,或选择平行于 ACL 的斜冠状面扫描;膝关节轻度屈曲 17°～30° 也可提高 ACL 的显示率;PCL 在斜矢状面(与双股骨髁后缘切线呈 10°～14°角)显示最清晰;可疑肌腱病变时,应使用膝关节线圈,足中立位下矢状面和横断面检查,过度跖屈可引起肌腱变形,加重部分容积效应。

4. 根据临床检查要求,设计针对性或个性化的扫描方案是正确诊断的前提。当然,这对 MRI 室的医技人员提出了更高要求。

5. SE 或 FSE 序列 T₁WI、T₂WI 是骨关节系统 MRI 应用中最为重要的序列。T₁WI 图像信噪比高,扫描时间短,能够清晰显示解剖结构;T₂WI 在诊断肌腱、韧带损伤中比较重要,显示病变比 T₁WI 敏感。T₂WI 往往与脂肪抑制技术联合应用。

6. 除 SE 和 FSE 序列外,骨关节系统也常使用 GRE 序列。后者有助于显示关节软骨、盂唇病变,也有利于诊断绒毛结节性滑膜炎,以及含胶原纤维和软骨的病变。GRE 的 3D 技术能够清晰显示关节

韧带与肌腱的细微结构,且可多平面重组,缩短扫描时间。

7. MRI 的优点包括多平面成像。虽然某种结构可能在某一层面清晰显示,如前、后交叉韧带在矢状面显示清晰,内、外侧副韧带在冠状面显示清晰,肩关节斜冠状面显示冈上肌腱清晰,横断面显示冈下肌腱和肩胛下肌腱清晰,但是,不应忽略观察其他层面,后者可能提供有益信息。

8. 关节的肌腱、韧带外伤一般不是单纯损伤,而是常合并其他结构的复合伤,如内、外侧副韧带和 PCL 损伤常合并半月板及 ACL 损伤。不应只顾及明显病变,而忽略细微病变。建议全面观察,逐一分析所扫描的每幅图像。

9. 骨关节系统 MRI 检查可产生很多伪影,其中以魔角效应最常见。产生原因主要是韧带的解剖结构与主磁场形成 55°角度,在短 TE 图像此解剖结构信号增加,不应误判为肌腱或韧带撕裂。可以通过延长 TE 时间消除该伪影。其他伪影,如部分容积效应、血管波动伪影、运动伪影等都可能造成误诊。

10. MRI 诊断骨关节系统病变,尤其外伤,应重视两方面因素:一是各个部位的正常解剖,这是诊断病变的基础;二是 MRI 扫描技术,扫描出高质量的 MRI 图像才能够清晰显示病变,保证诊断的可靠性。

11. 骨关节系统韧带、肌腱外伤的 MRI 表现相似,即出现韧带、肌腱信号增高,纤维部分或完全断裂,断端间被液体或出血填充,断端回缩等表现。T₂WI 显示损伤更敏感。

(李新彤　刘霞　程晓光)

参 考 文 献

1. Thomas HB. MRI of the Musculoskeletal system. America:Lippincott & Wilkins,2001

2. 江浩. 骨与关节 MRI. 上海:上海科技出版社,1999

3. O'Brien SD,Bui-Mansfield LT. MRI of quadratus femoris muscle tear:another cause of hip pain. AJR,2007,189(5):1185-1189

4. Morag Y,Jacobson JA,Miller B,et al. MR imaging of rotator cuff injury:what the clinician needs to know. Radiographics,2006,26(4):1045-1065

5. De Marchi A,Robba T,Ferrarese E,Faletti C. Imaging in musculoskeletal injuries:state of the art. Radiol Med(Torino),2005,110(1-2):115-131

6. De Maeseneer M,Van Roy P,Shahabpour M,et al. Normal anatomy and pathology of the posterior capsular area of the knee:findings in cadaveric specimens and

in patients. AJR,2004,182(4):955-962

7. Helms CA. The meniscus: recent advances in MR imaging of the knee. AJR,2002,179(5):1115-1122

8. Mesgarzadeh M,Moyer R,Leder DS,et al. MR imaging of the knee:expanded classification and pitfalls to interpretation of meniscal tears. Radiographics,1993,13 (3):489-500

9. Mengiardi B, Pfirrmann CW, Vienne P, Hodler J, Zanetti M. Medial collateral ligament complex of the ankle:MR appearance in asymptomatic subjects. Radiology,2007,242(3):817-824

10. Klein MA. MR imaging of the ankle:normal and abnormal findings in the medial collateral ligament. AJR,1994,162(2):377-383

11. Moosikasuwan JB,Miller TT,Burke BJ. Rotator cuff tears:clinical,radiographic,and US findings. Radiographics,2005,25(6):1591-1607

12. Krief OP. MRI of the rotator interval capsule. AJR, 2005,184(5):1490-1494

13. 刘霞,屈辉,程晓光. 严重急性呼吸综合征激素治疗后跟骨缺血坏死六例. 中华全科医师杂志, 2006,5(2):109-110

14. Murphey MD,Nomikos GC,Flemming DJ,et al. From the archives of AFIP:Imaging of giant cell tumor and giant cell reparative granuloma of bone:radiologic-pathologic correlation. Radiographics,2001,21(5): 1283-1309

15. Roemer FW, Remplik P, Bohndorf K. Uncommon aneurysmal bone cyst:radiographic and MRI findings. AJR,2005,184(1):349-352

16. Dursun M,Yilmaz S,Erer B,Eralp L. Clinical image: pigmented villonodular synovitis of the knee. Arthritis Rheum,2006,54(11):3422-3425

第十三章 脊髓脊柱疾病MRI诊断

MRI 的临床应用对脊髓脊柱疾病的诊断带来了革命性进展,极大提高了医学界对脊髓脊柱解剖结构和病变征象的认识。了解脊髓脊柱 MRI 在临床应用中的优势与不足,掌握正常脊髓脊柱的 MRI 解剖及其病变的 MRI 特征,对神经、矫形、康复、影像等科室医师的日常诊疗工作非常重要。另一方面,由于 MRI 技术仍在发展中,故其临床应用范围也会有新的拓展。本章着重介绍脊髓脊柱 MRI 的常规临床应用及其在相关疾病诊断方面的基本知识。

第一节 检查方法、扫描序列和图像特征

随着磁共振系统(包括磁体、射频、梯度等)和计算机技术的发展,MRI 在诊断脊髓脊柱疾病方面的应用已很普遍。了解 MRI 的检查方法、扫描序列和图像特征,有助于在工作中正确选择检查方法、正确分析病变征象以及正确诊断疾病。下面介绍目前 MRI 诊断脊髓脊柱疾病常用的检查方法、脉冲序列及图像信号特征。

一、扫描序列和图像特征

1. T_1 加权像(T_1WI) ①扫描参数:一般选择 SE 或 FSE T_1WI,TR 350～650ms,TE 10～30ms。②图像特征:解剖结构清晰,器官形态及病变一目了然。在 T_1WI 脂肪组织呈白色高信号,脊髓组织的灰、白质呈灰白色信号,肌肉组织呈灰黑色信号,皮质骨、韧带、空气、流空血管呈黑色信号(图 13-1-1-1)。

2. T_2 加权像(T_2WI) ①扫描参数:目前多选择 FSE T_2WI,TR 1600～8000ms,TE 80～240ms。②图像特征:解剖结构比较清晰,但其对有些病变更敏感,尤其对组织中水的变化,是诊断组织水肿不可或缺的技术。在 T_2WI 脂肪组织呈灰白色信号,脑脊液呈白色高信号,脊髓呈灰黑色信号,皮质骨、韧带、流空血管、空气呈黑色信号(图 13-1-1-1)。

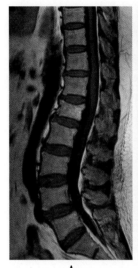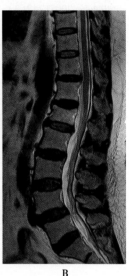

图 13-1-1-1 脊柱 T_1WI 和 T_2WI

A、B. 腰椎矢状面 T_1WI 和 T_2WI

3. 脂肪抑制 T_1WI ①扫描参数:基本同普通 T_1WI,但在预扫描时使脂肪信号抑制,水信号凸显。②图像特征:组织信号表现基本同前述普通 T_1WI,其特征是脂肪高信号变为低信号,便于区别脂肪高信号和出血高信号。在脂肪抑制 T_1WI,脂肪组织为低信号,亚急性出血仍为高信号(图 13-1-1-2A)。

4. 脂肪抑制 T_2WI ①扫描参数:脂肪抑制通常简称抑脂,抑脂 T_2WI 的扫描参数与前述普通 T_2WI 基本相同,不同之处是在预扫描时调整参数,使脂肪信号抑制,水信号突出。②图像特征:组织信号表现大体同前述普通 T_2WI,其特征是脂肪组织变成黑信号,便于区别脂肪组织与其他的高信号组织,如水肿、出血等。髓质骨间黄骨髓分布广泛,普通 T_2WI 难以鉴别水肿与脂肪信号,抑脂 T_2WI 使黄骨髓(脂肪)变为低信号,凸显髓质骨内水信号,使骨髓水肿等病变信号明显显示(图 13-1-1-2B)。

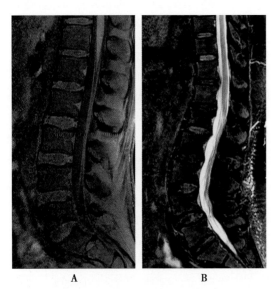

图 13-1-1-2　脊柱抑脂 T_1WI 和 T_2WI

A、B. 腰椎矢状面脂肪抑制 T_1WI 和 T_2WI

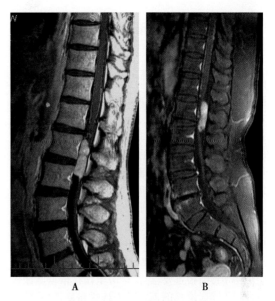

图 13-1-1-3　脊柱增强 T_1WI

A. 腰椎非脂肪抑制增强 T_1WI；B. 脂肪抑制增强 T_1WI

5. 增强 T_1WI　①扫描参数:增强扫描多在平扫 T_1WI 的基础上进行,扫描前需要静脉注射 Gd-DTPA 对比剂。扫描序列可选择普通的(非脂肪抑制) T_1WI 或脂肪抑制 T_1WI,观察脊椎炎症、肿瘤等病变时往往选择后者。扫描参数应与平扫 T_1WI 一致,以便于对照分析病变有无强化及其程度。②图像特征:在非脂肪抑制增强 T_1WI,大部分正常组织的信号表现同平扫 T_1WI,但静脉丛及流速较慢的小血管呈高信号;在脂肪抑制增强 T_1WI,骨髓内脂肪及椎体周围脂肪组织的高信号被抑制,呈均匀低信号,而感染、炎症、血供丰富的肿瘤等病变组织明显强化,呈高信号(图 13-1-1-3)。

6. 椎管或脊髓水成像(MRM)　①扫描方法:使蛛网膜下腔中脑脊液(游离水分子)信号显示为白色,脊柱区其他组织及结合水显示为黑色,通过计算机三维立体重组,多角度展示椎管硬膜囊及蛛网膜下腔形态。②图像特征:脊柱椎体、脊髓、韧带等组织为黑色,脑脊液为白色,硬膜囊形态及轮廓清晰可见,含脑脊液的囊肿等病变容易辨认(图 13-1-1-4)。

7. 脊髓功能磁共振成像(fMRI)　①扫描方法:首先进行局部解剖结构检查,而后选择血氧水平依赖技术(BOLD),行局部脊髓功能检查,可应用主动和(或)被动刺激方式(足部背屈或跖屈运动),进行休息-刺激-休息-刺激检测,采集的数据经计算机后处理,显示局部脊髓功能。②图像特征:轴面或矢状面 T_1WI 显示局部解剖结构。结构图像与脊髓功能检查的后处理信号叠加,显示脊髓功能改变。图中脊髓内及周围的红色信号代表血氧增加区域,提示局部刺激反应。线图绿色曲线为预设刺激曲线,红色曲线为实际刺激曲线。

广义的脊髓 fMRI 还包括弥散加权成像、弥散张量成像(白质纤维束示踪)和灌注加权成像(图 13-1-1-4)。

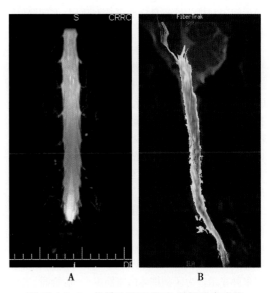

图 13-1-1-4　椎管 MRM 和白质纤维束成像

A. 腰段椎管水成像；B. 颈段脊髓白质束追踪

二、扫描序列和层面选择原则

MRI 给我们提供了显示和诊断脊髓脊柱疾病时的很多扫描序列和解剖层面，后者包括矢状面、轴面、冠状面以及三维自由度剖面。检查病人时，如果对所有脉冲序列和多个层面都进行检查，可能对显示和诊断病变有益，但耗时较多，病人常不能坚持完成检查。为了取得良好的诊断效果，兼顾病人流通量，需要合理选择解剖层面和扫描序列，既使病变得以满意显示，又使检查时间不至于过长。

1. MRI 层面选择原则　解剖层面选择的原则是图像中解剖结构清晰，能较好显示病变，以及病变与周围组织的关系。解剖结构一般选临床医生熟悉的剖面，满足临床要求。MRI 检查时，申请单上临床医生的初步诊断很重要，影像科医生往往依据临床医生的初步诊断选择剖面。对于特殊和复杂病例，临床医生最好随诊检查。这样，临床医生与影像科医生可以面对面协商，一次成功完成复杂疾病的 MRI 检查。临床医生也可依据自己熟悉的 MRI 系统性能，在申请单写出要求的剖面和层厚参数（最好是约定参数）。

2. 常规 MRI 检查　诊断脊髓脊柱疾病时，一般多选择矢状面 T_1、T_2 加权像，以及轴面 T_1、T_2 加权像。矢状扫描层厚 3.0～5.0mm，无间隔。轴面扫描视临床初步诊断不同而选择不同。对于局部病变，病灶较小时选择薄层连续扫描，如 3.0～5.0mm 层厚，无间隔扫描。病变范围较大时，可增加层厚，或增大间隔扫描。椎间盘病变可选薄层，多间隔，多角度扫描。

3. MRI 增强扫描　为发现或排除脊髓、脊柱病变，有时需要 MRI 增强扫描。增强扫描所用对比剂一般是 Gd-DTPA，每千克体重 0.2～0.3ml（0.2～0.3ml/kg）。静脉注射对比剂后，增强扫描最少应包括两个剖面。矢状面、轴面增强扫描应与常规扫描的层厚、层间距一致。至少应在一个层面保持一致，以方便对比观察，其他层面以覆盖病变和周围组织为原则。有人主张采用三维度增强扫描，更好显示病变。

4. 特殊扫描序列和层面

（1）特殊序列选择：一般根据临床初步诊断，或检查过程中发现病变时现场酌情选择。例如，临床怀疑骨折时，常选择脂肪抑制 T_2WI，使骨小梁断裂水肿显示。为区别椎体内脂肪退变、血管瘤、出血等高信号，可选择脂肪抑制 T_1WI 或 T_2WI，以明确其信号特征。

（2）特殊剖面选择：剖面选择与临床诊断有关。有些病变矢状面显示好，有些病变轴面显示好，还有些病变冠状面显示最佳。所以，临床初步诊断很重要。寰枢椎脱位时，既需要矢状面 MRI 观察前后脱位情况，又需要冠状面 MRI 观察左右脱位，轴面 MRI 局部薄层扫描对显示前后、左右脱位都有帮助。对脊髓纵裂、椎体左右脱位等病变，在冠状面观察较为理想。

第二节　正常 MRI 解剖

MRI 在脊髓脊柱的临床应用，开创了活体组织解剖学的新纪元。MRI 为我们认识疾病提供了有效工具，也为我们认识人体活体解剖学提供了新的途径。以下简要介绍正常脊髓脊柱的 MRI 解剖学特征。

一、颈椎

1. 颈椎矢状面 T_1WI　在颈椎脊髓脊柱正中层面 T_1WI，可见椎体、脊髓、蛛网膜下腔等结构。相关组织的 T_1 信号特征，如图 13-2-1-1 所示。

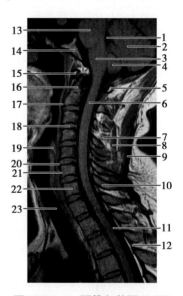

图 13-2-1-1　颈椎矢状面 T_1WI

1. 四脑室；2. 小脑；3. 延髓；4. 小脑扁桃体；5. 寰椎后结节；6. 上颈髓；7. 棘间韧带；8. 棘上韧带；9. 项韧带；10. 棘突；11. 蛛网膜下腔；12. 黄韧带；13. 脑桥；14. 枕骨斜坡；15. 寰椎前结节；16. 枢椎齿状突；17. 前纵韧带；18. 椎间盘髓核；19. 食管开口区；20. 椎间盘纤维环前份；21. 椎体皮质骨；22. 椎体松质骨；23. 气管

2. 颈椎矢状面 T_2WI　在颈椎脊髓脊柱正中层面 T_2WI，可见椎体、脊髓、蛛网膜下腔等结构。相关组织的 T_2 信号特征，如图 13-2-1-2 所示。

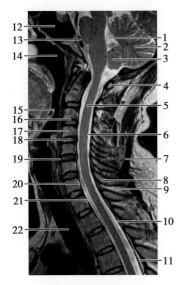

图 13-2-1-2　颈椎矢状面 T_2WI

1. 四脑室；2. 小脑；3. 小脑扁桃体；4. 寰椎后结节；5. 颈段脊髓；6. 脊髓背侧软脊膜；7. 项韧带；8. 棘突；9. 棘突间脂肪；10. 硬膜囊后壁；11. 硬膜外脂肪；12. 蝶窦；13. 基底动脉血管；14. 咽腔；15. 会厌软骨；16. 椎体间盘面骨皮质（终板）；17. 椎体内松质骨；18. 椎间盘髓核组织；19. 前纵韧带及纤维环；20. 椎基底血管丛；21. 硬膜囊前壁；22. 气道

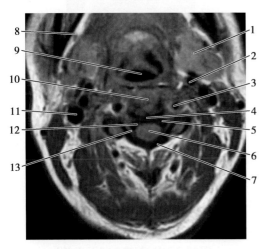

图 13-2-1-3　颈椎轴面 T_1WI

1. 下颌下腺；2. 颈动脉；3. 椎动脉；4. 硬膜囊前壁、后纵韧带、椎体皮质骨层区；5. 蛛网膜下腔；6. 脊髓；7. 黄韧带；8. 下颌骨；9. 咽腔；10. 椎体；11. 颈静脉；12. 脊髓前根；13. 脊髓后根

3. 颈椎轴面 T_1WI　在颈椎轴面 T_1WI，不同扫描层面的解剖结构不尽相同，通常可见脊髓、椎体、椎旁软组织等结构。相关组织的 T_1 信号特征，如图 13-2-1-3 ～图 13-2-1-5 所示。

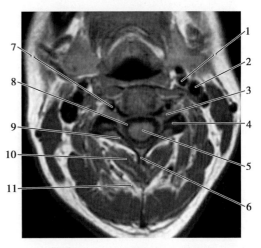

图 13-2-1-4　颈椎轴面 T_1WI

1. 颈内动脉；2. 颈静脉；3. 椎间孔内神经节；4. 椎小关节；5. 脊髓；6. 棘突；7. 椎动脉；8. 蛛网膜下腔；9. 椎板；10. 棘间韧带；11. 肌间筋膜

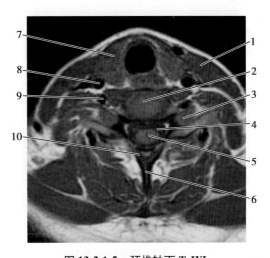

图 13-2-1-5　颈椎轴面 T_1WI

1. 胸锁乳突肌；2. 椎体；3. 椎间孔内神经节；4. 脊髓前根；5. 脊髓；6. 棘突；7. 甲状腺右叶；8. 颈动脉；9. 椎动脉；10. 椎板

4. 颈椎轴面 T_2WI　在颈椎轴面 T_2WI，与前述 T_1WI 对应的三个扫描层面，通常可见脊髓、椎体、椎旁软组织等结构。相关组织的 T_2 信号特征，如图 13-2-1-6 ～图 13-2-1-8 所示。

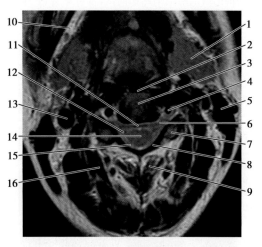

图 13-2-1-6　颈椎轴面 T₂WI

1. 下颌下腺；2. 前纵韧带；3. 椎体；4. 椎动脉；
5. 胸锁乳突肌；6. 椎间孔内神经根；7. 小关节
突；8. 黄韧带；9. 棘间韧带；10. 下颌骨；11. 后
纵韧带及硬膜囊前壁；12. 脊髓后根；13. 颈静
脉；14. 脊髓；15. 蛛网膜下腔内支撑结构；
16. 颈部肌肉

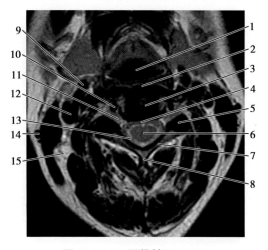

图 13-2-1-7　颈椎轴面 T₂WI

1. 咽腔；2. 前纵韧带；3. 椎体；4. 后纵韧带及硬
膜囊前壁；5. 椎间小关节；6. 脊髓中央灰质；
7. 椎板；8. 棘突；9. 颈动脉；10. 椎动脉；11. 椎
间孔；12. 颈静脉；13. 蛛网膜下腔；14. 皮下血
管；15. 肌间脂肪

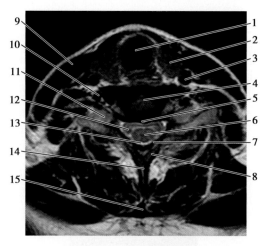

图 13-2-1-8　颈椎轴面 T₂WI

1. 气道；2. 甲状腺左叶；3. 颈动脉；4. 椎间盘；
5. 纤维环结构；6. 脊髓；7. 黄韧带；8. 椎板；
9. 胸锁乳突肌；10. 椎动脉；11. 椎间孔区神经
节；12. 神经根袖；13. 蛛网膜下腔；14. 棘突；
15. 棘上韧带

二、胸椎

1. 胸椎矢状面 T₁WI　在胸椎正中层面矢状
T₁WI，可见脊髓、蛛网膜下腔、椎体及周围组
织结构。相关组织的 T₁信号特征，如图 13-2-2-1 所示。

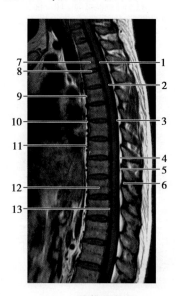

图 13-2-2-1　胸椎矢状面 T₁WI

1. 脊髓；2. 脊髓背侧软脊膜；3. 硬膜囊后壁；
4. 硬膜外脂肪；5. 小关节皮质骨；6. 黄韧带；
7. 椎体松质骨；8. 椎间盘髓核；9. 前纵韧带及
椎体皮质骨；10. 前纵韧带及纤维环前壁；11. 椎
前静脉；12. 椎体内营养血管；13. 椎基底血管丛

2. 胸椎矢状面 T_2WI　在胸椎正中层面矢状 T_2WI,可见脊髓、蛛网膜下腔、椎体及周围组织结构。相关组织的 T_2 信号特征,如图 13-2-2-2 所示。

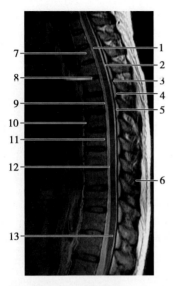

图 13-2-2-2　胸椎矢状面 T_2WI

1. 脊髓;2. 硬膜囊后壁;3. 小关节突;4. 黄韧带;5. 硬膜外脂肪;6. 棘上韧带;7. 椎体松质骨;8. 椎间盘;9. 硬膜囊前壁、后纵韧带及椎体皮质骨;10. 前纵韧带、椎体皮质骨;11. 椎基底血管丛;12. 蛛网膜下腔;13. 脊髓圆锥

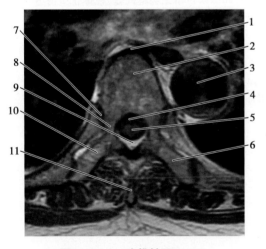

图 13-2-2-3　胸椎轴面 T_1WI

1. 前纵韧带;2. 椎体;3. 胸主动脉;4. 蛛网膜下腔;5. 脊髓;6. 左侧横突;7. 右侧椎肋关节;8. 椎弓根;9. 椎管内硬膜外脂肪;10. 右侧横突;11. 棘突

3. 胸椎轴面 T_1WI　在胸椎轴面 T_1WI,不同层面的组织结构略有不同。在气管分叉以下层面,可见脊髓、蛛网膜下腔、椎体及周围组织结构。相关组织的 T_1 信号特征,如图 13-2-2-3 所示。

4. 胸椎轴面 T_2WI　在胸椎轴面 T_2WI,通常可见脊髓、蛛网膜下腔、椎体及周围软组织结构。观察图像时可与同一扫描层面的 T_1WI 对比分析。相关组织的 T_2 信号特征,如图 13-2-2-4 所示。

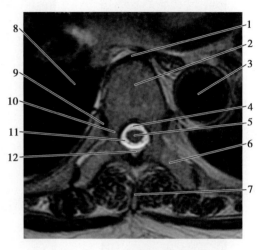

图 13-2-2-4　胸椎轴面 T_2WI

1. 前纵韧带;2. 椎体;3. 胸主动脉;4. 蛛网膜下腔;5. 脊髓;6. 横突;7. 棘突;8. 肺;9. 椎肋关节;10. 椎弓根;11. 蛛网膜下腔内支撑结构;12. 硬膜外脂肪

三、腰椎

1. 腰椎矢状面 T_1WI　腰椎较宽大,解剖结构复杂而重要。这里通过三个代表层面(图 13-2-3-1)介绍其矢状面解剖和组织信号特征。

2. 腰椎矢状面 T_2WI　在腰椎矢状面 T_2WI,与前述 T_1WI 对应的三个扫描层面,通常可见脊髓、神经、血管等结构,相关组织的 T_2 信号特征,如图 13-2-3-2 所示。

3. 腰椎轴面 T_1WI　在腰椎轴面 T_1WI,不同扫描层面的解剖结构有所不同。以下三个层面显示脊髓、马尾神经、硬膜囊等结构。相关组织的 T_1 信号特征,如图 13-2-3-3 所示。

4. 腰椎轴面 T_2WI　在腰椎轴面 T_2WI,以下三个不同扫描层面显示脊髓、马尾神经、硬膜囊、骨性椎管等结构。相关组织的 T_2 信号特征,如图 13-2-3-4 所示。

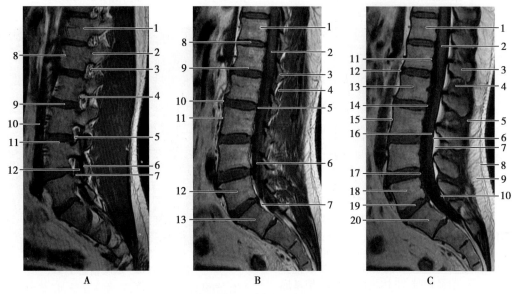

图 13-2-3-1　腰椎矢状面 T₁WI

A. 椎弓根层面,椎体呈灰白色,椎体向后延伸部分为椎弓根,上、下椎弓根构成椎间孔,孔内白色信号为脂肪垫,黑灰色为神经根,黑色为血管;椎体之间黑灰色组织为椎间盘,椎体正中前方横行黑信号为椎体滋养血管进入腰升静脉前段,脊柱椎体前带状黑信号为腔静脉。1. 椎体;2. 椎弓根;3. 椎间孔内神经根;4. 椎间孔内血管;5. 椎间孔内脂肪;6. 下关节突;7. 上关节突;8. 椎体滋养血管;9. 椎间盘;10. 下腔静脉;11. 椎体终板;12. 小关节间隙;B. 椎管内神经根层面,硬膜囊内脊髓呈灰色,脑脊液为黑色;马尾神经发自脊髓,多位于硬膜囊后部,在 L₃ 椎体以下进入相应的椎间孔。1. 椎体;2. 脊髓圆锥;3. 椎板;4. 棘间韧带;5. 蛛网膜下腔;6. 马尾神经;7. 硬膜囊前脂肪;8. 椎间盘;9. 椎体终板;10. 纤维环及前纵韧带;11. 前纵韧带及椎体皮质骨;12. L₅椎体;13. S₁椎体;C. 椎管正中层面,脊髓圆锥位于 T₁₂ ~ L₁ 水平,马尾神经多位于硬膜囊后部;椎体后部正中可见小三角形低信号区,为椎基底血管丛。1. T₁₂椎体;2. 脊髓圆锥;3. 棘突;4. 棘间韧带;5. 棘上韧带;6. 硬膜囊后壁;7. 硬膜外脂肪;8. 脂肪间筋膜;9. 背部脂肪;10. 终丝;11. 椎基底血管丛;12. 前纵韧带与纤维环;13. 椎体内营养血管;14. 蛛网膜下腔;15. 前纵韧带与椎体皮质骨;16. 马尾神经束;17. 硬膜囊前壁、后纵韧带及纤维环;18. L₅椎体;19. 椎间盘;20. S₁椎体

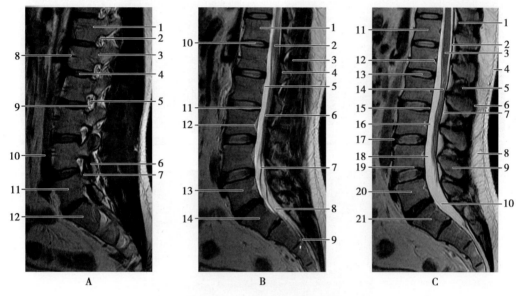

图 13-2-3-2　腰椎矢状面 T_2WI

A. 椎弓根层面,椎体仍为灰白色,椎间孔内黑色为流空血管,灰黑色为神经根,椎间盘髓核为白色,纤维环为黑色。1. 椎体;2. 椎间孔内血管;3. 椎弓根;4. 椎间盘髓核;5. 椎间孔内神经根;6. 下关节突;7. 上关节突;8. 椎体营养血管;9. 椎间孔内脂肪;10. 下腔静脉;11. L_5 椎体;12. S_1 椎体;B. 神经根层面,硬膜囊内脑脊液为白色,脊髓马尾神经为灰黑色。1. 椎体;2. 脊髓圆锥;3. 棘间韧带;4. 椎板;5. 蛛网膜下腔;6. 马尾神经束;7. 马尾神经;8. 骶管;9. 终丝;10. 椎间盘;11. 硬膜囊前壁、后纵韧带、纤维环;12. 椎基底血管丛;13. L_5 椎体;14. S_1 椎体;C. 椎管正中层面,可见前纵韧带、椎体、硬膜囊、脊髓、马尾神经、棘突、棘间韧带及棘上韧带结构。1. 黄韧带;2. 硬膜囊后壁;3. 脊髓圆锥;4. 背部脂肪间筋膜;5. 棘上韧带;6. 棘突;7. 硬膜外脂肪;8. 背部脂肪;9. 棘突;10. 骶管;11. T_{12} 椎体;12. 椎基底血管丛;13. 椎间盘;14. 马尾神经束;15. 硬膜囊前壁、后纵韧带、纤维环;16. 蛛网膜下腔;17. 前纵韧带、纤维环;18. L_4 段蛛网膜下腔;19. 椎体终板;20. L_5 椎体;21. S_1 椎体

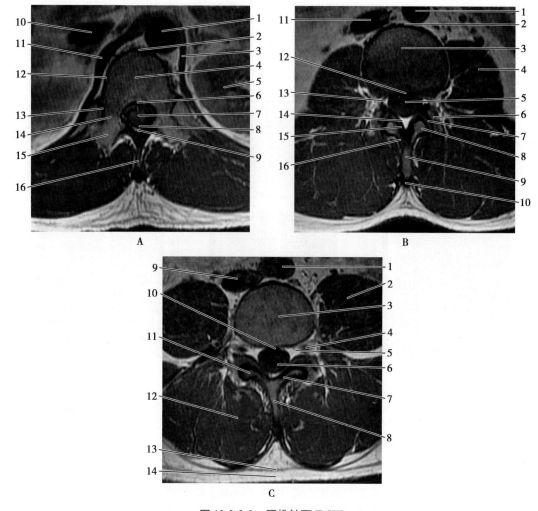

图 13-2-3-3　腰椎轴面 T₁WI

A. T₁₂椎体层面,椎体皮质骨为黑色,松质骨为灰白色。1. 腹主动脉;2. 皮质骨及前纵韧带;3. 膈肌脚;4. 椎体;5. 左肾;6. 硬膜囊前壁及后纵韧带;7. 脊髓;8. 硬膜囊后壁;9. 硬膜外脂肪;10. 下腔静脉;11. 膈肌脚;12. 椎体皮质骨;13. 椎肋关节;14. 椎弓根;15. 横突;16. 棘突; B. 椎间盘层面。1. 腹主动脉;2. 前纵韧带与纤维环;3. 椎间盘;4. 腰大肌;5. 蛛网膜下腔;6. 上关节突;7. 小关节间隙;8. 下关节突;9. 棘突;10. 棘上韧带;11. 下腔静脉;12. 硬膜囊前壁、后纵韧带、纤维环;13. 硬膜囊侧方脂肪间隙;14. 硬膜囊后脂肪间隙;15. 黄韧带;16. 椎板; C. 椎间孔层面。1. 髂动脉;2. 腰大肌;3. 椎体;4. 椎间孔内神经节;5. 椎间孔内脂肪;6. 马尾神经横截面;7. 椎板;8. 棘突;9. 髂静脉;10. 后纵韧带;11. 下关节突;12. 腰背部肌群;13. 脂肪间筋膜;14. 皮下脂肪

470

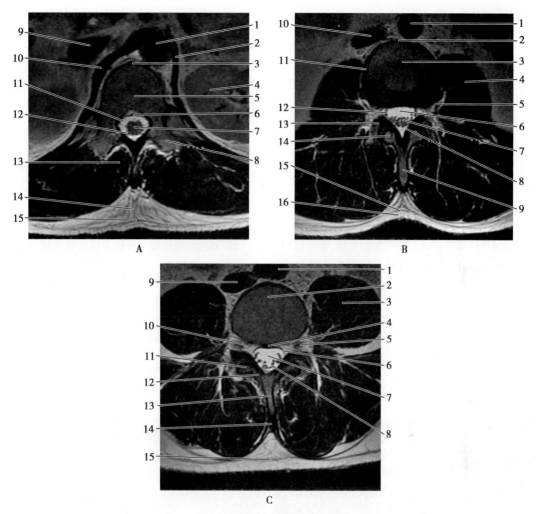

图 13-2-3-4 腰椎轴面 T_2WI

A. T_{12} 椎体层面, 硬膜囊内脑脊液为白色, 脊髓为灰黑色。1. 腹主动脉; 2. 左侧膈肌脚; 3. 前纵韧带及椎体皮质骨; 4. 左肾; 5. 椎体; 6. 硬膜囊前壁及后纵韧带; 7. 脊髓; 8. 横突; 9. 下腔静脉; 10. 右侧膈肌脚; 11. 蛛网膜下腔; 12. 脊髓后根; 13. 腰背肌; 14. 背部脂肪; 15. 脂肪间筋膜; B. 椎间盘层面, 硬膜囊内脑脊液呈白色, 马尾神经呈小点状稍黑信号, 小关节关节软骨呈稍高信号。1. 腹主动脉; 2. 前纵韧带、纤维环; 3. 椎间盘; 4. 腰大肌; 5. 椎管外神经根; 6. 蛛网膜下腔; 7. 马尾神经横截面; 8. 黄韧带; 9. 棘突; 10. 下腔静脉; 11. 纤维环; 12. 硬膜囊侧壁; 13. 上关节突; 14. 下关节突; 15. 背部筋膜; 16. 皮下脂肪; C. 椎间孔层面。1. 髂动脉; 2. 椎体; 3. 腰大肌; 4. 后纵韧带; 5. 椎间孔内神经根; 6. 硬膜囊侧壁; 7. 蛛网膜下腔; 8. 马尾神经; 9. 髂静脉; 10. 椎间孔内脂肪; 11. 下关节突; 12. 椎板; 13. 棘突; 14. 棘上韧带; 15. 背部筋膜

第三节 常见疾病 MRI 表现

一、脊髓脊柱先天性发育畸形

脊髓脊柱畸形包括一大组先天性发育畸形性病变。它是由于妊娠早期叶酸缺乏, 原始神经胚胎组织发育异常引发的先天性疾病。根据受损害的时间和部位不同, 造成损害的程度和部位存在明显差异。常见的发育畸形有脊柱椎体发育畸形、脊髓发育畸形、脊膜发育畸形等, 多种脊髓脊柱发育畸形常一并存在。有学者将其分为开放性神经管闭合不全、隐性神经管闭合不全、尾侧脊髓脊柱畸形等。目前尚没有一个完好的分类方法, 将各类脊髓脊柱畸形完整包括在内。影像科医师在描写 MRI 所见时, 通常

471

针对其主要影像表现分别论述。

（一）临床表现与病理特征

脊髓脊柱畸形的临床类型较多,临床表现有许多共同之处。多数患者有不同程度的神经损害。不同之处是畸形的发生水平不同、程度不同,神经功能损害引起的临床症状也明显不同。常见临床表现有上、下肢麻木,一侧或双侧肌萎缩,肢体畸形,背部包块,毛发,不同程度的二便障碍等。小的脊髓脊柱发育畸形,可无明显临床症状和体征。

病理学上,脊髓脊柱畸形表现为脊髓、脊柱解剖结构异常,局部解剖结构紊乱、不完整、变形,常伴有组织错构。

（二）MRI表现

脊髓脊柱畸形包括多种影像学表现,各种组织的发育异常又有其独特的影像学表现。现分述如下。

1. 寰枕、寰枢畸形及椎体融合畸形　颈椎MRI能较好显示寰枕、寰枢畸形,表现为寰枕关节融合、寰枢关节脱位、齿状突发育不良、齿状突高位等,可伴发$C_2 \sim C_3$椎体融合。伴随寰枢关节半脱位时,常有局部脊髓受压、变细,或脊髓损伤、变性改变(图13-3-1-1)。脊髓损伤表现为脊髓内长T_2、稍长T_1信

号。部分病例伴有小脑扁桃体下疝(见Chiari畸形一节)。椎体融合畸形也称为阻滞椎、合生椎,是一种发育异常所致的椎体分隔异常。可发生于脊柱各段,以颈椎居多,胸、腰椎次之。MRI表现为两个椎体完全或不完全融合,椎间盘部分或完全消失,椎体前后径变短,上下径(高度)无明显变化,椎体呈蜂腰状。可伴有椎板、棘突融合(图13-3-1-2)。

2. 脊柱侧弯畸形　先天发育畸形所致的脊柱侧弯畸形,MRI显示明显的脊柱侧凸、变形,常伴旋转畸形,以及楔状椎、蝴蝶椎、半椎体、椎体融合等改变(图13-3-1-3)。可伴脊髓畸形(详见脊髓脊柱畸形一节),或不伴脊髓畸形。在T_1WI和T_2WI,椎体信号一般正常。

3. 单纯性骶椎裂　也称为隐性骶椎裂,在临床上很常见。在轴面T_1WI和T_2WI显示明显,可见局部椎体不同程度的椎板裂,裂口可大、可小,伴有不同程度的局部硬膜囊变形。

4. 腰椎峡部发育不良　属较轻型的脊柱发育畸形。MRI显示病变较局限,局部椎体骨质被软骨组织信号所代替,呈长T_1、短T_2低信号。病变可单侧,亦可双侧,病灶可较大,亦可较小,呈线状。可伴有椎体滑脱(图13-3-1-4),此时常并存椎间盘病变。

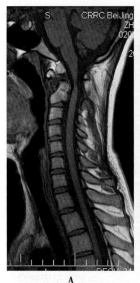
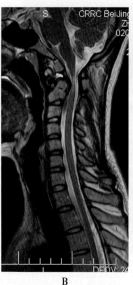
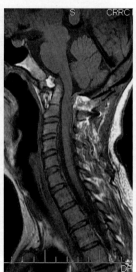
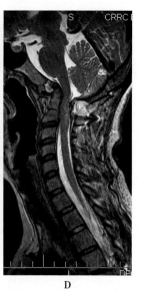

| A | B | C | D |

图13-3-1-1　环枕畸形

例1,女,20岁,颈椎矢状面$T_1WI(A)$、$T_2WI(B)$显示寰椎前结节与枕大孔前缘骨质融合,齿状突发育不良,寰枢关节脱位;C_2水平脊髓受压,脊髓呈长T_1、长T_2信号,提示脊髓变性;例2,女,38岁,矢状面$T_1WI(C)$、$T_2WI(D)$显示寰椎前结节与枕骨完全融合,齿状突高位,寰枢关节脱位,C_2水平脊髓内小片长T_2信号,C_2棘突处有金属伪影

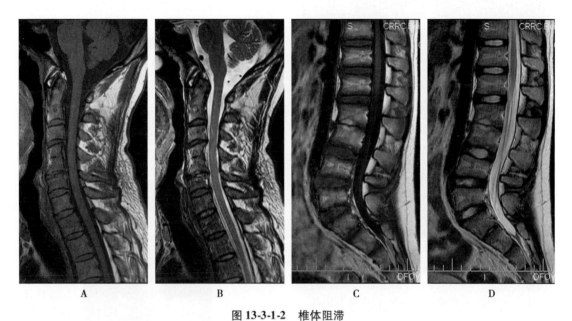

图 13-3-1-2　椎体阻滞

颈椎矢状面 $T_1WI(A)$、$T_2WI(B)$ 显示 $C_4 \sim C_5$ 椎体融合,椎体前后径变短;腰椎矢状面 $T_1WI(C)$、
$T_2WI(D)$ 显示 $L_2 \sim L_3$ 椎体后部融合,椎间隙消失

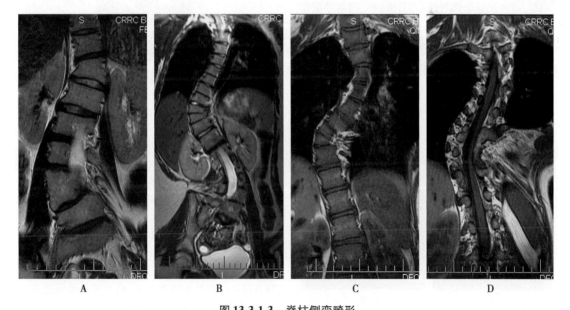

图 13-3-1-3　脊柱侧弯畸形

例 1,男,18 岁,胸腰椎冠状面 $T_2WI(A)$ 见脊柱 S 形侧凸畸形,多个椎体楔形变;例 2,女,13 岁,胸腰椎冠状
面 $T_2WI(B)$、$T_1WI(C、D)$ 显示脊柱 S 形侧弯,多个椎体楔形变,脊髓牵拉受压

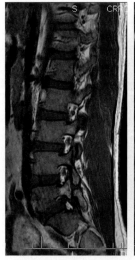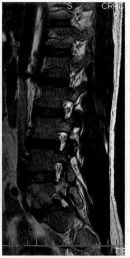

图 13-3-1-4　腰椎峡部发育不良

腰椎矢状面 $T_1WI(A)$、$T_2WI(B)$ 显示 L_5 峡部裂，椎体向前滑脱，局部椎间孔变形，L_4 椎体及附件正常

5. 脊髓发育畸形与脊髓拴系　MRI 显示不同阶段的脊髓形态异常，可为半侧脊髓不发育，或发育不良。可伴发灶性脊髓空洞，脊髓空洞信号呈长

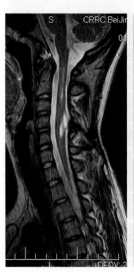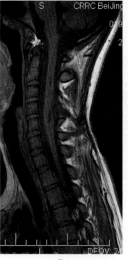

图 13-3-1-5　脊髓发育畸形与脊髓拴系

女，19 岁，颈椎矢状面 $T_1WI(A)$、$T_2WI(B)$ 见 C_4 水平椎板发育不良，局部脊髓与硬脊膜粘连、牵拉、变形，脊髓内空洞形成；局部发育异常的结缔组织与皮下组织相连，呈略短 T_1、短 T_2 信号

T_1、长 T_2 液体信号。可伴有局部脊髓与硬脊膜、椎板裂口粘连改变。还可仅见脊髓形态变化，而不伴信号异常。增厚的硬脊膜、皮下组织粘连带呈短 T_2 黑信号（图 13-3-1-5）。

6. 脊髓纵裂　MRI 显示脊髓一分为二，又称二分脊髓。在轴面、冠状面 MRI 显示较好。可以是部分脊髓裂开，或某一节段以下脊髓一分为二。二分脊髓的两侧可大小不一。近端常伴局部脊髓空洞，空洞呈长 T_1、长 T_2 信号。常见较大范围椎管发育异常，椎管明显宽大（图 13-3-1-6）。脊髓本身信号可正常。

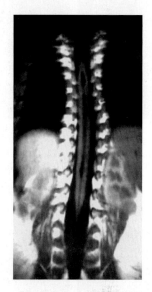

图 13-3-1-6　脊髓纵裂

女，11 个月，脊柱冠状面 T_1WI 见脊髓自胸段一分为二，在圆锥部又合二为一，上部伴有局部脊髓空洞

7. 双脊髓、双椎管　MRI 显示椎管发育异常。椎管被骨性或纤维性结构一分为二，脊髓亦被一分为二。二分椎管可是局部的，亦可较大范围。椎管间骨嵴可较大，亦可较小。两侧脊髓可对称，亦可不对称。脊髓内可伴有长 T_1、长 T_2 空洞信号（图 13-1-3-7）。

8. 脊髓脊膜膨出　脊髓脊膜膨出可发生在脊柱各段。可为单纯脊膜膨出，没有神经组织进入囊内；亦可见脊髓、马尾神经进入囊内，呈脊髓脊膜膨出改变。MRI 显示膨出囊大小不一，大者十数厘米，小者几毫米，囊内多呈长 T_1、长 T_2 信号。囊内可有短 T_2 纤维间隔。脊髓脊膜膨出常伴局部椎管发育不良，椎管宽大。多数为椎板裂，硬脊膜向后膨出（图 13-3-1-8）；少数为椎体裂，脊髓脊膜向前膨出。

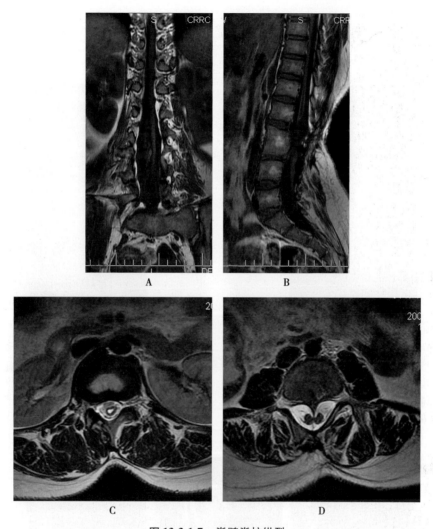

图 13-3-1-7 脊髓脊柱纵裂

女,14 岁,腰骶部冠状面 T_1WI(A)见圆锥低位,脊髓一分为二,其间有突入骨嵴之信号;矢状面 T_1WI(B)见 $L_2 \sim L_3$ 椎体融合,椎板发育不良;轴面 T_2WI(C、D)上脊髓空洞呈点状高信号(C),L_2 椎体骨嵴将椎管和脊髓分割为两部分(D)

裂口周围、椎管内、外常伴大小不一的脂肪瘤信号。脊髓、马尾神经常与硬膜囊壁、脂肪瘤粘连拴系,拴系以上脊髓受牵拉变细,亦可伴有空洞形成。

9. 脊髓内与终丝周围脂肪瘤 脂肪瘤大小不一。MRI 显示脊髓中央管内,或终丝周围短 T_1 脂肪信号,可沿脊髓中央管较大范围分布,局部脊髓轻度变形。颅内中线区亦可见脂肪组织残留信号,脊髓圆锥部也可见脂肪瘤。终丝周围脂肪瘤的残留脂肪组织可呈线状、条带状,或结节状(图 13-3-1-9)。

10. 脊髓与椎管内畸形性肿瘤 肿瘤大小不一,形态常较规则。可发生在脊髓内,亦可发生在脊髓圆锥部,或马尾神经周围,对脊髓、马尾神经形成

包绕。MRI 显示肿瘤边界清楚,信号不均匀,可呈长 T_1、长 T_2 信号,以及短 T_1、长 T_2 信号,或等 T_1、长 T_2 信号等两种胚层组织以上混杂信号特征(图 13-3-1-10)。局部椎体与椎板发育异常,椎管扩大。

11. 骶管囊肿和神经根袖囊肿 多数由先天发育异常所致。骶管囊肿常见于腰骶部,多发生在 $S_1 \sim S_3$ 椎体椎管内。囊肿大小不一,呈均匀长 T_1、长 T_2 信号(图 13-3-1-11)。局部骨性椎管可轻度扩大,或侵蚀椎体后部结构,类似肿瘤病变。MRI 随诊时其大小、形态一般无明显变化。神经根袖囊肿发生于单侧或双侧神经根袖区,表现为大小不等的长 T_1、长 T_2 信号,颈胸腰各椎体段均可出现,以颈段居多(图 13-3-1-12),腰骶椎次之。

475

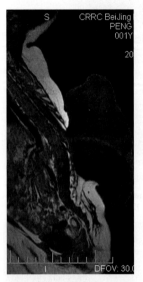

图 13-3-1-8　脊髓脊膜膨出
男,1 岁,脊柱矢状面 T_1WI 见腰背部巨大脊髓脊膜膨出囊,囊内有神经组织分隔,局部腰椎椎板裂;背部脂肪组织增厚

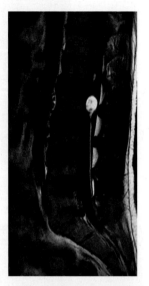

图 13-3-1-9　脊髓内与终丝周围脂肪瘤
男,29 岁,腰椎矢状面 T_1WI 见脊髓圆锥部及马尾神经周围短 T_1 信号,沿终丝下行至 S_1 水平

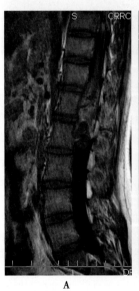

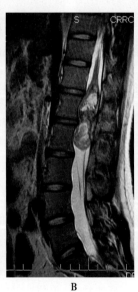

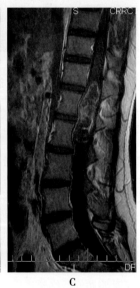

A	B	C

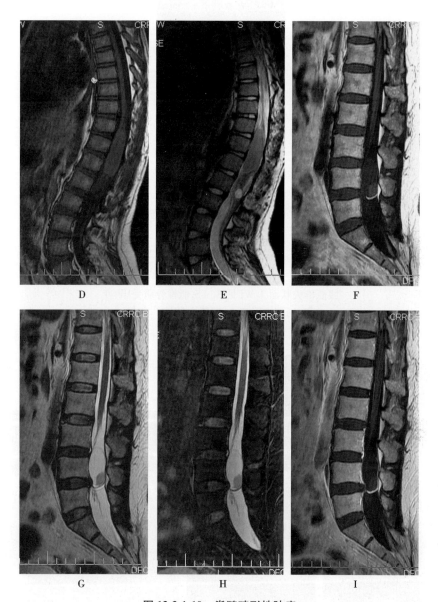

图 13-3-1-10　脊髓畸形性肿瘤

例 1,男,17 岁,腰椎矢状面 $T_1WI(A)$、$T_2WI(B)$ 见 $T_{12} \sim L_2$ 水平脊髓增粗、变形,呈不均匀短 T_1、长 T_2 信号,其间混杂长 T_1 信号,L1~2 椎体发育不良;增强 $T_1WI(C)$ 见病灶不均匀环状强化。例 2,男,11 岁,胸腰椎矢状面 $T_1WI(D)$、$T_2WI(E)$ 见 $T_{10} \sim L_1$ 水平脊髓内稍短 T_1、稍长 T_2 信号病变,其间混杂长 T_1、长 T_2 信号。例 3,男,58 岁,腰椎矢状面 $T_1WI(F)$、$T_2WI(G)$、抑脂 $T_2WI(H)$ 显示 $L_3 \sim L_4$ 水平马尾神经间混杂信号肿物(代表 3 种组织成分),下缘短 T_1 信号为脂肪;增强 $T_1WI(I)$ 未见肿物强化

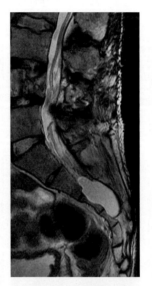

图 13-3-1-11　骶管囊肿
腰骶椎矢状面 T_2WI 见 $S_2 \sim S_4$ 骶椎骨质受压、变薄,局部椎管膨大,骶管内见长 T_2 信号

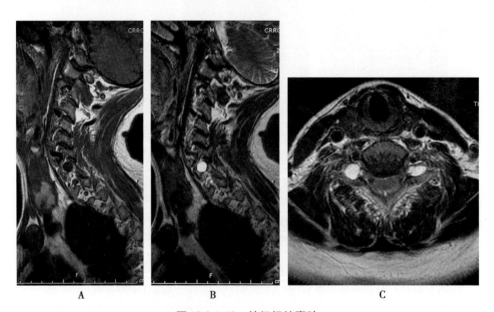

A　　　　　　　　B　　　　　　　　C

图 13-3-1-12　神经根袖囊肿
颈椎矢状面 $T_1WI(A)$ 、 $T_2WI(B)$ 、轴面 $T_2WI(C)$ 见双侧椎间孔神经根袖区长 T_1 、长 T_2 信号病灶

(三) 鉴别诊断

脊髓脊柱畸形的 MRI 诊断通常无困难。这是因为本病以解剖形态变化为主,优良的 MRI 影像能很好地显示大多数病变,不易误诊。腰椎峡部发育不良需与椎弓、椎板骨折鉴别,普通 X 线腰椎双斜位像及 CT 三维重建像有助于鉴别诊断。

【专家指点】

脊髓脊柱畸形是一组妊娠早期的神经管闭合畸形。影像学检查时,应注意检查全段脊柱,避免遗漏病变。部分病例伴有脑部神经组织发育异常,提示需进行全面临床检查和影像学评估。

二、脊髓拴系综合征

脊髓拴系综合征(tethered cord syndrome)是一组临床症候群,包括在腰骶部发生的一组脊髓脊柱畸形。它是由妊娠早期叶酸缺乏、神经管闭合畸形所致的先天性疾病。临床定义为脊髓发育畸形致脊髓圆锥低位,脊髓圆锥低于 L_3 椎体以下,伴有慢性脊髓损伤引起的下肢功能及大小便功能障碍等异常,临床上有特定的治疗价值。依据脊髓拴系原因,影像学将其分为终丝增粗紧张型、脂肪瘤型、单纯脊膜膨出型、脊髓脊膜膨出型和术后疤痕粘连型。

(一)临床表现与病理特征

脊髓拴系综合征是一组脊髓脊柱先天性发育畸形性疾病。早年,临床医生可发现腰背部的脊膜膨出囊,或腰背部的脂肪瘤、毛发等。随着婴儿生长,年龄增大,部分儿童出现不同程度的二便障碍,一部分儿童出现一侧或双侧马蹄内翻足,行走困难。少部分病例成年后才得以确诊,患者可有不同程度的下肢神经功能损害,以及下肢皮温低、顽固性足溃疡等。严重者可有足趾感染性骨髓炎改变,以致足趾手术切除。

病理学特征是脊髓圆锥低位,圆锥位于 $L_3 \sim S_2$ 椎体层面不等。脊髓腰膨大消失,脊髓张力高,脊髓纤细,可伴有空洞。腰背部及骶尾部见各种解剖结构异常,足马蹄内翻畸形等。

(二)MRI 表现

脊柱矢状面 T_1WI 和 T_2WI 显示脊髓圆锥位于 L_3 椎体以下,脊髓腰膨大消失,脊髓张力程度不同的增高。部分病例脊髓内可见长 T_1、长 T_2 空洞信号。常伴椎管宽大,椎板发育不良等异常。不同类型脊髓拴系的 MRI 表现可有不同,分述如下:

1. 终丝增粗型　除脊髓圆锥低位外,还可见终丝增粗、变短、拉直、紧绷,脊髓拴系于 L3 椎体以下部位(图 13-3-2-1)。

2. 脂肪瘤型　腰骶部显示脂肪瘤。后者呈短 T_1、长 T_2 信号,可大可小。脂肪信号与低位脊髓圆锥粘连。可伴局部椎板裂。腰骶部椎管内、外脂肪瘤可通过裂口相连(图 13-3-2-2)。

3. 单纯脊膜膨出型　脊髓圆锥低位,腰骶部椎板、棘突裂,裂口可大可小。脊膜通过裂口膨出,膨出囊内脑脊液呈长 T_1、长 T_2 信号,内无神经组织信号(图 13-3-2-3)。

4. 脊髓脊膜膨出型　在椎板裂、膨出囊的基础上,MRI 显示脊髓、脊髓圆锥、马尾等神经组织进入膨出囊,表现为长 T_1、长 T_2 的脑脊液中显示神经组织结构和信号(图 13-3-2-4)。

5. 术后瘢痕粘连型　脊髓圆锥低位,无其他异常。腰背部可见手术瘢痕信号,脊髓圆锥与裂口粘连(图 13-3-2-5)。

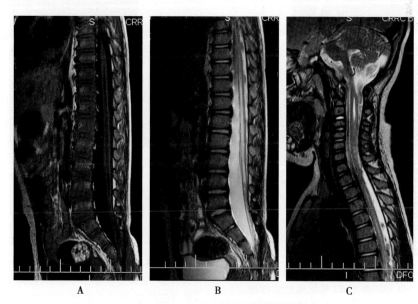

图 13-3-2-1　终丝增粗型脊髓拴系

女,3 岁,胸腰椎矢状面 $T_1WI(A)$、$T_2WI(B)$,脊髓内可见空洞,腰膨大消失,终丝增粗,末端被拴系于 S_3 椎体,膀胱增大;颈椎矢状面 $T_2WI(C)$ 见脊髓空洞达 C_2 水平

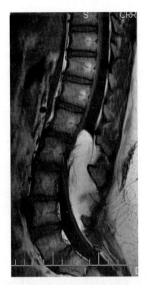

图 13-3-2-2　脂肪瘤型脊髓拴系
男,14 岁,胸腰椎矢状面 T_1WI 显示 $L_1 \sim$ L_5 水平脊髓背侧巨大短 T_1 信号病变,脊髓纤细、移位,圆锥位于 $L_3 \sim L_4$ 椎间隙水平,$L_4 \sim L_5$ 椎板裂

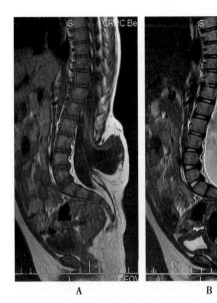

A B

图 13-3-2-4　脊髓脊膜膨出型脊髓拴系
男,4 岁,腰骶矢状面 $T_1WI(A)$、$T_2WI(B)$ 显示 $L_3 \sim S_1$ 椎板裂,局部大囊膨出,囊内见脊髓及马尾神经,圆锥与囊壁粘连,囊壁周围脂肪堆积

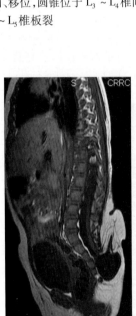

图 13-3-2-3　单纯脊膜膨出型脊髓拴系
女,1 岁,脊椎矢状面 T_1WI 见骶尾椎之椎板开放,局部大囊膨出,囊内未见神经组织信号,囊壁周围脂肪堆积,膀胱增大

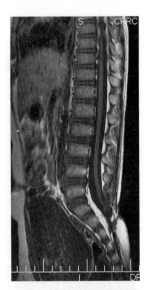

图 13-3-2-5　术后疤痕粘连型脊髓拴系
男,6 岁,骶部脊膜膨出手术后,腰骶矢状面 T_1WI 见脊髓纤细,腰膨大消失,圆锥位于 S_1 水平并与周围疤痕粘连;$T_{12} \sim L_1$ 水平脊髓内可见条状长 T_1 空洞信号,膀胱增大,尿潴留

（三）鉴别诊断

脊髓拴系综合征的影像诊断和鉴别诊断并不困难，良好的 MRI 图像是正确诊断的基础。但临床鉴别诊断很重要，如未进行脊柱 MRI 检查，可被误诊为小儿脑瘫所致下肢畸形。

【专家指点】

1. 对于脊膜膨出、腰背部毛发等发育异常，不要仅采取局部膨出囊修补术。应该及时进行术前 MRI 检查，全面了解脊髓脊柱情况。一些病例要选择适当时机，采取适当手术方式，行脊髓拴系松解手术，避免因拴系、牵拉造成脊髓神经组织更严重的损伤。

2. 本病部分病例伴有多节段脊髓脊柱发育畸形，应注意检查全脊柱。

3. 要注意检查本病的神经损害合并症，包括检查肢体、尿路等。

三、Chiari 畸形

Chiari 畸形是一组主要累及小脑与脑干的先天发育畸形，1891 年首先由 Arnold-Chiari 描述，后经多次修改、完善，沿用至今。本病分三型：Ⅰ型，小脑扁桃体下移，低于枕大孔下缘，进入颈段椎管内；Ⅱ型，小脑下移进入椎管内，延髓与四脑室延长，向尾侧移位，常伴脊髓脊膜膨出；Ⅲ型，在Ⅱ型基础上，伴有后枕部或颈部脑脊膜膨出。亦有学者将小脑发育不良归为Ⅳ型。Chiari 畸形约 1/3～1/2 伴有寰枕、寰枢畸形，还可伴有脑积水、脊髓空洞等，少数伴有扁平颅底、颅底凹陷等改变。

（一）临床表现与病理特征

发病年龄以成年人多见。发病时可有头痛、头晕、颈部疼痛、肢体麻木等。合并寰枕畸形者发际低。伴脊髓空洞者，部分病例有鱼际肌萎缩、痛触觉分离、皮肤烫伤瘢痕等表现。

病理学上，下疝之小脑扁桃体压迫脊髓中央管开口区，造成脑脊液循环的流体力学变化，开口区形成"高压水枪效应"，随着脑脊液的搏动，高压脑脊液冲击脊髓中央管，致其扩张。早期脊髓空洞呈线状，仅局限在上颈髓，而后逐渐呈串珠状向下蔓延，严重者累及脊髓全段，下达脊髓圆锥部。压力较高的空洞，可穿破脊髓组织，与蛛网膜下腔交通，自动减压。病变近端压力亦可增高，出现四脑室、三脑室、侧脑室扩大、空蝶鞍改变。部分病例出现寰枕融合、齿状突发育异常等颅底畸形。

（二）MRI 表现

颈椎矢状面 MRI 能显示脑干、小脑、小脑扁桃体、四脑室、颈髓、寰椎与枕骨情况。小脑扁桃体下疝指小脑扁桃体下移。正常小脑扁桃体位于枕大孔连线以上，部分人可位于连线以下，但仅限于 1.0～2.0mm，不低于 3.0mm。超过 3.0mm 时，可拟诊；超过 5.0mm 时，可确诊。Chiari 畸形可有脑积水、脊髓空洞等改变。脑积水可为四脑室扩大，亦可全部脑室扩大。下面简述各型 Chiari 畸形 MRI 表现。

Chiari 畸形Ⅰ型，最常见。MRI 显示小脑扁桃体下疝，可不伴（图 13-3-3-1）或伴有脊髓空洞（图 13-3-3-2）。空洞可大可小，压力可高可低。压力高者空洞呈串珠状，压力低者呈线状。空洞范围可限于颈段，亦可累及脊髓全段。空洞呈长 T_1、长 T_2 信号。寰枕融合时，MRI 显示寰椎前结节或后结节与枕骨粘连融合。可有脑积水、空蝶鞍等改变。

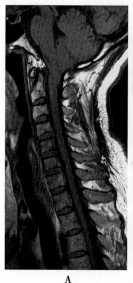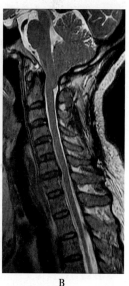

| A | B |

图 13-3-3-1　Chiari 畸形（Ⅰ型）
颈椎矢状面 T_1WI（A）、T_2WI（B）显示小脑扁桃体下疝，局部脊髓受压，未见脊髓空洞信号；C_6～C_7 椎间盘突出

Chiari 畸形Ⅱ型，较为少见。MRI 显示小脑扁桃体明显下移，达 C_2～C_3 水平；四脑室下移；可伴或不伴脊髓空洞信号。

Chiari 畸形Ⅲ型，罕见。

（三）鉴别诊断

Chiari 畸形诊断不难。单纯小脑扁桃体下疝应与颅内病变导致的继发性小脑扁桃体下疝鉴别，注意临床症状、体征，必要时检查脑部。小的脊髓空洞应与其他引发脊髓空洞的疾病鉴别，小脑扁桃体下疝是其定性诊断标准。

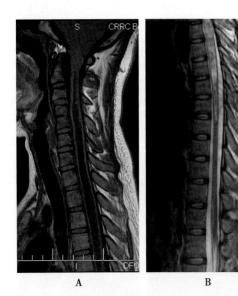

图 13-3-3-2　Chiari 畸形（Ⅰ型）

颈椎矢状面 T_1WI（A）、胸椎 T_2WI（B）显示小脑扁桃体下移，脊髓中央管开口区受压，脊髓内见长 T_1、长 T_2 信号，空洞累及上胸段脊髓

【专家指点】

对 Chiari 畸形伴有寰枕畸形、颅底畸形者，应进行 X 线颅底压迹像检查及 CT 扫描三维重建。仔细观察颅底及寰枕关节畸形情况，明确是否合并寰枕畸形、寰枢畸形、颅底凹陷及扁平颅底等。

四、脊髓脊柱损伤

脊髓脊柱损伤是一组外伤性疾病。随着交通发达、工业化活动增加，脊髓脊柱损伤病人有增多趋势。临床上对脊髓脊柱损伤越来越重视，并进行了深入研究。影像学亦遵循临床分类、分型进行研究，现将相关知识简介如下：

（一）脊柱的三柱理论、脊柱骨折临床分型与脊髓损伤病理演变

为了便于临床评价脊柱的稳定性，可人为地将脊柱分为前、中、后三柱，即三柱理论。前柱指前纵韧带、椎体前三分之二；中柱指椎体后三分之一、后纵韧带；后柱指椎弓根、椎弓板、棘突、棘间韧带、棘上韧带、脊髓等。外伤后，如骨折仅累及前柱，说明损伤较轻，脊柱有保护脊髓的作用。如骨折累及前柱和中柱，说明脊柱稳定性受到威胁，骨折需要固定，否则有继发伤害脊髓的危险。如骨折累及前中后三柱，说明脊柱极不稳定，随时可能脱位，伤及脊髓，或加重脊髓

损伤，有的已发生脱位，需手术复位固定。

依据三柱理论，可将脊柱骨折的 X 线平片及 CT 所见分为五种类型：①单纯压缩骨折：骨折线仅累及前柱，椎体无变形或轻度变形，呈楔形。未累及中柱，骨性椎管无变形。②爆裂型骨折：骨折线累及前、中柱，椎体楔形变。骨性椎管可变形，骨块突入椎管内，亦可无明显变形。③坐带型骨折：也称 Cheel's 骨折，由早年轿车保险带损伤所致。临床上所有折叠损伤均可发生此型骨折。骨折以线状横贯脊柱前、中、后三柱，可见椎体、椎弓、椎板骨折线。脊柱无脱位改变。④骨折脱位型骨折：椎体骨折累及前、中、后三柱，椎体向前或向后脱位。⑤脊柱复杂型骨折：指脊柱骨折有跳跃性改变，两个以上不相连椎体骨折。可伴骨折脱位，除前、后脱位外，亦可左、右脱位。可有椎体旋转、扭曲、变形，椎体间相互嵌入等改变。

脊柱骨折脱位的评价：将椎体分为四等份，骨折脱位时，椎体错位 1/4 为Ⅰ度脱位，椎体错位 1/2 为Ⅱ度脱位，椎体错位 3/4 为Ⅲ度脱位，椎体完全错位为Ⅳ度脱位。脊柱骨折脱位又分前脱位和后脱位，判定时以下一椎体为基础，上一椎体前移为前脱位，反之为后脱位。

爆裂型、坐带型、复杂骨折、骨折脱位等常伴脊髓损伤。损伤可是局部，亦可较大范围；可是完全横断，亦可不完全。早期局部挫伤水肿，脊髓可有斑点状出血。继而损伤脊髓神经及相邻神经组织，并可逐渐演变为坏死、变性。最后，局部脊髓发生变性、囊变、胶质增生、粘连、萎缩。粘连，尤其脊髓中央管粘连，可继发上行性或下行性脊髓空洞。

（二）MRI 表现

1. 椎体骨折　MRI 与 CT 骨扫描显示骨折各有优势。CT 可选用骨窗，显示骨折及形态，但骨折线与椎体平行时易漏诊。在抑脂 T_2WI，骨小梁水肿呈高信号（图 13-3-4-1），对诊断椎体骨折有定性意义。注意 MRI 分型时，抑脂 T_2WI 对水肿的敏感性高，如将损伤骨小梁、累及中柱的信号都归入爆裂骨折，可能扩大爆裂骨折诊断。对坐带型骨折，MRI 显示损伤的椎板、椎弓根内异常信号。骨折脱位者可显示脱位情况，以及韧带、小关节、椎间盘损伤的异常长 T_2 信号（图 13-3-4-2）。

2. 韧带损伤　脊柱损伤常伴韧带损伤。颈部外伤时，韧带可先于椎骨对脊髓起保护作用。在 T_2WI，病变呈长 T_2 信号（图 13-3-4-3）。颈部前纵韧带损伤多见，除长 T_2 高信号外，还可见局部椎前软组织增厚。T_1WI 多仅显示形态变化。后纵韧带损伤常合并硬膜外血肿，表现为出血信号特征。棘间、棘上韧带损伤亦常见。

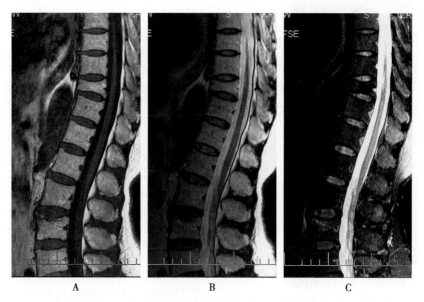

图 13-3-4-1　椎体新、旧骨折

胸腰椎矢状面 $T_1WI(A)$、$T_2WI(B)$、抑脂 $T_2WI(C)$ 显示 T_9 和 L_2 椎体楔形变，T_9 椎体在各个扫描序列均未见异常信号，提示陈旧性压缩骨折改变；L_2 椎体前上缘呈稍长 T_1 信号，抑脂 T_2WI 可见局部高信号（骨小梁水肿），提示新发骨折

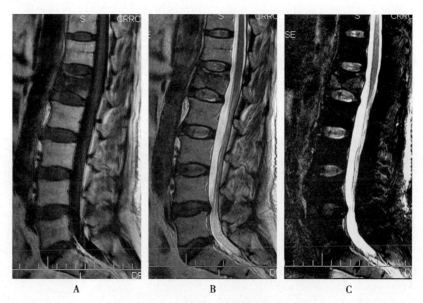

图 13-3-4-2　椎体爆裂骨折

腰椎矢状面 $T_1WI(A)$、$T_2WI(B)$、抑脂 $T_2WI(C)$ 显示 L_1 椎体变形，后缘轻度后凸，椎体内见长 T_1、长 T_2 信号，脊髓信号未见异常

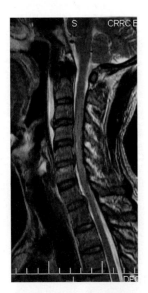

图13-3-4-3　脊柱韧带损伤

矢状面 T_2WI 显示 $C_2 \sim C_4$ 水平前纵韧带呈长 T_2 信号，C_6 椎体上部及 $C_3 \sim C_5$ 水平脊髓内可见斑片状长 T_2 信号

3. 脊髓损伤

（1）急性脊髓损伤：MRI 显示脊髓内长 T_2 水肿信号（挫伤），亦可见短 T_2 结节状信号，提示少量出血。T_1WI 呈稍长 T_1 或等 T_1 信号，脊髓轻度肿胀。3～14 天的亚急性期脊髓损伤，脊髓 T_2WI 显示明显长 T_2 信号，提示细胞挫伤后水肿。病变上下段相邻正常脊髓呈稍长 T_2 信号。T_1WI 呈稍长 T_1 或长 T_1 信号，在长 T_1 信号区可见小斑片状短 T_1 出血信号。

（2）脊髓损伤后演变：①脊髓出血较少见，多数迅速吸收，于急性期可见短 T_2 信号小点或结节，亚急性期见短 T_1 高信号，慢性期少见含铁血黄素 T_2 低信号环。②脊髓变性部分病例脊髓损伤后演变为稍长 T_1、稍长 T_2 信号，边界清楚，信号较均匀，呈轻度萎缩改变。③脊髓囊变损伤后局部神经组织坏死、液化，形成囊灶，呈长 T_1、长 T_2 信号，边界较清楚，形态较规则，有学者称其脊髓空洞，但为假性空洞。在轴面 MRI，囊变病灶可位于脊髓中央，亦可位于脊髓侧方灰质内，但不与脊髓中央管相通，病灶稳定后不发展，不上下蔓延，这与脊髓中央管扩张不同。④胶质增生损伤端增生胶质呈稍长 T_1、稍长 T_2 信号，局部增粗，残端呈喇叭口样，亦可呈不规则样改变。⑤蛛网膜粘连增生胶质可与蛛网膜、硬脊膜形成粘连，局部蛛网膜下腔结构不清。⑥脊髓萎缩 MRI 见脊髓变细，但信号无明显异常。范围可较大，也可局限，提示脊髓损伤时，相邻供血动脉可有更大范围损伤。⑦继发脊髓空洞损伤累及中央管时，造成中央管周围出血、胶质增生、粘连，使管内脑脊液循环异常，形成"高压水枪效应"，致中央管扩张，呈长 T_1、长 T_2 信号，可囊状、线状或条带状。这是真性空洞，可沿中央管蔓延，上行或下行，或上下行同时存在。

（3）影像评价：MRI 可以直观显示脊髓形态、信号变化（图13-3-4-4）。脊髓损伤演变稳定后，矢状和轴面 MRI 显示脊髓正常信号完全消失应视为完全性损伤。有时见部分近于正常组织残留，应注意其上下是否连续，连续者可能为不完全性损伤。MRI 评价应与临床评价密切结合。

（三）鉴别诊断

脊髓脊柱损伤诊断不难，多数情况无需鉴别诊断。

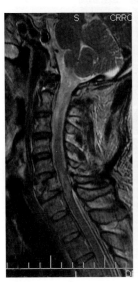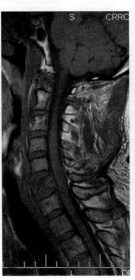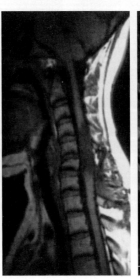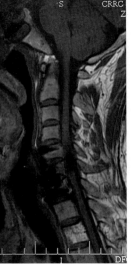

A　　　B　　　C　　　D

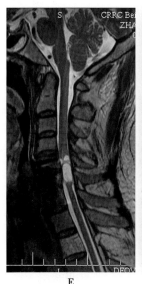
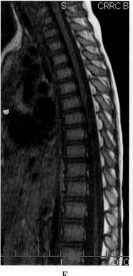
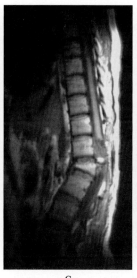
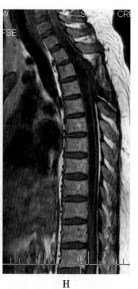

| E | F | G | H |

图 13-3-4-4　脊髓损伤

男,50 岁,颈部外伤 3 小时,矢状面 T_2WI(A)见 C_6 椎体骨折,$C_6 \sim C_7$ 水平脊髓内见长 T_2 水肿信号,其间夹杂斑片状短 T_2 出血信号,T_1WI(B)局部脊髓仅见稍长 T_1 信号;脊髓损伤 3 个月后,矢状面 T_1WI(C)显示 $C_4 \sim C_6$ 水平脊髓长 T_1 变性信号;脊髓损伤前路内固定手术后 3 个月,矢状面 T_1WI(D)、T_2WI(E)显示 $C_5 \sim C_6$ 水平脊髓内长 T_1、长 T_2 囊变信号(假性空洞),病变上缘见杯口状稍长 T_1、稍长 T_2 胶质增生信号;胸段脊髓损伤 6 个月后,胸椎矢状面 T_1WI(F)显示脊髓萎缩、变细;椎体骨折脱位、后路减压手术后 8 个月,矢状面 T_1WI(G)见 $T_{12} \sim L_1$ 水平脊柱后突,脊髓圆锥损伤、变形;$T_3 \sim T_4$ 水平脊髓损伤后路减压手术后,矢状面 T_1WI(H)显示继发性上行及下行性脊髓空洞(真性空洞)

【专家指点】

1. 脊髓脊柱损伤是常见病,要注意多处损伤及高位损伤掩盖低位损伤,常需全脊柱检查。

2. 注意区别脊髓真性空洞与假性空洞。后者为脊髓损伤后软化灶,一般其形态、大小不变。真性空洞应密切观察,防止发展,一旦空洞发展要积极外科处置。

3. MRI 检查对发现微小骨折和判别新鲜、陈旧骨折有帮助。

4. 目前临床上对骨折的分型方法较多,笔者建议应用 AO 分型,便于临床与影像诊断一致。

五、无骨折脱位型脊髓损伤

无骨折脱位型脊髓损伤由国外首先报道。20世纪 20 ~ 30 年代,随着工业的发达,汽车出现在道路上,儿童是最初的受害者。儿童从胡同里跑出,汽车未能有效刹车,将儿童撞倒,儿童爬起后行走几步摔倒,送医院进行 X 线平片检查,未发现骨折、脱位征象,但临床检查确有相应水平的脊髓损伤表现,文献将其定义为无骨折脱位型脊髓损伤。随着 CT 和MRI 在临床上广泛应用,发现本病并非罕见。CT 和MRI 常发现一些小的骨折及骨损伤,部分学者对本病命名提出异议。笔者认为,发现小骨折损伤,对本病定义不构成影响,临床仍应高度重视本病危害。

(一)临床表现与病理特征

本病儿童和成人均有发生,目前还缺乏完善的分型。儿童型多有明显外伤史,可为高处坠落伤或撞击滚动伤。外伤后突发双下肢或四肢瘫,二便障碍。成人型临床上可有、可无明显外伤史,或仅为日常生活中运动度过大。多数病例为颈部损伤,以甩鞭伤多见,亦可为高速滚动伤。部分患者仅为汽车刹车震荡、走路摔倒等。成人病例常伴有脊柱退行性病变。依脊髓损伤程度不同,临床上可有四肢或双下肢瘫、麻木,二便障碍等,部分病人症状可渐进性缓解。

本病的脊髓损伤机制有两个。①局部撞击型:脊髓被椎体、间盘、韧带等结构过度运动时撞击,局部脊髓组织发生完全性或不完全性损伤。损伤节段较小,仅局限于椎间隙或椎体、韧带范围。②血管损伤型:以高速滚动伤和坠落伤多见。高速运动及突然减速,使椎管内组织产生速度差,拉伤脊髓供血血管。此型损伤范围较大,可为多椎体节段脊髓损伤。病理学上早期见脊髓神经细胞肿胀,可伴少量出血;后期见脊髓坏死、囊变、萎缩。

(二) MRI 表现

根据损伤机制、损伤范围、形态不同,本病各种MRI 表现如下。

1. 局灶性脊髓损伤型　MRI 可显示:①脊髓损伤:于椎间隙或椎体高度的脊髓信号异常(图13-3-5-1),在急性期、亚急性期,T_2WI 显示髓内长 T_2 信号,信号不均匀,其间可夹杂小斑点短 T_2 出血信号。病程较晚病例,髓内可见稍长 T_2 水肿信号,向上或向下蔓延。在 T_1WI,急性期多呈等 T_1 信号,或呈稍长 T_1 信号;亚急性期可见稍长 T_1 信号,偶见小斑片短 T_1 信号,提示血红蛋白衍生物。在慢性期,MRI显示脊髓囊变或变性病灶。②韧带损伤:前纵韧带损伤最常见,MRI 显示等 T_1、明显长 T_2 信号,抑脂T_2WI 高信号更为明显,颈前软组织增厚。亦可见棘间韧带区明显长 T_2 信号。③椎体小骨折:成人颈部无骨折脱位型脊髓损伤,于椎体、椎板、小关节区常发现小的长 T_1、长 T_2 骨折信号,椎体多无变形,无脱位征象。④颈椎病征象:在成人,本病常有脊柱退变基础,如椎间盘突出、后纵韧带骨化、黄韧带肥厚、椎管狭窄等病变(图13-3-5-2)。

2. 脊髓供血动脉损伤型　儿童居多,成人偶有发生。在损伤早期见脊髓肿胀,呈弥漫性明显长 T_2

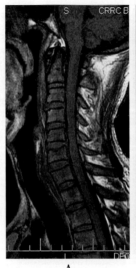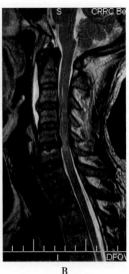

图 13-3-5-2　成人无骨折脱位型脊髓损伤
男,50 岁,颈部车祸伤后,颈椎矢状面 T_1WI(A)、T_2WI(B)显示 $C_2 \sim C_4$ 水平前纵韧带区血肿,$C_5 \sim C_6$ 水平脊髓内见稍长 T_2 信号(挫伤、水肿),病变向上蔓延;$C_5 \sim C_6$ 椎间盘突出,C_6 椎体上部见小片长 T_1、长 T_2 信号(骨小梁损伤、骨髓水肿)

信号,T_1WI 呈稍长 T_1 或等 T_1 信号。最终演变为大范围脊髓萎缩(图13-3-5-3)。

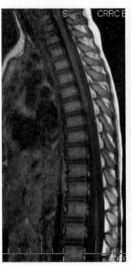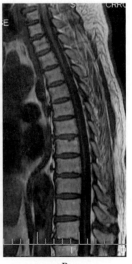

图 13-3-5-3　脊髓动脉损伤型脊髓损伤
颈胸椎矢状面 T_1WI 显示:A. 女,5 岁,坠落伤 1年,T_1WI 见 T_6 椎体以下脊髓萎缩、变细;B. 男,56 岁,车祸滚动伤 10 个月,T_1WI 见胸腰段脊髓显著萎缩、变细,颈髓大致正常

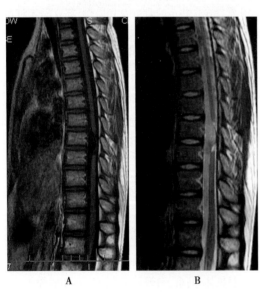

图 13-3-5-1　儿童无骨折脱位型脊髓损伤
女,6 岁,坠落伤 6 个月,胸椎矢状面 T_1WI(A)、T_2WI(B)显示 $T_9 \sim T_{10}$ 水平脊髓正常结构消失,呈长 T_1、长 T_2 信号(局灶性脊髓损伤)

（三）鉴别诊断

1. 儿童无骨折脱位型脊髓损伤的 MRI 表现,需与脊髓炎鉴别。脊髓炎患者常无明显外伤史,或仅有摔倒、轻度撞击、下腰等轻度脊髓牵拉震荡病史,这不足以直接造成脊髓供血动脉损伤,或对脊髓形成撞击损伤。发生脊髓炎时,脊髓供血动脉可能处于病理状态,轻微外伤可能成为诱因。腰穿检查可进一步帮助鉴别。

2. 成人颈段无骨折脱位型脊髓损伤合并颈椎病时,需与椎间盘突出慢性压迫脊髓变性鉴别。脊髓损伤临床上常有外伤史,突发症状加重。脊髓受压变性是一个慢性过程。单纯的影像表现区别两者困难。

【专家指点】

无骨折脱位型脊髓损伤是一种外伤性疾病,尤其在成年人,颈部外伤后,如出现神经症状,应及时MRI 检查颈部,以免漏诊。及时、有效保护颈部,可避免脊髓损伤加重。

六、脊髓脊柱刀伤

脊髓刀伤是指脊髓锐器伤,如刀、锥等锐器直接穿过软组织与骨性椎管,伤及脊髓。常为殴斗所致,损伤道小,后果严重。

（一）临床表现与病理特征

临床上有外伤或殴斗史。仔细检查可见脊柱周围锐器伤,伤口可大可小。依据脊髓损伤完全或不完全,损伤水平以下神经支配区出现完全性或不完全性感觉缺失。

（二）MRI 表现

在矢状面或轴面 T_1WI 和 T_2WI,可见损伤道异常信号,呈稍长 T_1、长 T_2 信号(图 13-3-6-1);脊髓内可见一较锐利的损伤信号,呈稍长 T_1、长 T_2 信号;异常信号周围常能发现金属伪迹信号,后者是本病特征性 MRI 表现。有时可见少许出血信号,信号强度依出血发生时间而不同。

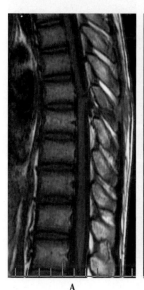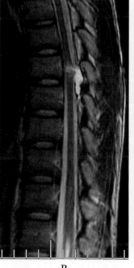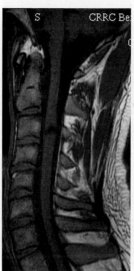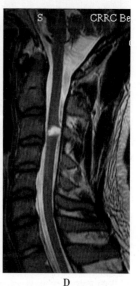

A   B   C   D

图 13-3-6-1　脊髓刀伤

男,15 岁,胸背部刀伤,胸椎矢状面 $T_1WI(A)$、$T_2WI(B)$ 显示 T_6 水平脊髓锐利伤,局部硬膜外有少量长 T_2 积液信号;颈部刀伤,颈椎矢状面 $T_1WI(C)$、$T_2WI(D)$ 显示 C_3 水平局灶脊髓不连续,呈长 T_1、长 T_2 信号

（三）鉴别诊断

脊髓刀伤在临床和 MRI 表现方面诊断不困难,无需与其他疾病鉴别。MRI 金属伪迹信号是其特征性表现。

【专家指点】

脊髓刀伤等锐器伤,有时损伤较小,异常信号呈线状,容易漏诊。合适的三个方向 MRI 层面检查能发现病变及损伤通路。

七、脊髓脊柱枪弹伤

脊髓枪弹伤是由步枪或手枪射伤的,可见明确弹道,可直接或间接伤及脊髓。损伤可为完全性或部分性。

(一) 临床表现与病理特征

病人有明显的枪伤史。伤后出现脊髓损伤征象,损伤水平以下肢体瘫,伴大小便功能障碍。病理学上,子弹高温、高速穿过人体,除直接损伤外,还可产生侧方冲击伤。损伤范围多较大,可出现脊髓损伤、骨折等。

(二) MRI 表现

矢状面和轴面 MRI 显示损伤道较大,呈长 T_1、长 T_2 信号。损伤可累及骨、韧带、脊髓等。脊髓损伤呈长 T_1、长 T_2 信号,脊髓正常结构消失(图 13-3-7-1)。脊髓周围增生组织呈稍长 T_1、稍长 T_2 信号,脊髓与周围组织粘连。

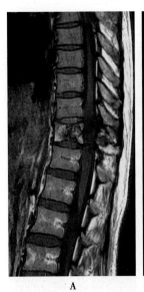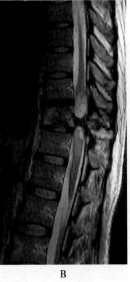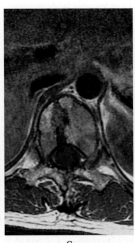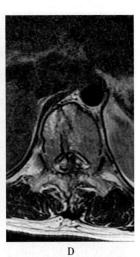

A   B   C   D

图 13-3-7-1 脊髓枪弹伤

女,37 岁,背部枪伤,胸椎矢状面 $T_1WI(A)$、$T_2WI(B)$ 显示 T_9 椎体以下脊髓形态不整,髓内见斑片状长 T_1、长 T_2 信号,T_{10} 椎体形态、信号异常(骨损伤);轴面 $T_1WI(C)$、$T_2WI(D)$ 显示与弹道痕迹一致的局部组织结构破坏

(三) 鉴别诊断

脊髓抢弹伤较为少见,病史清楚,病因明确,无需鉴别诊断。

【专家指点】

脊髓抢弹伤侧方冲击力较大,有些抢弹伤未直接伤及脊髓,远期 MRI 检查时,可能不会见到脊髓损伤的直接信号改变,需配合肌电图检查,以明确诊断。

八、椎间盘突出

椎间盘突出包括一大组病变。由于原始翻译不准确,病名定义一度产生混乱。Disk Herniation 有人译成椎间盘突出,有人译成椎间盘脱出,有些学者在不同的版本上将两者混用,它的直译则是椎间盘疝。但椎间盘突出沿用至今。按照北美脊柱协会的命名,Dick Herniation 的概念包括椎间盘膨出(annular bulge)、椎间盘突出(protrusion)、椎间盘脱出(extrusion)和椎间盘髓核游离(free fragment disk)四种病理类型。不同的病理学分型代表不同的病理变化。膨出指纤维环组织退变,弹力下降,髓核组织向四周均匀或不均匀膨隆,压迫单侧或双侧神经通路。突出指纤维环内层断裂,髓核组织突向局部纤维环薄弱区,压迫神经。脱出指纤维环断裂,髓核组织脱出至环外,压迫神经。髓核游离是指脱出髓核与纤维环裂口断开,上下或向后游离。

(一) 临床表现与病理特征

椎间盘突出可是急性或慢性病变。急性者有明确外伤或扭伤史,症状突然出现。慢性者无明显外伤史,症状逐渐出现。不同节段的椎间盘病变,产生的神经症状不同。可为四肢或双下肢麻木、疼痛,或放射性串痛。可单侧,也可双侧肢体交替出现症状。严重者出现蹒跚步态,肌肉萎缩等。

病理学上,椎间盘膨出表现为纤维环弹力下降,髓核向椎体周围均匀或不均匀膨隆,向后方膨隆时压迫单侧或双侧神经通路。椎间盘后突出时纤维环部分断裂,髓核组织后凸至断裂区,压迫一侧或双侧神经组织。椎间盘脱出时纤维环完全断裂,裂口可居中,也可位于上部或下部,髓核组织脱出到环外,量可大也可较小,可后移、上移、下移,压迫邻近神经组织,产生严重神经症状。髓核游离时脱出的髓核组织与破裂的纤维环裂口分离,在椎管内上下或侧后方移位,压迫神经。髓核游离多发于腰椎,颈胸椎的椎管间隙较小,髓核不易游离。

（二）MRI 表现

1. 颈椎间盘疝 ①突出:可见于颈椎各个间隙,可多个间隙同时发生,以 $C_4 \sim C_5$ 和 $C_5 \sim C_6$ 为多见。矢状面 MRI 显示椎间盘轻度向后突出,压迫硬膜囊或脊髓。脊髓信号多正常,少数可见长 T_2 信号。在轴面 MRI,可见突出的间盘组织压迫脊髓及硬膜囊,或压迫偏侧脊髓及神经通路,常伴钩椎关节增生改变,侧隐窝变窄。②脱出:矢状面 MRI 显示 $C_3 \sim C_4$、$C_4 \sim C_5$、$C_5 \sim C_6$ 某一椎间盘髓核组织脱出,明显压迫局部脊髓及硬膜囊。脱出的髓核组织多呈蕈伞样,或形成一个带蒂的纽扣样结构,局部脊髓可见长 T_2 水肿信号或仅见形态变化。在轴面 MRI,脱出髓核可向后压迫脊髓,亦可偏侧压迫一侧脊髓。脊髓明显变形,有水肿时,可见长 T_2 信号(图 13-3-8-1)。

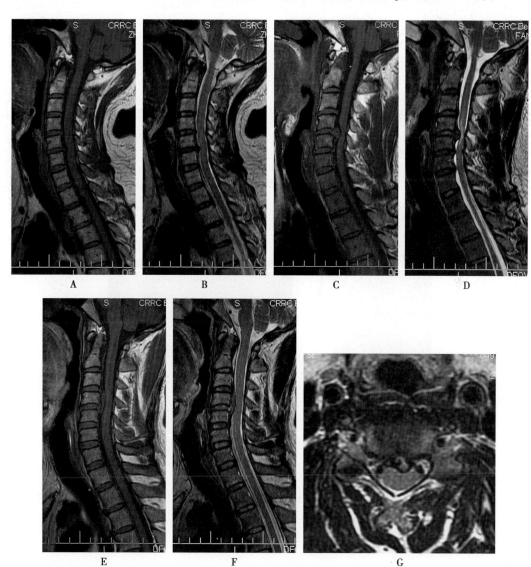

图 13-3-8-1　颈椎间盘疝

例1,颈椎矢状面 $T_1WI(A)$、$T_2WI(B)$ 显示 $C_4 \sim C_5$、$C_5 \sim C_6$ 椎间盘突出,局部脊髓受压但 MR 信号未见异常。例2,颈椎矢状面 $T_1WI(C)$、$T_2WI(D)$ 显示 $C_4 \sim C_5$ 椎间盘髓核脱出,脊髓受压、变形,髓内见长 T_2 信号;$C_3 \sim C_4$、$C_5 \sim C_6$、$C_6 \sim C_7$ 椎间盘突出。例3,颈椎矢状面 $T_1WI(E)$、$T_2WI(F)$ 显示 $C_4 \sim C_5$ 椎间盘髓核脱出、上移,局部脊髓受压;轴面 $T_2WI(G)$ 显示髓核突破后纵韧带

2. 胸椎间盘疝　胸椎间隙较小,发生椎间盘膨出、突出较少。临床上突出少见,脱出偶见。上胸和下胸椎常发,脱出的间盘组织压迫脊髓,或压迫偏侧脊髓,局部脊髓明显变形,髓内可见明显长 T_2 信号(图 13-3-8-2)。

3. 腰椎间盘疝　①膨出:MRI 不如 CT 显示清晰。矢状面 MRI 显示椎间盘组织退变、脱水,呈短 T_2 信号,并向后膨隆,轻度压迫硬膜囊。在轴面 MRI,间盘无特定的突出方向,而向四周膨隆,受压硬膜囊、侧隐窝,常伴小关节增生,亦可伴椎体轻度滑脱改变(图 13-3-8-3)。②突出:矢状面 MRI 显示椎间盘信号异常,T_2WI 信号变低,纤维环部分断裂,髓核后突。在轴面 MRI,偶见断裂纤维环的信号,髓核突向裂口区。裂口可呈中央型,亦可突向侧方。可压迫一侧硬膜囊、神经根袖,亦可单纯压迫一侧侧隐窝,还可压迫椎管外一侧神经根组织。增强扫描见断裂口周围组织轻度强化。③脱出:纤维环在 T_1WI 呈较髓核稍低信号。仔细观察矢状面 T_1WI,常可见断裂的

纤维环。脱出髓核呈稍长 T_1、短 T_2 信号,可向后、向上、向下移动,压迫局部硬膜囊,累及椎基底静脉丛时可见短 T_1 缓慢血流信号(图 13-3-8-4 ~ 图 13-3-8-6)。④髓核游离:MRI 显示椎管内前侧方髓核组织信号,其与破裂的纤维环口不连续。可沿椎管前壁上移、下移,亦可后移至后纵韧带、硬膜囊侧壁,似占位病变压迫硬膜囊变形,常需增强扫描,鉴别肿瘤。T_1WI 增强扫描显示病灶周边轻度强化,游离髓核不强化。

(三) 鉴别诊断

椎间盘病变诊断不难。正确诊断可帮助临床确定手术指征。髓核游离需与肿瘤鉴别,应进行 MRI 增强扫描。

【专家指点】

椎间盘疝的分类代表病变的程度,与临床处置有关。高分辨 MRI,尤其是高分辨 T_1WI,可以显示部分断裂的纤维环,使 MRI 诊断越来越接近病理诊断。椎间盘疝对周围神经的影响,是选择保守或手术治疗的重要依据。

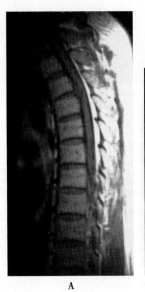
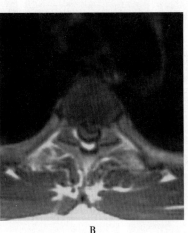

A　　　　B

图 13-3-8-2　胸椎间盘疝
胸椎矢状面 T_1WI(A)、轴面 T_1WI(B)显示 T_4 ~ T_5 椎间盘髓核脱出,
脊髓左前方受压、变形

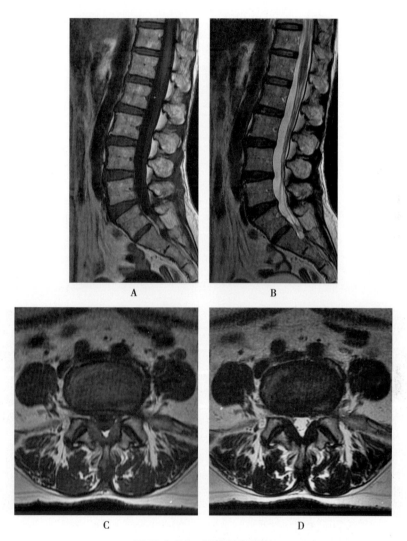

图 13-3-8-3 腰椎间盘膨出

腰椎矢状面 $T_1WI(A)$、$T_2WI(B)$ 显示 $L_4 \sim L_5$、$L_5 \sim S_1$ 椎间盘膨出,以 $L_5 \sim S_1$ 明显;$L_5 \sim S_1$ 椎间盘水平轴面 $T_1WI(C)$、$T_2WI(D)$ 显示膨出椎间盘压迫硬膜囊及双侧神经根,左侧侧隐窝明显变窄

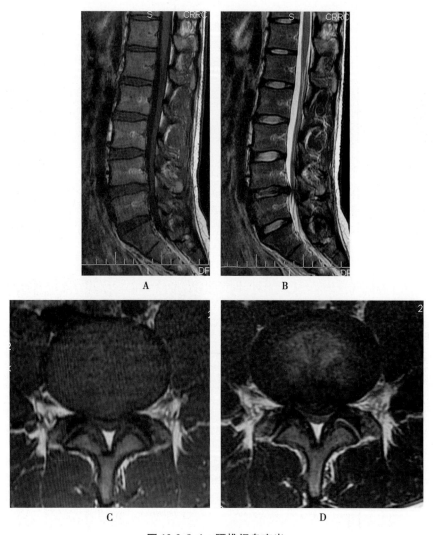

图 13-3-8-4　腰椎间盘突出

腰椎矢状面 $T_1WI(A)$、$T_2WI(B)$ 显示 $L_4 \sim L_5$ 椎间盘突出,压迫硬膜囊和马尾神经;轴面
$T_1WI(C)$、$T_2WI(D)$ 显示中央型椎间盘突出,硬膜囊受压、变形、后移

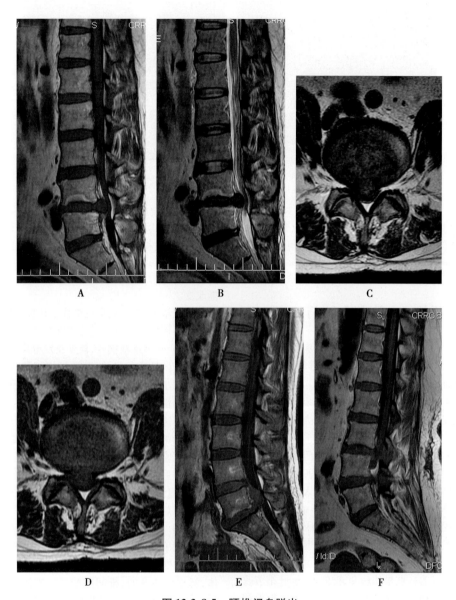

图 13-3-8-5 腰椎间盘脱出

例1,腰椎矢状面 $T_1WI(A)$、$T_2WI(B)$ 显示 $L_4 \sim L_5$ 纤维环后上断裂,纤维环呈黑线状向后下仰,L_4 椎体下终板退变;轴面 $T_2WI(C)$、$T_1WI(D)$ 显示纤维环裂口宽大,椎间盘突出为中央型,硬膜囊受压、凹陷。例2,矢状面 $T_1WI(E)$ 见 $L_5 \sim S_1$ 椎间盘纤维环后部 L_5 端断裂,纤维环呈黑线状向后下仰,髓核向上脱出。例3,矢状面 $T_1WI(F)$ 见 $L_3 \sim L_4$ 椎间盘纤维环后部下端断裂,髓核组织向 L_4 椎体后下方脱出

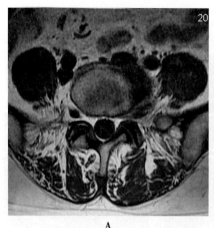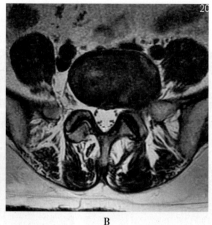

图 13-3-8-6　腰椎间盘椎管外型突出

女,51 岁,左侧下肢麻痛 6 个月,近来发现左侧小腿肌萎缩,$L_5 \sim S_1$ 椎间盘水平轴面 T_1WI（A）、T_2WI（B）显示左侧椎管外椎间盘突出,压迫椎管外段神经根,T_1WI 见左侧神经根肿胀

九、休门病与许莫尔结节

休门病（Scheuermann disease）主要由椎板骨软骨炎引发,是一种发生于青少年的胸腰椎脊柱病变,1920 年 Holger Scheuermann 首先报道。椎体发育异常,前后径正常,高度变低,椎体楔变,多椎体楔变使脊柱后凸变形,形成脊柱后凸畸形,称为青年圆背或青年驼背。

许莫尔结节（Schmorl nodes）是休门病的一个病理征象。1930 年 Schmorl 对照检查 8000 例尸检和 X 线,发现椎体生长板发育不完善,或后天外伤使椎间盘突入椎体松质骨内,在 X 线照片形成椎体压迹,是休门病的重要征象之一。但是,临床实践发现其他原因引发的椎体生长板破坏,也可产生 Schmorl 结节样改变。

临床上还有一些椎体病变,类似 Schmorl 结节改变。一是椎体前缘骨边缘体,它是由椎体生长板和椎体二次骨化中心软骨发育异常,造成椎间盘疝入其间,形成边缘体,也称为椎体边缘骨。二是椎体后缘骨内软骨结节,它也是椎间盘疝入骨内,形成椎体后缘 Schmorl 结节样改变,椎体局部骨质增生,椎体终板、髓核等凸入其中,好发于 L_4、L_5 椎体后下缘。这些病变与椎体生长板有关,故在本节一并讨论。

（一）临床表现与病理特征

休门病与许莫尔结节患者,常出现腰背痛,疼痛时间较长,一般治疗不能缓解。休门病患者逐渐出现背驼,脊柱后凸弯曲。成人后疼痛缓解,但驼背不能改变。

病理学上,休门病可见椎体生长板的软骨炎,骨生长障碍使椎体上下径不能正常发育。椎体后缘生长影响小,椎体逐渐楔变,楔变及发育异常椎体间盘面后 1/3 区骨质可见小凹,髓核组织凸入其内。非休门病的小凹较大,急性期小凹周围松质骨伴有骨小梁无菌性炎。

椎体边缘骨为二次骨化中心愈合期软骨病变,椎间盘髓核组织前份突入其间,使椎体二次骨化中心不能正常愈合,形成边缘骨。

椎体后缘骨内软骨结节亦是局部终板软骨异常,椎间盘髓核组织疝入骨内,椎体后缘骨质增生,形成椎体后缘软骨结节。

（二）MRI 表现

1. 休门病　矢状面 T_1WI 和 T_2WI 显示多椎体楔变,椎体高度变小。常发生在下胸上腰椎体,脊柱后凸弯曲,椎间隙变窄。椎体后 1/3 区出现多发性小骨质凹陷之 Schmorl 结节样改变,髓核组织信号凸入其内,常上下对称分布,多数病灶边界清楚,无松质骨信号异常。青年期椎体内病灶周围可见长 T_1、长 T_2 信号,提示骨小梁水肿（图 13-3-9-1）。

2. Schmorl 结节样改变　以 $L_3 \sim L_4$、$L_4 \sim L_5$、$L_5 \sim S_1$ 椎体常见,矢状面 MRI 显示椎体上或下间盘面一骨性异常信号,局部椎体软骨下盘中断消失,病灶呈长 T_1、长 T_2 信号,病灶周边可有晕状长 T_2 信号。亦可呈短 T_1、长 T_2 脂肪组织退变信号,椎间隙变窄（图 13-3-9-2）。

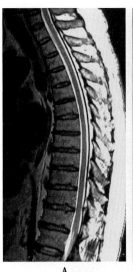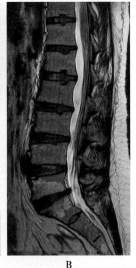

A　　　　　　　　　　B

图 13-3-9-1　休门病

例 1，男，55 岁，胸椎矢状面 $T_2WI(A)$ 见脊柱后凸，多个椎体轻度楔形变，椎间隙变窄，椎体后 1/3 间盘面有小凹陷。例 2，女，35 岁，腰痛多年，腰椎矢状面 $T_2WI(B)$ 见多个椎体楔形变，$T_{11} \sim L_4$ 椎体可见 Schmorl 结节样改变，$L_5 \sim S_1$ 椎体内见大片长 T_2 信号（椎板退变）

3. 椎体边缘骨　MRI 显示 L_4 或 L_5 椎体前上方三角形骨块与椎体不相连。椎间盘样组织信号进入

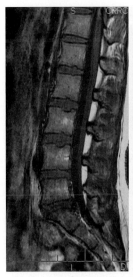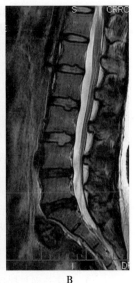

A　　　　　　　　　　B

图 13-3-9-2　许莫尔结节

男，26 岁，腰痛多年，腰椎矢状面 $T_1WI(A)$、$T_2WI(B)$ 显示 $L_1 \sim S_1$ 椎体许莫尔结节样改变，T_2WI 见髓核物质凸入椎体内

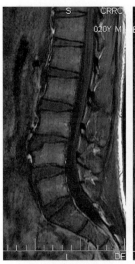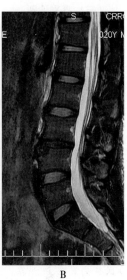

A　　　　　　　　　　B

图 13-3-9-3　椎体边缘骨

男，20 岁，腰痛，腰椎矢状面 $T_1WI(A)$、$T_2WI(B)$ 显示 L_4 椎体前上缘信号异常，髓核组织突入椎体内

骨质间裂隙，异常信号与椎间盘相连（图 13-3-9-3）。

4. 椎体后缘骨内软骨结节（类 Schmorl 结节样改变）　MRI 显示 L_4、L_5 椎体后下缘一椎体上凹性改变，呈圆弧形，间盘髓核组织凸入椎体内，椎体后下缘唇样增生、后突。周围骨小梁内可见长 T_1、长 T_2 水肿信号，椎间隙变窄，椎间盘呈短 T_2 信号（图 13-3-9-4）。

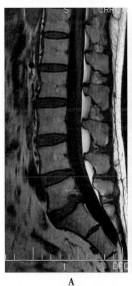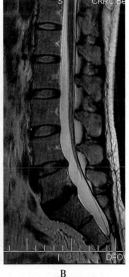

A　　　　　　　　　　B

图 13-3-9-4　椎体后缘骨内软骨结节

男，34 岁，腰痛，腰椎矢状面 $T_1WI(A)$、$T_2WI(B)$ 显示 L_5 椎体后下缘凹陷，髓核组织突入椎体内

（三）鉴别诊断

1. 休门病的影像特征明显,一般不需鉴别诊断。

2. 单纯的 Schmorl 结节病变应与间盘感染引发的骨感染病变(尤其边缘型骨结核)鉴别。

3. 椎体后缘骨内软骨结节,病理上与软骨瘤鉴别困难,常误诊为软骨瘤。但 MRI、X 线片形态学表现有特征,利于诊断。

【专家指点】

1. 多数 Schmorl 结节由休门病引发,少数由其他疾病引起。MRI 使我们对本病有了初步认识,以上观点仅供参考。

2. 分析椎体边缘骨和椎体后缘骨内软骨结节病变时,通过 X 线摄影和(或)CT 检查观察局部骨质改变更直观、更可靠。

十、椎间盘炎

椎间盘炎是一种感染性病变,临床上常见。原因多为医源性感染,或为椎间盘手术后合并症,包括切开手术、椎间盘旋切术、溶核术等,血行感染少见。

（一）临床表现与病理特征

多数病人有明确的手术史,如椎间盘旋切术、椎间盘针吸术、椎间盘纤维蛋白溶核术等。少数没有手术史。临床有发热、腰痛等,实验室检查白细胞总数升高。

病理学上,间盘组织发生炎症改变,炎症侵及相邻骨质,引起椎体间盘面骨炎,椎体骨小梁炎性水肿。

（二）MRI 表现

矢状面 T_1WI 和 T_2WI 显示椎间盘信号异常,呈明显长 T_1、长 T_2 信号,椎间盘结构不清,相邻椎体骨质间盘面出现长 T_1、长 T_2 骨小梁水肿信号,椎间盘轻度后凸,压迫硬膜囊。增强扫描 T_1WI 显示椎间盘周围组织轻度强化,椎体水肿区轻度强化(图 13-3-10-1)。

（三）鉴别诊断

椎间盘炎应与脊柱结核鉴别,实验室检查可协助诊断。本病病史明确时诊断不难。病史不明确,或怀疑血行感染时,诊断困难。

【专家指点】

MRI 平扫提供的信息较少。增强扫描对诊断椎间盘炎作用较大,能进一步观察炎症侵袭情况,全面评价病变。

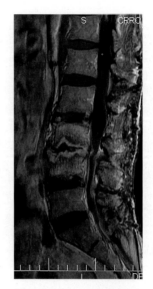

图 13-3-10-1　椎间盘炎

$L_3 \sim L_4$ 椎间盘手术后,腰椎矢状面增强 T_1WI 显示 $L_3 \sim L_4$ 椎间隙变窄,椎体间盘面不光滑且明显异常强化,毗邻的硬膜囊亦可见明显强化

十一、脊柱退行性病变与弥漫性特发性骨增生症

脊柱是人体的重要结构,也是承重结构,由骨、软骨、韧带、椎间盘、小关节、肌肉、血管神经等组成。脊柱发育完成后,随着运动、劳动等活动增多,骨、软骨、椎间盘、韧带、小关节等组织逐渐发生退行性改变。退变可以某种组织较为明显,也可几种组织同时发生。退变导致组织的形态与功能变化,影响血管神经和正常功能。

弥漫性特发性骨质增生症(DISH)是一种原因不明的韧带骨化和骨质增生性疾病。病因可能与代谢或内分泌异常有关,在病理上属于退行性病变,韧带、肌肉附着区钙化,骨质明显增生。本病 1971 年由 Forestier 报道,也称 Forestier 病,1975 年将其命名为 DISH。患者多为中老年人,身体较强壮,常于颈、胸、腰椎发生局部明显前纵韧带骨化,相邻椎体骨质增生,骨桥形成,可伴后纵韧带骨化,或其他关节韧带骨化,关节骨质增生。

（一）临床表现与病理特征

脊椎退行性病变发生的部位不同、病变的性质不同,产生的临床症状和体征亦不相同,难以在此详述。相关病例的临床表现请参阅临床资料。

脊柱退行性病变发生的部位不同,病理学变化亦不相同,在此不作详论。请参阅相关病理学文献。

（二）MRI 表现

脊柱退行性病变的具体病变部位不同,MRI 表现不同。

1. 椎体骨退行性改变　①皮质骨退行性改变:MRI 显示椎体边缘皮质骨增生、变尖,局部增厚,严重者两个椎体间形成骨桥(图 13-3-11-1),呈长 T_1、长 T_2 信号,或短 T_1、长 T_2 信号。②松质骨退行性改变:包括松质骨内脂肪退变和成骨性退变,前者表现为椎体内局限性长 T_2、短 T_1 信号,病灶呈团状,边界清楚,脂肪抑制 T_2WI 检查时病变呈低信号(图 13-3-11-2);后者又称骨岛,MRI 呈团状长 T_1、短 T_2 信号,CT 和 X 线呈高密度。

2. 椎体终板退变　与椎间盘变性有关。随着间盘变性,并刺激终板,使椎体终板和相邻骨质发生异常。有学者根据 MRI 信号特征,将其分为三型。Ⅰ 型:终板和相邻骨质发生无菌性骨炎,在 T_1WI 呈低信号,在 T_2WI 呈高信号(图 13-3-11-3)。Ⅱ 型:终板和相邻骨质进一步脂肪变,在 T_1WI 呈高信号,在 T_2WI 呈等信号或稍高信号(图 13-3-11-4)。Ⅲ 型:终板和相邻骨质形成硬化骨,呈长 T_1、短 T_2 信号(图 13-3-11-5)。

3. 后纵韧带骨化　以颈段多见,胸腰段少见。病变可是局部的,也可为较大范围,T_2WI 呈明显短 T_2 信号,T_1WI 呈等 T_1 或长 T_1 信号(图 13-3-11-6)。矢状面 MRI 能较好显示其范围,轴面 MRI 能较好显示其与椎管、脊髓的关系,局部椎管狭窄。

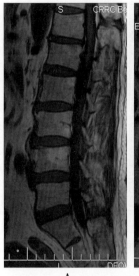
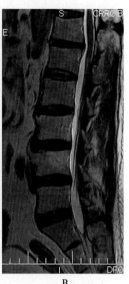

图 13-3-11-1　椎体皮质骨退行性改变

男,65 岁,腰痛多年,腰椎矢状面 T_1WI(A)、T_2WI(B)显示 L_2 ~ L_4 椎体前缘尖角样骨质增生,L_3 ~ L_4 椎体间形成骨桥

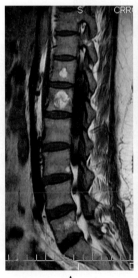
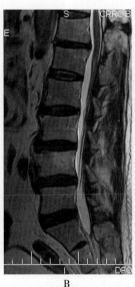
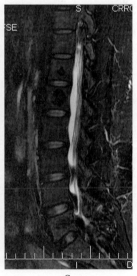

图 13-3-11-2　椎体松质骨内脂肪退变

男,51 岁,腰椎矢状面 T_1WI(A)、T_2WI(B)显示 T_{12} ~ L_1 椎体内结节状短 T_1、长 T_2 信号,脂肪抑制 T_2WI(C)见高信号病灶变为低信号,提示为脂肪组织

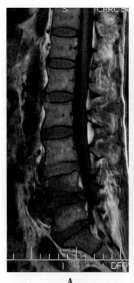
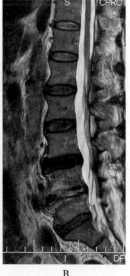
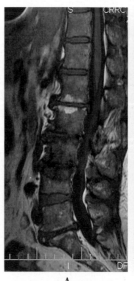
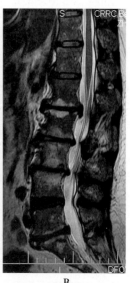

A   B

图 13-3-11-3　椎体终板退变Ⅰ型

男,53 岁,腰痛 3 个月,腰椎矢状面 $T_1WI(A)$、$T_2WI(B)$ 显示 $L_4 \sim L_5$ 椎间盘突出,$L_4 \sim L_5$ 椎体间盘面结构模糊,椎体内见长 T_1、长 T_2 信号,以 T_1WI 明显,提示骨小梁无菌性骨炎,骨小梁水肿

A   B

图 13-3-11-4　椎体终板退变Ⅱ型

男,73 岁,腰痛多年,腰椎矢状面 T_1WI(A)、T_2WI(B)显示腰骶椎多个椎间隙变窄,以 $L_1 \sim L_2$、$L_2 \sim L_3$、$L_3 \sim L_4$ 明显;$L_1 \sim L_2$ 椎体间盘面呈短 T_1、长 T_2 信号,提示终板下骨质脂肪退变

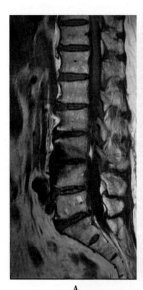
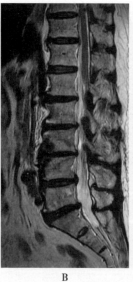
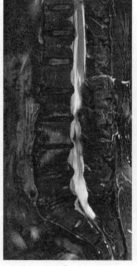
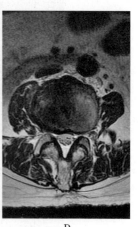

A   B   C   D

图 13-3-11-5　椎体终板退变Ⅲ型

女,73 岁,腰痛,腰椎矢状面 $T_1WI(A)$、$T_2WI(B)$、抑脂 $T_2WI(C)$ 及轴面 $T_2WI(D)$ 显示 $L_3 \sim L_4$ 椎间隙变窄,$L_3 \sim L_4$ 椎体终板及椎体骨中后部呈短 T_1、长 T_2 信号(脂肪,高信号),前部呈长 T_1、短 T_2 信号(骨化,低信号),提示骨结构退变

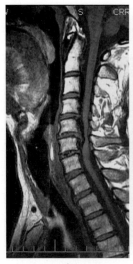 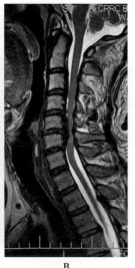

A　　　　　　　　B

图 13-3-11-6　后纵韧带骨化

颈椎矢状面 T_1WI（A）、T_2WI（B）显示 C_3 ~ C_6 水平后纵韧带增厚，呈不均匀长 T_1、短 T_2 信号，局部椎管狭窄，脊髓受压、变形，C_5 ~ C_6 椎间盘脱出

4. 黄韧带骨化　可于局部椎体发生，也可于多个椎体段发生。后者以下颈上胸及胸腰段居多。增厚、钙化的黄韧带在 T_2WI 呈短 T_2 黑信号，在 T_1WI 呈等 T_1 骨性信号，从背侧压迫脊髓，是椎管狭窄的原因之一（图 13-3-11-7）。

5. 腰椎小关节骨关节炎　椎间盘退变、椎间隙变窄时，人体重量会向椎体后方的椎间小关节转移，造成小关节面软骨损伤与退变，软骨下骨质增生、关节面硬化。MRI 显示关节面不光滑、关节面软骨信号不均匀、皮质骨信号增厚、关节面下骨囊变等（图 13-3-11-8）。

6. 椎体滑脱　此处并非因椎体骨折、峡部裂所致滑脱，而是由椎间盘退变、小关节炎引起的椎体滑脱。常发生在颈椎和腰椎，以腰椎多见（图 13-3-11-9）。滑脱一般小于Ⅰ度，可前滑脱，也可后滑脱。

7. 椎管狭窄　可由椎体后缘骨质增生、后纵韧带骨化、黄韧带钙化等各种退变因素引起，也可为先天发育异常。MRI 显示椎管前后径、侧隐窝前后径明显变窄，可伴椎管、侧隐窝形态不规则（图 13-3-11-10）。

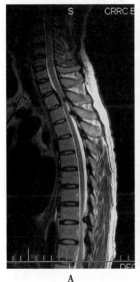 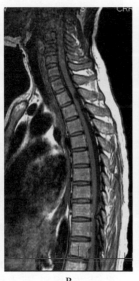 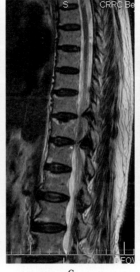 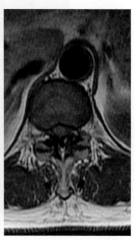

A　　　　　　　　B　　　　　　　　C　　　　　　　　D

图 13-3-11-7　黄韧带骨化

例 1，女，48 岁，后背痛，胸部束带感 3 个月，颈胸椎矢状面 T_1WI（A）、T_2WI（B）显示 T_2 ~ T_3、T_3 ~ T_4、T_9 ~ T_{10} 水平黄韧带增厚，呈结节状长 T_1、短 T_2 信号，压迫脊髓背侧；例 2，女，68 岁，胸部束带感多年，1 个月前外伤后出现下肢功能障碍，胸腰椎矢状面 T_2WI（C）、轴面 T_1WI（D）显示 T_9 ~ T_{10}、T_{10} ~ T_{11} 水平黄韧带增厚，脊髓背侧受压，髓内见小片长 T_2 信号

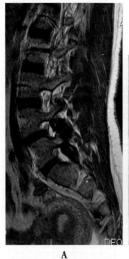
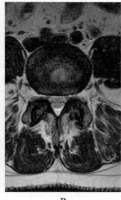
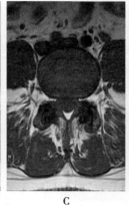
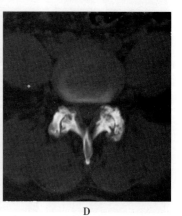

| A | B | C | D |

图 13-3-11-8　腰椎小关节骨关节炎

女,36 岁,腰痛两年余,腰椎矢状面 $T_2WI(A)$ 显示右侧 $L_4 \sim L_5$、$L_5 \sim S_1$ 小关节增生、硬化,呈短 T_2 信号; $L_4 \sim L_5$ 水平轴面 $T_2WI(B)$ 和 $T_1WI(C)$ 显示正常小关节面形态不整,正常结构消失;同层面 CT 图像 (D)清晰显示关节骨增生、硬化,关节间隙变窄

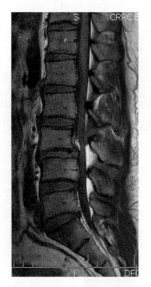

图 13-3-11-9　脊柱椎体滑脱

腰椎矢状面 T_1WI 见 L_3 以上椎体 Ⅰ 度前滑脱, $L_3 \sim L_4$ 椎间盘轻度后脱出,近端纤维环断裂,局部硬膜囊受压

8. 弥漫性特发性骨增生症(DISH)　MRI 显示前纵韧带增厚,呈骨化密度信号,椎体广泛性骨质增生改变。可伴后纵韧带骨化。

（三）鉴别诊断

1. 椎体内松质骨脂肪退变　应与椎体血管瘤

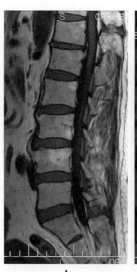
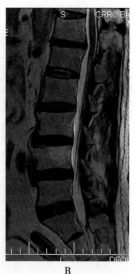

| A | B |

图 13-3-11-10　椎管狭窄

男,75 岁,腰痛,行走困难,腰椎矢状面 T_1WI (A)、$T_2WI(B)$ 显示 $T_{12} \sim L_5$ 椎体层面椎管前后径狭窄,L_1 椎体后上缘骨质增生,脊髓圆锥部受压

鉴别。在抑脂 T_2WI,退变脂肪呈低信号,而血管瘤呈高信号。

2. 椎体松质骨内成骨性退变　应与椎体成骨性转移瘤鉴别。成骨性退变多为单发病灶,成骨性转移瘤通常为多发病灶。难以确定病变性质时,密切随诊。

3. 腰椎椎体滑脱 要注意观察椎体峡部,排除峡部裂。

4. DISH 应与强直性脊柱炎鉴别。DISH 通常无骨质疏松,多数强直性脊柱炎伴有明显骨质疏松,并有明显椎体竹节样改变。

【专家指点】

1. 脊柱退行性病变包括一大组病变,征象较多。这些征象可单独存在,也可几个征象同时发生,构成临床上的颈椎病、腰椎病、椎管狭窄等。

2. DISH 在临床上常被误诊为脊柱骨质增生、关节骨质增生、韧带钙化等疾病。应深入观察这组病例的临床共性,进一步寻找病因。

3. 关于黄韧带钙化、小关节增生,临床上发现其多发者多发生于下颈上胸及胸腰段。这是否属于 DISH 的一个类型,或是一个特有的疾病,有待临床系统观察,明确病因。

十二、脊髓脊柱血管畸形

脊髓血管畸形(spinal cord vascular malformation)是一个目前尚无确切定义的疾病分类代名词。其广义概念包括脊椎椎体、椎旁、脊髓内外血管畸形性病变,狭义概念是指脊髓内、外血管畸形。依据病理学分类,本病可分为动静脉畸形、海绵状血管瘤、静脉畸形和毛细血管扩张症。依据病变部位及影像学分类,本病分为脊髓内动静脉畸形(AVMs)、脊髓周围动静脉漏、硬脊膜动静脉漏(AVF)、混合型动静脉畸形、海绵状血管瘤以及椎体血管瘤。

大多数学者认为,脊髓血管畸形是一组先天性血管发育畸形性病变。有学者提出硬脊膜动静脉漏有可能与全身性疾病及脊柱手术有关,如继发的下腔静脉或椎旁静脉压力改变。非外伤性硬膜外血肿,起病急骤,压迫脊髓,病因不明,将在本节一并讨论。

(一) 临床表现与病理特征

在 MRI 问世之前,脊髓血管畸形这组病变诊断困难,仅少数病例经脊髓造影或脊髓血管造影明确诊断。脊髓血管畸形发病年龄广泛,但多数在中年前发病。在发生合并症前,多数病人无明确症状。合并脊髓出血后,常出现与出血脊髓水平对应的完全或不完全瘫,少数病例可有进行性肢体功能障碍。

病理学可见以动脉或静脉为主的异常血管团,

动脉血管壁肌层发育不完善,静脉血管扩张。海绵状血管瘤表现为一团没有血管肌层组织的海绵状血管内膜结构。

(二) MRI 表现

脊髓血管畸形可发生于脊髓各段。不同病变类型影像表现各异,分述如下:

1. 脊髓内动静脉畸形 在 T_2WI,脊髓内常见流空血管团信号,呈短 T_2 黑信号,血管团周围可见迂曲增粗的引流静脉流空血管信号。髓内畸形血管团周围常可见长 T_1、长 T_2 信号,提示脊髓缺血变性。合并血管团出血时,可见短 T_1 高信号(图 13-3-12-1)。

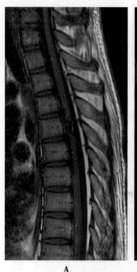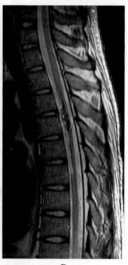

A   B

图 13-3-12-1 脊髓内动静脉畸形
颈胸椎矢状面 $T_1WI(A)$、$T_2WI(B)$ 显示 T_4 水平
脊髓内不规则状长 T_1、短 T_2 血管流空信号

2. 脊髓周围动静脉漏 脊髓血管 DSA 检查发现本病主要由动静脉漏引起,可分为单漏口、多漏口、高流速、低流速等类型。MRI 检查虽不能对应分类,但可显示特征性静脉血管扩张。在 T_2WI,扩张静脉呈粗大迂曲的流空血管信号。静脉血管明显扩张时,可形成动脉化的静脉血管瘤(图 13-3-12-2,图 13-3-12-3)。

3. 硬脊膜动静脉漏 本病在 MRI 常被漏诊。T_1WI 和 T_2WI 仅见脊髓背侧细小流空信号,或点状血管结构。细小血管也可呈稍短 T_1、长 T_2 信号。脊髓内可有长带状长 T_2 信号(缺血水肿)。可有较大范围脊髓变细(图 13-3-12-4,图 13-3-12-5),脊髓萎缩。

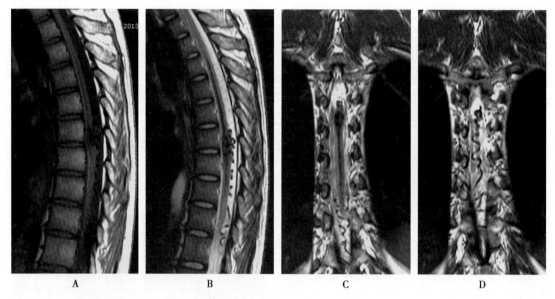

图 13-3-12-2　脊髓周围动静脉漏

女,19 岁,T$_6$水平脊髓出血,经血管造影证实为双漏口脊髓周围动静脉漏,行导管介入栓塞治疗后,胸椎矢状面 T$_1$WI(A)、T$_2$WI(B)、冠状面 T$_2$WI(C、D)显示 T$_6$ ~ T$_7$水平脊髓内和脊髓中央管内残留长 T$_1$、短 T$_2$的含铁血黄素信号,T$_6$椎体以下脊髓周围仍可见扩张、迂曲的静脉血管(流空信号)

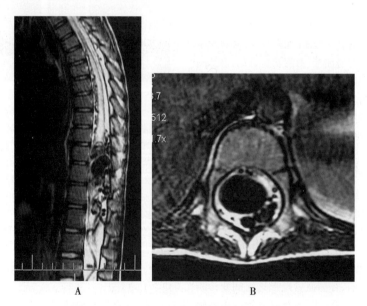

图 13-3-12-3　脊髓周围动静脉漏合并动脉瘤

男,4 岁,胸椎矢状面 T$_2$WI(A)、轴面 T$_2$WI(B)显示椎管内脊髓周围多条
静脉血管扩张(流空信号),其间混杂一条巨大的瘤样静脉血管

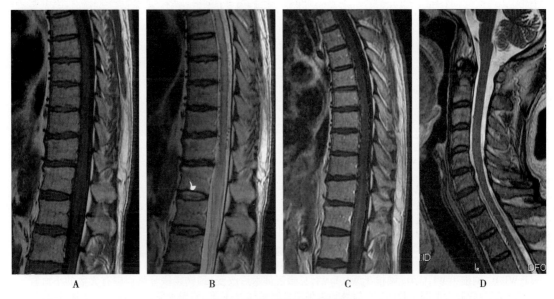

图 13-3-12-4　硬脊膜动静脉漏
胸腰椎矢状面 $T_1WI(A)$、$T_2WI(B)$显示胸段脊髓腹侧、背侧排列的无数小点状静脉血管(流空信号)，脊髓弥漫性水肿形成大范围长 T_2 信号；增强 $T_1WI(C)$ 见静脉血管强化，呈小点状高信号；颈椎矢状面 $T_2WI(D)$ 显示脊髓腹侧的异常静脉延伸至 T_1 水平

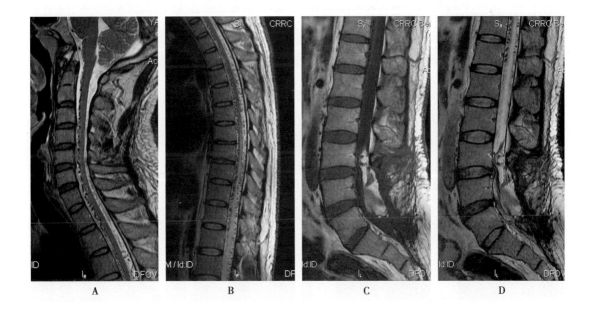

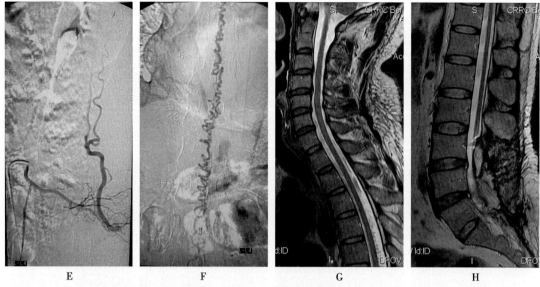

图 13-3-12-5　硬脊膜动静脉漏

男,43 岁,腰骶部脂肪瘤型脊髓拴系,多次拴系松解手术后出现硬脊膜动静脉漏。A. 矢状面颈椎 T_2WI,B. 胸椎 T_2WI,C、D. 腰椎 T_1WI、T_2WI,见腰骶部术后改变,颈胸腰段脊髓周围有无数的小血管流空信号,脊髓大范围水肿(长 T_2 信号),未见正常圆锥结构;E、F. 脊髓血管造影显示 L_4 动脉增粗,脊髓动静脉漏口及脊髓周围静脉血管扩张、迂曲;G、H. 手术结扎漏口后矢状面颈椎 T_2WI、腰椎 T_2WI,见脊髓周围异常静脉血管消退,脊髓水肿消失

4. 海绵状血管瘤　病灶一般较小,多在出血后有症状时要求 MRI 检查。MRI 显示脊髓内局部出血信号,根据出血时间长短和血红蛋白演变,可呈短 T_1、长 T_2 信号(变性血红蛋白),或长 T_1、长 T_2 信号(图 13-3-12-6),周围形成含铁血黄素时,出现短 T_2 黑环。急性期呈等 T_1、短 T_2 信号(含氧或脱氧血红蛋

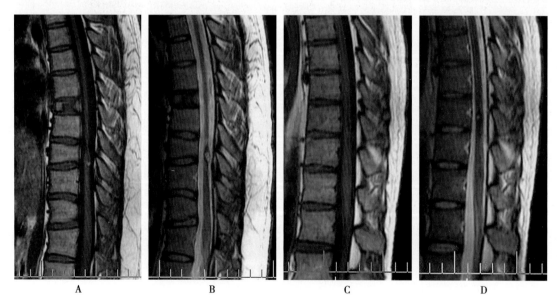

图 13-3-12-6　脊髓海绵状血管瘤

例 1,男,36 岁,胸椎矢状面 $T_1WI(A)$、$T_2WI(B)$ 显示 $T_9 \sim T_{10}$ 水平脊髓膨大,呈长 T_1、长 T_2 信号,其内混杂少许短 T_1、短 T_2 信号,T_7、T_9、T_{11} 椎体先天性异常;例 2,男,24 岁,胸椎矢状面 $T_1WI(C)$、T_2WI (D)显示 T_{10} 水平脊髓内小灶稍长 T_1、长 T_2 信号,病灶周围见少许短 T_2 信号(含铁血黄素)

白）。本病又称隐匿性血管畸形,DSA 检查多为阴性。海绵状血管瘤可多发,还可同时合并脑部海绵状血管瘤改变。T_2^* WI 对出血灶敏感,海绵状血管瘤病灶及出血病灶在 T_2^* WI 呈黑信号(图 13-3-12-7)。

5. 非外伤性硬膜外血肿　是一种急性血管性疾病,好发于下颈上胸段椎管内,以背侧多见。有学者认为,硬膜外局部出血是小血管畸形所致。　一般无明显外伤史,或仅为日常生活动作较大,突发病变水平段神经症状。病灶呈短 T_1、长 T_2 信号,弧形血肿从背侧压迫脊髓,局部脊髓变细(图 13-3-12-8),可见长 T_2 信号。

6. 椎体血管瘤　较常见,可发生在脊柱各个椎体,一般表现为局灶性长 T_1、长 T_2 信号,边界清楚。在增强 T_1 WI 血管瘤明显强化,呈高信号。血管瘤内混杂较多脂肪组织时,瘤体可呈短 T_1、长 T_2 信号,统称血管脂肪瘤,但病变在脂肪抑制 T_2 WI 仍为高信号,借此可与单纯的脂肪瘤鉴别。病变区骨小梁稀疏、增粗,后者在 T_1 WI 和 T_2 WI 均为低信号(图 13-3-12-9)。

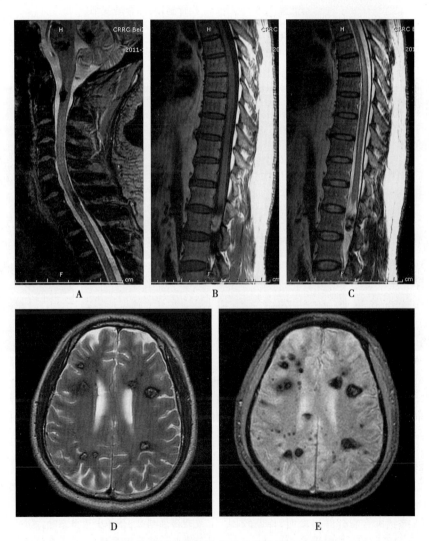

图 13-3-12-7　脊髓和脑部多发性海绵状血管瘤

男,45 岁,10 年前曾发生脑干海绵状血管瘤出血,颈椎矢状面 T_2^* WI(A)显示桥脑、颈髓多发低信号灶;胸腰椎 T_1 WI(B)及 T_2 WI(C)显示 T_8、L_1 水平脊髓内稍长 T_1、长 T_2 病灶,圆锥处较大病灶内见大片短 T_1、短 T_2 出血信号;头部轴面 T_2 WI(D)、T_2^* WI(E)显示脑内多发低信号病灶

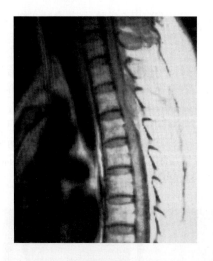

图 13-3-12-8　椎管内硬膜外血肿
颈胸段矢状面 T_1WI 见 T_1 ～ T_2 水平椎管内硬膜外弧形血肿病变从背侧压迫脊髓,局部脊髓变细

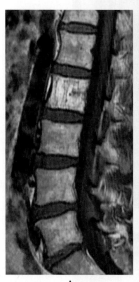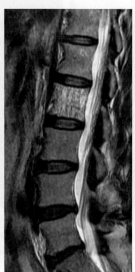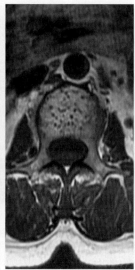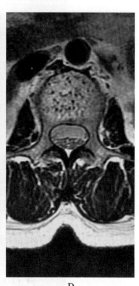

A　　　　　　　　B　　　　　　　　C　　　　　　　　D

图 13-3-12-9　椎体血管脂肪瘤
女,52 岁,腰痛,腰椎矢状面 $T_1WI(A)$、$T_2WI(B)$ 显示 L_2 椎体内大片不均匀短 T_1、长 T_2 信号,其间纵行的栅栏状长 T_1、短 T_2 信号为松质骨;轴面 $T_1WI(C)$、$T_2WI(D)$ 见椎体内高信号区散在的粗大骨小梁低信号

（三）鉴别诊断

1. 脊髓血管畸形合并较多出血时,应与脊髓肿瘤鉴别。有时将脊髓炎误诊为脊髓血管畸形。

2. 脊髓海绵状血管瘤合并出血时,诊断较困难。常因误诊为脊髓肿瘤出血而手术。

3. 脊髓内小出血灶,应与小的出血性转移瘤鉴别,注意全身检查,查找原发灶。

【专家指点】

1. 脊髓血管畸形首选 MRI 检查,高质量的 MRI 能发现 95% 以上病变。合并较多出血时,畸形血管

可能被掩盖,注意复查。

2. 脊髓海绵状血管瘤并不罕见,目前尚无理想的治疗方法。急性期出血可掩盖血管瘤,T_2^*WI 可发现潜在病灶,合并少量出血时,建议保守治疗。怀疑脊髓海绵状血管瘤时,可考虑神经系统全面检查,排除多发海绵状血管瘤可能。

3. 非外伤性急性硬膜外血肿,是一种急性病变,应迅速确诊,急诊手术。如不能在 12 小时内明确诊断与手术治疗,脊髓受压可造成不可逆性脊髓损伤。临床检查准确定位对 MRI 检查成功至关重要。

十三、椎管内硬膜外脓肿

椎管内硬膜外脓肿是椎管内硬膜外间隙的化脓性炎症，绝大多数为血行感染所致，起病急，引起严重的脊髓压迫，神经症状明显，正确诊断很重要。及时诊断与治疗，常能治愈。延误诊断，可造成不可逆性脊髓压迫损伤，以致完全瘫。

（一）临床表现与病理特征

临床上病人常有感染史，继而出现发热、颈背痛、突发双下肢无力等神经压迫症状，实验室检查血象升高。

病理检查见局部化脓性感染。致病菌大多为金黄色葡萄球菌，少数为革兰阴性杆菌、链球菌、肺炎双球菌等。化脓性细菌沿硬脊膜外间隙形成感染。脓液积聚于硬膜外，压力不断增高，硬脊膜、脊髓受压，局部血液循环不畅，脊髓缺血坏死。

（二）MRI 表现

矢状面 T_1WI 和 T_2WI 显示局部硬脊膜和脊髓明显受压、变形。硬膜外病变呈等 T_1、长 T_2 信号，并沿椎管外间隙向棘突间蔓延，使得棘突间可见长 T_2 信号。局部脊髓缺血变性时，髓内可见长 T_2 信号。轴面 T_1WI 和 T_2WI 显示脓肿位于硬膜囊后外侧，硬膜囊前移。T_1WI 增强扫描见病灶周边明显强化，脓肿不强化（图 13-3-13-1）。

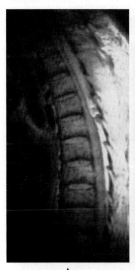
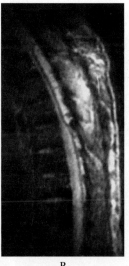

A　　　　　　　　**B**

图 13-3-13-1　椎管内硬膜外脓肿

胸椎矢状面 T_1WI（A）、抑脂 T_2WI（B）显示 T_2 ~ T_7 水平硬脊膜后方带状短 T_1、长 T_2 信号，硬膜囊与脊髓受压，T_4 ~ T_6 椎体棘间韧带区亦可见长 T_2 信号，手术证实为脓肿

（三）鉴别诊断

本病诊断并不困难，需与非外伤性硬膜外血肿鉴别。两者均为起病急，突发神经症状。硬膜外血肿多无发热、血象增高等明显感染症状。病变信号亦有不同，出血呈短 T_1 信号，病变区脂肪信号变低。形态学上，出血灶病灶局限，脓肿灶病变弥漫。

【专家指点】

临床及时发现，准确定位诊断很重要，以便 MRI 检查能显示病变，为手术治疗提供依据，避免发生不可逆性脊髓损伤。

十四、脊髓脊柱结核

肺结核是危害人类健康的重要疾病。近年来，发病率有上升趋势。结核菌除感染肺外，也会感染脊髓、脊柱等组织。脊柱结核又称为结核性脊柱炎或 Pott 病，约占骨结核的 50%。脊柱结核好发于儿童及青少年，以 20 ~ 30 岁多见。MRI 临床应用以来，提高了人们对脊髓与蛛网膜下腔结核的认识和诊断。

（一）临床表现与病理特征

临床起病缓慢，常有低热、消瘦、盗汗、食欲不振和疲乏无力等症状。腰背痛为轻度疼痛，休息可缓解，逐渐加重。可有斜颈畸形，后背弯曲。病人也可无明显症状。病变累及脊髓时出现神经症状，如下肢震颤、双下肢或四肢瘫。

脊髓脊柱结核是结核菌血行感染性疾病。结核菌可在椎体中央、椎体边缘、椎体附件、脊髓内生长、破坏，形成结核性肉芽肿、干酪样坏死、脓肿。脓肿可向上、向下流动，侵及相邻组织。脓肿亦可向椎体后蔓延，突破硬膜囊，侵及蛛网膜下腔。

脊髓结核指结核菌侵及脊髓，在髓内形成结核性肉芽肿病灶，周围神经组织增生对其包绕。结核病灶还可沿硬脊膜、软脊膜侵蚀性感染，形成脊膜炎改变。

（二）MRI 表现

1. 脊柱结核　可发生于脊柱椎体各段，以颈、胸、腰椎多见。病灶可位于椎体中央、椎体边缘、椎体附件、椎旁韧带等部位。病变早期，仅见椎体边缘轻度长 T_1、长 T_2 信号，信号不均匀，多数不伴椎旁脓肿。病变严重者，椎体破坏、楔变，骨内可见长 T_1、长 T_2 及短 T_2 信号。病变后期，脊柱后凸畸形。破坏椎体可为单个，或多个椎体连续破坏。脊柱病变亦可多中心，远距离跳跃式发生。破坏椎体旁可有长 T_1、长 T_2 脓肿信号。脓肿可位于椎体前侧方、椎体关节间隙内，也可向后凸入椎管，突破硬膜囊，破入硬膜下。椎旁脓肿可沿椎体前方上下蔓延，可从胸腰段向下蔓延至盆腔，部分病例形成臀部或会阴部寒性脓肿瘘管。脓肿较大时，脓肿内信号可不均匀，长 T_1、长 T_2 信号中可见短 T_2 干酪样病灶信号。椎前脓肿也可侵蚀相邻椎体,形成结核性骨炎,MRI 显示局部椎体呈长 T_1、长 T_2 信号,椎体形态无变化(图 13-3-14-1 ~ 图 13-3-14-4)。

2. 脊髓结核 MRI 显示脊髓内出现局灶或大范围长 T_1、长 T_2 信号,增强 T_1WI 可见斑片状、结节状或环状异常强化。试验性抗炎治疗后病变无缩小或轻度增大。如不能及时诊断,病变发展、演变后,在 T_2WI 可出现髓内靶征,表现为在高信号的病变中央出现等或稍低信号小灶,后者可能为结核的干酪样坏死灶;当病变可演化为假、真性脊髓空洞时,假性空洞呈长 T_1、短 T_2 信号,代表局部脊髓干酪样坏死,而真性空洞为脊髓中央管扩张积水改变。病变可累及脊髓蛛网膜,并沿蛛网膜下腔上、下播散,甚至引发结核性脑膜炎改变(图 13-3-14-5,图 13-3-14-6)。

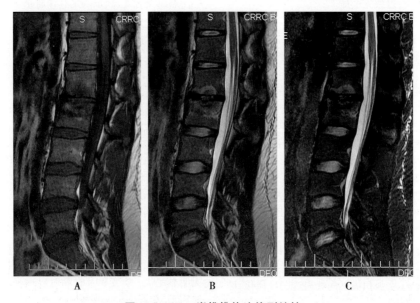

图 13-3-14-1 脊椎椎体边缘型结核
男,19 岁,腰椎矢状面 $T_1WI(A)$、$T_2WI(B)$、抑脂 $T_2WI(C)$ 显示 $L_1 \sim L_2$ 椎体间盘面不均匀长 T_1、长 T_2 信号病灶,椎间盘信号异常,椎间隙变窄

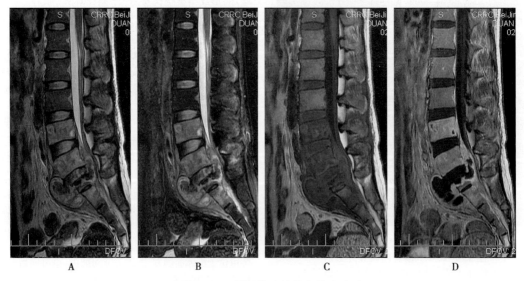

图 13-3-14-2 腰骶椎结核伴有椎旁脓肿
女,28 岁,腰骶椎矢状面 $T_2WI(A)$、抑脂 $T_2WI(B)$、$T_1WI(C)$ 显示 $L_3 \sim S_2$ 椎体弥漫性长 T_1、长 T_2 信号,L_3 椎体内可见 2 个稍长 T_2、长 T_1 信号小灶,S_1 椎体破坏、变扁,椎旁软组织肿胀;增强 $T_1WI(D)$ 见椎体及椎旁的结核性肉芽肿病变强化,脓腔内干酪样坏死物无强化,部分脓肿突入椎管内

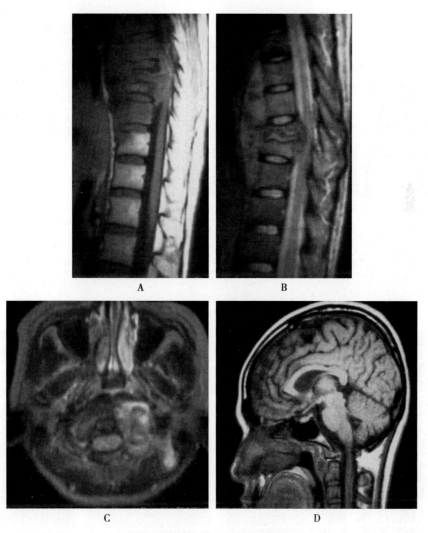

图 13-3-14-3 颈椎和胸椎结核

女,17 岁,胸椎矢状面 $T_1WI(A)$、$T_2WI(B)$显示 $T_4 \sim T_9$ 椎体长 T_1、长 T_2 异常信号;椎体前见大片长 T_1、长 T_2 脓肿病变,其间短 T_2 信号为干酪样坏死灶;$T_7 \sim T_8$ 椎体变形,病变向后突入椎管内,压迫脊髓;同一病例,颅底轴面 $T_2WI(C)$ 显示寰椎左侧侧块破坏,呈长 T_2 信号;头颅矢状面 $T_1WI(D)$ 显示齿状突前方的寰椎前弓破坏及寒性脓肿

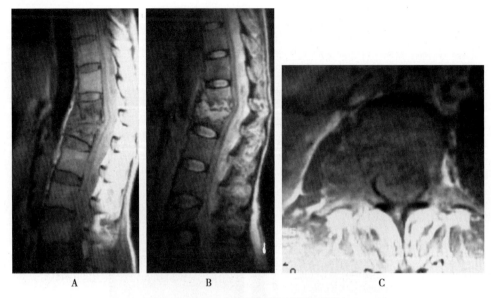

图 13-3-14-4 胸椎结核伴硬膜下脓肿

女,35 岁,胸腰椎矢状面 $T_1WI(A)$、$T_2WI(B)$ 显示 $T_{11} \sim T_{12}$ 椎体及椎间盘破坏、变形,硬膜囊前方椎管内见大范围带状等 T_1、等 T_2 信号;轴面 $T_1WI(C)$ 见硬膜囊右前方破损,硬膜外及硬膜下脓肿贯通

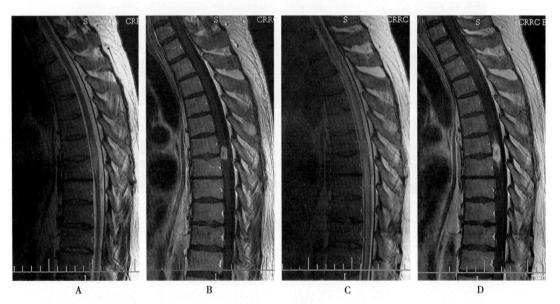

图 13-3-14-5 脊髓结核

男,44 岁,胆囊切除手术后第 2 天突发双下肢瘫。A. 胸椎矢状面 T_2WI 显示脊髓内长 T_2 信号,其间可见 1 个等 T_2 信号小灶(靶征);B. 增强 T_1WI 显示病变区结节状强化灶;C、D. 抗感染治疗 1 个月后同层面、同序列 MRI 复查,见脊髓水肿及强化病灶范围均增大,手术切除病灶后病理诊断结核性肉芽肿

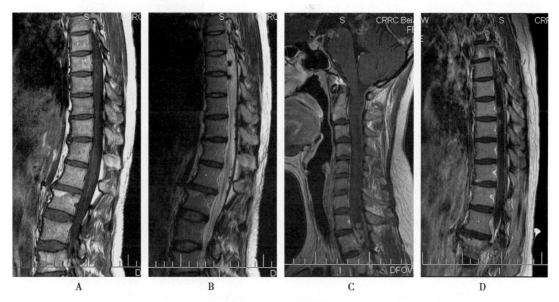

图 13-3-14-6　脊髓脊膜结核

女,31 岁,胸腰椎矢状面 $T_1WI(A)$、$T_2WI(B)$ 显示脊髓和蛛网膜下腔内多发的稍短 T_1、短 T_2 信号结节灶;静脉注射 Gd-DTPA 后颈椎(C)和胸椎增强 $T_1WI(D)$ 显示四叠体池、脚间池、$T_2 \sim T_3$ 及 $T_5 \sim T_7$ 水平多发的结节状、环形强化病灶,椎管内脊膜可见线状异常强化

3. 脊髓蛛网膜下腔结核　脊柱脊髓结核和脑膜炎型脑结核均可累及蛛网膜下腔,形成蛛网膜下腔结核。在急性期,脊髓软、硬脊膜发生炎性增生改变,MRI 增强扫描见弥漫性软脊膜和(或)硬脊膜增厚及不均匀强化(图 13-3-14-7),在慢性期,硬膜下腔内可见结节状纤维化病灶,有时见病灶轻度强化。

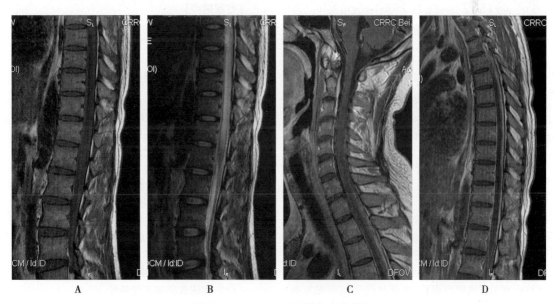

图 13-3-14-7　脊髓蛛网膜下腔结核

男,26 岁,胸腰椎矢状面 $T_1WI(A)$、$T_2WI(B)$ 显示脊髓内大片长 T_1、长 T_2 水肿信号,T_8 水平脊髓前部见小囊状长 T_1、长 T_2 空洞病灶;静脉注射 Gd-DTPA 后颈椎(C)和胸椎增强 $T_1WI(D)$ 显示软脊膜和硬脊膜弥漫性异常强化

（三）鉴别诊断

1. 椎间盘炎　应与椎体边缘型结核鉴别。间盘炎病变范围较大，信号较均匀。结核病变多较局限，信号不均匀。

2. 椎旁脓肿　脓肿内部短 T_2 信号提示结核病灶的干酪样坏死。

3. 脊髓结核　诊断较困难，与脊髓炎、脊髓胶质瘤不易鉴别，常被误诊。脊髓病变时，要考虑脊髓结核可能，可行试验性治疗。靶征可提示诊断。

4. 脑膜炎型脑结核　注意检查脊髓脊柱。脊髓蛛网膜下腔结核病人 MRI 检查时，增强扫描很重要，还与其他原因的脊髓蛛网膜炎鉴别。

【专家指点】

在肺结核流行地区，要注意脊髓脊柱结核。后者少见，诊断困难，但只要我们对其有所警惕，就会有所认识，从复杂病例中将其检出。

十五、脊髓囊尾蚴病

脑囊尾蚴病俗称脑囊虫病，是我们所熟悉的疾病。脊髓囊尾蚴病（脊髓囊虫病）与脑囊尾蚴病同出一宗，同是猪带绦虫感染所引发的寄生虫病。人食用米猪肉后，含有猪带绦虫的囊尾蚴在人体胃内孵化，形成绦虫，寄生于小肠，脱落的绦虫妊娠节再次进入人体，在胃内孵化成六钩蚴。六钩蚴穿过胃壁血管，进入人体肌肉和神经组织，形成囊尾蚴。后者可以存在于神经组织的各个部分，包括脊髓，形成脊髓囊虫病。

（一）临床表现与病理特征

脊髓囊尾蚴病常无特殊的临床表现。可表现为突发半侧肢体疼痛，或突发四肢或双下肢瘫痪，可伴头痛、头晕等中枢神经症状。

脊髓囊尾蚴与脑囊尾蚴演变一致。六钩蚴潜入脊髓后为囊泡期。囊尾蚴进入老年，囊内异体蛋白外渗刺激周围组织，引起周围组织水肿、胶质增生，形成胶囊期。周围胶质进一步增生，形成肉芽肿结节，即肉芽肿结节期。最后，纤维性病灶取代肉芽肿病灶，形成纤维硬结期。

（二）MRI 表现

MRI 检查时，脊髓囊尾蚴病可为囊泡期、胶囊期、肉芽肿结节期、纤维钙化硬结期。囊泡期在脊髓内可见小囊性病灶，MRI 表现为长 T_1、长 T_2 信号。一般囊泡较小，不易发现。在 MRI 增强扫描时，胶囊期表现为囊壁轻度强化，肉芽肿结节期表现为小结节样强化病灶。纤维钙化硬节期表现为小点状长 T_1、短 T_2 信号，增强扫描时病灶不强化。因本病罕见，难以一一展现。脊髓囊尾蚴病常合并脑囊尾蚴病（图 13-3-15-1）。

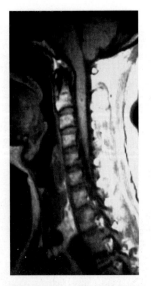

图 13-3-15-1　脊髓囊尾蚴病

女，40 岁，因一侧肢体痛就诊，颈椎矢状面 T_1WI 见脊髓内长 T_1 信号小灶，头部 MRI 显示脑内多发囊尾蚴病灶（未展示）

（三）鉴别诊断

脊髓囊尾蚴病肉芽肿结节期需与脊髓炎、脊髓脓肿、脊髓结核、早期脊髓胶质瘤鉴别。鉴别方法包括神经系统全面检查、囊尾蚴血清试验检查、试验性治疗等。

【专家指点】

尽管脊髓囊尾蚴病罕见，但应包括在相关疾病的鉴别诊断范畴。

十六、脊髓炎与多发性硬化

脊髓炎（myelitis）与多发性硬化（multiple sclerosis,MS）同属病毒感染性疾病。临床上依据病变起病时间、侵害部位、损害程度、病程有否反复，分为急性脊髓炎、横贯性脊髓炎、视神经脊髓炎等，有二次以上发作的，又称为多发性硬化。目前，引起本组疾病的病毒学资料还不完备，病毒对神经组织损害的研究尚不深刻。一般认为，脊髓炎是病毒直接损害脊髓，MS 则是病毒感染后引起的神经组织变态反应。脊髓炎与 MS 的 MRI 表现有一些共同信号特征，较难区别，故将两者放在一起论述。

（一）临床表现与病理特征

病人起病急或缓慢，可突发或逐渐出现症状。表现为四肢或双下肢麻木，四肢或双下肢不全或完全瘫痪，二便障碍。询问病史时，多数患者发病前 2～4 周有感冒或胃肠炎病史。而且，冬春季发病多见,20～40 岁青壮年或青少年多见。大组病例统计发现,年龄小者 3 岁,大者 60 岁,多发性硬化病例常有二次以上发作病史。

多数学者认为,脊髓炎与 MS 的病因是病毒感染。但具体感染的大多数病毒难以确定,目前病毒学直接证据不足。病理上表现为脊髓水肿,神经纤维的髓鞘脱失,可伴神经胶质细胞增生。MS 表现为神经纤维扭结,神经胶质细胞增生形成灰白色结节,或伴坏死灶。

(二) MRI 表现

脊髓炎和多发性硬化可发生于脊髓各段,颈、胸、腰段脊髓均可发生。病变范围可大、可小,小者可仅一个椎体高度,大者累及大段脊髓。小段病灶仅于局部显示脊髓内长 T_2 信号,在 T_1WI 信号变化不明显,或仅见局部脊髓略显增粗;大段脊髓病变可见脊髓内较大范围长 T_2 信号,脊髓略显增粗,在 T_1WI 可见稍长 T_1 或长 T_1 信号。增强扫描时,脊髓病变区可无强化,亦可见小斑片或小结节状异常强化。病变可演变为局部脊髓轻度萎缩,或明显脊髓萎缩。在 MS 病例,病变反复发生,范围增大,其他节段脊髓内也出现长 T_1、长 T_2 信号病灶,疾病后期可见较大范围脊髓萎缩(图 13-3-16-1,图 13-3-16-2)。

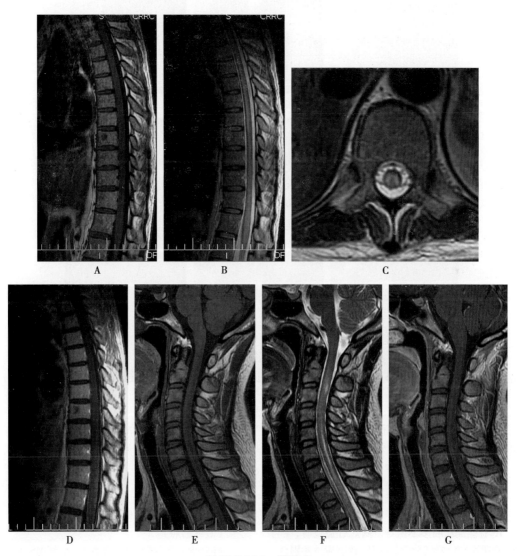

A　　　　　　　　B　　　　　　　　C

D　　　　　　E　　　　　　F　　　　　　G

图 13-3-16-1　脊髓炎

例1,女,45 岁,突发双下肢瘫,二便障碍。A. 胸椎矢状面 T_1WI 脊髓未见异常信号;B. T_2WI 见髓内大范围高信号,腰段脊髓明显;C. 轴面 T_2WI 显示髓内大片高信号;D. 增强 T_1WI 未见脊髓异常强化,脊髓表面软脊膜轻度强化。例2,女,43 岁,突发四肢麻木,行走困难。E. 颈椎矢状面 T_1WI 显示脊髓略增粗,C_2～C_3、C_6～C_7 水平髓内见稍低信号;F. T_2WI 显示髓内斑片状高信号;G. 增强 T_1WI 未见脊髓异常强化

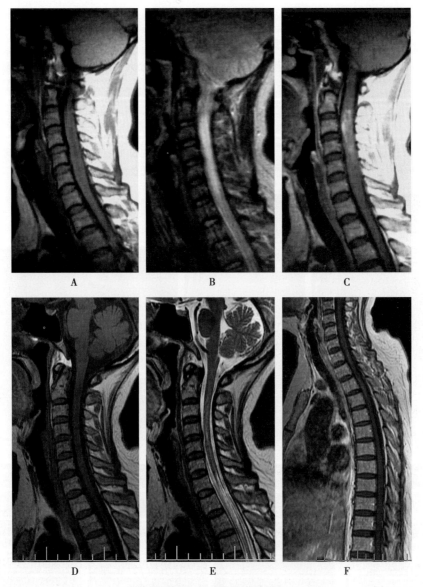

图 13-3-16-2　脊髓多发性硬化

女,45 岁,颈椎矢状面 $T_1WI(A)$、$T_2WI(B)$ 显示 $C_2 \sim C_6$ 椎体段脊髓肿胀,呈大片稍长 T_1、长 T_2 信号;增强 $T_1WI(C)$ 见髓内斑片状强化;对症治疗后患者病情平稳,6 年后 MRI 复查,颈椎矢状面 $T_1WI(D)$、$T_2WI(E)$ 及增强 $T_1WI(F)$ 显示大范围脊髓萎缩,中央管扩张

(三) 鉴别诊断

1. 脊髓炎诊断多不困难。病灶有强化时,应与脊髓胶质瘤、脊髓脓肿、脊髓结核、脊髓囊虫鉴别。

2. 病人有轻微外伤时,脊髓炎需与无骨折脱位型脊髓损伤鉴别。无骨折脱位型脊髓损伤发生在儿童或青少年时,常有比较明显的外伤史,而脊髓炎患者常有下腰训练、背部拍打、摔倒等小的牵拉震荡动作,引发脊髓炎急性加重。

【专家指点】

有些情况下,明确诊断脊髓炎、脊髓 MS、脊髓胶质瘤、脊髓脓肿、脊髓结核、脊髓囊虫有一定困难。处置原则之一是试验性治疗。其中,首先应选择脊髓炎试验性治疗,因为脊髓炎是急性可逆性疾病,且发病率较高,及时治疗愈后良好。脊髓炎的治疗包含抗炎,对脊髓脓肿有效。对脊髓囊虫,可进行囊虫血清试验和脑 MRI 检查。脊髓胶质瘤病史相对较长,不易早期诊断。MRI 诊断脊髓结核最为困难。

十七、药物性脊髓蛛网膜炎

药物性脊髓蛛网膜炎是一组医源性疾病,主要在医疗过程中发生。病因包括腰麻或硬膜外麻醉意外、手术后硬膜外镇痛泵使用、鞘内药物注射、椎间盘溶核术、骶管治疗、青霉素过敏等。药物引发的脊髓蛛网膜炎,可产生脊髓缺血变性,马尾神经粘连,临床上出现完全或不全瘫,或神经功能损害。

(一) 临床表现与病理特征

临床上多数病人有手术麻醉或特殊治疗史。手术后突发双下肢完全或不全瘫,或出现一定的神经功能障碍,如小便障碍、双下肢无力等。

脊髓蛛网膜下腔过敏反应发生时,脊髓供血动脉痉挛,脊髓缺血变性,软脊膜、马尾神经周围炎性增生改变,马尾神经粘连。反应严重者,脊髓大范围缺血坏死,可继发脊髓空洞。

(二) MRI 表现

本病 MRI 表现差异较大。轻者 MRI 检查无异常变化,但有临床表现。MRI 异常表现者,急性期 MRI 显示脊髓内长 T_2 信号,病变范围可局限,也可

以较大范围,累及胸腰髓,甚至颈髓。T_1WI 见脊髓轻度增粗,或呈稍长 T_1 信号。增强扫描可见软脊膜、硬脊膜、马尾神经周围不同程度强化,轻者仅见软脊膜强化,脊髓强化不明显。慢性期脊髓呈长 T_1、长 T_2 信号,明显萎缩,可伴脊髓空洞,病变轻者脊髓可基本正常(图 13-3-17-1 ~ 图 13-3-17-5)。

(三) 鉴别诊断

本病需与脊髓炎鉴别。两者均起病急,MRI 平扫影像有共同特征,均呈长 T_2、稍长 T_1 信号,病变范围可小可大。但重症病例 MRI 增强扫描有区别,脊髓炎多为髓内轻度片状或结节状强化,脊膜、马尾神经明显强化少见。药物性脊髓蛛网膜炎多数无髓内强化,仅见软脊膜、硬脊膜强化,常伴马尾神经周围强化。

【专家指点】

在临床上,药物性脊髓蛛网膜炎与医疗干预有关,多是正常医疗治疗的意外结果,或许因碍于医疗纠纷,往往被漏诊误诊。本病与患者身体状态也有一定关系,如对麻醉药物过敏、硬脊膜发育不良等,在硬膜外麻醉时药物可进入蛛网膜下腔。近年来临床已改进了治疗方式,如将硬膜外镇痛泵改为静脉镇痛泵。少数系将非鞘内注射药物错误地注入神经鞘内,造成药物不良反应。极少数为全身用药所致的过敏反应,脊髓和马尾神经因缺血或变态反应而受损。

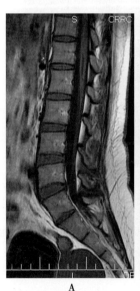 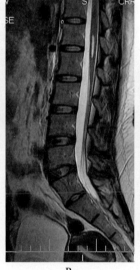 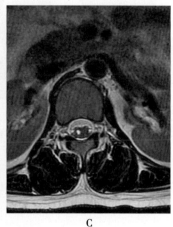

图 13-3-17-1　药物性脊髓蛛网膜炎

女,27 岁,腰麻手术后右下肢瘫 8 个月,腰椎矢状面 T_1WI(A)、T_2WI(B)、轴面 T_2WI(C)显示腰膨大处脊髓内长 T_1、长 T_2 信号软化灶,膀胱增大,尿潴留

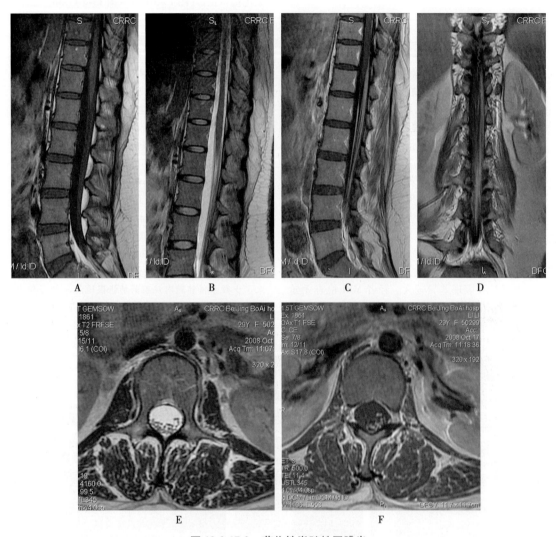

图 13-3-17-2 药物性脊髓蛛网膜炎

女,29 岁,硬膜外麻醉下剖宫产术后 2 周,双下肢不全瘫,左侧明显,胸腰椎矢状面 $T_1WI(A)$、T_2WI(B)未见明显脊髓、马尾神经异常;增强扫描矢状面(C)及冠状面 $T_1WI(D)$见脊髓表面软脊膜和马尾神经异常强化;轴面 $T_2WI(E)$、增强 $T_1WI(F)$显示椎管左侧马尾神经异常强化

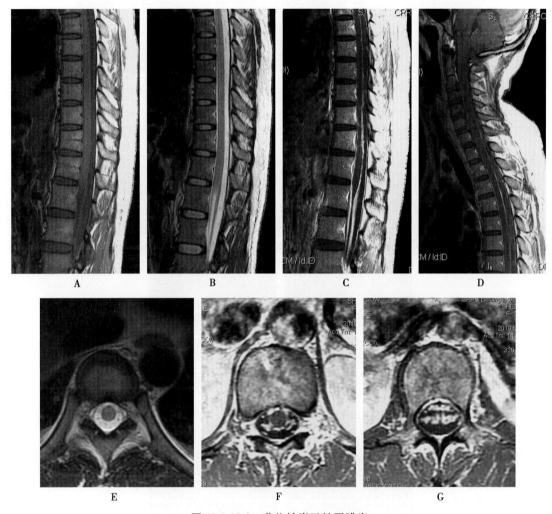

图 13-3-17-3　药物性脊髓蛛网膜炎

女,37 岁,腰麻下骨折内固定术后完全瘫,胸腰椎矢状面 T_1WI(A)、T_2WI(B)显示脊髓与硬膜囊前壁似有粘连;胸腰椎(C)及颈椎增强 T_1WI(D)见颈胸腰段椎管内软、硬脊膜增厚和异常强化;胸椎轴面 T_2WI(E)显示脊髓前部小片高信号;腰椎段轴面增强 T_1WI(F、G)见马尾神经簇状异常强化

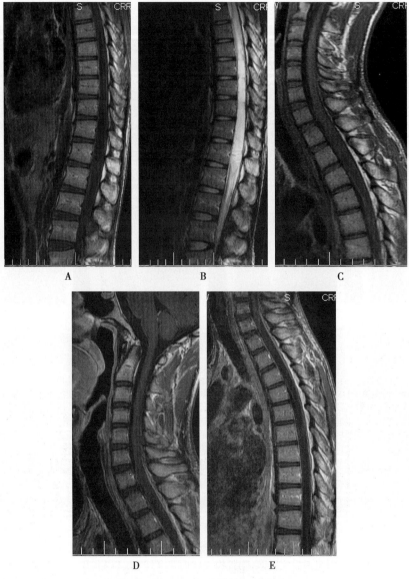

图 13-3-17-4 药物性脊髓蛛网膜炎

男,21 岁,腰麻手术后突发双下肢瘫,胸腰椎矢状面 T_1WI(A)、T_2WI(B)显示脊髓增粗,髓内见节段状长 T_1、长 T_2 信号,呈空洞样改变;颈胸段 T_1WI(C)见病变蔓延至下颈上胸髓;脊柱脊髓增强扫描矢状面 T_1WI(D、E)见大范围的软、硬脊膜异常强化,胸腰段脊髓正常结构消失

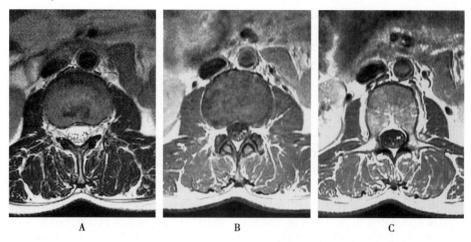

图 13-3-17-5　药物性马尾神经炎

女,33 岁,腰麻下剖宫产术后第 2 天出现左下肢运动障碍,腰椎矢状面 T_1WI、T_2WI 未见异常
(图片未展示);轴面 $T_2WI(A)$ 显示马尾神经大致正常;增强 $T_1WI(B$、$C)$ 见左侧马尾神经部
分异常强化,表现为高信号

十八、脊髓胶质瘤

脊髓胶质瘤是髓内肿瘤的主要病变之一,主要
分为室管膜瘤(ependymoma)和星形细胞瘤(astrocy-
toma)。影像学上,两者均不具有影像特征。在病理

学检查中,室管膜瘤占多数。

（一）临床表现与病理特征

脊髓胶质瘤主要发生于青壮年,也可见于成年
人。发生年龄多在 30~50 岁,起病较缓慢。随着神
经组织受侵害程度加重,逐渐出现神经症状,表现为
肌萎缩、肌力下降、甚至瘫,可有神经根压迫痛。

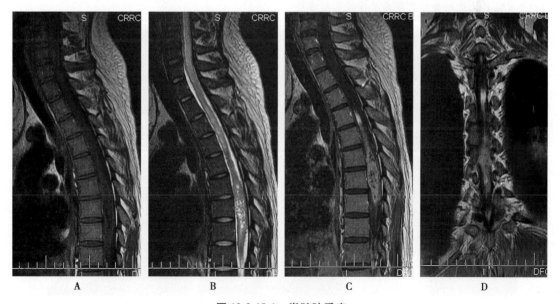

图 13-3-18-1　脊髓胶质瘤

男,26 岁,胸椎矢状面 $T_1WI(A)$、$T_2WI(B)$ 显示脊髓增粗,髓内见不均匀长 T_1、长 T_2 信号;增强扫描矢状
面(C)、冠状面 $T_1WI(D)$ 见髓内肿瘤明显强化,瘤内坏死、囊变区无强化

室管膜瘤起源于脊髓中央管的室管膜细胞,病变多位于脊髓中央管周围。星形细胞瘤多起源于中央灰质。脊髓胶质瘤可是局灶性的,也可累及多椎体节段脊髓。病变处脊髓肿大、增粗,可发生囊变。发生于脊髓中央管者,可引起脑脊液循环障碍,形成肿瘤性脊髓空洞。

(二) MRI 表现

MRI 显示病变段脊髓增粗,呈略不均匀长 T_1、长 T_2 信号。多数病变早期局限,仅 1~2 个椎体高度。中晚期病变可较大,达 2~3 个椎体以上高度,或大段脊髓受累,脊髓信号不均匀,常伴肿瘤囊变或脊髓空洞。MRI 增强扫描,髓内可见斑片状或结节状强化病灶。病灶可大可小,常位于脊髓中央管周围。增强扫描可更好显示瘤灶、囊变和脊髓空洞情况,空洞可是近端空洞和远端空洞(图 13-3-18-1)。

(三) 鉴别诊断

1. 脊髓炎 脊髓胶质瘤早期需要与脊髓炎鉴别。两者临床略有不同,脊髓炎起病急,胶质瘤常起病缓慢。两者 MRI 特点不明显,均见脊髓增粗,髓内长 T_1、长 T_2 信号,均可见轻度结节状或斑片状强化,低度胶质瘤亦可不强化。脊髓胶质瘤不宜过于追求早期诊断。

2. 脊髓胶质瘤还应与脊髓血管网织细胞瘤,以及其他髓内肿瘤鉴别。

【专家指点】

目前临床上在积极开展脊髓内肿瘤手术。脊髓外科专家已经认识到脊髓胶质瘤早期诊断的重要性,但也发现脊髓炎与脊髓胶质瘤早期鉴别诊断困难。对脊髓胶质瘤不要过于追求早期诊断。

十九、脊膜瘤

脊膜瘤又称为脑膜瘤(meningioma),占椎管内肿瘤的25%。脊膜瘤80%以上发生于胸段椎管内,少数发生于颈段,腰段少见。

(一) 临床表现与病理特征

脊膜瘤发病高峰为 50~60 岁,女性病人占80%以上。主要症状为病变水平以下进行性感觉、运动障碍,起病缓慢,可突发双下肢瘫,呈不完全性瘫。

脊膜瘤发生于蛛网膜颗粒细胞,其基底紧密附着于硬脊膜面,绝大多数生长于脊髓外硬膜下,仅7%同时累及硬脊膜内外。肿瘤表面光滑,包膜完整,呈圆形或卵圆形,亦可呈结节状。偶见肿瘤沿硬脊膜匍匐生长。瘤体为实性,易发生钙化。脊膜血管供血,肿瘤附近脊膜血管常见增粗。

(二) MRI 表现

脊膜瘤好发于颈胸段,多数病灶边界清楚,呈等 T_1 或稍长 T_1、稍长 T_2 信号,部分病灶呈短 T_2 信号。局部脊髓受压、变形。在矢状面 MRI 见病灶呈椭圆形或方形,病变常不超过两个椎体节段。T_1WI 增强扫描时,肿瘤明显强化,少见囊变。病灶与硬脊膜广基,相邻硬脊膜强化。少数脊膜瘤可突破硬膜囊,向硬膜外生长(图 13-3-19-1~图 13-3-19-4)。

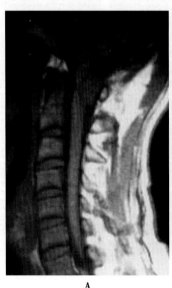
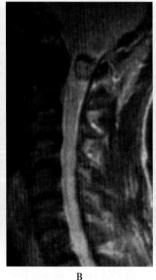
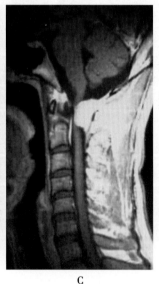

A   B   C

图 13-3-19-1　颈段脊膜瘤
颈椎矢状面 $T_1WI(A)$、$T_2WI(B)$ 显示寰椎后弓腹侧稍长 T_1、短 T_2 混杂信号病灶,脊髓背侧受压;增强 $T_1WI(C)$ 见肿瘤显著均匀强化,与硬脊膜广基连接,可见硬膜尾征

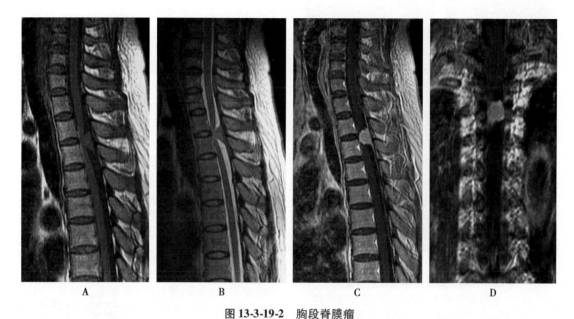

图 13-3-19-2　胸段脊膜瘤

女,43 岁,颈椎矢状面 $T_1WI(A)$、$T_2WI(B)$ 显示 $T_2 \sim T_3$ 水平硬膜囊后壁结节状肿物,呈等 T_1、等 T_2 信号,压迫脊髓背侧;增强扫描矢状面(C)、冠状面 $T_1WI(D)$ 见肿物均匀强化,与硬脊膜广基连接

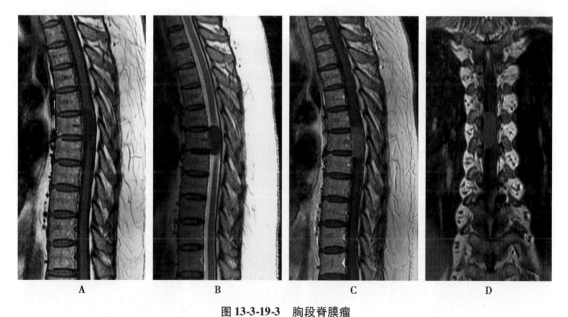

图 13-3-19-3　胸段脊膜瘤

女,53 岁,胸椎矢状面 $T_1WI(A)$、$T_2WI(B)$ 显示椎管内稍长 T_1、短 T_2 信号肿物;增强扫描矢状面(C)、冠状面 $T_1WI(D)$ 见肿物均匀强化,与右前方硬脊膜广基连接

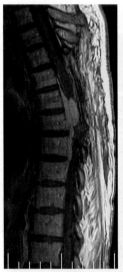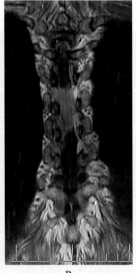

图 13-3-19-4 胸段脊膜瘤术后复发

女,64 岁,胸段脊膜瘤术后复发,增强扫描矢状面(A)、冠状面 $T_1WI(B)$ 见肿物均匀强化,形态不规则,沿硬脊膜蔓延生长

(三) 鉴别诊断

脊膜瘤突向椎管外时,应与神经纤维瘤鉴别。

【专家指点】

脊膜瘤 MRI 诊断不难。临床定位是关键。临床准确定位,有助于 MRI 及时发现病变。手术效果好,复发率低。

二十、神经鞘瘤与神经纤维瘤

神经鞘瘤与神经纤维瘤也称为神经瘤(neuroma),是椎管内最常见的肿瘤,占椎管内肿瘤的 25% ~30%。神经鞘瘤更常见。

(一) 临床表现与病理特征

发病年龄以 20 ~40 岁多见,性别无明显差异。根性疼痛为最早症状,而后出现脊髓压迫症状,表现为肢体无力、麻木、感觉减退,并逐渐出现运动障碍、大小便困难等异常。

神经鞘瘤(neurinoma)起源于神经鞘膜的施万细胞,故又称施万细胞瘤(Schwannoma)。镜下见肿瘤以施万细胞为主,常与神经根相连,病灶较大时见囊变、坏死,瘤内可有出血,瘤体可呈哑铃形。神经纤维瘤(neurofibroma)起源于神经纤维母细胞,镜下见肿瘤以神经纤维细胞为主。通常神经鞘细胞与神经纤维细胞两者混合存在,以其中一种细胞为主作为诊断依据。

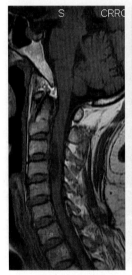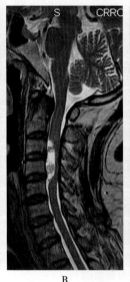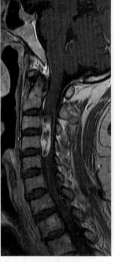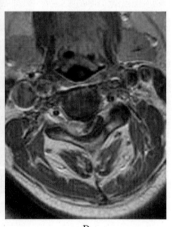

图 13-3-20-1 颈段神经鞘瘤

女,57 岁,颈椎矢状面 $T_1WI(A)$、$T_2WI(B)$ 显示 $C_3 \sim C_4$ 水平椎管内肿物呈长 T_1、长 T_2 不均匀信号,边界清楚,脊髓腹侧受压;增强 $T_1WI(C)$ 见肿物明显不均匀强化;轴面 $T_1WI(D)$ 见肿物位于脊髓右前方,沿椎间孔向椎管外生长,形成哑铃形外观

(二) MRI 表现

神经纤维瘤与神经鞘瘤可发生于脊柱各个节段。病变大小不一,大者数厘米,小者几毫米,呈长 T_1、长 T_2 信号。实性病变信号一般较均匀,瘤体囊变时信号不均匀。增强 T_1WI 见实性肿瘤明显均匀强化,肿瘤囊变时瘤体不均匀强化,有时仅见肿瘤周边强化,中央大片坏死区无强化。肿瘤较大者,可沿椎间孔蔓延至椎管外,形成哑铃形结构,局部椎间孔扩大。瘤体小时,仅见病灶与一根马尾神经相连。肿瘤发生在脊髓段时,脊髓明显受压(见图 13-3-20-1 ~ 图 13-3-20-4)。

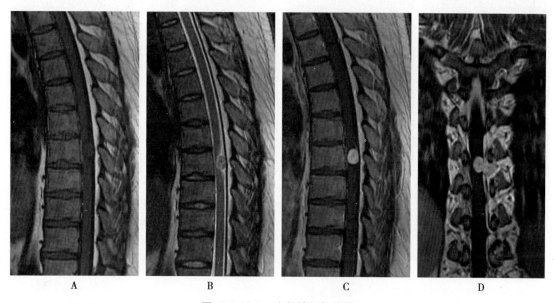

图 13-3-20-2 胸段神经纤维瘤

男,28 岁,胸椎矢状面 $T_1WI(A)$、$T_2WI(B)$ 显示 T_7 水平椎管内结节状稍长 T_1、长 T_2 信号肿物,脊髓背侧受压;增强 $T_1WI(C)$ 见肿物明显强化;增强冠状面 $T_1WI(D)$ 见肿物沿椎间孔外突,呈哑铃形

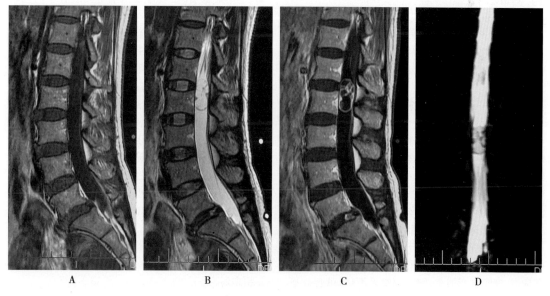

图 13-3-20-3 腰段神经鞘瘤

女,45 岁,腰椎矢状面 $T_1WI(A)$、$T_2WI(B)$ 显示 L_1 ~ L_2 水平椎管内长 T_1、长 T_2 信号肿物,囊壁呈稍高信号;增强 $T_1WI(C)$ 见肿物明显不均匀强化,囊变部分无强化;MRM(D)见肿物占据局部蛛网膜下腔,后者变窄

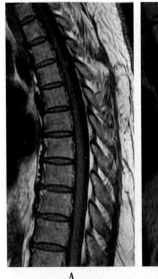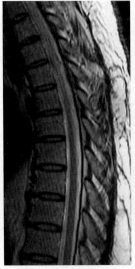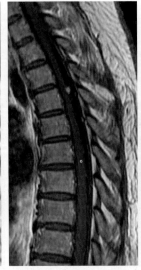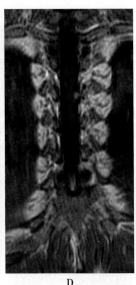

A   B   C   D

图 13-3-20-4　胸段小神经纤维瘤

胸椎矢状面 $T_1WI(A)$、$T_2WI(B)$ 显示 T_4 水平椎管内等 T_1、稍长 T_2 信号小结节,病灶直径<0.5cm;增强扫描矢状面(C)、冠状面 $T_1WI(D)$ 见肿物明显强化,沿左侧椎间孔生长

(三) 鉴别诊断

1. 较大的神经源性肿瘤需与髓内肿瘤鉴别 在 MRI 仔细辨别肿瘤与脊髓的关系。

2. 无哑铃形态的神经源性肿瘤需与脊膜瘤鉴别。两者均属于脊髓外肿瘤,脊膜瘤的瘤体与硬脊膜广基相连。

【专家指点】

神经源性肿瘤多病灶发生,或合并脑膜瘤时,应注意全身检查。注意可能的神经纤维瘤病,这是一种遗传性疾病,具有特征性临床及遗传学表现。

二十一、脊髓脊柱转移瘤

脊髓脊柱转移瘤是一个疾病,两个概念。脊髓转移瘤是指肿瘤发生脊髓内转移,可为恶性肿瘤转移,也可为神经系统肿瘤的种植性转移。脊柱转移瘤(vertebral metastases)是指肿瘤发生椎体转移,常为癌或肉瘤转移,多为血行转移。

(一) 临床表现与病理特征

脊髓脊柱转移瘤多见于肿瘤患者及 50 岁以上中老年人。常见症状为疼痛,可为神经根压迫痛,或全身痛,疼痛逐渐加重,镇痛药效果不佳,可合并下肢瘫。

脊髓脊柱转移癌多为血行转移。转移病灶的病理特点与原发瘤有关,可单发,可多发。发生于椎体时,可为成骨性破坏,亦可为溶骨性破坏。也可发生

于椎板、附件等部位。病变局部可为团状,亦可为团片状。

(二) MRI 表现

1. 脊髓转移瘤 可分为神经系统肿瘤种植性转移和神经系统外恶性肿瘤转移。前者见于室管膜瘤、生殖细胞瘤、血管母细胞瘤等。后者多为癌转移,或其他恶性肿瘤转移,较少见。MRI 平扫显示脊髓内局部稍长 T_1、长 T_2 信号。T_1WI 增强扫描时,髓内强化病灶可呈结节状或团片状,强化病灶亦可沿脊膜分布(图 13-3-21-1,图 13-3-21-2)。

2. 椎体转移瘤 转移瘤细胞类型较多,MRI 表现各不相同,分述如下:①椎体、棘突、小关节局部转移灶:局部椎体骨质膨大,软组织信号取代正常骨质信号,呈长 T_1、长 T_2 信号,可压迫相邻神经组织。T_1WI 增强扫描显示局部异常组织明显强化,多呈不均匀强化。②椎体内多发溶骨性转移灶:病灶多发,大小不等,可见于椎体、小关节、棘突等。MRI 平扫时,病灶呈明显长 T_1、长 T_2 信号,在脂肪抑制 T_2WI 呈高信号,形态规则或不规则。T_1WI 增强扫描时,病灶多呈明显强化。③椎体内成骨性转移灶:可发生于椎体、椎板、棘突等,病灶呈长 T_1、短 T_2 信号,普通 T_1WI 通常显示更多病灶信号(图 13-3-21-3 ~ 图 13-3-21-5)。

(三) 鉴别诊断

1. 脊髓转移瘤出现症状时原发病多已明确,鉴别诊断不难。如果脊髓出现病变,原发病不明确时,需与脊髓炎、脊髓寄生虫感染、脊髓结核等鉴别。

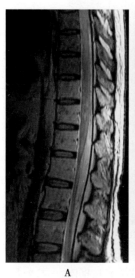 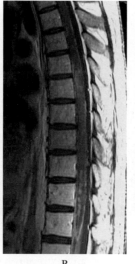 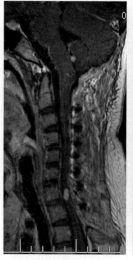 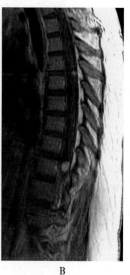

A　　　　　　　B　　　　　　　　A　　　　　　　B

图 13-3-21-1　脊髓内转移瘤

非霍奇金淋巴瘤脊髓转移,放疗后肿瘤复发。A. 胸椎矢状面 T_2WI,髓内见斑片状长 T_2 信号,马尾神经与硬膜囊前壁粘连;B. 增强 T_1WI 见脊髓斑点及斑片状强化,软脊膜及马尾神经线条样异常强化;胸腰段椎体 MR 信号弥漫性增高(脂肪沉积,放射性脊柱炎改变)

图 13-3-21-2　脊髓内转移瘤

女,15 岁,脑内血管网织细胞瘤患者,增强扫描颈椎(A)、胸椎矢状面 T_1WI(B)显示脊髓内多发结节状强化病灶,伴软脊膜线条样异常强化

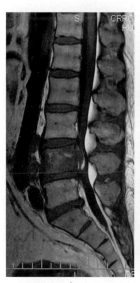 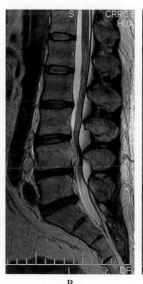 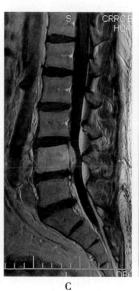 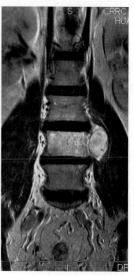

A　　　　　　　B　　　　　　　C　　　　　　　D

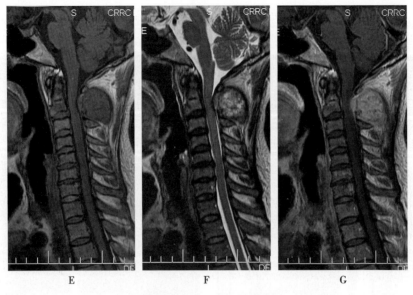

E   F   G

图 13-3-21-3　椎体转移瘤

例 1,女,37 岁,大腿脂肪肉瘤患者,腰椎矢状面 $T_1WI(A)$、$T_2WI(B)$ 显示 L_4 椎体呈长 T_1、长 T_2 信号,椎体前方见肿大淋巴结,椎体后方的硬膜囊受压、变窄;增强扫描矢状面(C)、冠状面 $T_1WI(D)$ 见 L_4 椎体异常强化,椎前淋巴结轻度强化,椎体左侧肿块明显强化。例 2,女,55 岁,颈椎矢状面 $T_1WI(E)$、$T_2WI(F)$ 显示 C_2 棘突膨大变形,呈不均匀稍长 T_1、长 T_2 信号,脊髓背侧受压;增强 $T_1WI(G)$ 见病灶及毗邻的硬脊膜明显强化,手术切除后病理诊断为低分化腺癌转移,原发灶不明

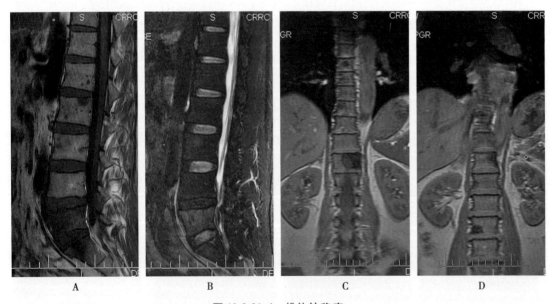

A   B   C   D

图 13-3-21-4　椎体转移瘤

腰椎矢状面 $T_1WI(A)$、抑脂 $T_2WI(B)$ 显示腰骶椎体内多发的结节状、斑片状长 T_1、稍长 T_2 信号病灶;男,61 岁,前列腺癌患者,胸腰段冠状面 $T_1WI(C、D)$ 显示椎体内多个长 T_1 信号病灶

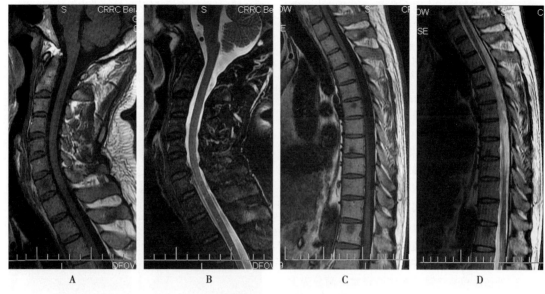

A	B	C	D

图 13-3-21-5　椎体转移瘤

男,46 岁,壶腹癌手术后患者,颈椎矢状面 $T_1WI(A)$、抑脂 $T_2WI(B)$ 显示 C_7 椎体、T_2 棘突稍长 T_1、稍长 T_2 信号病灶;胸椎矢状面 $T_1WI(C)$、$T_2WI(D)$ 显示 T_6、T_9、T_{10}、T_{12} 椎体内多发长 T_1、稍短 T_2 信号结节

2. 脊柱转移瘤的病灶较小、较少时,需与椎体血管瘤、椎体退变等鉴别。部分病例需与脊柱结核鉴别。

【专家指点】

脊柱 MRI 检查是除核素骨扫描外,能有效发现脊椎转移瘤的检查方法,对早期明确诊断有明显帮助。MRI 检查能显示转移瘤早期骨组织的结构变化,对转移瘤的检出率明显高于 X 线平片。

二十二、脊髓空洞与脊髓中央管扩张积水症

脊髓空洞是指脊髓内衬以室管膜细胞的脊髓中央管扩张,临床上称为脊髓空洞症(syringomyelia)、脊髓中央管积水症或脊髓中央管扩张积水症(hydromyelia)。它可由各种疾病引起,又称为真性空洞,而将由外伤、缺血、感染等导致的局部脊髓组织坏死、囊变称为假性空洞或软化灶(图 13-3-22-1)。前者的病变往往是动态发展的,而后者的形态、大小在病情稳定后一般不会变化。

真性脊髓空洞的病因多种多样,包括先天性发育异常的 Chiari 畸形、脊髓炎症、外伤后脊髓损伤、椎管内肿瘤压迫、周围组织牵拉等病变。尽管不同

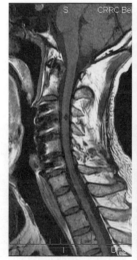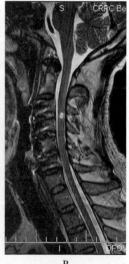

A	B

图 13-3-22-1　假性脊髓空洞

颈椎骨折前路内固定术后,颈椎矢状面 T_1WI(A)、T_2WI(B)显示 $C_3 \sim C_4$ 椎间隙水平长 T_1、长 T_2 信号囊性病灶,边界清楚

病因导致脊髓空洞的机制不同,但高压水枪效应可能形成真性空洞的直接动力。高压水枪效应指流动水在一定压力下循环的过程中,当管腔口径突然变

窄时,狭窄段两侧的压力均会升高,升高程度与狭窄程度有关,管腔狭窄与扩张可达到一定的平衡。

早期脊髓空洞在 MRI 表现为沿中央管走行的线状长 T_1、长 T_2 信号,中晚期病变可见明显的中央管扩张。

1. Chiari 畸形伴脊髓空洞 小脑扁桃体下疝压迫脊髓中央管开口区,狭窄远端压力增高,形成局部高压水枪效应,脑脊液随血压的波动冲击脊髓中央管,使其形成波浪状扩张(图 13-3-22-2)。远端压力越高,空洞范围越广。近端压力高时形成四脑室、三脑室及侧脑室扩大。Chiari 畸形患者脊髓中央管受压不明显时,可无脊髓空洞形成。

2. 炎性脊髓空洞 包括非特异性及特异性炎症,炎症使脊髓中央管粘连,局部脊髓中央管扩张,病变可局限,也可大范围(图 13-3-22-3)。

3. 外伤性脊髓空洞 外伤性脊髓空洞分为上行性空洞及下行性空洞,由外伤后局部脊髓组织的炎性反应及中央管粘连、狭窄所致,有时可见较明显狭窄瓣口(图 13-3-22-4)。狭窄远端压力较高时,空洞下行;近端压力较高时,空洞上行。对急性期脊髓损伤患者应适度抗炎和激素治疗,以防止中央管粘连。在急性期、恢复期进行 MRI 检查时,应考虑增强扫描,以观察局部炎性反应情况。

4. 肿瘤性脊髓空洞 可见于脊髓内肿瘤(如星形细胞瘤、室管膜瘤、血管网织细胞瘤),也可见于脊髓外椎管内肿瘤(如脊膜瘤、神经纤维瘤)。脊髓肿瘤伴随的空洞往往因肿瘤病变直接或间接压迫脊髓

中央管,使脑脊液循环障碍,局部中央管狭窄处形成的高压水枪效应导致空洞(图 13-3-22-5),以近端空洞居多。

5. 牵拉性脊髓空洞 脊髓发育畸形、手术后脊髓形态或位置改变等因素造成脑脊液循环障碍,可形成继发性脊髓空洞。

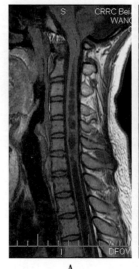
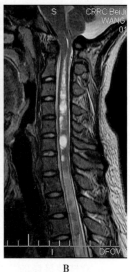

A   B

图 13-3-22-2 Ⅰ型 Chiari 畸形伴脊髓空洞
颈椎矢状面 $T_1WI(A)$、$T_2WI(B)$ 显示下移的小脑扁桃体压迫脊髓中央管开口区,脊髓空洞表现为中央管波浪状扩张并积水,呈长 T_1、长 T_2 信号

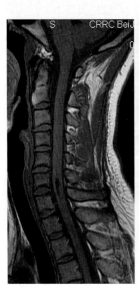
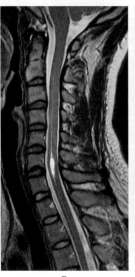
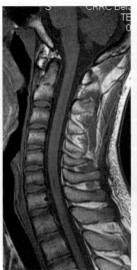
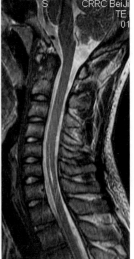

A   B   C   D

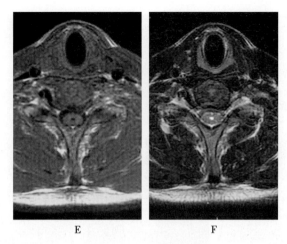

图 13-3-22-3 炎性脊髓空洞

例 1,女,26 岁,颈部痛,上肢轻度麻木,颈椎矢状面 T_1WI
(A)、T_2WI(B)显示髓内沿中央管分布的小囊状长 T_1、长
T_2信号;例 2,男,19 岁,上臂卡入探洞内 10 小时,随后出
现上肢麻木,肌力下降,颈椎矢状面 T_1WI(C)、T_2WI(D)
以及轴面 T_1WI(E)、T_2WI(F)显示脊髓中央局限性线状长
T_1、长 T_2信号病灶

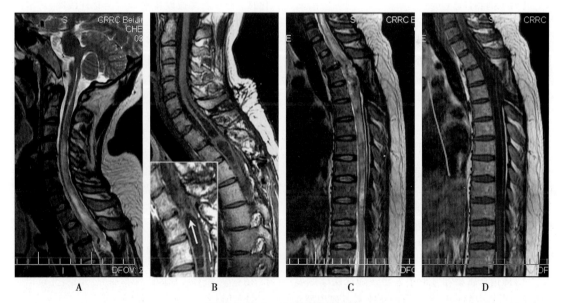

图 13-3-22-4 外伤性脊髓空洞

女,32 岁,脊髓损伤 T_3 ~ T_5 水平后路减压术后,颈椎矢状面 T_2WI(A)、T_1WI(B)以及胸椎 T_2WI
(C)、T_1WI(D)显示脊髓中央大范围线状、囊袋状长 T_1、长 T_2信号,提示形成上行性及下行性空
洞,后者较明显;T_2 ~ T_3 椎间隙水平可见脊髓中央管粘连并形成狭窄瓣口,如 B 图左下方局部放
大图(箭)所示

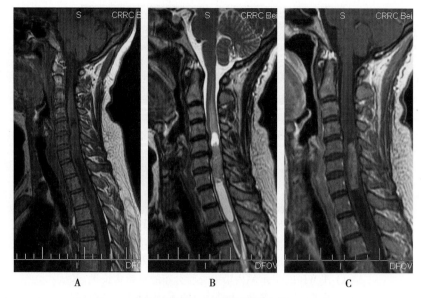

图 13-3-22-5 肿瘤性脊髓空洞

女,75 岁,颈椎矢状面 $T_1WI(A)$、$T_2WI(B)$、增强 $T_1WI(C)$ 显示 $C_5 \sim C_7$ 水平髓内肿瘤异常强化,边界清晰;肿瘤两侧均可见囊袋状长 T_1、长 T_2 信号,提示中央管扩张、积水,下行性空洞较明显

【专家指点】

脊髓空洞症与脊髓中央管扩张积水症是一组继发征象,可由各种疾病引发的脊髓中央管受压、牵拉、粘连及狭窄所致。诊断中除关注脊髓空洞的表现外,还应注意原发病的临床和影像改变。对真性脊髓空洞早期发现、早期治疗可以阻止空洞进一步发展。

第四节 MRI 检查与诊断注意事项

脊髓脊柱 MRI 检查在临床的应用已很普遍,在 MRI 检查中发生的一些问题也值得我们关注。为了保证医疗安全,获得满意的影像诊断结果,以下事项需要医务人员注意。

1. 体内金属物和其他置入物 随诊医学的发展,受检者体内的各种置入物越来越多。有些置入物被绝对禁止进入强磁场环境,有些虽可以进入但会影响图像质量。要严格按照磁共振检查细则认真甄别。

2. 脊柱 MRI 检查后椎体定位 脊髓脊柱 MRI 检查有很多优势,但它也存在不足。例如,在颈胸段、胸段及胸腰段 MRI 检查后医师阅片时存在椎体定位困难,尤其患者有颈椎胸化、胸椎腰化及腰椎骶化时。有些磁共振设备附带有全脊柱线圈,对解决问题有一定帮助。

3. 增强扫描和对比剂使用 脊髓脊柱疾病 MRI 检查中钆类对比剂已广泛使用。脊髓、脊柱的供血血管一般较纤细,局部血液循环量相对较少,故所用对比剂剂量应略大一些。一般头部检查用量为 0.2ml/kg 体重,脊髓脊柱常采用 0.3ml/kg 体重,以便于观察脊髓前、后动脉及周围血管。

4. 特殊扫描序列的应用 MRI 检查所用的扫描序列正在不断被研发和应用。每一个新出现的扫描序列会有一定的应用范围。合理选择扫描序列、正确应用扫描序列将会使 MRI 诊断更准确。

(徐建民)

参 考 文 献

1. 杨克勤.脊柱疾病的临床与研究.北京:北京出版社,1993

2. 高元桂,蔡幼铨,蔡祖龙.磁共振成像诊断学.北京:人民军医出版社,1993

3. 李明华.脊柱脊髓影像学.上海:上海科学技术出版社,2004

4. 凌锋,李铁林.介入神经放射影像学.北京:人民卫生出版社,1999

5. 隋邦森.神经系统磁共振诊断学.北京:宇航出版

社,1990

6. 前原 忠行.脊椎脊髓 MRI.何志义,陈谅 译.沈阳:辽宁科学技术出版社,2005

7. 李坤成,张念察.比较神经影像学.北京:科学技术文献出版社,2002

8. 山田博是.Teherd cord 的历史变迁、分类.脊髓脊柱,1990,3(12):917-925

9. 徐建民,张振俊,林珊.脊髓拴系的 MRI 研究 中国康复理论与实践,1998,2(4):76-79

10. 徐建民,张振俊,王民礼.外伤性无骨折脱位型脊髓损伤的 MRI 研究:附 87 例分析.中国康复理论与实践,1999,1(5):20-23

11. 徐建民,石晶,唐和虎,等.脊髓拴系综合征 63例分析,实用儿科临床杂志,2000,15（3）:181-182

12. 程建杰,杨开勇.脊髓髓内结核瘤 1 例.中国脊髓脊柱杂志,2008,18(3):195

13. 姬涛,郭卫.脊髓髓内结核一例报告.中华骨科杂志,2006,26(9):581

14. 张红,孙进,徐建民,等.小脑扁桃体联合畸形 I 型 164 例 MRI 诊断.中国康复理论与实践,2000,6(2):53-55

15. 陈振波,徐建民,孙进,等.创伤后脊髓空洞症的 MRI 诊断,中国康复理论与实践,2008,(8):722-723

第十四章 磁共振成像伪影

医学图像中的伪影是指由成像技术产生，且不能真实反映组织解剖结构和特征的虚假信息。

作为一项新的成像技术，MRI 伪影和其他成像技术的伪影有着很大的区别。MRI 图像中每个像素的信号定位是由频率和相位编码决定。当接收频率和相位编码的过程受到干扰时，图像就会产生伪影。这些伪影可能影响诊断准确性。MRI 本身成像过程复杂，硬件和软件不完善、扫描参数设置不当、仪器设备故障等因素均可产生伪影，更多的伪影则与磁共振成像的特性有关。因此，了解 MRI 成像原理和 MRI 系统硬件结构是识别伪影的前提。

MRI 伪影在图像上表现为信号强度的变化或解剖的错位。一些伪影和病变组织极为相似，很容易造成误诊。有时，我们要求患者重新进行检查，或采用其他诊断方法，以排除伪影。曾有将伪影当成病变组织进行手术的错误案例。因此，了解 MRI 伪影对放射科和临床医师的意义不言而喻。本章将逐一论述常见 MRI 伪影的图像特征，解释其产生原因，并提出减少或消除伪影的方法。

MRI 伪影主要包括磁场相关伪影、运动与流动伪影、射频和梯度相关伪影、图像处理相关伪影等，分述如下。

第一节 磁场相关伪影

稳定而均匀的静磁场是获得高质量 MRI 图像的必要条件之一。而扫描层面内组织的共振频率只能由线性梯度磁场来改变。因此，静磁场不均匀或不稳定，以及梯度磁场非线性，都会导致组织的共振频率与设定的扫描位置不一致，使图像扭曲、变形。所以，在 MRI 系统的选址和安装过程中，应考虑外来因素对磁场的影响，如大型固定或移动的铁磁性物体(汽车、电梯等)，并根据场地环境调节磁场均匀度。因此，由外界因素对静磁场干扰而产生的磁场不均匀伪影很少见到。然而，因各种因素导致的人体组织局部磁场不均匀而产生的伪影却常有发生。体内任何金属(含铁或不含铁金属)的存在都会对磁场均匀性产生大的影响，并形成金属伪影(metal artifacts)，而磁敏感伪影(susceptibility artifacts)常发生在气体及软组织交界处。

一、金属伪影

金属伪影多由金属异物引发。在受检区周围出现的任何铁磁性或非铁磁性金属异物，都会导致局部磁场不均匀，使图像扭曲、变形或失真(图 14-1-1-1)。

由于铁磁性金属物质(如铁、镍、钴及其合金)可以被磁场明显吸引，有很大磁化率。即便少量的铁磁性金属异物进入磁场，都会严重破坏磁场的均匀性。顺磁性金属物质(如钛、铂、钆、镝)可被磁场轻度吸引。虽然磁化率比铁磁性金属物质小很多，仍可干扰磁场的均匀性。抗磁性金属物质(如金、锌、铜)对磁场均匀性的影响程度最小。尽管非铁磁性金属异物对磁场均匀性影响不大，但在快速切换的梯度磁场和射频脉冲作用下，仍可产生感应电流(涡流)，破坏局部磁场均匀性。

当金属物质进入成像层面时，局部磁场均匀性被破坏，局部磁场发生变化。这导致金属物质周围氢质子的进动频率随之改变(大于或小于共振频率)，不能被射频脉冲激励，使得应该显示影像的位置没有信号。而此区域的 MRI 信号将被移至较高或较低的频率上，在其他某一层面被激励时，丢失的信号(金属物质成像层的错误信号)和本层信号相叠加，形成一个错位的高信号。因此，金属伪影在图像中呈现大面积信号丢失、图像扭曲变形，在伪影信号的边缘部分常常可见高信号弧形亮边(图 14-1-1-2)。

磁共振检查时，严禁携带任何铁磁性金属异物进入扫描室。这不仅仅是出于安全方面的考虑。还因为铁磁性金属伪影常常发生，影响诊断。有些为患者身上携带的金属异物引起，如发卡、硬币、手机、

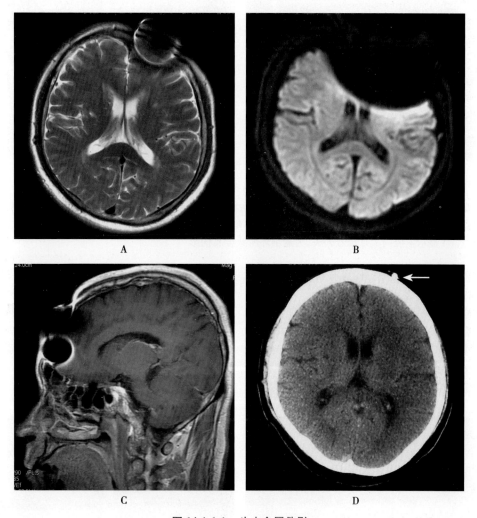

图 14-1-1-1　头皮金属伪影

男,55 岁。头颅 CT 拟诊松果体占位。A. 轴面 FSE T_2WI(TR 5100ms,TE 118.4/Ef ms),左额部显示信号丢失及图像失真;B. SE/EPI 序列 DWI 显示左额部信号丢失范围增大;C. 注射 Gd 对比剂后,矢状面 T_1WI 显示额部组织信号丢失,解剖变形;D. 头部 CT 检查提示左额骨表面一小金属异物(箭)

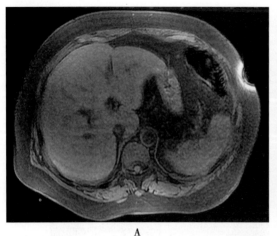
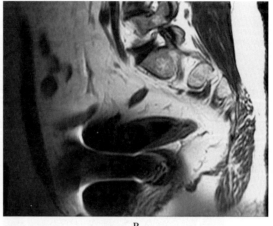

图 14-1-1-2　金属伪影

A. 女,53 岁。胆囊切除术后,上腹疼痛。轴面脂肪抑制 T_1WI(TR 200ms,TE 2.7ms,FL 90),左侧腹壁皮肤组织变形,为患者衣袋内一枚金属硬币所致;B. 女,58 岁。右侧大腿疼痛 3 天。腰骶椎矢状面 FSE T_2WI 显示盆腔内大片信号丢失,为避孕环所致金属伪影

钥匙等(图 14-1-1-2A)。另外,含有铁磁性的化妆品、染发剂、文身等也会对图像产生影响。因此,在磁共振检查前,应摘除患者身上携带的任何金属物品。如有条件,让患者更换病号服,以避免将衣服中的金属挂钩(纽扣)和金属拉链带入扫描室,导致不必要的金属伪影和扫描中止(图 14-1-1-3)。

对于体内有金属置入物(如支架、义齿、钢圈、金属避孕环等)的患者应慎重进行 MRI 检查,以免发生意外。即使这种置入物对 MRI 检查是安全的,也可能造成局部的磁场强度改变。由于体内的金属物是相对固定的,对磁场的干扰也只在固定区域,图像中显示圆形低信号黑洞,边缘区域呈高信号月牙形亮边,局部正常解剖和信号丢失(图 14-1-1-1,图 14-1-1-2B,图 14-1-1-4,图 14-1-1-5)。

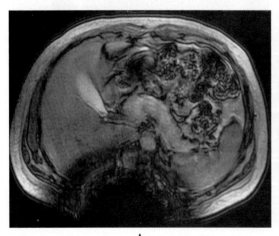
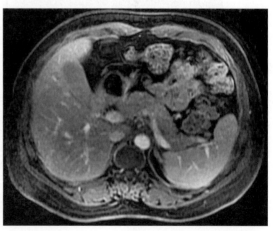

图 14-1-1-3　文胸挂钩导致的金属伪影

女,44 岁,体检发现左肾占位。A. 轴面快速扰相梯度回波 T_1WI(TR 224ms,TE 5.8ms,FL 80)显示脊柱及肝脏后部大片信号丢失,检查患者发现后背有文胸金属挂钩;B. 摘除文胸和注射 Gd 对比剂后继续扫描,解剖结构完整显示

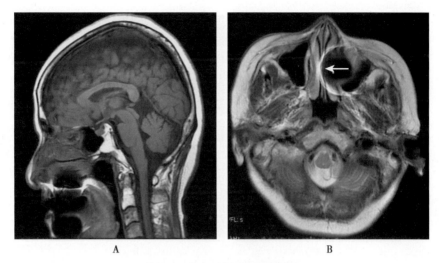

图 14-1-1-4　口腔义齿金属伪影

女,58 岁,头晕,失眠。A. 矢状面 T_1WI(TR 2106ms,TE 26.7/Ef ms)显示口腔局部信号丢失,解剖变形;B. 同一患者,轴面 FSE T_2WI 显示左上颌窦信号丢失,并形成明显白边(箭)

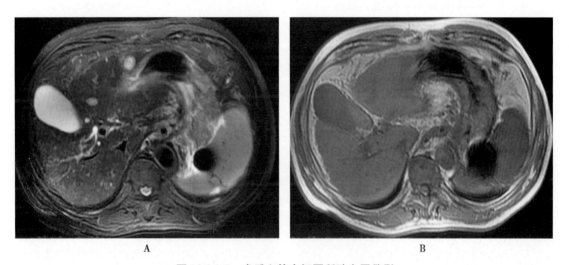

图 14-1-1-5　术后血管内钢圈所致金属伪影

男,64 岁。发现肝功能异常 5 年,呕血入院。曾因门静脉高压、食管胃底静脉曲张,经介入手术行脾静脉栓塞术。A. 轴面 FSE T_2WI 显示脾门处小片信号丢失;B. 轴面快速扰相梯度重聚采集 T_1WI(TR 224ms,TE 2.4ms,FL 80)显示信号丢失范围增大

如果伪影不影响相关部位的诊断，可以进行扫描成像。在这种情况下，应避免使用梯度回波成像。这是因为铁磁性金属对梯度回波成像的影响比其他

序列大。自旋回波成像可以减轻金属伪影的干扰。（图14-1-1-6）。

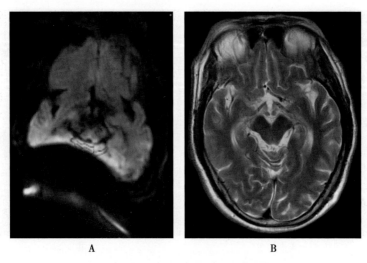

A   B

图 14-1-1-6　马甲金属拉链致头部金属伪影
男,73岁,左侧肢体无力伴语言不清。A. 轴面 SE/EPI 序列 DWI 显示枕叶大范围信号丢失；B. 同时扫描的轴面 FSE T_2WI 显示枕叶结构正常；MRI 扫描结束后检查患者,发现马甲背部有金属拉链。此例提示,EPI 序列对金属异物的磁敏感伪影更为敏感

二、磁敏感伪影

所有的物质在磁场中都会被磁化。但因不同物质的磁敏感性不同，故其磁化的程度也不相同。磁化程度用磁化率 x 表示。人体内绝大部分组织的磁化率都是负磁化率，即 x<0，并且在一个很窄的范围内。负磁化率物质几乎没有磁性。但是，人体内不同磁化率物质的交界面两侧磁化率相差较大时，如软组织-空气界面、骨-空气界面、病理组织改变（出血、血红蛋白局部沉积）、使用顺磁性对比剂等，都会引起局部磁场不均匀，致使局部信号丢失、变形或错误信号叠加，伪影边缘常伴有异常的亮边。这种由不同物质的磁敏感性差异而产生的伪影，称为磁敏感伪影，又称磁化率伪影。

部分扫描序列如梯度回波（GRE）序列和平面回波采集技术（EPI），对这种磁场不均匀非常敏感，尤其是 EPI。这是由 EPI 的成像特性决定的。EPI 使用连续的梯度磁场极性翻转来读取回波信号，与自旋回波序列成像相比，在产生回波信号之前没有施加180°复位脉冲。梯度回波所以能够形成回波信号，是因为当梯度磁场极性翻转时，质子的进动频率

发生变化，通过"慢质子的快进"和"快质子的缓进"实现相位重聚，产生回波信号。这种信号读取方式容易受到局部磁场不均匀的干扰。因此 EPI 成像容易产生磁敏感伪影。

目前最常用的扩散加权成像为 EPI 成像技术。在脑组织与气体交界面、脑组织与骨组织交界面会产生明显的磁敏感伪影，脑干、邻近岩骨的双侧颞叶、邻近额窦的额叶脑组织常常出现图像变形及异常亮线（图14-1-2-1，图14-1-2-2）。胃肠内气体与周围组织交界处也经常出现磁敏感伪影（图14-1-2-3，图14-1-2-4）。这些磁化率伪影会掩盖解剖部位的微小病变，或造成病变假象。与 EPI 序列比较，自旋回波序列，尤其快速自旋回波序列，磁敏感伪影相对较轻（图14-1-2-1，图14-1-2-2）。

有时，自旋回波序列也可产生较明显的磁敏感伪影，常见于胃、肠内气体与周围组织交界处，呈现局部信号丢失、变形，如肝脏边缘、胆囊、胃壁或肠壁信号缺失、组织变形（图14-1-2-5）。

注射 Gd 对比剂后，在某些器官或组织内部，可由于对比剂的浓聚而使局部磁场环境变化，产生磁敏感伪影，如肾盂、膀胱、血管周围（图14-1-2-6）。

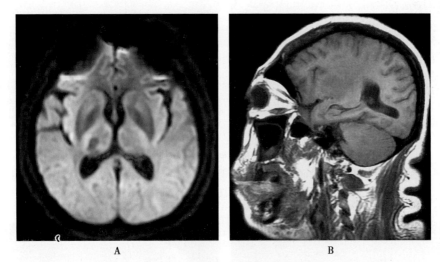

图 14-1-2-1　额窦内气体所致磁敏感伪影

女,45 岁。双手发抖,复视 2 小时。A. EPI 序列 DWI 显示双侧额叶信号丢失,组织变形;B. 矢状面 T₁WI 显示额窦内大量低信号气体,额叶形态正常

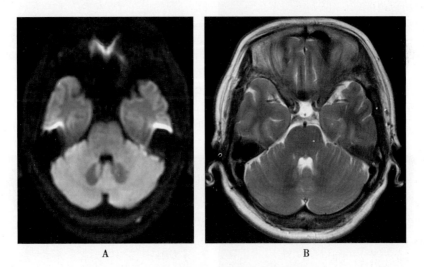

图 14-1-2-2　不同扫描序列的磁敏感伪影

女 53 岁,头晕,恶心。A. EPI 序列 DWI 显示双侧颞叶及额叶信号丢失,组织变形;
B. 同层面 FSE T₂WI 清晰显示双侧额叶、颞叶结构

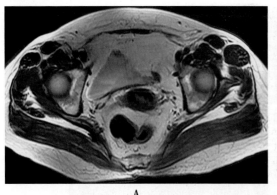 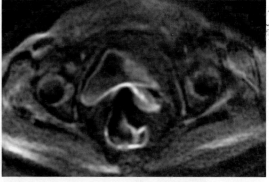

A   B

图 14-1-2-3　直肠内气体所致磁敏感伪影

女,65 岁。临床拟诊宫颈癌 A. 轴面 FSE T_2WI 清晰显示膀胱、宫颈及直肠结构,直肠内含大量低信号气体;B. 同层面 EPI 序列 DWI 显示直肠、宫颈及膀胱后壁解剖结构扭曲,信号异常

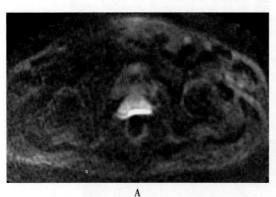 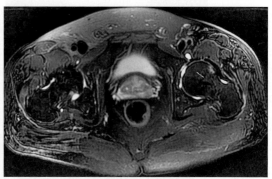

A   B

图 14-1-2-4　直肠内气体所致磁敏感伪影

男,71 岁,血 PSA 增高一年余。A. DWI 显示前列腺后部周围叶呈高信号(伪影),与直肠内低信号气体相邻;B. 同层面脂肪抑制 T_2WI 显示膀胱、直肠及前列腺周围叶结构,直肠内含大量低信号气体

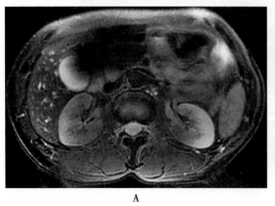 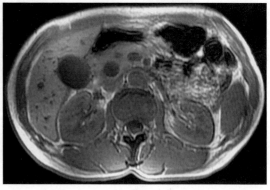

A   B

图 14-1-2-5　胃窦部气体所致磁敏感伪影

男,57 岁,上腹部疼痛,伴黄疸 10 天。A. 轴面脂肪抑制 FSE T_2WI 显示胃窦、肝右叶、胆囊、胰头显示不清;B. 轴面快速扰相梯度回波 T_1WI(TR 224ms,TE 2.4ms,FL 80)清晰显示肝右叶、胆囊、胰头结构,胃窦及结肠内含大量气体,胃壁及肠壁结构不清

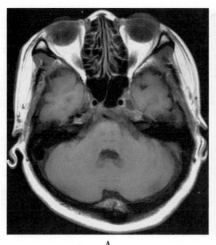
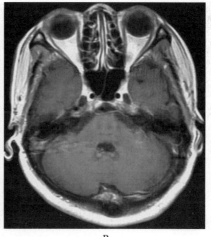

A　　　　　　　　　　　　　　　　B

图 14-1-2-6　对比剂所致磁敏感伪影

女,47 岁,左肺癌,化疗后复查。A. 注射钆对比剂前,轴面 T_1WI 显示小脑组织清晰,无伪影表现;B. 注射钆对比剂后,同层面 T_1WI 显示小脑内横行的索条及斑点状高信号。此伪影与病变强化鉴别要点是,伪影在相位编码方向分布,且延伸至脑组织以外区域。改变相位编码方向,或改变扫描层面,伪影位置相应改变

第二节　运动与流动伪影

运动伪影(motion artifacts)常见于腹部、胸部、头部 MRI 扫描中,是由于人体自主和非自主运动,或血液搏动性流动造成的。由于磁共振成像速度较慢,即使采用先进的运动补偿技术,也不能完全消除运动伪影带来的负面效应。目前,MRI 扫描速度和 SNR 随着场强的增高有了很大提高。但是,快速成像技术往往通过减少采集次数缩短成像时间,而高 SNR 成像伴随着空间分辨率提高,也使得 MRI 更容易受到运动伪影的影响。因此,运动伪影在高场强 MRI 系统表现得更为明显。

一、运动伪影

在 MRI 图像上,运动伪影表现为沿相位编码方向分布的条形或弧形重影,也称鬼影(图 14-2-1-1)。这些重影是解剖图像错位产生的复制影像,出现在不应该出现的位置,导致解剖结构及其边缘的图像模糊、重叠,并可掩盖细小的病变组织。相位编码梯度的振幅越大,鬼影越明显。

周期性生理运动是产生运动伪影的主因。例如,呼吸运动、心跳、肠胃蠕动、血管及脑脊液搏动等(图 14-2-1-1,图 14-2-1-2,图 14-2-1-5A)。非生理性运动也可导致运动伪影,如患者躁动、眼球转动、吞咽、无自控能力的幼儿等(图 14-2-1-3,图 14-2-1-4,14-2-1-6)。

生理性运动(如呼吸运动、心脏运动等)所产生的伪影,可通过门控技术,使数据采集和运动同步,有效减少伪影的影响。心电门控现在已经广泛应用在心脏检查与研究中,可以监控心脏的运动周期,获得良好的图像。呼吸门控通过呼吸触发信号,控制扫描,降低重影的影响和模糊的范围。但是,呼吸门控的效率和扫描时间与患者的呼吸频率相关。如果患者呼吸极不均匀,成像时间将大为延长,仍会产生

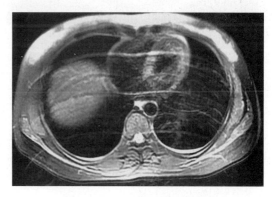

图 14-2-1-1　胸部呼吸运动伪影

女,35 岁,左胸痛 5 年。脂肪抑制 FSE T_2WI（TR 6000ms,TE 85.5/Ef ms,FL 90）显示下胸部弧形运动伪影

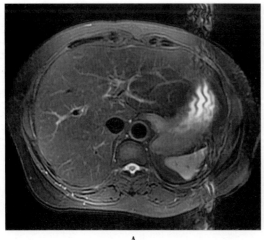

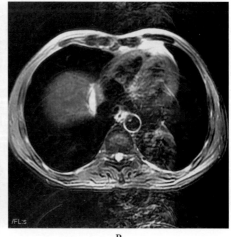

图 14-2-1-2　胃蠕动和心跳所致运动伪影

女,50 岁,CT 报告肝右叶异常强化灶。A. 脂肪抑制轴面 T_2WI 显示在相位编码方向与胃体垂直的重影,伪影延伸至腹壁以外;B. 轴面脂肪抑制 FSE T_2WI(TR 5455ms,TE 85.5/EF ms,FL 90),沿相位编码方向,可见心跳引起运动伪影,延伸至解剖范围之外

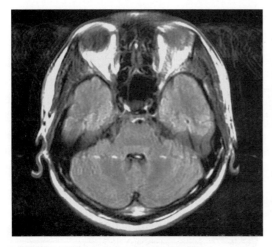

图 14-2-1-3　眼球运动伪影

男,41 岁,头晕,恶心,呕吐半年。轴面 T_2 FLAIR 显示眼球结构不清,在相位编码水平方向,可见云絮状重影;在四脑室水平方向,可见点状脑脊液搏动伪影

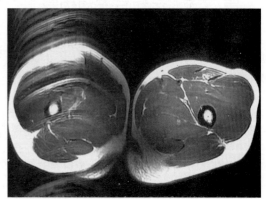

图 14-2-1-4　右腿颤抖所致运动伪影

男,23 岁,右大腿肌肉损伤后,要求 MRI 检查。大腿根部轴面 FSE T_2WI 显示右腿垂直方向重影,左腿解剖结构清晰。MRI 检查结束后,患者自述右腿不自主颤动,无法保持不动

呼吸运动伪影(图 14-2-1-1)。扫描前可对患者进行呼吸节奏训练,以保持呼吸频率均匀一致。所以,呼吸门控在实际的扫描过程中,技术上比较烦琐,效率不及屏气扫描。

　　目前,中、高场强磁共振系统,使用快速扫描序列,可达到亚秒级采集,配合患者屏气,减少了呼吸运动伪影的影响。但是,如果患者无法屏气完成扫描,同样会出现比较明显的呼吸运动伪影(图 14-2-

1-5A)。此时,应通过呼吸节奏训练,使患者呼吸尽可能平稳、均匀。再采用自由呼吸状态下门控扫描,仍可获得良好的图像(图 14-2-1-5B)。

　　对于躁动、不配合的患者,目前还没有非常好的解决办法。可以使用压迫带固定,减少伪影的程度。必要时,需使用镇静剂。部分部位的扫描可通过运动补偿,如 Propeller 技术,减少非周期性生理运动带来的影响(图 14-2-1-6)。

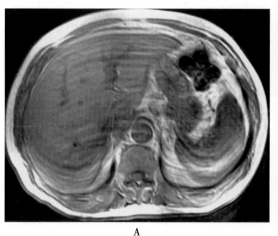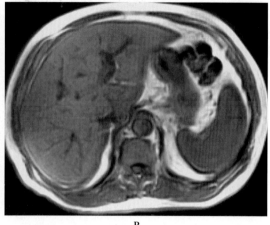

图 14-2-1-5　呼吸运动伪影

男,73 岁,肝功能异常,脾大。A. 轴面快速扰相梯度回波屏气 T_1WI(TR 224ms,TE 2.3ms,FL 80,BH 18s),腹部见条纹状运动伪影;B. 呼吸节奏训练后,同层面快速扰相梯度回波呼吸门控 T_1WI(TR 5.7ms,TE 2.1ms,FL 20,AT 1:35min)扫描,图像质量明显改善

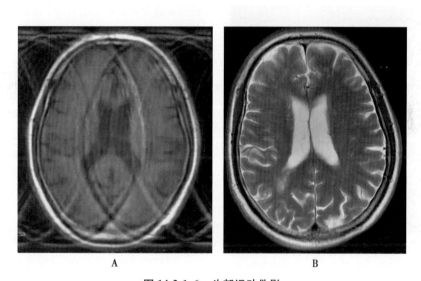

图 14-2-1-6　头部运动伪影

男,73 岁,脑梗死,患者躁动,不配合检查。A. 轴面 T_1WI 显示运动伪影;B. 轴面
T_2WI 采用运动补偿技术后,运动伪影消失

二、流动伪影

流动伪影(flow artifacts)是由搏动的血液和脑脊液造成的一种运动伪影,又称搏动伪影。有些流动伪影会延伸至解剖结构之外(图 14-2-2-1),此时,伪影容易辨别。一些流动伪影类似病变,或与正常的解剖结构相混淆(图 14-2-2-2),应引起注意。

1. 主动脉的流动伪影　MRI 信号具有幅度和相位,质子在相位编码方向的准确位置由静止条件下的相位编码来确定。搏动的血液和脑脊液的流速是不平稳的,在不同的扫描层面会出现不同的流速。与其相关的信号在影像重建中被相位编码方向上的错误信号替代,在扫描期间产生一定范围的相位漂移。流动产生的伪影常常表现为沿相位编

541

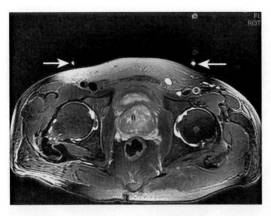

图 14-2-2-1　股动脉搏动伪影

男,65 岁,前列腺增生,膀胱导尿状态。盆腔脂肪抑制轴面 FSE T_2WI,于左侧股动脉垂直方向可见多个高信号环形伪影,需与股骨头病变鉴别;注意前列腺内及前腹壁外可见导尿管结构(箭)

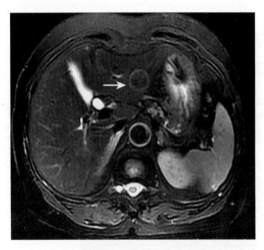

图 14-2-2-2　主动脉搏动伪影

男,74 岁,置入胆管支架 5 个月余。轴面脂肪抑制 FSE T_2WI,于主动脉前方肝左叶内可见环形高信号伪影(箭)

码方向分布的类似血管拖尾的一连串模糊伪影(图 14-2-2-3)。尤其在主动脉,常常看到这种流动伪影。伪影可以是低信号,也可以是高信号,这取决于原组织结构的相位与背景相位的关系。如果相位相同,伪影是高信号;反之,伪影呈低信号(图 14-2-2-4)。

随着伪影逐步远离原组织结构,伪影强度逐步降低。伪影成串发生时,伪影间隔(SEP)取决于下面公式:

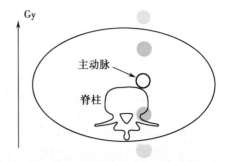

图 14-2-2-3　腹主动脉搏动伪影示意图

可见环状伪影在相位编码方向上的等间隔复制

$$SEP = (TR) \times (N_y) \times (NEX)/T$$

式中,TR:重复时间;N_y:相位编码数;NEX:采集次数;T:运动周期。

采取以下方法,可减轻或消除流动伪影:①增加重复时间、相位编码数和采集次数,加大伪影间隔,使伪影移出解剖部位;②改变相位和频率编码方向,使伪影的方向发生变化,有助于鉴别伪影;③心电门控技术可以使得所观察的流动物质速度同步,梯度补偿可以纠正流动物质的相位飘移;④空间预饱和脉冲可使进入成像区域的血流呈饱和状态,降低血液的信号强度和血流伪影。

2. 脑脊液和胆汁的流动效应　脑脊液流动伪影可见于脑室内或蛛网膜下腔。前者多发生于侧脑室、四脑室和中脑导水管(图 14-2-2-5),呈结节状高信号或低信号。后者多见于桥前池、小脑延髓池(图 14-2-2-6)、正常的脑沟,以及颈椎和胸椎管内的蛛网膜下腔。例如,在颈椎和胸椎矢状面上常见到与血管外形相似的条形或斑点状低信号(图 14-2-2-7)。脑脊液流动伪影形成的原因是质子失相位。采用流动补偿技术和预饱和技术可以减少这种伪影。

脑脊液流动伪影可出现在胸腹部轴面扫描图像中,类似主动脉流动伪影,呈现一个或一串伪影(图 14-2-2-8)。

胆汁流动也可形成流动伪影,见于上腹部轴面 T_2WI(图 14-2-2-9)和 MRCP 图像(图 14-2-2-10)。这种假性充盈缺损易与胆总管内低信号结石混淆。认识这一征象可避免对 MRCP 和 T_2WI 做不正确解释。胆总管内低信号伪影形成的机制颇为复杂,扫描层面内流动质子的去相位可能是原因之一。伪影应与胆总管内的真性充盈缺损病变鉴别。

胆汁流动伪影位于胆总管内中央位置,以胆总管下段最明显,周围有高信号胆汁环绕,MRCP 表现为线条样低信号带直抵胆总管末端或梗阻端上方。

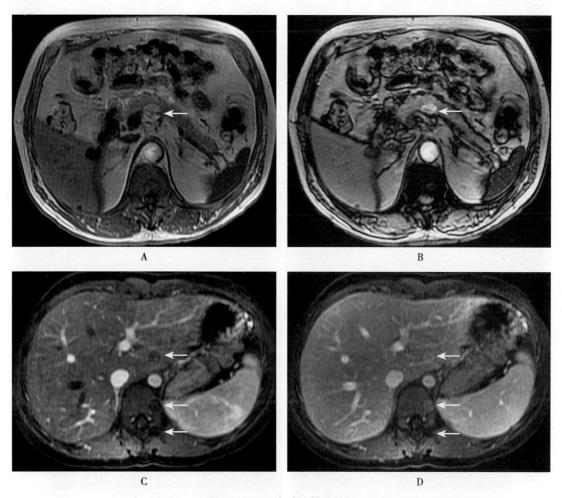

图 14-2-2-4　主动脉搏动伪影

A. 胰腺轴面 FSPGR 同相位 T_1WI,主动脉前方可见环形高信号伪影(箭);B. 与 A 图同层面反相位 T_1WI,主动脉搏动伪影与胰腺重叠(箭);C. 另一患者,注射钆对比剂后,肝脏轴面 FSPGR 增强扫描动脉晚期图像,于主动脉垂直方向见多个低信号伪影(箭);D. 静脉期图像,于主动脉垂直方向可见高信号和低信号伪影(箭)

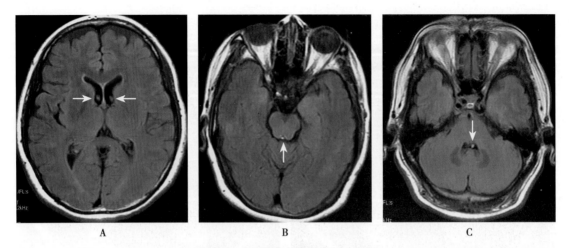

图 14-2-2-5 脑室内脑脊液流动伪影

A ~ C. 轴面 T_2 FLAIR 于双侧脑室(A)、中脑导水管(B)及四脑室内(C)分别显示脑脊液流动伪影，
呈点状或结节状高信号(箭)

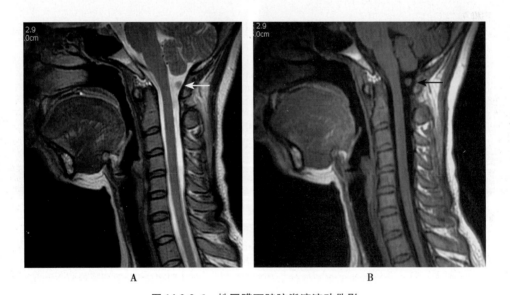

图 14-2-2-6 蛛网膜下腔脑脊液流动伪影

A. 矢状面 FSE T_2 WI 显示小脑延髓池(枕大池)内低信号结节(箭)；B. 同层面 T_1 WI 显示伪影结节
信号高于脑脊液，呈中等信号(箭)，增强扫描后结节无强化(图片未展示)

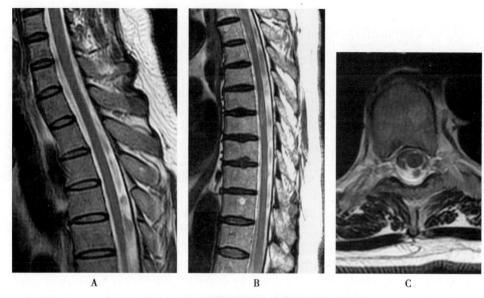

图 14-2-2-7 蛛网膜下腔脑脊液流动伪影

A. 女,61 岁,头晕、恶心 1 个月。颈椎矢状面 FSE T_2WI,脊髓信号正常;B. 女,55 岁,四肢麻木。胸椎矢状面 FSE T_2WI,脊髓内可见局灶性斑片状高信号病变,脊髓背侧之蛛网膜下腔可见长条形及结节状的低信号伪影;C. 胸椎轴面 FSE T_2WI,脊髓周围之蛛网膜下腔内可见数个低信号伪影

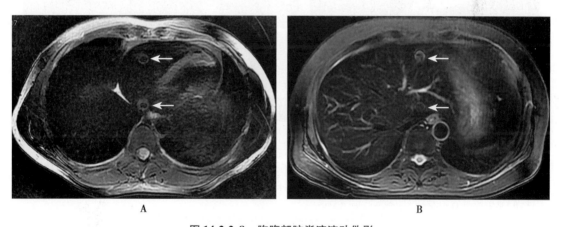

图 14-2-2-8 胸腹部脑脊液流动伪影

A. 胸部轴面脂肪抑制 FSE T_2WI 显示心腔内 2 个环形高信号伪影(箭);B. 腹部轴面脂肪抑制 FSE T_2WI 显示肝左叶两个环形高信号伪影(箭)

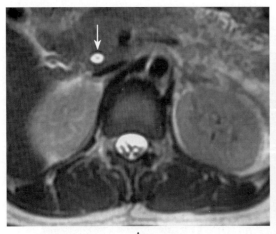 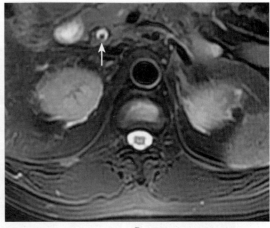

A   B

图 14-2-2-9　胆汁流动伪影

A. 男,42 岁,腹痛,AMY 增高,临床拟诊急性胰腺炎。轴面 FSE T_2WI 显示胆总管中央低信号伪影（箭）；B. 女,30 岁,临床拟诊急性胰腺炎。脂肪抑制轴面 FSE T_2WI 显示胆总管内低信号结石（箭）；注意结石低信号与体位和重力作用有关,通常偏中心,分布于较低处

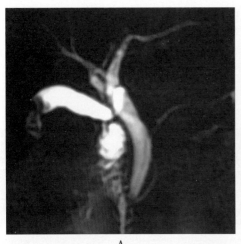 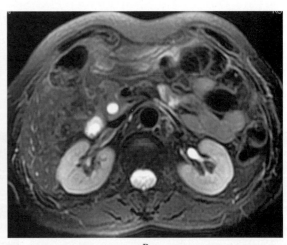

A   B

图 14-2-2-10　胆汁流动伪影

女,56 岁,患者因胆囊结石拟行腹腔镜胆囊切除手术,临床医师要求评价胆管情况。A. SSFSE 屏气 MRCP 显示胆总管直径 10mm,其中下段可见条形低信号（伪影）；B. 同一患者,脂肪抑制轴面 FSE T_2WI 显示胆总管信号均匀,未见低信号病变

由于胆汁流动呈间歇性,故并非所有 MRCP 和轴位 T_2WI 均可显示伪影。如果采用对流动更敏感的时飞法血管成像序列扫描,在胆总管内低信号的相应位置显示高信号,则可进一步证实。胆管积气并非少见,特别是乳头切开术的患者。当胆管内存积大量气体时,大片无信号区将使 MRCP 中胆管的解剖结构无法辨认;如果仅有少量气体,在轴面 T_2WI 低信号应位于胆总管内前部（胆汁上方）。与此相反,

小结石因沉淀而位于胆总管内后部,并随体位变动。

第三节　射频和梯度相关伪影

一、射频引起的伪影

射频引起的伪影,主要涉及层面交叉、射频拉链

伪影、噪声的干扰和超高场强中的介电伪影等。

1. 层间交叉（cross-excitation）　由于射频脉冲的傅立叶变换不是精准的矩形脉冲，两侧都有侧峰和波纹，这导致此类伪影发生。如果射频脉冲是高斯形，傅立叶变换后还是高斯形。当射频脉冲是正弦波型，其理想的傅立叶变换后应是矩形，但实际的射频脉冲具有时间范围，傅立叶变换得到的波形有侧峰或波纹（图14-3-1-1）。

层间交叉多发生在连续层面采集或多层面采集过程中。当两个相邻层面距离较近时，这两个层面的射频脉冲经过傅立叶变换的波形侧峰就可能重叠，产生层面交叉（图14-3-1-2）。后果是每个交叉的层面在接受该层面的激励脉冲作用前，就已经被相邻层面的射频脉冲激励饱和，使每个层面的有效TR缩短。最终，T_1权重增加，信噪比降低（图14-3-

1-3）。

增加扫描层面之间的间隔，可以减少层面交叉的影响（图14-3-1-4）。但是，付出的代价是没有采集的体积增大，从而增加了层面之间小病变被遗漏的可能。也可以延长射频脉冲的作用时间，使傅立叶变换的形态更接近理想化的矩形。完全消除层间交叉伪影的唯一办法是采用隔层扫描，即用两个独立的序列，每个序列层面之间都有100%的间隔，第一个序列采集奇数层（1、3、5、7…），第二个序列采集偶数层（2、4、6、8…）。此时，扫描时间将加倍。

目前，射频技术仍在不断改进中。新一代磁共振系统的射频脉冲经傅立叶变换后，波形已经接近理想化的矩形。仅需使用10%～20%的层间隔，就不会有明显的层间交叉。

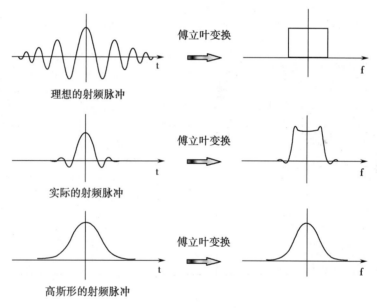

图14-3-1-1　射频脉冲傅立叶变换示意图
实际的射频脉冲不会是理想的矩形

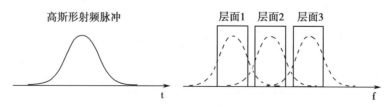

图14-3-1-2　射频脉冲侧峰重叠示意图
射频脉冲的傅立叶变换侧峰（高斯曲线）重叠，导致层间交叉

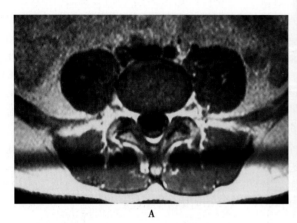
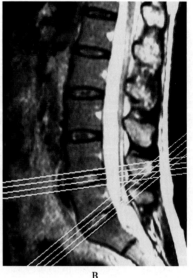

图 14-3-1-3　层间交叉伪影

A. 轴面 T_1WI 显示后背部带状低信号；B. 矢状面 FSE T_2WI 显示扫描层面交叉情况

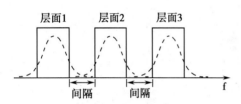

图 14-3-1-4　扫描层面间隔示意图

层间隔越大，层间交叉影响越小

2. 射频拉链伪影（zipper artifacts）　是一种中

心性伪影，沿频率编码轴通过图像中心（在零相位），形成交替的亮点和暗点，就像一条拉链，也称为中心拉链伪影。在零相位的残余横向磁化强度引起了频率编码方向的中心拉链伪影。这种不想要的残余横向磁化强度来自一个未充分衰减的自由感应衰减（FID）或激励回波。

自由感应衰减是激励脉冲作用后，产生的横向磁化信号。当一个 90°激励脉冲产生的自由感应衰减信号还没有完全衰减之前，180°脉冲的侧峰会与自由感应衰减重叠（图 14-3-1-5）。被采集编码重建

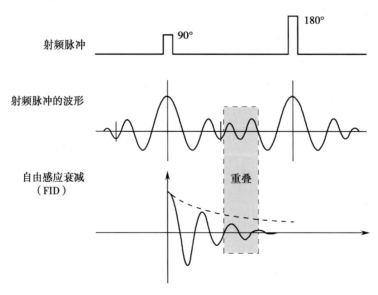

图 14-3-1-5　自由感应衰减引起中心拉链伪影示意图

成图像后,形成拉链伪影(图14-3-1-6)。

　　增大TE,使自由感应衰减和180°脉冲的间隔加大,可避免这类伪影。

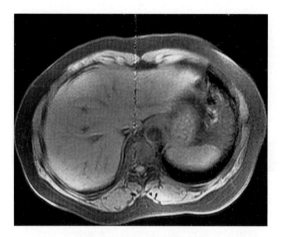

图14-3-1-6　拉链伪影

女,50岁,B超显示胆囊多发结石。B超显示胆囊多发结石,上腹部轴面脂肪抑制 T_1WI (TR 200ms,TE 2.7ms)可见中心拉链伪影

　　如前所述,实际上射频脉冲并不是精确的矩形。射频脉冲使用90°和多个180°脉冲。邻近层面不精确的射频脉冲或双回波序列中不精确的90°-180°-180°脉冲,会导致一个没有进行相位编码就被激励的回波信号。此种射频拉链伪影在图像上表现为一条沿频率编码方向上的中心性拉链伪影(图14-3-1-7)。遇到这种伪影,应尽快联系维修工程师,对射频系统进行检测。

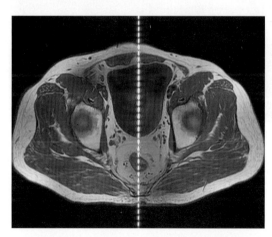

图14-3-1-7　激励回波导致的射频拉链伪影

男,64岁,体检发现 PSA 升高。盆腔轴面 FSE T_1WI (TR 440ms,TE 7.3/Ef ms)可见中心拉链伪影

　　3.射频噪声　指来源于外界的无线电信号,而且许多信号与射频脉冲有着同一频率范围。例如,荧光灯、电视、无线电广播、吸尘器、电梯开关、心电监护设备、打印机、计算机等。

　　在安装磁共振设备的过程中,都会装配射频屏蔽,其目的就是屏蔽外来的这些无线电射频干扰。但是,如果射频屏蔽装置有缺陷,外界的无线电信号就可能渗进扫描室,污染磁共振系统的射频信号,使图像产生噪点和噪声线(图14-3-1-8)。在日常工作中,遇到射频噪声时,首先要检查射频屏蔽是否有效,尤其是扫描室的屏蔽门是否存在泄漏。

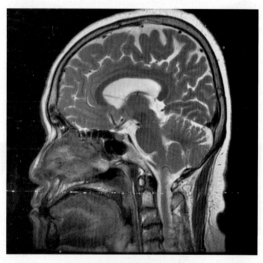

图14-3-1-8　射频噪声伪影

女,73,头晕。头部 FSE 矢状面 T_2WI,在图像中可见横行噪声线

　　4.介电伪影　生物组织体内存在许多自由活动的离子,如 K^+ 、Na^+ 、Cl^- 等。这些组织的电导率不为0,而且很高。射频脉冲在经过人体内这些组织时,形成不均匀的射频电磁场,导致介电伪影(dielectric effect artifacts)。目前,此类伪影主要发生在1.5T以上的超高场强磁共振系统中。场强越强,射频脉冲频率越高,波长越短,穿透人体的能力越弱,射频电磁场的分布越不均匀,介电伪影越严重。在MRI图像上表现为局部信号有大量阴影或信号丢失。高信噪比的表面线圈可加重介电伪影。

　　介电伪影多发生在腹部和腿部MRI。使用高电导率材料的填充垫,可以有效减轻或去除介电伪影(图14-3-1-9,图14-3-1-10)。某些情况下,如大量腹水时,高场强扫描系统很难消除介电伪影,可以考虑在低场磁共振系统重新检查(图14-3-1-11,图14-3-1-12)。

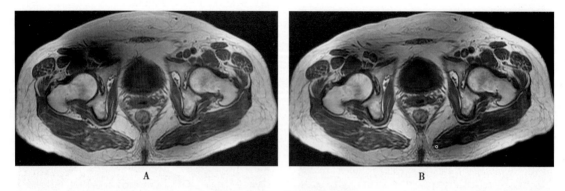

图 14-3-1-9　盆腔介电伪影

女,52 岁,双髋疼痛一年。A. 轴面 FSE T₁WI(TR 560ms, TE 8.2/Ef ms)右侧股动脉周围可见大片低信号区,局部解剖结构不易辨认;B. 在右下腹前方放置专用填充垫后,同一层面同一参数再次扫描,低信号伪影明显减轻,局部解剖结构可以辨认

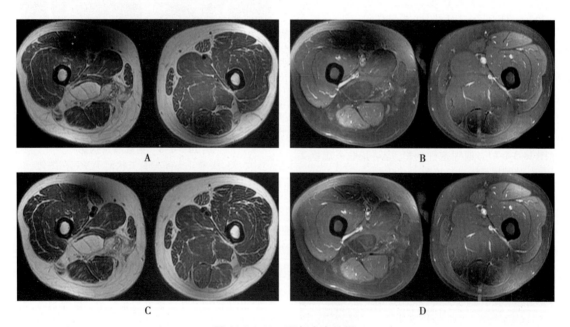

图 14-3-1-10　腿部介电伪影

男,52 岁,右大腿脂肪肉瘤术后 MRI 随访检查。A. 轴面 FSE T₁WI(TR 560ms, TE 8.3/Ef ms);B. 脂肪抑制轴面 FSE T₁WI,右侧大腿前部均可见大片低信号;C ~ D. 右腿前方放置专用填充垫后,同一层面同一参数再次扫描,低信号伪影明显减轻

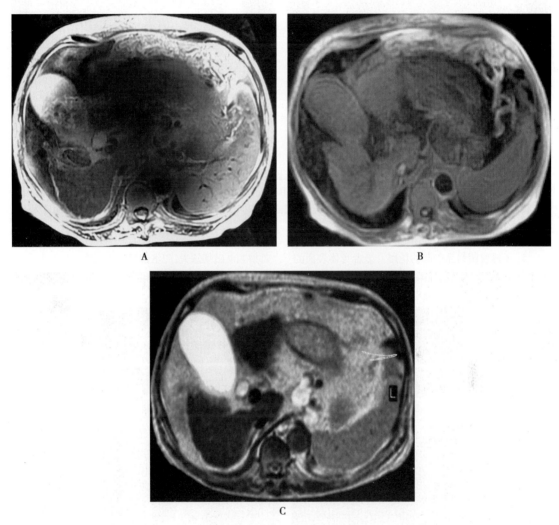

图 14-3-1-11　上腹部介电伪影

女,70 岁,肝硬化,腹水。无明显诱因出现黑便 2 周。A. 3.0T 系统,轴面 FSE T_2WI(TR 6000ms,TE 107.4/Ef ms,FL 90),图像中央出现大面积介电伪影;B. 3.0T 系统,轴面快速扰相梯度回波 T_1WI(TR 5.8ms,TE 2.1ms,FL 20),腹腔大量腹水呈低信号;C. 将患者转移至 0.5T 系统继续扫描,轴面脂肪抑制 FSE T_2WI(TR 5.8ms,TE 2.1ms,FL 20)显示介电伪影消失,肝胆及腹水信号清晰可见

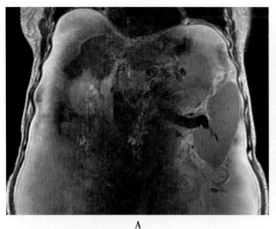
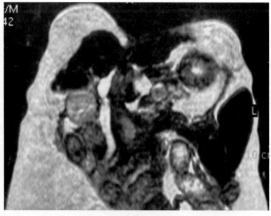

图 14-3-1-12　上腹部介电伪影

女,70 岁。A. 3. 0T 系统,冠状面 FSE T_2WI(TR 6316ms,TE 104/Ef ms),腹部中央见大面积介电伪影,腹腔周边可见大片高信号腹水;B. 0. 5T 系统,冠状面脂肪抑制 FSE 重 T_2WI(TR 1800ms,TE 700ms)无介电伪影,肝外胆管结构清晰显示

5. 不透射频物品引起的伪影　患者身体表面的一些小金属饰物或衣物能阻挡部分射频能量,导致局部射频电磁场缺失,产生信号丢失(图 14-3-1-13)。让患者脱掉相关衣物,MRI 图像就可以恢复正常。

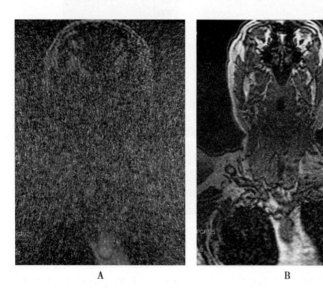

图 14-3-1-13　患者衣物所致射频伪影

女,74 岁,临床医师要求评价头颈血管。A. TOF 扫描蒙片,图像模糊不清;B. 患者脱去随身毛衣后,同一部位同一参数继续扫描,伪影消失,图像对比度达到注射对比剂血管成像要求

二、梯度磁场引起的伪影

1. 涡流伪影　梯度放大器的电流脉冲开关快速转换时,由于未屏蔽的梯度磁场会产生空间涡旋电场,在金属导线或金属板内产生涡旋电流,称为涡流。也就是说,梯度磁场突然升高和降低时,可以感应出一个比较小涡旋电流。这些涡流在成像区域产生附加的磁场,叠加到静磁场上,破坏了静磁场的均匀性,使横向磁化迅速散相。涡流还会减慢梯度脉

冲的上升和下降时间,造成梯度脉冲的形状发生畸变(图14-3-2-1),造成涡流伪影。在图像上表现为一个鬼影,与运动伪影相似。

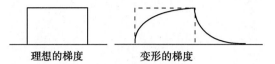

图14-3-2-1 理想与实际梯度波形示意图
快速开关的梯度产生涡流,造成梯度变形

2. 梯度的非线性伪影 理想的梯度磁场应该是线性增加的。但是,实际上并不存在理想中的线性梯度磁场。在梯度磁场的中心,线性还是很好的,越靠近边缘,线性越差(图14-3-2-2)。非线性梯度造成局部磁场变形,使空间定位不够精确,造成图像扭曲变形。一个圆形物体,可能会变为一个椭圆形图像(图14-3-2-2)。

3. 梯度放大器引起的伪影 如果梯度放大器的电流峰值输出功率下降,在使用最强相位编码梯度时,输出功率可能不足;在使用弱相位编码梯度时,由于梯度数值化的动态范围问题,梯度放大器可能达不到要求的功率。梯度放大器的输出功率不足会造成图像变形(图14-3-2-2)。一旦发现问题,应联系维修工程师解决。

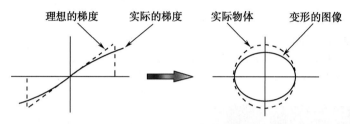

图14-3-2-2 非线性梯度导致图像变形示意图
一个圆形实物可能呈现椭圆形图像

第四节 图像处理伪影

在进行MRI扫描时,可调整的参数多是一大特点。参数设置是否正确,直接影响到成像的质量。如设置有误,伪影极易产生。主要涉及化学位移伪影、卷褶伪影和截断伪影。

一、化学位移伪影

化学位移伪影(chemical shift artifacts)是由于氢质子在不同化学环境中的共振频率不同造成的。也就是说,这些氢质子以不同的频率进动。人体内脂肪和水二种组织成分中,氢质子的进动频率有着3.5ppm差异,水中氢质子进动频率要快于脂肪中的氢质子。如果让脂肪和水中的氢质子进动频率相同,就要外加不同的磁场。但是磁共振系统中静磁场是恒定的,因此,我们不得不面对化学位移伪影。

1. 第一种类型的化学位移伪影 在不同磁场下,脂肪和水中的氢质子进动频率有差异(表14-4-1-1)。低场强的进动频率差异要小于高场强。所以,在低场强磁共振系统中,化学位移伪影相对较轻。一般在场强低于0.5T的磁共振系统成像,图像

上看不出脂肪和水分离。而在高场强系统成像时,脂肪和水的误差会到达几个像素。

表14-4-1-1 不同场强下脂肪和水中氢质子进动频率差异

磁场(T)	氢质子进动频率(MHz)	氢质子进动频率差值(Hz)
0.5	21	73
1.5	64	220
3.0	128	440

由于水中氢质子进动频率快于脂肪中的氢质子,使得同一体素中氢质子的共振频率不同。所以,化学位移伪影总是发生在频率编码方向。在频率编码梯度的作用下,较高频率的氢质子(水中氢质子)信号会向频率编码轴高的一端移动,而较低频率的氢质子(脂肪中氢质子)信号会向频率编码轴低的一端移动。这种信号移动会使高频率一端的信号衰减,低频率一端的信号加强。在图像上可以看到,在频率方向低的一端出现一条亮信号带,而对应的频率方向高的一端出现一条暗信号带(图14-4-1-1)。化学位移伪影的宽度取决于脂肪与水中氢质子共振频率的差值和像素在频率编码方向上的宽度。

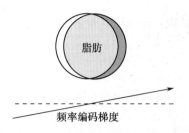

图 14-4-1-1　脂肪和水化学位移效应示意图
频率较低一侧出现亮带,频率较高一侧出现暗带

在脂肪与水的界面都可以发现化学位移伪影,且发生在频率编码方向,表现为条状高信号和低信号带。在常规 SE T$_2$WI,脂肪呈现低信号,化学位移伪影较轻。但是在 FSE T$_2$WI,脂肪呈现高信号,化学位移伪影较常见(图 14-4-1-2)。肾脏及膀胱周边包有脂肪,是此类伪影的多发区域(图 14-4-1-3,图 14-4-1-4)。

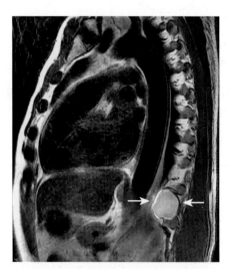

图 14-4-1-2　病变周边化学位移伪影
男,52 岁,胸痛 1 个月。矢状面 FSE T$_2$WI(TR 2440ms,TE 108.7/Ef ms),频率编码方向为前后,脊柱旁可见高信号病变,病变周边前后方向可见低信号和高信号带伪影(箭),手术证实病变为蛛网膜囊肿

消除化学位移伪影可以采用脂肪抑制技术去除脂肪信号,这是现在最常用的手段。如果没有来自脂肪的信号,就不会有化学位移伪影。脂肪抑制可以使用特定频率脂肪饱和脉冲或 STIR 脉冲序列。改变相位和频率编码方向可以改变了化学位移和伪影的方向。由于化学位移伪影的程度与磁场的强度呈正比,故在超高场磁共振系统的图像中更为常见。

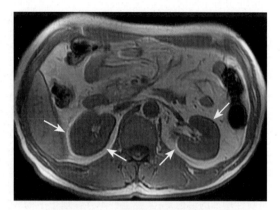

图 14-4-1-3　腹部脏器化学位移伪影
男,39 岁,上腹部间断疼痛 3 年余。轴面快速扰相梯度回波 T$_1$WI 同相位成像(TR 224ms,TE 2.4ms,FL 80),频率编码方向为左右,肾脏周边可见交替的低信号和高信号带(箭)

2. 黑边伪影　又称第二种类型的化学位移伪影。有时,图像中一些器官周围可以看到边界清楚的黑色边界。这是有别于上述经典化学位移伪影的另一类化学位移伪影,称为黑边伪影(black boundary artifacts),又称边界效应(图 14-4-1-5)。

由于水中氢质子进动频率较脂肪中氢质子快,它们的横向磁化矢量的进动频率存在差异。在经过一段时间后,水中氢质子的横向磁化强度的相位会超越脂肪。这可能出现一种情况,当选取不同的 TE 时,可以使水中氢质子的自旋超越脂肪 180°,使它们处于相反的相位;当超越 360°时,它们处于相同的相位;还有可能既不同相位,也不反相位。

在磁场是 3.0T 时,脂肪和水的频率差为 440Hz,它们的自旋周期为 1/440≈2.3ms,也就是它们同相一次需要 2.3ms。图 14-4-1-6 给出了在 3.0T 时脂肪和水中氢质子的横向磁化相位与 TE 值的关系。在 TE=0ms 时,两者相位同相;在 TE=1.15ms 时,处于反相位;在 TE=2.3ms 时,又恢复同相位。脂肪和水中氢质子的横向磁化相位每隔 1.15ms 分别处于反相位和同相位。这种现象被称为第二种类型的化学位移,即 Dixon 效应。

在磁场为 3.0T 时,脂肪和水在 TE 值为 0、2.3ms、4.6ms……时同相,在 TE 值为 1.15ms、3.45ms……时反相。因此,选择 TE 值为 1.15ms、3.45ms、5.75ms……成像时,脂肪和水中氢质子的横向磁化强度处于反相位,使图像中脂肪所绕的器官外围出现一条暗的边界(见图 14-4-1-5),此即第

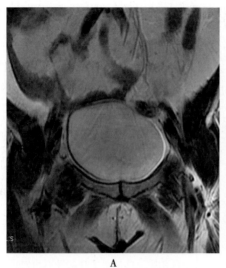
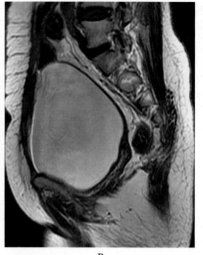

A   B

图 14-4-1-4 膀胱化学位移伪影
A. 女,52 岁,卵巢癌手术及化疗后复查。冠状面 FSE T$_2$WI。B. 女,56 岁,卵巢癌手术及化疗后复查。矢状面 FSE T$_2$WI,膀胱两侧均可见与频率编码方向一致的低信号和高信号带伪影

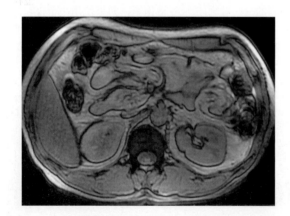

图 14-4-1-5 边界效应
男,39 岁,上腹部疼痛 3 年。轴面快速扰相梯度回波 T$_1$WI(TR 224ms,TE 5.8ms,FL 80)反相位成像,腹壁和腹部脏器与脂肪交界面均可见低信号带

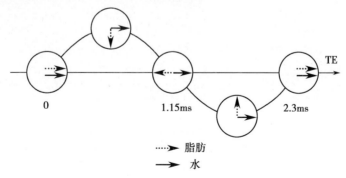

图 14-4-1-6 脂肪和水氢质子在不同 TE 值的相位关系
此种关系可通过正弦曲线图解说明

二种类型的化学位移伪影。这种伪影仅出现在梯度回波序列中。在自旋回波序列中,由于存在180°脉冲的作用,这种伪影不会出现。如果选择的 TE 值导致脂肪和水的横向磁化既不同相位,也不反相位,将会出现第一种类型的化学位移伪影。

消除边界黑边伪影,可以通过选取适当的 TE 值,使脂肪和水的氢质子处于同相位时成像。也可以采用脂肪抑制技术使脂肪呈均匀低信号。

二、卷褶伪影

卷褶伪影(wrap around artifacts)也称混叠伪影,是指实际成像范围超出了设定的观察视野(FOV),导致视野以外的成像部分折叠到图像对侧的现象。它可以发生在相位编码方向,也可以发生在频率编码方向。临床工作中,出于减少扫描时间的考虑,发生在相位编码方向的卷褶伪影更常见(图14-4-2-1)。

频率编码方向的卷褶伪影是由于过高或过低频率的信号被折叠所致。图14-4-2-2 示意 x 轴(左右水平方向)的梯度磁场作用。FOV 中心的磁场大小为 B_0,FOV 的左侧的磁场大于 B_0,而 FOV 另一侧的磁场小于 B_0。根据拉莫尔公式,在磁场大于 B_0 一侧(左侧)的边缘产生一个最大的频率 f_{max};同样,在磁场小于 B_0 一侧(右侧)的边缘产生一个最小的频率 f_{min}。根据尼奎斯特采样定律,任何由该梯度产生的超出 f_{max} 和低于 f_{min} 的频率,也就是 f_{min} 至 f_{max}(带宽)以外的 MRI 信号都不能被正确采集。

但是,在 FOV 边缘梯度磁场的扩展并没有停止(图14-4-2-2 中虚线所示),视野外的身体部分(图14-4-2-2 中手臂)也会受到同一个梯度磁场的作用。左手臂会产生一个比 f_{max} 高的频率,右手臂同样会产生一个比 f_{min} 低的频率。计算机不能识别这些超过 f_{max} 或低于 f_{min} 的信号,而会将这些信号误认为是 f_{min} 至 f_{max} 之间的信号。较高频率的信号会被识别为较低频率的信号,而较低频率的信号会被识别为较高频率的信号。结果是患者的手臂被卷褶到相反的一侧。

大视野梯度回波(GRE)成像时,在相位编码方向还可出现另一种形式的卷褶伪影,如斑马状条纹或波纹状伪影。这是由于静磁场不均匀时,气体与人体组织界面的相位干扰和重叠造成的(图14-4-2-3)。

采取以下措施,可减少卷褶伪影:

(1)选择表面线圈:使用包绕整个人体的发射/接收线圈,会得到来自这个线圈接收到的所有视野内外的信号,而视野以外的身体信号就会叠加在对侧,形成卷褶伪影。如果使用一个仅包绕视野范围的线圈,将得到视野内的信号,在最大频率范围之内,而不获取视野外的信号,就可以避免产生卷褶伪影。

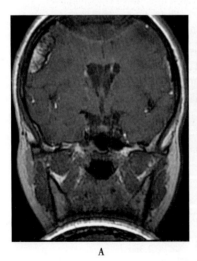
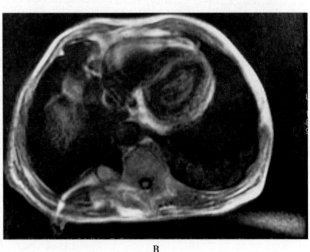

| | A | | B |

图14-4-2-1　相位编码方向卷褶伪影

A. 垂体冠状面 T_1WI 动态增强扫描时,头顶部结构卷褶到下方;B. 男,80岁,CT 提示右上腹部占位,轴面快速扰相梯度回波 T_1WI(TR 5.8ms,TE 2.1ms,FL 20),胸腔及后胸壁可见混叠的手指及手臂结构,该患者扫描时,前臂实际置于前胸壁之上

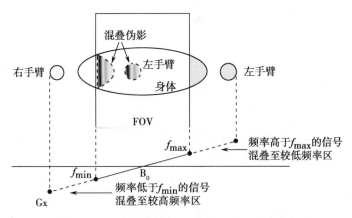

图 14-4-2-2 频率编码方向卷褶伪影形成示意图

视野外的患者身体左侧部分和左手臂会产生一个比 f_{max} 更高的频率,如果这个频率比 f_{max} 高 2kHz,计算机在采集信号时,就会把这个频率识别为比 f_{min} 高 2kHz 的信号,使左手臂和身体左侧部分的影像被混叠到图像的对侧,即视野内较低频率的一侧;同样,图中视野外的患者身体右侧部分和右手臂信号,也能叠加到图像的左侧,形成卷褶伪影

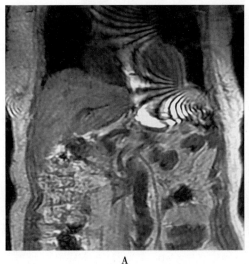

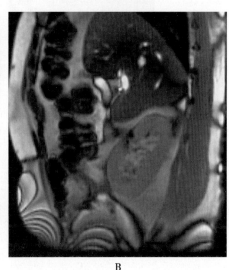

A   B

图 14-4-2-3 斑马状条纹卷褶伪影

A. 女,90 岁,心悸间歇发作 3 年,现频繁发作入院。快速扰相梯度回波冠状面 T_1WI(TR 200ms, TE 2.6ms,FL 90,BH 16s),图像中可见多处波纹状伪影;B. 男,54 岁,胸背疼痛入院。矢状面稳态采集快速成像(TR 4ms,TE 1.8ms,FL 50,BH 18s)显示图像周边的波纹状伪影

(2)增大视野:只要将视野增大,使其包含整个成像范围,就可以消除卷褶伪影。但是,必须使用较小的梯度磁场。

(3)相位和频率过采样:通过增加相位编码采集,可以实现在相位编码方向的过采样,即通过增加相位编码方向的视野来避免混叠。最后,在显示图像时,放弃不需要的部分,但这会增加扫描时间。同样,频率过采样也可以消除在频率编码方向因采样不足引起的混叠。

(4)应用饱和脉冲:如果在成像扫描前饱和视野以外的信号,也可以减少信号混叠。

557

三、截断伪影（Gibbs 现象）

截断伪影（gibbs artifacts）也叫环形伪影、吉布斯伪影。它主要出现在二种信号强度差别较大的组织周围，例如，颅骨与脑、脂肪与肌肉界面等。图像可见在不同组织界面周围，出现平行的细条纹（图14-4-3-1），可能被误诊为病变信号。

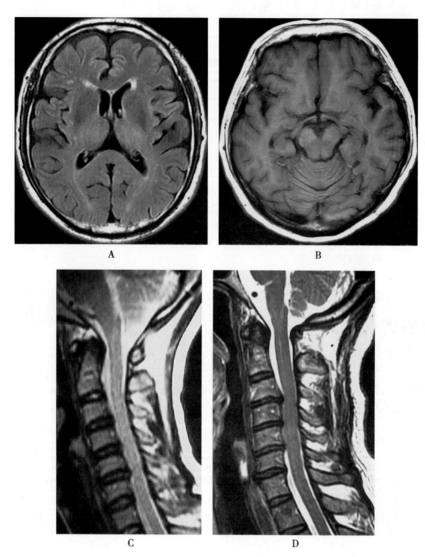

图 14-4-3-1 截断伪影

A. 女，65 岁，左侧肢体无力。轴面 T_2 FLAIR，脑灰质部分可见横跨脑回的多条环形伪影。B. 男，68 岁，头痛、不适。轴面 T_1 FLAIR，脑灰质部分可见横跨脑回的多条环形伪影。C. 女，40 岁，头晕多年。0.5T 矢状面 FSE T_2WI 显示延髓及颈髓内纵行高信号带。D. 女，52 岁，临床拟诊颈椎病。3.0T 矢状面 FSE T_2WI 显示颈髓内二条较明显纵行高信号带，应与脊髓中央管扩张鉴别

截断伪影产生的原因在于，有限的采样次数和采样时间，不能准确描述组织信号强度突然变大或变小时的情形。射频的回波信号是一个正弦波形，其理想的傅立叶变换是矩形。但是，我们不可能在无限长的时间内，对全部的回波信号进行采样。实际工作中，我们是在有限的时间内，对信号进行有限的采样，也就是将回波信号中强度更弱的边缘部分去除，使得裁剪后的傅立叶变换具有波纹效应（图

14-4-3-2）。当描述阶梯状信号强度（如信号强度突然变强或变弱）变化的界面时，波纹效应会在界面产生交替的亮带和暗带，其强度随着界面的距离增加而降低。

通过增加采样时间可以减少波纹效应。也可以通过增大扫描矩阵或减小 FOV，抑制截断伪影。

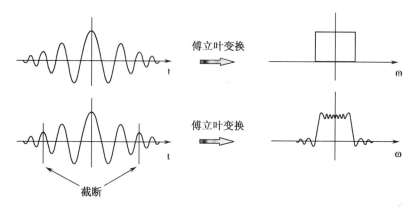

图 14-4-3-2　截断伪影产生波纹效应示意图
上图为理想的正弦函数傅立叶变换，下图为实际工作中
裁剪后，边缘存在波纹的正弦函数傅立叶变换

第五节　其他伪影

一、网纹伪影

网纹伪影是一种常见伪影，是由 MR 信号中的尖峰噪声造成的。这种噪声时间短、幅度大，主因是设备部件之间的连接插件接触不良、电路板上的元器件焊接不良、模数转换器性能不佳，以及软件处理数据出错等。在某一时间点，尖峰噪声造成的干扰信号被系统采集，经傅立叶变换，造成正常的组织信号与干扰信号叠加，导致图像中有类似编织物一样的布纹或网状条纹（图 14-5-1-1）。

二、部分容积效应伪影

部分容积效应伪影（partial volume artifacts）不仅见于 MRI 图像，在 CT 图像和 B 超图像中也存在。其形成机制是扫描层厚大于病变组织尺寸。受到扫描层内其他组织信号的影响，使得图像中的病变信号并不能代表病变组织的真实信号。如果小病灶周围的组织信号较强，图像中的病灶信号偏高；反之，图像中的病灶信号偏低。这种现象称为部分容积效应。如果选择的扫描层厚远远大于病灶大小，病灶信号在 MRI 或不能被显示，造成假阴性结果。

（牛明哲　靳二虎　张艺）

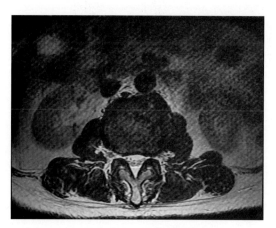

图 14-5-1-1　网纹伪影
腰椎轴面 FSE T_2WI，梯度线圈地
线接触不良产生的白噪声伪影

参 考 文 献

1. Hashemi RH，Bradley WG，Lisanti CJ. MRI 基础. 尹建忠，译. 天津：天津科技翻译出版公司，2004

2. 靳二虎，梁宇霆，马大庆，等. 胆管扩张时线条样假性充盈缺损病变的 MRCP 表现及意义. 中国医学影像技术，2004，20（7）：1088-1091

3. 俎栋林. 磁共振成像学. 北京：高等教育出版社，2004

4. 赵喜平. 磁共振成像. 北京：科学出版社，2004

5. 孙杰，徐子森，解桂花. MR 图像伪影的种类及消除方法的探讨. 医疗设备信息，2007，22（1）：

82-84

6. 戈明媚,王秋良,刘志钦. MR 螺旋桨扫描技术在消除伪影方面的临床应用. 中华放射学杂志,2006,40(2):208-212

7. 宋英儒 译,原著 Peter A. Rinck. 医学磁共振. 北京:人民卫生出版社,2007

8. Kwon DY,Kim BJ,Park KW. RI artifact mimicking root compression by interbody cage displacement. Am J Phys Med Rehabil,2008,87(5):423-424

9. Takayama Y,Nonaka H,Nakajima M. Reduction of a high-field dielectric artifact with homemade gel. Magn Reson Med Sci,2008,7(1):37-41

第十五章 磁共振成像的安全性

MRI 系统自 20 世纪 80 年代应用于临床以来,其软硬件一直处于不断的更新和改进之中。随着高场及超高场 MRI 系统在医院和科研院所的普及应用,MRI 检查过程中的安全问题越来越多地受到关注。MRI 系统形成的静磁场、梯度磁场和射频脉冲为 MR 成像提供了必要的条件,但与此同时也产生了其独有的安全问题。如果处理不当,不仅会导致邻近的仪器设备损毁,更可能危及受检者和工作人员的安全。其中涉及磁体的安全性、射频脉冲的生物效应等一系列问题。现分述如下。

第一节　磁体的安全性

磁体产生不可见的磁力线,围绕磁体形成一个椭圆体的磁场,其强度由磁体中心向四周逐步递减散射,并在磁体中心形成了一个强而稳定的静磁场。磁场的范围由磁体的场强、磁体的种类决定。目前,高场强磁共振成像系统散射的磁场,可覆盖的半径范围达 15m 左右,形成相对危险区域(图 15-1-0-1)。在临床工作中,由静磁场引发的事故最常见,其主要安全问题包括:铁磁性物体的投射效应、体内置入物的安全性和失超。

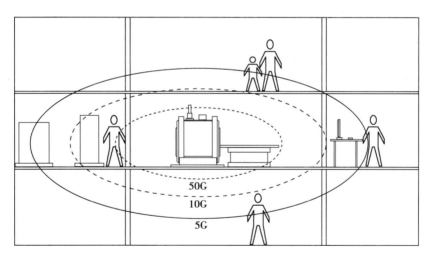

图 15-1-0-1　磁场散射的影响范围
图中可见,磁体周围散射的磁场可以延伸到 MRI 扫描室的周围;5G 线(图中实线)以内的范围禁止装有心脏起搏器的患者进入,这个区域可以延伸到磁体间以外;应沿 5G 线在地板上标明警戒线,防止患者误入(G:高斯)

一、磁场中的投射效应

对于患者和工作人员而言,MRI 扫描室内最大的危险就是那些接近磁体的铁磁性物体。因为磁体周围的强大静磁场会吸引附近的铁磁性物体。静磁场并非线性衰减,在由外向内方向靠近磁体的某一点,磁场吸引力会迅速增强,仅数厘米范围内增强十

561

几倍,形成非常危险的情势,如图 15-1-1-1 所示。

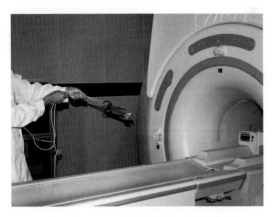

图 15-1-1-1　磁场吸引力图片展示

图示一个绳系的金属扳手及剪刀,在接近
3.0T 磁体的过程中,被强磁场吸引、飘起
(切勿模仿)

一些小的铁磁性物品,如手术刀、剪刀、钉子、发卡、硬币、打火机、手电筒、手机、钢笔等,可能在无意间靠近磁体的过程中,因受到强烈磁力的吸引作用而突然"飞"向磁场中心,并在惯性作用下继续飞行,穿过磁体扫描孔中心点或被牢固的吸附在磁体上。这一运动过程可能会伤及人体。一些体积比较大的金属物品,如氧气瓶、轮椅、病床、雨伞、金属拐杖等,以及一些磁共振系统不兼容的仪器设备(监护仪、注射泵、呼吸机等),在接近磁体时,不仅会伤害人体,还可能毁损仪器设备,造成重大安全事故。因此,严格禁止将这些铁磁性物品和相关设备带入MRI 扫描室。

二、体内置入物的安全性

目前,接受各种生物医学置入物和置入设备(biomedical implants and devices)治疗的患者越来越多,这些置入物的成分、种类和复杂性也在不断变化,使得相关患者接受 MRI 检查时的安全性引起人们的持续关注。它涉及这些置入物的制造材料、置入设备的主动或被动特性、置入产品的包装问题(是否原装、有无标识)、MRI 系统场强大小、置入手术后的时间、生产商的法律责任等诸多问题。

1. 磁场的影响　在磁场环境下,含铁磁性物质的置入物受磁力相互作用,可出现移位和转动,其移动程度与静磁场的场强大小、空间梯度磁场的场强大小,以及置入物的质量、大小、形状及其磁敏感性呈正比。

目前,医疗用和科研用 MRI 系统的静磁场介于0.064～8.0T,而 3.0T 磁共振系统的临床应用呈上升趋势。在 1.5T 或较低的场强下,曾经安全通过检测的 1100 种置入物,在 1.5T 以上的较高场强中是否仍然安全,成为人们关注的问题。例如,在 1.5T静磁场中弱铁磁特性的金属物体,在 1.5T 以上较高场强中可能表现出较强的磁性,以及更大幅度的移动,可能对患者造成各种损害。在 3.0T 高场强 MRI系统中,有人曾测试 109 个不同种类和型号的市售体内置入物产品,发现 4% 的产品存在安全隐患。另一方面,考虑到置入物在活体内所处的环境(如存在防止铁磁性置入物移动的反作用力)与体外测试环境不同,故有必要进一步通过活体实验评价这些置入物的实际安全性。

在相同的磁场中,短孔径 MRI 系统(头部专用型)可产生更强大的空间梯度磁场。因而,与短孔径MRI 系统比较,长孔径 MRI 系统(用于全身各部位成像)对置入物的磁力吸引作用相对较小,安全性较高。

2. 置入物的热效应　MRI 系统工作时,射频脉冲和梯度磁场切换脉冲可在人体内生成诱导电流。在这种情况下,具有生物电活动或导电部件的置入物及其附属装置将被感应出较强局部电流,导致置入物温度升高、过热和损毁。例如:心脏起搏器、各类体内神经刺激装置、身体内的导丝、使用不当的生理功能监视装置等设备可导致患者出现 I、II 度或III 度烧伤。尤其是当这些装置具有一定几何形状(如呈环形或线圈样),且靠近射频发射源时,热损伤更易发生。一项对 44 个商用心脏起搏器导线进行体外测试时,在 0.5T 场强下进行 10 分钟扫描,导线末端的最大温度变化可达到 23.5℃。另有人用MRI 扫描 90 秒,测得起搏器电极的温度峰值高达63.1℃。在另一项研究中,经实验狗食管置入心脏起搏器导线后,采用 1.5T 磁共振系统扫描,发现导线毗邻的食管黏膜严重坏死。临床工作中,为避免体内置入物和置入设备导致的热损伤,应使用经测试合格的产品,工作人员应严格按照操作规程检查患者。

3. 置入物术后 MRI 检查　对体内装有金属置入物的患者,手术后能否接受 MRI 检查目前仍有不同看法。一般认为,如果这些被置入的金属物品属于被动置入物(即本身不存在任何形式动力),且由非铁磁性物质(如钴铬镍合金、镍钴铬钼合金、钛、钛合金、镍钛合金、钽)制成,患者可在手术后立即接受1.5T 或 1.5T 以下场强的 MRI 检查。对具有弱铁磁性的置入物,则要在手术后 6～8 周才可接受 MRI

检查。这是因为手术后,置入物周围将发生局部组织增生,进而形成肉芽肿或瘢痕组织,对置入物本身形成限制或反作用力,防止其在磁场环境下移动。这仅适用于患者经历了某些型号的线圈、内支架、过滤器和咬合器手术,且接受 1.5T 或 1.5T 以下场强的 MRI 检查。但是,如果在 MRI 检查时,对于人体组织限制置入物移动或保持局部组织结构完整的能力心存疑虑,患者就不应该接受 MRI 检查。

4. 体内动脉瘤夹 动脉瘤夹常用于治疗颅内动脉瘤和动静脉畸形。不同品牌的动脉瘤夹往往由磁敏感性不同的多种物质构成,形状各异,大小、长度有别,这些因素都影响它们在 MRI 检查时的安全性。动脉瘤夹中含多少铁磁量,就会在 MRI 检查中对患者产生危害,目前尚无定论。一些由非铁磁性或弱铁磁性物质制成的动脉瘤夹被认为是安全的,可以接受 1.5T 或 1.5T 以下磁共振系统的 MRI 检查。但在 1.5T 磁场环境下安全的那些动脉瘤夹(由某些不锈钢合金、钴铬镍合金、纯钛及钛合金制成),在 1.5T 以上的磁场中就未必安全。实验研究表明,在 8.0T 磁场环境下,所有动脉瘤夹(即使由钛和钛合金制成)均因磁力吸引而移动。另外,如果长期暴露在强磁场环境中,由非铁磁性物质制成的动脉瘤夹也可被明显磁化,但在 1.5T 静磁场环境下,这种磁化仍在临床应用安全范围之内。

某些类型的动脉瘤夹是 MRI 检查的禁忌证。例如,动脉瘤夹中含强铁磁性物质,大多数专业人员都知晓它在静磁场中的危险。国外曾有 MRI 检查时因动脉瘤夹移位引起患者死亡的报道。原因是这个动脉瘤夹起初被认为是非铁磁或弱铁磁型的,事件后则被证实是强铁磁型的。为避免发生类似危险,带有动脉瘤夹的患者进行 MRI 检查前应注意以下几点:

(1) 一定要详细了解患者体内动脉瘤夹的生产厂商、类型、制造材料、批号、序列号等信息,特别是制造材料。这些信息应由制造商提供,并印刷在产品标签上,手术医师应负责将这些信息粘贴或记录在患者的病历中。只有非铁磁性或弱铁磁性材料制造的动脉瘤夹方可进行 MRI 检查。

(2) 带有出厂原包装的动脉瘤夹,如果由钴铬镍合金、镍钴铬钼合金(如 MP35N)、钛合金、纯钛,或已知的其他非铁磁或弱铁磁材料制造,可在 1.5T 或较低的磁场中接受 MRI 检查,无需进行磁力安全测定。为此,生产厂商有责任将这些动脉瘤夹的准确信息印刷在产品标签上,保证这些动脉瘤夹在 MRI 检查时的安全性,并承担责任。

(3) 如果提供的动脉瘤夹不是原装产品,缺乏

可靠标签或标注不明确,使用前应该进行磁力相互作用的安全性测试。

(4) MRI 室的放射科医师和负责手术的外科医师应评估动脉瘤夹的相关安全信息,证实其准确性,并获得书面保证文件。在权衡利弊之后,决定患者是否适合进行 MRI 检查。

5. 心脏瓣膜修补术和瓣环成形术后 在心脏瓣膜修补术和瓣环成形术后,多数患者接受 MRI 检查是安全的。在静磁场环境下实验时,大多数这类置入物被检测出有微小移动,以及加热和产生诱导电流。但与心脏生理跳动对这些置入物造成的牵拉作用力相比,磁场吸引力对它们的影响显得微不足道。可以认为,只要这些置入物经过专业的安全性测试,患者在心脏瓣膜修补术和瓣环成形术后可以接受 MRI 检查,目前尚无这方面的事故报道。有人在 3.0T 高场强系统中检测 12 种相关产品,其磁力相互作用均在安全范围之内。但对装有金属瓣叶心瓣膜的患者,在进入 1.5T 以上高磁场环境时,从理论上推测存在一定危险性,目前尚无进一步的研究报道。

6. 各种线圈、内支架和过滤器 测试研究表明,目前临床使用的各种几何形状和尺寸的线圈、内支架和过滤器置入物,包括 10 个生产厂家的 19 种冠状动脉内支架,在静磁场环境下的感应电流和热效应,尚不足以对人体造成危害。由非铁磁性物质(如钛、钛合金、钴铬镍合金、镍钴铬钼合金或镍钛合金)制成的各种线圈、内支架和过滤器,在置入人体手术后,可立即在 1.5T 或 1.5T 以下较低场强中安全接受 MRI 检查。如果线圈、内支架和过滤器由弱铁磁性物质(如某些不锈钢)制成,应在手术后等待 6~8 周再接受 MRI 检查。如果线圈、内支架和过滤器的生产厂商在其产品说明书中未标明产品属非铁磁性或弱铁磁性,也未说明手术后接受 MRI 检查是否要等待 6~8 周,医师就难以判断这些患者在手术后何时能接受 MRI 检查。

碰到类似的安全问题时,无论在什么情况下,一定要获得清楚描述这些设备兼容性和生产厂商的书面材料。此外,如果认为这些置入物在体内放置不稳定,或在血管内位置不当,切勿进行 MRI 检查。还应该知道,各种新型的线圈、内支架和过滤器不断被研制并进入临床使用,而没有进行 MRI 安全性测试。另有一些线圈、内支架和过滤器是在数年前被放置在患者体内的,目前市场上已不再有样品。所以,MRI 室的医师和技师在临床实际工作中遇到的线圈、内支架和过滤器,在进入 MRI 磁场环境时并不都是安全的,相关患者在 MRI 检查前应接受严格

的安全性评估。

7. 心脏起搏器和埋藏式复律除颤器　装有埋藏式复律除颤器(ICD)和心脏起搏器(pacemaker,包括脉冲激发器和导线)的患者,接受 MRI 检查时应考虑以下几个问题:①在静磁场环境下置入设备的移动;②在 MRI 检查过程中,随着射频电磁场和梯度磁场的变化,置入设备(如导线)的加热问题;③受MRI 成像过程中电磁场的作用,置入设备的功能可被抑制或改变;④MRI 系统工作时,置入设备的金属导联(线)可作为天线,受梯度磁场快速切换脉冲和(或)射频脉冲的作用,产生电磁干扰效应(EMI),使 ICD 和心脏起搏器的节律加快或不正常。

这些问题都将导致患者严重损伤或死亡。国外已有报道,患者在 MRI 检查过程中心脏停跳、死亡。所以,装有 ICD 和心脏起搏器的患者,长期以来均被认为是 MRI 检查的禁忌证。

近年来,一些装有 ICD 和心脏起搏器的患者安全地接受了 MRI 检查。其前提条件是,使用低场强 MRI 系统(0.2~0.5T),较低的 SAR(0.6W/kg),且特别设计 MRI 系统,或患者体位(如胸部不进入扫描孔),检查过程中有严密的监控和保护措施。但是,这只是个案,不应该成为相关患者可以普遍接受 MRI 检查的依据。它只能视作在特殊情况下,经认真权衡利弊之后,在特别环境下的特别 MRI 检查,应慎重模仿。为适应 MRI 检查的需要,国外一些厂商正在研制由新型材料制造的心脏起搏器。

8. 其他置入物　体外测试和临床应用实践表明,骨科使用的绝大多数置入物在磁场环境中均比较安全,相关患者可以接受 1.5T 或低于 1.5T 磁共振系统的 MRI 检查。有人在 3.0T 高场强系统中检测 5 种骨科用置入物和 13 种外科缝合线,其磁力相互作用均在安全范围之内。妇科使用的宫内节育器和阴道隔膜装置,如果由非金属材料(如塑料),或某些不锈钢、白金、铱、镍钛合金、银、铜等金属材料制成,相关患者在 1.5T 或较低的磁场中接受 MRI 检查是安全的。治疗某些神经系统障碍的体内置入式功能性神经刺激器(implantable functional neurostimulator)和神经肌肉刺激器,其 MRI 安全性资料很少,相关患者不可接受 MRI 检查。

三、安全筛查与防范措施

建立详细而有效的安全筛查措施,是保证每一个患者安全地接受 MRI 检查的重要环节,也是相关医疗机构每日面临的挑战和担负的重大责任。目前已知的与 MRI 检查有关的意外中,大多数事件与缺乏 MRI 检查前的安全筛查措施,或措施执行不力有关。特别需要指出,曾经安全接受了 MRI 检查的患者,并不能将此作为下一次接受 MRI 检查的安全依据。因为在很大程度上,MRI 系统的静磁场和变化的梯度磁场、线圈的类型、患者的体位、体内金属置入物相对于磁场的方位、接受外科或介入治疗、发生金属异物损伤等各种因素变更,都能影响 MRI 检查的安全性。为此,安全筛查措施应落实到准备接受 MRI 检查的每一位新老患者。对于外伤患者,其体内可能残留金属碎屑,若贸然进行 MRI 检查,将导致金属碎屑位移,损伤脏器。国外已有报道,脊髓外伤患者在 MRI 检查时,因椎管内金属碎屑移动,而导致伤害加重。

为消除 MRI 检查时可能发生的危险,建议采取以下措施:

1. 在患者等候区和休息区的醒目位置,悬挂介绍安全性的宣传栏。

2. 将磁场的危险性,告知每一个在磁共振系统附近的工作人员,包括等候的患者、陪护、保洁人员、销售人员等。

3. MRI 检查前,询问患者是否携有金属物品和置入物。对于外伤患者,应确认体内无金属碎屑,尤其是眼部、脊髓。

4. 在 MRI 扫描室门口,张贴磁场安全性的警示牌。告知患者及家属,在扫描室内有强磁场。强调不能携带起搏器、金属置入物、病床、轮椅等进入扫描室。

5. 对于准备进入扫描室的患者及其他人员,检查其身上是否带有铁磁性物品,尤其是衣服的口袋。如有条件,可使用金属探测器检查。

6. 在 5 高斯(G)线界处警示危险。强调不允许携带起搏器、神经刺激器越界。

7. 在患者进入 MRI 检查室的过程中,MRI 室工作人员要监视,并限制陪同人员随意进入扫描室。

8. MRI 检查时,患者使用报警系统,按压球囊向工作人员报警时,应停止扫描,及时询问。

9. 随时关闭扫描室的屏蔽门,防止其他人员误入。

可以设想,随着 MRI 技术的不断发展,装备更高磁场强度、更高场强和更快切换率梯度磁场、更强射频脉冲能量的 MRI 系统变得越来越普遍。随之而来的问题是,当那些体内有置入物或置入设备的患者接受 MRI 检查时,对他们造成的潜在损伤程度也将增加,应当引起注意。MRI 检查从业人员应及时从医学文献中了解这方面的研究进展,随时更新对 MRI 检查安全性的认识和对策。管理人员应加强监管相关规章制度的执行情况。

四、失超

超导磁体失去超导特性,变为常温导体的事故称为失超(quench)。发生失超时,超导线圈在很短时间内失去超导特性,并把磁能变成热能释放出来,导致超导线圈的温度急速升高,液氦吸收这部分热能并汽化。在常温下,1升液氦吸收热量后可汽化为700L左右氦气。失超过程中约有400L以上液氦汽化,导致大量氦气形成,并迅速膨胀、泄流,此时需注意安全。虽然,在磁体上方通常设置有氦气释放通道,以保证能够及时将氦气导出MRI扫描室。但是,在发生失超时,一旦因释放通道被堵或其他意外,致使氦气进入MRI扫描室内,便会危及患者和工作人员的生命安全。

失超产生的潜在危险主要有两种:首先,氦气极端寒冷(液氦沸点是4.2K,大约相当于零下269℃),与人体接触时有被冻伤的可能。其次,氦气本身没有毒性,但是,当氦气泄漏在室内,氧浓度低于19.5%时,人体会吸入过多氦气,有可能窒息,危及生命。

推荐在MRI扫描室使用氧气监视器,而且应安装在扫描室内适当的高度上。监视器显示氧浓度较低时,所有人员必须尽快离开扫描室,并打开扫描室门及通风装置。只有在氧浓度恢复正常水平后,才能返回。

第二节 磁共振成像的生物效应

MRI检查时,磁共振的生物效应主要涉及磁场(静磁场)、梯度磁场(变化的磁场)以及射频脉冲(电磁波)对人体产生的各种影响。随着磁共振系统的磁场强度的提高、梯度磁场及射频脉冲能量的不断增强,由此产生的生物效应是否导致安全问题,越来越受到关注。

一、静磁场的生物效应

对磁场影响人体的研究已有数十年历史。一般认为,高频磁场对人体有害,低频磁场在短时间内对人体无明显影响。有人研究了长期暴露在0.35T磁场下的工人。结果发现,头痛、易疲劳、胸痛、食欲下降、眩晕、失眠和其他非特异性疾病与长期暴露在磁场中有关。但这项研究存在诸多问题,如在统计学

方面没有严格控制观察人群,研究结果可能受其他因素(例如,环境中的化学试剂)干扰,这些数据不能被其他研究人员重复。许多研究结果显示,不超过4T的磁场不会产生有害的生物效应,包括不改变细胞的生长和形态、DNA结构和遗传因子的表达、胎儿期的繁殖和出生后的生长、视觉功能、神经的生物电活动、动物本能、对光刺激的视觉响应、心脏血管的动力学、血液学指数、生理的适应能力和24小时节律、免疫表达等。

二、梯度磁场的生物效应

在MRI成像过程中,人体处于快速变换的梯度磁场中。变换的磁场可诱导组织产生感应电流。梯度磁场与生物组织的相互作用与基频、最大磁通量、平均磁通量、谐频、信号波形、信号极性、体内电流分布,以及某些细胞膜的特殊电特性和敏感性等因素有关。

机体内的感应电流与生物组织的电导率和磁通量改变率成正比。感应电流的生物效应来自感应电流的能量损耗(热效应)或电流的直接效应(非热效应)。通常认为,由梯度磁场切换引起的热效应对生物组织的影响可被忽略。感应电流的非热效应可引起神经或肌肉细胞刺激、诱发心室颤动、血脑屏障通透性增加等。而引发神经刺激和室颤的电流阈值要比MRI检查中所测算的电流高得多。因此,日常的MRI检查中极少发生诱导电流的非热效应导致的不良后果。

在平面回波成像(EPI)时,梯度磁场的切换率更快,梯度上升时间缩短,产生的诱导电流强度增大。目前,在高场强环境中进行EPI检查时,骨骼肌接受刺激后有可能出现不随意收缩或跳动,或呈现沿脊背部爬行感、鼻侧缘跳动感及皮肤被抚摸等感觉。研究表明,平均心脏刺激阈值为3600T/s,平均呼吸刺激阈值为900T/s,平均痛觉神经刺激阈值为90T/s,平均周围神经刺激阈值为60T/s。因此,磁感应强度在1.5T以下的MRI检查不会引起神经刺激症状。

三、射频的生物效应

射频(radiofrequency,RF)的频率范围是0~3000GHz,其能量属于非电离电磁辐射。射频频谱包括雷达、UHF和VHF电视信号、AM和FM广播信号、微波通讯频率等。一般来说,射频在人体组织内产生热效应,导致组织的电阻降低。

射频辐射可能引发多种生理效应,如视觉、听觉、内分泌、神经、心脏血管、免疫、生殖、发育等的功能改变。这些生物学功能改变通常是由射频能量作用于组织后,产生的热效应引起。在 MRI 检查过程中,大部分的射频能量在受检者体内转变为热能。射频辐射的热效应主要受磁感应影响,受电场影响甚微。此外,射频辐射在体表或外围产生的热量较多,而在身体中心产生的热量较少。射频辐射也可能在生物体内产生非热效应(非热效应不会使温度升高)。但是,这方面的研究资料不多。

与射频有关的生物效应主要与电磁场的特性有关。射频能量吸收与射频的波长及组织的物理尺寸有关。生物组织的物理尺寸和结构是决定射频能量被吸收的主要因素。如果组织的尺寸相对于入射波长很大,则射频能量主要在组织表面被吸收;如果组织的尺寸相对于入射波长很小,射频能量将很少被吸收。当生物组织的尺寸大约是入射波长的 50% 时,组织吸收射频能量的效率最高。

射频辐射后,组织温度升高程度由多种因素决定,如体温调节系统。当组织发生热变化,人体通过热对流、热传导、热辐射和热蒸发(出汗)等减少热量,从而实现体温调节。如果体温调节机制不能完全消散这些热量,后者就会积聚在组织的一部分,或波及全部组织,造成温度升高。

个体的健康问题也影响其容纳热变化的能力,如心血管疾病、高血压、糖尿病、发热、衰老及肥胖。接受多种药物治疗(如利尿剂、β-受体阻滞药、钙阻滞药、苯丙胺、镇静剂等)的患者,在很大程度上也改变着其受热后的体温调节反应。某些药物能够增强射频辐射对组织的加热效果。磁共振扫描系统的内部和外部环境因素,也影响射频加热后组织的温度变化,如环境温度、相对湿度和空气流通情况。

特定的吸收率(specific absorption rate,SAR)是描述射频辐射剂量的术语,分为全身平均 SAR 和峰值 SAR,单位:瓦每千克体重(W/kg)。MRI 扫描过程中产生的 SAR 是许多参数的方程,包括射频频率(由磁共振系统的磁感应强度决定,静磁感应强度对共振频率产生影响)、射频脉冲类型(如 90° 脉冲或 180° 脉冲)、重复时间、射频线圈类型、线圈内组织体积、组织电特性、成像区域形状、身体在磁场中的方向等。

第三节 磁共振成像的噪声

MRI 扫描时伴随的噪声(noise),是由电流通断导致梯度开关振动产生的。周期性的梯度切换导致了噪声重复。梯度磁场越强,噪声越高。

在几种商用 MRI 扫描设备上,测得与梯度磁场相关的噪声水平为 65～95dB,这处于 FDA 认可的安全范围。有研究表明,当患者没有佩戴耳保护装置接受 MRI 检查时,这些噪声对患者的听力可造成一定的损害。噪声还常使患者感到厌恶、情绪激动,一些患者因此放弃 MRI 检查。

降低噪音有多种方法,包括主动和被动技术。被动降噪法使用特制的耳机或耳罩,简单而实用。对于 1000Hz 以上的高频噪声,耳机或耳罩可使其衰减到 30dB。但对于 250Hz 左右的低频噪声,耳机或耳罩对其衰减不明显。此外,耳机或耳罩只对双耳附近的噪声起作用,其他部位的噪声仍可通过皮肤、骨骼等传至大脑。主动降噪技术采用有源噪声控制技术(active noise control,ANC),更为有效。ANC 技术先采集目标区域的噪声,并对其进行分析,而后产生方向相反、强度相等的声音信号回放到目标区,使回放声音与 MRI 产生的噪声相干涉,最终达到抑制噪声的目的。这种方法不会明显影响图像质量,且音乐和声音可以向患者正常传送。

第四节 其 他 问 题

一、幽闭恐惧症

在 MRI 检查过程中,个别患者会发生幽闭恐惧症(claustrophobia)和其他的精神反应,例如焦虑、恐慌、气短、心跳加快。这些反应主要源自磁体扫描孔径空间受限、长时间检查及较大的噪声刺激。对于一些患者来说,这可能是一种非常严重的心理学问题。

采取以下措施可减少幽闭恐惧症的发生:

1. 在 MRI 检查前,向患者简单解释检查的步骤,消除患者的紧张恐惧心理,使其精神放松。

2. 在检查过程中与患者通话,必要时让亲属陪在患者身旁,让亲属用手握住患者的手,抚摸患者的肢体,使其有安全感。

3. 播放轻松舒缓的音乐,打开磁体内的灯光,以增加空间感。

4. 告诉患者 MRI 扫描时会产生噪声,让患者闭上眼睛,不必理会。

5. 告知检查所需的时间,让患者有充分的心理准备。

6. 在扫描孔或头线圈上安置反光镜,使患者能看到扫描孔外场景,增加安全感。

7. 采用小磁体或开放式磁体的 MRI 系统,可以大大减少幽闭恐惧症。

二、使用镇静剂

在 MRI 检查时,要求受检部位静止、不动。运动或躁动会产生运动伪影,严重影响成像质量。

对婴幼儿、躁动及严重不配合的成年人患者,往往需要给予镇静药物,以完成检查任务。尤其是小儿,如果不能沉睡,即使父母进入磁共振检查室,陪同在患儿身边,也需要使用镇静药物。此时,应选择合适的扫描参数,减少扫描时间,或采用快速成像序列。

三、孕妇 MRI 检查

目前,有关孕妇磁共振检查的安全研究虽不够充分,但也没有足够的证据表明 MRI 检查对胎儿或胚胎有损害。一般认为,孕妇应该慎重接受磁共振检查,尤其在最初三个月以内。这是考虑到磁共振成像时的电磁场可能对胎儿产生生物效应。其次,胎儿或胚胎组织内分化中的细胞可能易受到电磁场干扰及破坏。

也有人认为,在静磁场中怀孕期的细胞繁殖是安全的,但对此存在争论。最根本的原因在于,没有足够多的资料能够证实,在 MRI 检查中的静磁场对细胞繁殖绝对安全,或对细胞畸变绝对无诱导作用。

MRI 室的工作人员如果怀孕,应尽量避免进出扫描室。尤其在 MRI 系统扫描期间不要停留在扫描室内,以免受到电磁场的慢性辐射。

附:

关于 MRI 检查的安全性问题,美国食品和药物管理局(FDA)有如下规定:

1. 静磁场 成人、儿童和大于一个月的婴儿,磁感应强度不超过 8.0T;新生儿,磁感应强度不超过 4.0T。

2. 梯度磁场 时变梯度磁场(dB/dt)对人体不应产生疼痛性神经刺激或严重不适。

3. 射频功率分布 需要采取措施,控制组织吸收过多 RF 能量,避免热过载和局部热损害:

(1)10 分钟内,头部平均 SAR 不超过 3.0W/kg;

(2)15 分钟内,全身平均 SAR 不超过 4.0W/kg;

(3)5 分钟内,四肢每克组织 SAR 不超过 12.0W/kg;

(4)5 分钟内,头或体部每克组织 SAR 不超过 8.0W/kg;

(5)如果射频没有导致体内中心温度升高 1℃,局部温度没有超过极限温度(头部 38℃,躯干 39℃,四肢 40℃),则在允许范围内。

4. 噪声 MRI 设备产生的噪声应在许可范围内。噪声峰值不应超出 140dB,如果平均噪声超过 99dBA,应采取听力保护措施。

(牛明哲 靳二虎)

参 考 文 献

1. 靳二虎,马大庆. MR 检查时人体内生物医学置入物和置入设备的安全性研究进展及对策. 中华放射学杂志,2004,38(9):999-1001

2. Shellock FG,Crues III JV. MR safety and the American College of Radiology White Paper. AJR,2002,178(3):1349-1352

3. Shellock FG,Tkach JA,Ruggieri PM,et al. Aneurysm clips:evaluation of magnetic field interactions and translational attraction by the use of "Long-Bore" and "Short-Bore" 3.0-T MR imaging systems. Am J Neuroradiol,2003,24(3):463-471

4. Shellock FG. Biomedical implants and devices:assessment of magnetic field interactions with a 3.0-Tesla MR system. J Magn Reson Imaging,2002,16(6):721-732

5. 林日增,张雪林. 临床 MRI 安全性的研究. 国外医学临床放射学分册,2000,23(1):19-22

6. 付亚琴,靳二虎,马大庆. 磁共振检查中幽闭恐惧症的表现及处理. 临床和实验医学杂志,2004,3(3):138-139

7. Peter A. Rinck. 医学磁共振. 宋英儒,译. 北京:人民卫生出版社,2007

8. Shaheen F,Singh M,Nazir P. MRI-induced migration of a foreign body into the spinal canal:are present guidelines safe? AJR,2008,191(2):72-73

附录一 缩略语中英文对照

2D	two dimensional	二维的、平面的
3D	three dimensional	三维的、立体的
4D	four dimensional space	四维的、时空的
AD	Alzheimer disease	阿尔茨海默病、老年痴呆
ADC	analog-to-digital conversion/converter	模拟-数字转换
ADC	apparent diffusion coefficient	表观弥散（扩散）系数
APT	amide proton transfer	氨基质子转移成像
AQP	aquaporin, water channel protein	水通道蛋白
ASL	arterial spin labeling	动脉自旋标记
ASSET	array spatial sensitivity encoding technique	阵列空间敏感性编码技术
AT	acquisition time, measurement time	采集时间、测量时间
AVM	arterio-venous malformation	动静脉畸形
B_0	main (external, static) magnetic field	主磁场、外磁场、静磁场
B_1	magnetic field associated with RF	射频磁场
B-FFE	balanced fast field echo	平衡的快速梯度回波（T_2对比）
BBB	blood brain barrier	血脑屏障
BH	breath hold	屏气
BIR	balanced IR	平衡的反转恢复
BOLD	blood oxygenation level dependent	血氧水平依赖
BW	bandwidth	带宽
CBF	cerebral blood flow	脑血流量
CBV	cerebral blood volume	脑血容量
CE	contrast enhancement	对比增强
CE-MRA	contrast-enhanced MR angiography	对比增强磁共振血管成像
CHESS	chemical shift selective pulse sequence	化学位移频率选择性脉冲序列
Cho	choline	胆碱
Cit	citrate	枸橼酸盐
CM	contrast medium/material/agent	对比剂
CNR, C/N	contrast to noise ratio	对比噪声比
CPR	curved planar reformation	曲面重组
Cr	creatine	肌酸
CR	computerized radiography	计算机 X 线摄影
CSE	conventional spin echo	常规自旋回波
CSF	cerebrospinal fluid	脑脊液
CSI	chemical shift imaging	化学位移成像

CT	X-ray computed tomography	X 线计算机体层摄影术
CTA	computed tomography angiography	CT 血管造影
DAI	diffuse axonal injury	弥漫性轴索损伤
DCE-MRI	dynamic contrast enhanced MRI	对比剂动态增强 MRI
DE-MRI	delayed-enhancement MR imaging	（心肌灌注）MRI 延迟显像
DICOM	digital imaging and communications in medicine	医学数字影像传输格式（一种行业标准）
DKI	diffusion kurtosis imaging	弥散（扩散）峰度成像
DMN	default mode network	默认网络
DR	digital radiography	数字化 X 线摄影
DRIVE	driven equilibrium	驱动平衡（用于 TSE 快速成像）
DSA	digital subtraction angiography	数字减影血管造影
DSC-MRI	dynamic susceptibility contrast MRI	动态增强磁敏感对比 MRI
DTI	diffusion tensor imaging	弥散（扩散）张量成像
DTT	diffusion tensor tractography	弥散（扩散）张量示踪成像
DTPA	diethylene triamine pentaacetic acid	二乙烯三胺五乙酸、喷替酸
DUS	doppler ultrasound	多普勒超声
DWI	diffusion weighted imaging	弥散（扩散）加权成像
DWIBS	diffusion weighted imaging with background suppression	背景抑制（全身）弥散加权成像
ECCM	extracellular contrast medium	细胞外间隙对比剂
ECG	electrocardiogram	心电图
eDWI	enhance diffusion weighted imaging	多 b 值的增强弥散加权成像
EES	extravascular extracellular space	血管外细胞外间隙
efTE	effective echo time	有效回波时间
efGRE	enhanced fast gradient recalled echo	强化的快速梯度回波
EPI	echo planar imaging	平面回波成像
ERCP	endoscopic retrograde cholangiopancreatography	经内镜逆行胰胆管造影
ESP	echo spacing	回波间隔
ET	echo train	回波链
ETL	echo train length	回波链长
FA	flip angle	翻转角,单位:度(°)
FA	fractional anisotropy	各向异性分数
FASE	fast advanced spin echo	快速自旋回波
FC	flow compensation	流动补偿
FDG	fluorodeoxyglucose	氟脱氧葡萄糖
FE	field echo(=GRE)	场回波、磁场回波、梯度磁场回波
FF	fat fraction	脂肪分数
FFE	fast field echo	快速磁场回波、快速场回波
FGRE	fast gradient echo	快速梯度回波
FID	free induction decay	自由感应衰减
FID EPI	echo planar imaging readout of the free induction decay	自由感应衰减平面回波成像
FIESTA	fast imaging employing steady-state acquisition	稳态采集快速成像
FISP	fast imaging with steady-state precession	稳态进动快速成像
FLAIR/ T_2FLAIR	fluid-attenuated inversion recovery	液体衰减反转恢复序列

FLASH	fast low-angle shot	快速小角度激发
FMPSPGR	fast multiplanar SPGR	快速多层面扰相(毁损)梯度回波
fMRI	functional MR imaging	功能磁共振成像
FOV	field of view	视野、观察范围、扫描区域
F(r)	volumetric flow rate, unit: ml/min	液体流量、流率,单位:毫升/分钟
FRFSE	fast recovery fast spin echo	快速恢复快速自旋回波
FS	fat saturation	脂肪饱和
FS	fat suppression	脂肪抑制
FSE	fast spin echo	快速自旋回波
FSEIR	FSE inversion recovery	反转恢复快速自旋回波
FSF	fat signal fraction	脂肪信号分数
FSPGR	fast SPGR	快速扰相(毁损)梯度重聚采集
FT	Fourier transformation	傅立叶转换
F(v)	flow velocity, unit: cm/s	流动速度,单位:厘米/秒
G	Gauss	高斯
Gd	gadolinium	钆
Gd-DTPA	gadolinium-DTPA	钆喷酸葡胺注射液
Gd-EOB-DTPA	gadolinium-EOB-DTPA	钆塞酸二钠注射液
Gln	glutamine	谷氨酰胺
Glu	glutamate	谷氨酸
Glx	Glu/Gln multiplet	谷氨酸类化合物多重谱线
GM	gray matter	脑灰质
GMV	gray matter volume	脑灰质体积
GRASE	gradient and spin echo	梯度和自旋回波
GRASS	gradient recalled acquisition with steady-state	稳态梯度重聚采集
GRE	gradient echo, gradient recalled echo	梯度回波、梯度重聚回波
GRE-EPI	echo planar imaging solely using gradient echoes (read-out of the free induction decay)	仅用梯度回波的 EPI (FID EPI)
G_x	frequency-encoding gradient	频率编码梯度
G_y	phase-encoding gradient	相位编码梯度
G_z	slice-select gradient	层面选择梯度
HASTE	half-Fourier acquisition single shot turbo spin echo	半傅立叶采集单次激发快速自旋回波
HBC	human brain connectome	人脑网络连接图谱
H-T_2WI	heavily T_2-weighted imaging (longer TE)	重 T_2加权像、重 T_2WI(较长 TE 扫描)
^{1}H-MRS	proton magnetic resonance spectroscopy	氢质子磁共振波谱
Hz	Hertz	赫兹(1 周期/秒)
IDEAL	iterative decomposition of water-fat with echo asymmetry and least-squares estimation	迭代最小二乘估算法回波不对称水脂分离技术
ILA	ischemic leukoaraiosis	缺血性脑白质疏松
IMP	in vivo molecular pathology technology	活体分子病理学技术
In vitro	ex-vivo	在体外
IOP	in-phase and opposed-phase images	同相位和反相位图像
IP	in phase	同相位
iPAT	integrated parallel acquisition techniques	一体化并行采集技术
IR	inversion recovery	反转恢复

ISIS	image selected in vivo spectroscopy	活体波谱分析图像选择
ISMRM	International Society of Magnetic Resonance in Medicine	国际医学磁共振学会
IUD,IUCD	intrauterine contraceptive devices	子宫内节育装置
IVC	inferior vena cava	下腔静脉
IVIM	intravoxel incoherent motion	体素内不相干运动
KHz	kilo hertz	千赫
Lac	lactate	乳酸盐
LAVA	liver acquisition with volume acceleration	肝脏容积加速采集技术
LFA	low flip angle	小翻转角,单位:度(°)
M_0	initial longitudinal magnetization	初始(最大)纵向磁化矢量
MCI	mild cognitive impairment	轻度认知障碍
MEDIC	multiple echo data image combination	多回波数据图像融合
MHz	mega Hertz	兆赫
MinIP/mIP	minimum intensity projection	最小信号强度投影
MI	molecular imaging	分子影像
mI	myoinositol	肌醇
MIP	maximum intensity projection	最大信号强度投影
ml	milliliter (1 ml = $1 cm^3$)	毫升(1 立方厘米)
mm	millimeter (1 mm = 10^{-3} meter)	毫米(10^{-3}米)
MOTSA	multiple overlapping thin slab acquisition	多层重叠薄块采集
MPG	motion probing gradient	运动敏感梯度(用于 DWI 扫描)
MPR	multiplanar reformation	多平面重组
MP-RAGE	magnetization-prepared rapid acquisition gradient echo	磁化准备快速梯度回波
MR	magnetic resonance	磁共振
MRA	magnetic resonance angiography	磁共振血管成像
MRCP	magnetic resonance cholangiopancreatography	磁共振胰胆管成像
MRI	magnetic resonance imaging	磁共振成像
MRL	magnetic resonance lymphangiography	磁共振淋巴管造影术
MRM	magnetic resonance mammography	磁共振乳腺成像
MRM	magnetic resonance myelography	磁共振椎管水成像
MRP	MR portography	磁共振门静脉成像
MRS	magnetic resonance spectroscopy	磁共振波谱
MRSI	magnetic resonance spectroscopic imaging	磁共振波谱成像
MRT	magnetic resonance tomography (= MRI)	磁共振断层成像
MRU	magnetic resonance urography	磁共振尿路成像
ms	millisecond	毫秒
MS	molecular spectroscopy	分子谱
MT	magnetization transfer	磁化传递
MTC	magnetization transfer contrast	磁化传递对比
MTT	mean transit time	平均通过时间
MVD	microvascular density	微血管密度
MVS	multi-voxel spectroscopy	多体素波谱
M_{xy}	transverse magnetization in the X-Y plane	X-Y 平面横向磁化矢量
M_z	longitudinal magnetization along Z-axis plane	Z 轴方向纵向磁化矢量
N/A	not applicable	不适用

NAA	N-acetyl-aspartate	N-乙酰-天冬氨酸
NEX	number of excitation	激发(激励)次数
N(H)	nuclear hydrogen	氢原子核、氢核
nm	nanometer	纳米(10^{-9}米)
NMR	nuclear magnetic resonance	核磁共振
NPW	no phase wrap	无相位卷褶
NSA	number of signal averaged	信号平均次数
OP	out of phase,opposed phase	反相位
OE-MRI	oxygen enhanced MR imaging	氧增强(肺部)磁共振成像
PACS	picture archiving and communicating system	图像存储与传输系统
PASL	pulsed arterial spin labeling	脉冲式动脉自旋标记
PC	phase contrast	相位对比
PCA	phase-contrast angiography	相位对比法血管成像
PCASL	pseudo-continuous arterial spin labeling	拟连续式动脉自旋标记
PCr	phosphocreatine	磷酸肌酸
PD	proton density	质子密度
PDFF	proton density fat fraction	质子密度脂肪分数
PDW	proton density weighted	质子密度加权
PDWI	proton density weighted image	质子密度加权图像
PE	pulmonary embolism	肺栓塞
PE	phase encoding	相位编码
PEI	percutaneous ethanol injection	经皮乙醇(酒精)注射
PET	positron emission computed tomography	正电子发射计算机断层扫描
pixel	picture element	像素
POMP	phase offset multi-planar	相位偏移多层面
ppm	parts per million	百万分率、1/100万
PRESS	point resolved selective spectroscopy	点分辨单体素波谱技术
PROBE-SI	proton brain exam-spectroscopy imaging	质子脑波谱成像
PS	partial saturation	部分饱和
PS	pulse sequence	脉冲序列
PSD	pulse sequence diagram	脉冲序列图
PSIR	phase-sensitive inversion recovery	相位敏感反转恢复
PWI	perfusion weighted imaging	灌注加权成像
QIBA	quantitative imaging biomarkers alliance	定量成像生物标记物联盟
RARE	rapid acquisition with relaxation enhancement	弛豫增强快速采集
RES	reticuloendothelial system	网状内皮系统
RF	radio frequency	射频
RGE	rapid gradient echo	快速梯度回波
ROC	receiver operating characteristic	受试者工作曲线
ROI	region of interest (2D)	兴趣区(用于局部测量及绘制曲线)
rs-fMRI	resting-state functional MR imaging	静息态功能磁共振成像
rt-fMRI	real-time functional MR imaging	实时功能磁共振成像
RSNA	Radiological Society of North America	北美放射学会
SAR	specific absorption rate	特定(组织)的吸收率
SAT	saturation pulse	饱和脉冲

SE	spin echo	自旋回波
SE-EPI	echo planar imaging readout module under a spin echo technique	基于自旋回波的平面回波成像
SENSE	sensitivity encoding	敏感性编码(并行采集)技术
SFNR	signal to fluctuation noise ratio	波动信噪比
SGE	spoiled gradient echo	扰相(毁损)梯度回波
SI	signal intensity	信号强度
SMASH	simultaneous acquisition of spatial harmonics	空间谐波同步采集
SNR,S/N	signal to noise ratio	信号噪声比、信噪比
SP GRE	spoiled gradient recalled echo	扰相梯度重聚回波
SPAIR	spectral attenuated inversion recovery	频谱衰减反转恢复(用于脂肪抑制)
SPECT	single photon emission computed tomography	单光子发射计算机体层成像
SPGR	spoiled gradient recalled echo	毁损梯度重聚回波
SPIO	superparamagnetic iron oxides	超顺磁性铁氧化物
SPIR	spectral presaturation inversion recovery	频谱预饱和反转恢复
SS	steady state	稳态
SSD	surface shaded display	三维表面投影显示
SSFP	steady-state free precession	稳态自由进动
SSFSE	single shot fast spin echo	单次激发快速自旋回波
SSRARE	single shot RARE	单次激发弛豫增强快速采集
SSTSE	single shot turbo spin echo	单次激发快速自旋回波
STEAM	stimulated echo acquisition mode	激励回波采集方式
STIR	short tau inversion recovery	短时反转恢复序列
STIR-EPI	echo planar imaging with short TI inversion recovery	基于短 TI 反转恢复的平面回波成像
SUV	standardized uptake value	标准化摄取值
SVS	single voxel spectroscopy	单体素波谱
SWAN	susceptibility weighted angiography	磁敏感加权血管成像
SWAN	T_2 star weighted angiography (=SWI)	T_2星加权磁敏感血管成像
SWI	susceptibility weighted imaging	磁敏感加权成像
T	Tesla	特斯拉
T_1	T_1 relaxation time	T_1弛豫时间、自旋-晶格弛豫时间
T_1FFE	T_1-weighted fast field echo	T_1加权快速梯度回波
T_1FLAIR	T_1 fluid-attenuated inversion recovery	T_1加权液体衰减反转恢复序列
T_1W	T_1 weighting, T_1 weighted	T_1加权
T_1WI	T_1 weighted image	T_1加权图像
T_2	T_2 relaxation time	T_2弛豫时间、自旋-自旋弛豫时间
T_2W	T_2 weighting, T_2 weighted	T_2加权
T_2WI	T_2 weighted image	T_2加权图像
T_2FFE	T_2-weighted fast field echo	T_2加权 FFE
T_2^*(T_2 star)	T_2^* relaxation time	T_2^*弛豫时间(T_2^*读音:T_2星)
T_2^*W	T_2^* weighting, T_2^* weighted	T_2^*加权
T_2^*WI	T_2^* weighted image	T_2^*加权图像
TE	time to echo, echo time	回波时间
TF	turbo factor	加速因子

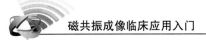

TFE	turbo field echo	快速磁场回波
TFL	turbo FLASH	超快速小角度激发
THRIVE	T_1-weighted high resolution isotropic volume excitation imaging	T_1加权高分辨力等体素容积成像
TI	time to inversion, inversion time	反转时间
TIC	intensity versus time curve	时间-信号强度曲线
TIM	total imaging matrix	全身矩阵成像、全景成像矩阵
TM	translational medicine	转化医学
TOF	time of flight（MR angiography）	时间飞跃法（MRA）、时飞法
TP	time points	（多个）时间点
TR	time to repetition, repetition time	重复时间
TRICKS	time resolved imaging on contrast kinetics	对比剂动态增强时间分辨成像
True FISP	true fast imaging with steady-state precession	真实稳态进动快速成像
Ts	sampling time	采样时间
TSE	turbo spin echo	快速自旋回波
TTP	time to peak	达峰时间
Turbo FLASH	turbo fast low-angle shot	小角度激发超快速梯度回波
TWIST	time-resolved angiography with interleaved stochastic trajectories	时间分辨随机轨道血管成像
μm	micron, micrometer	微米、千分之一毫米（10^{-6}米）
USPIO	ultra small SPIO	超小的超顺磁性铁氧化物
UTE	ultra short TE（< 100μs）	超短回波时间（< 100 微秒）
VB	variable bandwidth	可变带宽
VFA	variable flip angle	可变翻转角，单位:度（°）
VENC	velocity encoding	流速编码
VIBE	volume interpolated body examination	容积内插法体部检查
VIBE	volumetric interpolated breathhold examination	容积内插法屏气检查
VE/VIE	virtual（intraluminal）endoscopy	仿真（管腔）内镜检查
VOI	volume of interest（3D）	兴趣容积（用于 MRS 扫描和分析）
voxel	volume element	体素
VBM	voxel-based morphometry	基于体素的形态测量法
VR	volume rendering	容积再现（演示）
WB-DWI	whole body diffusion weighted imaging	全身弥散加权成像
WFS	water-fat separation	水脂分离
WM	white matter	脑白质
WMT/FT	white matter（fiber）tractography	白质（纤维）示踪成像术
WS	water suppression	水抑制
ZIP	zero-filling interpolation processing	零填充插入算法

附录二 常用术语

1. **饱和带**（saturation band） 在 MRI 扫描时，为了消除某些区域组织的 MR 信号，可在启动扫描序列之前施加一个 90°RF 脉冲，使该区域氢质子的 M_z 翻转到 X-Y 平面，并且失相位。这个 90° 脉冲，称为预饱和脉冲；预饱和脉冲靶向的区域，称为饱和带。在预饱和脉冲作用后，当扫描序列的激发脉冲作用于邻近的兴趣区组织时，由于饱和带内所有的组织均无 M_z，故不会产生 MR 信号，形成局部组织信号抑制，产生一个无信号区。多用于抑制或消除兴趣区周边组织产生的运动伪影。根据饱和带与兴趣区的空间关系，可在上、下、左、右、前、后六个方向单独或联合应用饱和带。

2. **饱和效应**（saturation effect） 指兴趣区组织经 RF 激发脉冲多次作用后，M_z 逐渐减少（直至消失），MR 信号逐渐变弱（直至消失）的现象。在大范围 MRA 检查时为避免血流的饱和效应，多采用分段式扫描。饱和带内组织无信号是由饱和脉冲作用形成的饱和效应。

3. **表面线圈**（surface coil） 是一种贴近身体浅表部位摆放并采集局部 MR 信号的线圈。多用于观察精细解剖（如脊柱、关节）的磁共振成像检查。

4. **层流**（laminar flow） 正常情况下，直行血管内血液的流动速度并非一致。血管内中心区的流速最快，边缘较慢，这种流动称为层流。

5. **长 T_1 信号**（long T_1） 描述用语。指在 T_1WI 上正常组织或病变表现为低信号。例如，骨皮质、肌腱、韧带、水或单纯液体为长 T_1 信号。多见于 MRI 诊断报告和相关医学文献，描述某一组织或病变的信号强度相对于邻近组织的高低。大多数的病变组织、结石、钙化为长 T_1 信号。

6. **长 T_2 信号**（long T_2） 指在 T_2WI 上正常组织或病变表现为高信号。例如，水或单纯液体、脂肪、亚急性血肿为长 T_2 信号。多见于 MRI 诊断报告和相关医学文献，描述某一组织或病变的信号强度相对于邻近组织的高低。大多数的病变组织和胆固醇结石为长 T_2 信号。

7. **超导磁体**（superconducting magnet） 是目前技术最先进、应用最广泛的磁体，其静磁场由磁体内装置的超导线圈产生。后者通常浸泡在充满液氦的低温杜瓦容器中，能产生高强度及超高强度的磁场，而且其磁场均匀度和稳定性最佳。

8. **弛豫**（relaxation） MRI 系统向处于静磁场中的物体以 Larmor 频率发射 RF 脉冲后，引发共振现象。氢质子吸收 RF 能量，发生能级跃迁。RF 中止后，氢质子受 B_0 影响，逐渐释出吸收的能量，并恢复到原来静止时的低能级平衡状态，这一过程称为弛豫。T_1 弛豫指 90° 脉冲后质子群沿着静磁场方向重新排列、M_z 逐渐恢复及增大的过程。T_2 弛豫指在理想的均匀磁场环境下，质子群相位失去一致性、X-Y 平面的横向磁化逐渐衰减、MR 信号变小的过程。

9. **重复时间**（time to repetition，TR） 指重复一个脉冲序列的时间，即发射两个相邻的 RF 激发脉冲的时间间隔，单位：毫秒（ms）。为提高信噪比，MRI 检查时需要多次重复扫描序列，多次激发质子、多次采集数据，而后将采集的信号叠加及平均化。TR 长短决定两个激发脉冲期间 M_z 的恢复程度。TR 较长，组织的 T_1 对比下降。

10. **磁场**（magnetic field） 与电场类似，磁场是电磁场的一个组成部分，是在一定空间区域内连续分布的矢量场，是一种特殊形态的物质，存在于电流、运动电荷、磁体或变化的电场周围。它的基本特性是能对场内的运动电荷或电流施加作用力。磁场的基本物理量是磁感应强度。在 MRI 系统，由永磁砖、常导线圈及超导线圈产生的强大磁场，称为静磁场（B_0）。梯度线圈通常产生一个微小的交变磁场。

11. **磁场均匀度**（magnetic field homogeneity） 指特定容积内磁场的同一性，用一定范围内两点之间磁感应强度的最大偏差（ΔB）与 B_0 比值表示，单位：ppm。

12. **磁场强度**（magnetic field strength） 磁场强度（H）是描述磁场强弱和方向的一个辅助物理量，单位：安培每米（A/m）。H 仅反映磁场来源的属性，与磁介质无关。而磁感应强度(B)由磁场的产生源与磁场空间的介质决定。B 和 H 的关系:B = H × μ,μ 代表磁导率。

13. 磁感应强度(magnetic induction intensity) 是描述磁场强弱和方向的基本物理量,单位:特斯拉(T)或高斯(G),1 T = 10 000 G。我们常以磁感应强度(B)描述 MRI 系统的场强大小,如 1.5 T 和 3.0 T。

14. 磁共振成像(MRI) 是一种利用磁场成像的技术。将物体置于 B_0 中,而后向其发射一个具有共振频率的射频脉冲电磁波(B_1),物体中一些质子因吸收能量而改变其旋转方式,由低能级跃升到高能级状态,即发生共振。随后,这些质子在弛豫的过程中产生一个感应电流,后者被线圈接收并经计算机重建,形成 MR 图像。

15. 磁化传递(magnetization transfer,MT) 是一种抑制背景组织信号强度的 MRI 技术。活体组织中大分子蛋白质和自由水的氢质子可彼此交换,相互影响,前者的磁化能量可传递给后者。MRI 系统以偏共振频率的预饱和脉冲作用于大分子物质时,饱和效应会传递到小分子的自由水质子。后者吸收能量后,部分 M_z 将翻转到 X-Y 平面。在随后扫描序列的 RF 脉冲激发、信号采集过程中,被饱和的氢质子将不产生 MR 信号,故相应组织的信号强度减低。MT 对血流信号无影响。

16. 磁化矢量(magnetization vector) 矢量是具有一定大小和方向的物质单位。大小可求和,方向可合并或分解。每个氢质子的磁矩均有大小和方向,在 B_0 中能合成更大的磁化矢量。

17. 磁矩(magnetic moment) 质子带电荷,它在原子核内围绕自身纵轴不断地旋转,并产生一个小磁场。每个质子都有自己的磁场。在物理学上,将这个带小磁场的自旋质子称为磁矩。

18. 磁屏蔽(magnetic shielding) 可以防止磁共振系统的静磁场与周围环境相互影响。被动屏蔽指在 MRI 扫描室的墙壁,或在磁体上、下方加装硅钢片,以压缩静磁场(磁力线)的范围。主动屏蔽指通过一个额外线圈降低静磁场周围的杂散磁场。

19. 磁体稳定性(magnet stability) 是衡量磁场漂移(磁场均匀度和强度随时间或温度发生的变化)的指标。常导磁体的稳定性主要取决于为线圈供电的电源性能。永磁型磁体对环境温度较敏感。超导磁体的稳定性最好。

20. 带宽(bandwidth) 有多种含义。在 MRI 检查时,接收带宽是指射频的频率宽度(范围),用以对 MR 信号(往往是一组进动频率类似的 MR 信号)进行处理,度量单位:赫兹(Hz)。带宽增加,采样时间缩短,图像信噪比降低。

21. 电磁波(electromagnetic wave) 又称电波,是电磁场的一种运动形态,是能量的一种传播形式。能够释放能量的物体,都会释放电磁波。电可生成磁,磁能产生电,变化的电场和变化的磁场构成电磁场。变化的电磁场在空间传播时,形成电磁波。

22. 杜瓦(dewar) 存放液氦的低温容器。

23. 短 T_1 信号(short T_1) 指在 T_1WI 上正常组织或病变表现为高信号。例如,脂肪、亚急性血肿、大部分黑色素瘤、胆固醇结石、不全钙化的病变组织以及含有蛋白质的液体(黏液囊肿、脓液)为短 T_1 信号。

24. 短 T_2 信号(short T_2) 指在 T_2WI 上正常组织或病变表现为低信号。例如,急性出血、骨皮质、肌腱、韧带、结石与钙化灶、铁沉积、大部分黑色素瘤为短 T_2 信号。

25. 对比增强(contrast-enhanced,CE) 将一些具有磁性的外源性对比剂(如钆剂)引入体内时,器官组织本身的磁场特性会受影响并发生改变。例如,Gd-DTPA 缩短组织的 T_1 和 T_2 弛豫时间(前者使组织在 T_1WI 信号增高,后者使组织在 T_2WI 信号降低),从而改变组织间信号强度的对比,形成人工对比。当发生病变(如血脑屏障破坏、肿瘤血管增加)时,因对比剂分布异常,或病变组织与周围正常组织之间的对比剂浓度不同,将导致病变的 MR 信号与周围的正常组织有所不同。实际工作中,人们习惯于直观地(而且较容易)评估 MR 信号增高,故在静脉注射 Gd-DTPA 后通常仅在 T_1WI 观察和比较不同组织的信号增高情况。

26. 发射线圈(transmit coil) MRI 系统中用于发射 RF 脉冲的射频线圈,又称激励线圈或激发线圈。

27. 翻转角(flip angle,FA) MRI 系统以 RF 脉冲激发组织时,产生净磁化矢量的一些质子吸收能量,进而使该矢量的进动方向逐渐偏离 B_0 方向,直至达到新的能量平衡,此时,M_0 和 B_0 两者间将形成一定的角度,此即 FA,单位:度(°)。FA 大小取决于 RF 的能量大小,即 RF 脉冲的振幅和持续时间。

28. 反相位图像(opposed-phase image,OP) 在 MRI 系统静磁场的 X-Y 平面,当水和脂肪的横向磁化净磁矩相位处于 180°相反方向时采集 MR 信号,图像中实际的 MR 信号强度代表较大的水质子信号减去较小的脂肪质子信号(两者相减)。与相同图像比较,含脂质较多的器官和病变呈相对低信号,如脂肪肝、肾上腺腺瘤、AML。

29. **反转恢复**(inversion recovery,IR) 由 SE 序列衍生而来。在第一个 90°激发脉冲前,先施加一个 180°反转脉冲,使处于 B_0 的净 M_z 方向反转。随后,T_1 弛豫开始,但不同组织的 T_1 存在差异,故各组织 M_z 恢复的速度不同。在反转脉冲后,某一组织的 M_z 恢复到零的时间,称为归零点(null point)。据此选择长短不一的反转时间(TI),可形成 STIR(脂肪抑制)或 FLAIR(水抑制)扫描序列。

30. **反转时间**(time to inversion,TI) 指在一个 IR 序列中,180°反转脉冲与 90°激发脉冲之间的时间间隔。90°脉冲使实际恢复的 Mz 完全倾斜到 X-Y 平面,以便对其测量。TI 决定 IR 脉冲后各种组织的 Mz 在 Z 轴恢复性增加的程度,通过改变 TI 可形成各种对比的 T_1WI。

31. **共振**(resonance) 将一种物质置于某种固定的振动频率下,当后者和该物质本身固有的振动频率完全一致时,两者发生共振。共振发生时,该物质实际上是从外界的振动中获取能量,引发自身振动。当外界振动中止后,该物质振动的能量来源消失,振动逐渐减弱,直至停止。

32. **横向磁化矢量**(M_{xy}) 向置身于 B_0 的受检者发射一个适当共振频率的激发 RF 脉冲,M_z 将被完全(90°激发脉冲)或部分(< 90°激发脉冲)倾斜到 X-Y 横断平面,形成 M_{xy}。M_{xy} 是 MR 信号的直接来源,其大小决定信号强度的高低,被接收线圈感应并经傅立叶转换后形成 MR 图像。

33. **化学位移**(chemical shift) 氢质子和其他元素结合并形成不同的化学物质时,由于结合的元素不同,结合的化学键不同,导致不同物质中氢质子周围的电子云状态不同,后者产生的局部小磁场也不同。因此,不同物质中氢质子的进动频率存在差异,称为化学位移现象。

34. **化学位移频率选择性水抑制**(CHESS water suppression) 是目前 ^{1}H MRS 中最常用、最有效的水抑制方法。它应用一个频率选择性 90°脉冲,仅激发水信号,随后施加一个毁损梯度使其 M_{xy} 丧失相位一致,故水不能产生信号。人体组织中水含量是其他代谢物的 3 倍。为使 MRS 显示其他代谢物,必须先抑制水的信号。但细胞内水与细胞膜的脂质成分存在偶合,故较难有效抑制水的信号。如果应用常规的预饱和脉冲,在抑制水信号的同时还使脂质信号明显衰减。CHESS 是 8 个选择性激发脉冲的组合,在 X、Y、Z 三个梯度轴上每次应用 2 个,能够最大程度地抑制水信号而不干扰其他代谢物的信号。

35. **回波链**(echo train) FSE 序列在一次 TR 时间内,有多少个 180°复相脉冲,就会采集多少个不同相位的 MR 信号并填充到 K 空间内,相应的扫描时间就会成倍缩短。由这些 180°脉冲组成的脉冲序列图看似一列挂有多个车厢的火车,故称回波链。相邻两个回波之间的时间差和相邻两个 180°脉冲之间的时间差一致,这个时间差称为回波间隔(echo spacing,ESP)。

36. **回波时间**(time to echo,TE) 指在一个脉冲序列中,激发脉冲(在 FSE 为 90°RF 脉冲)与自旋回波或梯度回波信号峰值之间的时间,即从开始发射 RF 脉冲到生成 MR 信号峰值的间隔,单位:毫秒(ms)。TE 长短决定 M_{xy} 衰减的多寡。TE 越长,MR 信号丧失越多;TE 越短,所获 MR 信号越强。TE 较长,组织的 T_2 对比增加。

37. **激发**(excitation) 以特定频率发射的 RF 脉冲可引起氢质子共振,这一现象称为激发。

38. **加权图像**(weighted image,WI) 简称加权像,即有所侧重、权重、强调,指通过人为加重某一因素影响,以产生突出组织某一特性的 MR 图像。日文称为强调像。决定 MRI 对比度的内因有 T_1、T_2、质子密度等,每一幅图像都包含这些因素。我们通过改变影响对比度的外因,如 TR、TE、FA 等,可以相对地突出某一内因的贡献,同时弱化其他因素的作用,最后形成一幅带有权重对比度的图像。例如,主要反映人体组织 T_1、T_2、质子密度以及水分子弥散能力的 MR 图像,分别称为 T_1 加权像、T_2 加权像、PDWI 以及 DWI。所有 MR 图像均为加权像。磁场中每一种组织均有多种特性,一个加权像的对比度仅反映组织某一方面的特性。

39. **接收线圈**(receiver coil) 专用于接收 MR 信号的射频线圈。

40. **进动**(precession) 人体组织中的氢质子沿自身轴不停地旋转(核自旋)。在 B_0 作用下,它还产生另一种运动,即以 B_0 方向为轴线作快速的锥形旋转运动。氢质子的这种运动类似于地球围绕太阳的转动,即它一方面以自身轴为中心旋转,另一方面以 B_0 为中轴旋转,这种运动方式称为进动。

41. **静磁场**(static magnetic field) 指磁感应强度(B)不随时间变化的磁场,简称 B_0。

42. **空间分辨力**(spatial resolution) 又称高对比度分辨力,指某种成像介质在细节与背景间具有高对比的情况下,区分被照体内相邻组织间细微结构的能力,用每毫米可分辨的线对数表示。数字图像由百微米级像素组成,因而其空间分辨力要小于模拟图像(原子级像素)。

43. **空间预饱和脉冲**(spatial presaturation pulse)

用于抑制扫描区域或视野(FOV)外组织的 MR 信号,以避免其对兴趣区(ROI)内组织信号的影响。例如,脊柱成像时需要避免由吞咽运动(颈椎)、心脏搏动(胸椎)以及小肠蠕动(腰椎)等形成的运动伪影干扰椎体结构;腹部成像时有时需要避免主动脉和下腔静脉的未饱和血液进入扫描野,形成流动伪影;MRS 扫描时需要避免兴趣容积外组织的代谢物信号(如水峰、脂峰)污染兴趣容积内组织的信号。作用机制详见饱和带。

44. **拉莫频率**(larmor frequency) 又称共振频率、进动频率。拉莫频率与 B_0 强度成正比,换言之,质子在 B_0 中以特定的频率保持进动,这一频率就是 Larmor 频率。当 MRI 系统发射的 RF 脉冲频率等于 Larmor 频率时,就可引起一些氢质子共振,形成 MR 图像。

45. **冷屏**(cryoshielding) 是指包裹在液氦杜瓦容器外面、减少液氦挥发的隔温层。超导磁体一般设有两个冷屏,并通过连接的冷头制冷。

46. **流空**(flow void) 也称流空现象、流空效应。以 SE 和 FSE 序列进行成像时,在 90°激发脉冲作用后,较大血管内的血液由于快速流动的缘故,不能在同一扫描层面接受随后而来的 180°复相脉冲的作用,因而不能产生 MR 信号,表现为黑色(无信号区)。

47. **流入增强**(inflow enhancement) 在某一层面组织中氢质子的 M_z 需经 RF 激发脉冲和聚相位脉冲的双重作用,才能产生 MR 信号。对于血液中氢质子,如果血流较慢,且 TE 较短,流动的氢质子也可在一个层面内接受两个脉冲的作用,形成相位回聚,使流动的血液呈高信号,这种现象称为流入增强(效应)。它主要出现在 GRE 亮血(如 TOF)序列,因其 TE 很短,可避免层面内质子因流动引起的失相位和 MR 信号丢失,使流入的血液呈高信号,而该层面血管周围静止的组织因受 RF 激发脉冲的反复作用,易出现饱和现象,可不产生 MR 信号。同理,在 MRA 检查时上游血管(血液流入一侧)的 MR 信号通常高于下游血管。如果血流缓慢,SE 序列也可出现流入增强。

48. **脉冲序列**(pulse sequence,PS) 又称成像序列、扫描序列,是由工程师编写的计算机程序。它控制 MR 成像过程中与扫描相关的所有计算机硬件协调工作,采集数据,重建出具有一定特征的图像。例如,选择 RF 频率和发射间隔,调节梯度磁场大小和方向,决定图像对比度、分辨力、扫描层厚与时间等。在不同厂家的 MRI 系统,由于技术竞争及专利保护等原因,同一类扫描技术常被命名为不同的特定术语或专有名称,形成繁多的、令人眼花缭乱的脉冲序列名称。可以根据组织的信号特点或图像类似性对脉冲序列进行分类。

49. **蒙片**(mask image) 1934 年 Ziedses des Plantes 提出利用 X 线照片进行光学减影的方法,即在一系列曝光过程中,在对比剂未到达目标区域时先摄取一帧不含血管影像的照片,用作蒙片。在 CE-MRA 或动态增强 MRI 检查时,通常在注射对比剂前先获取一个时相的图像,称为蒙片。

50. **密度分辨力**(density resolution) 指细节与背景间具有较低对比时,成像介质从背景中区分细节的能力,即介质区分两种密度接近的组织的能力,用百分数表示。数字图像通过调节灰阶,可分辨相邻的密度差别较小的组织,因而较模拟图像具有较高的密度分辨力。

51. **MR 活性物质**(MR active material) 如果原子核中存在剩余自旋,意味着存在剩余磁场。在外磁场作用下,剩余自旋的质子会发生反应并改变排列方向,含有这种元素的物质称为 MR 活性物质。

52. **射频脉冲**(radio frequency pulse,RF) 是一种具有特定频率的电磁波,是 MR 成像的能量来源。其作用是激励 B_0 中氢质子,使其共振。MRI 系统的 RF 脉冲由射频线圈发射,RF 脉冲的频率由拉莫公式决定,以形成共振。1.5T 和 3.0T 系统对应的 RF 脉冲频率分别是 63.9MHz 和 127.8MHz。

53. **射频屏蔽**(RF shielding) 由铜板制成,装配在 MR 扫描室的四壁、天花板和地板。其作用是防止 MRI 系统的 RF 能量外泄,同时也避免室外无线电信号干扰室内小环境。

54. **射频线圈**(RF coil) 指用于发射 RF 脉冲或(和)接收 MR 信号的线圈。

55. **失超**(quench) 指超导线圈在很短时间内失去超导特性、磁能转变为热能释放、超导线圈温度急速升高、液氦汽化的过程。多因浸泡超导线圈的液氦不足所致,属于意外事故。失超后,超导磁体的静磁场随即消失,MRI 系统停止工作。

56. **时间飞跃**(time-of-flight,TOF) MRI 系统利用梯度磁场,强化血流的流入增强效应,同时采用短 TR 脉冲序列,强化静止组织的饱和效应,结果使血液呈明亮信号,背景组织呈低信号。TOF 现象不仅基于血液自身的弛豫特点,更是流动血液的流入增强和背景组织的饱和效应彼此映衬的表现。

57. **时间分辨力**(temporal resolution) 指 MRI 系统对运动目标的瞬间成像能力。时间分辨力越高,对运动器官结构的显示越清晰。

58. **T_1 弛豫时间**(T_1) 又称纵向弛豫时间、自旋-晶格弛豫时间。在 T_1 弛豫过程中,氢质子将其吸收的能量释放到周围的组织和晶格中,导致 X-Y 平面的横向磁化矢量逐渐转移到纵向,M_z 渐趋恢复。但 M_z 恢复是一个指数化过程,T_1 值指某一组织的 M_z 由零开始,恢复性增长到其初始值 63% 所需时间,换言之,在经历 T_1 时间后,M_z 将恢复到其最大值的 63%。T_1 是时间常数,代表某一组织的弛豫特性。例如,脂肪的 T_1 值是 270ms,骨骼肌 650ms。

59. **T_1加权像**(T_1 weighted imaging,T_1WI) 根据 MRI 的物理概念,人体内任何组织都有其自身的 T_1、T_2 和质子密度。调节脉冲序列中 TR 和 TE 长短(SE 序列)以及 FA 大小(GRE 序列),就可以分别获得反映该组织某一特性的图像。在 T_1WI,图像对比度主要反映不同组织之间 T_1 弛豫时间的差异,但也包含少许 T_2 和质子密度因素。

60. **T_2弛豫时间**(T_2) 又称横向弛豫时间、自旋-自旋弛豫时间。翻转到 X-Y 平面的磁化矢量(M_{xy})最初相位一致,随后相邻质子因拉莫频率不同及相互作用发生能量交换,引发失相位,导致 M_{xy} 指数化衰减、消失。在这个过程中外磁场不均匀对失相位的影响通常由多个 180° 复相脉冲予以消除。T_2 值指某一组织的 M_{xy} 由最大值开始,衰减 63% 所需时间,换言之,在经历 T_2 时间后,M_{xy} 将衰减到其初始值的 37%。T_2 是时间常数,代表某一组织的弛豫特性。例如,脑脊液的 T_2 值为 2000ms,骨骼肌 40ms。

61. **T_2加权像**(T_2 weighted imaging,T_2WI) MR 图像由不同的灰度或颜色构成,T_2 信号通常来自多个回波。在 T_2WI,图像对比度主要反映不同组织之间 T_2 弛豫时间的差异,但也包含少许 T_1 和质子密度成分,但后者的影响应被降至最低。

62. **T_2^*弛豫时间**(T_2 star,T_2^*) T_2^* 弛豫指某一组织经 RF 脉冲激发后,实际观察到的 M_{xy} 快速衰减和 MR 信号自然丧失过程(FID)。进动质子快速失去相位一致性有两个原因:外部磁场不均匀以及组织内(固有的)局部磁场不均匀,两者往往共同作用。后者引起不可逆性 T_2 衰减,但对 T_2^* 效应的影响不及前者。施加 180° 复相脉冲可消除前者的影响,形成 T_2 弛豫。计算 FID 信号或 T_2 弛豫中一个单回波振幅可获得 T_2^* 值。T_2^* 小于 T_2,有利于快速成像。

63. **特定的吸收率**(specific absorption rate,SAR) 是描述 MRI 扫描过程中 RF 辐射剂量的术语,定义为人体单位重量组织在单位时间内吸收的射频量,即单位体重对射频能量的吸收率。单位:瓦/每千克体重(W/kg)。SAR 是包含许多参数的方程,如 RF 频率高低(由 B_0 决定,因 B_0 影响共振频率)、RF 脉冲类型(如 90° 或 180° 脉冲)、TR、RF 线圈类型、线圈内组织的体积大小、组织的电特性、成像区域形状及相对于磁场的方位。

64. **梯度场振幅**(amplitude) 指梯度磁场在变化过程中能够达到的最大值,单位:毫特斯拉(mT)。$1mT - 10C - 10^{-3}T$。

65. **梯度磁场**(gradient magnetic field) 简称梯度场(gradient field),单位:毫特斯拉/每米(mT/m)。它由梯度线圈产生,强度很小(相对于静磁场),在 MR 成像过程中可随时变化。磁体内置三组梯度线圈,可以在 X、Y、Z 三个轴向产生相互垂直的梯度磁场,用于确定扫描层厚、扫描方向以及对 MR 信号三维(空间)定位。

66. **梯度回波**(gradient echo,GRE) 梯度指单位距离内磁场强度的差异。GRE 成像不使用 180° 复相脉冲,而是利用梯度磁场变化形成的脉冲(由梯度线圈快速切换产生),使 X-Y 平面失相位的质子群重聚,并产生一个回波(信号),即梯度回波。GRE 的 TR(<300ms)、TE 均较短,故成像时间很短。组织对比度与 FA 大小有关。双回波成像时,TE 大小决定水和脂肪的氢质子磁矩(信号)如何参与构成图像,可分别形成同相位和反相位图像。

67. **梯度切换率**(slew rate) 也称梯度爬升率,指梯度场从初始状态达到最大振幅所需的时间,单位:毫特斯拉/每米每秒[mT/(m·s)]。

68. **体线圈**(body coil) 通常内置于磁体中,可用于全身各部位 MR 成像,尤其适合大范围成像。主要用作发射线圈,有时用作接收线圈(但信噪比比较差)。

69. **同相位图像**(in-phase image,IP) 在 MRI 系统静磁场的 X-Y 平面,当水和脂肪各自的横向磁化净磁矩处于同一相位(同一时间指向同一方向)时采集信号,水和脂肪的 MR 信号均被线圈接收、采集,两者叠加后共同参与构成图像对比。

70. **伪影**(artifact) 也称伪迹,指医学影像中不能真实反映解剖结构和组织特征的虚假信息。

71. **线圈**(coil) 是由多个电子元器件(如电容、电感、电阻)和导线组成的电路,具有通过电流产生磁场和电磁波,或从变化的电磁环境中感应电压及电流的能力。可分为磁体线圈、梯度线圈、射频线圈等。

72. **相控阵线圈**(phased array coil) 是由一系列规则排列的较小表面线圈联合组成的相位阵列线圈。多个线圈可同时独立接收相应部位的 MR 信号,而后由计算机进行信号合成,故能在保持较高信噪比的同时覆盖较大的检查区域。

73. 斜坡采样(ramp sampling) 读出梯度通常在采集 MR 信号时,梯度场首先要上升或下降到最大梯度值,然后开始采集 MR 信号。在 EPI 扫描时,MRI 系统充分利用梯度上升或下降的时间采集信号。因采集速度加快,梯度持续时间相应缩短,ESP 减小,图像变形减轻。

74. 信号强度(signal intensity) 简称 MR 信号,是一个相对量描述用语,没有单位。一般分为高信号、等信号、低信号。MR 图像由不同的灰阶(如黑色、灰色、白色)构成,分别代表加权像(如 T_1WI、T_2WI)中某一器官或组织的弛豫时间相对于其他结构的长短。黑色代表低信号,灰色代表中等信号,白色代表高信号。描述一种组织的 MR 信号高低通常需要以邻近的组织为参照,如脑白质、骨骼肌、肝脏、子宫肌层等。同一组织在不同的加权像中可能呈现完全相反的信号强度,代表不同的弛豫特性。例如,水在 T_1WI 呈低信号,在 T_2WI 呈高信号。

75. 旋磁比(gyromagnetic ratio,λ) 指在 1.0 T 场强下,MR 活性元素的进动频率。单位:MHz/T。λ 是一个常数,不同物质的 λ 值各不相同,氢质子为 42.6 MHz/T。

76. 幽闭恐惧症(claustrophobia) 指人在狭小或黑暗空间所产生的一种心理恐惧。MRI 检查时,置身于扫描孔内的个别患者可出现幽闭恐惧症和其他的精神反应,如焦虑、恐慌。这些反应主要由于患者所处的扫描孔径狭小、光线暗淡、检查时间较长和噪声刺激明显,也可能是一种严重的心理问题。

77. 匀场(shimming) 是提高和改善静磁场均匀度的一种措施。被动匀场是指在磁体中加装小金属片,主动匀场则需在磁体内安装匀场线圈。

78. 正交线圈(quadrature coil) 至少应由两组彼此呈 90°的相同线圈组成,所产生的 RF 脉冲相互正交(垂直)。作为发射线圈,它比极化线圈节省功率 50%;作为接收线圈,它增加信噪比$\sqrt{2}$倍。

79. 脂肪抑制(fat suppression,FS) 指在 MRI 检查时通过特殊技术消除脂肪的 MR 信号,图像中脂肪呈低信号。结果是,T_2WI 上水信号更明显,增强 T_1WI 显示病变强化更清晰。FS 可提高 MRI 对比度以及诊断的敏感性和准确性,主要技术有反转恢复法(如 STIR)和化学饱和法(如 CHESS)两种。SPIR 是这两种方法的结合体,它既通过选择(化学)频率使脂肪饱和,又施加反转恢复脉冲使脂肪信号消失。

80. 制冷剂(cryogen) 密闭于 MRI 系统的超导磁体内,以维持超导线圈所需的低温环境,使其保持超导状态。目前主要使用液氦,早期曾用液氮作为辅助制冷剂。

81. 质子密度加权像(proton density weighted image,PDWI) 该图像对比度主要反映不同组织之间固有的质子密度差异,T_1 及 T_2 因素已尽可能被弱化。氢质子丰富、水分较多的组织,MR 信号较高,故又称轻度 T_2WI。

82. 自旋回波(spin echo,SE) 是探测氢质子 MR 信号最基本、最有效的 MRI 技术。它由一个 RF 激发脉冲以及一个或多个 180°复相脉冲组成,后者使 X-Y 平面失相位的自旋质子重聚。每个复相脉冲产生一个回波(信号),即自旋回波。

83. 纵向磁化矢量(M_z) 是 MR 信号的源泉。置身于磁体产生的主磁场(外磁场、静磁场)中,受检者体内将会出现与主磁场方向(扫描孔长轴或 Z 轴方向)一致的净磁化矢量。因其方向与人体长轴一致,故称纵向磁化矢量;其在 RF 脉冲激发作用前最大,称为初始纵向磁化矢量(M_0)。在 RF 脉冲激发作用后,M_z 将被完全或部分倾斜到 X-Y 平面,形成 M_{xy} 并由其产生 MR 信号。

附录三 不同厂家常用扫描序列名称

扫描技术	GE	SIEMENS	PHILIPS	TOSHIBA
自旋回波	SE	SE	SE	SE
梯度回波	GRE	GRE	FFE	Field Echo
毁损梯度回波	SPGR	FLASH	T_1-FFE	Field Echo
真实稳态快速成像	FIESTA	True FISP	Balanced FFE/TFE	True SSFP
两次激发真实稳态快速成像	FIESTA-C	CISS	N/A	N/A
双回波稳态成像	N/A	DESS	N/A	N/A
多回波梯度回波成像	MERGE	MEDIC	m-FFE	
快速梯度回波	FGRE/FSPGR	Turbo FLASH	TFE	Fast FE
三维梯度回波扫描序列	FAME	VIBE	THRIVE	3DQuicks
	BRAVO	MP-RAGE	3D FFE/TFE	3D TFE
	VIBRANT	VIEWS	THRIVE BLISS	N/A
	IDEAL	DIXON	m-Dixon	N/A
	LAVA/LAVA-XV	VIBE	eTHRIVE	N/A
	LAVA-flex	VIBE-DIXON	mDIXON	N/A
	TRICKS	TWIST	4D-TRAK	
三维快速自旋回波	CUBE	SPACE	VISTA	isoVoxel
反转恢复序列	IR	IR	IR	IR
短时反转恢复序列	STIR	STIR	STIR	STIR
液体衰减反转恢复序列	T_2FLAIR	Turbo FLAIR	T_2FLAIR	FLAIR
T_1液体衰减反转恢复序列	T_1FLAIR		T_1FLAIR	IRFSE
快速自旋回波	FSE	TSE	TSE	FSE
单次激发快速自旋回波	SSFSE	HASTE	SSTSE	FASE
快速恢复快速自旋回波	FRFSE	RESTORE	DRIVE	$FSET_2$ Prep

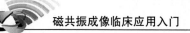

磁共振成像临床应用入门

续表

扫描技术	GE	SIEMENS	PHILIPS	TOSHIBA
回波链长(加速因子)	ETL	Turbo Factor	TSE Factor	ETL
回波间隔	ESP	ESP	EchoSpacing	ESP
并行采集	ASSET ARC	IPAT GRAPPA	SENSE	SPEEDER
平面回波成像	EPI	EPI	EPI	EPI
激发次数	NEX	ACQ	NSA	NAQ
运动伪影校正技术	Propeller	Blade	Multivane Snap Shot	JET